American Academy of Pediatrics
DEDICATED TO THE HEALTH OF ALL CHILDREN®

第32版

RED BOOK®

儿科感染性疾病临床手册

2021—2024
Report of the Committee on Infectious Diseases

U0388334

原　　著 Committee on Infectious Diseases,
American Academy of Pediatrics
David W. Kimberlin, MD, FAAP, Editor
Elizabeth D. Barnett, MD, FAAP, Associate Editor
Ruth Lynfield, MD, FAAP, Associate Editor
Mark H. Sawyer, MD, FAAP, Associate Editor

主　　译 申昆玲

副 主 译 刘瀚旻　许志飞　张爱华　唐兰芳

译者名单（按姓氏笔画排序）

于永慧	王 欣	王 端	王克玲	王韧健	王艳芬	邓江红	艾 奇
申昆玲	田代印	田执梁	付红敏	白玉新	包 进	宁建英	达 珍
吕海涛	朱春晖	向 容	向静瑶	刘 珊	刘 洪	刘金仪	刘瀚旻
闫小莉	安彩霞	许 巍	许志飞	孙 岩	孙可方	孙智勇	李 茜
李正红	李晓惠	李福海	杨 玉	杨 光	杨明远	杨星星	杨梅雨
杨燕飞	吴 静	吴丹遐	谷 强	邹朝春	沈 利	宋秀玲	张晓波
张晓春	张爱华	张新萍	张慧芳	陈 森	陈 强	陈俊龙	陈艳妮
武 慧	林 海	易芬兰	周虹均	周浩泉	郑 园	郑治民	单庆文
赵晓东	胡章雪	施荣富	姜丽红	栗金亮	徐宁安	徐学聚	高 琦
郭 涓	郭娟娟	唐兰芳	唐晓艳	陶永欣	黄 慧	黄 璟	黄艳智
曹 清	曹海霞	崔 娆	梁 颖	彭晓敏	韩 明	韩彤妍	程亚颖
舒赛男	谢利剑	廖志梅	熊 晖	黎 阳	薄 涛	霍开明	魏 林

人民卫生出版社
·北 京·

版权所有，侵权必究！

图书在版编目（CIP）数据

儿科感染性疾病临床手册 / 美国儿科学会主编 ；申昆玲主译 . -- 北京 ：人民卫生出版社，2025. 2.

ISBN 978-7-117-36524-6

Ⅰ. R725.1-62

中国国家版本馆 CIP 数据核字第 2024UJ9322 号

人卫智网	**www.ipmph.com**	医学教育、学术、考试、健康，购书智慧智能综合服务平台
人卫官网	**www.pmph.com**	人卫官方资讯发布平台

图字：01-2021-5507 号

儿科感染性疾病临床手册
Erke Ganranxing Jibing Linchuang Shouce

主　　译：申昆玲
出版发行：人民卫生出版社（中继线 010-59780011）
地　　址：北京市朝阳区潘家园南里 19 号
邮　　编：100021
E - mail：pmph @ pmph.com
购书热线：010-59787592　010-59787584　010-65264830
印　　刷：保定市中画美凯印刷有限公司
经　　销：新华书店
开　　本：787×1092　1/16　　印张：47
字　　数：1144 千字
版　　次：2025 年 2 月第 1 版
印　　次：2025 年 2 月第 1 次印刷
标准书号：ISBN 978-7-117-36524-6
定　　价：248.00 元
打击盗版举报电话：010-59787491　E-mail：WQ @ pmph.com
质量问题联系电话：010-59787234　E-mail：zhiliang @ pmph.com
数字融合服务电话：4001118166　E-mail：zengzhi @ pmph.com

编 者 名 单

Francisca Abanyie, MD, MPH, Centers for Disease Control and Prevention, Atlanta, GA

Mark J. Abzug, MD, University of Colorado School of Medicine and Children's Hospital Colorado, Aurora, CO

Anna M. Acosta, MD, Centers for Disease Control and Prevention, Atlanta, GA

Edward P. Acosta, PharmD, University of Alabama at Birmingham, Birmingham, AL

Paula Ehrlich Agger, MD, MPH, Food and Drug Administration, Silver Spring, MD

Ibne Karim Ali, PhD, Centers for Disease Control and Prevention, Atlanta, GA

Maria C. Allende, MD, Food and Drug Administration, Silver Spring, MD

Evan J. Anderson, MD, Emory University School of Medicine, Atlanta, GA

Jon Kim Andrus, MD, University of Colorado, Denver, CO, and George Washington University, Washington, DC

Kristina M. Angelo, DO, MPH&TM, Centers for Disease Control and Prevention, Atlanta, GA

Grace Dufie Appiah, MD, Centers for Disease Control and Prevention, Atlanta, GA

Paige A. Armstrong, MD, MHS, Centers for Disease Control and Prevention, Atlanta, GA

Stephen S. Arnon, MD, MPH, California Department of Public Health, Richmond, CA

Naomi E. Aronson, MD, Uniformed Services University of the Health Sciences, Bethesda, MD

David M. Asher, MD, Food and Drug Administration, Silver Spring, MD

Negar Ashouri, MD, CHOC Children's Hospital, Orange, CA

T. Prescott Atkinson, MD, PhD, University of Alabama at Birmingham, Birmingham, AL

Rachael D. Aubert, PhD, Centers for Disease Control and Prevention, Atlanta, GA

Laura Bachmann, MD, MPH, Centers for Disease Control and Prevention, Atlanta, GA

Lorraine Backer, PhD, MPH, Centers for Disease Control and Prevention, Chamblee, GA

John W. Baddley, MD, MSPH, University of Maryland, Baltimore, MD

Bethany Baer, MD, Food and Drug Administration, Silver Spring, MD

Gerri Baer, MD, Food and Drug Administration, Silver Spring, MD

Carol J. Baker, MD, University of Texas Health Science Center, McGovern Medical School, Houston, TX

Robert S. Baltimore, MD, Yale School of Medicine, New Haven, CT

Ana Cecilia Bardossy, MD, Centers for Disease Control and Prevention, Atlanta, GA

Margaret Bash, MD, MPH, Food and Drug Administration, Silver Spring, MD

Melisse S. Baylor, MD, Food and Drug Administration, Silver Spring, MD

Judy A. Beeler, MD, Food and Drug Administration, Silver Spring, MD

Karlyn D. Beer, MS, PhD, Centers for Disease Control and Prevention, Atlanta, GA

Ermias Belay, MD, Centers for Disease Control and Prevention, Atlanta, GA

Yodit Belew, MD, Food and Drug Administration, Silver Spring, MD

Melissa Bell, MSc, Centers for Disease Control and Prevention, Atlanta, GA

Tanvir Bell, MD, FACP, FIDSA, Food and Drug Administration, Gaithersburg, MD

Roy Benaroch, MD, Emory University, Dunwoody, GA

Ivan Benavides, MD, Universidad del Valle, Cali, Valle, Columbia

Kaitlin Benedict, MPH, Centers for Disease Control and Prevention, Atlanta, GA

William E. Benitz, MD, Stanford University School of Medicine, Palo Alto, CA

Stephanie R. Bialek, MD, MPH, Centers for Disease Control and Prevention, Atlanta, GA

Holly Biggs, MD, MPH, Centers for Disease Control and Prevention, Atlanta, GA

Jessica Biggs, PharmD, BCPPS, University of Maryland Medical Center, Baltimore, MD

Alison M. Binder, MS, Centers for Disease Control and Prevention, Atlanta, GA

Danae Bixler, MD, MPD, Centers for Disease Control and Prevention, Brookhaven, GA

David D. Blaney, MD, MPH, Centers for Disease Control and Prevention, Atlanta, GA

Karen C. Bloch, MD, MPH, Vanderbilt University Medical Center, Nashville, TN

Juri Boguniewicz, MD, University of Colorado School of Medicine, Aurora, CO

Michael A. Bolaris, MD, Harbor-UCLA Medical Center, Torrance, CA

Suresh B. Boppana, MD, University of Alabama at Birmingham, Birmingham, AL

Anna Bowen, MD, MPH, Centers for Disease Control and Prevention, Atlanta, GA

William Alfred Bower, MD, Centers for Disease Control and Prevention, Atlanta, GA

Thomas G. Boyce, MD, MPH, Levine Children's Hospital, Charlotte, NC

John S. Bradley, MD, University of California San Diego/Rady Children's Hospital San Diego, San Diego, CA

Joseph S. Bresee, MD, Centers for Disease Control and Prevention, Atlanta, GA

Karen R. Broder, MD, Centers for Disease Control and Prevention, Atlanta, GA

Samantha Anne Brokenshire, PharmD, Monroe Carell Jr. Children's Hospital at Vanderbilt, Nashville, TN

Patricia C. Brown, MD, Food and Drug Administration, Silver Spring, MD

Kevin E. Brown, MD, MRCP FRCPath, Public Health England, London, England

Sarah K. Browne, MD, Food and Drug Administration, Silver Spring, MD

Beau B. Bruce, MD, PhD, Centers for Disease Control and Prevention, Atlanta, GA

Gale R. Burstein, MD, MPH, Erie County Department of Health, Buffalo, NY

Diego H. Caceres, BSc, MSc, Centers for Disease Control and Prevention, Atlanta, GA

Susan B. Cali, MSN, RN, MHA, Centers for Disease Control and Prevention, Conyers, GA

Angela J. P. Campbell, MD, MPH, Centers for Disease Control and Prevention, Atlanta, GA

Doug Campos-Outcalt, MD, MPA, University of Arizona, College of Public Health, Phoeniz, AZ

Maria Cano, MD, MPH, Centers for Disease Control and Prevention, Atlanta, GA

Paul T. Cantey, MD, MPH, Centers for Disease Control and Prevention, Atlanta, GA

Joseph B. Cantey, MD, MPH, University of Texas Health San Antonio, San Antonio, TX

Michael Cappello, MD, Yale School of Medicine, New Haven, CT

Cristina V. Cardemil, MD, MPH, Centers for Disease Control and Prevention, Atlanta, GA

Jessica R. Cataldi, MD, MSCS, University of Colorado School of Medicine, Denver, CO

Robert M. Centor, MD, University of Alabama at Birmingham, Birmingham, AL

Ellen Gould Chadwick, MD, Northwestern University Feinberg School of Medicine, Ann & Robert H. Lurie Children's Hospital of Chicago, Chicago, IL

Rana Chakraborty, MD, MSc, FRCPCH, DPhil (Oxon), Mayo Clinic Alix School of Medicine, Rochester, MN

Kirk M. Chan-Tack, MD, Food and Drug Administration, Silver Spring, MD

Kevin Chatham-Stephens, MD, MPH, Centers for Disease Control and Prevention, Chamblee, GA

Rana Chattopadhyay, PhD, Food and Drug Administration, Silver Spring, MD

Sofia Chaudhry, MD, Food and Drug Administration, Silver Spring, MD

Michelle Chen, BA, Cohen Children's Medical Center of New York, New Hyde Park, NY

Cara Cherry, DVM, MPH, Centers for Disease Control and Prevention, Atlanta, GA

Dena Cherry-Brown, MPH, Centers for Disease Control and Prevention, Decatur, GA
Preeti Chhabra, PhD, Centers for Disease Control and Prevention, Atlanta, GA
Mary Choi, MD, MPH, Centers for Disease Control and Prevention, Atlanta, GA
Nancy A. Chow, PhD, Centers for Disease Control and Prevention, Atlanta, GA
John C. Christenson, MD, Indiana University School of Medicine, Indianapolis, IN
Paul R. Cieslak, MD, Oregon Health Authority, Portland, OR
Kevin L. Clark, MD, Food and Drug Administration, Silver Spring, MD
Susan E. Coffin, MD, MPH, Children's Hospital of Philadelphia, Philadelphia, PA
Mark L. Cohen, MD, Case Western Reserve University, Cleveland, OH
Jennifer P. Collins, MD, MSc, Centers for Disease Control and Prevention, Decatur, GA
Joseph Wayne Conlan, BSc, PhD, National Research Council, Ottawa, Ontario, Canada
Roxanne Connelly, PhD, Centers for Disease Control and Prevention, Fort Collins, CO
Despina G. Contopoulos-Ioannidis, MD, Stanford University School of Medicine, Stanford, CA
Laura A. Cooley, MD, MPHTM, Centers for Disease Control and Prevention, Atlanta, GA
Jennifer Rittenhouse Cope, MD, MPH, Centers for Disease Control and Prevention, Atlanta, GA
Margaret M. Cortese, MD, Centers for Disease Control and Prevention, Atlanta, GA
Lisa A. Cosgrove, MD, FAAP, Jacksonville, FL
Tamera Coyne-Beasley, MD, MPH, University of Alabama Birmingham, Children's of Alabama, Birmingham, AL
Sue E. Crawford, PhD, Baylor College of Medicine, Houston, TX
Matthew Brian Crist, MD, MPH, Centers for Disease Control and Prevention, Atlanta, GA
Richard N. Danila, PhD, MPH, Minnesota Department of Health, St. Paul, MN
Toni A. Darville, MD, University of North Carolina School of Medicine, Chapel Hill, NC
Shom Dasgupta-Tsinikas, MD, Harbor-UCLA Medical Center & Los Angeles County TB Control Program, Torrance, CA
Alma C. Davidson, MD, Food and Drug Administration, Silver Spring, MD
Roberta Lynn DeBiasi, MD, MS, Children's National Health System/The George Washington University School of Medicine and Health Sciences, Washington, DC
Mark R. Denison, MD, Vanderbilt University Medical Center, Nashville, TN
Sheila Dollard, PhD, Centers for Disease Control and Prevention, Atlanta, GA
Kenneth Dominguez, MD, MPH, Centers for Disease Control and Prevention, Atlanta, GA
Dorothy E. Dow, MD, MSc, Duke University Medical Center, Durham, NC
Naomi A. Drexler, MPH, Centers for Disease Control and Prevention, Atlanta, GA
Christine L. Dubray, MD, MSc, Centers for Disease Control and Prevention, Atlanta, GA
Jeffrey S. Duchin, MD, Public Health - Seattle & King County and the University of Washington, Seattle, WA
Jonathan Duffy, MD, MPH, Centers for Disease Control and Prevention, Atlanta, GA
Diana Dunnigan, MD, Native Health, Phoenix, AZ
Judith K. Eckerle, MD, University of Minnesota, Minneapolis, MN
Morven S. Edwards, MD, Baylor College of Medicine, Houston, TX
Samer El-Kamary, MD, MPH, Food and Drug Administration, Baltimore, MD
Sean P. Elliott, MD, University of Arizona College of Medicine, Tucson, AZ
Mindy G. Elrod, Centers for Disease Control and Prevention, Atlanta, GA
Delia A. Enría, MD, MPH, Scientific Advisor, Pergamino, Argentina
Roselyn E. Epps, MD, Food and Drug Administration, Silver Spring, MD

Guliz Erdem, MD, Nationwide Children's Hospital and the Ohio State University, Columbus, OH

Darcie Lyn Everett, MD, MPH, Food and Drug Administration, Silver Spring, MD

Julia C. Feinstein, BA, Cohen Children's Medical Center of New York, New Hyde Park, NY

Meghan Ferris, MD, MPH, Food and Drug Administration, Silver Spring, MD

Amy Parker Fiebelkorn, MSN, MPH, Centers for Disease Control and Prevention, Atlanta, GA

Doran L. Fink, MD, PhD, Food and Drug Administration, Silver Spring, MD

Theresa Finn, Food and Drug Administration, Silver Spring, MD

Anthony Fiore, MD, MPH, Centers for Disease Control and Prevention, Atlanta, GA

Katherine E. Fleming-Dutra, MD, Centers for Disease Control and Prevention, Atlanta, GA

Gary W. Floyd, MD, FAAP, Keller, TX

Patricia Michelle Flynn, MD, MS, St. Jude Children's Research Hospital, Memphis, TN

Kaitlin Forsberg, MPH, Centers for Disease Control and Prevention, Atlanta, GA

Monique A. Foster, MD, MPH, Centers for Disease Control and Prevention, Atlanta, GA

Sheila Fallon Friedlander, MD, University of California San Diego School of Medicine, San Diego, CA

Cindy R. Friedman, MD, Centers for Disease Control and Prevention, Atlanta, GA

Yasuko Fukuda, MD, FAAP, Pacific Pediatrics, San Francisco, CA

Sara Gagneten, PhD, Food and Drug Administration, Silver Spring, MD

Renee Galloway, Centers for Disease Control and Prevention, Atlanta, GA

Pooja D. Gandhi, MPH, CHES, Centers for Disease Control and Prevention, Atlanta, GA

Amanda G. Garcia-Williams, PhD, MPH, Centers for Disease Control and Prevention, Atlanta, GA

Jay Edward Gee, PhD, Centers for Disease Control and Prevention, Atlanta, GA

Susan Gerber, MD, Centers for Disease Control and Prevention, Atlanta, GA

Anne A. Gershon, MD, Columbia University College of Physicians and Surgeons, New York, NY

Mayurika Ghosh, MD, FACP, FIDSA, Food and Drug Administration, Silver Spring, MD

Francis Gigliotti, MD, University of Rochester School of Medicine and Dentistry, Rochester, NY

Janet R. Gilsdorf, MD, University of Michigan Medical Center, Ann Arbor, MI

Dominique G. Godfrey, BS, MPH, Centers for Disease Control and Prevention, Atlanta, GA

Brittany E. Goldberg, MD, MS, Food and Drug Administration, Gleneg, MD

Ellie J.C. Goldstein, MD, R M Alden Research Laboratory, Santa Monica, CA

Gerardo A. Gomez, BS, BA, Centers for Disease Control and Prevention, Atlanta, GA

Carolyn Virginia Gould, MD, MSCR, Centers for Disease Control and Prevention, Fort Collins, CO

Elizabeth B. Gray, MPH, Centers for Disease Control and Prevention, Atlanta, GA

Christopher Gregory, MD, MPH, Centers for Disease Control and Prevention, Fort Collins, CO

Patricia M. Griffin, MD, Centers for Disease Control and Prevention, Atlanta, GA

Daniel Griffin, MD, PhD CTropMed CTH, Columbia University, New York, NY

Lisa A. Grohskopf, MD, MPH, Centers for Disease Control and Prevention, Atlanta, GA

Alice Y. Guh, MD, MPH, Centers for Disease Control and Prevention, Atlanta, GA

Kriti Gupta, MD, Cohen Children's Medical Center of New York, New Hyde Park, NY

Julie Gutman, MD, MSc, Centers for Disease Control and Prevention, Atlanta, GA

Penina Haber, MPH, Centers for Disease Control and Prevention, Atlanta, GA

Jesse Hackell, MD, Pomona Pediatrics, A Division of Boston Children's Health
　　Physicians, Pomona, NY
Aron J. Hall, DVM, MSPH, Centers for Disease Control and Prevention, Atlanta, GA
Scott A. Halperin, MD, Dalhousie University, IWK Health Centre, Halifax, Nova Scotia,
　　Canada
Davidson H. Hamer, MD, University of Vermont College of Medicine, Boston, MA
Susan Hariri, PhD, Centers for Disease Control and Prevention, Atlanta, GA
Kathleen H. Harriman, PhD, MPH, RN, California Department of Public Health,
　　Richmond, CA
Theresa Harrington, MD, MPH&TM, Centers for Disease Control and Prevention,
　　Atlanta, GA
Aaron M. Harris, MD, MPH, Centers for Disease Control and Prevention, Atlanta, GA
Jason B. Harris, MD, MPH, Massachusetts General Hospital, Boston, MA
Elizabeth S. Hart, MD, Food and Drug Administration, Washington, DC
Joshua D. Hartzell, MD, MS-HPEd, Walter Reed National Military Medical Center,
　　Bethesda, MD
Fiona P. Havers, MD, MHS, Centers for Disease Control and Prevention, Atlanta, GA
Andrew Haynes, MD, Children's Hospital Colorado, Aurora, CO
Jessica M. Healy, PhD, Centers for Disease Control and Prevention, Atlanta, GA
Yosefa Hefter, MD, Food and Drug Administration, Silver Spring, MD
Kristen Nichols Heitman, MPH, Centers for Disease Control and Prevention, Atlanta,
　　GA
Tobin Hellyer, Food and Drug Administration, Silver Spring, MD
Katherine Ann Hendricks, MD, MPH&TM, Centers for Disease Control and Prevention,
　　Atlanta, GA
Adam L. Hersh, MD, PhD, University of Utah, Salt Lake City, UT
Barbara L. Herwaldt, MD, MPH, Centers for Disease Control and Prevention, Atlanta,
　　GA
Maureen Hess, MPH, RD, Food and Drug Administration, Silver Spring, MD
Beth Hibbs, MPH, RN, Centers for Disease Control and Prevention, Decatur, GA
Sheila M. Hickey, MD, University of New Mexico, Albuquerque, NM
Carole J. Hickman, PhD, Centers for Disease Control and Prevention, Atlanta, GA
Susan L. Hills, MBBS, MTH, Centers for Disease Control and Prevention, Fort Collins,
　　CO
Alison F. Hinckley, PhD, Centers for Disease Control and Prevention, Fort Collins, CO
Hiwot Hiruy, MD, PhD, Food and Drug Administration, Silver Spring, MD
Michele C. Hlavsa, RN, MPH, Centers for Disease Control and Prevention, Atlanta, GA
Aimee C. Hodowanec, MD, Food and Drug Administration, Silver Spring, MD
Megan Hofmeister, MD, MS, MPH, Centers for Disease Control and Prevention, Atlanta,
　　GA
Katherine K. Hsu, MD, MPH, Massachusetts Department of Public Health, Boston
　　University Medical Center, Jamaica Plain, MA
Christine M. Hughes, MPH, Centers for Disease Control and Prevention, Atlanta, GA
Joseph P. Icenogle, PhD, Centers for Disease Control and Prevention, Atlanta, GA
Ilan Irony, MD, Food and Drug Administration, Silver Spring, MD
Brendan R. Jackson, MD, MPH, Centers for Disease Control and Prevention, Atlanta, GA
Ruth A. Jajosky, DMD, MPH, Centers for Disease Control and Prevention, Atlanta, GA
Denise Jamieson, MD, MPH, Emory University, Atlanta, GA
Emily N. Jenkins, MPH, Centers for Disease Control and Prevention, Atlanta, GA
Emily S. Jentes, PhD, MPH, Centers for Disease Control and Prevention, Atlanta, GA
John Jereb, MD, Centers for Disease Control and Prevention, Atlanta, GA

Ravi Jhaveri, MD, Ann & Robert H. Lurie Children's Hospital of Chicago/Northwestern University Feinberg School of Medicine, Chicago, IL

Caroline J. Jjingo, MD, MPH, Food and Drug Administration, Silver Spring, MD

Chandy C. John, MD, Indiana University School of Medicine, Riley Hospital for Children at IU Health, Indianapolis, IN

Jefferson M. Jones, MD, MPH, Centers for Disease Control and Prevention, Atlanta, GA

Nicola L. Jones, MD, FRCPC, PhD, Division of Gastroenterology, SickKids, Toronto, Canada

S. Patrick Kachur, MD, MPH, Columbia University Irving Medical Center, New York, NY

Laura H. Kahn, MD, MPH, MPP, Woodrow Wilson School of Public and International Affairs, Princeton University, Princeton, NJ

Alexander Kallen, MD, MPH, Centers for Disease Control and Prevention, Atlanta, GA

Mary L. Kamb, MD, MPH, Centers for Disease Control and Prevention, Atlanta, GA

Saleem S.M. Kamili, PhD, Centers for Disease Control and Prevention, Atlanta, GA

Sheldon L. Kaplan, MD, Baylor College of Medicine, Houston, TX

Ben Z. Katz, MD, Northwestern University Feinberg School of Medicine, Ann & Robert H. Lurie Children's Hospital of Chicago, Chicago, IL

Carol A. Kauffman, MD, VA Ann Arbor Healthcare System, University of Michigan Medical School, Ann Arbor, MI

Susana Williams Keeshin, MD, University of Utah, Salt Lake City, UT

Gilbert J. Kersh, PhD, Centers for Disease Control and Prevention, Atlanta, GA

David L. Kettl, MD, Food and Drug Administration, Silver Spring, MD

Grishma Kharod, Centers for Disease Control and Prevention, Atlanta, GA

Peter W. Kim, MD, MS, Food and Drug Administration, Silver Spring, MD

Charles H. King, MD, MS, Case Western Reserve University, Cleveland, OH

Miwako Kobayashi, Centers for Disease Control and Prevention, Atlanta, GA

Philip R. Krause, MD, Food and Drug Administration, Silver Spring, MD

Kristen Kreisel, PhD, Centers for Disease Control and Prevention, Atlanta, GA

Andrew T. Kroger, MD, MPH, Centers for Disease Control and Prevention, Atlanta, GA

David Kuhar, MD, Centers for Disease Control and Prevention, Atlanta, GA

Adam J. Langer, DVM, MPH, Centers for Disease Control and Prevention, Atlanta, GA

Gayle Langley, MD, MPH, Centers for Disease Control and Prevention, Atlanta, GA

Paul M. Lantos, MD, MS, Duke University, Greensboro, NC

Tatiana M. Lanzieri, MD, MPH, Centers for Disease Control and Prevention, Atlanta, GA

Brent Lasker, PhD, Centers for Disease Control and Prevention, Atlanta, GA

Ana Lauer, BS, PhD, Centers for Disease Control and Prevention, Lilburn, GA

Mark E. Laughlin, DVM, MPH-VPH, DACVPM, Centers for Disease Control and Prevention, Atlanta, GA

Ralph Eli LeBlanc, MD, MPH, DTMH, PhD, Food and Drug Administration, Baltimore, MD

Joohee Lee, MD, Food and Drug Administration, Silver Spring, MD

Lucia H. Lee, MD, Food and Drug Administration, Silver Spring, MD

Myron M. Levine, MD, DTPH, Center for Vaccine Development and Global Health, University of Maryland School of Medicine, Baltimore, MD

Stephen Lindstrom, PhD, Centers for Disease Control and Prevention, Atlanta, GA

John J. LiPuma, MD, University of Michigan, Ann Arbor, MI

Lindy Liu, MPH, Centers for Disease Control and Prevention, Atlanta, GA

Eloisa Llata, MD, MPH, Centers for Disease Control and Prevention, Atlanta, GA

Shawn R. Lockhart, PhD, Centers for Disease Control and Prevention, Atlanta, GA

Benjamin D. Lorenz, MD, Food and Drug Administration, Silver Spring, MD

Xiaoyan Lu, Centers for Disease Control and Prevention, Atlanta, GA

Carolina Lúquez, PhD, Centers for Disease Control and Prevention, Atlanta, GA

Anna Mandra, DVM, MPH, Centers for Disease Control and Prevention, Atlanta, GA

Mona Marin, MD, Centers for Disease Control and Prevention, Atlanta, GA

Lauri E. Markowitz, MD, Centers for Disease Control and Prevention, Atlanta, GA

Mariel Marlow, Centers for Disease Control and Prevention, Atlanta, GA

Zachary A. Marsh, MPH, Centers for Disease Control and Prevention, Atlanta, GA

Gary S. Marshall, MD, University of Louisville School of Medicine, Louisville, KY

Barbara J. Marston, MD, Centers for Disease Control and Prevention, Atlanta, GA

Emily Toth Martin, PhD, MPH, University of Michigan School of Public Health, Ann Arbor, MI

Grace E. Marx, MD, MPH, Centers for Disease Control and Prevention, Fort Collins, CO

Sarah R. Maxwell, MD, MPH, University of Colorado, Children's Hospital of Colorado, Aurora, CO

Sarah Mbaeyi, MD, MPH, Centers for Disease Control and Prevention, Atlanta, GA

Orion McCotter, MPH, Centers for Disease Control and Prevention, Atlanta, GA

Anita K. McElroy, MD, PhD, University of Pittsburgh, Pittsburgh, PA

Olivia Lauren McGovern, PhD, MS, Centers for Disease Control and Prevention, Atlanta, GA

Susan L.F. McLellan, MD, MPH, University of Texas Medical Branch, Galveston, TX

Lucy A. McNamara, PhD, MS, Centers for Disease Control and Prevention, Atlanta, GA

Michael M. McNeil, MD, MPH, Centers for Disease Control and Prevention, Atlanta, GA

John McQuiston, PhD, Centers for Disease Control and Prevention, Atlanta, GA

Elissa Meites, MD, MPH, Centers for Disease Control and Prevention, Atlanta, GA

Asuncion Mejias, MD, PhD, MsCS, Nationwide Children's Hospital and The Ohio State University, Columbus, OH

Ian C. Michelow, MD, DTM&H, Warren Alpert Medical School of Brown University, Providence, RI

Claire M. Midgley, PhD, Centers for Disease Control and Prevention, Atlanta, GA

Elaine R. Miller, BSN, MPH, Centers for Disease Control and Prevention, Atlanta, GA

Eric Mintz, MD, MPH, Centers for Disease Control and Prevention, Atlanta, GA

John F. Modlin, MD, Bill and Melinda Gates Foundation, Seattle, WA

Tina Khoie Mongeau, MD, MPH, Food and Drug Administration, Silver Spring, MD

Martha P. Montgomery, MD, MHS, Centers for Disease Control and Prevention, Atlanta, GA

José G. Montoya, MD, Stanford University and Palo Alto Medical Foundation Toxoplasma Serology Laboratory, Stanford, CA

Anne C. Moorman, MPH, Centers for Disease Control and Prevention, Atlanta, GA

Pedro L. Moro, MD, MPH, Centers for Disease Control and Prevention, Atlanta, GA

William Moss, MD, MPH, Johns Hopkins Bloomberg School of Public Health, Baltimore, MD

Charu Mullick, MD, Food and Drug Administration, Silver Spring, MD

Barbara E. Murray, MD, University of Texas Health Science Center at Houston, Houston, TX

Oidda Ikumboka Museru, MSN, MPH, Centers for Disease Control and Prevention, Atlanta, GA

Christina A. Muzny, MD, MSPH, Centers for Disease Control and Prevention, Birmingham, AL

Sumathi Nambiar, MD, MPH, Food and Drug Administration, Germantown, MD

Srinivas Acharya Nanduri, MBBS, MD, MPH, Centers for Disease Control and Prevention, Atlanta, GA

Theodore E. Nash, MD, National Institue of Health (Retired), Asheville, NC

James Nataro, MD, PhD, MBA, University of Virginia, Charlottesville, VA

Mark S. Needles, MD, Food and Drug Administration, Silver Spring, MD

Christina Nelson, MD, MPH, Centers for Disease Control and Prevention, Fort Collins, CO

Noele P. Nelson, MD, PhD, MPH, Centers for Disease Control and Prevention, Atlanta, GA

Steven R. Nesheim, MD, Centers for Disease Control and Prevention, Atlanta, GA

Jason G. Newland, MD, MEd, Washington University School of Medicine, St. Louis, MO

Megin Nichols, DVM, MPH, Centers for Disease Control and Prevention, Atlanta, GA

William L. Nicholson, BSc, MSc, PhD, Centers for Disease Control and Prevention, Atlanta, GA

William Allan Nix, Centers for Disease Control and Prevention, Atlanta, GA

Thomas B. Nutman, MD, National Institutes of Health, Bethesda, MD

Steve Oberste, PhD, Centers for Disease Control and Prevention, Atlanta, GA

Tina S. Objio, MSN, MHA, Centers for Disease Control and Prevention, Atlanta, GA

Andrew O'Carroll, DVM, Food and Drug Administration, Silver Spring, MD

Theresa Jean Ochoa, MD, Universidad Peruana Cayetano Heredia, Lima, Peru

Titilope Oduyebo, MD, MPH, Centers for Disease Control and Prevention, Atlanta, GA

Sara E. Oliver, MD, MSPH, Centers for Disease Control and Prevention, Atlanta, GA

Christina M. Osborne, MD, University of Colorado School of Medicine, Aurora, CO

Elizabeth O'Shaughnessy, MB, BCh, Food and Drug Administration, Silver Spring, MD

Gary D. Overturf, MD, University of New Mexico, Albuquerque, NM

Sherry Michele Owen, PhD, Centers for Disease Control and Prevention, Atlanta, GA

Christopher D. Paddock, MD, MPHTM, Centers for Disease Control and Prevention, Atlanta, GA

Mark A. Pallansch, PhD, Centers for Disease Control and Prevention, Atlanta, GA

Lakshmi Panagiotakopoulos, MD, MPH, Centers for Disease Control and Prevention, Atlanta, GA

Pia S. Pannaraj, MD, MPH, Children's Hospital Los Angeles/University of Southern California, Los Angeles, CA

Ina U. Park, MD, MS, Centers for Disease Control and Prevention, Berkeley, CA

Manisha Patel, MD, MS, Centers for Disease Control and Prevention, Atlanta, GA

Sheral Patel, MD, FAAP, FASTMH, FIDSA, Food and Drug Administration, Silver Spring, MD

Nehali Patel, MD, St. Jude Children's Research Hospital, Memphis, TN

Thomas F. Patterson, MD, FACP, FIDSA, UT Health San Antonio and South Texas Veterans Health Care System, San Antonio, TX

Stephen I. Pelton, MD, Boston University Schools of Medicine and Public Health, Boston Medical Center, Boston, MA

Teresa C.T. Peret, PhD, Centers for Disease Control and Prevention, Atlanta, GA

John R. Perfect, MD, Duke University Medical Center, Durham, NC

Kiran M. Perkins, MD, MPH, Centers for Disease Control and Prevention, Brookhaven, GA

Joseph F. Perz, DrPH, MA, Centers for Disease Control and Prevention, Decatur, GA

Brett W. Petersen, MD, MPH, Centers for Disease Control and Prevention, Atlanta, GA

Amy E. Peterson, DVM, PhD, Centers for Disease Control and Prevention, Atlanta, GA

Andreas Pikis, MD, Food and Drug Administration, Silver Spring, MD

Tamara Pilishvili, PhD, MPH, Centers for Disease Control and Prevention, Atlanta, GA

Ana Yecê das Neves Pinto, MD, Evandro Chagas Institute, Ananindeua City, Pará, Brazil

Paul Joseph Planet, MD, PhD, University of Pennsylvania, Children's Hospital of Philadelphia, Philadelphia, PA

Ian D. Plumb, MBBS, MSc, Centers for Disease Control and Prevention, Atlanta, GA

Nicole M. Poole, MD, MPH, University of Colorado, Aurora, CO

Drew L. Posey, MD, MPH, Centers for Disease Control and Prevention, Atlanta, GA

Ann M. Powers, PhD, Centers for Disease Control and Prevention, Fort Collins, CO

R. Douglas Pratt, MD, MPH, Food and Drug Administration, Silver Spring, MD

Christopher Prestel, MD, Centers for Disease Control and Prevention, Atlanta, GA

Nathan Price, MD, University of Arizona, Tucson, AZ

Gary W. Procop, MD, MS, Cleveland Clinic, Cleveland, OH

Karen M. Puopolo, MD, PhD, Children's Hospital of Philadelphia, Philadelphia, PA

Laura A. S. Quilter, MD, MPH, Centers for Disease Control and Prevention, Atlanta, GA

Shawn L. Ralston, MD, MA, MS, Johns Hopkins Children's Center, Baltimore, MD

Octavio Ramilo, MD, Nationwide Children's Hospital and The Ohio State University, Columbus, OH

Agam Kumari Rao, MD, Centers for Disease Control and Prevention, Atlanta, GA

Anuja Rastogi, MD, MHS, Food and Drug Administration, Silver Spring, MD

Mobeen Hasan Rathore, MD, University of Florida Center for AIDS/HIV, Research, Education and Service, Jacksonville, FL

Logan C. Ray, MPH, Centers for Disease Control and Prevention, Atlanta, GA

Sujan C. Reddy, Centers for Disease Control and Prevention, Atlanta, GA

Susan Reef, MD, Centers for Disease Control and Prevention, Atlanta, GA

Rebecca Reindel, MD, Food and Drug Administration, Silver Spring, MD

Hilary E. Reno, MD, PhD, Centers for Disease Control and Prevention, Saint Louis, MO

Melissa Reyes, MD, MPH, DTMH, Food and Drug Administration, Silver Spring, MD

Brian Rha, MD, MSPH, Centers for Disease Control and Prevention, Atlanta, GA

Frank Richards, Jr., MD, The Carter Center, Atlanta, GA

Nicholas Rister, MD, Food and Drug Administration, Fort Worth, TX

Virginia A. Roberts, MSPH, Centers for Disease Control and Prevention, Atlanta, GA

Jeff Roberts, MD, Food and Drug Administration, Silver Spring, MD

Candice L. Robinson, MD, MPH, Centers for Disease Control and Prevention, Atlanta, GA

Joan L. Robinson, MD, FRCPC, University of Alberta, Edmonton, Alberta, Canada

Martin Rodriguez, MD, University of Alabama at Birmingham, Birmingham, AL

Dawn M. Roellig, MS, PhD, Centers for Disease Control and Prevention, Atlanta, GA

José R. Romero, MD, University of Arkansas for Medical Sciences and Arkansas Children's Hospital, Little Rock, AR

Shannon Ross, MD, MSPH, The University of Alabama at Birmingham, Birmingham, AL

John Alden Rossow, DVM, MPH, Centers for Disease Control and Prevention, Decatur, GA

Janell A. Routh, MD, MHS, Centers for Disease Control and Prevention, Atlanta, GA

Anne H. Rowley, MD, Northwestern University Feinberg School of Medicine, Ann & Robert H. Lurie Children's Hospital of Chicago, Chicago, IL

Sharon L. Roy, MD, MPH, Centers for Disease Control and Prevention, Atlanta, GA

Lorry G. Rubin, MD, Steven and Alexandra Cohen Children's Medical Center of New York, New Hyde Park, NY

A. Blythe Ryerson, PhD, MPH, Centers for Disease Control and Prevention, Atlanta, GA

Hari Cheryl Sachs, MD, Food and Drug Administration, Silver Spring, MD

Johanna S. Salzer, DVM, PhD, Centers for Disease Control and Prevention, Atlanta, GA

Hugh A. Sampson, BA, MD, Icahn School of Medicine at Mount Sinai, New York, NY

Sara R. Saporta-Keating, MD, MS, Children's Hospital Colorado, Aurora, CO

Kim Sapsford-Medintz, PhD, Food and Drug Administration, Silver Spring, MD

Jason B. Sauberan, PharmD, Neonatal Research Institute, Sharp Mary Birch Hospital for Women and Newborns, San Diego, CA

Christian J. Sauder, PhD, Food and Drug Administration, Silver Spring, MD

Ilana J. Schafer, DVM, MSPH, Centers for Disease Control and Prevention, Atlanta, GA

Sarah Schillie, MD, MPH, MBA, Centers for Disease Control and Prevention, Atlanta, GA

Julia Ann Schillinger, MD, MSc, Centers for Disease Control and Prevention, New York, NY

D. Scott Schmid, PhD, Centers for Disease Control and Prevention, Atlanta, GA

Eileen Schneider, MD, MPH, Centers for Disease Control and Prevention, Stone Mountain, GA

Stacey Schultz-Cherry, PhD, St. Jude Children's Research Hospital, Memphis, TN

Gordon E. Schutze, MD, Baylor College of Medicine, Houston, TX

Ann T. Schwartz, MD, Food and Drug Administration, Gaithersburg, MD

Justin B. Searns, MD, University of Colorado School of Medicine, Aurora, CO

W. Evan Secor, PhD, Centers for Disease Control and Prevention, Atlanta, GA

Isaac See, MD, Centers for Disease Control and Prevention, Atlanta, GA

Andi L. Shane, MD, MPH, MSc, Emory University School of Medicine and Children's Healthcare of Atlanta, Atlanta, GA

Virginia M.W. Sheikh, MD, MHS, Food and Drug Administration, Silver Spring, MD

Margaret Sherin, BA, Cohen Children's Medical Center of New York, New Hyde Park, NY

Tom T. Shimabukuro, MD, MPH, MBA, Centers for Disease Control and Prevention, Atlanta, GA

Azadeh Shoaibi, PhD, MHS, Food and Drug Administration, Silver Spring, MD

Trevor R. Shoemaker, PhD, MPH, Centers for Disease Control and Prevention, Atlanta, GA

Timothy R. Shope, MD, MPH, Children's Hospital of Pittsburgh of UPMC, Pittsburgh, PA

Stanford T. Shulman, MD, Ann & Robert H. Lurie Children's Hospital of Chicago, Chicago, IL

Scott H. Sicherer, MD, Icahn School of Medicine at Mount Sinai, New York, NY

Benjamin Silk, PhD, Centers for Disease Control and Prevention, Atlanta, GA

Rosalyn J. Singleton, MD, MPH, Alaska Native Tribal Health Consortium, Anchorage, AK

Anders Sjöstedt, MD, PhD, Umeå University, Umeå, Sweden

Tami H. Skoff, MS, Centers for Disease Control and Prevention, Atlanta, GA

Thomas Smith, MD, Food and Drug Administration, Silver Spring, MD

Heidi L. Smith, MD, PhD, Food and Drug Administration, Silver Spring, MD

Thomas D. Smith, MD, Food and Drug Administration, Silver Spring, MD

P. Brian Smith, MD, MPH, MHS, Duke University Medical Center, Durham, NC

Kirk Smith, DVM, MS, PhD, Minnesota Department of Health, St Paul, MN

Sunil Kumar Sood, MD, Cohen Children's & Southside Hospitals, Northwell Health, Bay Shore, NY

Paul W. Spearman, MD, Cincinnati Children's Hospital, Cincinnati, OH

Stanley M. Spinola, MD, Indiana University School of Medicine, Indianapolis, IN

Philip R. Spradling, MD, Centers for Disease Control and Prevention, Atlanta, GA

Sancta B. St. Cyr, MD, MPH, Centers for Disease Control and Prevention, Atlanta, GA

Mary Allen Staat, MD, MPH, Cincinnati Children's Hospital Medical Center, Cincinnati, OH

J. Erin Staples, MD, PhD, Centers for Disease Control and Prevention, Fort Collins, CO

William M. Stauffer, MD, MSPH, University of Minnesota, Lake Elmo, MN

Irving Steinberg, PharmD, University of Southern California, Schools of Pharmacy and Medicine, Los Angeles, CA

David S. Stephens, MD, Emory University School of Medicine, Atlanta, GA

Shannon Stokley, DrPH, MPH, Centers for Disease Control and Prevention, Atlanta, GA

Anne M. Straily, DVM, MPH, Centers for Disease Control and Prevention, Atlanta, GA

Tara W. Strine, MPH, PhD, Centers for Disease Control and Prevention, Atlanta, GA

Nancy A. Strockbine, PhD, Centers for Disease Control and Prevention, Atlanta, GA

John R. Su, MD, PhD, MPH, Centers for Disease Control and Prevention, Atlanta, GA

Maria E. Negron Sureda, DVM, PhD, MS, Centers for Disease Control and Prevention, Atlanta, GA

Adam M. Szewc, BS, SM(ASCP), MB, QLS, Centers for Disease Control and Prevention, Atlanta, GA

Peter G. Szilagyi, MD, UCLA School of Medicine, Los Angeles, CA

Danielle M. Tack, DVM, MPVM, Centers for Disease Control and Prevention, Atlanta, GA

Pranita D. Tamma, MD, MHS, Johns Hopkins University School of Medicine, Ellicott City, MD

Kathrine R. Tan, MD, MPH, Centers for Disease Control and Prevention, Atlanta, GA

Gillian Taormina, DO, MS, Food and Drug Administration, Silver Spring, MD

Cheryl Tarr, Centers for Disease Control and Prevention, Atlanta, GA

Edna Termilus, MD, MPH, Food and Drug Administration, Washington, DC

Eyasu Habtu Teshale, MD, Centers for Disease Control and Prevention, Atlanta, GA

Brenda L. Tesini, MD, University of Rochester, Rochester, NY

Alan T.N. Tita, MD, PhD, University of Alabama at Birmingham, Birmingham, AL

Tejpratap S.P. Tiwari, MD, Centers for Disease Control and Prevention, Atlanta, GA

Melissa Tobin-D'Angelo, MD, MPH, Georgia Department of Public Health, Atlanta, GA

Mitsuru Toda, PhD, Centers for Disease Control and Prevention, Atlanta, GA

Rita M. Traxler, MHS, Centers for Disease Control and Prevention, Atlanta, GA

Sean R. Trimble, MPH, Centers for Disease Control and Prevention, Atlanta, GA

Stephanie Troy, MD, Food and Drug Administration, Silver Spring, MD

Richard W. Truman, PhD, LSU School of Veterinary Medicine, Baton Rouge, LA

Ronald B. Turner, MD, University of Virginia School of Medicine, Charlottesville, VA

Elizabeth R. Unger, PhD, MD, Centers for Disease Control and Prevention, Atlanta, GA

Chris A. Van Beneden, MD, MPH, Centers for Disease Control and Prevention, Altanta, GA

John A. Vanchiere, MD, PhD, Louisiana State University, Health Sciences Center, Shreveport, LA

Antonio Vieira, DVM, MPH, PhD, Centers for Disease Control and Prevention, Atlanta, GA

Joseph M. Vinetz, MD, Yale University School of Medicine, New Haven, CT

Jan Vinje, PhD, Centers for Disease Control and Prevention, Atlanta, GA

Prabha Viswanathan, MD, Food and Drug Administration, Silver Spring, MD

Duc J. Vugia, MD, MPH, California Department of Public Health, Richmond, CA

Timothy J. Wade, MD, United States Environmental Protection Agency, Research Triangle Park, NC

Emmanuel B. Walter, MD, MPH, Duke University School of Medicine, Durham, NC

Robin Warner, MD, Union Pediatrics, PSC, Union, KY
Richard L. Wasserman, MD, PhD, Medical City Children's Hospital, Dallas, TX
Stephen H. Waterman, MD, MPH, Centers for Disease Control and Prevention, San
Juan, PR
Louise K. Francois Watkins, MD, MPH, Centers for Disease Control and Prevention,
Atlanta, GA
John T. Watson, MD, MSc, Centers for Disease Control and Prevention, Atlanta, GA
Michelle Weinberg, MD, MPH, Centers for Disease Control and Prevention, Atlanta, GA
Eric Weintraub, MPH, Centers for Disease Control and Prevention, Atlanta, GA
Mark K. Weng, MD, MSc, FAAP, Centers for Disease Control and Prevention, Atlanta,
GA
J. Gary Wheeler, MD, Arkansas Department of Health, Little Rock, AR
A. Clinton White, Jr., MD, University of Texas Medical Branch, Galveston, TX
Hilary K. Whitham, PhD, MPH, Centers for Disease Control and Prevention, Atlanta,
GA
Richard James Whitley, MD, University of Alabama at Birmingham, Birmingham, AL
Rodney E. Willoughby, Jr., MD, Medical College of Wisconsin, Milwaukee, WI
Kelly Wilt, MD, Children's Hospital Colorado, Denver, CO
Alison Winstead, MD, Centers for Disease Control and Prevention, Atlanta, GA
Carla Winston, PhD, MA, Centers for Disease Control and Prevention, Atlanta, GA
A. Patricia Wodi, MD, Centers for Disease Control and Prevention, Atlanta, GA
Joellen Wolicki, BSN, Centers for Disease Control and Prevention, Atlanta, GA
Susan K. Wollersheim, MD, Food and Drug Administration, Silver Spring, MD
Karen K. Wong, MD, MPH, Centers for Disease Control and Prevention, Atlanta, GA
Emily Jane Woo, MD, MPH, Food and Drug Administration, Silver Spring, MD
Meklit Workneh, MD, MPH, Food and Drug Administration, Silver Spring, MD
Kimberly Workowski, MD, FACP, FIDSA, Centers for Disease Control and Prevention,
Atlanta, GA
Alexandra S. Worobec, MD, Food and Drug Administration, Silver Spring, MD
Mary A. Worthington, PharmD, BCPS, BCPPS, Samford University McWhorter School
of Pharmacy, Birmingham, AL
Pablo Yagupsky, MD, Soroka University Medical Center, Ben-Gurion University of the
Negev, Herzliya, Israel
Albert C. Yan, MD, Children's Hospital of Philadelphia - Perelman School of Medicine
at the University of Pennsylvania, Philadelphia, PA
Carolyn L. Yancey, MD, Food and Drug Administration, Silver Spring, MD
April H. Yarbrough, PharmD, BCPS, Children's of Alabama, Birmingham, AL
Alexandra B. Yonts, MD, Food and Drug Administration, Silver Spring, MD
Jonathan Zenilman, MD, Johns Hopkins University, Baltimore, MD
Rachel Zhang, MD, Food and Drug Administration, Silver Spring, MD
AAP Committee on Bioethics
AAP Committee on Coding and Nomenclature
AAP Committee on Continuing Medical Education
AAP Committee on Drugs
AAP Committee on Fetus and Newborn
AAP Committee on Hospital Care
AAP Committee on Medical Liability and Risk Management
AAP Committee on Native American Child Health
AAP Committee on Pediatric AIDS
AAP Committee on Pediatric Emergency Medicine
AAP Committee on Practice and Ambulatory Medicine

AAP Committee on Substance Use and Prevention
AAP Council on Child Abuse and Neglect
AAP Council on Children and Disasters
AAP Council on Children With Disabilities
AAP Council on Clinical Information Technology
AAP Council on Early Childhood
AAP Council on Environmental Health
AAP Council on Foster Care, Adoption, and Kinship Care
AAP Council on School Health
AAP FamilY Partnerships Network
AAP Payer Advocacy Advisory Committee
AAP Section on Administration and Practice Management
AAP Section on Allergy and Immunology
AAP Section on Breastfeeding
AAP Section on Cardiology and Cardiac Surgery
AAP Section on Critical Care
AAP Section on Dermatology
AAP Section on Emergency Medicine
AAP Section on Epidemiology, Public Health, and Evidence
AAP Section on Gastroenterology, Hepatology, and Nutrition
AAP Section on Hematology/Oncology
AAP Section on Home Care
AAP Section on Hospital Medicine
AAP Section on Infectious Diseases
AAP Section on Lesbian, Gay, Bisexual, and Transgender Health and Wellness
AAP Section on Minority Health, Equity, and Inclusion
AAP Section on Nephrology
AAP Section on Neurology
AAP Section on Ophthalmology
AAP Section on Oral Health
AAP Section on Otolaryngology - Head and Neck Surgery
AAP Section on Pediatric Pulmonology and Sleep Medicine
AAP Section on Rheumatology
AAP Section on Surgery
AAP Section on Uniformed Services
AAP Section on Urology

译 者 序 言

由美国儿科学会（American Academy of Pediatrics，AAP）传染病委员会（Committee on Infecious Diseases，COID）编写的《儿科感染性疾病临床手册》（红皮书）自 1938 年首次出版以来，就成为了全球儿科医师在免疫、接种、传染病等领域获取临床指导的可靠来源，该书目前已出版到第 32 版。这部儿科学巨著，凝聚了 AAP 成立 94 年以来前后 500 多位专家学者的临床经验、研究成果和专业智慧，同时也汇聚了来自多个专业机构的临床建议和政策观点，包括美国疾病控制与预防中心（Centers for Disease Control and Prevention，CDC）、美国妇产科学院（American College of Obstetricians and Gynecologists，ACOG）、美国家庭医师学会（American Academy of Family Physicians，AAFP）以及美国食品药品管理局（Food and Drug Administration，FDA）。

为将国外先进的儿童感染权威著作介绍给我国广大儿科医师和卫生健康工作者，我们经过与美国儿科学会的深入沟通，获得授权将其翻译为中文版本并正式出版。经过来自全国各地的专家团队一年多的辛勤工作，现付梓出版，相信本书的科学性、完整性和实用性会给广大受众带来有益的帮助。本书为中文第 2 版。

参与本书中文版翻译工作的专家团队包括：刘瀚旻，四川大学华西第二医院；许志飞，国家儿童医学中心、首都医科大学附属北京儿童医院；张爱华，南京医科大学附属儿童医院；唐兰芳，浙江大学医学院附属儿童医院等。

本书在获取版权、翻译、出版过程中，得到了人民卫生出版社、中国医药教育协会儿科专业委员会及专委会秘书处的大力支持，特此表示感谢！

申昆玲　教授　博士生导师
国家儿童医学中心　首都医科大学附属北京儿童医院
深圳市儿童医院

致　谢

在我们仍处在始于 2019 年底并在 2020 年快速进展的冠状病毒大流行中，"前所未有"，这个词的使用量激增，当下的严峻情况不仅出现在医学领域，还广泛存在于商业、政治、媒体以及无数我们日常生活的其他方面。关于该疾病的真相存在许多疑惑和争议，以至于我们很难对该疾病在未来的诊治方向达成共识。当下，我们确实生活在一个变幻莫测、令人不安的时代，有时甚至会对这一切感到难以承受，就如之前所说的，这是"前所未有"的。

但这些情况的出现几乎很少是独一无二的。我们几乎总是可以追溯到更先前的时期，与前辈领军人物一起，了解如何应对并最终克服这些挑战。即使在"前所未有"的情况下也不乏先例。2021 年红皮书献给了这样一位早期富有远见的领军人物：他着重关注了早期的一种流行病——风疹——并在 20 世纪 60 年代带领世界人民渡过难关；在 2001 年 9 月 11 日恐怖袭击事件发生后，世界一直处于动荡变化中，而他也在新千年之交这个特殊时期领导了美国儿科学会（American Academy of Pediatrics，AAP）。在过去这几十年里，Louis V. Cooper 医师展现出的强大的同情心和坚定的决心，是我们在如今面临当前全球危机时可以从中学习和借鉴的。正是出于所有这些原因，2021 年的红皮书献给了他。

在波士顿居住时期，Lou 研究了耐青霉素的金黄色葡萄球菌。在美国空军服役后，他完成了一项公共卫生服务基金，在此期间，他与 Saul Krugman 医师合作开发风疹疫苗。在这段时间里，全世界都沉浸在 1964 年至 1965 年的风疹疫情中。仅在美国，据估计有 1 250 万人感染风疹，11 000 名孕妇流产，2 100 名新生儿死亡，20 000 名婴儿出生时患有先天性风疹综合征（congenital rubella syndrome，CRS）。从基础研究到临床应用，Lou 在实验室中分离出风疹病毒并检测其抗体反应，同时还对数百名患有 CRS 的母亲和婴儿进行了评估。通过这些努力，Lou 总结出了 CRS 的临床表现、特征和对人体健康的影响。但他意识到，描述疾病以及对其进行诊断仅仅是当时急需的一部分，在 1965 年，在拥有 March of Dimes 的拨款和公共卫生部门的支持下，Lou 创立了"风疹计划"。仅在第一年，该项目就为 300 名 CRS 患者提供了医疗和社会心理治疗。该计划最终发展成为一个多学科的医疗、教育和社会服务组织，同时期在纽约通过的法律也大力支持"风疹计划"作为美国联邦政府特殊教育推行的经典案例。

Lou 不仅为患者及其家庭做出巨大贡献，他还为学术界工作服务多年。他曾任美国儿科学会第二大区主席、纽约第三分区主任委员，也是 AAP 儿童健康基金和儿童艾滋病特别工作组的成员。2001 年至 2002 年期间，他担任 AAP 主席，在纽约、华盛顿特区和宾夕法尼亚州发生"9·11"恐怖袭击后，带领我们所在领域度过了一个最具挑战性的时期。随后的几年里，在国际学术界提出清除麻疹和风疹的"麻疹和风疹倡议"计划支持下，Lou 作为该倡议的高级顾问，继续开展了对风疹的研究。

Lou 于 2019 年 10 月 3 日因患胰腺癌去世，享年 87 岁。他没有见证当前的疫情，但我相信，我们可以从他一生的成就中了解到他对我们当下的建议。他会告诉我们要挽起袖子，努力找到解决问题的方法，完成我们与现实的赛跑。他会告诉我们要始终以患者为中心，我们所有人共同努力就可以有所作为，改变当前危机。毕竟，当 Lou 进入 Saul Krugman 的实验室时，风疹疫情尚未暴发,但他在合适的时间出现在了合适的地点,再加上他的热情和精力,改变了整个疫情的进程。我相信 Lou 会说,没有什么是"前所未有"的——我们只需要知道从过去的某个地方寻找指引的方向,带领我们度过当下的挑战。

前版红皮书曾经献给过:

2018 年,Larry K. Pickering,MD,FAAP 和 Carol J. Baker,MD,FAAP

2015 年,Stanley Plotkin,MD,FAAP

2012 年,Samuel L. Katz,MD,FAAP

2009 年,Ralph Feigin,MD,FAAP

2006 年,Caroline Breese Hall,MD,FAAP

2003 年,Georges Peter,MD,FAAP

2000 年,Edgar O. Ledbetter,MD,FAAP

1997 年,Georges Peter,MD,FAAP

1988 年,Jean D. Lockhart,MD,FAAP

前　言

　　《儿科感染性疾病临床手册》(红皮书)自 1938 年以来,就是儿科医师获取免疫接种和传染病信息的独特和宝贵资源,该书目前已出版到第 32 版。在 21 世纪,随着儿科传染病临床实践的迅速变化,以及医师可用的时间越来越有限,红皮书一直是快速获得关于疫苗和疫苗推荐、新发感染性疾病、诊疗模式、治疗建议的现行、准确和易得的必要信息来源。美国儿科学会(AAP)传染病委员会、红皮书的编委和 500 多位红皮书撰稿人致力于以简明、实用的形式提供现行和准确的信息。

　　与 2018 年版本一样,红皮书的印刷版将提供给每个 AAP 成员作为其成员权益的一部分。这一权益反映了学会对会员需求的强烈兴趣。除此之外,AAP 成员也将继续有机会获得在线红皮书的内容。AAP 认可的政策声明、临床报告、技术报告和建议在红皮书两版之间的 3 年内发布在红皮书在线版上,并根据需要修改在线章节以反映这些变化。红皮书线上的疫情相关章节是一个新的资源,其简要总结了当前影响儿科人群的传染病疫情情况,这些疫情已在美国多个州被发现;根据需要,也可以涵盖疫情的其他相关情况。同时,鼓励红皮书用户在网站上注册以获得电子邮件提醒,从而接受不同版本之间的新信息和策略更新。

　　另一个重要资源是红皮书在线版的可视化图书馆,该图书馆会不断更新和扩展,以包括更多的传染病图像、经典放射学和其他发现的例子以及有关传染病流行病学的最新信息。

　　传染病委员会依靠许多专家的信息和建议,红皮书的贡献者名单冗长。我们尤其要感谢来自其他 AAP 委员会、部门和理事会的许多贡献者;美国家庭医师学会、美国妇产科学会、美国胸科协会、加拿大儿科学会、美国疾病预防控制中心、美国食品药品管理局、美国国家卫生研究院、美国国家疫苗计划办公室、美国儿科传染病学会、拉丁美洲传染病学会、世界卫生组织以及其他使该版本成为可能的组织和个人。此外,在可能的情况下,还采纳了个别 AAP 成员提出的建议,以改进关于具体问题和主题选择的信息陈述。

　　对于本版红皮书的成功,最重要的是编辑们的奉献精神和辛勤工作,他们对卓越的承诺是无与伦比的。在 David W. Kimberlin 医师、副编辑 Elizabeth D. Barnett 医师、Ruth Lynfield 医师和 Mark H. Sawyer 医师的有力领导下,这一新版本的面世成为可能。我们也非常感激 H. Cody Meissner 医师的不懈努力,感谢他为红皮书在线版收集和整理用于可视化图书馆的幻灯片材料。感谢 Henry H. Bernstein 医师为了保证红皮书在线版内容的更新而作出的不懈努力。

　　如红皮书以前的版本所述,这种类型的书中不可避免地存在一些遗漏和错误。我们请求 AAP 成员继续积极协助委员会,提出改进未来版本质量的具体方法。委员会成员和编辑人员希望,2021 年的红宝书将有助于你的实践,造福于你所服务的儿童。

Yvonne A. Maldonado 医师

美国儿科学会委员,传染病委员会主席

引　言

　　美国儿科学会（AAP）传染病委员会（COID）负责为美国儿科学会制定和修订控制新生儿、儿童和青少年传染病指南。COID 每 3 年发布 1 次《儿科感染性疾病临床手册》（红皮书），其中包含美国儿科学会当前对传染病的各个方面建议的综合摘要。包括最新疫苗建议，这些疫苗最近被美国食品药品管理局（FDA）批准应用于婴幼儿、儿童和青少年。这些建议代表传染病委员会与美国疾病预防控制中心（CDC）、美国食品药品管理局、美国国家卫生研究院、国家疫苗计划办公室、加拿大儿科学会、美国胸科协会的联络代表、儿科传染病学会、美国家庭医师学会、美国妇产科学会、红皮书顾问和众多的合作者一致达成的共识。该版本的红皮书基于截至 2021 年 2 月的可用信息。红皮书是您的个人传染病顾问，放置于您的书架上后，每周 7 天每天 24 小时准备为您解疑。毫无疑问，在缺乏来自随机对照试验的确切数据的情况下，这本书非常有价值的。正是在这种情况下，该领域专家的指导尤其关键，COID 拥有可用于此类建议而累积了数百年的专业知识。

　　红皮书的准备工作是真正意义上的团队合作。在每版红皮书发行后的几周内，所有红皮书的章节都会发送给初审人更新，这些初审人都是其特定领域的国家和国际权威专家。2021年的红皮书，有三分之一的初审人是此过程的新手，保证了最新信息都已包含在该新版本中。在由初审人审阅后，各章节将返回给指定的副编辑，他会合并初审人的改动。然后，将章节分发给 CDC 和 FDA 的内容专家，以及所有 AAP 部门、委员会和理事会中同意审核特定内容的成员。之后将修改后的章节返回给指定的副编辑，进行适当地协调并合并所有的改动。然后由两名指定的 COID 审阅者完成对本章的最终审阅，将其返回给指定的助理编辑，以囊括任何需要的其他修改。最后，COID 在出版前 1 年的春季在 AAP 举行的"马拉松工作会"上对每一章进行了讨论和辩论，并在此时定稿。随后由编辑和资深医学文案编辑 Jennifer Shaw 进行编辑，然后由 AAP 董事会任命的红皮书审阅者对本书进行审阅。在 2021 年红皮书出版之前，总共有 1 000 多只手触摸过！众多的贡献者为此书投入了大量的时间和专业知识，这证明了红皮书在儿童护理方面所扮演的角色。

　　受到新型冠状病毒疫情的影响，红皮书的修订流程也需要根据实时情况不断更改，这使我们在原本的生产周期中落后了 3 个月的时间，当时的儿科医生比以往任何时候都更需要及时的传染病管理指导，而作为 COID 成员的儿科传染病专家也比以往任何时间都更加捉襟见肘。但是，委员会成员的反应简直令人惊叹，老实说，我从未像现在这样为自己在儿科传染病领域感到骄傲。由于他们和 AAP 董事会评审员的承诺，以及资深医学文案编辑 Jennifer Shaw 的不懈努力，我们得以弥补 3 个月时间的延误，按时将本版带给您。

　　通过这些慎重而又兼收并蓄的过程，COID 努力为婴儿、儿童和青少年的传染病预防和管理提供最新的、相关的和基于证据的建议。看起来似乎无法回答的科学问题诸如医疗实践的复杂性、不断创新的技术、持续不断的新信息以及专家之间不可避免的意见分歧都在红皮书的制作过程中得到了了解决。在某些情况下，其他委员会和专家对数据的解释和产生的建议可能有所不同，并且有时无法提出单个建议，因为多种管理选项都可以接受。在这种情况下，本章会使用短语"大多数专家建议……"和"一些专家建议……",这两个短语都表明有效的建议,但第一句意味有更多专家同意和支持。在临床实践中不可避免地会出现无法根据当前可用数据轻松回答的问题。当这种情况发生时,COID 仍会结合临床判断,提供指导和信息,以促进医师作出合理的临床决策。通过这种终身学习的过程,该委员会旨在为医师和其他从事婴儿、儿童、青少年保健的专业人士提供一个实用的、权威的指南。

为了帮助医师和其他卫生保健专业人员了解红皮书建议的最新变化,已编制了 2018 年版—2021 年版之间的主要变化列表(请参阅主要变化摘要)。但是,此列表仅涵盖了各章节中最主要的变化。红皮书的网址可快速获取新的信息。此外,COID 版本之间的新信息(以政策声明、临床报告和技术报告的形式)已发布在红皮书在线版,并且根据需要修改了在线章节,修改内容的位置也已经标注。这些工作是 COID 不断评估其在儿科传染病领域当前位置的结果,并展示了委员会的审议始终包含新数据和新观点的动态过程。

在使用抗菌药物时,医师应仔细阅读制造商提供的说明书(产品标签),特别是关于禁忌证和不良事件信息。这些信息在红皮书中没有提供,因为它在《医师案头参考》和说明书中可以找到。如之前版本的红皮书,书中提供了抗菌药物的推荐剂量表(见第 4 章,抗生素类药物和相关治疗),可能与制造商在包装上提供的不同。红皮书中推荐的针对特定感染的抗生素可能有也可能没有 FDA 对该感染的治疗指示。医师还应该熟悉被 FDA 许可的疫苗和免疫球蛋白说明书上的使用信息(也可能不同于 COID 和 ACIP/CDC 推荐使用的说明),以及其他委员会的建议(见疫苗信息来源),上述许多内容也包含在红皮书中。

同样,我们力求利用 FDA 关于药品和设备的特许、批准或许可的准确术语。使用的正确术语取决于产品(例如,药品、生物制品或设备)的分类,以及对于设备来说,是否已提交"上市前通知"或"上市前申请"。药物由 FDA 批准,生物产品(例如疫苗和免疫球蛋白制剂)已获得 FDA 的许可,并且疫苗已获准在某些人群和年龄段使用。FDA 在审查上市前通知后"许可"设备,在审查上市前申请后才"批准"设备。是否需要提交售前通知或售前申请取决于医疗设备的分类。"许可"设备[也叫作"510(k)"或者"申请前通知"]可以在网站上搜索到。Devices@FDA 更为全面,包括"许可"和"批准"的测试和其他设备。如果我们在红皮书中未能为特定产品选择合适的术语,我们对由此给监管结构带来的任何(额外的)混乱表示歉意。

没有许多专业人士的奉献,这本书不可能出版。AAP 的工作人员在其承诺的工作和贡献方面表现突出,尤其是高级经理 Jennifer Frantz,他曾担任 COID 的行政总监和协调编写红皮书;Jennifer Shaw,资深医学文案编辑;Linda Rutt,部门协调员;Theresa Wiener 出版和制作服务经理;以及 AAP 发布和营销小组的所有董事和员工,他们使完整的红皮书产品系列成为可能。

CDC 的 Marc Fischer 医师和 FDA 的 Karen M. Farizo 医师花费了大量的时间和精力来提供其组织的重要意见。Lisa Cosgrove 医师、Gary Floyd 医师和 Yasuko Fukuda 医师是 AAP 董事会任命的红皮书审稿人,他们花费数小时来审阅最后几章的一致性和准确性。我特别感谢副编辑 Elizabeth D. Barnett 医师、Ruth Lynfield 医师和 Mark H. Sawyer 医师的专业知识、孜孜不倦的工作、幽默风趣以及他们在编辑和委员会工作中的巨大贡献。COID 成员付出了无数的时间,他们的耐心、修改和审阅值得适当的认可。COID 感谢 COID 主席 Yvonne A. Maldonado 医师的指导和奉献,委员会工作的高质量和高效都反映了他丰富的知识、奉献精神、洞察力和领导才能。我感谢我的妻子 Kim 一直在这里,并感谢她的耐心、理解和长期的支持,直到红皮书最终成形。

　　我还要感谢学会的首席执行官/执行副总裁 Mark Del Monte,在这可能是我们所有人经历过的压力最大的一年里,他表现出了冷静的态度和坚定的支持。他对 AAP 建设方向的稳定把握直接巩固了我们所有人的坚定信念,能够在这非常时期达到预期成果。美国所有的儿科医生和他们服务的患者都应对他致以最真挚的感谢。

　　还有许多其他的贡献者,他们的专业工作对委员会撰写此书是必不可少的。请原谅我在表达谢意时的疏漏。非洲有一句古老的谚语:如果你想走得快,那就一个人走;如果你想走得远,那么就一起走。这个版本的红皮书是在最不寻常和最困难的时期出版的,这正是展示了我们一起可以走得很远。

David W. Kimberlin 医师

美国儿科学会委员,主编

目　　录

第2章　特殊情况下儿童的护理指南 ·············· 73

第4章 抗生素类药物及相关治疗 ·············· 609

第 1 章

主动免疫和被动免疫

············
引 言

　　免疫的最终目标是控制感染的传播,消除疾病,并最终消灭引起感染和疾病的病原体;其近期目标是个体或人群疾病的预防。为了实现这些目标,医师必须对高危人群进行及时的免疫接种,免疫接种的重点人群依次为婴幼儿、儿童、青少年以及成人。1977 年全球范围内消灭天花,1991 年美洲消灭脊髓灰质炎,2000 年在美国以及 2002 在整个美洲消灭麻疹,2004 年在美国及 2015 年在整个美洲消灭风疹和先天性风疹综合征,2015 年全球消灭 2 型野生脊髓灰质炎病毒,2019 年全球消灭了 3 型脊髓灰质炎病毒,这几个案例被作为通过免疫接种实现疾病控制的典范。这些成就是通过高水平的疫苗覆盖率(持续性的全面免疫计划及强有力的监督)和有效的公共卫生疾病控制措施相结合而实现的。然而,麻疹和腮腺炎在美国的死灰复燃表明,如果医师、公共卫生官员和公众放松警惕,迄今为止取得的重大进展是多么不稳定。通过实施行之有效的预防策略,在全球范围内消灭脊髓灰质炎、麻疹和风疹仍然是可能的。就脊髓灰质炎而言,其形势严峻,但必须坚持不懈地努力,直至成功。鉴于在 2019 年底,新型冠状病毒流行的最初几个月中,全球免疫接种率惊人地下降,指导完成复杂的根除计划将更具挑战性。

　　美国很高的免疫接种率已经大幅度降低了疫苗所能预防疾病的发生率(表 1.1)。但是,由于疫苗可预防疾病的病原体在美国和世界其他地区持续存在,因此,必须保持并加强现有的免疫接种工作。所有疫苗可预防疾病从世界任何地方通过飞机传播出去最多只需要 18 小时。

表 1.1　疫苗接种前估计年发病率与当前估计年发病率比较

疾病	疫苗接种前病例数估计 [a]	2017 年报告病例 [b]	减少百分比
白喉	21 053	0	100%
年龄小于 5 岁的 b 型流感嗜血杆菌	20 000	33	>99%
甲型病毒性肝炎	117 333	3 366	98%
乙型病毒性肝炎(急性)	66 232	2 866	96%
风疹	530 217	122	>99%
流行性腮腺炎	162 344	5 629	97%
百日咳	200 752	15 808	92%
脊髓灰质炎(麻痹型)	16 316	0	100%
肺炎双球菌(侵袭性)			
所有年龄段	63 067	16 251	74%

续表

疾病	疫苗接种前病例数估计[a]	2017年报告病例[b]	减少百分比
<5岁	16 069	971	94%
风疹	47 745	9	>99%
先天性风疹综合征	152	2	99%
天花	29 005	0	100%
破伤风	580	31	95%
水痘	4 085 120	7 059	>99%

[a] Roush SW, Murphy TV, Vaccine-Preventable Disease Table Working Group. Historical comparisons of morbidity and mortality for vaccine-preventable diseases in the United States. *JAMA*. 2007;298(18):2155-2163.

[b] Centers for Disease Control and Prevention. NNDSS Notifiable Diseases and Mortality Tables. Available at: **www.cdc.gov/mmwr/mmwr_nd/nd_data_tables.html**.

　　免疫学、分子生物学和医学遗传学领域的发现,使疫苗研究取得了突破性的进展。随着改良后更安全的新疫苗的不断上市、青少年免疫接种平台的建立、抗癌疫苗(例如人乳头瘤病毒和乙型肝炎疫苗)的开发以及新型疫苗转运系统的应用等一系列措施的不断出现,预防医学将延续20世纪下半叶取得的成就。从2020年初开始,针对严重急性呼吸综合征——冠状病毒-2(SARS-CoV-2)的疫苗开发速度极快,这证明了70多年来对疫苗学的科学投资。疫苗接种后监测系统的建立对于发现疫苗上市前大型临床试验未发现的罕见疫苗接种不良事件,以及疫苗有效性随时间变化的情况非常重要,可为特定疫苗的使用提供直接建议。

　　每一版红皮书均提供了婴儿、儿童、青少年和青年的免疫接种建议。这些建议是在科学严谨地对疾病流行病学、免疫的益处与风险、可行性和成本效益等分析的基础上提出的,已经获得美国儿科学会(American Academy of Pediatrics, AAP)、美国疾病预防控制中心(Center for Disease Control and Prevention, CDC)的免疫实践咨询委员会(Advisory Committee on Immunization Practices, ACIP)和美国家庭医师学会(American Academy of Family Physicians, AAFP)的一致认可。ACIP建议在可行的情况下使用推荐的分级评估、制订和评价系统(grading of recommendations assessment, development and evaluation, GRADE)来评估疫苗的益处和风险,从而进一步确保接种建议是客观和有据可循的。

　　红皮书中使用的商标名称和商业来源仅供识别目的,并不意味着获得了AAP的认可。书中引用的互联网站是作为一种服务提供给读者的,如有更改,恕不另行通知;引用网站也并未获得AAP的认可。

(闫莹玉 译　陈艳妮 校)

免疫接种的信息来源

　　除了最新出版的红皮书之外,学者们还通过以下资源了解最新的免疫接种信息,并为实践中出现的问题寻找答案。对于一些资源,学者们可设置电子邮件提示,以便接收最新信息。

- **美国儿科学会(AAP)——在线红皮书** 包括已经出版和后续更新的内容,并可在互联网上作为 iOS 和 google Play 的移动应用程序提供给 AAP 成员和订户。该网站有最新的政策更新、当前的免疫接种计划和疫苗计划表,提供了最近提交、批准和推荐的疫苗及生物制品的情况。美国儿科学会的官方新闻杂志《美国儿科学会新闻》(*AAP news*)总结了最新的建议,并发表在该学会的官方期刊《儿科学》(*Pediatrics*)上(这两种期刊都是月刊)。美国儿科学会网站提供免疫接种相关资源的链接,同时提供面向家长的信息。

- **疾病预防控制中心**(Center for Disease Control and Prevention,CDC)——疾病预防控制中心免疫网站包含丰富的信息,例如每年更新的常规免疫计划表、疫苗安全信息、免疫咨询委员会(Advisory Committee on Immunization Practices,ACIP)的建议、疫苗供应的更新、疫苗覆盖率和疾病监测数据、针对特定群体的建议、有关疫苗储存、处理和管理的信息、法律法规以及教育和培训信息。ACIP 发表于《发病率和死亡率周报》(*Morbidity and Mortality Weekly Report*,MMWR)上的信息被认为是"官方"建议,但 CDC 可能在最终建议公布之前,发布临时建议,帮助学者们做出使用新疫苗的决定。

- **美国食品药品管理局**(Food and Drug Administration,FDA)—— FDA 的一个运行网站,其中包括 FDA 许可疫苗的安全性和有效性评估信息,以及当前 FDA 批准的处方信息库。FDA 批准的处方信息(也称为商标或药品说明书)为医疗保健提供者提供详细信息,以确保安全有效地使用。在药品说明书中批准的适应证得到了基于 FDA 评估数据的大量有效性证据的支持,FDA 没有发布关于疫苗使用指南或建议,在某些情况下 AAP 和 ACIP 的建议可能与 FDA 批准的处方信息有所不同。

- **免疫行动联盟**(Immunization Action Coalition,IAC)——美国 CDC 合作建立了一个网站,其中包括了疫苗应用方面的各种信息,如 50 多种语言的疫苗说明书(vaccine information statement,VIS);针对具有挑战性的免疫问题专家问答资料库;宣传手册;未进行免疫接种人群的报告,其中包含需接种疫苗的免疫接种记录;关于美国授权和免费提供的最新信息;扩展的图像和视频库;禁忌和注意事项的筛选工具。IAC 还运行着公众网站和免疫联盟网站。IAC 的每周电子邮件、IAC 每日快讯及其期刊、接种技巧和成人疫苗接种都是免费提供的。

- **疫苗生产商**——疫苗生产商会在网站上对新产品信息、说明书的更改、联系方式、包装的更换情况进行实时更新。生产厂家的联系信息可以通过互联网查询。

(闫莹玉 译　陈艳妮 校)

与患者和父母讨论疫苗

我们应该告知患者及其家属疫苗的益处和风险[①]。卫生保健专业人员对所推荐疫苗的信心和强有力的支持非常重要。父母接受疫苗的最重要因素是有经验、有爱心的儿科医师的建议。应鼓励大家就免疫接种提出疑问,并充分解答消除这些疑问。父母应该清楚地认识到疫苗是安全有效的,如果不给孩子注射疫苗,可能会发生严重的疾病。

---

① Edwards KM,Hackell JM;American Academy of Pediatrics,Committee on Infectious Diseases,Committee on Practice and Ambulatory Medicine. Countering vaccine hesitancy. *Pediatrics*. 2016;138(3):e20162146

解答父母关于疫苗安全性和有效性的问题

尽管父母会从多种渠道获得有关疫苗的信息，但他们认为医疗卫生保健专业人员（他们的初级保健医师以及临床医疗保健团队的所有成员）是他们最信任的卫生信息来源。以下几个因素会导致父母对疫苗接种产生顾虑：①对免疫接种和正要接种的疫苗缺乏了解；②对疫苗所能预防疾病的严重性和传染性缺乏了解；③来自其他来源（例如，另类医学从业者、社交媒体和互联网）的各种信息和错误信息；④了解到疫苗接种严重不良反应的风险；⑤对疫苗信息来源的不信任（例如，疫苗生产商、学校和政府）；⑥医疗卫生保健专业人员有时缺乏热情的建议。有些人认为免疫接种的风险可能比疾病的风险更大，这与疫苗可预防疾病在美国已经很罕见有关，但这是免疫接种计划成功的直接结果。还有一部分人可能更关注社会政治问题，例如强制免疫接种应获得知情同意，并强调充分维护个人同意的权利。认真倾听、了解父母的担忧，并准确告知疫苗的益处和风险信息，有助于建立信任关系。确定父母对特定疫苗有何具体问题，可以使讨论更有的放矢。

免疫接种的常见误区

对疫苗的错误认识要做出明确的纠正。表 1.2 对免疫接种常见的错误认识进行了纠正。2011 年，现称为美国国家医学科学院（the National Academy of Medicine，NAM）的美国医学研究所（the Institution of Medicine，IOM）对 8 种疫苗的安全性进行了审查，并且在 2013 年对免疫接种计划的安全性进行了审查。结论是：很少有健康问题是由疫苗本身引起或与疫苗明确相关，并且没有证据表明免疫接种计划是不安全的。NAM 还发现自身免疫性疾病、哮喘、过敏、癫痫、儿童发育障碍、学习或发育障碍、孤独症谱系障碍、注意缺陷多动障碍或破坏性障碍不影响免疫接种计划。除了重申推荐免疫接种计划的安全性外，NAM 还指出不标准的免疫接种计划是有害的，会增加患疫苗可预防疾病和不完全免疫的风险。（另请参阅美国医学研究所-免疫接种后不良事件回顾）

表 1.2　免疫接种的常见误区 [a,b]

误区	事实
增强免疫的自然方法比接种疫苗更好	获得免疫的唯一"自然方法"就是患上这种疾病。预防性的免疫接种可以为未来接触该病时提供保护。接种疫苗所获得的免疫通常类似于自然感染所获得的免疫，尽管可能需要接种数次疫苗才能产生足够的免疫反应
同时接种多种疫苗会导致免疫系统"超负荷"	接种疫苗不会使儿童的免疫系统负担过重；推荐的疫苗仅使用了免疫系统"记忆"的一小部分。尽管近几十年来所接种疫苗的数量有所增加，但由于生产工艺的改变，接种抗原的数量却减少了。美国国家医学研究院（NAM）指出，没有证据表明免疫接种计划是不安全的
疫苗无效	疫苗使数百万人免受毁灭性疾病的影响
在使用疫苗之前，由于营养和卫生状况的改善，这些疾病已经开始减少	在 19 世纪和 20 世纪，由于卫生条件的改善、干净的水、巴氏消毒奶的出现和病虫害的控制，一些传染病开始得到较好的控制。但是，疫苗可预防疾病发病率的显著下降是在这些疫苗大规模应用后出现的

续表

误区	事实
疫苗会导致一些疾病,例如孤独症、婴儿猝死综合征(sudden infant death syndrome, SIDS)、免疫功能障碍、糖尿病、神经系统疾病、过敏性鼻炎、湿疹和哮喘	这些说法是错误的。多项高质量的研究未能证实疫苗与这些疾病之间存在任何联系
疫苗会削弱免疫系统	疫苗实际上可以增强免疫系统,接受免疫接种的儿童感染风险降低了。更重要的是,诸如流感、麻疹和水痘等疾病的自然感染会削弱免疫系统,增加感染其他疾病的风险
同时接种多种疫苗的安全性及有效性未经证实	所有新疫苗上市前都必须与现有疫苗一起进行测试。目的是确保新疫苗与现有疫苗同时接种时,这些疫苗的安全性和有效性均不会受到影响
推迟或间隔接种疫苗不会影响免疫效果	许多疫苗可预防疾病均出现在婴儿早期,而足够的免疫反应可能需要连续的数次免疫接种才可获得,推迟接种疫苗会增加罹患相应疾病的风险。间隔接种疫苗也可能导致心理上的影响

摘自:Myers MG, Pineda D. *Do Vaccines Cause That? A Guide for Evaluating Vaccine Safety Concerns*. Galveston, TX: Immunizations for Public Health;2008:79.

[a] 参见美国医学研究所-免疫接种后不良事件回顾。

[b] 其他常见误区在网上有详细解释。

父母可能通过媒体、社交媒介或其他网站获得与目标疫苗相关有争议的信息。这些信息往往是不全面、不准确的。当父母对有争议的问题发起讨论时,医疗保健专业人员应该认真倾听父母的担忧并感同身受,然后以适合父母或其他养育者的方式,用事实、个人经验以及客观的表述,自信并耐心地回应。

在倾听并明确父母的担忧后,心平气和地明确告知其疫苗的安全性。向父母讲述关于疫苗预防疾病的具体事例、趣闻,并分享有关疫苗接种的个人选择和经验,可以提高父母的信任度。

与父母沟通的最优资源途径

疫苗相关信息可以帮助卫生保健专业人员应对疫苗接种及疫苗可预防疾病的相关问题。能为父母提供指导的可靠信息来源包括:《儿童免疫父母指南》,FDA《儿童疫苗——家长和看护人指南》,美国 CDC 互联网热线服务。此外,2019 年美国 CDC 启动了新的"疫苗自信"项目,旨在加强公众对疫苗的信任。通过系统来识别和应对疫苗接种覆盖率低的社区群体,赋予家长选择接种疫苗的权利,与州政府决策者接触,并与社交媒体公司合作,推广值得信赖的疫苗信息。其他重要信息来源包括 AAP 免疫倡议网站,以及费城儿童医院的疫苗教学中心。

美国 CDC、AAP、AAFP 开发了"与父母进行疫苗对话"网站。这些资源以疫苗的最新研究为基础,旨在帮助卫生保健专业人员了解疫苗的最新进展,加强与父母之间的信任和沟通。当新资源发布时,人们可以下载这些资料,并可注册用于接收新资源发布的电子邮件。这些资料包括:

- 与父母沟通婴儿疫苗的接种策略。

- 疫苗安全性：例如，了解麻疹-腮腺炎-风疹（measles-mumps-rubella，MMR）与疫苗安全性；了解硫柳汞、汞与疫苗安全性；确保疫苗的安全性；儿童免疫接种计划表等。
- 为父母提供 14 种疫苗可预防疾病的信息。这些信息有英语和西班牙语两种版本，可满足不同层次读者的需求，其中许多内容是关于孩子罹患疫苗可预防疾病家庭的事例。
- "如果你选择不给孩子接种疫苗，需了解风险和责任。"这有助于父母认识到如果选择推迟或拒绝接种疫苗的风险。
- 在线儿童免疫计划表、候诊室视频、儿童免疫接种视频等。

父母拒绝接种疫苗

所有的疫苗接种均应符合"18 岁以下儿童和青少年推荐免疫接种计划表"中规定的接种疫苗的年龄范围。有些父母对某种特殊疫苗存在顾虑。儿科医师和其他医疗保健人员应和家长讨论每种疫苗的益处与风险，因为家长可能不愿意接种这种疫苗，而愿意接种其他疫苗。当一天内需要接种多种疫苗时，家长会关注如何在疫苗接种时减少疼痛，或考虑使用联合疫苗制剂。通过讨论免疫系统对多种抗原的应答能力以及科学和制造业的进步，可以解决父母对一次注射的抗原数量的担忧，这样就能比过去更容易确保疫苗的高度安全和有效。

告知拒绝为其子女接种一种或多种疫苗的父母或看护人，所有州都有法律规定，在疫苗可预防疾病暴发期间，禁止未接种疫苗的孩子上学。鼓励父母阅读所在州的法律。某些州特定的与宗教、哲学和非医学相关的免除接种信息可在网上获取。关于疫苗推迟和拒绝接种的讨论应记录在患者的健康记录册中。如果父母拒绝接种疫苗，签署的知情拒绝书中应明确已经告知父母为什么建议免疫接种、接种的益处及风险，以及不接种可能导致的后果。当未进行完全免疫接种的儿童因患某种急性疾病于医疗机构中诊治时，父母或看护人必须明白他们有义务告知医疗保健专业人员儿童免疫接种的相关情况，这样有助于在评估和鉴别诊断时考虑疫苗所预防的疾病，并将患儿与医疗机构内的其他易感儿童隔离开。在 AAP 网站上可以找到拒绝免疫接种的示例。

对于拒绝免疫接种的父母，儿科医师应在后续的随访中继续讨论免疫接种问题。在充分讨论后，如果父母仍然拒绝，应将拒绝情况记录在健康记录册中。但如果孩子面临与免疫接种相关的严重伤害风险（如某传染病流行期间），儿科医生应确定这是否构成医疗忽视，并采取相应行动。当护理理念存在显著差异，或多次沟通不畅时，儿科医师与家长间可能会产生一定程度的不信任。在这种情况下，可以考虑为拒绝免疫接种的家庭更换儿科医师。但在找到合适的新医师之前，原医师必须根据当地的相关规定继续提供医疗服务。

免疫记录

1986 年美国《国家儿童疫苗伤害法》（*The National Childhood Vaccine Injury Act*，NCVIA）明文规定了美国疫苗伤害补偿计划（Vaccine Injury Compensation Program，VICP）并告知患儿及其家属，所有疫苗均可能存在益处和风险。这项法律中所涉及的疫苗，无论是自费还是公费，必须在免疫接种前提供疫苗说明书（vaccine information statement，VIS）（表 1.3）。如果需要，VIS 可以被带走。目前英语、西班牙语和其他多种语言的 VIS 可从美国 CDC 网站上下载。此外，免疫接种联盟还将 VIS 翻译成 40 多种语言。如果翻译的不是最新版本，也可以提供给患者家属使用。父母或监护人可以在免疫接种前上网查看在线 VIS，从而使接种时的沟通更有成效。NCVIA 要求医师遵循 VICP 进行疫苗接种，在患者的健康记录册中记录表 1.4 所示信息，并确认每次免疫接种时都向患者或监护人提供了相关 VIS。美国《国家儿童疫苗伤害法》不要求患者或家属签名，但州法律可能要求他们签名，以表明他们已经阅读并理解了 VIS 中的内容。

表 1.3　疫苗说明书（VIS）的使用指南[a]

内容
每次疫苗接种时都必须提供疫苗伤害补偿计划（VICP）[b]
必须提供给患者（成年人）、父母和/或法定监护人，并与其讨论相关内容[b,c]
必须是最新版本[d]
供应商可以另外添加（不是替代）其他书面或视听材料[e]

VICP，疫苗伤害补偿计划。
[a] VIS 可从美国 CDC 的网站上下载。
[b] 根据美国《国家儿童疫苗伤害法》的要求。
[c] 每个州对成年人的定义不同。
[d] 美国 CDC 规定，通过 CDC 途径购买的疫苗，必须提供最新的版本的 VIS，参见 VIS 网站。
[e] 电子版本的 VIS 可以发送到患者的电子设备上。

表 1.4　美国《国家儿童疫苗伤害法》要求

健康记录册中需要记录的内容
疫苗制造商、批号和给药日期[a]
管理疫苗的卫生保健专业人员的姓名、职称，机构地址，提供 VIS 的日期以及 VIS 的出版日期[a]
给药部位（如三角肌区）、给药途径（如肌内注射）及疫苗有效期[b]

[a] 根据美国《国家儿童疫苗伤害法》要求。
[b] 由 AAP 和美国 CDC 推荐。

　　绝大多数对疫苗存在担忧的父母或看护人只是对孩子健康护理中这一极其重要的部分存在疑问。临床医生作为看护人最信任的保健信息来源，必须自信地应对这些担忧和疑虑，并保持敏感和理解，因为这是以实现全面接种疫苗来造福所有儿童的最有效方式。

（张祎 译　陈艳妮 校）

主 动 免 疫

　　主动免疫指接种部分或全部微生物，或微生物改良产品（如类毒素、纯化的抗原或通过基因工程生产的抗原）后产生免疫反应和临床保护。该免疫反应类似自然感染，通常不会给接种者带来任何风险。免疫接种可使宿主产生抗毒素、抗黏附、抗侵袭、中和活性或其他保护性的体液和细胞反应。一些疫苗提供了近乎完全和终生的防病保护，一些疫苗使宿主在危险因素下免于产生更严重的表现和/或暴露后感染的后果，还有一些疫苗需要定期强化来维持保护作用。接种疫苗后所产生的免疫反应与抗原的类型、剂量、佐剂的作用、宿主相关因素（如年龄、体内的抗体、营养状况、接种时的疾病、正在使用的药物和宿主的遗传因素）有关。疫苗的有效性通过对自然疾病的防护来评估。对于某些传染病，接种疫苗后抗体的诱导是一种间接的保护措施（比如破伤风抗毒素血清或麻疹病毒的抗体），但对于其他感染性疾病，血清抗体浓度不一定总能预测是否有保护性。

　　疫苗分为活疫苗（病毒或细菌疫苗，几乎都是减毒疫苗）或灭活疫苗。为简单起见，术语"灭活疫苗"包括类毒素或其他纯化的蛋白质，纯化的多糖，蛋白质多糖或寡糖结合物，灭活的全部或部分纯化病毒，重组蛋白，组装成病毒样的蛋白类抗原。由 AAP、美国 CDC、AAFP、ACOG 以及美国护士-助产士学会（ACNM）联合制订的免疫计划（简称为"年度免疫计划"）中，每年都会定期更新针对免疫能力强和免疫能力低下个体的免疫接种建议。表 1.5 列出了已批准在美国使用的疫苗。FDA 的网站中列出了所有已批准的用于免疫接种和销售的疫苗，并附有证明文件。附录 Ⅱ 提供了儿科常用疫苗和用于疫苗接种的类毒素的清单代码。定期更新的儿科常用疫苗现行程序术语（CPT）产品代码清单，可在网站上找到。

表 1.5　在美国批准用于接种和销售的疫苗及其给药途径 [a]

疫苗	类型	给药途径
炭疽病	灭活疫苗 [b]	肌内注射/皮下注射
卡介苗	活菌	多重穿刺装置经皮穿刺
霍乱	减毒活菌	口服
登革热 [c]	减毒活体嵌合病毒	皮下注射
白喉-破伤风（DT,Td）	类毒素	肌内注射
无细胞的百白破三联疫苗	类毒素和灭活细菌	肌内注射
百白破,乙型肝炎,脊髓灰质炎疫苗	类毒素和灭活菌,重组病毒抗原,灭活病毒	肌内注射
百白破,脊髓灰质炎四联疫苗	类毒素和灭活菌,灭活病毒	肌内注射
百白破,b 型流感嗜血杆菌,脊髓灰质炎五联疫苗	类毒素和灭活细菌成分重组病毒抗原,多糖-蛋白质结合物,灭活病毒	肌内注射
甲型肝炎	灭活病毒	肌内注射
乙型肝炎	重组病毒抗原	肌内注射
甲型肝炎-乙型肝炎	灭活的病毒和重组病毒抗原	肌内注射
b 型流感嗜血杆菌结合物(破伤风类毒素) [d]	细菌多糖-蛋白质结合物	肌内注射
b 型流感嗜血杆菌结合物(脑膜炎球菌蛋白结合物)	细菌多糖-蛋白质结合物	肌内注射
人乳头瘤病毒	重组病毒抗原	肌内注射
流感(IIV)	灭活病毒	肌内注射
流感(IIV)	灭活病毒	皮内注射 [e]
流感(LAIV)	减毒活病毒	鼻腔给药
日本脑炎	灭活病毒	肌内注射
四价脑膜炎球菌结合疫苗	细菌多糖-蛋白结合物	肌内注射

续表

疫苗	类型	给药途径
血清组 B 型脑膜炎球菌疫苗	细菌重组蛋白	肌内注射
麻疹、腮腺炎和风疹联合疫苗	减毒活病毒	皮下注射
麻疹-腮腺炎-风疹-水痘联合疫苗	减毒活病毒	皮下注射
肺炎球菌多糖	细菌多糖	肌内注射或皮下注射
肺炎球菌结合物	细菌多糖-蛋白质结合物	肌内注射
脊髓灰质炎病毒	灭活病毒	皮下注射或肌内注射
狂犬病疫苗	灭活病毒	肌内注射
轮状病毒	减毒活病毒	口服
百白破联合疫苗	类毒素和灭活菌成分	肌内注射
破伤风	类毒素	肌内注射
伤寒	细菌荚膜多糖	肌内注射
伤寒	减毒活菌	口服
水痘	减毒活病毒	皮下注射
黄热病	减毒活病毒	皮下注射
带状疱疹（Zoster，HZ/su）	重组病毒抗原	肌内注射

DT，白喉和破伤风类毒素（适用于 7 岁以下的儿童）；Td，白喉和破伤风类毒素（适用于 7 岁以上的儿童和成人）。

[a] 在美国获得批准但尚未推广的其他疫苗包括腺病毒（4、7 型）、炭疽、天花、H5N1 流感疫苗、2009 年甲型流感（H1N1）单价疫苗、JE 病毒疫苗（JE-VAX）、肺炎球菌联合疫苗（PCV7）、乙肝-流感嗜血杆菌疫苗（Comvax）以及二价人乳头瘤病毒疫苗（Cervarix）。FDA 的网站上列出了美国目前批准的疫苗。AAP 的网站中有关于新疫苗的建议和许可状态。

[b] 炭疽疫苗未获准用于儿童。如果有需要，联邦/州当局将基于儿童的临床新药紧急申请监测使用情况。

[c] 登革热疫苗仅适用于经实验室证实既往感染登革热并生活在地方性感染地区的 9~16 岁人群。

[d] 参见表 3.11。

[e] 皮内注射流感疫苗仅推荐用于 18~64 岁的成年人。

在美国目前批准的疫苗中，有 3 种减毒活细菌疫苗（口服伤寒疫苗，口服霍乱疫苗和卡介苗）和几种减毒活病毒疫苗。尽管在接种这些疫苗后会发生活跃的细菌或病毒复制，但由于病原体已被减毒，因此很少或没有疾病症状出现。在减毒过程中，病毒或细菌具有足够的抗原特性，因此疫苗接种者体内会产生保护性免疫应答。

一些病毒疫苗（例如甲型肝炎，乙型肝炎，人乳头瘤病毒）和大多数细菌疫苗是灭活疫苗、灭活亚单位（纯化的抗原成分）或灭活类毒素。其中有些疫苗中含有纯化的细菌多糖，可以通过化学反应产生具有免疫原性活性蛋白（例如破伤风类毒素，白喉类毒素，突变型无毒白喉毒素，脑膜炎球菌外膜蛋白复合物）。灭活的病毒和细菌、亚单位和联合疫苗制剂都不能在宿主体内复制。因此，这些疫苗必须包含充足的抗原成分，并可能含有一种佐剂来刺激机体产生预期的保护反应。对于多糖结合疫苗，多糖与载体蛋白之间的连接通过将疫苗从 T 淋巴细胞非依赖性抗原转变为 T 淋巴细胞依赖性抗原来增强疫苗的免疫原性。灭活的病毒、细菌和类毒素疫苗都需要定期给予加强剂量以维持长时间的免疫力。尽管灭活的疫苗引起的免疫反应比减毒活疫苗更小，但是已批准的灭活疫苗对儿童的效力更强。例如，注射灭活病毒疫苗除了刺激黏膜产生低浓度的免疫球蛋白（immunoglobulin，Ig）A 外，还可以在血清中产生足够的抗体或引起细胞介导的免疫反应。灭活疫苗产生的黏膜保护通常低于减毒活疫苗。尽管如此,这类疫苗对侵入性感染的效力很强。细菌多糖疫苗(例如,b 型流感嗜血杆菌,肺炎球菌和脑膜炎球菌 ACWY 结合疫苗)通过分泌 IgG 减少细菌在鼻咽部的定植。

灭活疫苗中的病毒和细菌不能在体内复制或者被疫苗接受者作为抗原体排出体外,因此,与减毒活疫苗相比,接种者不用太担心其致病或由于免疫抑制而失效。例如,轮状病毒活疫苗存在风险,禁用于患有重症联合免疫缺陷病的儿童。此外,AAP、美国 CDC 的免疫接种咨询委员会(ACIP)和医疗感染控制实践咨询委员会(HICPAC)建议严重免疫抑制人群的密切接触者和看护人不要接种流感减毒活疫苗,因为他们需要一个受保护的环境。

对于可预测的有效免疫接种,应遵循推荐剂量、疫苗储存和处理建议,给药途径和方法以及免疫计划表。在顺序、时间、给药途径和剂量方面遵循指南建议,对于个人和社会层面成功开展免疫接种工作至关重要。

(张旖 译　陈艳妮 校)

疫苗成分

作为审批过程中的一部分,FDA 审查了疫苗及其成分的实验室和临床数据,以确保其安全性和有效性。除了一种或多种抗原外,疫苗还可能含有其他成分,每一种成分都有特定的用途,就像其包装书上所列的。目前在美国获批使用的疫苗添加剂包装目录可在网站上找到。如果疫苗接受者对疫苗中的任何成分敏感,就可能发生过敏反应。因此,需要仔细筛选对疫苗或疫苗成分的过敏反应。标准化的筛查检查表可帮助临床医生筛查过敏和其他潜在的免疫禁忌证。FDA 和 CDC 持续监测在美国许可使用的疫苗和疫苗成分的安全性和有效性。

抗原

疫苗中的抗原,有时被称为免疫原,是导致主动免疫的类毒素、病毒、细菌或其成分,这是保护一个人免受疾病损害的过程。有些疫苗由一种高度明确的单一抗原组成(如破伤风和白喉类毒素)。有些疫苗由多种抗原组成,它们的化学成分、结构和数量都不同(如百日咳疫苗中的脱细胞成分,13 价肺炎球菌结合疫苗中的多糖蛋白结合物和血清群 A、C、W 和 Y 脑膜炎球菌结合疫苗,以及 9 价人乳头瘤病毒疫苗中的重组蛋白)。其他疫苗含有减毒活病毒(如麻疹、腮腺炎和风疹疫苗)、重组活病毒(如轮状病毒疫苗)或杀死的全细胞病毒(如灭活脊髓灰质炎病毒疫苗和甲型肝炎疫苗)。

共轭剂(耦合剂)

耦合剂是一种蛋白质,可以增加 18 个月以下儿童的免疫原性,这些儿童对多糖抗原不能持续反应,无法诱导免疫记忆,并且不能增强抗体对多剂量疫苗的反应。一些疫苗通过化学偶联到已证实具有免疫潜力的蛋白载体(如白喉类毒素和脑膜炎球菌外膜蛋白复合物),以改善免疫应答(如 b 型流感嗜血杆菌和某些肺炎球菌和脑膜炎球菌疫苗)。

佐剂

佐剂是疫苗成分,提高对抗原的免疫反应,但本身不提供免疫。佐剂通过释放细胞因子来刺激免疫反应。并非所有的疫苗都使用佐剂。例如,麻疹、腮腺炎、风疹、水痘和轮状病毒疫苗等活疫苗不包括佐剂。由于佐剂的目的是产生更强的免疫反应,与非佐剂疫苗相比,佐剂疫苗可能更频繁地引起局部和全身反应。几十年来,佐剂一直是在美国获得许可使用的疫苗的成分。铝盐是一种佐剂,自 20 世纪 30 年代以来在美国安全使用,并仍广泛使用,通常用于含有细胞亚单位抗原(如乙肝疫苗)或类毒素(如白喉和破伤风类毒素)的疫苗中。目前在美国使用的新型佐剂通常仅限于成人常规推荐的疫苗。它们包括水包油乳剂(用于佐剂流感疫苗)、脂质体配方中的脱酰单磷酸脂质 A 和皂苷(用于重组带状疱疹疫苗),以及富含胞嘧啶磷酸鸟嘌呤的寡脱氧核苷酸基序(用于 Heplisav-B)。佐剂也可以是"适当的抗原",使得较少数量的抗原也能刺激产生同等的免疫反应。佐剂还允许在大量人需要时,例如在流感大流行期间,从有限的抗原供应中生产多倍数量的疫苗。

稳定剂

稳定剂是疫苗中使用的成分,以帮助确保疫苗的效力在疫苗生产过程中或运输和储存期间不受热量和异常 pH 等不利条件的影响。疫苗中使用的稳定剂包括糖(如 b 型流感嗜血杆菌疫苗中的乳糖或蔗糖)、氨基酸(如流感减毒活疫苗中的甘氨酸或谷氨酸单钠盐)或蛋白质(如水痘疫苗和一些灭活流感疫苗中的明胶)。

防腐剂

多种剂量的疫苗瓶中通常都有防腐剂,作为一种安全措施,以防止在反复穿透小瓶以撤回疫苗时可能引起疫苗中微生物的生长。防腐剂的例子包括硫柳汞、甲醛和苯酚衍生物。硫柳汞是一种含乙基汞的有机化合物,自 20 世纪 30 年代以来,它被广泛用作许多疫苗的防腐剂,以帮助防止污染。虽然含有硫柳汞的疫苗有轻微的副作用,如注射部位的红肿,但在疫苗中使用硫柳汞是安全的。无论疫苗中硫柳汞的安全记录如何,美国所有为婴儿和儿童常规推荐的疫苗都是免费提供硫柳汞的。儿童使用的灭活流感疫苗有不含硫柳汞或含硫柳汞(多剂量小瓶)配方。关于疫苗中硫柳汞的更多信息可从 FDA 网站上获得。甲醛被用于疫苗中解除细菌毒素(如白喉和破伤风类毒素)和灭活病毒(如几种灭活流感疫苗)。在使用甲醛的疫苗生产过程中,几乎所有的甲醛都被去除,甲醛含量很低。这种残留水平的甲醛暴露远远低于环境中自然发生的情况。酚类药物被用作 23 价肺炎球菌多糖疫苗的防腐剂。

抗菌剂

作为一类防腐剂,抗生素在疫苗生产过程中被用来抑制细菌生长,在最终产品中可能遗留微量。在生产过程中,几种灭活流感疫苗使用抗生素,如新霉素、庆大霉素和多黏菌素 b。其他含有微量抗生素的疫苗包括麻疹、腮腺炎、风疹疫苗和甲型肝炎疫苗。

溶解液

有些疫苗是作为冻干粉末提供的,在使用前必须用其提供的液体稀释液重新配制。对于某些疫苗,稀释剂是无菌水(如,麻疹、腮腺炎、风疹和水痘联合疫苗)。其他稀释剂本身含有疫苗抗原(如血清组 A、C、W 和 Y 脑膜炎球菌结合疫苗)或疫苗佐剂成分(如重组带状疱疹疫苗)。每种疫苗都有专门配制的稀释剂。因此,只能使用为每种疫苗提供的特定稀释剂。

(朱香昱 译　陈艳妮 校)

疫苗处理与储存

为了使疫苗达到最佳效果,必须从生产开始到使用前妥善保存疫苗。从疫苗到达相应场所直到疫苗被使用,免疫接种供应者应当对疫苗的存储和处理负责。所有人员都应了解正确存储和处理疫苗的重要性以及不正确存储和处理的影响。疫苗储存和处理不当是疫苗不良事件报告系统(Vaccine Adverse Event Reporting System,VAERS)中上报的常见错误。

关于疫苗处理和储存的建议总结在每个产品的包装说明书中,并应进行审查。其他信息可以直接从制造商处获得。制造商的联系信息可以在网上找到。美国 CDC 疫苗储存和处理工具包是一个有用的资源,用于办公室安全处理和储存疫苗的质量控制系统。

所有工作人员都应备有一份针对疫苗存储和处理的书面文件,并将其保存在用于疫苗存储的设备上或附近。该文件应每年更新,应详细说明疫苗的常规管理,疫苗取回和存储过程中的应急措施,以及记录这些活动的标准操作程序。

大多数疫苗的最佳储存温度介于 2~8℃(36~46℉)之间,水痘疫苗有冷藏和冷冻配方式。冷藏应储存在 2~8℃(36~46℉),冷冻配方应储存在 -50~-15℃(-58~5℉)。麻疹、腮腺炎、风疹(MMR)和麻疹、腮腺炎、风疹和水痘(MMRV)疫苗可储存在任何一个地点,安全温度范围在 -50℃和 8℃(-58℉和 46℉)之间。

要避免将"冷藏疫苗"暴露在冷冻温度下,哪怕是很短的时间。因为即使尚未产生冰晶,也没有改变疫苗的物理性状,这种暴露也会损害疫苗的完整性。通过视觉来判断疫苗是否因冷冻而受损并不可靠,只有仔细监控疫苗的储存温度,才能鉴定出有可能发生变化的疫苗。冰箱或冷冻室的恒温器应设置在工厂设定的温度或中点温度,以降低温度偏差的可能性。

暴露在规定的储存范围以外的温度下的疫苗通常被认为是无效的,特别是当没有关于温度偏移或光照暴露的记录时。它们应隔离在一个袋子或容器中,标记为"不要使用",并保存在适当的储存条件下(疫苗冰箱或冷冻室)。在审查温度偏移的具体细节之前,不应使用它们。此规程因个别州或机构的政策而有所不同。疫苗提供者应联系他们的国家免疫计划、疫苗制造商,或两者寻求指导。应对处理不当或储存疫苗的建议应形成文件。一般来说,制造商会分析有关温度变化幅度和温度超出范围的总时间的信息,以及有关相关疫苗的信息,以确定疫苗是否仍然存活。理想情况下,应立即确定温度偏移,并停止使用受影响的疫苗进行免疫接种,直到能够确定疫苗的活力为止。如果接种了暴露于温度偏移条件下的疫苗,并随后确定其不活,则使用不可活疫苗接种的剂量应被视为无效。疫苗提供者应参考国家或机构关于对因温度偏移和疫苗管理错误而接受无效剂量的患者的管理政策。制造商可以提供不可活疫苗的可能替代品。

一般来说,所有疫苗在长期储存期间都应避光。许多疫苗,包括人乳头瘤病毒(HPV)、MMR、MMRV、水痘、乙型肝炎(HepB)(重组病毒)、大多数流感疫苗、B 组脑膜炎球菌(Bexsero)、灭活脊髓灰质炎病毒和轮状病毒疫苗,不能暴露于光线下超过 30 分钟。将疫苗或注射器存储于符合要求的原始纸箱中,直至使用,可以防止光线照射。

需要重组的疫苗的溶解剂成分可能需要在与抗原成分不同的温度下储存,而且通常不能冷冻。为了适当地储存溶解剂,应遵循包装说明书中的建议。

工作人员

应培训负责疫苗的主要协调员和备用协调员,使其有能力负责疫苗的存储和处理。此外,了解适当疫苗储存重要性的医生或管理人员应与负责任的疫苗协调人员一起工作。美国CDC 提供有关疫苗存储和处理的在线培训,相关信息请访问其网站。

疫苗协调员和所有处理疫苗的工作人员应接受关于疫苗储存和处理的培训和教育,作为新员工培训的一部分。并且每年当新疫苗添加到清单中,以及当关于疫苗储存和处理的建议更新时,都应进行培训。

疫苗协调员应负责:

- 订购疫苗。
- 监督货物的正确接收和存储。
- 记录疫苗清单信息。
- 管理疫苗。
- 设置温度监测装置。
- 在日志中检查和记录存储单元温度(如果使用显示最低/最高温度的设备,则在每个工作日开始时使用;如果使用不显示最低/最高温度的设备,则使用工作日开始和结束时的当前温度)。
- 每天对存储单元进行实地检查。
- 周转库存,以便首先使用最接近失效日期的疫苗。
- 如果儿童疫苗(vaccines for children,VFC)在实际使用前看起来可能已经过期,请联系国家儿童疫苗(VFC)项目协调员。
- 监测疫苗的失效日期,确保过期疫苗从冷藏室/冷冻室中取出。
- 对于可能偏移存储温度的疫苗,致电生产商和/或 VFC 组织,以获取对于温度偏移事件的处理指南。
- 监督常规或紧急情况下疫苗的正确运输。
- 维护所有关于疫苗存储和处理的文件,其中包括对于储存温度偏移事件的答复文件。
- 维护存储设备和记录,包括 VFC 计划。
- 告知所有可能参与预防接种的工作人员,他们将面对产品的特定储存要求和稳定性限制。具体存储要求应张贴于每个冰箱上或其附近,方便员工使用。接待员、邮件办事员和其他可能接收到货物的工作人员都应接受这些培训。

设备

- 将疫苗储存在可保持合适温度范围的冰箱和冷冻室中,存放空间应足够大,保证最大库存时不拥挤。建议使用特制的或药用级别的装置来冷藏或冷冻。这些装置应该是坚固的,柜台式的风格,并且空间较大。
- 在某些情况下,家庭级装置可以成为替代品,作为药用级别或专用的疫苗储存装置。但是,在实际情况下这些家庭级装置应尽快换成专用独立装置。家庭级的装置主要设计用于家庭使用。冷冻室不建议存放疫苗,冰箱的某些区域也应避免,包括直接在冷却通风口下、熟食、水果、蔬菜抽屉,或门货架上,因为这些区域的温度和气流不稳定。如果该设施提供冷冻疫苗,则需要建立一个单独的冷冻单元。

● 宿舍式或酒吧式的联合冰箱/冷冻装置在任何情况下都不能用于疫苗储存,也不允许用于 VFC 项目产品的疫苗储存。这些装置有一个单独的外门和一个蒸发器板/冷却盘管,通常有一个制冰机/冷冻室。用这些装置冷冻疫苗会产生重大风险,即使是用于临时储存。

● 至少每年进行门密封、真空线圈和其他制冷装置维护检查。

● 使用带有金属丝而不是玻璃的冷藏室,以改善设备中的空气流通,并且不要将箱子或盒子放在冰箱的后壁或侧壁上。美国 CDC 建议,每个疫苗存储单元均应由电子数据记录仪监控,精确度维持在为 +/–0.5℃（1℉）。温度监控设备应能够连续进行频繁地测量［间隔不低于 30 分钟,使用最能反映疫苗温度的可拆卸探针,如温度缓冲液(例如,生物安全乙二醇、玻璃珠、沙子、聚四氟乙烯)］,应显示每日的最高和最低温度,并且不需要打开装置门即可读取数据。缓冲探针应位于疫苗附近,远离疫苗存储单元的墙壁,通风孔和地板。温度数据应以图表形式显示,并应能够存放 3 年。如果发现每天的最大值和最小值在可接受范围之外,则应审查图形数据并记录,然后及时纠正。

● 使用带有缓冲探头和校准测试证书(也称为校准报告)的温度监测设备。此类温度监控设备已经通过公认的参考标准精确测试。此参考标准是由国际实验室认可的合作组织（ILAC）制定或者由共同认可协议（MRA）的签署机构提供。并由实验室或制造商进行的校准测试符合 ISO/IEC17025 关于校准测试和可追溯性的国际标准。这些设备与记录此次测试的单独编号的证书一起出售。接受 VFC 疫苗或用公共资金购买其他疫苗的提供者应咨询其州的免疫规划,关于温度监测装置校准测试所需的方法和时间表。美国国家标准技术研究院有一个致力于疫苗储存相关教育的网站。必须从上次校准测试日期(签发的日期证书)起每 1~2 年进行一次校准测试和追踪,或必须使用设备制造商建议的校准时间线。温度监测装置的温度精度可以通过冰熔点测试来检查。供应商应用他们的 VFC 程序与温度监测设备校准测试相关的具体要求。不要钻穿冰箱或冷冻室以定位温度探头。

● 提供商应使用远程报警通知系统,如果温度超出范围,则发送警报。这些警报器通常能够通过电子邮件、电话或文本发送通知。建议使用多个警报,以确保接收。要确保在断电和/或互联网时仍能发送警报。

操作规程

● 维护疫苗日志,其中应包括疫苗名称、剂量、疫苗的到货情况、生产厂家、批号及有效期。
● 疫苗的验收:
  ◆ 确保到货疫苗未过期,也不是即将过期。
  ◆ 检查疫苗及运输容器是否有损坏的迹象。
  ◆ 了解疫苗从供货地装运到抵达目的地的间隔时间是否符合运输附件或者容器上注明的允许时间范围内,以及疫苗是否暴露于过高或过低的温度而性能发生改变。检查疫苗装运中是否配有化学或电子时间温度指示器。
  ◆ 检查货运中的温度监测设备(电子或者温度带),以获取温度偏移的证据。如果怀疑疫苗在运输中因环境或操作因素受到损害,则拒绝接收。

但是,如果你是 VFC 的供应商,请不要拒绝运送任何疫苗。如果疫苗运输中断或温度监测器出现问题,立即与 McKesson 专业联络中心联系。

◆ 当怀疑疫苗运送环境的稳定性时,请与疫苗供应商或制造商联系。将可疑的问题疫苗存放在适当的条件下,贴上"请勿使用"的标签,直到证明其可用性。

● 冰箱和冰柜的检查:

◆ 如果使用组合式冰箱/冰柜,确定冷气通风口的位置,并且不要将疫苗放在顶层架子上或通风口附近。热缓冲器中的最小-最高温度监测装置是记录温度波动的极端情况,并每天重置到基线。如果出现设备故障、断电或温度波动,请使用电话/短信/电子邮件通知的警报系统。冷藏温度应保持在 2~8℃（36~46℉）之间,冷冻温度应在 –50~–15℃（–58~5℉）之间。"请勿拔出"标志应直接粘贴于靠近冰箱电源插座处和控制该电路的断路器处。

● 一旦温度超出设定温度,专业培训人员或指定的工作人员应立马采取措施,并记录措施和结果。

◆ 每周检查设备是否有过期疫苗,并适当处置或退还过期产品。

● 建立常规程序:

◆ 将疫苗存放在温度恒定的地方。

◆ 根据说明书指定的温度存储疫苗。

◆ 调整疫苗供应顺序,以便最短储存时间的疫苗最先使用,以减少由于过期而造成的浪费。

◆ 及时将过期的疫苗从冰箱或冰柜中取出,并妥善处理或返回制造商以避免意外使用。

◆ 已打开过和未打开的小瓶都保存在原始包装中,确保温度的稳定性、库存管理,并按有效期调整疫苗顺序,并注意避光。用大的"X"标记于已打开疫苗盒的外部,表示已打开。

◆ 将打开的疫苗瓶放在托盘中,以便它们易于识别。

◆ 在每个疫苗瓶的标签上注明配制或首次打开的日期和时间。

◆ 除非立即使用,否则应避免配制多剂疫苗或将疫苗抽取到多个注射器中。提前抽取疫苗不仅会增加疫苗误用的风险,并且使疫苗的稳定性受到影响。

◆ 由于不同的疫苗可能会有相似的组分或名称［例如,白喉和破伤风和非细胞百日咳疫苗（DTaP 和 Tdap）或脑膜炎球菌结合疫苗和流感疫苗］,在存储过程中应特别注意不同产品按规定分开存储,以免造成混淆和药物误用。

◆ 在使用前,应仔细检查疫苗和稀释剂瓶是否损坏或污染。应检查印在小瓶或盒子上的有效期。除非另有说明,否则可在有效期所示的月份的最后一天前使用。一旦打开包装,某些疫苗的有效期就会改变。相关信息可在产品说明书中找到。即使是有效期内的产品,只有当疫苗和稀释液看起来都正常且正确存储和处理,才能使用。切勿使用过期的疫苗或稀释剂。

◆ 所有重组疫苗应在重组后尽快在说明书规定的时间内接种。所有重组疫苗应在可以使用的时间内冷藏,除非包装说明书中指定了特定温度。

◆ 在使用前都应将疫苗储存在冰箱或冰柜中,不要一次打开超过 1 瓶特定疫苗。

◆ 请勿在存放疫苗的冰箱中存放食物或饮料;存储设备的频繁打开会导致储存温度不稳定。

◆ 请勿将放射性物质与疫苗一同存放。

◆ 与同事讨论是否有违反疫苗的处理和存储规程的地方。将受到温度偏移的疫苗单独放置以避免使用,直到可以联系到疫苗生产商,确定受影响疫苗的处置方案。

总结

储存冷藏疫苗的最佳设备和做法如下：

1. 建议使用特制的或药用级的冰箱来储存疫苗。
2. 有独立的电线架子和内部循环风扇。
3. 在每个存储单元的疫苗中心，应放置一个带有缓冲探头的数字数据记录器。
4. 可以显示当前温度并可重置最高和最低温度的外部可见的装置。
5. 温度报警装置，温度偏移时可通过电话/短信/电子邮件快速通知用户。
6. 家庭级单元的空余空间放置一个装满水的水瓶，在冰箱出现故障时作为冷源延长安全存储的时间。专门建造的和药用级疫苗储存单位应遵循制造商的指导，但在这些家庭级单元中可能不需要这种做法。

疫苗运输

通常不建议运输疫苗，但在紧急情况下可能是必要的（例如，整个库存正在重新安置），可能适合异地诊所或需要重新安置库存时（例如，另一个地点需要您的过量供应）。疫苗应使用能提供最大限度保护的适当包装材料进行运输。无适当的运输系统，不应移动疫苗，即使是短距离。首选便携式疫苗冰箱或冷冻装置，此外，合格的容器和包装也可用于紧急情况或其他必要的疫苗运输。条件水瓶运输系统只能用于应急运输。制造商的原始集装箱只能在紧急情况下作为最后的手段使用。永远不应使用软边的食品和饮料冷却器；但可使用专门为疫苗运输而设计的软边容器。可以购买从 4~5℃（39~41℉）的变相材料，以保持适当的温度。遵循制造商的使用说明，以减少在运输过程中冷冻疫苗的风险。

- 不要使用原疫苗运输的冷冻凝胶包装或冷却剂包装来包装冷藏疫苗。即使它们有条件或看起来有"出汗感"，可以冷冻疫苗。不要使用干冰，即使是临时储存。干冰可能会使疫苗暴露在温度低于 −50℃（−58℉）的温度下。
- 使用一个连续的温度监测设备，最好是一个数据记录器和一个最能反映疫苗温度的探针，如一个缓冲的探针，用于在运输疫苗时监测和记录温度。将缓冲后的探针直接与疫苗一起放置。
- 将温度监测装置安置在疫苗上方，便于看到温度。
- 确保工作人员都已接受紧急程序的培训，并在书面计划中明确说明角色和责任，所有工作人员都容易获得。

疫苗的紧急召回和储存

除紧急运输指示外，还应制定书面计划，以防在储存单元发生灾难性事件或故障时进行疫苗应急管理。该计划对相关人员进行培训，并且该预案应该简单易行。冰箱断电后，2~8℃之间的温度只能持续 2~3 个小时。该计划应该包括建设至少一个备用存储设备，即有一个发电机或电池供电的备用设备。确保 24 小时内使用替代设施，以及在下班后使用您自己的设施。如果您需要将疫苗转移到替代设施，请参阅紧急运输计划。

在停电或机械故障之后，不应在未联系疫苗生产商的情况下，认为暴露于建议温度范围之外的疫苗是无法使用的。疫苗运输指南可从 AAP 和美国 CDC 网站上获得。

（朱香昱 译 陈艳妮 校）

疫苗接种

一般注意事项

正确的疫苗接种对于确保疫苗抗原安全有效地传递给接种者至关重要。而且，负责注射疫苗的卫生保健人员应接受了培训，包括如何恰当准备疫苗、感染防控实践以及接种疫苗前后患者护理。

培训及教育。应将基于能力的疫苗接种培训纳入现有员工教育计划，如新员工入职培训和年度继续教育要求。

感染防控。接种疫苗的医护人员应采取适当的预防措施保护自己，并将疾病传播的风险降至最低。在准备和接种疫苗之前，以及与每一位新患者接触之前，都需要适当的手卫生。接种疫苗时不要求戴手套，除非医护人员的手有开放性伤口，或预期会接触到体液，或者出于对患者采取隔离预防措施而需要戴手套。无论是否使用手套，都应保持适当的手部卫生，患者之间应更换手套。注射器和针头必须无菌，不得重复使用。立即将使用过的注射器和针头丢弃在适当的防针刺容器中，该容器贴有标签并放在疫苗接种室内。为防止意外使用针头或重复使用，针头使用后不应再盖上针帽。

疫苗的准备。疫苗和稀释剂只有在妥善储存和处理后才能使用。接种前应立即使用无菌技术准备疫苗。如果疫苗需要重新溶解，只能使用制造商提供的稀释剂。应仔细检查每种疫苗和稀释剂的容器或小瓶是否有损坏，是否有污染（例如，异常着色或沉淀物），同时确保疫苗和稀释剂未过期。对于疫苗和稀释剂在多剂量瓶中的，应在首次抽取内容物后的一定时间范围内使用（使用截止日期），在包装说明书上的使用截止日期应在瓶上标识。除非针头已损坏，否则不需要在将疫苗吸入注射器和注射之间更换针头。

疫苗接种前、接种过程中及接种后患者的护理。在注射疫苗前，如有必要，应充分约束患者，患者应该是舒适的坐位或者平躺。由于对疫苗或其成分发生严重过敏反应的可能性很小，接种疫苗的医护人员应该能够识别和治疗过敏反应，包括全身过敏反应。接种疫苗后可能会发生晕厥，尤其是青少年和年轻人。如果出现虚弱、头晕或意识丧失，医护人员应采取适当措施防止受伤。然而，晕厥可以在没有任何晕厥前症状的情况下发生，因此患者在接种疫苗时应该坐着或躺着。在接种疫苗后，患者采取坐位或平躺的体位，应考虑观察 15 分钟，以避免晕厥发生时摔倒的风险。接种疫苗后晕厥，不是日后该疫苗或其他任何疫苗的禁忌证。

免疫接种的部位和途径

疫苗可通过肠外、口服或鼻腔接种。接种途径包括肌内注射（intramuscular，IM）、皮下注射（subcutaneous，SC）和皮内注射。大多数疫苗是肌内注射，有些是皮下注射，如麻疹、腮腺炎、风疹和水痘疫苗。流感疫苗可以皮内和鼻内使用，灭活脊髓灰质炎病毒和肺炎球菌多糖疫苗可以肌内注射或皮下注射。

肠外疫苗接种。经批准的给药部位和给药途径见疫苗说明书和表 1.5。当需要多种肠外疫苗时，应使用单独的注射部位。如果必须使用同一肢体作为注射部位进行 2 次或 2 次以上的疫苗接种,则至少应将注射分开 1 英寸(2.54cm),以便在发生局部反应时能够区分。多个疫苗不应在一个注射器中混合。

　　肌内注射。肌内注射的疫苗应注射在神经、血管或组织损伤风险最小的部位。最常用的疫苗接种是肌内注射。对于肌内注射,大腿和手臂注射部位的选择,取决于接种疫苗者的年龄,肌肉的发育程度和注射部位脂肪组织的厚度。对于 2 岁以下儿童,大腿上部的前外侧有最大的肌肉,为注射疫苗的首选部位。对于年长些的儿童,三角肌通常足够大,可以用于肌内注射。应当根据注射部位肌肉的大小和脂肪组织的厚度来决定针的长度。针头的长度应该足够长,以达到肌肉组织,防止疫苗渗入皮下组织,引起局部反应,但针头也不应过长以免误伤深部的神经、血管或骨骼。肌内注射通常建议使用 22~25 号针头。建议的针长度如表 1.6 所示。请注意,臀部的上部、外部通常不应用于接种,因为臀部被一层皮下脂肪覆盖。由于免疫原性降低,任何年龄段都不应在臀部接种乙肝和狂犬病疫苗。肌内注射部位可能出现局部肿胀、发红和疼痛,但严重并发症很少。报告的不良事件包括意外注射到关节间隙引起的感染、出血、神经损伤和与接种疫苗有关的肩部损伤(shoulder injury related to vaccine administration,SIRVA)。一般来说,含有佐剂(如铝)的疫苗建议注射到肌肉组织深处。如果皮下注射或皮内注射,这些疫苗会引起局部刺激、炎症、肉芽肿形成和组织坏死。对于已知有出血障碍或接受抗凝治疗的患者,肌内注射后可能会出现出血合并症。

表 1.6　按年龄划分的肌肉内免疫接种部位和针长 [a]

年龄	针头长度,英寸(mm)	建议注射部位
新生儿(早产和足月)及 <1 个月的婴儿	⅝(16mm)[b]	大腿前外侧肌肉
婴儿,1~12 月	1(25mm)	大腿前外侧肌肉
幼儿,1~2 岁	1~1¼(25~32mm)	大腿前外侧肌肉(首选)
	⅝[b]~1(16~25mm)	手臂三角肌
儿童,3~10 岁	⅝[b]~1(16~25mm)	手臂三角肌(首选)
	1~1¼(25~32mm)	大腿前外侧肌肉
儿童,11~18 岁	⅝[b]~1(16~25mm)	手臂三角肌(首选)
	1~1½(25~38mm)	大腿前外侧肌肉
成人		
男性和女性,体重 <130Ib	1(25mm)[c]	手臂三角肌
男性和女性,体重 130~152Ib	1(25mm)	手臂三角肌
女性,体重 153~200Ib	1~1½(25~38mm)	手臂三角肌
男性,体重 153~260Ib	1~1½(25~38mm)	手臂三角肌
女性,体重 >200Ib	1½(38mm)	手臂三角肌
男性,体重 >260Ib	1½(38mm)	手臂三角肌

　　[a] Adapted from General Best Practice Guidelines for Immunization:Best Practices Guidance of the Advisory Committee on Immunization Practices(ACIP),Vaccine Administration,Table 6-2,www.cdc.gov/vaccines/hcp/acip-recs/general-recs/administration.html#t6_2.

　　[b] 如果皮肤绷得很紧,皮下组织没有皱褶。

　　[c] 一些专家建议对体重不超过小于 130Ib 的男性和女性采用 ⅝ 英寸的针。如果使用,皮肤必须绷紧(不要让皮下组织没有皱褶)。

皮下注射。一些常规推荐的疫苗是皮下注射的,包括麻疹、腮腺炎、风疹;麻疹、腮腺炎、风疹、水痘及水痘疫苗。灭活脊髓灰质炎病毒和肺炎球菌结合疫苗可以皮下注射或肌内注射。皮下注射将疫苗置于真皮和肌肉层之间的组织中。皮下注射给药在大腿前外侧或三头肌上部外侧区域进行,方法是将针头以 45°的角度插入捏紧的皮肤褶皱中。通常建议使用 ⅝ 英寸长度的 23~25 号的针。与其他肠外注射疫苗一样,注射部位可能会出现局部肿胀、发红和疼痛,但严重并发症很少。

皮内注射。未批准 18 岁以下的患者使用皮内疫苗,因为他们可能没有足够的皮肤厚度。18 至 64 岁的患者可接种皮内灭活流感疫苗。

口服疫苗接种。只有轮状病毒疫苗和口服伤寒疫苗被批准用于儿童口服疫苗接种。对于婴儿来说,口服疫苗应该从面颊内侧和牙龈之间的一侧慢慢给药到口腔后部,但不要到触发呕吐反射的程度。不要将疫苗直接喷入喉咙。关于口服疫苗的详细信息包含在包装说明书中。母乳喂养似乎不会减弱对轮状病毒疫苗的反应,婴儿可以在口服疫苗后立即进食或饮水。如果一剂轮状病毒疫苗被反流、吐出或呕吐,不要重新接种疫苗。目前,没有关于重复剂量的益处或风险的数据。婴儿应按常规的计划接种剩余的轮状病毒疫苗。

经鼻接种疫苗。流感减毒活疫苗(live attenuated influenza vaccine,LAIV)是目前唯一批准用于鼻内接种的疫苗。LAIV 疫苗适用于年龄在 2~49 岁的健康、未孕人群。疫苗制备在一个特殊的喷雾器装置内,该装置将剂量分成相等的部分,然后输送到每个鼻孔。如果患者在接种疫苗后打喷嚏,则不需要重复接种。LAIV 可以在轻微疾病时接种,但是,如果鼻塞可能会阻碍疫苗达到鼻咽黏膜时,应考虑注射流感疫苗,或者推迟使用 LAIV,直至症状缓解。

注射疼痛管理

有计划的方法减少儿童免疫接种前、免疫接种期间及免疫接种后的焦虑,减少因注射而带来的疼痛,对任何年龄的儿童都是有益的。免疫实践咨询委员会(Advisory Committee on Immunization Practices,ACIP)[①]、加拿大医学会[②]和世界卫生组织[③]为疫苗接种期间的各种疼痛缓解干预提供指导。父母、3 岁及 3 岁以上的儿童和注射疫苗的医疗保健提供者应接受有关减少注射疼痛或痛苦的循证技术的教育。在可行的情况下,应使用联合疫苗,以减少注射次数及其伴随的疼痛。加拿大医学协会更新了针对加拿大医师和家庭的临床实践指南,同时世界卫生组织也有关于这方面的指南。父母、3 岁以上和年长的儿童以及负责注射疫苗的卫生保健人员应接受有关减少注射疼痛或紧张的技术教育。应在可行的情况下使用联合疫苗,以减少注射次数及其伴随的疼痛。

---

① Ezeanolue E,Harriman K,Hunter P,Kroger A,Pellegrini C. General best practice guidelines for immunization. Best practice guidance of the advisory committee on immunization practices(ACIP). Available at:www.cdc. gov/vaccines/hcp/acip-recs/general-recs/downloads/general-recs.pdf. Accessed July 26,2020

② Taddio A,McMurtry M,Shah V,et al. Reducing pain during vaccine injections:clinical practice guideline. *CMAJ*. 2015;187(13):975-982

③ World Health Organization. Reducing pain at the time of vaccination:WHO position paper-September 2015. *Wkly Epidemiol Rec*. 2015;90(39):505-510

减少注射疼痛和焦虑的生理和心理技术

减少疼痛的策略包括触觉刺激和抱着孩子,这是3岁以下儿童的常规建议。如果要接种多种疫苗,应该按照从最少到最痛苦的顺序接种。大小合适的针头应迅速穿过皮肤,不需要回抽。注射前不需要进行回抽,因为在推荐的注射部位没有大血管,并且随着针头在组织中停留时间的延长,疼痛可能会增加。在疫苗接种前,可以母乳喂养、喂一些甜的饮料以及应用局部麻醉剂来减少疼痛。对于较大的儿童,分散注意力的策略,包括风车、深呼吸练习、音乐、视频和玩具,以减少焦虑和疼痛。在接种疫苗期间,青少年应该坐下或躺下,以减少晕厥发生时受伤的风险。接种疫苗后,患者坐着或躺下,应考虑观察15分钟,以避免晕厥发生时摔倒的风险。不建议通过双手摩擦来加热疫苗,以免改变疫苗的有效性。

可减少注射疼痛的药理学技术

如果使用表面麻醉,则需要提前计划,以便使用麻醉剂,使提供有效麻醉所需的时间至少为30~60分钟。策略包括在去接种门诊的路上或到达后立即使用麻醉剂。4%的利多卡因(lidocaine 4%,LMX4)是FDA批准的,可用于2岁以上儿童,可在药店购买,在应用后30分钟起效。2.5%利多卡因/2.5%普鲁卡因(lidocaine 2.5%/prilocaine 2.5%,EMLA)为处方药,由FDA批准可应用于胎龄>37周的新生儿、婴儿和儿童,在应用后60分钟起效。局部应用氯乙烷,一种喷洒在棉球上的局部冷却剂,在注射前15秒放置于注射部位,已被证明可以减少学龄儿童的注射疼痛。在接种疫苗之前,口服止痛剂,如对乙酰氨基酚,并没有被证明能减轻疼痛,可能会对接种疫苗的免疫反应产生有害影响。对乙酰氨基酚可以在接种疫苗后用于治疗疼痛和减轻发热的不适。

疫苗接种时间及免疫接种计划

疫苗的目的是促进人对某一疾病的免疫力发展,而不是使人患上某一疾病。及时保护和最佳免疫反应之间的平衡是免疫计划的基础。疫苗接种计划包括剂量、频率和时间,以及人的年龄和健康状况,应考虑现有的临床和流行病学数据,基于疫苗安全性和有效性和接种计划考虑(例如,将疫苗接种与计划的健康随访相结合)。

推荐免疫接种时间表

"美国18岁及以下儿童和青少年推荐免疫接种计划"代表了免疫实践咨询委员会(Advisory Committee on Immunization Practices,ACIP)的共识,ACIP是一个由美国CDC、AAP和AAFP管理的联邦咨询委员会。美国CDC提供的免疫接种计划每年审查一次,每年2月出版。

疫苗的年龄适应证

接种疫苗的年龄取决于患者的免疫成熟度或状态、暴露于疫苗有效的病原体的风险、疫苗安全性,以及如果疫苗是一系列疫苗一部分的最佳增强效果。一般来说,建议为最年轻的患者接种疫苗,这些患者有可能患这一疾病,而疫苗是安全且具有保护作用。对于婴儿的肠外注射活疫苗,残留的母体抗体的抑制作用决定了婴儿接种疫苗的最佳年龄。例如,含有麻疹的疫苗在婴儿出生后的第一年提供了不理想的血清转化率,这是因为通过胎盘传代获得的母体抗体以及婴儿自身不成熟的免疫系统的干扰。

同一疫苗多剂量

一些疫苗以一系列剂量接种,以提供最佳保护。例如,一剂麻疹、腮腺炎和风疹疫苗(MMR)对麻疹有效率为 93%,对腮腺炎有效率为 78%,对风疹有效率为 97%。少数疫苗接种者可能对 1 剂含麻疹的疫苗无效;然而,97% 的患者对第二剂有反应。此外,第二剂 MMR 被认为对腮腺炎有 88% 的疗效。一些疫苗所提供的保护作用会随着时间的推移而减弱,提示需要定期加强剂量。例如,破伤风和白喉类毒素需要加强剂量以维持保护性抗体浓度。对于多剂量系列初次接种,按建议的间隔给药可优化免疫反应,并将可能的不良反应降至最低(例如,白喉和破伤风类毒素给药增加的局部和全身反应)。

同时接种多种疫苗

总的来说,不同的疫苗同时接种是安全有效的,并且是免疫计划中经常推荐的。同时接种多种疫苗可促进坚持完成疫苗接种系列(即减少就诊),并确保最佳保护。此外,对于免疫接种安排无效或错过的儿童、需要早期或快速保护的儿童以及准备国际旅行的人,同时接种多种不同疫苗的免疫接种尤为重要。

1 种以上的活病毒疫苗(如 MMR 和水痘疫苗)可同时接种。如果两种或两种以上经肠外注射的活病毒疫苗不是同时接种,而是在接种后 28 天内接种,则免疫反应可能受损;因此,如果可能,不在同一天接种的活病毒疫苗应至少间隔 28 天(4 周)接种(表 1.7)。该限制不适用于经鼻接种的流感减毒活疫苗,该疫苗不会干扰 MMR 或水痘疫苗的免疫应答。此外,口服活疫苗—Ty21a 伤寒疫苗和轮状病毒疫苗可与灭活疫苗或注射活疫苗同时接种,或在灭活疫苗或注射活疫苗之前或之后的任何时间间隔接种(表 1.7)。不同灭活疫苗之间不需要最小间隔,但有 3 个例外:①当同时需要 13 价肺炎球菌结合疫苗(13-valent pneumococcal conjugate vaccine,PCV13)和 23 价肺炎球菌多糖疫苗(23-valent pneumococcal polysaccharide vaccine,PPSV23)时,应先接种 PCV13,然后至少 8 周后接种 PPSV23;②当在白喉、破伤风类毒素和无细胞百日咳(DTaP)疫苗接种 30 天后接种 MenACWY-D(Menactra)时,它会干扰所有 4 个脑膜炎球菌血清群的免疫反应,因此,MenACWY-D 应在 DTaP 接种之前或同时接种;③对于需要接种四价脑膜炎球菌结合疫苗的儿童,不应同时接种或在接种 PCV13 疫苗后 4 周内接种 MenACWY-D(Menatra),以避免对 PCV13 免疫应答的潜在干扰。由于患侵袭性肺炎球菌病的风险很高,患有功能性或解剖性无丝分裂症的儿童,在 2 岁之前不应接种 MenACWY-D(Menatra),以便完成 PCV13 系列;然而,MenACWY-D(Menatra)可以在 2 岁之前使用,因为

表 1.7　活抗原及灭活抗原间隔时间指南

联合抗原	推荐的 2 剂疫苗之间的最短间隔时间
2 种或 2 种以上的灭活的 [a]	不需要间隔;可以同时接种或间隔任意时间接种
灭活的及活的组合	不需要间隔;可以同时接种或间隔任意时间接种
2 种或 2 种以上的活的 [b]	如不同时接种至少间隔 28 天

[a] 特殊情况查看上文。

[b] 活的口服疫苗是例外情况,可与灭活疫苗或活的肠外疫苗同时接种,或在其接种前或接种后的任何时间间隔接种。

它被许可在 2 个月以下使用,并且已被证明不会干扰对 PCV13 的免疫反应。

联合疫苗

当联合疫苗产品适合年龄,且任何成分的疫苗都有指示,而其他成分没有禁忌时,可以使用联合疫苗产品。与单独注射其等效成分疫苗相比,通常更倾向于使用联合疫苗。为帮助制订 0~6 岁儿童的计划,家长、看护人员和医疗保健专业人员可以使用现有的疫苗建议。大多数州和地区免疫信息系统(也称为免疫登记),也将根据免疫计划预测到期的免疫接种。

不同疫苗接种的最小年龄及最短间隔时间

一般建议对有患病风险的最小年龄组的成员进行免疫接种,且在这些人群中疫苗的疗效、有效性、免疫原性和安全性已得到证实。在儿童和青少年的免疫接种计划中,大多数疫苗需要 2 剂或 2 剂以上的剂量才能刺激产生充分和持久的免疫反应。该时间表是根据研究确定的,研究证明了在现有儿童免疫计划的背景下,评估的单个疫苗的安全性和有效性。

一般来说,接种疫苗的间隔时间不应少于建议的最短间隔时间,接种年龄不应早于最小接种年龄(即加速接种计划)。需要迅速赶上的情况包括,婴儿或儿童的接种进度落后于预定计划,或预期要进行国际旅行,可能有必要在比儿童和青少年免疫接种计划中建议的时间间隔短的情况下接种多剂量疫苗。例如,在麻疹暴发期间或在国际旅行期间,麻疹疫苗最早可在 6 个月大时接种。但是,如果在 12 月龄以前接种含麻疹疫苗,则该剂量不计入 2 剂麻疹疫苗接种计划,应在 12~15 月龄时再次接种含麻疹疫苗进行再免疫;第 3 剂含有麻疹的疫苗在 4~6 岁时接种,最早也可在第二次接种后的 4 周后接种。

在某些特殊情况,例如需要额外的就诊、患者或家长不遵守预定的接种计划等,可以考虑在到达最小间隔时间或最小年龄之前 4 天接种疫苗。一般来说,在最小间隔时间或最小年龄前 4 天或更短的时间内(有意或无意等)接种疫苗可被视为有效。医务人员应该认识到,州和学校的指南可能认为这种接种是无效的,需要额外补种疫苗。在最小间隔时间或最小年龄之前 5 天或更长的时间前接种疫苗被视为无效,需要在适当的年龄重新接种该疫苗。重新接种疫苗的时间,应该在接种无效疫苗后建议的最短间隔时间后。由于狂犬疫苗独特的接种流程,考虑缩短接种间隔的时间必须个体化。

疫苗产品之间的互换

不同制造商生产的类似疫苗,可能在几个方面有所不同:抗原成分的类型、数量和特异性抗原成分数量;佐剂和偶联剂的配方;以及稳定剂和防腐剂的选择。这些差异可能导致诱导的免疫反应发生变化。在可能的情况下,应努力完成同一制造商生产的疫苗系列。如果不同品牌的特定疫苗需要不同的剂量来完成系列[例如,*Haemophilus influenzae* type b,b 型流感嗜血杆菌(Hib)和轮状病毒疫苗],且供应商在主要系列中混合了不同品牌的疫苗,则建议在完成系列时使用更高数量的剂量。尽管目前疫苗可互换性影响的数据记录有限,但现有的结果对于充分的免疫应答来说是令人放心的,而且大多数专家认为,当按照推荐的时间表和给药方案给药时,疫苗是可互换的。根据 AAP 或 ACIP 的建议,在疫苗接种流程中被批准的、不同生产厂家的产品互换的疫苗包括,白喉和破伤风类毒素疫苗、甲型肝炎疫苗、乙型肝炎疫苗以及狂犬病疫苗。

不推荐用类似疫苗互换的一个例子是成人配方的重组乙型肝炎疫苗(Recombivax HB),该疫苗被批准用于 11~15 岁的青少年。用这种疫苗开始他们的乙肝疫苗接种计划的青少年患者,不适合使用成人配方的 Engerix-B 完成他们后续的接种流程。同样,由于没有关于两种脑膜炎球菌 B 疫苗互换性的数据,而且每种疫苗都使用非常不同的蛋白抗原,因此必须使用相同的疫苗完成完整的脑膜炎球菌 B 免疫接种流程。

只要遵循从 2 剂方案(RV-1)向 3 剂方案(RV-5)转换的建议,获批的轮状病毒疫苗(RV5,RotaTeq;RV1,Rotarix)是可以互换的。与此类似,只要遵循出生后第一年总共 3 剂疫苗的建议(即,如果不接种 2 剂 Hib-OMP,则需要 3 剂含流感嗜血杆菌的疫苗),获批的 b 型流感嗜血杆菌结合疫苗被认为是可以互换的。当使用可以使血清型含量更高的疫苗产品替代之前推荐的产品时(如 PCV13 替代 PCV7,或 9vHPV 替代 4vHPV),疫苗之间是可以互换的,以便可以用更广泛的血清型产品来完成免疫接种计划。

对于不同制造商生产的 DTaP 疫苗的互换性,关于安全性和免疫原性方面的数据很少,缺乏关于有效性方面的数据。如果可能的话,应该用同一厂家生产的 DTaP 疫苗完成主要的免疫系列。但是,如果在不知道之前接受的何种 DTaP 产品,或者之前接种的产品不容易获得的情况下,任何其他的 DTaP 疫苗都可以根据许可的剂量和年龄使用。制造商没必要匹配 DTaP 和青少年 Tdap 的增强型剂量。来自同一家联合疫苗制造商的单组分疫苗,包括 DTaP-IPV-Hib-HepB,DTaP-HepB-IPV 和 DTaP-IPV/Hib 是可互换的。

同时接种多种疫苗

根据免疫计划,大多数疫苗同时接种是安全、有效且被推荐的。婴儿和儿童有足够的免疫能力,对同时接种的多种疫苗作出反应。对于婴儿和儿童,同时接种常规推荐的多种疫苗并无禁忌,有 2 种情况例外:①对于需要四价脑膜炎球菌结合疫苗的儿童,为避免干扰 PCV13 疫苗的免疫反应,MenACWY-D(Menactra)不应在 PCV13 接种后的 4 周内接种;MenACWY-CRM(Menveo)可在 2 岁之前使用,由于它已被证实不会干扰对 PCV13 的免疫反应;②当同时推荐接种 13 价肺炎球菌结合疫苗(PCV13)和 23 价肺炎球菌多糖疫苗(PPSV23)的高危儿童,可先接种 PVC13,应至少在 8 周后接种 PPSV23。

对一种疫苗的免疫反应一般不会干扰对其他疫苗的反应。同时接种 IPV、MMR、水痘或 DTaP 疫苗可导致的血清转化率和不良事件发生率与分别接种疫苗时观察到的情况类似。在 12~23 个月大的儿童中,与同时在不同部位注射 MMR 和单价水痘疫苗相比,首次注射 MMRV 会略微增加发生热性惊厥的风险。与 MMR 和单价水痘相比,接种 1 剂 MMRV 疫苗后,预计每接种 2 300~2 600 名年幼儿童,将额外增加 1 例热性惊厥发作。几项流行病学研究的证据表明,在 2010—2012 年的两个流感季节,当灭活流感疫苗(inactivated influenza vaccine,IIV)与含有 PCV13 或含 DTaP 的疫苗同时接种时,幼儿的热性惊厥发作风险增加,主要集中在 6~23 个月大的儿童。这种风险发生在接种疫苗的第二天,在未接种含有 PCV13 或 DTaP 的疫苗的情况下注射 IIV 似乎不会增加风险。这种风险很小,每 3 333 名儿童接种任何同时接种这些疫苗的组合,最多会增加 1 次热性惊厥发作。最近,生物制品评估和研究中心

（Center for Biologics Evaluation and Research，CBER）取证后快速免疫安全监测（Post-licensure Rapid Immunization Safety Monitoring，PRISM）监测报告评估了流感疫苗和热性惊厥，未发现 2013—2014 年和 2014—2015 年流感季节注射 IIV 后，6~23 个月大的儿童热性惊厥风险升高的证据，注意到 PCV13 或 PCV13 和 IIV 后惊厥发作的风险，与儿童一生中因其他原因引起的热性癫痫发作的风险相对较低。总的来说，当两种疫苗都有需要时，仍然建议同时接种 IIV 和 PCV13，因为相对于风险而言，益处占优势。

由于尚不知道同时接种常规推荐疫苗会改变任何推荐儿童疫苗的有效性或安全性，因此建议，同时接种适合于接种者年龄和免疫状况的所有疫苗[①]。当同时接种疫苗时，应使用单独的注射器和单独的部位，同一肢体的注射至少间隔 1 英寸（2.54cm），以便区分任何局部反应。

单个疫苗不得在同一个注射器中混合，除非它们经过特别批准并贴上标签，可在一个注射器中使用。如果同时使用灭活疫苗和免疫球蛋白产品（如乙肝疫苗和乙肝免疫球蛋白、狂犬疫苗和狂犬病疫苗免疫球蛋白、破伤风疫苗和破伤风免疫球蛋白），应在不同的解剖部位接种。

联合疫苗

联合疫苗可以减少一次就诊期间的注射次数的问题，通常比单独注射同等成分的疫苗更可取。表 1.8 列出了在美国批准使用的联合疫苗及年龄组。在与父母协商后，医务人员可以考虑的因素包括基于年龄、健康状况和其他适应证的疫苗常规推荐时间表，疫苗的安全性和可用性，费用，需要注射的次数以及患者是否有可能返回进行随访并完成疫苗系列。并不是所有的供应商都有常规推荐的疫苗。此外，联合疫苗的使用涉及供应商复杂的经济和物流考虑。当患者接受了针对某一特定抗原的推荐系列免疫接种后，允许使用作为联合疫苗的一部分额外注射该抗原，这样做将减少所需的注射次数，只要疫苗适合年龄且没有禁忌证。开发自动化条形码扫描的电子系统有助于混淆疫苗和疫苗组合名称中的歧义，从而减少潜在的记录错误，提高将疫苗识别信息传输到健康记录和免疫信息系统的方便性和准确性。

表 1.8　FDA 批准的联合疫苗[a]

疫苗名称[b]	商品名称（获批年份）	FDA 许可	
		年龄组	免疫接种计划
甲肝-乙肝（HepA-HepB）	Twinrix（2001）	≥18 岁	3 剂，于 0、1 及 6 个月时给予
百白破-乙肝-脊髓灰质炎（DTaP-HepB-IPV）	Pediarix（2002）	6 星期至 6 岁	3 剂系列，于 2、4 和 6 个月时给予
麻风腮-水痘（MMRV）[c]	ProQuad（2005）	12 个月至 12 岁	2 剂，通常在 12~15 个月和 4~6 岁时服用；含麻疹疫苗和 ProQuad 疫苗之间至少间隔 1 个月，含水痘疫苗和 ProQuad 疫苗之间至少间隔 3 个月

---

① Ezeanolue E，Harriman K，Hunter P，Kroger A，Pellegrini C. General best practice guidelines for immunization. Best practices guidance of the Advisory Committee on Immunization Practices（ACIP）. Available at：www.cdc. gov/vaccines/hcp/acip-recs/general-recs/downloads/general-recs. pdf. Accessed July 26, 2020

续表

FDA 许可			
疫苗名称[b]	商品名称（获批年份）	年龄组	免疫接种计划
百白破-脊髓灰质炎 （DTaP-IPV）	Kinrix（2008）	4~6 岁	用于已接受过 3 剂 Pediarix 或 Infanrix 及第 4 剂 Infanrix 百白破的第 5 针及脊髓灰质炎的第 4 针加强针
百白破-脊髓灰质炎/b 型流感嗜血杆菌 （DTaP-IPV/Hib）	Pentacel（2008）	6 星期至 4 岁	4 剂系列，2、4、6 个月及 15~18 个月之间给予
百白破-脊髓灰质炎 （DTaP-IPV）	Quadracel（2015）	4~6 岁	单一剂量，可用于 4~6 岁儿童作为 DTaP 的第 5 剂，IPV 的第 4 或第 5 剂，已接受过 4 剂 Pentacel 和/或 Daptacel 疫苗的儿童
百白破-脊髓灰质炎-b 型流感嗜血杆菌-乙型肝炎 DTaP-IPV-Hib-HepB	Vaxelis（2018）	6 星期至 4 岁	3 剂系列，2、4、6 个月时给予 [d]

HepA，甲型肝炎疫苗；HepB，乙型肝炎疫苗；HepA-HepB，甲型肝炎疫苗-乙型肝炎疫苗联合疫苗；DTaP，白喉和破伤风类毒素和无细胞百日咳疫苗；IPV，灭活脊髓灰质炎疫苗；MMRV，麻疹、腮腺炎、风疹、水痘疫苗；Hib，b 型流感嗜血杆菌疫苗。

[a] 除外麻疹-流行性腮腺炎-风疹（MMR），DTaP；破伤风和白喉类毒素和无细胞百日咳疫苗（Tdap），以及破伤风和白喉类毒素（Td），但没有单独的成分疫苗。IPV 不能作为单一抗原疫苗提供。

[b] 连接线（－）表明制造商以最终组合形式提供活性成分的产品；斜线（/）表示用户必须混合活性成分的产品。

[c] 美国儿科学会（American Academy of Pediatrics）表示，对于首次接种这种疫苗的幼儿，不偏好 MMR 加单价水痘疫苗或 MMRV。父母应该被告知，他们的孩子在第一次接种 MMRV 后 1~2 周内发生热性惊厥发作的可能性很小。

[d] 对于接受 3 剂 Vaxelis 的婴儿，需要第 4 剂无细胞百日咳疫苗，已完成百日咳主要系列。

疫苗漏种

　　免疫系列的失效不需要重新开始该系列或向该系列添加剂量。如果疫苗系列中的某一剂量被错过或延迟，则应在下一次接种时进行接种，并且该系列应按照建议从补种疫苗接种时开始恢复完成。疫苗系列中推荐的剂量间隔摘要参见美国 CDC 网站。

　　如果剂量之间差距扩大或疫苗系列启动延迟，并非所有儿童疫苗系列都需要完成。对于轮状病毒疫苗，系列中的剂量是年龄限制的，可能不需要补种疫苗。对于 6 个月至 8 岁儿童，首次接种流感疫苗或在当前流感季节前仅接种 1 剂疫苗的，应接种 2 剂流感疫苗，间隔至少 4 周。详细的流感疫苗接种建议见流感章节和美国儿科学会年度流感政策声明。

　　应对错过或延迟接种疫苗的儿童的健康记录进行标记，以提醒他们在下一次机会恢复其免疫系列，并与家人进行提醒/召回沟通。美国 CDC 开发的一款互动应用程序可供下载，其中包含儿童免疫计划的最新信息，包括错过疫苗的追赶时间。

未知或不确定的免疫接种情况

　　许多儿童、青少年及年轻成人没有关于其免疫接种的充分文件，这就加强了将所有疫苗接种信息纳入以州为单位的免疫接种信息系统的必要性。父母、监护人或儿童对免疫接种史的回忆可能不准确。只有书面/电子、标注日期、真实的记录才可以作为免疫接种的证据。一般来说,当有疑问时,免疫状况未知或不确定的人应视为易感疾病,应立即按照与该人当前年龄相适应的时间表进行建议的免疫接种。如果主要免疫接种系列已开始但尚未完成,则应完成该接种程序,但不需要重复剂量或重新开始整个疗程。

血清学检查是对某些抗原(如麻疹、风疹、甲型肝炎和破伤风)疫苗接种的替代方法。然而,商业血清学检测需要时间,可能导致丧失免疫接种机会,而且对是否具有保护力可能并不总是足够敏感。重要的是,没有证据表明给已经免疫的接受者接种疫苗是有害的。此外,血清学检测可能无法满足某些学校的免疫要求。

疫苗的剂量

推荐的疫苗剂量对其指定的适应证在已经经过预先许可的临床试验中,是安全且有效的,其他替代剂量或给药时间间隔可能不安全或有效。减少或超过建议剂量或收集剩余量作为补充剂量的做法是绝对不建议的。任何疫苗减少或等分剂量,包括对早产或低出生体重婴儿,都可能导致免疫反应不充分。如果以前接种的疫苗剂量低于标准剂量,或采用非标准途径接种的疫苗不应视为有效,应在建议的年龄重新接种。

(韩彤妍 译　韩彤妍 校)

近期接受免疫球蛋白和其他血液制品人群的主动免疫

在包括如乙肝免疫球蛋白(Hepatitis B Immune Globulin,HBIG)的高效价免疫球蛋白在内的多克隆免疫球蛋白(immune globulin,IG)制剂中所含的供者抗体,能使活病毒疫苗失活,并减弱该疫苗的免疫原性。因此,当应用 IG 制剂后,应当推迟一段时间接种这些疫苗。其他血液制品,如血浆或浓缩红细胞,也含有能使活疫苗失活的抗体。然而,通常这些血制品中抗体浓度低,故疫苗推迟接种时间较短。

在美国,被动注射抗体的干扰问题仅与麻疹-腮腺炎-风疹疫苗(measles,mumps,rubella vaccine,MMR),水痘疫苗(varicella vaccine,VAR)和麻疹-腮腺炎-风疹-水痘疫苗(measles,mumps,rubella,and varicella vaccine,MMRV)相关。包括 IG 在内的血制品与疫苗接种推荐间隔时间见表 1.9。这因血制品的类型、血制品中计算的 IG 含量和血制品的使用剂量不同而不同。血制品的应用不影响灭活疫苗的接种。当 IG 和疫苗分别显示出提供即时保护作用和长期免疫力时[例如为乙肝表面抗原(hepatitis B surface antigen,HBsAg)血清学阳性的母亲所生婴儿接种 HIBG 和乙肝疫苗(hepatitis B vaccine,HepB)],应在不同部位接种疫苗和注射 IG。更多信息请参阅第 3 章中相关疾病的章节。呼吸道合胞病毒单克隆抗体帕利珠单抗(palivizumab)不干扰任何疫苗的免疫应答。

鼻内[流感减毒活疫苗(live attenuated influenza vaccine,LAIV)]和口服[轮状病毒疫苗(rotavirus vaccine,RV)和 21A 型伤寒疫苗]活疫苗不需要延迟接种,因为经静脉给予的抗体不可能在黏膜表面达到有效浓度。在美国,捐献的血液不可能含有伤寒沙门菌和流行的流感病毒株的中和抗体。同样因为献血者不可能存在黄热病病毒感染或接种黄热病疫苗,所以接受血制品者不需推迟黄热病疫苗的接种。接受血制品后如何使用口服霍乱活疫苗缺乏相关数据。

表 1.9　应用血制品与 MMR,水痘或 MMRV 疫苗接种的推荐间隔时间[a]

适应证或血制品	途径	常用剂量	间隔月数[b]
输血			
洗涤 RBC	IV	10mL/kg(所含 IgG 忽略不计)[c]	0
添加腺嘌呤盐水 RBC	IV	10mL/kg(10mg IgG/kg)[c]	3
浓缩 RBC	IV	10mL/kg(60mg IgG/kg)[c]	6
全血	IV	10mL/kg(80~100mg IgG/kg)[c]	6
血浆或血小板制品	IV	10mL/kg(160mg IgG/kg)[c]	7
高效价免疫球蛋白			
肉毒杆菌免疫球蛋白	IV	1mL/kg(50mg IgG/kg)	6
巨细胞病毒免疫球蛋白	IV	150mg/kg(最大)	6
乙肝免疫球蛋白	IM	0.06mL/kg(10mg IgG/kg)	3
狂犬病免疫球蛋白	IM	20IU/kg(22mg IgG/kg)	4
破伤风免疫球蛋白	IM	250U(10mg IgG/kg)	3
水痘免疫球蛋白	IM	125U/10kg(60~200mg IgG/kg)(最大量 625U)	5
免疫球蛋白			
甲肝预防			
接触后预防	IM	0.1mL/kg(3.3mg IgG/kg)	6
国际旅行(短期 <1 个月停留)	IM	0.1mL/kg(3.3mg IgG/kg)	6
国际旅行(长期≥2 个月停留)	IM	0.2mL/kg(10mg IgG/kg)	6
麻疹预防			
非妊娠或免疫功能低下[d]	IM	0.5mL/kg(80mg IgG/kg)	6
妊娠或免疫功能低下[e]	IV	400mg/kg	8
水痘预防	IV	400mg/kg	8
免疫缺陷的替代治疗	IV	300~400mg/kg	8
免疫性血小板减少性紫癜的治疗	IV	400mg/kg 或	8
		1 000mg/kg	10
川崎病的治疗	IV	2 000mg/kg	11

Adapted from General Best Practice Guidelines for Immunization:Best Practices Guidance of the Advisory Committee on Immunization Practices(ACIP),Vaccine Administration,Table 3-5,**www.cdc.gov/vaccines/hcp/acip-recs/general-recs/timing.html#t-05.**

IM,肌内注射;IV,静脉注射;MMR,麻疹、腮腺炎、风疹;MMRV,麻疹、腮腺炎、风疹、水痘;RBC,红细胞。

[a] 接受血制品的患者如果由于基础疾病导致免疫抑制可能是接种活疫苗的禁忌证。

[b] 间隔时间应该能提供足够时间,以使体内被动抗体减少,从而保证对麻疹疫苗有充分应答。医师不应该认为儿童在这段间隔时间内能获得充分保护免于感染麻疹。如果社区流行麻疹病毒,或在麻疹病毒流行区域旅行,应该接种麻疹疫苗,但是不能获得充分的免疫。在接受血制品后适当的间隔时间应再次注射麻疹疫苗(按照免疫计划表)。如果接种麻疹疫苗或水痘疫苗后 14 天内必须给予血制品时,应该在适当的间隔时间后再次接种这些疫苗。这个规则的一个例外是在应用 IG 后,在适当的间隔时间进行血清学检测,显示血清阳转(虽然并不期待这项检查作为常规)。

[c] 在新生儿,添加腺嘌呤盐水 RBC 或浓缩 RBC 的输注量可为 15mL/kg,上述间隔时间仍然适用。>10mL/kg 的全血输注可被用于心肺手术、换血或救治创伤。

[d] 本表不用于确定使用含抗体制剂的正确适应证和剂量。未接种疫苗的人群可能在整个推荐的间隔期间不能获得充分的针对麻疹的免疫保护。麻疹暴露后,应该给予附加剂量的 IG 或接种麻疹疫苗。在 IG 制剂中,麻疹抗体浓度因制造商批次不同而不同。接受 IG 制剂后抗体清除率也存在差异。推荐间隔时间的制定是依据被动获得性抗体的半衰期预估为 30 天,而在接受 80mg IgG/kg 后 5 月时仍可观察到干扰针对麻疹疫苗的免疫反应。

[e] 静脉用免疫球蛋白被推荐用于无证据证明对麻疹有免疫力的妊娠妇女和无论是否具有麻疹免疫或疫苗接种的严重免疫功能低下患者。严重免疫功能低下的患者包括严重原发性免疫缺陷病患者;接受骨髓移植完成免疫抑制治疗 12 个月以内的患者,如果发生移植物宿主反应者时间更长;急性淋巴细胞白血病患者治疗期间或完成化疗后 6 个月以内者;接受实体器官移植者;存在严重免疫抑制的 HIV 感染者,这定义为在任何年龄 CD4[+] T 淋巴细胞比例 <15% 或 5 岁以上人群 CD4[+] T 淋巴细胞计数 $<2 \times 10^8/L$,及因接受抗反转录病毒治疗未接种 MMR 疫苗者。

疫苗安全性

风险和不良事件

在获得许可证前,美国所有的疫苗都要经过严格的免疫原性和安全性测试,但接种任何疫苗后的不良事件仍有发生。许多不良事件可能是偶合事件,发生在接种后但与疫苗接种无关。疫苗接种后的不良事件不意味着这些症状或体征是由疫苗引起。轻度且自限性反应(如注射部位局部疼痛和压痛,发热)确有发生且与疫苗接种明确相关。严重的疫苗相关不良事件也可能发生,但较罕见。高效的疫苗已经使许多感染性疾病的威胁明显降低,而正是由于这一成功,反而使得某些人对疫苗安全性的担忧超出了关注疫苗所预防的疾病带来的威胁。医疗服务人员需要与患有疫苗可预防疾病的人群交流疫苗接种的好处及风险,而由于免疫接种有效地阻止了目的疾病的发生,使得来自这一人群的第一手资料已经越来越少。

如同所有医学干预措施一样,疫苗的安全性和有效性务必谨慎权衡,免疫接种指南须建立在上述评估的基础上。通过提供关于剂量、接种途径、接种时间等方面的特殊建议,确定疫苗接种的注意事项及接种禁忌,旨在最大限度地提供保护作用,将风险降至最低。

从严重程度上讲,常见的疫苗不良反应通常为轻度至中度(如发热或注射部位的红肿、疼痛等),无永久的后遗症。例如,接种 DTaP、Td 或 Tdap 疫苗后的局部炎症反应,接种 MMR 或 MMRV 疫苗后的发热、持续 1~2 周的皮疹。由于很多可疑的不良事件与接种疫苗在时间上偶合,确切的因果关系的评估常需要细致的流行病学研究,以比较接种疫苗组、未接种疫苗组或相近年龄的其他人群中上述事件的发生率,或者比较在免疫接种后的特定时间段与其他时间段内不良事件的发生率。如果从一名具有相关临床症状患儿的生物标本中鉴定出疫苗株病毒,可作为该活病毒疫苗与不良事件之间存在因果关系的依据(例如,严重联合免疫缺陷病患者发生轮状病毒疫苗相关性腹泻,或从水疱病变中分离出水痘疫苗株病毒),但是这种情况相对罕见。

Brighton 协作组是一个非营利性国际志愿协作机构,致力于制定全球公认的疫苗不良事件病例的标准化定义,用于监测和研究疫苗安全性。Brighton 协作组提供收集、分析、递呈安全性数据的指南,这有利于世界各地的疫苗安全专业人员分享和对比疫苗数据。Brighton 协作组关于免疫后不良事件的指南和病例定义可在线查阅。

1986 年美国《国家儿童疫苗伤害法》要求医疗服务专业人员和疫苗制造商需报告在疫苗不良事件报告系统(Vaccine Adverse Event Reporting System,VAERS)中疫苗接种后需上报事件表列出的任何情况,以及产品包装说明书所列出的任何情况,这些被视为再一次接种该疫苗的禁忌证。鼓励将任何有临床意义的疫苗接种后不良事件上报至 VAERS,即便上报者不能确定这是由疫苗所致。当与其他 VAERS 报告共同分析时,这些信息能提供那些不可预测的、可能有因果关系的疫苗不良事件证据。VAERS 并不是一个评估不良事件是否由疫苗引起的系统,而是提出相关假设,以便后期通过良好设计的流行病学研究进行验证。其他疫苗安全性监测系统,如应用大型链接数据库的疫苗安全数据系统(Vaccine Safety Datalink,VSD)进行流行病学研究及美国 CDC 临床免疫安全评估(Clinical Immunization Safety Assessment,CISA)计划进行疫苗安全性临床相关研究,提供了科学评价疫苗安全问题的机制。在任何时候,只要在全国的儿童或青少年中出现 1 例可通过疫苗预防的疾病(见附录)病例,均需向当地或州卫生部门汇报,这包括免疫接种后患病的病例(疫苗接种失败)。2013 年 1 月发布的一份美国医学研究所报告,综述并确认了现有涉及根据儿童免疫计划进行的疫苗安全监测和研究的数据资料和系统。

疫苗不良事件的医学评价机构

通过一系列全面的审查,美国国家医学科学院(the National Academy of Medicine,NAM)[既往称为美国医学研究所(the Institution of Medicine,IOM)]独立地指出目前儿童免疫接种及免疫计划是安全的,遵循完整的免疫计划与减少疫苗可预防的疾病的发生密切相关。该审查的委员会成员包括医学、医学子专业、免疫学、免疫毒理学、流行病学、生物统计学、伦理学、法学及其他学科的专家。

免疫安全评价

在 2001—2004 年期间,NAM 疫苗安全性评价委员会对 8 个现有的及新出现的疫苗安全问题进行了评价。其中一项发表于 2004 年的报告对疫苗与孤独症相关这一假设进行了检验。委员会得出的结论是,目前的证据不支持 MMR 疫苗与孤独症以及其他含硫柳汞的疫苗与孤独症之间存在因果关系[1]。在后续审查中,NAM 召开专家委员会,针对疫苗伤害补偿计划(vaccine injury compensation program,VICP)中覆盖的特定疫苗相关不良健康事件的流行病学、临床及生物学的证据进行探讨。2011 年题为"疫苗的不良反应:证据和因果关系"的 NAM 报告[2]对 VICP 所涉及的 8 种疫苗进行了评价,这些疫苗包括麻疹-腮腺炎-风疹疫苗(MMR)、水痘疫苗(VAR)、流感疫苗、甲型肝炎疫苗(HepA)、乙型肝炎疫苗(HepB)、人乳头瘤病毒(HPV)疫苗,白喉类毒素-破伤风类毒素-无细胞型百日咳混合疫苗(非含全细胞百日咳成分的疫苗)及脑膜炎球菌结合疫苗。依据通过 VICP 成功或失败的索赔,选择了这些疫苗和与这些疫苗相关的不良事件。该评价还覆盖了复杂性局部疼痛综合征、三角肌滑膜囊炎、晕厥等注射相关事件。来自两方面的证据支持委员会获得因果关系结论:流行病学证据和机制性证据。该评价并不评估疫苗的益处及有效性。NAM 委员会提出了 158 条因果关系的结论,并将疫苗与不良事件的关系归为 4 个等级。NAM 委员会关于特定疫苗与其他不良事件的因果关系结论如下:

第 1 级:有令人信服的证据支持存在因果关系
- 水痘疫苗和 5 种特异性不良事件:
  ◆ 无其他器官受累的播散性水痘-带状疱疹病毒(varicella-zoster virus,VZV)疫苗株感染。
  ◆ 在免疫缺陷个体中,播散性 VZV 疫苗株感染累及其他器官,包括肺炎、脑膜炎或肝炎。
  ◆ 无其他器官受累的病毒疫苗株再活化。

---

[1]　Institute of Medicine. Immunization Safety Review:Vaccines and Autism. Washington,DC:National Academies Press;2004

[2]　Institute of Medicine. Adverse Effects of Vaccines:Evidence and Causality. Washington,DC:National Academies Press;2011

◆ 病毒疫苗株再活化,继发感染导致脑膜炎或脑炎。

◆ 过敏。

- MMR 疫苗与 3 种特异性不良事件:

◆ 免疫缺陷个体发生麻疹包涵体脑炎。

◆ 热性惊厥。

◆ 过敏。

- 流感疫苗与 1 种特异性不良事件:

◆ 过敏。

- HepB 与 1 种特异性不良事件:

◆ 过敏。

- 含有破伤风类毒素的疫苗与 1 种特异性不良事件:

◆ 过敏。

- 脑膜炎球菌结合疫苗与 1 种特异性不良事件:

◆ 过敏。

- 注射相关事件和 2 种特异性不良事件:

◆ 三角肌滑膜囊炎。

◆ 晕厥。

第 2 级:有证据倾向于接受存在因果关系(证据性强、具有指向性,但证据强度不足以令人信服)

- 加拿大曾应用的某种灭活流感疫苗与眼呼吸综合征。
- MMR 疫苗与妇女和儿童的暂时性关节痛。
- HPV 疫苗和过敏。

第 3 级:有证据倾向于否定存在因果关系

- MMR 疫苗与孤独症。
- MMR 疫苗与 1 型糖尿病。
- 白喉-破伤风二联疫苗、破伤风类毒素疫苗、无细胞型百日咳混合疫苗与 1 型糖尿病。
- 灭活流感疫苗与贝尔麻痹。
- 灭活流感疫苗与儿童及成人的哮喘或气道反应性疾病加重。

第 4 级:其他 135 种疫苗-不良事件无充分的证据接受或否定存在因果关系

儿童免疫计划与安全

为了响应国家疫苗咨询委员会的建议,NAM 于 2013 年发布了一项名为"儿童免疫计划与安全:利益相关者的担忧、科学证据和未来研究"的报告[①]。该委员会评估了与推荐的儿童免疫计划相关的科学研究成果以及利益相关者所担忧的问题,并找到可能为这些问题提供信息的潜在研究方法、原则和研究设计方案,同时分析了各种方法的优点、缺点及在伦理和经济方面的可行性。NAM 委员会得出目前推荐的儿童免疫计划是安全的这一结论,该结论的依

---

① Institute of Medicine. The Childhood Immunization Schedule and Safety:Stakeholder Concerns,Scientific Evidence,and Future Studies. Washington,DC:National Academies Press;2013

据是基于"缺乏确凿证据证实不良事件与多种免疫接种相关联",同时建议继续研究儿童免疫计划的安全性。委员会也指出,遵循完整的儿童免疫接种计划与减少疫苗可预防疾病的发生密切相关。

疫苗不良事件报告系统

疫苗不良事件报告系统(Vaccine Adverse Event Reporting System,VAERS)是一个全国性被动监测系统,负责监测在美国许可使用的疫苗的安全性。VAERS 由美国 CDC 和 FDA 共同管理,接收所有与接种疫苗有时间相关性的可疑不良事件的报告。VAERS 的优势在于它能在全国范围内发现可能存在安全问题的信号,能发现罕见及不可预测的不良事件。VAERS 旨在:

- 识别新的、异常的或罕见的疫苗不良事件;
- 监测已知不良事件的增加;
- 识别患者中特定类型不良事件的潜在危险因素;
- 评估新获许可的疫苗的安全性。
- 确定并解决可能的群集报告事件(例如,暂时的、局部区域性的或产品/种类/批次特异性不良事件的报告)。
- 识别持续存在的安全使用问题和管理错误。

像所有的被动监测系统一样,VAERS 也有其自身局限性,包括报告偏倚,如漏报、少报、过度报告、数据质量和完整性不一致、缺乏未接种对照组等。由于这些限制,单凭 VAERS 的报告确定疫苗与不良事件之间的因果关系通常是不可能的。VAERS 鼓励上报一切接种疫苗后医学上重要的健康事件,即便报告者尚未确定该事件是否由疫苗引起。所报告的不良事件可能是巧合(与疫苗无关)或是具有因果关系(与疫苗相关)。

1986 年美国《国家儿童疫苗损害法》要求承担接种国家疫苗损害补偿计划中所覆盖疫苗的医师和其他医疗保健专业人员永久保存免疫接种记录。该法案还规定,若发生了 VAERS 疫苗接种后需要报告事件表中列出的任一事件,或产品包装插页中标注为再次疫苗接种禁忌证的事件时,医疗保健人员和疫苗生产者均须上报至 VAERS。该法案涉及的疫苗包括所有儿童和青少年免疫计划中推荐的疫苗。鼓励医疗保健专业人员上报一切接种疫苗后医学上重要的健康事件,不管该事件是否罗列在 VEARS 疫苗接种后需报告事件表中。除了医疗保健专业人员外,包括患者及家长在内的任何人都可以向 VAERS 提交可疑不良事件报告。疫苗生产商也需要报告一切引起他们关注的不良事件。

美国 CDC 和 FDA 会对 VAERS 报告中的信息进行评估和分析,以确定是否为异常或意外的不良事件报告(即安全性信号)。每年 VAERS 收到约 40 000 份报告,其中 85%~90% 是轻度不良反应,如发热、手臂酸痛、哭吵或轻度激惹。其他报告被归类为严重,这意味着所报告的不良事件导致永久残疾、需住院治疗、危及生命、先天畸形/出生缺陷或死亡。虽然这些问题发生于疫苗接种后,但是很少是由疫苗所致。对于严重病例报告及其他感兴趣的病例报告,美国 CDC 和 FDA 卫生官员将审查他们的医疗记录。

除了不良事件,疫苗接种失败、疫苗产品问题及疫苗接种错误也应上报至 VAERS。VAERS 报告可以在线递呈或上传一份可书写的 PDF 报告。有关向 VAERS 提交报告的说明,请访问**其网站**。其他帮助可通过电子邮件或电话获得。健康保险流通和责任法案(The Health Insurance Portability and Accountability Act,HIPPA)中的隐私条款允许将受保护的健康信息提供给公共卫生当局。上报医疗记录至 VAERS 不需要取得患者的同意。所有患者的身份信息及报告人的身份信息均是保密的。

在疫苗获得许可应用于儿童后，FDA 将提供 18 个月内的安全数据摘要给一个独立的儿童咨询委员会。疫苗安全数据也将常规提交给美国 CDC 的免疫实践咨询委员会（the Advisory Committee on Immunization Practices，ACIP），就疫苗推荐问题进行商讨。来自 VAERS 数据的疫苗评估及特定不良事件的监测总结报告将由美国 CDC 和 FDA 工作人员定期发布。这些总结报告常为疫苗安全性提供保证，但也可能提出他们发现可能存在的、需进一步评估的安全问题。VAERS 确定的疫苗安全问题常常被视为前哨事件，最终需要通过如疫苗安全数据链接及其他对照性流行病学方法等已建立的系统进一步研究确定。

疫苗安全数据链接计划

美国 CDC 与 8 个大型保健管理机构合作，创立了疫苗安全数据链接（vaccine safety datalink，VSD）项目。VSD 项目创立于 1990 年，这是一个主动性监测系统，用于监测和评估疫苗的安全性。VSD 项目已成为最重要的疫苗安全性的科学信息来源之一。作为一个主动监测系统，VSD 项目是弥补 VAERS 这一被动性监测系统的不足。

VSD 项目每年可提供超过 900 万人全面的医疗及免疫接种的历史记录。VSD 项目可对疫苗安全性进行回溯性或前瞻性研究，可及时监测新上市的疫苗。VSD 可计算潜在的接种后不良事件的发生率，比较同一事件的背景发生率、历史队列中的发生率及 VSD 队列中未接种人群的发生率。

VSD 采集来自每个参与站点的电子健康数据，这些数据包括接种的疫苗种类、接种日期、同一天接种的其他疫苗。为了获得疫苗接种的背景信息，VSD 还采集来自门诊、急诊、院外急救及住院期间医疗疾病诊断信息。VSD 项目以医学文献中提出的问题或关注点及上报至 VAERS 的资料为基础，进行疫苗安全性研究。当一种新的疫苗被推荐在美国使用，或推荐的疫苗接种方式发生改变时，VSD 会监测这些疫苗的安全性。

VSD 项目支持许多研究，以解决疫苗安全问题，包括儿童免疫计划安全性研究的白皮书，含有添加剂或防腐剂的疫苗对儿童的安全性，轮状病毒疫苗接种后肠套叠和其他不良事件，儿童疫苗相关性热惊厥的风险性，及 HPV 疫苗的安全性。

FDA 生物评价和研究中心哨兵计划

2007 年《食品药品管理局修正案法案》要求 FDA 发展一种主动的危险识别和分析系统，监测和分析包括药物、疫苗和其他生物制剂等受监管的医疗产品上市后的表现。自从 2009 年，FDA 生物评价和研究中心（Center for Biologics Evaluation and Research，CBER）评价疫苗安全性，目前正在实施生物制品有效性和安全性（the Biologics Effectiveness and Safety，BEST）倡议。作为一个主动的上市后监测系统，BEST 倡议是 FDA 范围内哨兵计划的一部分。BEST 倡议替代许可上市后快速免疫安全监测（Post-licensure Rapid Immunization Safety Monitoring，PRISM）计划，监控一个庞大的行政索赔和电子健康记录数据网络，覆盖美国 1 亿多人，以确保包括疫苗在内的受监管生物产品的安全性和有效性。BEST 倡议发出安全信号，促使 FDA 调查疫苗与检测到的不良事件之间可能存在的关联性，包括妇女妊娠期间发现的事件。潜在疫苗安全信号的来源包括被动不良事件报告、随机对照临床试验、文献报告和其他国家的报告。BEST 倡议建立于庞大人口基数上,这使检测与疫苗相关的罕见不良事件成为可能。BEST 倡议是其他疫苗安全监测系统的补充,例如美国 CDC 与 8 个大型保健管理机构合作创立的疫苗安全数据链接(vaccine safety datalink, VSD)。上市后疫苗监测系统对于持续监测和评估疫苗的安全性和有效性至关重要,结果发现婴儿在接种特定轮状病毒疫苗后,肠套叠风险增加,并得到了接受流感疫苗后,儿童患热性惊厥的风险没有增加的结论。

临床免疫接种安全评价项目

在疫苗上市前的临床试验中注册的参与人员数量可能不足以发现罕见的、具有临床意义的重要接种后不良事件。医疗服务人员也很少见到这些不良事件,以致不能提供标准化的评价。此外,还需高质量的研究识别免疫接种后不良事件的危险因素,尤其是在特殊的群体中,同时需要进一步研究如何预防免疫接种后不良事件发生或减轻其严重程度的策略。为了从患者层面深入理解接种后不良事件,美国 CDC 建立了临床免疫接种安全评价(clinical immunization safety assessment, CISA)项目。CISA 项目的目标包括:①为美国医疗服务人员提供疫苗安全性的信息资源,协助其为有复杂的疫苗安全性问题的特殊患者进行免疫决策的制定;②开展临床研究以更好地了解疫苗安全性,并确定接种后不良事件的预防策略;③帮助美国 CDC 和它的合作伙伴评价新出现的疫苗安全问题。CISA 项目是由美国 CDC、7 个医学研究中心和其他联邦合作伙伴组成的机构。医学研究中心由包括疫苗、疫苗安全、流行病学、生物统计学、临床试验,及如变态反应、免疫学、神经病学、感染病学、妇产科学等专科领域的专家组成。

CISA 项目促进了美国 CDC 与领先的学术医疗中心疫苗安全专家的合作,并增强了国家疫苗安全监测能力。如果医疗服务专业人员对居住在美国的特殊患者或涉及在美国许可的疫苗有任何疫苗安全方面的问题,而 ACIP 或专业医疗指南未能解答这些问题时,CISA 项目可提供建议。例如,患者在接种了 1 剂疫苗后出现了不良反应,未来是否应该再次接种该疫苗,CISA 可以提供意见。CISA 的评估工作是由来自美国 CDC 免疫安全办公室和 CISA 医疗中心的疫苗安全专家通过定期的电话会议,审查来自美国医疗服务人员提供的复杂的疫苗安全案例,讨论从案例中发现的问题,回顾相关文献,并形成一个概括性的评估和推荐计划。这些结论将与医疗服务人员分享。美国 CDC 和 CISA 的建议旨在帮助制定决策,而不是直接管理患者,因为管理患者的决策是医疗服务人员的职责。

美国医疗服务人员如果对居住在美国的特定患者的疫苗安全有疑问,可以联系美国 CDC 以寻求 CISA 的评估。经过美国 CDC 医疗官员审查,选择申请提交给 CISA 评估,医疗服务人员将在提交申请后不久收到关于其申请处理状态的通知。如果病例被接受进行 CISA 会诊,则要求医疗服务人员需协助 CISA 获取医疗记录以供审查。医务服务人员可以参加 CISA 病例介绍并参与讨论。CISA 病例会诊期间,患者隐私受到保护。医疗服务人员不需要为 CISA 评估承担费用。未转交至 CISA 的临床疫苗安全问题将通过其他渠道解决。

CISA 已经发表并继续开展研究,以解决疫苗安全的优先事项,如美国国家疫苗计划中确定的优先事项。目前 CISA 研究的优先领域包括流感疫苗安全性、妊娠妇女和其他特殊人群的疫苗安全性。CISA 研究完善了疫苗获批后安全监测系统,通常通过招募数百名接受了美国许可疫苗的受试者,进行前瞻性研究,来解决临床疫苗安全问题。从而,像由 CISA 管理的 VSD 这样的大型数据库系统在评估接种人群中罕见的医疗护理事件风险方面具有优势,但是 CISA 旨在研究更常见的、非医疗护理的事件(如发热或注射部位反应),并在接种疫苗后收集生物标本。CISA 的研究人员还可以接触到特殊人群(如早产儿),并与医治这些患者的专家取得联系。

疫苗损害赔偿

虽然疫苗相当安全,但是接种疫苗仍然可以发生如过敏反应等罕见严重的不良事件。疫苗损害赔偿计划(The Vaccine Injury Compensation Program,VICP)建立于 1988 年,通过减少因过度负债而退出美国市场的疫苗制造商的数量,成为一种稳定国家疫苗供应的方法。它发展成民事诉讼外的另一种选择,简化了解决疫苗损害索赔的过程。VICP 采取无过失补偿制度,如果个体发生损害被认为是由 VICP 覆盖的疫苗所引起的,均可寻求赔偿。

尽管接受疫苗者及受益人可以是任何年龄,但 VICP 只赔偿从出生到 18 岁的儿童接种常规推荐的疫苗后发生的损害。非儿童常规推荐接种的疫苗,包括带状疱疹疫苗、肺炎球菌多糖疫苗(pneumococcal polysaccharide vaccine,PPSV23)和旅行疫苗,VICP 不予受理。索赔必须在接种后出现首个症状的 36 个月内提出申请,而死亡赔偿申请则需在出现首个损害症状的 3 年内或死亡发生 2 年内,而导致死亡的疫苗损害首发症状开始的 4 年内提出。因所覆盖疫苗导致超敏反应而寻求赔偿者,在对疫苗制造商或供应商提起民事诉讼前,须先向 VICP 提交索赔申请。为了确保诉讼费用不成为进入 VICP 的障碍,只要索赔满足了某些最低要求,而且索赔是在合理的基础上善意提出的,不管诉讼结果如何,VICP 都将支付律师费及索赔相关的其他法律费用。索赔者若接受 VICP 的判决,则不可向疫苗制造商及供应商提起民事诉讼。若申请人不接受 VICP 的判决,他或她可以选择向疫苗公司和接种疫苗的医疗保健专业人员提出索赔,尽管这种情况很少发生。

疫苗损害表格列出了 VICP 所覆盖的疫苗种类以及损害、残疾、疾病及其他可获取赔偿的情况。疫苗损害表格定义了疫苗接种后第一个症状出现或损害显著加重的时限。若疫苗损害表格中列举的损害一经证实,索赔者将收到一份"法定的因果关系推定书",从而避免需要在个案中证明因果关系。若索赔者提出的损害未列举在疫苗损害表格内,则索赔者仍需自行搜集因果关系的证据方可能胜诉。

为了覆盖用于应对公共卫生紧急事件的医疗应急决策,如流感大流行或生物恐怖袭击(如天花、炭疽或肉毒杆菌中毒),2009 年制订了一个单独的计划,即应急对策损害赔偿计划(the Countermeasure Injury Compensation Program)。《21 世纪治愈法案》(*21st Century Cures Act*)于 2016 年 12 月签署成为法律后,相应的立法得到了修订。新法规定 VICP 需要覆盖妊娠妇女常规使用的疫苗,确保在妊娠期接受疫苗接种的妇女及其子女(即腹中胎儿)都能得到该计划的保护。

VICP 的资金来源是对每接种一种疫苗抗原征税 0.75 美元(例如单一抗原疫苗征收 0.75 美元,三种抗原联合疫苗征收 2.25 美元)。从提出索赔文件到判决的平均时间不到 3 年。2006 年至 2016 年,全美国接种了超过 31 亿剂所覆盖的疫苗。同一时间,法院审理了 5 564 份申诉书,并赔偿了其中的 3 773 份。因此,每接种 100 万剂疫苗,约有 1 例疫苗相关损害赔偿。约 70% 赔偿金来自来自双方协商解决,但并没有得出疫苗导致伤害的结论。

免疫接种后的超敏反应

对疫苗过敏通常是未来再次接种该疫苗的禁忌证,但这种对疫苗成分的反应罕见。所有可接种疫苗的机构均应具备处理接种疫苗后发生过敏反应的药物、医疗设施和医疗服务专业人员,以能维持气道通畅,管理心血管功能衰竭。该建议涵盖在学校、药房或其他非传统的疫苗接种机构内进行的疫苗接种。

通常,曾因疫苗发生速发型超敏反应的儿童,在完成该疫苗后续接种或接种包含相同疫苗成分的其他疫苗前,应由变态反应专科医师评估。这项评估及适当的过敏性测试将决定患儿目前是否对疫苗的某种成分过敏而使疫苗带来风险、有无可替代的疫苗(不含上述变应原)。绝大多数情况下,即便儿童确实过敏且没有可替代的疫苗,在具备识别和治疗过敏反应的专业人员及医疗设施的场所进行严密的观察下谨慎接种该疫苗,不接种疫苗所承担的风险更高。

疫苗成分相关的超敏反应可以是速发的,也可以是迟发的,更多是因赋形剂所致,而不是免疫原本身。

速发型过敏反应

速发型过敏反应可能由疫苗抗原、残留动物蛋白或其他疫苗成分引起。几乎所有的疫苗过敏反应都发生在疫苗接种后 1~2 小时内。

对鸡蛋蛋白(卵清蛋白)的过敏反应。目前的麻疹疫苗、腮腺炎疫苗和某些狂犬疫苗均由鸡胚成纤维细胞中培养获得,不含有大量的鸡蛋蛋白。研究表明,对鸡蛋过敏甚至发生严重过敏反应的儿童,接种这些单一或联合疫苗(如 MMR 或 MMRV)后发生过敏反应的风险是低的。绝大多数接种麻疹或腮腺炎疫苗后发生的速发型超敏反应,与其他疫苗成分有关,如明胶。因此,对鸡蛋过敏的儿童,可接种 MMR 或 MMRV 疫苗,不需要特殊的预防措施。

数据表明,尽管大多数灭活流感疫苗(inactivated influenza vaccines,IIV)和减毒活流感疫苗(live attenuated influenza vaccine,LAIV)来源于鸡蛋,但基本上所有的鸡蛋过敏者都可以耐受上述疫苗,包括严重的鸡蛋过敏患者,可能是因为这些疫苗中卵清蛋白含量远远低于引发过敏反应所需的阈值剂量。不管严重程度如何,所有鸡蛋过敏的儿童都可以接种任何种类的流感疫苗,而无需采取任何超出所推荐的额外预防措施[①]。

黄热病疫苗的鸡蛋蛋白含量可能较流感疫苗多,而目前鸡蛋过敏者接种该疫苗的报告很少。接种该疫苗前,应该询问鸡蛋过敏史。疫苗的包装说明书介绍了对患者进行疫苗皮试的方法,若皮试阳性,则逐渐递增疫苗剂量接种疫苗,这一项操作最好由变态反应专科医师进行。

对明胶的过敏反应。某些疫苗含有来源于猪或牛的明胶作为稳定剂,如 MMR 疫苗、MMRV 疫苗、水痘疫苗、黄热病疫苗(YF-VAX)、LAIV 和某些狂犬疫苗等。Vero 细胞培养来源的流行性乙型脑炎(JE-VC)疫苗和重组带状疱疹病毒疫苗不含明胶稳定剂。既往对明胶

---

① American Academy of Pediatrics, Committee on Infectious Diseases. Recommendations for prevention and control of influenza in children, 2020-2021. *Pediatrics*. 2020; 146 (4): e2020024588

食物过敏的人群在接种含有明胶成分的疫苗后可能发生过敏反应。此外,没有已知的明胶食物过敏史的患者,在接种含明胶成分的疫苗后,可能发生速发型过敏反应。据信对明胶过敏的患者在接种含有明胶成分的疫苗前,应由变态反应专科医师评估,通过速发型过敏性皮肤测试明确有无明胶过敏。如果明确明胶是过敏原,则应在配备应对过敏反应的人员、药物、设备的场所进行严密的观察,逐渐递增疫苗剂量进行接种。

对酵母的过敏反应。乙肝疫苗和人乳头瘤病毒疫苗是应用重组技术在酿酒酵母(面包酵母或啤酒酵母)中生产的。对酵母过敏是罕见的,但是,对宣称存在这种过敏的患者在接种含酵母的疫苗前,则应先由变态反应专科医师评估,以确定是否对酵母过敏。如果病史或检查提示存在速发型过敏反应,则应在配备有充足应对过敏反应的人员、药物、设备的场所严密观察下,进行疫苗接种。接种时按照逐渐递增剂量的方案进行。

对乳胶的过敏反应。干燥的天然橡胶乳胶含有天然蛋白质,这可能与过敏反应有关。某些疫苗包装瓶的瓶塞和注射器活塞含有乳胶,但乳胶过敏者接种这些疫苗时发生过敏反应极其少见。其他含有人工橡胶的疫苗包装瓶和注射器对乳胶过敏儿童不构成任何威胁。疫苗包装中使用乳胶的信息可在制造商的包装插页或美国 CDC 网站中查阅。乳胶过敏者可正常接种包装中含天然橡胶乳胶的疫苗,但应在配备有应对过敏反应的人员、药物、设备的场所严密观察下接种,一旦发生罕见的过敏反应时能及时处理。

迟发型过敏反应

与大多数细胞介导的迟发型过敏反应一样,这类变应原通常是小分子。疫苗中能产生这样反应的小分子包括硫柳汞、铝等佐剂和抗微生物制剂。

对硫柳汞的过敏反应。绝大多数对硫柳汞发生迟发型超敏反应的患者均可很好地耐受含硫柳汞的疫苗,或仅有注射部位暂时硬结或肿胀,这不是接种含硫柳汞疫苗的禁忌证。自2001 年起,硫柳汞被从儿童疫苗中去除。现今,仅多剂量流感疫苗瓶含有硫柳汞,但是可以获得多种预充于注射器中的无硫柳汞的流感疫苗。

对铝盐的过敏反应。接种某些含佐剂的疫苗后,注射部位可出现无菌性脓肿或持久性结节,这些脓肿可能为用作疫苗佐剂的铝盐引发的一种迟发型超敏反应,如氢氧化铝、磷酸铝、明矾(硫酸铝钾)或混合型铝盐。在某些情况下,误将本该肌内注射的疫苗进行皮下注射后导致上述反应(表 1.7)。铝相关脓肿经常在注射后续剂量含铝疫苗时反复出现。仅当这类反应严重时,才是日后接种含铝疫苗的禁忌证。

对抗微生物制剂的过敏反应。许多疫苗含有微量的链霉素、新霉素或多黏菌素 B。有些人因这些药物而发生迟发型过敏反应,在接种疫苗后 48~96 小时出现注射部位的丘疹。这种轻微反应并不是日后接种含这些药物疫苗的禁忌证。少数有上述某种抗微生物制剂过敏史者,在接种含有该成分的疫苗前,应先由变态反应专科医师评估。目前在美国准许使用的疫苗中均不含青霉素及其衍生物、头孢菌素类、氟喹诺酮类药物。

其他疫苗反应

破伤风 IgG 抗体的血清浓度增高,通常是频繁强化免疫的结果,这类人接种疫苗后发生注射部位大范围肿胀的概率更高,推测可能为免疫复合物介导的反应(Arthus 反应)。这些反应是自限性的,在恰当的时间间隔,可以接种后续剂量的疫苗。曾经认为这种反应在接种破伤风疫苗后经常发生,但研究表明,即便2次接种间隔时间短,该反应也罕有发生。因此,不论与前次疫苗接种间隔时间的长短,有接种破伤风疫苗指征的人均应接种。

据报道,约6%接种者在接种强化剂量人类二倍体狂犬疫苗后,发生类似血清病的反应,可能归因为灭活病毒的试剂改变了人白蛋白的化学结构,使其致敏。此类患者应由变态反应专科医师评估是否能继续接种后续剂次的疫苗,但很可能可以接种。

(薄涛　沈利　译)

被 动 免 疫

被动免疫与主动免疫不同,它需要将已经获得免疫性的抗体注射到受体中,从而产生及时、短暂的免疫保护作用。被动免疫通常在以下情况时预防或降低传染性疾病的发生:

- 替代性治疗作用:当人类在自身免疫抗体产生过程中存在缺陷或不足时,就会导致先天性或获得性缺陷抗体的产生,它们往往会单独或与其他免疫缺陷病同时存在,如免疫抑制治疗、严重联合免疫缺陷或人类免疫缺陷病毒感染,被动免疫能够起到替代作用。

- 预防作用:当易感个体暴露于某一种传染病,或者可能高度暴露于某种特定的传染介质时,他就会很容易被传染,这类人群一旦被感染,出现并发症的风险尤其高,再加上在有限的时间内单纯依靠主动免疫得不到充分保护的情况下,可预防性应用,如狂犬病免疫球蛋白、水痘-带状疱疹免疫球蛋白,乙肝免疫球蛋白。

- 免疫治疗作用:当疾病一旦发生,通过注射已经获得免疫的抗体(即被动免疫疫苗),可能会减轻或抑制毒素反应,例如食源性疾病(foodborne)、创伤(wound)、婴儿肉毒中毒(infant botulism)、白喉(diphtheria)、破伤风(tetanus);缓解或阻止临床疾病的发生,如炭疽(anthrax)、牛痘(vaccinia)、移植后乙型肝炎(post-transplantation hepatitis B),移植后巨细胞病毒感染(post-transplantation cytomegalovirus);或者抑制炎症反应,如川崎病(Kawasaki disease)。

用于被动免疫的疫苗产品比较广泛,具体的选择取决于可用疫苗的品种,所需抗体的类型、给药途径、时机以及其他因素。这些疫苗包括肌内注射用的常规免疫球蛋白(IG)、静脉注射用免疫球蛋白(IGIV)、超免疫抗体球蛋白,一部分是供肌内注射使用,如乙型肝炎、狂犬病、破伤风、水痘,另一部分是供静脉注射使用,如肉毒中毒、巨细胞病毒、牛痘,还有动物源性抗体,如食源性肉毒中毒、黑寡妇蜘蛛、珊瑚虫、响尾蛇、蝎子等,以及单克隆抗体,如呼吸道合胞病毒[RSV]。尽管目前替代性皮下注射免疫球蛋白(IGSC)已变得越来越普遍,但与静脉注射用免疫球蛋白相比,皮下注射依然因其吸收缓慢、生物利用度低等特点并不优先用于疾病的预防或治疗。

红皮书中没有对与传染病或川崎病有关的免疫球蛋白制剂以外的用药适应证进行综述。

(陈俊龙　译　白玉新　校)

免疫球蛋白肌内注射

IGIM是通过一种冷乙醇分馏过程(cohn fraction Ⅱ)取源于成人混合血浆。免疫球蛋白肌内注射（immune globulin intramuscular，IGIM）由至少 90% 的 IgG 与微量的 IgA、IgM 组成，采用溶剂/去污剂灭活脂包膜病毒，是无菌的，并且不知其是否会传送任何的病毒或者其他有传染性的病原体。IGIM 是一种包含特殊的可传染并且免疫的抗体，从人血浆中制取出来的浓缩蛋白（大约 16.5% 或者 165mg/mL）。很多捐献者（每批最终产品需要 1 000~6 000 位捐献者）被用于包括广谱抗体。在美国地区销售的产品是由有相关许可证的仪器从血浆中所提取。

　　IGIM 被授权和推荐用于肌内注射。然而，IGIM 应该用于大片肌肉块的深处。一般来说，对于成人、青少年或者大孩子，同一个位点应该使用不超过 5mL 的剂量，对于儿童和婴儿，应给予每个位点（1~3mL）的稍少剂量。卫生保健专业人员应该参考药品说明书了解每次最大使用剂量。常常在注射后的 2~3 天达到血清峰值。

　　标准的人血 IGIM 不应施行静脉注射。不推荐皮内使用 IGIM。有关肌内使用特效免疫球蛋白制剂（如乙型肝炎、狂犬病、破伤风及水痘等）的相关内容见第 3 章的特定疾病章节。

免疫球蛋白的适应证

　　肝炎的预防。IGIM 可为既往未接种疫苗患者，甲型肝炎的暴露后预防（postexposure prophylaxis，PEP）提供短期保护。IGIM 的暴露后预防仅适用于年龄小于 12 个月的婴幼儿或已知对甲肝疫苗或其成分有严重过敏的人群。对于年龄超过 40 岁的患者，则取决于临床风险评估的结果，IGIM 可与甲肝疫苗联用。年龄为 12 个月至 40 岁更推荐使用甲肝疫苗进行暴露后预防。

　　如果未接种疫苗的人群拟前往甲型肝炎中高流行地区，年龄小于 6 个月的婴幼儿或已知对甲肝疫苗或其成分有严重过敏的人群，采用 IGIM 进行暴露前预防（preexposure prophylaxis，PrEP）。6~11 月龄的婴幼儿旅行者，更建议采用甲肝疫苗进行暴露前预防，而不是 IGIM。12 月龄到 40 岁的健康旅行者，则推荐单独应用甲肝疫苗进行暴露前预防。超过 40 岁、免疫系统受损的全年龄段人群和那些有慢性肝病、其他慢性病的人群，建议联用甲肝疫苗与 IGIM 进行暴露前预防。IGIM 并不推荐应用于临床诊断为甲肝感染或者暴露超过 14 天的人群。

　　麻疹的预防。如果在暴露的前 6 天，对暴露的、易感染麻疹病毒的人群（不包括既往接种过疫苗或免疫缺陷）使用 IGIM 可以阻止或者弱化感染。IGIM 的有效性有赖于滴度。对于 12 个月及以上接种过麻疹疫苗的人群，在暴露后更推荐接种麻腮风疫苗，应在初次暴露后的 72 小时以内进行。在暴露后已给予 IG 治疗的人群同样推荐进行麻腮风疫苗接种。疫苗接种和 IGIM 的应用不建议同时进行。IGIM 给药和麻疹免疫的适当间隔因不同的 IGIM 剂量和特效产品的不同而不同（表 1.10）。

　　风疹的预防。对易感染风疹病毒的妊娠妇女在其风疹暴露后使用 IG 可降低致命感染的风险，但应该仅仅对那些拒绝治疗性流产的妇女提供。在暴露后不久即接受 IG 治疗的妊娠妇女，其新生儿仍可能患有先天性风疹综合征。IG 未证实可以预防暴露后的风疹与腮腺炎的感染，因此不建议应用。

　　抗体缺乏疾病的替代疗法。大部分的专家不再推荐 IGIM 作为免疫缺陷患者的替代治疗方法，这是由于治疗会带来疼痛以及难以获得有疗效的 IgG 血液浓度。如果 IGIM 被用于这条指征，常规剂量（应被肌肉质量和体积限制）是 100mg/kg（相当于 0.66mL/kg）每 3 周。一般的操作是初次 2 倍于该剂量给药来调整给药间隔间的剂量（2~4 周），基于 IgG 低谷浓度和临床反应（未见感染或者感染降低）。

IG 的不良反应

- 几乎所有接受 IG 的人会经历局部不适，很多人会经历 IGIM 给药点的疼痛，这与注射部位的肌肉体积有关。如果调整制剂温度至室温时注射，可以减轻不适感。不常见的反应，包括面部潮红、头痛、寒战和恶心。

- 严重不良反应是不常见的；这些不良反应包括过敏或中毒反应，表现为胸疼或胸闷、呼吸困难、血压过低或休克。静脉内使用会导致全身反应的风险增高。标准的 IGIM 是不应用于静脉注射的。人们重复使用 IGIM 剂量已被报道会经历全身性反应，比如发热、寒战、发汗和休克。

- 不论是 IGIM，还是 IGSC 都与血栓形成相关，特别是对于高危人群。为降低血栓风险，患者应在接受 IGIM 治疗前进行充分水化。

- 静脉内给药会引起一些系统性风险的增加，如发生肾功能不全、溶血以及与输血相关急性肺损伤。因此 IGIM 不建议静脉内给药。

- 需多次应用 IGIM 的患者可能会出现全身性表现，如发热、寒战、出汗甚至是休克。

- IG 不能给选择性 IgA 缺乏症（血清 IgA 浓度 <7mg/dL，IgG 和 IgM 浓度是正常的）的人群使用。因为 IG 包含了微量 IgA，选择性 IgA 缺乏症的患者在某些特殊的场合接受了 IGIM 的应用后会产生抗 IgA 抗体，在后续的 IGIM 的应用中会产生全身性的反应，如寒战、发热和休克样症状。在一些罕见情况下，关于抗-IgA 抗体的反应出现，使用经授权的含最低浓度 IgA 的 IGIV 制剂可降低进一步反应的可能性。因为这些反应罕见，不常规推荐 IgA 缺乏的筛查。

IGIM 使用的注意事项

- 对有 IGIM 不良反应史的患者使用 IGIM 时应该提醒其注意。在这种情况下，部分专家建议可以在全量使用前实施实验剂量的应用（总剂量的 1%~10%）。

- 尽管全身性反应罕见，肾上腺素和其他治疗严重、急性反应的手段（如：生理盐水的静脉应用）应该即时可利用。使用 IGIM 的卫生保健专业人员应被训练适当应对紧急情况。

- 除非利大于弊，IGIM 不应给严重的血小板减少症或者任何可能妨碍肌内注射的凝结障碍患者使用。这种情况下，推荐使用 IGIV。

免疫球蛋白静脉注射

静脉用免疫球蛋白（immune globulin intravenous，IGIV）是通过 1 000~60 000 名合格成年献血者的混合血浆提取的一种高纯度的免疫球蛋白 G（IgG）抗体的制剂，不同的制造商制备方法有所不同。IGIV 含有超过 95% 的 IgG，以及微量的 IgA 和 IgM。免疫球蛋白静脉注射可作为一种冻干粉或者一种制备的液体溶液，因产品的不同，IgG 的最终浓度从 5%~10% 而异。IGIV 不含硫柳汞或任何的防腐剂。IGIV 产品因其钠含量、稳定的赋形剂（糖、氨基酸）类型、渗透压、pH、IgA 含量和建议输注速率的不同而不同。每种因素都可能会影响其耐受性以及发生严重事件的风险。所有的 IGIV 制剂必须有一个对麻疹病毒,白喉棒状杆菌类毒素,脊髓灰质炎病毒和乙型肝炎病毒抗体的最小浓度。针对其他病菌,比如链球菌、巨细胞病毒和呼吸道合胞病毒的抗体浓度,不同的产品甚至同一厂家的不同批次间都可存在较大差异。Asceniv 是一种从含高滴度 RSV 抗体的捐献者血浆中提取,并含有特定浓度的 RSV 抗体的产品,被批准用于治疗先天性免疫缺陷病,但是该产品对于该人群及其他人群的作用并不明朗。

静脉用注射免疫球蛋白的适应证

IGIV 目前在美国地区是可获得的,FDA 批准用于 7 种情况(表 1.10)。IGIV 是作为这样一种输注产品而被开发出来。尽管对照实验证明的疗效在许多情况下是不可行的,但不排除 IGIV 产品对其他情况也有作用。在 IGIV 制备前,血样必须进行感染性疾病的血清学检查,并评估是否存在免疫缺陷,这是以防 IGIV 所含抗体的测试被混淆。IGIV 的使用可能会使血沉(ESR)升高,因此建议在 IGIV 使用后监测特定临床变化会更有帮助。

表 1.10　经 FDA 批准的免疫球蛋白静脉注射(IGIV)的用途 [a]

原发性免疫缺陷病如常见的变异性免疫缺陷、X 连锁-无丙种球蛋白血症、威斯科特-奥尔德里奇综合征(Wiskott-Aldrich syndrome,WAS)
川崎病,用于预防冠状动脉瘤
免疫介导的血小板减少症,增加血小板计数
可归因于慢性 B 淋巴细胞白血病或自身免疫性疾病所致的继发性免疫缺陷
慢性炎性脱髓鞘性多发性神经根神经病,改善肌肉力量
减少 HIV 感染儿童的严重细菌感染

[a] 并不是所有的 IGIV 产品都适用于 FDA 批准的适应证,也并不是所有的产品都被批准用于儿童全年龄段。

所有的 IGIV 产品都被授权来预防原发性免疫缺陷病的严重感染,但并非所有的授权产品都被批准用于表 1.10 中列出的其他情况。并不是所有的产品都被批准应用于儿童全年龄段,某些情况下,只有单一的产品有特定的适应证。虽然存在因不同制造商的 IGIV 产品而不同的治疗方法,但目前现有的产品并没有进行过对照试验。大多数专家认为,经许可的 IGIV 和 IGSC 产品是等效的,但川崎病的治疗应用 IGIV。在得到许可的 IGIV 产品中,不一定是单独针对每一个产品,对于儿童及青少年感染的传染病的预防或治疗说明书如下:

- **抗体缺乏症的替代疗法**。原发性免疫缺陷病的典型治疗剂量是 400~600mg/kg,但也可以增加剂量至 800mg/kg 甚至更多,每 21~28 天静脉输注。鉴于 IgG 的半衰期,间隔时间不宜超过 28d。输注的剂量和频次应该基于个别患者临床疗效并与原发性免疫缺陷病专家协力合作。有可能的话,长期应用的应是同一品牌的 IGIV,因为变换品牌会增加不良反应的风险。

- **川崎病**。在开始发热的前 10 天内施行单独剂量 2g/kg 的 IGIV 输注,并联合水杨酸盐的治疗,可降低发生冠状动脉异常的概率并且缩短了症状的持续时间。尽管有效性方面的数据并非可用,但 IGIV 治疗川崎病症儿童超过 10 天是被推荐的。对于难治性川崎病,可以重复应用 IGIV。

- **儿童 HIV 感染**。对于感染了 HIV 病毒和低丙球蛋白血症的儿童,IGIV 可被用于预防严重的细菌感染[1]。在特定的情况下,IGIV 也可被考虑用于感染了 HIV 病毒,伴有复发性的严重细菌感染的儿童。

- **血小板减少性紫癜(ITP)的治疗**[2]。有几种 IGIV 的产品被批准应用于 ITP 的治疗,并且有部分专家认为可作为一线治疗。相关研究也表明与其他治疗相比,IGIV 治疗后的血小板数量的上升速度会更快。

- **吉兰-巴雷综合征和慢性炎症性脱髓鞘性多发性神经病、多发性运动神经病变**。在吉兰-巴雷综合征的治疗中,IGIV 具有与血浆置换同等的功效,并且更容易管理。在Ⅲ期临床试验中,IGIV 被批准用于治疗成人的慢性炎症性脱髓鞘性多发性神经病和多发性运动神经病变。在慢性炎症性脱髓鞘性多发性神经病的治疗中,IGIV 具有与类固醇激素及血浆置换同等的功效,尽管对于不同治疗的反应有个体差异。多发性运动神经病变,与吉兰-巴雷综合征和慢性炎症性脱髓鞘性多发性神经病不同,仅对 IGIV 治疗有反应,而不适用类固醇激素及血浆置换。

- **中毒性休克综合征**。IGIV 被用于患有严重葡萄球菌或链球菌引起的中毒性休克综合征和坏死性筋膜炎的病患。治疗显示,在病程早期使用可能更有效。

- **低出生体重儿**。大部分临床试验结果显示 IGIV 不能降低出生体重低于 1 500g 的婴儿迟发性感染的发生率和死亡率。IGIV 不被推荐日常用于预防早产儿的早发型及迟发型感染。

- **其他潜在用途**。IGIV 可能对自身免疫性疾病或恶性肿瘤行抗 B 细胞治疗所致的继发性持续性低丙种球蛋白血症,细小病毒 B19 感染引起的严重贫血症和对其他治疗无效的新生儿自身免疫性血小板减少症、免疫介导的中性粒细胞减少症、重症肌无力患者失代偿、皮肌炎、多发性肌炎,和对其他治疗无效的严重血小板减少症有效。

IGIV 的安全性

1993 年,美国暴发了一起与 IGIV 相关的丙型肝炎病毒(HCV)的感染,这使得 IGIV 的制备过程发生了变化,包括额外的病毒灭活过程(例如溶剂去污剂曝光、pH 4 环境培养、微量酶暴露、纳滤分离和热处理),这可以避免通过 IG 制剂传播的丙型肝炎病毒及其他包膜病毒,无包膜病毒和朊病毒的传播。大多数制造商使用 3 种或 4 种不同的程序去除/灭活病原体。目前在美国地区经许可的 IGIV 被认为不含任何已知的病原体,而通过 IGIV 传播疾病的风险是极低的。通过经许可的 IGIV 传播所引起的 HIV 感染的从未被报道过。

IGIV 的不良反应

输液反应。如发热、头痛、肌痛、寒战、恶心和呕吐常常与 IGIV 输注速率有关,大约发生在 25% 的患者中。这些系统性的不良反应通常是轻中度的,而且是自限性的(表 1.11)。有许多与 IGIV 相关的皮肤反应被记录在案,包括荨麻疹、湿疹、苔藓样皮疹、瘀点、红皮病、非特异性斑疹、斑丘疹和瘙痒。大多数急性反应的原因并不明确。同一患者对不同产品所表现出来的副反应有所差异,因此一种产品应用后的反应并不能预测其他产品是否会出现同样的反应。

---

[1] Panel on Opportunistic Infections in HIV-Exposed and HIV-Infected Children. *Guidelines for the Prevention and Treatment of Opportunistic Infections in HIV-Exposed and HIV-Infected Children.* Washington, DC: Department of Health and Human Services; 2013. Available at: **https://aidsinfo.nih.gov/guidelines/html/5/pediatric-oi-prevention-and-treatment-guidelines/0**

[2] Neunert C, Terrell DR, Arnold DM, et al. American Society of Hematology 2019 guidelines for immune thrombocytopenia. Blood Adv. 2019;3(23):3829-3866

表 1.11 IGIV 相关反应的处理[a]

时间	症状	处理
静脉输注时	过敏反应/中毒反应	停止输液 给予肾上腺素和液体支持,苯海拉明及糖皮质激素
	头痛,发热,寒战,静脉窦压痛,咳嗽,轻度低血压	降低输液速度直至症状缓解 给予苯海拉明,NSAID;可以应用考虑糖皮质激素 当症状消退时,可以加快输注速度。单独应用 NSAID,苯海拉明或糖皮质激素,或联合使用进行预处理减轻或预防相关反应的发生
静脉输注后	头痛	给予 NSAID,曲坦类药物,糖皮质激素。如反复发生,应考虑替代产品或更换为 IGSC
	肌肉酸痛/其他不适	给予 NSAID,糖皮质激素。如反复发生,应考虑替代产品或更换为 IGSC

NSAID,非甾体抗炎药。

[a] 目前并没有 IGIV 不良反应管理的相关研究,仅有专家意见。

严重的不良反应。急性、严重的反应极少发生,包括过敏反应及中毒反应,表现为面色潮红、血压的变化、心动过速和休克。由抗-IgA 抗体所引起的过敏反应罕见,通常只发生在某些患有选择性 IgA 缺乏症(例:完全缺乏 IgA,IgA<7mg/dL 且具有正常的抗蛋白抗体形成能力)且既往有过 IgA 过敏史的人群中;更罕见于对 IgA 产生了 IgE 抗体的免疫缺陷病患者,或患有原发性体液免疫缺陷人群。输注经许可的含有低浓度 IgA 的 IGIV 产品可降低进一步反应的可能性,但很少需要如此。因为这些反应罕见,不推荐进行 IgA 缺乏症的常规筛查。目前并没有进行抗 IgA 抗体的检测方法。

潜在的危及生命的不良反应包括血栓形成、同种异体免疫溶血、肾功能不全和衰竭、无菌性脑膜炎、非心源性肺水肿和输血相关的急性肺损伤。产品应进行抗 A 和抗 B 抗原抗体(溶血风险)以及凝血因子 11(FXIa)污染(血栓形成风险)的检测。尽管现阶段对产品进行了血栓形成相关物质的检测,但仍有偶发事件,特别是那些有血栓发生风险的患者。肾衰竭主要发生在肾功能不全和糖尿病的患者中。由凝集素介导的急性溶血可继发肾衰竭。

溶血事件主要发生在那些血型为 A 型、B 型或 AB 型,并且使用高剂量 IGIV(约 80% 的患者使用剂量≥1.5g/kg)的患者中。使用高剂量 IGIV 的患者应进行溶血相关监测,这可以是急性的,也可以发生使用后的 5~10 天。严重溶血的并发症包括需要输血,肾衰竭和罕见的弥散性血管内凝血。如果需要输血的话,推荐使用 O 型血。

IGIV 输注后的数小时至 2 天发生的无菌性脑膜炎综合征,可表现为严重的头痛、颈项强直、恶心和呕吐。脑脊液中的细胞数通常是增加的。

临床医师应注意这些不良反应的危险因素,包括高血压、糖尿病、血栓形成的病史、其他血栓形成的危险因素,既往肾功能损害和潜在的血液黏度增高。通过限制剂量和输注速度或通过皮下应用 IGSC 可以降低某些不良反应的风险。这些不良反应发生的概率与类型是建立 IG 管理模式时应考虑的因素。

静脉用免疫球蛋白的使用注意事项

● 接受 IGIV 的患者应进行充分的水化以降低肾功能不全的发生概率,容量不足的患者更易发生该不良反应。

- 当给曾有过 IG 不良反应史的患者使用 IGIV 时,需提醒患者注意。

- 因有可能发生 IGIV 的急性过敏或中毒反应,应备有经验丰富的医务人员、药物及设备以应对不良反应。如果发生过敏或中毒反应,应评估继续输注的风险与收益。如果选择继续 IG 治疗,则推荐采用 IGSC 或酶促皮下注射,因为与 IGIV 相比,IGSC 发生不良事件的概率更低。无论采用何种给药方式,都不应再次采用引起不良反应的产品。

- 由于从业者已经获得 IGSC 的使用经验,许多专家建议既往有不良反应的患者,变更为皮下给药,而不是继续使用静脉输注或治疗前预先给药。

- 减慢输注速度或减少 IGIV 剂量,通常可以缓解轻度与输液相关的非过敏性不良反应(需排除危及生命的亚急性不良事件)。对一种产品过敏的患者通常可耐受其他替代产品。尽管没有相关研究支持,但多数专家认为对于既往有过显著不良反应的患者,可以应用非甾体抗炎药如布洛芬、阿司匹林、对乙酰氨基酚、苯海拉明或糖皮质激素减轻或预防不良反应的发生。临床医生应在长期、规律的治疗前应用糖皮质激素的累计暴露风险与收益之间取得平衡。应用 IGIV 所产生严重不良反应的处理方法,应与免疫专家或其他有相关经验的专家进行协商。

- 心脏功能受损的重病患者接受大量 IGIV 可能会增加血管收缩或者心脏病并发症的风险,表现为血压升高,心脏功能衰竭,或者两者皆有。在这种情况下,如果可能的话应使用低钠,高 IgG 浓度的产品。住院病人可通过减慢输注速度以降低不良反应发生的风险(10% IGIV,约 30mL/h)。

免疫球蛋白皮下应用

免疫球蛋白皮下应用(immune globulin subcutaneous,IGSC)采用手动注射器、机械或电池驱动泵皮下(subcutaneous,SC)注射免疫球蛋白治疗成人和儿童原发性免疫缺陷病已被证实是安全和有效的。由于 SC 的应用不需要静脉通路,也不需要置入静脉通路装置,多数家长或患者可以自行居家使用。小剂量,多频次(如每天或每周 2 次)给药,可使血清 IgG 浓度随时间波动较小。

与 IGIV 相比,IGSC 发生轻度和严重全身反应的概率都要低很多,IGSC 也不需要术前给药。IGSC 最常见的不良反应是输注部位反应,包括局部肿胀、发红、瘙痒、疼痛、硬结和局部发热,这些反应通常在输注后很快发生,并且在接下来的 1~2 天内消退。在治疗的最初几个月,这种反应发生的概率更高。最常见的全身性反应是头痛。全身性不良反应的处理可参考 IGIV 章节。对于绝大多数患者,每天注射和 1 周多次注射都可以减少或消除全身性的不良反应。

应用 IGIV 时,血清 IgG 浓度是存在谷值和峰值的,但是 IGSC 在达到稳态后浓度波动非常小。IGSC 在预防感染方面的功效至少是与 IGIV 相当的。

选择 IGSC 和 IGIV 的相关因素见表 1.12。美国有几种经批准使用的浓度为 10%~20% 的 IGSC 产品。据报道,IGSC 在血小板减少症和接受抗凝治疗的患者中具有良好的耐受性。大剂量 IGSC 被证明可应用于自身免疫性神经系统疾病的免疫调节,并且有一种浓度为 20% 的 SCIG 产品被批准应用于治疗慢性炎性脱髓鞘性多神经病。由于关于 IGSC 在需要大剂量 IG 的疾病的疗效的数据有限,因此仅应使用 IGIV 来治疗川崎疾病。

因为皮下注射体积（通常最大为 60mL/部位）的限制，所以使用 IGSC 时需要多部位多次注射以获得足够的 IG 剂量。使用重组人透明质酸酶（recombinant human hyaluronidase，IGHY）进行预处理，允许在单个部位皮下注射 IG 的剂量增大（可达 600mL），尽管很多临床医生更倾向于将剂量限制在单部位 300mL。IGHY 产品的功效与标准 IGSC 和 IGIV 的疗效相当 IGHY 的注射频次和针刺数量与 IGIV 相接近；全身性不良事件发生率约为 IGIV 的一半。IGHY 应用几天后，血清 IgG 达到峰值，而且水平远低于 IGIV。并不像 IGSC 那样保持稳定的血清浓度，IGHY 的谷浓度的水平与 IGIV 相当。

IGSC 和 IGHY 的使用注意事项

- 对有 IGSC 不良反应史的患者应谨慎使用 IGSC 治疗。在这种情况下，大多数专家建议使用替代产品。部分专家建议每天给予每月剂量的一部分（1/30）。

- 虽然 IGSC 的急性、全身性反应不太常见，通常比 IGIV 轻微，仍应立即使用肾上腺素（例：肾上腺素自动注射器）。使用 IGSC 的卫生保健专业人员应接受紧急情况处理（特别是过敏性休克）的培训。父母和患者均应接受在过敏反应发生时如何应用肾上腺素自动注射器的相关培训。

- 使用 IGSC 后发生的危及生命、亚急性不良反应（血栓形成，溶血，肾损伤）通常不如使用 IGIV 时常见，但还是有可能发生。临床医师应注意不良反应的危险因素（高血压，糖尿病，血栓形成史，肾脏损害和高黏血症），因为高剂量，静脉注射途径和快速给药也是额外的危险因素。

表 1.12 不同 IG 应用方式的比较

项目	IGIV	IGSC	IGHY
输注频次	每 3~4 周	每天至 2 周一次	每 2~4 周
输注要求	静脉通路，通常由医务人员提供	不需要静脉通路，自我管理	不需要静脉通路，自我管理/医务人员管理
注射部位/月	1	4~30	1~2
全身性不良反应	高于 IGSC	低于 IGIV 与 IGHY	低于 IGIV
局部不良反应	罕见	经常	同 IGSC

IGHY，重组人透明质酸酶。

过敏反应的治疗

生物制剂及免疫血清必须由专业的卫生保健人员管理及施治，同时此类人员应掌握全身性免疫反应的治疗。药物、设备及有资质的专业人员必须维持气道通畅及心血管系统的管理[1][2]。如果发生严重不良反应，所需的干预措施超出了初始治疗团队的能力，应要求在转运前

---

[1] Hegenbarth MA；American Academy of Pediatrics，Committee on Drugs. Preparing for pediatric emergencies：drugs to consider. *Pediatrics.* 2008；121（2）：433-443（Reaffirmed February 2016）

[2] Sicherer SH；American Academy of Pediatrics，Section on Allergy and Immunology. Epinephrine for first-aid management of anaphylaxis. Pediatrics. 2017；139（3）：e20164006

和转运途中启动额外的紧急医疗服务,以获得更高水平的诊疗。

　　不同类型的过敏反应急救措施不同。不论何种情况下,肾上腺素是基础用药。延迟应用肾上腺素被认为是导致意外死亡的主要原因。轻微的症状如仅有皮肤反应(瘙痒、红斑、荨麻疹、血管性水肿等)可能是过敏的首发表现,没有危险性,可以仅单用抗组胺药物治疗。是否应用肾上腺素应根据患者的临床表现决定(表 1.13)。发生过敏反应时,应迅速(目标 <4 分钟)注射肾上腺素,如果患者有 2 个或以上器官系统受累则更有可能是发生过敏反应:①皮肤和黏膜受累(全身荨麻疹、皮肤发红、嘴唇/舌/悬雍垂肿胀);②呼吸系统受损(呼吸困难、喘息、支气管痉挛、喘鸣或低氧血症);③低血压;④胃肠道受累(如持续性痉挛性腹痛或呕吐)。如果患者既往对生物制剂或免疫血清有严重的免疫反应,即使仅有皮肤、心血管或呼吸系统的单发表现均应注射肾上腺素[①]。肾上腺素应该 IM 给药,因为 IM 给药可以更快地在体内达到更高的浓度。更推荐使用容易获得的商业肾上腺素自动注射剂(有 3 种剂型:0.1,0.15 和 0.3mg/次,见表 1.13),可减少药物使用时间及剂量错误的可能性。如果有需要的话,可以每 5~15 分钟肌内注射肾上腺素水溶液(1∶1 000 稀释液,0.01mg/kg;最大剂量,0.5mg)或自动注射器,以控制症状和维持血压。如果有必要的话,间隔时间可小于 5 分钟。大多数接受抗过敏治疗的患者应处于仰卧位,但如果患者感到呼吸困难,可采用坐立位。当患者的病情改善并保持稳定时,口服抗组胺药和可额外口服 24~48 小时的糖皮质激素(泼尼松,每天 1.5~2.0mg/kg;最大剂量为 60mg/d),但不是十分必要。

表 1.13　肾上腺素在过敏反应治疗中的应用[a]

肌内注射(IM)

肾上腺素自动注射器(体重 7.5~14kg,每剂 0.1mg;体重 15~29kg,每剂 0.15mg;体重 ≥30kg,每剂 0.3mg);IM(大腿外侧),每 5~15 分钟重复 1 次,最多 3 剂

或

肾上腺素 1∶1 000(1mg/mL)(水性):IM(大腿外侧),每次 0.01mL/kg,最大剂量 0.5mL,每 5~15 分钟重复 1 次,最多 3 剂[b]

静脉推注(Ⅳ)

对 IM 肾上腺素无反应的患者可使用稀释度为 1∶10 000(0.1mg/mL)而不是 1∶1 000 的肾上腺素进行 IV。可使用 1mL 1∶1 000 肾上腺素稀释液在 9mL 生理盐水溶液中稀释。剂量是 1∶10 000 的肾上腺素 0.01mg/kg 或 0.1mL/kg

如果需要重复给药,可考虑进行静脉维持。将 1mg(1mL)稀释度为 1∶1 000 的肾上腺素加入 250mL 5% 葡萄糖溶液中,配制浓度为 4μg/mL,以 0.1mg/(kg·min)的初始速率输注,逐渐上调速率以维持血压,最大可达 1μg/(kg·min)

　[a] 除了肾上腺素以外,保持气道通畅以及氧气吸入也非常重要。
　[b] 通过注射给予引起过敏反应的药剂,可将肾上腺素注入同一部位以减缓吸收。

　　保持气道通畅,并迅速给予氧气吸入。严重的可危及生命的全身性过敏反应,包括严重的支气管痉挛、喉头水肿、其他气道受损、休克和心力衰竭,需要额外的治疗。必须快速建立静脉通路以输注足量的可维持血压的等渗溶液,以补充循环血管内容量的损失。

---

　① Lieberman P, Nicklas RA, Randolph C, et al. Anaphylaxis-a practice parameter update 2015. Ann Allergy Asthma Immunol. 2015;115(5):341-384

在建立静脉通路的同时应肌内注射肾上腺素。静脉用肾上腺素(注意需稀释为 1∶10 000)可用于肌内注射,但应谨慎使用(表 1.13)。静脉推注肾上腺素可能引发心律失常,应进行心电监护。缓慢、持续、低剂量给药优于重复给药,因为可将剂量调整至期望的效果,并可避免意外的大剂量给药。雾化用沙丁胺醇可用于气道痉挛(表 1.14)。在某些情况下,血压维持可能需要使用其他的正性肌力药物,如多巴胺(表 1.14)。组胺 H_1 和 H_2 受体拮抗剂的组合应用(表 1.14)可作为辅助治疗,起有效的协同作用。糖皮质激素并不应用于过敏反应的紧急处理中,但是在大多数过敏反应中推荐应用,有可能降低双相反应或延长反应,尽管这种做法的证据很弱(表 1.14)。

表 1.14 过敏反应治疗中常见二线药物的剂量

药物	剂量
H_1 受体拮抗剂(抗组胺药)	
苯海拉明	口服、肌内注射、静脉注射:1~2mg/kg,每 4~6 小时重复 1 次(<12 岁,单次最大剂量 40mg;12 岁以上,单次最大剂量 100mg)
羟嗪	口服、肌内注射:0.5~1mg/kg,每 4~6 小时重复 1 次(单次最大剂量 100mg)
西替利嗪	口服:2.5mg,6~23 个月;2.5~5mg,2~5 岁;5~10mg(每次 1 次)
H_2 受体拮抗剂(抗组胺药)	
西咪替丁	静脉注射:5mg/kg,缓慢输注 15 分钟,每 6~8 小时重复 1 次(单次最大剂量 300mg)
雷尼替丁	静脉注射:1mg/kg,缓慢输注 15 分钟,每 6~8 小时重复 1 次(单次最大剂量 50mg)
糖皮质激素	
甲泼尼龙	静脉注射:1mg/kg,每 4~6 小时重复 1 次(单次最大剂量 125mg)
泼尼松	口服:1.5~2mg/kg,晨起顿服(单次最大剂量 60mg);疗程视具体情况而定
β_2 受体激动剂	
沙丁胺醇	雾化剂:0.5%(5mg/mL),每次 0.05~0.15mg/kg,加入 2~3mL 等渗氯化钠溶液中,最大剂量 5mg/kg,每 20 分钟、1 小时或 2 小时重复 1 次,或 0.5mg/(kg·h)连续雾化(最大剂量 15mg/h)
血管升压药	
多巴胺	5~20μg/(kg·min)静脉维持

所有出现全身性过敏反应症状和体征的患者,无论严重程度如何,均应在适当场所中观察数小时,即使是急性症状缓解后也应如此。尽管早期进行积极的处理,过敏反应可以是单相的、双相的,甚至可以延长至 24~36 小时。虽然尚未明确规定观察时间,轻度发作合理的观察时间为 4 小时,严重发作观察时间应延长至 24 小时。

服用 β-肾上腺素受体阻滞剂的人发生的过敏反应可能更严重,而且对肾上腺素和其他 β-肾上腺素受体激动剂药物的反应性会降低。更积极的肾上腺素可能可以超过某些患者受体阻滞的情况。对于肾上腺素难治性过敏反应,部分专家建议静脉注射胰高血糖素(儿童 20~30mg/kg;最大剂量为 1g,静脉给药,5 分钟完成,之后按 5~15mg/min 静脉维持直至临床起效)。吸入阿托品对这类患者的心动过缓或支气管痉挛可能有效。在出院时,应向所有患者提供肾上腺素自动注射器,处理未来反应的书面应急计划,并转诊给具有管理过敏反应和确定病因(如果不知道的话)相关经验的医师。患者和/或其父母需学会如何使用自动注射笔。

(曹清 译)

特殊人群的预防接种

早产和低出生体重儿的免疫接种

除极少数情况外,早产(胎龄小于 37 周)及低出生体重儿(出生体重小于 2 500g)待临床稳定后,均应以与足月儿相同的时间接受儿童期推荐的常规预防接种。尽管有研究显示几种疫苗在极低出生体重儿(出生体重小于 1 500g)及胎龄小于 29 周早产儿中的免疫应答较低,但是大部分早产儿,包括应用地塞米松治疗慢性肺疾病的患儿,预防接种可为其提供足够的免疫性。而且不需要减少接种剂量或分次给予。

早产儿及低出生体重儿对疫苗的耐受性与足月儿相同。部分研究表明,超低出生体重儿(低于 1 000g)和极低出生体重儿(低于 1 500g)接种部分疫苗,发生心肺事件的概率增加。接种前 24 小时内发生呼吸暂停、更小的年龄、接种时体重低于 2 000g 以及生后 12 小时新生儿急性生理学评分 Ⅱ[①]小于 10 分均与接种后呼吸暂停有关,此类新生儿如果还在医院的话,需在接种后观察 48 小时。然而此类疫苗接种后事件通常对新生儿无有害影响。

临床稳定的新生儿生后 2 个月仍住院治疗者应接受该年龄段所有推荐的灭活疫苗。不需要持续性治疗严重感染及代谢性疾病或急性肾脏、心血管、神经系统及呼吸道疾病的新生儿及处于疾病恢复期、体重持续增长的新生儿属于临床稳定新生儿。除口服轮状病毒疫苗外所有 2 月龄内要求接种的疫苗均可予,早产儿及低出生体重儿同时接种。为了预防潜在的与卫生保健相关的轮状疫苗活病毒扩散的潜在危险,其接种需延迟至新生儿出院以后。临床情况稳定的早产儿接种疫苗的剂量与足月儿相同。应用联合疫苗可以减少其他疫苗的接种次数。因受到注射部位限制,当不能为在院早产儿同时注射 3~4 种疫苗时,2 月龄内推荐注射的疫苗可以分次注射。独立的灭活的胃肠外疫苗的接种任何间隔时间都是可以接受的。但是为了避免重叠的局部反应,间隔 2 周左右比较合理。对于肌内注射疫苗注射器针头长度的选择根据早产儿及低出生体重儿的肌肉情况决定(表 1.6)。

乙肝疫苗在早产儿及出生体重大于 2 000g 的低出生体重儿中接种后产生的免疫应答与足月儿相同。临床稳定的体重持续增长的低于 2 000g 的新生儿显示乙肝抗体反应降低。在表 3.21 中列出了体重小于 2 000g 及大于 2 000g 的婴儿,在母亲乙肝表面抗原阴性、阳性及不

① Zupancic JAF,Richardson DK,Horbar JD,Carpenter JH,Lee SK,Escobar GJ. Vermont Oxford Network SNAP Pilot Project Participants. Revalidation of the Score for Neonatal Acute Physiology in the Vermont Oxford Network. *Pediatrics*. 2007;119(1):e156-e163

明确情况下的乙肝疫苗接种计划。小于 6 周的新生儿,无论早产或足月,仅能接种单价乙肝疫苗。当出生时接种包括乙肝疫苗的组合疫苗后,总共需接种 4 次乙肝疫苗。

早产儿患流行性感冒发生并发症的危险性增高,因此,6 月龄起的早产儿应尽早接种 2 剂灭活的流感病毒疫苗,2 剂之间间隔 1 个月。所有的孕妇均应接种流感疫苗(可在孕期的任意时间接种)以保护孕妇及为新生儿提供被动免疫保护。由于小于 6 月龄的早产儿及任何年龄段存在慢性并发症的早产儿对流感病毒极其易感,因此家庭成员、儿童保育从业人员、早产儿医护人员应每年接种 1 次流感疫苗是非常重要的。

因太小而不能完成基础免疫的小于 6 月龄的早产儿,其发生百日咳感染及百日咳相关并发症的危险性增高。所有的妊娠妇女都应接种破伤风类毒素、减毒的白喉类毒素和无细胞百日咳(Tdap)疫苗(最佳时间是在妊娠 27~36 周,这样在新生儿体内可产生较高的抗体水平)。如果妊娠妇女从未接种过 Tdap 疫苗,则在产后应立即接种。照顾妊娠妇女和新生儿的医护人员、家庭成员及儿童保育者如果从未接种过 Tdap 疫苗,也应接种。

小于 29 周的早产儿;患有某些特定先天性心脏病的新生儿;某些患有慢性肺病的早产儿或是患有血流动力学改变的心脏病的新生儿,在呼吸道合胞病毒流行季节每月接种帕利珠单抗(呼吸道合胞病毒单克隆抗体)是有益处的。接种帕利珠单抗的婴儿应按时进行常规的儿童免疫接种。

轮状病毒疫苗接种后的几周内,婴幼儿可能排出轮状态病毒,目前有关疫苗病毒在医院内部传播的研究是非常有限的,也未发现在新生儿重症监护病房内的院内传播。各医疗机构可考虑在住院期间为适龄、符合条件的儿童接种轮状病毒疫苗,包括在新生儿重症病房。或者可在出院时为适龄、符合条件的儿童接种首剂轮状病毒疫苗。

(曹清 译)

妊娠期免疫接种 [①]

免疫接种是孕期护理的重要组成部分。一些疫苗可预防的疾病,例如流感,与怀孕期间发病率和死亡率的增加有关,而其他疾病,如百日咳,可能会影响那些因为太小而无法在分娩后数月内主动接种疫苗的新生儿。基于为准妈妈接种疫苗的益处,并且通过母亲的获得性抗体可以为婴儿提供保护,所以提出了在妊娠期间接种疫苗的建议 [②]。妊娠期间常规推荐的疫苗对母亲、胎儿和婴儿是安全的。产科护理提供者在审查准妈妈的疫苗接种史和确保她们获得推荐疫苗方面发挥着关键作用。儿科医生也经常被父母问及妊娠期间的疫苗问题,同时在加强疫苗重要性方面发挥着重要作用。本章涵盖妊娠期间的主动免疫。母乳喂养和母乳一节涵盖了与母乳喂养相关的被动母婴免疫主题。特别推荐在妊娠期间常规接种破伤风和白喉类毒素以及无细胞百日咳疫苗(Tdap)和流感病毒灭活疫苗(IIV)。

● **每次妊娠期间应接种 Tdap 疫苗**。美国 CDC、AAP、美国妇产科医师学会(ACOG)和美国家庭医师学会(AAFP)建议在每次妊娠期间接种 Tdap 疫苗,以确保所有新生婴儿出生时可获得高浓度百日咳特异性抗体的保护。推荐在妊娠 27~36 周期间尽早接种 Tdap,以最大

[①]   See adult immunization schedule available at **www.cdc.gov/vaccines/schedules/hcp/adult.html**

[②]   www.cdc.gov/vaccines/pregnancy/index.html

限度地提高母体抗体反应和使被动抗体转移到婴儿身上。Tdap 在孕期任何时期接种都是安全的,如伤口处理、百日咳暴发流行以及其他特殊情况。对以前从未接种过 Tdap 疫苗的妇女,若本次妊娠期间未进行疫苗接种,则应在产后立即进行 Tdap 疫苗接种。若妊娠期伤口处理需要使用破伤风白喉混合疫苗加强剂,而该妊娠妇女本次妊娠期间没有接种 Tdap 疫苗,则应给予疫苗接种。Tdap 和灭活流感疫苗一起接种是安全的,在近期注射过一剂破伤风白喉混合疫苗加强剂后,Tdap 接种也是安全的。

- **每个流感季节应接种流感疫苗**。妊娠会增加流感的风险,无论有无潜在基础疾病。建议每隔 6 个月或 6 个月以上没有禁忌证的人均接种流感疫苗,妊娠是 IIV 疫苗接种的特定适应证。妊娠期间接种 IIV 疫苗不仅可以保护母亲,还可以保护 6 个月以下因为太小而不能进行免疫接种的婴儿。IIV 可在妊娠任何时期接种。妊娠是流感减毒活疫苗(LAIV)的禁忌证。

减毒活疫苗

妊娠通常是活病毒疫苗接种的禁忌证,除非易感性和暴露的可能性很高,且要预防的疾病比疫苗接种的风险更大,并且没有其他有效的预防方法。在讨论那些出生前或出生后诊断的出生缺陷,而他们被不恰当地归因于疫苗问题时,需要考虑到在其他情况下普通妊娠中严重和轻微胎儿畸形的背景发生率,通常被认为是 3%~5%。当在妊娠早期胚胎发育完成后接种活疫苗或减毒活疫苗时,这一考虑尤为重要。在妊娠早期意外接种活病毒疫苗尚未被证明会导致明确的胚胎畸形,也并非终止妊娠的指征。但建议女性应在接种活病毒疫苗后 4 周内避免妊娠。

- **麻疹、腮腺炎和风疹疫苗**。妊娠期妇女禁忌接种麻疹、腮腺炎、风疹和水痘疫苗。应尽可能使易感女性在妊娠之前或妊娠结束之后完成针对这些疾病的免疫接种。在接种麻疹、腮腺炎和风疹疫苗(MMR)后,女性应避免妊娠至少 4 周。尽管目前尚无因接种风疹病毒活疫苗而导致胚胎畸形的病案报道,但不能排除因意外接种风疹疫苗而导致胚胎畸形这一罕见的理论上风险。由于妊娠妇女罹患重症麻疹及其并发症的风险较高,若无证据支持妊娠妇女具有麻疹免疫力,应当给发生麻疹暴露的妊娠妇女静脉注射免疫球蛋白(IGIV)。IGIV 不能预防暴露后的风疹或腮腺炎感染,因此不推荐使用。

- **水痘疫苗**。与 MMR 一样,含有水痘的疫苗[水痘疫苗(VAR);麻疹、腮腺炎、风疹和水痘疫苗(MMRV)]也是活疫苗,在怀孕期间禁用。该禁忌证是基于发生先天性水痘综合征的理论风险,尽管根据现有的安全监测,意外服用 VAR 或 MMRV 与不良妊娠结局之间没有关联。家庭中有妊娠妇女,不是其他家庭成员接种水痘疫苗的禁忌证。没有水痘免疫证据的妊娠妇女存在重症和并发症的风险。对于曾暴露接触且没有水痘免疫证据的妊娠妇女,推荐应用水痘-带状疱疹免疫球蛋白,暴露接触后 10 天内均可以接种,但理想情况下应在暴露后 96 小时内接种,以获得最佳效果。妊娠期间使用水痘-带状疱疹免疫球蛋白的目的是预防母亲并发症,而不是为胎儿/婴儿提供保护,因为母亲接受水痘-带状疱疹免疫球蛋白不能预防胎儿感染或新生儿疾病。如果无法使用水痘-带状疱疹免疫球蛋白,一些专家建议使用 IGIV。尽管对于免疫功能低下个体暴露后应用阿昔洛韦进行预防的益处的公开数据有限,但是如果有临床指征,妊娠期间使用阿昔洛韦并不是禁忌。

- **流感减毒活疫苗(LAIV)**。虽然建议在妊娠期间接种流感疫苗,但 LAIV 作为一款活疫苗仍然是禁忌的。应改用其他批准的适龄灭活流感疫苗（IIV）。

● **黄热病疫苗**。与大多数其他活疫苗不同，黄热病疫苗在妊娠期间并非禁忌。尽管如此，它仍存在理论风险，尽管对婴儿没有不良影响，但因为存在疫苗病毒在子宫内传播的罕见病例，妊娠不是接种黄热病疫苗需要防备的。只要有可能，妊娠妇女应该推迟前往黄热病流行的地区。如果前往地方病流行地区不能避免，并且黄热病病毒暴露的风险被认为大于接种风险，妊娠妇女应该接种疫苗。母乳喂养也不是黄热病疫苗接种需要防备的。

● **伤寒疫苗**。美国有两种伤寒疫苗——口服减毒活疫苗和肠外接种的多聚糖疫苗。目前尚缺乏有关妊娠期间接种两种类型疫苗安全性的信息资料；因此，一般来说，应避免给妊娠期妇女接种伤寒疫苗。

● **霍乱疫苗**。妊娠妇女感染霍乱会增加不良后果的风险。目前尚无关于妊娠期接种霍乱减毒活疫苗安全性的信息。疫苗不能从接种者的胃肠道吸收。因此，妊娠妇女接种疫苗不会导致胎儿疫苗病毒暴露。对于前往霍乱传播地区的旅行的妊娠妇女，接种霍乱疫苗时应权衡疫苗提供保护与可能发生不良事件的风险的利弊。

● **天花疫苗**。活天花病毒（痘苗）疫苗的使用仅限于与接触该病毒或其他感染人类的正痘病毒（如猴痘）工作的实验室工作人员。天花在妊娠妇女中比在非妊娠妇女中更易导致危重症。然而，在没有天花暴发的情况下，不建议妊娠妇女接种牛痘疫苗。

灭活疫苗

● **肺炎球菌疫苗**。当接种疫苗的收益将超过接种的潜在风险时，有潜在疾病的妊娠妇女可进行接种。

● **脑膜炎球菌疫苗**。尽管未对妊娠妇女进行广泛研究，但当患病风险增加时，可向妊娠妇女接种 A、C、W 和 Y 血清群脑膜炎球菌结合疫苗（MENAWY）和 B 血清群脑膜炎球菌疫苗（MenB），详见表 3.38。

● **甲型肝炎和乙型肝炎疫苗**。感染甲型肝炎病毒或乙型肝炎病毒可导致妊娠妇女发生严重疾病，而且若是乙型肝炎病毒感染，可导致新生儿发生慢性感染。如有指征，妊娠期妇女可以接种甲型肝炎和乙型肝炎疫苗。

● **脊髓灰质炎灭活疫苗**。尽管有关脊髓灰质炎灭活疫苗（IPV）对妊娠妇女或发育中胎儿的安全性数据有限，但截至目前尚无不良反应的报道。IPV 疫苗的适用人群包括：未接种过脊髓灰质炎疫苗、接受部分免疫接种或已接受完整的免疫接种，但需要接受加强免疫的妊娠期妇女。妊娠妇女不能口服脊髓灰质炎病毒疫苗。

● **人乳头瘤病毒疫苗**。由于相关安全性的信息有限，妊娠期间不建议接种人乳头瘤病毒（HPV）疫苗。卫生保健专业人员应该询问已知性活跃患者的妊娠情况，但在开始 HPV 疫苗接种系列之前不需要进行妊娠测试。若女性在开始 HPV 系列免疫接种后决定妊娠，则给药方案中的剩余部分应推迟到妊娠期结束之后再进行接种。如果在怀孕期间无意中接种了一剂，则不需要干预。迄今为止的数据显示，没有证据表明任何 HPV 疫苗对妊娠结局有不良影响。医疗保健专业人员可以致电疫苗制造商，向孕妇报告无意中服用 9vHPV 的情况。

● **狂犬病疫苗**。由于狂犬病的严重后果要求及时进行暴露后预防，无论怀孕状况如何，都应接种狂犬病疫苗。研究表明，狂犬病疫苗接种与自然流产、早产或其他不良妊娠结局的增加无关。如果妊娠期间暴露于狂犬病的风险很大,也可能需要进行暴露前预防。

- 乙型脑炎疫苗。目前在人类中还没有针对妊娠妇女接种乙型脑炎疫苗的安全性进行评估。如果可能的话,女性在怀孕前应该接种疫苗。如果无法避免前往地方性感染地区,且疾病风险大于怀孕期间不良事件的风险,则可考虑在怀孕期间接种疫苗。
- 炭疽疫苗。炭疽疫苗不被许可应用于妊娠妇女。然而,在暴露于雾化炭疽杆菌孢子的高风险事件后环境中,怀孕既不需要防备,也不是在暴露后预防中使用的禁忌证。

(陈森　译)

免疫功能低下儿童的免疫接种及其相关问题

在免疫缺陷的人群中,疫苗的安全性和有效性取决于免疫缺陷的本质和程度。他们代表着一个异质的群体,且免疫缺陷病可以分为原发性和继发性两大类。原发性免疫缺陷病通常具有遗传性,可能涉及免疫防御的任一部分。继发性免疫系统疾病是后天获得的,包括与感染、恶性肿瘤和慢性病相关的疾病及其治疗(表 1.15)。美国传染病学会(Infectious Diseases Society of America,IDSA)、CDC、AAP,以及其他一些专业协会和组织,已经制定了儿童及成人原发性和继发性免疫缺陷病免疫接种指南[1]。医疗保健提供者应参考这些指南,为患有特定健康状况(如接受造血干细胞或实体器官移植者)和生活环境(如国际旅行或为免疫缺陷患者提供护理)的儿童和成人接种疫苗。本章包括一些基本原则和具体建议,在没有亚专科医生对患者进行持续管理的情况下,保健医生可以对患者提供适当的护理。护理免疫功能低下患者的亚专科医生与初级保健医生共同承担责任,确保免疫功能低下患者及其家庭成员和其他密切接触者接种适当的疫苗。

表 1.15　儿童和青少年原发和继发性免疫缺陷的免疫接种

类别	特殊免疫缺陷示例	疫苗禁忌[a]	备注
原发性			
B 淋巴细胞(体液)	严重的抗体缺乏(如 X-连锁无丙种球蛋白血症与普通变异免疫缺陷病)	OPV[b]、BCG、LAIV、天花、YF,活菌疫苗[c],无轮状病毒疫苗相关数据	若仅靠体液反应,则任何疫苗的有效性均不确定(如 PPSV23)。IG 替代治疗可干扰机体对活疫苗 MMR 和 VAR 的应答。接受 IG 替代治疗的患者每年常规接种的唯一疫苗是 IIV。所有灭活疫苗在 IG 替代治疗前经过免疫反应评估都是安全的
	不太严重的抗体缺陷(如选择性 IgA 缺陷和 IgG 亚型缺陷)	OPV[a]、BCG、YF	标准年度计划接种的所有灭活和活病毒疫苗都是安全的,并可能有效(尽管应答可能减弱),因此应该进行接种[e]。PPSV23 应在 2 岁开始接种[f]
T 淋巴细胞(细胞介导和体液)	T 淋巴细胞完全缺陷(如:严重联合免疫缺陷、完全性 DiGeorge 综合征)	所有的活菌和活病毒疫苗(包括轮状病毒疫苗)[c,d,g]	所有灭活疫苗可能都无效。若患者尚残存产生抗体能力,则 IIV 疫苗是接受 IG 替代治疗患者每年唯一可接种的疫苗

---

[1]　Rubin LG,Levin MJ,Ljungman P,et al. 2013 IDSA clinical practice guideline for vaccination of the immunocompromised host. *Clin Infect Dis*. 2014;58(3):309-318. Available at:**www.idsociety.org/Templates/Content.aspx?id=32212256011**

续表

类别	特殊免疫缺陷示例	疫苗禁忌[a]	备注
T 淋巴细胞(细胞介导和体液)	部分缺陷(如大多数的 DiGeorge 综合征患者、高 IgM 综合征患者、Wiskott-Aldrich 综合征、共济失调毛细血管扩张综合征)	所有活细菌和活病毒疫苗[c,d,g]	标准年度计划接种中的所有灭活疫苗都是安全的,且可能有效,这有赖于免疫缺陷的程度,应给予接种[e]。CD3[+]T 淋巴细胞计数 ≥ 0.5×10^9/L,CD8[+]T 淋巴细胞计数 ≥ 0.2×10^9/L,且丝裂原反应正常的患者可以考虑接种 MMR 和 VAR 疫苗(但不是 MMRV)。PPSV23 疫苗 2 岁开始接种[f]。MenACWY-CRM 系列疫苗应于婴儿期进行接种[h];MenB 系列疫苗可依据脾脏功能异常情况于 10 岁开始接种
	干扰素 α;干扰素 γ;白介素 12 轴缺陷、STAT1 缺陷	所有的活细菌疫苗[c]和 YF 疫苗。若存在重症淋巴细胞[d]减少则包括其他活病毒疫苗	标准年度计划接种的所有灭活疫苗都是安全的,并可能有效,应给予接种[e]。根据 HIV 感染的儿童接种麻疹疫苗的经验,MMR 和 VAR(不是 MMRV)可能是安全的,而且相较于疾病的高风险是更适合的。灭活的伤寒疫苗(伤寒 Vi)被认为适用于居住地有地方性伤寒的人群
补体	持续性的补体成分、裂解素、甘露聚糖结合凝集素或 B 因子缺乏;因接受依库珠单抗(eculizumab)所导致的继发性缺陷	无	标准年度计划接种的所有灭活和活病毒疫苗都是安全的,并可能有效,应给予接种[e]。PSV23 疫苗 2 岁开始接种[f]。MenACWY-CRM 系列疫苗应于婴儿期进行接种[h]。MenB 系列疫苗于 10 岁开始接种。接种脑膜炎球菌疫苗可能对接受依库珠单抗的患者无效;治疗期间可考虑应用阿莫西林或青霉素预防性抗菌治疗,直到免疫功能恢复
吞噬功能	慢性肉芽肿性疾病	活细菌疫苗	标准年度接种计划中所有灭活和活病毒疫苗都是安全的,可能是有效的,应该进行接种[e,i]
	不明原因或者伴有 T 淋巴细胞和自然杀伤细胞功能障碍的吞噬功能缺陷(如 Chediak-Higashi 综合征、白细胞黏附缺陷和髓过氧化物酶缺陷)	所有活细菌[c]和活病毒疫苗[d]	标准年度接种计划中所有灭活疫苗都是安全的并可能有效,应给予接种[e]。PSV23 疫苗 2 岁开始接种[f]。从婴儿期开始接种的 MenACWY-CRM 系列疫苗[h]和从 10 岁开始接种的 MenB 系列疫苗取决于脾脏功能障碍
继发性	HIV/AIDS	OPV[a],天花疫苗,卡介苗、LAIV,MMRV,MMR,VAR 在高度免疫功能受损的儿童;YF 疫苗接种和禁忌取决于免疫功能的指标[j]	标准年度接种计划中所有灭活疫苗都是安全的,能是有效的,应给予接种[e]。轮状病毒疫苗应按标准时间表接种。MMA 和 VAR 推荐应用于无症状或者轻度免疫功能损害的 HIV 感染的儿童[k]。PPSV23 应于 2 岁开始接种[f]。MenACWY-CRM 系列应于婴儿期接种[h]。Hib 疫苗适用于 5 岁以上未免疫的儿童[l]
	恶性肿瘤、移植、自身免疫疾病、免疫抑制或放射治疗	所有活病毒和活细菌疫苗,取决于免疫状态[c,d]	参考指南的内容。标准年度计划中的所有灭活疫苗都是安全的,根据免疫低下的程度可能是有效的[e]。除非接受强化化疗或抗 B 细胞抗体,否则建议每年接种 IIV。PPSV23 应从 2 岁开始接种[f]。Hib 疫苗仅适用于未免疫或未免疫的 5 岁以下儿童[e]

续表

类别	特殊免疫缺陷示例	疫苗禁忌 [a]	备注
继发性	无脾症	LAIV	标准年度接种计划中所有灭活疫苗都是安全的,能是有效的,应给予接种 [e]。PPSV23 应于 2 岁开始接种 [f]。MenACWY-CRM 系列应于婴儿期接种 [h]。MenB 系列疫苗于 10 岁开始接种。Hib 疫苗适用于 5 岁以上未免疫的儿童 [l]
	慢性肾衰竭	无	标准年度免疫计划表中的所有灭活和活病毒疫苗(LAIV 除外)都是安全的,可能是有效的,应给予接种 [e]。PPSV23 应从 2 岁开始接种 [f]。HepB 适用于既往未免疫的儿童
	中枢神经系统解剖屏障缺陷(耳蜗植入,先天性内耳发育不良,持续性脑脊液鼻咽/口咽沟通)	LAIV	标准年度接种计划中所有灭活疫苗和活病毒疫苗是安全的,可能是有效的,应该被接种 [e]。PPSV23 应于 2 岁开始接种 [f]

　　AIDS,获得性免疫缺陷综合征;BCG,卡介苗;CNS,中枢神经系统;CSF,脑脊液;HepB,乙型肝炎疫苗;Hib,流感嗜血杆菌 b 型疫苗;HIV,人类免疫缺陷病毒;IG,免疫球蛋白;IgA,免疫球蛋白 A;IgG,免疫球蛋白 G;IIV,流感灭活疫苗;LAIV,流感减毒活疫苗;MenACWY,血清群 A、C、W 和 Y 脑膜炎球菌结合疫苗;MenACWY-CRM,MenACWY(Menveo);MenB,B 群脑膜炎球菌结合疫苗;MMR,麻疹、腮腺炎和风疹疫苗;OPV,口服脊髓灰质炎病毒疫苗;PPSV23,23-价肺炎球菌多糖疫苗;STAT1,信号转导与转录激活因子 1;VAR,水痘疫苗;YF,黄热病疫苗

　　[a] 本表所列是非紧急疫苗接种的禁忌证(即美国 CDC 免疫接种咨询委员会的建议)。

　　[b] 在美国已不再提供口服脊髓灰质炎疫苗。

　　[c] 活菌疫苗:卡介苗和 Ty21a 沙门菌疫苗,霍乱疫苗。

　　[d] 活病毒疫苗:MMR、VAR、MMRV、OPV、YF、痘苗(天花)和轮状病毒疫苗。除严重的 T 淋巴细胞缺乏外,缺乏禁用轮状病毒疫苗相关资料;免疫低下状态通常被认为是轮状病毒疫苗的预防措施。LAIV 不适用于任何有潜在免疫损害的人。

　　[e] 免疫接种不足或未按年龄接受免疫接种的儿童应根据年龄和补种计划接受常规推荐的疫苗接种,并紧急注射所需的 Hib 和 PCV13 疫苗。

　　[f] PPSV23 疫苗可用于 ≥ 2 岁补体缺乏的儿童,除补体末端成分缺乏症患者。如果需要接种 PCV13 疫苗(即,未接受过所有规定剂量的 6 岁以下儿童,以及从未接受过 PCV13 疫苗接种的 6 岁以上儿童)应首先接种 PCV13 疫苗,至少 8 周后再接种 PPSV23 疫苗;第 2 剂 PPSV23 疫苗应在第 1 次接种 5 年后进行接种[见肺炎链球菌(肺炎球菌)感染]。

　　[g] 关于 T 淋巴细胞免疫缺陷作为轮状病毒疫苗的禁忌证,数据来源仅存在于严重的联合免疫缺陷综合征。

　　[h] 接种的年龄和时间安排取决于所用疫苗产品;需要重复接种(见脑膜炎球菌感染)。

　　[i] 患有慢性肉芽肿疾病的儿童年龄超出 PCV13 建议接种的年龄,不需要进行另外的肺炎球菌疫苗接种,因为不会增加罹患肺炎球菌病的风险。

　　[j] YF 疫苗是 6 岁以下高度免疫抑制状态 HIV 感染儿童的禁忌证。YF 疫苗可用于以下情况:感染 HIV 的无症状的 6 岁以下儿童,伴总淋巴细胞百分比为 15%~24%;6 岁以上儿童伴 CD4[+]T 淋巴细胞计数为 0.2×10^9~0.499×10^9/L。

　　[k] 活病毒疫苗(MMR 和 VAR)可用于无严重免疫抑制状态的无症状 HIV 感染儿童和青少年(即,可以给 1~13 岁的 CD4[+]T 淋巴细胞百分比 ≥ 15% 的儿童和 14 岁以上的青少年 CD4[+]T 淋巴细胞计数 ≥ 0.2×10^9/L 人员进行接种)。严重免疫受损的艾滋病毒感染婴儿、儿童、青少年和年轻人(例如,1~13 岁的儿童,CD4[+]T 淋巴细胞百分比 <15%;14 岁及以上的青少年,CD4[+]T 淋巴细胞计数 <0.2×10^9/L)不应接种含麻疹病毒疫苗,因为已经有疫苗相关性肺炎的报道。由于缺乏安全性数据,不论免疫抑制程度如何,MMRV 都不得用于任何感染艾滋病毒的婴儿。

　　[l] 单次 Hib 疫苗接种适用于 5 岁以上患有解剖性或功能性无脾症(包括镰状细胞病)的未免疫儿童和青少年(14 个月后未接受主要系列和增强剂量或至少 1 剂 Hib 疫苗的儿童和青少年),以及将接受脾切除术,或有艾滋病毒感染的患者。

总则

　　关于原发性或继发性免疫缺陷患者免疫抑制程度的概括对医疗保健提供者是有帮助的,并被 IDSA 指南采纳。

高风险的免疫抑制患者包括：

- 原发性 B 和 T 淋巴细胞联合免疫缺陷［如严重联合免疫缺陷病（severe combined immunodeficiency，SCID）］。
- 接受癌症化疗。
- 接受化疗药物（如环磷酰胺，甲氨蝶呤，吗替麦考酚酯）和联合免疫抑制药物治疗风湿性疾病。
- HIV 感染患者，1~13 岁儿童 CD4$^+$T 淋巴细胞百分比 <15%，或者 ≥14 岁的青少年 CD4$^+$T 淋巴细胞计数 <200 个/mm³。
- 每天接受泼尼松治疗 ≥20mg［或者对于体重 <10kg 患者 ≥2mg/（kg·d）］或等量其他皮质激素类药物 ≥14 天。
- 接受某些生物免疫调节剂，例如肿瘤坏死因子（TNF-α）拮抗剂、抗-B 淋巴细胞单克隆抗体、抗 T 淋巴细胞单克隆抗体和检测点抑制剂。
- 接受实体器官移植（SOT）后 2 个月内。
- 接受造血干细胞移植（HSCT）后 2~3 个月内，而且通常持续更长时间［HSCT 受者会有长时间较高的免疫抑制程度，而其取决于移植类型（同种异体移植 > 自体移植），供者类型和干细胞来源以及移植后并发症（如移植物抗宿主病）及其治疗］。

低风险的免疫抑制患者包括：

- 无症状的 HIV 感染患者，1~13 岁儿童 CD4$^+$T 淋巴细胞百分比 ≥15%，或者 ≥14 岁的青少年淋巴细胞计数 ≥200 个/mm³。
- 每天接受低剂量的全身性皮质激素类药物治疗而不是高风险的免疫抑制治疗 ≥14 天，或者接受隔日糖皮质激素治疗。
- 接受甲氨蝶呤剂量 ≤0.4mg/（kg·w），硫唑嘌呤剂量 ≤3mg/（kg·d），或者巯嘌呤剂量 ≤1.5mg/（kg·d）。

疫苗接种时间。对于有计划应用免疫抑制治疗的患者，如果条件允许，应在免疫抑制之前接种疫苗。活疫苗应至少应于开始免疫抑制及移植前 4 周接种。灭活疫苗应至少应于开始免疫抑制及移植前 2 周接种。如果在限定时间内无法接种，则应推迟接种。

某些疫苗在一些免疫抑制患儿中被允许应用，特别是那些长期或者终身存在免疫抑制的患儿，例如一些 HIV 感染和接受实体器官移植的患儿。目前，没有针对未移植儿童癌症幸存者的普遍认可的重新接种指南，因此，何时重新接种和/或追赶癌症儿童的确切时间尚不清楚。IDSA 建议在停止化疗后 3 个月再次免疫，但其他协会建议等待 6 个月。急性白血病患儿在维持化疗期间接种了一些灭活疫苗，包括灭活流感疫苗（IIV）。然而，如本章下文所述，减毒活疫苗通常禁止用于免疫功能低下的人群。如果正在考虑为免疫功能低下的人（包括 SOT、HIV 感染和 HSCT 后的某些儿童）接种活病毒疫苗，专家咨询是必要的。

停止免疫抑制治疗和恢复免疫重建之间的时间各不相同。因此，对于活疫苗是否能够有效接种或活病毒疫苗能否安全有效接种，通常不可能给出免疫抑制治疗停止后的间隔时间的明确建议。应用某些具有抗炎性质的重组人类蛋白，例如抗 B 淋巴细胞单克隆抗体利妥昔单抗，会延长免疫缺陷时间，接受此类治疗的患者至少 6 个月对疫苗没有应答，而且通常会持续更长时间。

在移植后减少或停止免疫抑制后恢复疫苗接种取决于疫苗、潜在的疾病、特定的免疫抑制疗法，以及是否存在 GVHD²。接种灭活和活病毒疫苗的时间可能会有所不同，对于接种麻疹、腮腺炎和风疹疫苗（MMR）或水痘疫苗（VAR），可以从急性白血病停止化疗后最早的 3 个月，到接受 HSCT 后无持续免疫抑制或 GVHD 患者的 24 个月或更长时间。对于有移植排斥反应的实体器官移植受者，接种时间也可能延迟。

活疫苗。一般来说，严重免疫缺陷和不确定免疫状态时不应该接种活疫苗，因为疫苗株有致病风险。然而，一些特殊的免疫缺陷病患者应用活疫苗是安全的，特别是某些免疫功能低下的儿童和青少年，应用某些特定活疫苗的收益大于风险（表 1.15）。

灭活疫苗。与免疫功能正常的儿童相比，灭活疫苗不会显著增加免疫功能低下儿童的风险，因此，对免疫缺陷儿童接种灭活疫苗的决定是基于对受益可能性的评估。在免疫抑制治疗期间接种的灭活疫苗在推荐的免疫接种计划中通常不被视为有效。推荐 6 个月及以上的免疫功能低下患儿每年接种灭活流感疫苗（IIV）。除 IIV 外，由于缺乏额外益处，对于接受免疫球蛋白治疗的主要抗体缺乏症或严重联合免疫缺陷症患者，其他灭活疫苗通常不是定期接种。

对于患有遗传性和获得性疾病的儿童，由于感染风险高，有时可能会发生未能全部接种灭活疫苗或在特定年龄段漏种灭活疫苗。这些疫苗应包括肺炎球菌疫苗 [即 13 价肺炎球菌结合疫苗（PCV13）和 23 价肺炎球菌多糖疫苗（PPSV23）、6 岁后接种的 PCV13（如果之前未接种PCV13）]、从婴儿期开始接种的 A、C、W 和 Y 血清群脑膜炎球菌结合疫苗（MENAWY），从 10岁开始接种的 B 群脑膜炎球菌结合疫苗（MenB），5 岁后接种的 b 型流感嗜血杆菌疫苗（Hib）。

表 1.15 提供了一些免疫低下情况的指南。有关免疫功能低下者疫苗接种的更多信息，请参见 IDSA 临床实践指南以及每年更新的儿童和青少年免疫计划。

由于原发性或获得性免疫缺陷患者可能对疫苗没有足够的反应，即使接种了疫苗，他们仍可能容易被感染。阳性血清学检测结果并不总是可靠的保护标志。在考虑对这些患者采取暴露后干预策略时，医疗保健提供者通常应假定他们易受感染。

（王欣　译　陈森　校）

原发性免疫缺陷病

原发性免疫缺陷疾病患者的疫苗接种建议取决于特定的免疫异常及免疫功能损害程度（表 1.15）。所有活病毒疫苗和灭活疫苗均可以用于孤立性免疫球蛋白（Ig）A 缺乏的儿童。在免疫球蛋白治疗期间，除 IIV 之外的灭活疫苗不会常规用于严重抗体缺乏或 SCID 的患者。对于这两组患者，在静脉注射用免疫球蛋白（IGIV）治疗之前，可以不经免疫评估直接接种灭活疫苗，而不需要担心安全性。对于普通型变异型免疫缺陷患者，由于脾功能障碍和 IGIV 中缺乏足量的脑膜炎球菌抗体，应从 2 个月开始接种 MenACWY。

对于存在严重抗体缺陷、SCID 和 T 淋巴细胞免疫缺陷的患者，不应接种 MMR 和 VAR等活病毒疫苗，包括以下任何一种情况：CD3$^+$T 淋巴细胞计数 <500 个/mm^3 的 DiGeorge 综合征、其他具有类似 CD3$^+$T 淋巴细胞计数的联合免疫缺陷、Wiskott-Aldrich 综合征、或易患噬血细胞性淋巴组织细胞增多症的 X-连锁淋巴增生性疾病或家族性疾病。

早期经典途径、替代途径或严重甘露糖结合凝集素缺乏症的原发性补体缺乏症患者应按照免疫计划接种所有常规灭活疫苗和活疫苗。对于患有补体缺陷症而非孤立性终末成分缺乏症的患者，应在 2 岁时接种 PPSV23（最后一剂 PCV13 后 8 周）和初始剂量后 5 年。Menawy 系列应在 2 个月或以上开始，MenB 系列应从 10 岁开始。Menawy 和 MenB 增强剂适用于脑膜炎球菌疾病 [如功能性（如镰状细胞病）和解剖性（如脾切除术）无脾症、HIV 感染、持续性补体成分缺乏]风险增加的慢性病患者。两种脑膜炎球菌疫苗都推荐用于接受艾库利珠单抗的患者,艾库利珠单抗通过与补体成分 5(C5)结合抑制补体级联反应。

吞噬细胞缺陷患者[如慢性肉芽肿性疾病(CGD)、白细胞黏附缺陷(LAD)、Chediak-Higashi 综合征、周期性中性粒细胞减少症]和导致细胞因子产生或反应或细胞活化缺陷[如干扰素 γ/白细胞介素(IL)-12 轴缺陷]的先天性免疫缺陷患者,应接种年度免疫计划中的所有灭活疫苗。CGD 和周期性中性粒细胞减少症患者应接种活病毒疫苗(如 MMR),但这些患者不应接种活细菌疫苗[如口服伤寒疫苗(Ty21a)]。活细菌和活病毒疫苗不应用于 LAD、Chediak-Higashi 综合征或干扰素-γ 或 IL-12 途径缺陷的患者。

继发性(获得性)免疫缺陷

儿童继发性免疫缺陷的免疫接种应考虑多种因素(表 1.15),包括基础疾病、特定免疫抑制方案(剂量和时间表)以及患者的传染病和免疫史。活病毒疫苗通常被禁止接种,因为其疫苗病毒病的风险已得到临床及基础研究证实。例如,在免疫功能低下或 HIV 感染且 CD4$^+$T 淋巴细胞百分比 <15% 或计数 <200 个/mm^3 的儿童中,禁止接种 MMR 和 VAR。感染 HIV 的儿童不应接 LAIV。无论 CD4$^+$T 淋巴细胞百分比或计数如何,都应向 HIV 暴露和 HIV 感染的婴儿接种轮状病毒疫苗。此外,对于 HIV 感染或联合免疫缺陷症可以分别接种 MMR 和水痘疫苗(注意不能联合使用两者)。轮状病毒疫苗可用于 HIV 暴露或感染 HIV 的婴儿,而无需考虑其 CD4$^+$T 淋巴细胞百分比或计数。如果保护的潜在益处大于不良反应的风险,则轮状病毒疫苗可能适用于患有其他获得性免疫损害的婴儿。

免疫功能低下患者的家庭成员

免疫功能低下患者的家庭成员应及时接受所有符合年龄和暴露条件的疫苗,除天花疫苗外,以尽量减少免疫低下患者暴露于疫苗可预防的感染。LAIV 可用于健康家庭成员和其他免疫活性改变的密切接触者。如果免疫活性改变的人处于受保护的环境中,则 7 天内 LAIV 接种者应避免与免疫功能受损的人近距离接触。

除口服脊髓灰质炎病毒疫苗(OPV)外,家庭密切接触成员应接种适用于旅行的活疫苗(如黄热病和口服伤寒疫苗),但 OPV 在美国以外的许多国家仍然可以应用。虽然传播的风险很低,但免疫功能低下的患者应避免接触接受 VAR 后出现皮损的人,直到皮损清除为止。当水痘病毒疫苗株发生传播时,该病毒有望保持其减毒特性和对阿昔洛韦的易感性。因此,在接触接种水痘疫苗后出现皮肤损伤的人后,免疫功能低下的人不需要应用水痘-带状疱疹免疫球蛋白或 IGIV。为减少轮状病毒传播,在给接种轮状病毒疫苗的婴儿更换尿布后,所有家庭成员都应洗手,因为在最后一次接种 1 个月之内都可能有病毒排出。

特殊情况/宿主

皮质类固醇。炎性或自身免疫疾病患者在接受皮质类固醇治疗之前,患者应根据年龄和其他适应证及时接种疫苗。灭活的疫苗应在皮质类固醇给药前 2 周接种,活病毒疫苗则为 4 周。

皮质类固醇治疗期间灭活疫苗接种指导。当患者长期接受类固醇治疗时,仍然可以接种灭活疫苗。如果预计因避开激素导致的疫苗接种中断的时间很短,并且易于调整以完成年度免疫接种计划,则灭活疫苗的使用可以暂时推迟,直到皮质类固醇停用。不需要因担心炎症或免疫相关病情恶化,而避免接种灭活疫苗。

皮质类固醇治疗期间活病毒疫苗接种指导。取决于皮质类固醇治疗的剂量、给药途径和持续时间:

- **每天给予高剂量的全身皮质类固醇 14 天或更长时间。**每天使用泼尼松≥2mg/kg 或其他等效药物的儿童,或≥20mg/d(体重≥10kg),持续 14 天或以上,则应在停止治疗 4 周后,才应接种活病毒疫苗。

- **每天或隔天给予大剂量全身皮质类固醇少于 14 天。**每天接受≥2mg/kg 泼尼松或等效药物,或≥20mg/d(体重≥10kg),可以在停止激素治疗后立即接种活病毒疫苗。也有专家建议将活病毒疫苗接种推迟到停用激素 2 周以后。

- **患有自身免疫性疾病(如系统性红斑狼疮)或正在接受皮质类固醇以外的免疫抑制剂药物治疗的儿童,应用低或中等剂量的系统性皮质类固醇或局部注射皮质类固醇。**除非在特殊情况下需权衡保护的潜在益处和不良反应的风险,否则在治疗期间不应接种活病毒疫苗。

- **每天或隔天给予低剂量或中剂量全身皮质类固醇。**每天剂量低于泼尼松 2mg/kg 或其他等效药物,或 <20mg/d(体重≥10kg),可以在皮质类固醇治疗期间接种活病毒疫苗。

- **生理维持剂量的皮质类固醇。**接受生理维持剂量的皮质类固醇治疗的儿童可以接种活病毒疫苗。

- **局部治疗、局部注射或使用皮质类固醇气溶胶。**对皮肤局部区域应用低效局限皮质类固醇;雾化给药;结膜应用;关节内、法氏囊内或肌腱内注射皮质类固醇通常不会导致免疫抑制,并不会限制活病毒疫苗的接种。

用于减少炎症反应的生物反应调节剂。生物反应调节剂(BRM)是用于治疗免疫介导疾病的药物,包括幼年特发性关节炎、类风湿关节炎和炎症性肠病。停药后,它们的免疫调节作用可以持续数周到数月。这些 BRM 通常与其他免疫抑制药物联合使用,如甲氨蝶呤或皮质类固醇。

对于需要应用 BRM 的患者应评估其疫苗接种状况,并提前接种推荐疫苗(表 1.16)。推荐的疫苗包括针对 2 岁或 2 岁以上患者的 PPSV23(在完成常规计划中的 PCV13 剂量后 8 周

表 1.16　生物反应修饰药物开始前的评估建议

- 进行结核菌素皮肤试验(TST)或干扰素-γ 释放试验(IGRA)
- 根据临床和流行病学调查结果考虑胸部 X 线检查
- 记录疫苗接种状态,并在需要时接种
  - ◆ 在开始生物反应修饰药物前至少 2 周接种灭活疫苗(包括年度 IIV)
  - ◆ 在生物反应调节剂治疗开始前至少 4 周接种活病毒疫苗,除非有病情或其他治疗的禁忌
- 就感染风险向家庭成员提供咨询,并确保接种疫苗(见免疫功能低下患者的家庭成员)
- 根据过去接触的风险,考虑对组织胞浆菌、弓形虫和其他细胞内病原体进行血清学检测
- 对乙型肝炎病毒进行血清学检测,如果 HBsAb<10 mIU/mL,则接种/重新接种
- 考虑水痘-带状疱疹病毒和 EB 病毒的血清学检测
- 专家建议
  - ◆ 食品安全
  - ◆ 维护口腔卫生
  - ◆ 接触花园土壤、宠物和其他动物的风险
  - ◆ 避免高风险活动(例如,挖掘现场或洞穴探险有组织胞浆菌的高风险)
  - ◆ 避免前往具有地方性致病真菌的地区(例如,美国西南部某些地区存在球虫病风险)或结核病流行的地区

IIV,灭活流感疫苗;HBsAb,乙型肝炎表面抗体。

或更长时间)和针对 6 岁或 6 岁以上之前未接受 PCV13 的患者。

　　BRM 被认为具有高度免疫抑制作用,治疗期间禁止接种活病毒疫苗;包括 IIV 在内的灭活疫苗应按照免疫计划接种,不需要因过度担心炎症反应而停止接种。治疗后直到可以安全接种活病毒疫苗的间隔时间尚未确定,并且可能因药物而异。

　　在子宫内暴露于母体给予 BRM 的婴儿在分娩后的许多月内都能检测到药物浓度,这导致婴儿在孕期母体最后一次给药后的 12 个月内出现免疫抑制。对于在子宫内暴露于母亲给予 BRM 的婴儿,关于轮状病毒疫苗的安全性的数据很少。考虑到轮状病毒疾病在美国很少危及生命,故在大多数宫内暴露于最后一次 BRM 后的 12 个月内,婴儿应避免接种轮状病毒疫苗。例外情况如赛妥珠单抗,由于其作为聚乙二醇化 Fab 片段的结构,不能通过胎盘转移,英夫利昔单抗与之类似,关于它的数据更为稀少;故当母亲在怀孕期间接受这些中任意一种 BRM 治疗时,可以考虑为其婴儿接种轮状病毒疫苗。随着其他 BRM 相关数据的增多,指南可能会做出改变,因此建议咨询儿科传染病医生。由于 MMR、VAR 和麻疹、腮腺炎、风疹和水痘疫苗(MMRV)是 12 月龄时常规推荐的疫苗,因此之前在妊娠期间接受 BRM 并不妨碍婴儿在推荐时间内接种这些活疫苗。对于在暴发期间或旅行期间接触麻疹的 12 个月以下婴儿的麻疹预防,应接种 MMR 或注射免疫球蛋白。需依据几个因素进行选择(例如年龄、暴露后经过的时间,BRM 在妊娠期间的使用)。在宫内暴露于 BRM(赛妥珠单抗除外)的婴儿,其孕期母体接受最后一剂的 12 个月内,不鼓励进行国际旅行。这些建议可能不适用于在其他国家出生的婴儿的管理,在这些国家野生型感染的风险可能与美国不同,并且婴儿早期可能会接种附加的活疫苗[例如卡介苗(BCG),OPV]。

　　造血干细胞移植(HSCT)。计划接受 HSCT 的患者应在开始预处理之前至少 2 周接受常规推荐的灭活疫苗(包括 IIV)。如果患者并非处于免疫抑制期,可以在预处理之前至少 4 周开始接种常规的活病毒疫苗。在 HSCT 之前对没有对某种病原体免疫过的患者进行疫苗接种,免疫保护作用持续至移植后数月。如果已知且可行,HSCT 者应及时接种常规推荐的疫苗,而不是仅建议为受者接种。供者在接受采集造血干细胞术前的 4 周内避免接种 MMR、MMRV、水痘和带状疱疹疫苗,可能是由于 HSCT 的禁忌。

　　接受移植者的家庭成员应充分免疫,HSCT 受者免疫重建的时间因移植的类型、移植后的间歇期长短、接受的免疫抑制药物、出现 GVHD 与否以及其他合并症而有很大的不同。医疗条件所需的常规和附加疫苗接种是与患者的专业护理提供者合作进行患者管理的重要组成部分。某些灭活疫苗(如肺炎球菌疫苗和 IIV)的可在移植后 3~6 个月开始重新接种。活疫苗最早可在移植后 2 年接种,但如果 HSCT 受者仍有活动性 GVHD 和/或高度免疫抑制,则可能会推迟接种。

　　实体器官移植。患有慢性心脏病、肺病、肝病或肾病的儿童和青少年应根据年龄和健康状况接种所有疫苗。同样,SOT 候选人应了解其疫苗接种情况,如果可行,应至少在 SOT 前 2 周接种灭活疫苗,并在 SOT 前 4 周接种活疫苗。如年度免疫计划所述,2 岁或以上的 SOT 候选人应接种肺炎球菌疫苗(PCV13,PPSV23)。乙型肝炎表面抗原(HBsAg)和乙型肝炎表面抗体(抗 HBsAg)检测结果为阴性的 SOT 候选者应完成乙型肝炎疫苗(HepB)系列,然后进行血清学检测以确认免疫力。如果血清学检测结果为阴性,则可能需要额外剂量的乙肝疫苗。未完成甲型肝炎疫苗(HepA)系列或甲型肝炎血清学检测结果阴性的 12 个月龄及以上患者应完成 HepA 系列。MMR 可用于 6~11 个月龄的 SOT 候选者和免疫功能不全的婴儿。若 12 个月后婴儿仍在等待移植且 4 周内不能完成移植,则接种第二剂 MMR 疫苗。

活体 SOT 捐赠者应了解其疫苗接种情况,所需疫苗的考虑与 HSCT 捐赠者相同。捐赠者应避免在捐赠前 4 周内接种活病毒疫苗。SOT 接受者的家庭成员应了解其疫苗接种情况。

HIV 感染。 HIV 感染的儿童和青少年应接受年度免疫计划中所有灭活疫苗。2 岁或 2 岁以上的,应至少在最后 1 次 PCV13 剂量后 8 周接种 PPSV23。脑膜炎球菌结合疫苗(MenAWY)应从 8 周龄开始接种。根据患者年龄和疫苗制造商不同,针剂的数量和间隔时间可能会有所不同。根据接种年龄的不同,建议在初次接种 3~5 年后接种 MenAWY 疫苗。目前,对于 HIV 感染者并不特别推荐 MenB。无论 CD4$^+$T 淋巴细胞百分比或计数如何,应向接触 HIV 和感染 HIV 的婴儿接种轮状病毒疫苗。对于 12 月龄及以上的儿童,若临床稳定且 CD4$^+$T 淋巴细胞百分比为 ≥15% 或计数 ≥200 个/mm^3,可以接种 MMR 和 VAR。HIV 感染儿童不应接种 MMRV 或 LAIV。

在美国,BCG 是 HIV 感染患者的禁忌证。在世界上结核病高发地区,世界卫生组织(WHO)建议对无症状的 HIV 感染儿童接种 BCG。

无脾和功能性无脾。 无脾状态的原因如下:①手术切除脾脏(如创伤后,用于治疗溶血性疾病);②功能性无脾(如镰状细胞病或地中海贫血);③先天性脾功能不全或多脾。对于无脾症患者的特别建议适用于所有 3 类患者。所有无脾症的婴儿、儿童、青少年和成人,不论无脾状态的原因如何,都会增加暴发性败血症的风险,特别是与有包膜细菌有关,进而提高死亡率。与未接受脾切除术的免疫力正常儿童比较,创伤后和镰状细胞病行脾切除术儿童败血症的发病率和死亡率增加 350 倍,这一比率在行脾切除术的地中海贫血可能更高。年龄较小的儿童侵袭性细菌感染的风险高于较大的儿童,而且在手术后的前几年里风险可能更大。甚至有文献报告在脾切除术后 25 年仍有报告发生暴发性败血症的病例。

肺炎球菌是引起无脾儿童败血症的最常见病原体。较少见的原因包括 b 型流感嗜血杆菌、脑膜炎奈瑟菌,可用疫苗预防。

接种肺炎球菌疫苗对无脾症儿童至关重要。在接种了初始剂量或补充剂量的 PCV13 后,对于 24 月龄及以上的儿童,在其应用最后一剂 PCV13 至少 8 周后接种 PPSV23。第二剂 PPSV23 应在 5 年后接种。对于 2~18 岁未接种 PCV13 的儿童,即使他们之前接种过 PCV7 或 PPSV23 或两者均已接种,也应接种 1 剂 PCV13。当计划对 2 岁或 2 岁以上的未接种 PPSV23 患儿进行脾切除术时,应在规定剂量的 PCV13 接种后至少 8 周和手术前至少 2 周接种 PPSV23。

根据年度免疫计划中的追赶计划,之前未接受免疫的 5 岁以下无脾症儿童应间隔一定时间接种适当剂量的 b 型流感嗜血杆菌疫苗(Hib),5 岁或 5 岁以上的儿童应接受单剂量 Hib。

MenACWY 应按照针对原发性补体成分缺乏症的建议,用于无脾症儿童,但有一个重要的警告。MenACWY-D(Menactra)不应在 2 岁前接种,也不应在完成 4 剂 PCV13 后 4 周内使用,因为在同时接种疫苗,会干扰某些含有 PCV13 血清型的抗体应答。在这种情况下,应按年龄使用 MenACWY-CRM(Menveo),而无需担心对 PCV13 的严重干扰。对于小于 7 岁的无脾症患者,建议在接种基础系列后 3 年,每 5 年再额外接种一次 MenACWY-D 或 MenACWY-CRM;对于 7 岁及以上的无脾症患者,增强针剂应在基础系列后 5 年接种,而不是 3 年,然后每 5 年接种一次。对于患有其他原发性或继发性脾功能障碍的儿童,可根据具体情况考虑接种 MenACWY 疫苗(从婴儿期开始)和 MenB 疫苗(从 10 岁开始)。

当计划进行脾切除术时,应回顾 Hib、肺炎球菌和脑膜炎球菌疫苗接种史,并应在手术前至少 2 周接种所需疫苗。如果脾切除术是在紧急情况下进行的,或者在脾切除术前没有接种所需的疫苗,则应在患者病情稳定时尽快接种疫苗。

　　除免疫接种外,建议无脾症儿童使用抗生素预防肺炎球菌感染。

　　中枢神经系统解剖屏障缺陷。计划接受人工耳蜗植入的所有年龄段的患者,以及先天性内耳发育不良或与鼻口咽持续性脑脊液(CSF)沟通的患者,都应接种年度免疫计划中常规推荐的疫苗。此外,他们应该参照针对无脾症儿童的建议接种 PCV13,在 24 月龄或更大的时候接种 PPSV23(接种 PCV13 后≥8 周)。如可行,应在人工耳蜗植入手术前至少 2 周给予指定剂量的 PCV13 和 PPSV23。如可行,应在人工耳蜗植入手术前至少 2 周给予指定剂量的 PCV13 和 PPSV23。

　　对于脑脊液与鼻口咽或中耳相通的患者,没有明确的证据表明需使用抗生素预防。急性创伤性脑破裂后的最初 7~10 天,细菌性脑膜炎的风险最高。一些医生建议在创伤后即刻进行经验性肠外抗菌治疗。在人工耳蜗植入和修复性神经外科手术的围手术期也应给予肠外抗菌治疗。长期抗生素预防不适用于持续的脑脊液沟通或人工耳蜗植入后。

癫痫或有癫痫家族史儿童的免疫接种

　　研究显示,接种如下几种疫苗[如白喉、破伤风类毒素、全细胞百日咳疫苗(DTwP)、麻疹、腮腺炎和风疹疫苗(MMR),麻疹、腮腺炎、风疹和水痘疫苗(MMRV),以及 13 价肺炎球菌结合疫苗(PCV13)和流感疫苗]后,出现热性惊厥(即泛化性、短暂性、自限性发作)的风险短期内增加。患儿和有任何种类惊厥史或家庭病史的,在接受这些疫苗之一后,可能比没有这种病史的儿童发生热性惊厥的风险更大。没有证据表明,热性癫痫发作会导致永久性脑损伤或癫痫,加重神经功能障碍,或影响儿童基础疾病的预后。

　　在美国,目前推荐的 DTaP 疫苗已经取代了全细胞 DTwP 疫苗,未发现癫痫发病率增加。婴儿期接种百日咳疫苗,接种疫苗可能会同时或加速识别出与癫痫发作相关的疾病,如婴儿痉挛或婴儿期严重肌阵挛性癫痫,这可能会与百日咳免疫作用发生混淆。因此,近期有惊厥发作病史的婴儿,其百日咳免疫接种一般被推迟到神经系统疾病鉴别诊断清楚后。DTaP 应用于神经状况稳定的婴儿和儿童,包括控制良好的癫痫发作。尽管有关于其他疫苗接种后热性惊厥的报告,但除了之前讨论的 DTaP 疫苗外,对于有个人或家族癫痫史的儿童,不应推迟接种。在这些儿童中,免疫后癫痫发作并不常见,如果发生,通常是发热性的,预后良好,不太可能与以前未被认识的神经系统疾病的表现相混淆。

慢性疾病儿童的免疫接种

　　儿童慢性疾病被定义为是目前无法治愈,至少存在 3 个月,可能持续 3 个月以上,或在过去 1 年中至少发生过 3 次,并有可能复发的疾病。慢性疾病可能会增加儿童感染的易感性,并可能加重临床症状和出现严重并发症。除非特殊禁忌,建议患有慢性病的儿童接受健康儿童应进行的免疫接种。应该在这一人群及其家庭成员中强调每年流感疫苗接种的重要性。患有血友病或其他出血性疾病的儿童应按照美国 CDC 关于为出血风险增加的人接种疫苗的指南进行免疫接种。对于患有慢性和免疫功能低下或治疗的儿童,请参见"免疫功能低下儿童的免疫和其他注意事项"和"美国 18 岁或以下儿童和青少年推荐免疫计划表",该计划表每年更新一次。

　　患有某些慢性疾病(如过敏性疾病、呼吸系统疾病、心血管疾病、血液病、代谢疾病和肾脏疾病)的儿童患肺炎球菌感染并发症的风险增加,可能需要接种肺炎球菌疫苗(PCV13、

PPSV23 或两者兼而有之），需根据年龄和病情选择。所有患有慢性肝病的儿童都存在出现急性肝炎病毒感染重症临床表现的风险，如果既往没有接种，则应接种甲型肝炎（HepA）和乙型肝炎（HepB）疫苗。慢性病儿童的家庭成员应根据年龄和健康状况及时接种推荐疫苗。

2012 年，美国国家医学科学院（NAM）评估了疫苗（麻疹、腮腺炎和风疹；含有白喉和破伤风的无细胞百日咳；破伤风类毒素；流感；甲型肝炎；乙型肝炎；人乳头瘤病毒）是否是慢性炎症性疾病暴发或发病的潜在触发因素。NAM 审查得出结论，目前证据不足以确定或否定这些疫苗与多发性硬化症、系统性红斑狼疮、血管炎、类风湿性关节炎或幼年特发性关节炎的发病或恶化之间的因果关系[1]，临床证据表明，疫苗不是这些疾病或疾病恶化的重要诱因，不应因为这些担忧而停止接种。

美国印第安人/阿拉斯加原住民儿童和青少年的免疫接种

世界范围内的原住民均对传染病具有高发病率和传染病死亡率，包括疫苗可预防的感染性疾病。本章重点介绍美国印第安人和阿拉斯加原住民（American Indian and Alaska Native，AI/AN）的人群，应用特有的疫苗和生物制品特点及注意事项。对住在保留地主体内以及周边的 AI/AN 人群而言，地理隔离和社会经济因素，诸如贫困、家庭拥挤、住房不达标、室内空气质量差、缺乏室内管道系统是持续高感染病发生的主因。目前，超过一半的 AI/AN 人群不再居住于保留地或者阿拉斯加土著村落，目前少量数据表明，与居住在保留地的 AI/AN 人群相比，这部分 AI/AN 人群患疫苗可预防疾病和其他传染病的风险相对较低。

历史上，与其他种族群体的儿童相比，AI/AN 儿童疫苗可保护的疾病的感染率明显较高，诸如 b 型流感嗜血杆菌、肺炎球菌、甲型肝炎和乙型肝炎。虽然近几十年来，AI/AN 婴儿中肺炎和流感的死亡率稳步下降，但差异依然存在。

在过去 20 年中，美国儿童广泛接种甲型肝炎和乙型肝炎疫苗，使得这些病原体感染在大多数 AI/AN 儿童中没有显著差异。有记录显示，由流感嗜血杆菌、肺炎球菌和水痘导致的住院病例侵袭性病例明显减少。历史上高感染率和持续存在的地区差异突出表明，必须确保为所有 AI/AN 儿童实施普及儿童免疫接种计划。重点如下：

● **b 型流感嗜血杆菌**。现有的多种 Hib 疫苗之间有着重要的区别，对于 AI/AN 儿童应由医师慎重选择。在供应和常规使用 Hib 结合疫苗之前，AI/AN 儿童侵袭性 Hib 病发病率约为 10 倍于非 AI/AN 儿童。因为历史上 6 个月内 AI/AN 小儿的高侵袭性感染率，印第安健康协会（Indian Health Sevice，IHS）和美国儿科学会（AAP）推荐首剂 Hib 为 PedvaxHIB，包含多核糖核酸醇磷酸盐-脑膜炎球菌外膜蛋白（PRP-OMP）。这种含 PRP-OMP 的疫苗与其他种类相比可以更快速地产生抗体，认为正是未使用该类疫苗导致阿拉斯加原住民婴儿的流感嗜血杆菌感染率上升。由于缺乏第一剂含 PRP-OMP 的组合疫苗（DTaP-IPV-Hib-HepB）的六价联合疫苗接种后的免疫原性信息，目前尚无在 AI/AN 婴儿中优先推荐接种该疫苗。如果 PedvaxHIB 的第一剂延迟超过 1 个月，建议遵照计划补种。在 12~15 月龄如采用增强剂量疫苗时，若使用含 PRP-OMP 的 Hib 结合疫苗接种计划，则增强剂量为 3 倍剂量，若选择其他

---

① Stratton K，Andrew F，Rusch E，Clayton E. *Adverse Effects of Vaccines：Evidence and Causality*. Washington，DC：National Academies Press；2012

Hib 结合疫苗计划则为 4 倍剂量；无论初次接种时使用哪种疫苗，都没有首选的增强剂量疫苗配方（即任何已批准的 Hib 结合疫苗的增强剂量都是可选择的）。然而，临床上使用一种以上的 Hib 疫苗产品会导致疫苗接种错误，为避免主要为 AI/AN 儿童服务的医疗保健专业人员感到困惑，如果可行，最好只使用含有 PRP-OMP 的 Hib 疫苗。

- **肺炎球菌**。与其他美国儿童一样，AI/AN 儿童也推荐接种 PCV13。在引入 PCV7 之前，某些 AI/AN 儿童（阿拉斯加土著人、纳瓦霍人和白山阿帕奇人）的侵袭性肺炎球菌病（IPD）发病率是其他美国儿童的 5~24 倍。在 AI/AN 婴儿中使用 PCV7，几乎消除了疫苗血清型引起的疾病，整体降低了 IPD 的发病率。PCV13 的使用进一步减少了 AI/AN 儿童 IPD 的发生率。然而，AI/AN 儿童仍有 3~4 倍于非 AI/AN 儿童的患 IPD 风险，这在很大程度上归因于疫苗未针对合适的血清型。

- **肝炎病毒**。在引入肝炎疫苗之前，甲型肝炎和乙型肝炎在 AI/AN 人群中的发病率超过了在一般美国人口的比例。1970 年，阿拉斯加土著居民乙型肝炎表面抗原（HBsAg）的总患病率为 6% 以上，进而导致 30 岁以下的阿拉斯加土著人肝癌发病率较高。在阿拉斯加，20 岁以下的土著人普遍接受婴儿免疫、全民筛查和疫苗接种，减少了症状性乙型肝炎感染和肝细胞癌者。同样，在普及儿童甲型肝炎疫苗接种后，1997—2001 年期间，AI/AN 人群中的甲型肝炎感染率下降了 95%，与一般美国人口的感染率相当。应努力确保以前未免疫的青少年接种甲型肝炎和乙肝疫苗。

- **流感病毒**。在 2009 年 H1N1 流感流行期间，AI/AN 人口中与普通美国人口相比的流感相关死亡率差异很大；12 个州（占美国 AI/AN 人口的 50%）的 AI/AN 人感染 H1N1 死亡率比其他种族/族群高出 4 倍。因此，AI/AN 人群被列为面临流感严重并发症风险的群体之一。因此，当疫苗或抗病毒药物供应有限或延迟时，AI/AN 患者被视为高危优先群体。研究还显示产妇接种疫苗对保护太小而不能接种疫苗的婴儿及其母亲的保护作用。鉴于 AI/AN 人群感染流感的风险较高，孕产妇流感免疫接种是一项重要的战略。

- **呼吸道合胞病毒（RSV）**。在阿拉斯加农村和西南地区，感染 RSV 的 AI/AN 婴儿住院率与死亡率与其他美国婴儿相比要高。这些地区的 AI/AN 婴儿住院率与美国总体人口中的医学高危和早产儿住院率相似。阿拉斯加土著儿童的 RSV 住院率部分与家庭有关，如拥挤的居住条件和缺乏供水系统。1994—2012 年，上述风险因素的变化和改进使阿拉斯加土著儿童因 RSV 感染的住院率明显下降；但是，目前阿拉斯加土著婴儿和纳瓦霍/白山阿帕奇婴儿中的 RSV 住院率，仍然至少比其他美国儿童高 3 倍。根据 AAP 建议，高危 AI/AN 婴儿中优化使用 RSV 特异性单克隆抗体（帕利维珠单抗）进行抗体预防。在北部地区，包括阿拉斯加，RSV 流行季节可能差异很大，RSV 预防应反映当地季节性和风险因素。

- **轮状病毒**。20 世纪 90 年代，AI/AN 婴儿腹泻相关住院率几乎是其他美国婴儿总数的 2 倍。伴随轮状病毒疫苗接种，5 岁以下 AI/AN 小儿腹泻相关住院率 2008 年、2009 年和 2010 年分别为 24%、37% 和 44%，低于预期。这些数字表明轮状病毒疫苗在减少 AI/AN 婴儿住院中发挥了重要作用。

（艾奇 译　陈森 校）

青少年和大学生的免疫接种

针对青少年和大学生的免疫建议已成为常规，并反映在每年发布的青少年免疫计划中。

青少年面临许多免疫接种方面的挑战,包括较少就诊于预防保健机构、与适龄活动安排冲突以及卫生服务人员缺失提供免疫接种服务的时机。此外,未成年人对免疫接种的知情同意权因地区而异。卫生服务人员应了解并遵守本地区关于未成年人接种疫苗知情同意权的法律。青少年健康和医学协会官网上有一份关于青少年同意接种疫苗及其对免疫接种率的潜在影响的立场文件。有关各州法律的最新信息可从美国 CDC 网站上获得 ①。

为保证适龄接种,所有青少年每年都应进行全面的预防保健检查,包括 11~12 岁和 16~18 岁的例行检查,以适时接种相应的疫苗 ②。在青少年卫生保健服务中,专业卫生保健人员应回顾检查其免疫接种状态并按照推荐的免疫接种计划查漏补缺。事实证明,使用患者提醒-召回系统、接种服务人员提醒系统和制定相对固定的免疫接种规程制度可以提高疫苗接种率。与全州或全区的免疫接种信息系统连接将有助于青少年进行规范的免疫接种。疫苗接种周期中的漏种不需要从头开始接种或额外增加剂量。11~12 岁的青少年应接种百白破(Tdap)三联疫苗、ACYW 群流行性脑脊髓膜炎(MenACWY)疫苗和人乳头瘤病毒(HPV)疫苗。关于 HPV 疫苗的接种,初种年龄 <15 岁者建议接种 2 针,≥15 岁者建议接种 3 针。尽可能在开始接种第 1 针 HPV 疫苗时预约后续需要的剂量以提高完成率。接种服务人员可选择 9 岁作为开始接种 HPV 疫苗的最小年龄,如果他们认为这是在 HPV 感染风险前获得特异性免疫力的最佳年龄。当 HPV 疫苗在 9 岁或 10 岁开始接种时,其他青少年疫苗(如 MenACWY 和 Tdap)仍推荐在 11~12 岁时开始接种。MenACWY 疫苗加强针建议在 16 岁时进行。B 群流行性脑脊髓膜炎(MenB)疫苗并不是青少年免疫接种的常规建议,除非存在暴发感染或潜在高危情况(如补体缺乏或脾功能不全)。

大学生的免疫接种

对于青少年晚期其他疫苗的接种,如甲型肝炎疫苗(HepA)、B 群流行性脑脊髓膜炎疫苗(MenB)、b 型流感嗜血杆菌疫苗(Hib)、13 价肺炎多糖结合疫苗(PCV13)和 23 价肺炎球菌多糖疫苗(PPSV23),应询问既往病史以评估是否存在疫苗漏种以及是否存在感染的危险因素。每种疫苗的具体适应证详见第 3 章中相关疾病的章节。

寄宿学校、学院和大学应该建立一个系统,以确保所有学生都受到疫苗可预防疾病的保护,并且在疫情暴发时能够识别未接种疫苗的学生。由于包括麻疹、腮腺炎和脑膜炎球菌病在内的疫苗可预防疾病暴发曾经在高校发生,美国大学卫生协会鼓励根据疾病预防控制中心免疫实践咨询委员会的建议制定全面的入学前预防接种政策。根据州法律,许多学院和大学都要求所有被录取的学生或住在学校宿舍的学生接种特定的疫苗。

如果怀疑在学校或学院发生疫苗可预防疾病,应立即向当地卫生官员报告,以协助管理、评估公共卫生影响,具体参照州法律。

(彭晓敏 译　黎 阳 校)

---

① https://www.cdc.gov/phlp/publications/topic/vaccinationlaws.html

② American Academy of Pediatrics, Committee on Practice and Ambulatory Medicine and Bright Futures Periodicity Schedule Workgroup. 20120 recommendations for preventive pediatric health care. Pediatrics. 2020;145(3):e20200013

卫生保健人员的免疫接种

因工作原因接触传染性疾病患者的成年人感染疫苗可预防疾病的风险极高。他们一旦被感染,则有可能传染给同事及其他患者。就本节而言,卫生保健人员被定义为与患者有面对面接触的人员,或在提供患者保健或由卫生保健机构雇用的大楼内工作的人员(如实验室工作人员),还包括学员和志愿者。所有的卫生保健人员都应该通过适当的免疫接种保护自己和易感患者。医师、卫生保健机构和学校等应在实施旨在最大限度提高卫生保健人员免疫力的政策中发挥积极作用。涉及儿童卫生保健的人员需要特别关注的疫苗可预防疾病如下(更具体的建议见第 3 章相关疾病章节)。

- **百日咳(pertussis)**。在社区和公共场所中可能会暴发成人百日咳疫情。专业卫生保健人员因频繁暴露于百日咳博代杆菌而存在感染百日咳的风险,同时他们可能作为感染源传染给患者、同事、家人以及社会人群。在医院或急诊机构中工作的所有年龄段的专业卫生保健人员,若近期未接种百白破疫苗,应立即接种 1 剂破伤风类毒素、减毒白喉类毒素及无细胞百日咳杆菌疫苗(百白破三联疫苗 Tdap)。医院和急救设施应为专业卫生保健人员提供上述百白破疫苗以尽可能提高百日咳免疫接种的覆盖率。

无论既往是否接种过百白破三联疫苗(Tdap),破伤风-白喉二联疫苗(Td)或 Tdap 均可作为破伤风-白喉十年一次的常规加强针或伤口预防时使用。另外,如果在卫生保健机构中百日咳感染风险增加,如有证据证明或怀疑有与卫生保健工作相关的百日咳传播,则可以考虑让卫生保健人员重新接种百白破三联疫苗。值得注意的是,卫生保健人员在这些情况下接种百白破三联疫苗不能代替感染预防和控制措施,包括职业暴露后的抗菌预防。因此,已经重新接种的卫生保健人员在适用的情况下仍应接受暴露后的抗菌预防,且接触婴儿或妊娠妇女的卫生保健人员应优先接种。

- **乙型肝炎(hepatitis B)**。建议所有在工作或培训活动中可能接触到血液或其他传染性体液的卫生保健人员接种乙肝疫苗。美国劳工部职业安全与健康管理局(OSHA)发布了一项规定,要求雇主为有乙肝职业暴露风险的人员提供乙肝免疫接种服务,费用由雇主承担。雇主必须确保拒绝接受乙肝免疫接种的人员签署拒绝免疫接种书面声明。为了确定是否需要重新接种疫苗并指导暴露后预防,所有存在经皮肤或黏膜接触血液或体液的职业暴露风险的卫生保健人员应在接种乙肝疫苗后进行血清学检测。接种后血清学检测是在接种最后 1 针疫苗后 1~2 个月内检测其血清乙肝表面抗体(抗 HBs)是否达到保护性滴度(≥10mIU/mL)。人们在完成最初的全程疫苗接种后检测血清抗 HBs 滴度≥10mIU/mL 可被认为具备对乙肝病毒的免疫力,其结果应记录在案,将来无须再检测。

尽管疫苗诱导的抗 HBs 会随着时间的推移逐渐减少,但它对免疫应答者(如疫苗接种后检测血清抗 HBs 水平达到 10mIU/mL)仍有保护作用。因此,在疫苗接种多年后(当乙肝疫苗接种作为常规婴儿免疫接种的一部分时),对卫生保健人员进行抗 HBs 检测可能无法区分疫苗应答者和非应答者。单位雇佣或注册时对抗 HBs 的结果进行暴露前评估,并在需要时追加一剂或多剂乙肝疫苗,有助于确保远程接种的卫生保健人员受到保护。既往无乙肝疫苗免疫接种记录或抗 HBs<10mIU/mL 的卫生保健人员应重新接种单剂疫苗,并在接种后 1~2 个月内再次检测抗 HBs。如果抗 HBs 仍然低于 10mIU/mL,他们应再接种额外的加强针以完成

第二轮免疫接种。使用 Engerix-B 或 Recombivax HB 的 3 剂疫苗系列者需要额外接种 2 剂疫苗，而使用 Heplisav-B 的 2 剂疫苗系列者需要额外 1 剂疫苗。对于近期接种过疫苗但抗 HBs<10mIU/mL 的人来说，低抗体浓度更可能提示应答失败而不是抗体浓度的自然下降，更实际的做法是重新完成整个第二轮免疫接种（3 剂 Engerix-B 或 Recombivax HB 疫苗，或 2 剂 Heplisav-B 疫苗），并在最后 1 剂后 1~2 个月复测抗 HBs。Heplisav-B 疫苗可用于初次接种了不同厂家生产的乙肝疫苗系列后的再接种 [1][2]。这种措施在图 3.5 也可以看到。

对第二轮疫苗无反应并保持乙肝表面抗原（HBsAg）阴性的人们应被视为易感人群，在发生任何已知或可能的乙肝感染患者的血液或体液暴露后，均需要接受乙肝免疫球蛋白（HBIG）预防。

- **流行性感冒（influenza）**。因卫生保健从业人员可能将流行性感冒（简称"流感"）病毒传染给患者，且卫生保健相关的医源性流感疫情也确实曾经发生过，故针对卫生保健机构工作人员的年度性流感疫苗接种，应被视为对患者的安全责任和在卫生保健机构工作的必要条件，除非个人具有公认的免疫禁忌证 [3]。为了卫生保健人员自身和患者的健康，卫生保健从业人员应了解接种流感疫苗的益处以及感染流感病毒的潜在健康危害。流感疫苗每年应免费向所有符合条件的人员提供，并努力确保所有轮班的卫生保健人员随时都能获得疫苗，例如使用移动疫苗接种车。在尚未实施强制疫苗接种政策的卫生保健机构，除医疗禁忌之外的任何原因拒绝接受疫苗接种的人员均须填写拒绝免疫接种的书面申请表。应要求所有拒绝接种流感疫苗的人接受有关疫苗接种益处的强制性教育。除减毒活疫苗外，任何经批准的流感疫苗都是适用的，减毒活疫苗不适用于与处于受保护环境中的免疫力发生改变的患者密切接触的人员，接种了流感减毒活疫苗的卫生保健从业人员应在接种疫苗后 7 天内避免与这些免疫功能低下患者密切接触。

- **麻疹（measles）**。卫生保健人员感染麻疹可能会导致麻疹的暴发流行，所以卫生保健人员应提供其对麻疹具有免疫力的证明。免疫力的证据包括经实验室确诊的麻疹感染病史、免疫力的实验室证据（麻疹抗体血清学检验结果阳性）或两次适当间隔和剂量的麻疹减毒活疫苗的接种记录（初次接种应于 1 岁生日当天或之后完成）。通常我们认可 1957 年前出生的卫生保健人员对麻疹已具有免疫力。然而，由于在这个年龄段内的卫生保健人员中也曾出现过麻疹患者，卫生保健机构应考虑向缺乏麻疹免疫证据的卫生保健人员提供 2 剂麻疹疫苗。在暴发过麻疹疫情的地区，除非有血清学免疫证据，否则建议 1957 年前出生并且未接种过麻疹疫苗的卫生保健人员，均应接种 2 剂麻疹-流行性腮腺炎-风疹三联疫苗（MMR）。

- **流行性腮腺炎（mumps）**。流行性腮腺炎在卫生保健机构中一旦暴发流行，疫情破坏力极大且会造成巨大损失。所有卫生保健机构的工作人员需对腮腺炎具有免疫力。免疫力的证据包括通过实验室确诊的感染史、免疫力的实验室证据（血清腮腺炎抗体检测阳性）、两次适当间隔和剂量的腮腺炎减毒活疫苗的接种记录（初次接种应于 1 岁生日当天或之后完成）、1957 年

---

① Schillie S，Vellozzi C，Reingold A，et al. Prevention of hepatitis B virus infection in the United States：recommendations of the Advisory Committee on Immunization Practices. MMWR Recomm Rep. 2018；67（RR-1）：1-31

② Schillie S，Harris A，Link-Gelles R，et al. Recommendations of the Advisory Committee on Immunization Practices for Use of a Hepatitis B Vaccine with a Novel Adjuvant. MMWR Morb Mortal Wkly Rep. 2018；67（15）：455-458

③ American Academy of Pediatrics，Committee on Infectious Diseases. Policy statement：Influenza immunization for all health care personnel：keep it mandatory. Pediatrics. 2015；136（4）：809-818

前出生的人员。在腮腺炎暴发流行期间，1957 年期间或之后出生的仅接种过 1 剂 MMR 疫苗的卫生保健人员应接种第 2 剂 MMR 疫苗。1957 年之前出生且无 MMR 免疫史的卫生保健人员应检测腮腺炎抗体滴度以证明其免疫状态，如果阴性，则应接受 2 剂间隔适当的 MMR 疫苗。

- 风疹（rubella）。有报道显示感染了风疹的卫生保健人员可传染给妊娠妇女。虽然成人感染风疹的症状较轻，但考虑到风疹对胎儿的危害性，男性、女性卫生保健人员都应保证其对风疹具有免疫力。风疹抗体血清学检验结果为阳性或有 1 剂风疹疫苗的接种证明文件的人们可被认为具有免疫力。由于风疹病毒感染史常难以确定，故其不能作为该人员对风疹病毒具有免疫力的证据。所有可能暴露于风疹患者或照顾妊娠妇女的易感性卫生保健人员以及在教育机构工作或提供托儿服务的人员，均应接种 1 剂 MMR 疫苗，以防止自身感染风疹和传染给妊娠妇女。

- 水痘（varicella）。建议所有卫生保健人员都应有水痘免疫力的证据。满足下列任意一项的卫生保健人员可被认为对水痘已具有免疫力：①至少间隔 4 周完成 2 剂水痘疫苗接种的记录，其中第 1 剂是在第一个生日当天或之后注射；②由医师诊断或证实的水痘病史（对于报告有非典型病例，轻症病例或两者兼有的病史或表现的患者，在疾病发生的急性期，医师应查证该患者与典型水痘患者的密切接触史或水痘病毒感染的实验室检验依据）；③由医师诊断的带状疱疹病史；④水痘免疫的实验室检验依据或经由实验室检验确诊为水痘感染。1980 年之前在美国出生不应作为卫生保健人员、妊娠妇女或免疫缺陷人群具有免疫力的证据。美国疾病预防控制中心免疫实践咨询委员会（ACIP）和医院感染控制实践顾问委员会（HICPAC）不建议卫生保健人员在接种水痘-带状疱疹病毒疫苗后进行免疫血清学检测。市售血清学检测可能不够敏感，检测不到接种疫苗诱导产生的抗体。

- 脑膜炎球菌（meningococcus）。对于直接进行患者护理的卫生保健人员，脑膜炎球菌疫苗不属于常规接种建议。但是，对于经常接触脑膜炎奈瑟菌分离株的临床微生物学家，如果暴露于临床分离株，则患严重脑膜炎球菌的风险增加，应接种 MenACWY 和 MenB 疫苗。

（彭晓敏 译　黎阳 校）

在美国境外接受免疫接种或免疫状态未知或不确定的儿童

在美国境外接受的免疫接种

在其他国家接受免疫接种的人们，包括交换生、国际领养儿童、难民和其他移民，应按照美国建议的时间表（包括最小年龄和间隔）进行免疫接种。1996 年的《移民和国籍法》（*Immigration and Nationality Act*，INA）要求所有以合法永久居民身份移民到美国的人（即绿卡持有人），在入境之前必须提供美国 CDC 的免疫实践咨询委员会（ACIP）推荐的疫苗接种证明。移民群体所需的特定疫苗必须满足以下条件：①必须是 ACIP 推荐的适合美国普通人群的适龄疫苗；②必须预防可能引起暴发流行的疾病，或预防已经在美国消除或正在消除的疾病。例如，人乳头瘤病毒（HPV）疫苗并不是必需的。关于移民所需接种的疫苗种类的说明请查阅网站。国际领养的 10 岁及以下儿童可在抵达美国之前获得豁免，不受 INA 有关免疫接种规定的约束。来自《海牙公约》以外国家的领养儿童可被豁免将其免疫接种推迟到抵达美国之前。当获得豁免时，养父母必须在孩子抵达美国后的 30 天内签署一份豁免声明，承诺他们会按照 ACIP 的建议完成相应的疫苗接种。

难民首次进入美国时不需要达到 INA 的免疫接种要求,但当他们申请永久居留权(通常是抵达后 1 年)时,必须出示免疫证明。但是,某些来美国的特殊难民群体在到达美国之前需在其原籍国进行免疫接种。临床医师可登录美国 CDC 难民健康网站查看关于当前在美国境外接受免疫接种的难民群体的信息。关于难民抵达美国后在美国境内进行健康检查期间评估和更新免疫接种的指南可在网站上获得。

在美国以外的国家,越来越多的疫苗被纳入了常规免疫计划。一般而言,如果疫苗种类、接种日期、剂量数、间隔时间、儿童接种疫苗时的年龄在国内和与当前美国或世界卫生组织的现行免疫计划表是一致的,则可以将书面的接种记录视为先前免疫充分的证据。任何记录在美国国务院官方卫生移民表格(DS3025)上的疫苗接种都应该被接受。在审查记录期间,应鉴别不准确的、不一致的、欺诈性的数据。

记录审查时还应注意是否遵循 ACIP 关于脊髓灰质炎病毒疫苗接种的建议,该建议要求通过适龄的脊髓灰质炎灭活疫苗(IPV)或三价脊髓灰质炎减毒活疫苗(trivalent OPV,tOPV)疫苗预防所有三种类型的脊髓灰质炎病毒。一些国家可能在 2016 年 4 月 1 日之后的脊髓灰质炎疫苗接种运动期间提供了单价或双价口服脊髓灰质炎疫苗(OPV)。如果 OPV 在 2016 年 4 月 1 日前使用,则 OPV 可视为 tOPV。如果 OPV 是在 2016 年 4 月 1 日之后给药的,则不能当作 tOPV。如果没有合理的书面证明记录接种 tOPV 的剂量,建议按照美国 IPV 计划进行适龄疫苗接种或重新接种。

在国际领养儿童中进行的研究表明,大多数有接种记录的儿童具有与这些免疫接种一致的抗体。关于其他类别的移民儿童免疫接种记录的血清学验证,可获得的国家具体数据有限。评估疫苗可预防疾病的抗体浓度有助于确保疫苗已接种并具有免疫原性,并能证明对过去感染的免疫力。

免疫状况未知或不确定的美国儿童

在某些情况下,在美国出生的孩子的免疫状况是不确定或未知的,这是因为缺乏免疫的纸质或电子文档、记录不完整或不正确,或者记录与推荐的产品或时间表不符。对于这些小孩,可以进行血清学检测以确定是否存在某些疫苗可预防疾病的抗体浓度。可以采用针对某些疫苗抗原的抗体进行血清学检测,以及针对其他抗原成分进行免疫检测的组合策略。

通过血清学检测证明免疫状况

血清学检测对指导疫苗接种管理的有效性和解释可能是复杂的,并随年龄而变化。在这些决策中,还应考虑检测成本与实施特定疫苗接种系列的成本以及坚持完成疫苗接种系列的可能性。

当接种记录的有效性存在疑问或由于其他原因需要疫苗反应的书面证明时,可考虑对 6 个月以上的儿童检测白喉破伤风血清抗体($\geq 0.1IU/mL$),或对 60 个月以下的小孩检测 b 型流感嗜血杆菌(Hib)血清抗体($\geq 1.0\mu g/mL$),来确定该小孩是否已经接种了相应的疫苗并产生了免疫力。即使小孩有保护性抗体,也要根据小孩的年龄完成全程免疫接种。如果小孩没有保护性抗体,应重新开始该系列疫苗的接种。同时应该认识到,对于某些疫苗可预防的疾病,在儿童年龄阶段完成接种疫苗所需的剂量较少。接种记录加上白喉和破伤风抗体的存在可以用作接种百日咳疫苗的证明。

对于年龄≥ 12个月的儿童,可以通过检测甲型肝炎、麻疹、腮腺炎、风疹和水痘抗体浓度来确定他们是否具有免疫力;这些抗体检测不应该在年龄 <12 个月的儿童中进行,因为可能存在母体抗体。单纯检测麻疹抗体的意义有限,因为大多数外国出生的儿童需要的是腮腺炎和风疹疫苗,而这些疫苗在资源有限的国家很少使用,并且在美国只有 MMR 疫苗。即使存在麻疹抗体,也应接种 2 剂 MMR 疫苗以覆盖腮腺炎。风疹的覆盖可通过使用 1 剂含风疹疫苗达到。2 剂水痘疫苗的接种记录或水痘抗体滴度阳性是对水痘具有免疫力的最佳指示。5 岁或 5 岁以上免疫力强的儿童不需要接种 Hib 疫苗(即使以前没有接种过),也不应进行血清学检测,因为这个年龄组的儿童的 Hib 抗体浓度经常低于 0.15U/mL,但不容易感染 b 型流感嗜血杆菌。如果没有完整的系列接种记录,应按年龄进行相应的肺炎球菌疫苗接种,不应将血清学检查作为验证是否已接种或获得免疫力的证据。目前尚缺乏评估是否对脊髓灰质炎病毒和轮状病毒具有免疫力的血清学试验。

应对所有移民、难民和国际收养的儿童进行乙肝表面抗原(HBsAg)血清学检测,以确定有无慢性乙肝病毒感染。当 HBsAg 检测结果为阴性时,HBsAg 抗体(抗 HBs 抗体)的检测结果可明确该儿童是否具有免疫力。如果接种记录中没有完成整个乙肝疫苗系列接种,即使抗 HBs 抗体检测结果呈阳性,这些儿童也应完成该系列疫苗的全程接种。作为难民疫苗接种计划的一部分,在海外接受疫苗接种的难民儿童在接种疫苗前也要进行 HBsAg 检测。这项测试的结果记录在国家卫生部门的官方移民表格上。接种乙肝疫苗后可能会发生短暂性 HBsAg 抗原血症,最早在接种疫苗后 24 小时以及接种后 2~3 周即可检测到 HBsAg,因此预防接种前的评估很重要。一些移民或难民儿童可能曾经感染过甲型肝炎,存在甲型肝炎病毒免疫球蛋白(Ig)G 特异性抗体的人将不需要接种甲型肝炎疫苗。

如果无法施行血清学检测或者检测成本太高,或阳性结果不能作为豁免进一步免疫接种的证据,那么谨慎的做法是重新进行有关疫苗的接种。一些州的法律规定,只有某些特定的血清学检测结果才能被学校接受入学;在这种情况下,血清学检测可能意义不大,因为检测后仍然需要接种相应的疫苗。

(彭晓敏 译　黎阳 校)

国际旅行

儿童在国际旅行途中容易发生疾病,有些儿童可能需要就医或者住院治疗。尤其是在美国出生的移民子女往往在很小的时候就去海外探亲访友。咨询具有旅行医学知识或专业知识的卫生保健人员可以减轻这种风险,但需要提前计划,以便有时间完成必要的旅行前疫苗接种或获取相应的药物。家长应该意识到,在美国境外旅行时,即使是在被认为没有重大传染病风险的国家,暴露于疫苗可预防疾病的风险也会增加。应在国际旅行前进行最新的常规免疫接种,有些疫苗可及早接种或加急进行以优化保护。根据儿童的年龄、目的地、旅行季节、旅行时间及旅行期间的活动,可能还会建议接种预防流感、伤寒、黄热病、脑膜炎球菌病、狂犬病、日本脑炎和霍乱的疫苗。由于并非所有地区都备有旅行所需疫苗,而某些疫苗如日本脑炎和狂犬病疫苗需要在出发前多次注射,因此,家长们应在旅行前 4~6 周左右安排咨询。

旅行者还可能面临感染疟疾、登革热、基孔肯雅热、寨卡病毒、腹泻和呼吸道疾病、蜱媒感染以及无法获得疫苗的皮肤病的风险。2019 年,美国 FDA 批准了一种登革热疫苗,可用于居住在登革热地方性流行地区并曾经被实验室确诊感染过登革热的 9~16 岁的个人,但不包括旅行者。建议前往疟疾流行地区的旅行者采取抗疟药物预防，所有有虫媒传播疾病风险的旅行者都应采取预防蚊虫叮咬的措施。注意手部卫生、选择更安全的食物以及避免接触被污染的沙子、土壤和水，可以降低旅行者感染其他传染性疾病的风险。

关于当前可能影响国际旅行者的疾病暴发警报等最新信息，可在美国 CDC 旅行者健康网站或 WHO 网站上获得。国际旅行健康信息由美国 CDC 每 2 年修订 1 次，可供旅行者和卫生专业人员参考。

地方和州卫生部门和旅行诊所也可以提供最新信息[①]。许多大学设有旅行诊所，在那里可以获得旅行前咨询和免疫接种。有关邮轮卫生检查成绩和报告的信息可以在美国 CDC 网站上找到。

推荐的免疫接种

进行国际旅行的婴儿和儿童应接种最新推荐的适龄疫苗。为了在出发前优化免疫力，有些疫苗可提前接种 [如甲型肝炎疫苗、脑膜炎球菌结合疫苗、麻疹/腮腺炎/风疹疫苗（MMR）或加快接种进程（如 MMR）]。

甲型肝炎（hepatitis A）。建议在美国的所有 12~23 个月龄的儿童常规接种 2 剂甲型肝炎（HepA）疫苗，2 剂间隔 6 个月，并推荐在 18 岁前追加接种。建议所有未获得对甲型肝炎免疫力并前往甲型肝炎中高发地区（包括除了澳大利亚、加拿大、日本、新西兰和西欧大部分地区以外的世界所有地区）旅行的年龄 >6 个月的人接种 HepA 疫苗（表 3.18），这一剂疫苗不计入6~11 个月龄儿童的 2 剂常规免疫，常规的 2 剂 HepA 疫苗应在 12 月龄时开始接种。对于年龄 <6 个月的婴儿，建议在旅行前予免疫球蛋白（IGIM）肌内注射进行 HepA 暴露前预防。对于患有慢性肝病、40 岁以上、免疫功能低下以及其他慢性病的人，如果他们计划前往 2 周内有甲型肝炎流行的中高发地区，那么他们应在出发前接种一剂初始剂量的 HepA 疫苗，同时在另外的身体部位肌内注射 IGIM。IGIM 用于预防甲型肝炎的剂量可能会干扰水痘和 MMR 疫苗的免疫反应长达 3 个月（表 1.9）。HepA-HepB 组合疫苗（Twinrix）适用于 18 岁及以上的人群。

乙型肝炎（hepatitis B）。建议所有在美国的儿童和前往乙型肝炎感染率 ≥2% 的地区旅行的人们接种乙型肝炎（HepB）疫苗。理想情况下，HepB 疫苗应于旅行前 6 个月接种以便在旅行前完成 3 剂标准免疫方案。如果出发前时间少于 4 个月，那么选择 Engerix-B 疫苗许可的在第 0、1、2 和 12 个月接种的 4 剂免疫方案（表 3.20）可能会更迅速地提供保护。对于出发前没足够时间完成标准免疫接种程序的旅行者，个人卫生保健人员可选择使用加速接种方案（例如在第 0 天、第 7 天和 21~30 天接种，在第 12 个月时使用加强剂）。对于接受未获 FDA 许可的加速免疫接种计划的人也应在接种系列疫苗 12 个月后注射一剂，以促进持久免疫。对于成人，Heplisav-B 疫苗的 2 剂方案可在一个月内完成，可在旅行前提供更大的灵活性。

麻疹（measles）。麻疹输入仍然是美国麻疹病例的一个重要来源。国际旅行者应获得麻疹的免疫力，这不仅可以保护自己，还能减少麻疹病毒的输入传播。对麻疹具有免疫力的证据包括由实验室确诊的既往感染史、具有免疫力的实验室证据（血清麻疹抗体检测结果阳性）、已接种 2 剂适当间隔的麻疹减毒活疫苗的书面记录（其中第 1 剂在生后第一个生日当天或之后接种）、或在

---

　　① 　Sources for travel clinics：Center for Disease Control and Prevention（**wwwnc.cdc.gov/travel/page/find-clinic**），American Society of Tropical Medicine and Hygiene（**www.astmh.org/for-astmh-members/clinical-consultants-directory**），and International Society for Travel Medicine（**www.istm.org/AF_CstmClinicDirectory.asp**）

1957 年之前在美国出生。出国旅行或居住的儿童应在 6 个月龄时开始接种麻疹疫苗。如果可以，6~11 月龄的儿童应在出国前至少 2 周接种 1 剂 MMR 疫苗，然后在 12~15 月龄时接种第 2 剂含麻疹疫苗（距初始接种至少 28 天后），并在 4~6 岁时接种第 3 剂。年龄≥12 月龄的儿童以及只接受过 1 剂疫苗并前往麻疹流行地区的成人应在出发前接受第 2 剂疫苗，但疫苗接种间隔为 28 天或更长。MMR 疫苗不应用于妊娠妇女。活病毒疫苗（MMR、水痘、黄热病疫苗）通常应在同一天接种或者至少间隔 4 周接种，并且要注意含免疫球蛋白制剂应用的时机（表 1.9）。

脊髓灰质炎（poliovirus）。尽管人们一直致力于在全范围内消灭脊髓灰质炎，但脊髓灰质炎病例仍在一些地区流行。旅行者应在出发前及时接种适龄的脊髓灰质炎疫苗。根据目前美国 CDC 的指导意见，过去 12 个月内前往存在野生型或疫苗衍生脊髓灰质炎传播的国家的旅行者可能需要接种额外剂量的疫苗。年满 18 岁或以上的旅行者如果前往在美国 CDC 旅行者健康网站上确认有脊髓灰质炎病毒传播风险的地区，则应接受加强剂量的灭活脊髓灰质炎疫苗（IPV）。旅行者应在出发前查阅最新的免疫接种建议。

旅游相关的免疫接种

根据目的地、计划活动和停留时间，可能需要或建议进行其他免疫接种（见第 3 章中特定疾病的相关章节）。

霍乱（cholera）。口服霍乱疫苗在美国被批准用于 2~64 岁的人群。霍乱疫苗对于大多数旅行者不建议常规接种，前往霍乱传播活跃地区旅行的人最适合接种。一项针对 2~17 岁儿童和青少年的儿科研究正在进行以评估这种疫苗在该年龄组的安全性和免疫原性。

日本脑炎（Japanese Encephalitis）[①]。日本脑炎（Japanese Encephalitis, JE）病毒是一种通过蚊虫传播的黄病毒，是亚洲最常见的用疫苗可预防的脑炎病因。大多数前往亚洲的旅行者患日本脑炎的风险较低，但会因目的地、持续时间、季节、住宿环境和活动而有所不同。所有前往日本脑炎流行国家的旅行者都应了解该疾病，并应采取个人保护措施以减少夜间蚊虫叮咬的风险。接种日本脑炎疫苗可进一步降低感染风险。建议居住在日本脑炎流行国家、长期旅行者（如一个月或更长时间）以及经常前往日本脑炎流行地区的旅行者接种日本脑炎疫苗。如果短期旅行者计划到城市以外的地方旅行，并且行程或活动将增加他们在流行地区接触蚊子的风险，也应该考虑接种日本脑炎疫苗。有关日本脑炎病毒传播地点的信息，以及疫苗建议和不良事件的详细信息，可从美国 CDC 网站获得。

一种由 Vero 细胞培养衍生的灭活日本脑炎病毒疫苗（Ixiaro）已在美国获得批准并上市，可用于成人和 2 个月及以上的儿童。18 岁的儿童和青少年初次接种该系列疫苗是 2 剂，间隔 28 天。对于年龄在 18 至 65 岁之间、即将离境的旅客，最短间隔时间是 7 天。如果预期会持续暴露或再次暴露，应在初次接种 1 年后或更长时间给予加强剂量。

流行性感冒（influenza）。除了美国建议的年度流感疫苗免疫之外，国际旅行者可能需要在其他时间接种流感疫苗。由于北半球和南半球的流感季节不同，流行毒株可能不同。北美使用的流感疫苗的抗原成分可能与南半球的不同，给药时间也可能有所不同在北半球和南半球使用的流感疫苗的抗原成分可能不同，给药时间也可能不同。

[①]   Hills SL, Walter EB, Atmar RL, Fischer M. Japanese encephalitis vaccine: recommendations of the Advisory Committee on Immunization Practices. MMWR Recomm Rep. 2019;68（RR-2）:1-33

脑膜炎球菌（meningococcus）。 建议前往脑膜炎球菌疾病高发地区（如撒哈拉以南非洲或其他正在发生脑膜炎球菌疫情的地区）旅行的 2 个月龄的人群使用针对 A、C、W 和 Y 血清群的脑膜炎球菌结合疫苗（MenACWY）。不同的脑膜炎球菌结合疫苗在结合蛋白、批准使用年龄和给药方案方面存在差异。旅客可使用以下 MenACWY 疫苗：MenACWY-crm（Menveo；年龄 2 个月 ~55 岁）、MenACWY-D（Menactra；9 个月 ~55 岁）、MenACWY-TT（MenQuadfi；2 岁及以上）。MenACWY-D（Menactra）不应在 PCV13 免疫接种后 4 周内同时使用，以避免干扰对 PCV13 的免疫应答的可能。最好在旅行前完成整个疫苗系列接种。有持续或重复感染脑膜炎球菌风险的人群、在 7 岁之前接种最后一剂脑膜炎球菌疫苗 3 年后、在 7 岁及以后接种最后一剂疫苗 5 年后以及此后每 5 年持续存在感染风险的人群建议接种加强剂。不建议在旅行中常规接种 B 群脑膜炎球菌病疫苗，除非有其他指示支持使用该疫苗或在旅行目的地发生疫情。沙特阿拉伯王国要求参加麦加朝圣或乌姆拉朝圣的朝圣者提供证明已接种脑膜炎球菌血清群 A、C、W 和 Y 疫苗的国际疫苗接种或预防证书（ICVP）。

狂犬病（rabies）。 预防狂犬病的主要工作是教育家庭避免接触动物，并在发生咬伤或其他暴露情况时立即进行医疗干预。对于前往地方性狂犬病地区旅行的儿童，应考虑采取狂犬病暴露前预防措施，因为他们可能会遇到野生动物或家养动物（特别是狗）。暴露前预防措施包括在第 0、7、21 或 28 天肌内注射 3 剂狂犬病疫苗。暴露后预防措施包括用肥皂和水彻底清洗伤口，然后迅速接受接触后预防（postexposure prophylaxis，PEP）。对于以前未接种狂犬病疫苗的个体，PEP 包括狂犬病免疫球蛋白（Rabies Immune Globulin，RIG）20IU/kg 浸润伤口，加上 4 剂狂犬病疫苗（第 0、3、7 和 14 天）。预先接受过暴露前预防的人，接种 2 剂狂犬病疫苗（第 0 天和第 3 天）即可预防。已完成 3 剂暴露前疫苗接种或接受完整 PEP 措施的旅行者不需要常规使用加强针，除非发生了可能的狂犬病暴露后。普通国际旅行者不需要常规进行狂犬病毒中和抗体的血清检测。世界卫生组织最近建议使用皮内注射狂犬病疫苗替代肌肉注射以降低成本，但美国 FDA 和 CDC 免疫实践咨询委员会（ACIP）不赞成这一建议。旅行者需认识到他们在国外发生暴露后得到的治疗可能与美国不同。

结核病（tuberculosis）。 在国际旅行期间感染结核分枝杆菌的风险取决于旅行者的活动、旅行时间和目的地的结核病流行病学。在普通的旅游活动中感染结核的风险似乎很低，故不建议常规进行旅行前或旅行后检测。在结核病高发国家的普通人群中生活或工作的旅行者可能面临更高的风险。有到地方性结核病感染国家旅行史的儿童，如果与当地居民有大量接触，应进行结核菌素皮肤试验（TST）或干扰素释放试验（IGRA）。一些专家将高危旅行定义为在结核病高发国出生、旅行或居住至少 1 个月。如果小孩身体健康，无结核病接触史，应推迟 10 周再进行 TST 或 IGRA 检查。一般不建议旅行前接种卡介苗疫苗。

伤寒（typhoid）。 建议可能接触受污染食物或水的旅客接种伤寒疫苗。在美国有两种伤寒疫苗：一种是含有减毒伤寒沙门菌（Ty21a 株）的口服疫苗，被批准用于 6 岁及以上人群（胶囊必须整个吞下）；另一种是注射用 Vi 荚膜多糖（ViCPS）疫苗，适用于 2 岁及以上人群。Ty21a 疫苗免疫方案包括每隔一天口服 1 粒肠溶胶囊，总剂量 4 个胶囊，应在预期暴露前至少 1 周完成；而 ViCPS 疫苗接种为单次肌内注射，应在预期暴露前至少 2 周完成。伤寒疫苗接种并非 100% 有效，两种疫苗都能保护 50%~80% 的接种者，但对副伤寒不能提供足够的保护。如果预计会持续或再次接触沙门菌血清型伤寒杆菌，则口服疫苗 5 年后或灭活疫苗接种 2 年后需要重新接种。再免疫包括再次完成 Ty21a 口服疫苗的整个 4 剂系列，以及接受 1 次肌肉注射 ViCPS 疫苗。具体建议见沙门菌感染章节。口服减毒活疫苗胶囊应冷藏,口服疫苗胶囊应冷藏,作为预防剂量使用时,不应在使用除抗疟药甲氟喹和氯喹外的任何抗菌剂时给药。接种伤寒疫苗后仍需注意饮食卫生。

黄热病(yellow fever)。黄热病(YF)发生在撒哈拉以南非洲部分地区和南美洲热带地区。尽管 YF 在未接受免疫接种的旅行者中少有报道,但一旦发生可能是致命的。预防 YF 的措施应包括预防蚊虫叮咬和免疫接种。目前国家对 YF 免疫接种的要求和建议经常变化,可从美国 CDC 旅行者健康网站获得。旅行者应核实其目的地的入境要求。YF 疫苗应在旅行前至少 10 天接种。建议前往或生活在存在 YF 病毒传播风险的南美和非洲地区的 9 个月龄及以上的人接种 YF 疫苗。大多数旅行者不再建议接种 YF 疫苗加强剂,因为 1 剂 YF 疫苗可提供持久的保护[1]。对于初次接种 YF 疫苗时已经怀孕的妇女、接种 1 剂 YF 疫苗后接受了造血干细胞移植的人以及在注射最后一剂 YF 疫苗时感染艾滋病毒的人,建议额外接种 YF 疫苗。由于存在发生罕见但严重的不良事件的风险,包括与疫苗相关的神经系统疾病和嗜内脏(多器官系统衰竭)疾病,应将 YF 免疫接种限于有 YF 暴露风险的人或入境时需要疫苗接种证明的人。截至 2020 年,由于生产问题,美国唯一获批的黄热病疫苗(YF-VAX)无法获得。在此期间,YF-VAX 的制造商(赛诺菲巴斯德)已经与 FDA 合作,根据试验性新药(IND)申请进口黄热病疫苗 Stamaril,并通过扩大准入计划在美国销售。Stamaril 由法国赛诺菲巴斯德公司生产,使用的是黄热病病毒的 17D-204 株,与 YF-VAX 中的病毒株相同。全世界已分发了4.3 亿多剂 Stamaril 疫苗,其安全性和有效性可与 YF-VAX 疫苗相媲美。在 YF-VAX 短缺期间,黄热病疫苗的卫生保健人员可以指导他们的患者使用 Stamaril 疫苗。

其他疾病(other consideration)。在美国境外的旅行者可能会接触到蚊子传播的疾病,如可能会威胁生命的疟疾、登革热、基孔肯雅病毒、寨卡病毒(孕妇可能会有先天性传播的风险)。预防策略包括预防蚊虫叮咬和疟疾方面的抗疟药物预防。有关适当使用药物预防措施的建议,包括对妊娠妇女、婴儿和哺乳母亲的建议,请参阅疟疾章节。旅行者腹泻影响高达60% 的旅客,但注意摄入的食物和饮料(如避免冰块)可能会减轻腹泻。一般不推荐使用药物预防。对家庭进行自我治疗教育,尤其是口服补液至关重要。袋装口服补液盐可以在旅行前以及在旅途中的世界各地,包括腹泻病流行的资源有限的国家的大多数药房都可以买到。国际旅行期间,家庭可能希望携带抗菌药物(如阿奇霉素或氟喹诺酮类药物,最长 3 天)。但服用抗菌药物会增加耐药菌定植的风险,因此治疗应保留给中度至重度腹泻的旅客。年龄较大的儿童和青少年可以考虑使用解痉类药物(可与抗菌药物同时使用)治疗轻度至中度腹泻,但一般应避免在出现血性腹泻或发热相关的腹泻时使用。次水杨酸铋已获 FDA 批准用于治疗≥12 岁的儿童腹泻,且已被证明可减轻旅行者腹泻的严重程度。

旅行者应注意呼吸道病毒的潜在感染风险,包括新型冠状病毒或流感病毒。应建议他们注意手卫生,避免与动物(无论是死的还是活的)密切接触。与淡水接触有关的游泳、水上运动和生态旅游具有获得环境污染相关感染性疾病(尤其是来自湖泊、溪流或河流的血吸虫病和钩端螺旋体病)的风险。可能会患皮肤的化脓性感染和游走性幼虫病。

(彭晓敏 译　黎 阳 校)

---

① Staples JE,Bocchini JA,Rubin L,Fischer M. Yellow fever vaccine booster doses:recommendations of the Advisory Committee on Immunization Practices,2015. *MMWR Morb Mortal Wkly Rep.* 2015;64(23):647-650

第 2 章

特殊情况下儿童的护理指南

母　乳

　　母乳喂养对婴儿的健康有益处,可以防止细菌、病毒和寄生虫等病原体的感染,并降低病原体引起相关疾病的发病率和死亡率。母乳是为婴儿提供营养的最佳来源,其含有免疫调节因子,包括分泌抗体、糖缀合物、抗炎成分,益生元,益生菌和抗菌化合物如溶菌酶和乳铁蛋白,它们有助于形成健康的微生物群和最佳功能的免疫系统。经母乳喂养的婴儿,其胃肠道中含有大量的保护性双歧杆菌和乳酸菌,可以减少致病菌定植和感染的风险。母乳也可以清除引起胃肠道感染的病原体。此外,母乳还可以预防中耳炎等上下呼吸道感染,并可降低包括毛细支气管炎在内的上下呼吸道感染的严重程度,使住院率降低 70% 以上。有证据表明,母乳对婴儿免疫系统的发育可能起到调节作用。对于早产儿和极低出生体重儿来说,母乳和经巴氏杀菌供体母乳明显优于配方奶,因为它们能降低严重感染和坏死性小肠结肠炎的发生率,并与良好的喂养耐受性、生长神经发育结果有关[1][2][3]。

美国儿科学会关于母乳喂养的建议

　　美国儿科学会(American Academy of Pediatrics,AAP)建议在婴儿出生后的前 6 个月纯母乳喂养,在大约 6 个月大时引入辅食,同时继续母乳喂养到 2 岁[2]。在儿童营养手册和 AAP 关于母乳和巴氏杀菌供体母乳的政策声明中,讨论了有关哺乳期妇女和母乳喂养婴儿的疫苗接种问题、通过母乳传播病原体的问题,以及哺乳期妇女应用抗生素对经母乳喂养婴儿的潜在影响问题[4]。

---

[1]　World Health Organization. *Guidelines on Optimal Feeding of Low Birth-Weight Infants in Low-and Middle-Income Countries*. Geneva,Switzerland:World Health Organization;2011. Available at:**www.who.int / maternal_child_ adolescent/documents/infant_feeding_low_bw/en/**

[2]　American Academy of Pediatrics,Section on Breastfeeding. Breastfeeding and the use of human milk. *Pediatrics*. 2012;129(3):e827-e841

[3]　American Academy of Pediatrics,Committee on Nutrition,Section on Breastfeeding,Committee on Fetus and Newborn. Donor human milk for the high-risk infant:preparation,safety,and usage options in the United States. *Pediatrics*. 2017;139(1):e20163440

[4]　American Academy of Pediatrics. *Breastfeeding Handbook for Physicians*. 2nd ed. Schanler RJ,Krebs NF,Mass SB, eds. Elk Grove Village,IL:American Academy of Pediatrics;2013

母乳喂养的禁忌证

母乳喂养可以为婴儿(包括早产儿和患病新生儿)提供最充足的营养,因此,婴儿的卫生保健人员应该慎重考虑不经母乳喂养、中断或停止母乳喂养。仅有少数因传染性疾病而不能母乳喂养或喂奶给婴儿的情况,其中包括:母体感染人类免疫缺陷病毒(HIV)、人类嗜 T 细胞病毒Ⅰ型或Ⅱ型、埃博拉病毒。当母亲乳房有活动性疱疹(单纯疱疹病毒)病变或感染布鲁氏菌病未经治疗时,建议暂时中止母乳喂养。感染空气传播性疾病(肺结核、水痘、麻疹)的妇女应避免与婴儿接触,但婴儿可以用母亲的乳汁喂养。

母亲及婴儿的疫苗接种

疫苗接种对孕产妇的影响

妊娠前或妊娠期间未接受推荐疫苗的妇女,无论是否母乳喂养,均可在产后接种。除黄热病疫苗外[1],暂无证据表明哺乳期妇女接种疫苗后,母乳中会含有疫苗中的活病毒。哺乳期妇女可接种推荐用于成人和青少年的疫苗。如果以前未接种疫苗或到过脊髓灰质炎病毒流行疫区,在哺乳期可以接种灭活的脊髓灰质炎病毒疫苗(IPV)。对麻疹、腮腺炎和风疹任何一种病毒易感的母亲应在产后早期进行免疫接种。母乳喂养的妇女,在接种水痘减毒活疫苗后,不能在母乳中检测到水痘 DNA(通过聚合酶链反应测定),也不能在婴儿体内检测出水痘抗体。如果怀孕期间没有接种百白破疫苗,产后应立即使用。母乳喂养妇女应接种流感疫苗[2][3],如无其他禁忌,可在产后接种流感灭活疫苗(IIV)或流感减毒活疫苗(LAIV)。

母乳喂养需警惕接种黄热病疫苗。已有 3 例不足 1 月龄的纯母乳喂养婴儿,在母亲于哺乳期间接种黄热病疫苗后,被诊断为脑炎的报道。通过母乳喂养传播黄热病疫苗病毒的潜在风险尚不明确,孕妇和哺乳期母亲应避免前往黄热病疫区。按照卫生规定,如果孕妇或哺乳期妇女被迫前往疫区,而且接种疫苗的风险大于接触黄热病病毒的风险,应予其医疗豁免。如果接触黄热病病毒的风险大于接种疫苗的风险,则应为孕妇或哺乳期妇女接种疫苗。尽管没有数据支持,一些专家仍建议接种黄热病疫苗的母乳喂养妇女应暂停母乳喂养,并泵出和丢弃已挤出的母乳 2 周以上。

世界上第一个埃博拉疫苗 ERVEBO 是一种基于水疱性口炎水平的活病毒(svv-zebov)

[1]   Centers for Disease Control and Prevention. Yellow fever vaccine:recommendations of the Advisory Committee on Immunization Practices(ACIP). *MMWR Recomm Rep.* 2010;59(RR-7):1-27

[2]   Grohskopf LA,Alyanak E,Broder KR,Walter EB,Fry AM,Jernigan DB. Prevention and control of seasonal influenza with vaccines:recommendations of the Advisory Committee on Immunization Practices—United States,2019-20 influenza season. *MMWR Recomm Rep.* 2019;68(RR-3):1-21. For annual updates, see **www.cdc.gov/vaccines**

[3]   American Academy of Pediatrics,Committee on Infectious Diseases. Recommendations for prevention and control of influenza,2019-2020. *Pediatrics.* 2019;144(4):e20192478. For updates, see **https://redbook. solutions.aap. org/ss/influenza-resources.aspx**

疫苗。目前还没有关于该疫苗在哺乳期间安全性的信息。同样,也缺乏母乳喂养妇女接种霍乱减毒活疫苗的资料。然而,霍乱减毒活疫苗不会经胃肠道吸收,因此预计孕妇接种疫苗后不会导致胎儿感染。孕妇及其临床医生应考虑到前往霍乱疫区的相关风险。

母乳喂养婴儿疫苗接种的有效性和安全性

无论何种方式喂养的婴儿都应根据推荐的儿童和青少年疫苗接种计划进行疫苗接种。

理论上,母乳中高浓度的脊髓灰质炎病毒抗体可能会干扰口服脊髓灰质炎病毒疫苗的免疫原性;而灭活脊髓灰质炎病毒疫苗(IPV)不用担心这一点,IPV 是美国唯一使用的脊髓灰质炎病毒疫苗。有体外证据表明,生活在轮状病毒疫区的妇女的母乳中含有可以中和轮状病毒疫苗活病毒的抗体。然而,在许可试验中,轮状病毒疫苗在母乳喂养婴儿与非母乳喂养婴儿中的有效性相当。除美国外,市面上的免疫原性研究无法证明,在接种轮状病毒疫苗前后中止母乳喂养后的抗体反应有所改善。此外,母乳喂养还降低了婴儿期感染轮状病毒的可能性。

通过母乳传播的病原体

细菌

在美国,1/3 的哺乳妇女会患上乳腺炎,高达 10% 的患者可导致乳房脓肿。母乳中存在的细菌病原体与乳腺炎和乳房脓肿的发生密切相关。对于患有乳房脓肿或蜂窝组织炎的哺乳妇女,即使需要应用引流管,只要婴儿的嘴没有直接接触脓性引流管或受感染的组织,也可继续用患侧乳房哺乳。一般来说,在适当的抗生素治疗期间,感染性乳腺炎会随着持续泌乳逐渐缓解,不会对正常婴儿构成严重危害。在患乳腺炎的情况下,通常建议患侧进行母乳喂养;即使患侧乳房被迫停止哺乳,健侧乳房仍可继续哺乳。

结核病母亲在经 2 周或者更长时间治疗且不具传染性(痰液阴性)时可进行母乳喂养。疑有传染性结核病的母亲有通过唾液或呼吸道传播结核给婴儿的风险,故应避免母乳喂养同时避免与婴儿的其他密切接触。然而,只要没有结核性乳腺炎感染的证据,便可给婴儿喂食母乳。

总之,母乳可以感染多种细菌病原体,包括葡萄球菌和革兰氏阴性杆菌。在新生儿重症监护时,由于收集和储存乳汁不当,可造成革兰氏阴性菌感染,甚至引起暴发性革兰氏阴性菌感染。食用奶粉强化剂和婴儿配方奶粉会导致克罗诺杆菌(以前是阪崎肠杆菌)引起的侵入性菌血症和脑膜炎,尤其是液态母乳强化剂,导致大约 40% 的病例死亡。因此,AAP 建议不要在早产儿或免疫功能低下的婴儿中使用婴儿配方奶粉/母乳强化剂。暂无证据表明对喂给婴儿的母乳进行常规处理或加热是有必要的。由于母乳中含有免疫保护因子,因此对乳汁有等级偏好。首先是母亲的新鲜母乳,其次是母亲之前冷藏或冷冻的母乳,然后是经巴氏杀菌的供乳,作为病婴和/或早产儿喂养的 3 种最佳选择 [①]。

---

① American Academy of Pediatrics,Committee on Nutrition,Section on Breastfeeding,Committee on Fetus and Newborn. Donor human milk for the high-risk infant:preparation,safety,and usage options in the United States. *Pediatrics*. 2017;139(1):e20163440

病毒

巨细胞病毒

巨细胞病毒（CMV）在人乳中有可能间歇出现。即便早产儿母亲的乳汁中发现了巨细胞病毒，但从新生儿重症监护病房（NICU）出院的婴儿随访多年后，没有一例出现过后遗症。但对于极低出生体重的早产儿，巨细胞病毒将会对症状性疾病产生较为严重的危害。对于巨细胞病毒血清学阳性的母亲，应结合母乳喂养的益处和巨细胞病毒感染的危害综合考虑，是否对早产儿进行母乳喂养。孕 32 周分娩的母亲可以进行巨细胞病毒筛查。如有条件，对母乳进行保温巴氏杀菌［62.5℃（144.5℉）30 分钟］和短期巴氏杀菌［72℃（161.6℉）5 秒］可使巨细胞病毒失活；后者对母乳中的有益成分危害较小。不建议仅仅为了降低巨细胞病毒的传染性而将母乳置于–20℃（–4℉）下的冷冻环境中，因为这种做法虽然可能会降低巨细胞病毒的滴度，但不会改变出现巨细胞病毒败血症样综合征的风险，而且会降低母乳的生物活性。

埃博拉病毒

现已在感染期间和感染后第 1 个月的母乳中检测出埃博拉病毒。但埃博拉病毒在母乳中传播的时间尚不清楚。一例 9 个月婴儿因埃博拉死亡的病例中，基因组分析表明埃博拉病毒可通过母乳传播。如果在母乳喂养和婴儿护理的方面有可替代的安全方法时，确诊或疑似感染埃博拉病毒的母亲不应与其婴儿密切接触（包括母乳喂养），以减少将埃博拉病毒传播给其子女的风险。没有足够的证据来指导康复后何时恢复母乳喂养是安全的。尽量检测母乳中是否存在埃博拉病毒 RNA，有助于指导何时可以恢复母乳喂养。

乙型肝炎病毒

乙肝表面抗原（HBsAg）阳性母亲的乳汁中可以检测到乙肝表面抗原。然而，英国的研究表明，HBsAg 阳性的母亲进行母乳喂养时不会显著增加其婴儿的感染风险。在美国，HBsAg 阳性的妇女在其孩子出生后 12 小时内就注射了首剂乙肝疫苗，同时在不同的部位注射乙肝免疫球蛋白。通过这种方法，有效地消除了理论上通过母乳喂养传播的风险。这样一来，不必在婴儿接种疫苗后才开始母乳喂养。

丙型肝炎病毒

感染丙型肝炎病毒的母亲可以从她的乳汁中检测出丙型肝炎病毒 RNA 和抗丙型肝炎病毒抗体。没有报道显示，丙肝抗体阳性而人类免疫缺陷病毒抗体阴性的母亲会通过母乳喂养感染婴儿丙肝。根据美国公共卫生服务的现行指南，孕妇感染丙型肝炎病毒并不是母乳喂养的禁忌证。是否对其婴儿进行母乳喂养应该和母亲及其专业健康保健人员进行讨论决定。感染丙型肝炎病毒的母亲同时伴有乳头破裂或出血时应考虑避免母乳喂养。

单纯疱疹病毒 1 型

患有疱疹的妇女可能通过直接接触病变部位而将单纯疱疹病毒（HSV）传染给婴儿。注意手卫生和覆盖婴儿可能接触的病变部位或许可减少病毒传播风险。乳房或乳头上有疱疹病变的妇女在疱疹痊愈前应避免用患侧乳房对婴儿进行母乳喂养。为避免病毒传播，可将患侧乳房完全覆盖，由健侧乳房进行母乳喂养。此外，乳房上有恶性疱疹病病变的妇女可以把乳汁挤出后喂给婴儿，因为疱疹病毒不能通过乳汁传播。但是在喂乳汁给患儿的过程中，任何部分（包括吸奶器或乳汁）都不应接触病变部位。如果接触到疱疹性病变部位，母亲仍需保持乳汁分泌以防止乳腺炎,但乳汁应丢弃。

人类免疫缺陷病毒

在美国,人类免疫缺陷病毒(HIV)感染筛查作为产前检查的一部分,所有孕妇都需进行。所有感染 HIV 的妇女都应接受抗反转录病毒治疗,以促进自身健康和预防垂直传播。所有感染 HIV 的妇女均应咨询与母乳喂养有关的问题[①]。母乳中可分离出 HIV,其可通过母乳喂养传播。在怀孕和哺乳期间(即产后)感染 HIV 的妇女比哺乳前已感染的妇女的传播风险更高。在没有抗反转录病毒治疗的情况下,生后前几个月和断奶期间的传播风险可能更高;然而,HIV 传播可以发生在整个哺乳期。在资源有限的情况下,替代喂养和/或短期母乳喂养(4~6 个月)与婴儿发病率和死亡率密切相关。多项非洲研究表明,与接受混合喂养(母乳喂养和其他食物或牛奶)的婴儿相比,出生后 4~6 个月进行纯母乳喂养虽不能阻止 HIV 通过母乳传播,但降低了感染 HIV 的风险。

随机试验已经证实,母亲在母乳喂养期间进行三联抗反转录病毒疗法,婴儿每日服用奈韦拉平或奈韦拉平/齐多夫定,均可显著降低 HIV 通过母乳传播的风险。但产妇和婴儿产后抗反转录病毒疗法都不足以完全消除 HIV 通过母乳传播的风险。抗反转录病毒药物渗入母乳也引起了对婴儿毒性及母乳中抗反转录病毒耐药性强的病毒传播等两个潜在问题。因此,是否母乳喂养的决定必须权衡 HIV 传播风险与非 HIV 发病率和死亡率风险。在美国,婴儿因传染病和营养不良导致的发病率和死亡率很低,同时存在其他喂养来源,此时建议感染 HIV 的妇女避免母乳喂养和捐献母乳。如果感染 HIV 的妇女选择母乳喂养,建议咨询儿童 HIV 专家,这样可以将 HIV 传播的风险降到最低[②][③]。

在资源有限的情况下,世界卫生组织、儿童基金会和艾滋病规划署建议各国采用国家或国家以下各级的婴儿喂养准则。这些准则应基于社会经济和公共卫生的情况,包括现有保健服务的供应和质量[④]。与此同时,最适合感染 HIV 的母亲的喂养方式取决于其个人情况(例如,获得安全的替代喂养、获得抗反转录病毒药物和 HIV 滴度),并应考虑母乳喂养的好处和通过母乳喂养传播 HIV 的风险。感染 HIV 的妇女应在婴儿出生后前 6 个月纯母乳喂养,随着辅食加入,母乳喂养应延长至 12 个月,甚至可持续 24 个月或更长时间,同时支持抗反转录病毒药物的继续治疗。断奶应在 1 个月内逐步进行。在整个母乳喂养和断奶期间应提供抗反转录病毒预防(产妇三联抗反转录病毒治疗或延长婴儿预防)。

人类噬 T 细胞病毒 1 型

人类噬 T 细胞病毒 1 型(HTLV-1)在日本、加勒比地区和南美洲的部分地区比较流行,

---

① Centers for Disease Control and Prevention. Revised recommendations for HIV testing of adults, adolescents, and pregnant women in health-care settings. *MMWR Recomm Rep.* 2006;55(RR-14):1-17

② Panel on Treatment of Pregnant Women with HIV Infection and Prevention of Perinatal Transmission. Recommendations for the use of antiretroviral drugs in pregnant women with HIV infection and interventions to reduce perinatal HIV transmission in the United States. Available at:**https://clinicalinfo.hiv. gov/en/guidelines/perinatal/whats-new-guidelines.** Accessed July 27,2020

③ American Academy of Pediatrics, Committee on Pediatric AIDS. Infant feeding and transmission of human immunodeficiency virus in the United States. *Pediatrics.* 2013;131(2):391-396(Reaffirmed April 2016)

④ World Health Organization, United Nations Children's Fund. *Guideline:Updates on HIV and Infant Feeding:The Duration of Breastfeeding, and Support from Health Services to Improve Feeding Practices Among Mothers Living with HIV.* Geneva, Switzerland:World Health Organization;2016

它与恶性肿瘤和神经系统疾病的发展密切相关。流行病学和实验室研究发现,尽管冷冻/解冻的母乳有可能降低母乳的传染性,但其在母婴之间最初还是通过母乳喂养传播的。在美国,HTLV-1 血清阳性的妇女不建议进行母乳喂养,也不应向母乳储存中心捐赠。

人类噬 T 细胞病毒 2 型

人类噬 T 淋巴细胞病毒 2 型(HTLV-2)是一种反转录病毒,是在美国和欧洲的毒品注射吸毒者和一些美洲印第安人或阿拉斯加土著人中发现的。尽管已经报道母婴之间可以传播这种病毒,但其传播的速度和时间尚无定论。有待于进一步资料显示 HTLV-2 可能是通过母乳喂养传播,在美国,HTLV-2 血清阳性的母亲不建议母乳喂养,也不要向母乳储存中心捐赠。妊娠期间,不建议将 HTLV-1 或 HTLV-2 作为常规筛查项目。

风疹

已从人乳中分离出风疹病毒的野生株和疫苗株。然而,母乳中风疹病毒的存在与婴儿的重大疾病没有关联,风疹病毒导致的严重疾病更有可能通过其他途径传播。患风疹的妇女或最近接种过风疹病毒减毒活疫苗的妇女可继续母乳喂养。

SARS-COV-2

母乳中很少检测出严重急性呼吸综合征冠状病毒 2(SARS-CoV-2),暂无 SARS-COV-2由母乳喂养传播给婴儿的病例。感染了 SARS-COV-2 的母亲在保证乳房及手卫生情况下可排出乳汁,再由指定的护理人员将这些乳汁喂给婴儿。在用吸奶器时,应使用现行标准政策彻底清洁吸奶器和组件,包括使用消毒湿巾清洁吸奶器,并使用热肥皂水清洗吸奶器组件。应鼓励想要直接母乳喂养的母亲在接触婴儿之前用肥皂和水正确洗手,并在哺乳期间佩戴口罩。在不哺乳的情况下,婴儿尽可能由健康人士照料,和/或待在单独的房间或距母亲至少2 米的地方。

水痘

目前尚无人乳中检测出减毒水痘疫苗病毒的记录。母乳喂养不是疫苗接种的禁忌证。母亲患有水痘或带状疱疹时,如乳房没有病变,则可以喂母乳给婴儿。

西尼罗病毒

已经从感染西尼罗病毒的妇女的乳汁中检测到西尼罗河病毒 RNA,通过她母乳喂养的婴儿已产生了西尼罗病毒 IgM 抗体,但缺乏临床症状。这种传播较为罕见,目前尚无对婴儿产生危害的相关报道。由于母乳喂养的好处大于母乳喂养婴儿患西尼罗病毒疾病的风险,因此鼓励母亲进行母乳喂养,即使在西尼罗河病毒正在流行的地区也是如此。

寨卡病毒

尽管已在母乳中发现寨卡病毒,并有一些病例记录表明寨卡病毒可能通过母乳喂养传播,但目前无统一性证据表明婴儿通过母乳喂养感染寨卡病毒。因病例发生在寨卡病毒流行地区,无法排除蚊虫传播。现有的证据表明,母乳喂养的好处超过了理论上经母乳传播寨卡病毒的风险。WHO 和美国疾病预防控制中心(Center for Disease Control and Prevention,CDC)建议,疑似、可能或确诊感染寨卡病毒的女性,居住在或曾前往寨卡病毒疫区的女性所生的婴儿,应按照当地的婴儿喂养指南喂养。由于母乳喂养的好处更显著,即使在发现寨卡病毒的地区,也鼓励母亲母乳喂养。

母乳储存

在某些情况下,如早产儿,母乳喂养可能无法进行,但是,这些婴儿仍然需要喂养亲生母亲或者他人捐赠的母乳。考虑他人捐赠的母乳可能传播某种病原,这就需要对捐献者进行适当的选择和筛选,并仔细收集、加工和储存母乳[1][2]。北美母乳储存协会旗下的美国捐献母乳协会自愿遵循同美国食品药品管理局(Food and Drug Administration,FDA)和 CDC 共同起草的巴氏杀菌指南。其他的巴氏杀菌方法也可以接受,但是不推荐使用未经巴氏杀菌的母乳。这些指南包括对所有捐献者进行 HbsAg、HIV-1、HIV-2、HTLV-1、HTLV-2、丙型肝炎病毒和梅毒抗体的筛查。捐献的母乳通过 62.5℃(144.5℉)的温度下热处理 30 分钟(保温器巴氏杀菌)后才按处方分配,且巴氏杀菌后无活菌存在。

虽然母乳储存中心主要用于住院的高风险婴儿,但非正式的母乳共享已越来越普遍。应该告知父母,从未经筛选的捐赠者那里获得的母乳,以及未经安全收集、加工、处理和存储的母乳存在的安全风险。决定使用共享母乳的父母应该得到指导建议,通过捐赠者的捐赠禁忌疾病和禁忌药物筛查,并确保母乳的安全收集、储存和运送,将风险降至最低。不鼓励通过互联网获得母乳,因为无法筛查捐赠者,而且母乳存在被化学品、处方药和/或非法药物污染的风险,甚至有掺入牛奶的风险。

母乳意外暴露

为处理婴儿不小心被喂食来自非亲生母亲的母乳的情况,现已制定一些政策。这些政策要求给婴儿建档、咨询和观察婴儿的临床表现,并针对可能通过母乳传播的病原体对乳汁捐献者进行相应的检测。对于涉及意外接触的情况的管理建议可以在 CDC 网站上找到。接受捐献母乳的婴儿的医疗管理和诊断测试的决定取决于个人情况,并由婴儿的医生和父母或监护人共同决定。建议摘要如下:

1. 告知乳汁捐献者母乳无意中暴露的情况,并询问:

- 母乳是何时被运送的,是如何处理的?
- 她是否愿意与另一个家庭成员或婴儿的主治医生分享她目前的用药情况、近期传染病史,以及在乳汁分泌过程中是否存在乳头破裂或出血的情况?

2. 与受赠婴儿的父母讨论捐赠乳汁的那些被忽视的问题。

- 告诉他们,他们的孩子吃的是另一位母亲的母乳。
- 告知他们感染传染病(如艾滋病毒、乙型肝炎或丙型肝炎)的风险很小。
- 如果可能的话,在将乳汁送到护理人员手中之前,向家人提供有关乳汁何时被运送以及如何处理的信息。
- 鼓励父母或监护人将情况告知婴儿的主治医生,并分享所有已知的具体细节。

---

① American Academy of Pediatrics, Committee on Nutrition, Section on Breastfeeding, Committee on Fetus and Newborn. Donor human milk for the high-risk infant: preparation, safety, and usage options in the United States. *Pediatrics.* 2017;139(1):e20163440

② American Academy of Pediatrics, Section on Breastfeeding. Promoting human milk and breastfeeding for the very low birth weight infant. 2021;In press

母乳中的抗菌药物和其他药物

哺乳期妇女对抗菌药物的使用是有严格规定的。尽管抗菌药物只是有可能出现在乳汁中,但是必须权衡继续哺乳的风险和母乳喂养的益处。通常来说,一般抗菌药物对于哺乳期妇女是否安全取决于该药物是否对婴儿有害。只有在极少数情况下,母亲因接受药物治疗而中断母乳喂养。需要抗菌药物治疗的经母乳喂养的婴儿应使用建议的剂量,不依赖于母亲服用的抗菌药物。

目前可以在毒理学数据网络网站上找到药物与哺乳关系的最新信息。哺乳期妇女的药物(包括抗菌药物)信息,分为不同类别,包括母婴药物浓度、对哺乳期婴儿的影响、对哺乳期婴儿可能的影响、可考虑的替代药物和参考资料。在美国 FDA 批准的说明中也可以找到关于哺乳期间使用的药物和疫苗的潜在风险的信息,包括对母乳喂养的孩子的潜在影响。

母乳中的抗 TNF 生物反应调节剂

现有证据表明,抗肿瘤坏死因子(anti-TNF)药物没有通过母乳显著转移。抗 TNF 药物包括阿达木单抗、妥珠单抗、依那西普、戈利木单抗和英夫利昔单抗。接受抗肿瘤坏死因子药物治疗的妇女建议继续母乳喂养。母亲接受抗肿瘤坏死因子药物治疗的母乳喂养婴儿应接种推荐的疫苗,包括活病毒疫苗,只有在子宫内暴露于生物反应调节剂时停止疫苗接种。

团体和学校儿童保健

在儿童集体护理机构(儿童护理中心和家庭儿童护理机构)和学校中得到照料的婴儿与幼童的社区感染性疾病发生率增加[1]。感染在这些护理机构和学校的儿童间传播,并随后传播至其家人和儿童保育人员。随着儿童的成长,通过学校和其他群体环境,例如社区治疗机构、教养院和家庭寄养,社区获得性感染的风险逐步降低。呼吸道感染比胃肠道感染更常见。当社区获得性感染在这些机构中传播暴发时,常常需要卫生部门及时干预。

幼托机构中的儿童更可能接受抗菌药物治疗,因此,发生耐药菌定植和感染的可能性也更大。年龄较小、在群体儿童护理环境中的时间较长、暴露于较大的群体规模(8~10 名儿童)都是感染增加的因素,但随着儿童年龄的增长和在组护理中时间的延长,他们对常见感染的持久免疫力早于暴露较少的同龄人。

与幼托机构的儿童相比,学龄儿童的传染病发病率较低,因为免疫力增强和感染防控措

---

① 　American Academy of Pediatrics. *Managing Infectious Diseases in Child Care and Schools*:*A Quick Reference Guide*. Aronson SS, Shope TR, eds. 5th ed. Itasca, IL:American Academy of Pediatrics;2019

施有所改善,例如保持社交距离、手卫生和呼吸礼仪。然而,学校仍然是常见传染性疾病传播的重要地点,如鼻病毒感染、流感、百日咳和其他疾病,包括通过额外免疫接种可预防的疾病。

传染病传播方式

呼吸道疾病

由于社交距离和呼吸礼仪不佳,儿童,特别是幼托儿童高效传播呼吸道病原体(表 2.1)。通过呼吸道传播的生物包括引起急性上呼吸道感染的病毒和与侵入性感染相关的细菌。呼吸道病毒可能的传播方式包括气溶胶、呼吸道液滴、与分泌物直接接触或与污染物间接接触。儿童幼托机构中发生的呼吸道感染的病毒性病原体包括呼吸道合胞病毒(RSV)、副流感病毒、流感病毒、人传染性肺炎病毒、腺病毒和鼻病毒。呼吸道病毒与哮喘急性发作和中耳炎发生相关,对于患有如囊性纤维化等慢性呼吸道疾病的儿童和免疫功能低下的儿童,呼吸道病毒感染可能引起严重的并发症。

表 2.1　生物体的传播方式

常规传播途径[a]	细菌	病毒	其他[b]
粪口途径	弯曲杆菌种属;艰难梭状芽孢杆菌;产志贺毒素大肠埃希菌包括大肠埃希菌 O157∶H7;沙门菌属;志贺菌属	星形病毒,普通病毒,肠道腺病毒,肠病毒,甲型肝炎病毒,轮状病毒	隐孢子虫种属,蠕虫肠虫,贾第鞭毛虫
呼吸	百日咳博德菌、b 型流感嗜血杆菌,结核分枝杆菌(大于等于 10 岁儿童和成人),脑膜炎奈瑟菌,肺炎球菌,A 族链球菌,金氏球菌	腺病毒,流感病毒,人偏肺病毒,麻疹病毒,腮腺炎病毒,副流感病毒,细小病毒 B19,呼吸道合胞病毒,鼻病毒,冠状病毒,风疹病毒,水痘-带状疱疹病毒	
人-人接触	A 族链球菌,金黄色葡萄球菌	单纯疱症病毒,水痘-带状疱症病毒	引起椎弓根病的药物,鳞屑和环状蠕虫[c]
接触血液、尿液和/或唾液		巨细胞病毒,单纯疱症病毒,丙型肝炎病毒	
血源性		乙型肝炎病毒,丙型肝炎病毒,HIV 病毒	

[a] 儿童保育环境中,微生物通过食物和动物传播的可能性也是存在的。
[b] 寄生虫、真菌、螨虫和虱子。
[c] 接触环境中的物体也可能发生传播。

常见呼吸道感染[如手足口病(肠道病毒)、细支气管炎]的季节性暴发和一年一度的流感暴发预期会在群体儿童护理环境中发生和扩散。可引起散发性暴发的其他呼吸道病原体包括 A 族链球菌性咽炎、脑膜炎奈瑟菌和一些可用疫苗预防的疾病,如麻疹、腮腺炎、风疹、水痘、百日咳,以及很少出现的 b 型流感嗜血杆菌。自实施常规免疫接种以来,疫苗可预防疾病的发病率已显著降低,尽管接种率较低的社区仍有暴发的风险增加。管理和排除以及恢复治疗这些疾病的更详细建议见相关章节或其他 AAP 资料[①②]。

肠道疾病

腹泻病在儿童保育机构中比在学校中常见得多,因为幼儿和成人照顾者主要通过在换尿布和洗漱期间接触病原体传播肠道疾病。如果在上厕所后不能保持良好的个人卫生条件,或者同学间分享被污染的食物,肠道疾病也会在学校发生。粪口途径传播包括常见病毒、细菌病原体和寄生虫。季节性肠道病原体包括诺如病毒(这是儿童疾病的常见原因)、肠道腺病毒和星形病毒(表 2.1)。轮状病毒疫苗接种大大减少了由这种病毒引起的季节性暴发,但仍在发生。

甲型肝炎病毒可在儿童保育机构和学校暴发,但同样由于常规实施甲型肝炎免疫接种,已经很不常见。细菌性肠道病原体(如志贺菌属和大肠埃希菌 O157∶H7)仅需要极小的感染剂量的微生物就可能会在儿童护理环境中引起重大暴发。沙门菌属、艰难梭菌属和弯曲菌属是较不常见的暴发原因。由于它们的孢子对水源中的氯化物和基于酒精的手用消毒剂具有抵抗力,寄生虫(如肠贾第鞭毛虫和隐孢子虫)可能导致儿童护理环境中的暴发,尤其是在水上游戏活动中使用共用水池的时候。管理和排除以及恢复治疗这些疾病的更详细建议见相关章节或其他参考文献[①②]。

血源性感染

血源性感染是群体儿童护理机构和学校所关注的一个潜在问题。乙型肝炎病毒(HBV)可通过受感染儿童咬伤易感儿童而传播,但是罕见,特别是在人群高乙肝病毒疫苗接种率的情况下。人类免疫缺陷病毒(艾滋病毒)在儿童护理环境中的传播从未有记录。感染有艾滋病毒、HBV 或丙型肝炎病毒(HCV)的学龄儿童不需要向学校工作人员报告。相反,应该建立并普遍实施管理所有可能接触血液或含血液物质的政策和程序。护理身体或智力残疾的学龄儿童的照顾者可能接触尿液、唾液,在某些情况下还接触血液。因此,应用集体儿童护理中建议的标准预防措施和适当的手卫生,是防止这些暴露导致的感染传播的最佳手段。应该向家长和学生宣讲并使其了解有风险的校内接触类型。虽然学生的隐私权需要维护,但关于在学校内活动的决定,应由家长或监护人和孩子的医生一起做出,根据具体情况,谨记已感染学生及其同学每一个个体的健康需要。

虽然没有进行过前瞻性研究来确定高中生在身体接触性运动中传播艾滋病毒、HBV 或 HCV 的风险,但现有证据表明,风险较低。为了在所有运动员中甄别出可能的隐匿 HIV、HBV 或 HCV 感染,已经为大学和职业运动员制定了出血损伤的管理指南。以下是关于在运动环境中预防艾滋病毒和其他血源性病原体传播的建议。

- 应允许感染艾滋病毒、HBV 或 HCV 的运动员参加竞技运动。

---

① American Academy of Pediatrics. *Managing Infectious Diseases in Child Care and Schools:A Quick Reference Guide.* Aronson SS,Shope TR,eds. 5th ed. Itasca,IL:American Academy of Pediatrics;2019

② American Academy of Pediatrics,American Public Health Association,National Resource Center for Health and Safety in Child Care and Early Education. *Caring for Our Children:National Health and Safety Performance Standards:Guidelines for Out-of-Home Child Care.* 4th ed. Itasca,IL:American Academy of Pediatrics; and Washington,DC:American Public Health Association;2019

- 医生应尊重受感染运动员的隐私权。患者的感染状况不应向其他参与者或运动项目的工作人员披露。
- 运动员或运动参与者不应强制进行血源性病原体检测。
- 我们鼓励儿科医生为感染艾滋病毒、HBV 或 HCV 的运动员提供咨询，并确保他们感染其他运动员的风险较低。受感染的运动员应该考虑选择一项传播风险最小的运动。这可能对其他参与者和受感染的运动员本人都有保护作用。摔跤和拳击是最有可能造成受伤皮肤被血液污染的运动。因此，AAP 反对在青少年时期开展拳击运动 ①。
- 体育项目应告知运动员及其父母，这些项目以上述建议为政策依据，确保运动员感染血源性病原体的风险较低。
- 作为职业危害，运动项目应促进所有运动员、教练、运动教练、设备处理人员、洗衣人员、清洁工和其他可能接触血液的人进行 HBV 免疫接种。
- 每个教练和运动教练都必须接受急救和紧急护理方面的培训。
- 教练和卫生保健团队的成员应该教育运动员，与设想的竞技运动的低传播风险相比，通过性活动和在使用注射药物，包括合成代谢类固醇期间共用针头，艾滋病毒和其他血源性病原体的传播风险更大。运动员应该被告知不要分享个人物品，如剃须刀、牙刷和指甲钳，它们有被血液污染的可能。
- 根据一些州的法律，学校可能需要遵守职业安全和健康管理局（OSHA）的法规，以预防血源性病原体传播。体育项目必须确定哪些 OSHA 规则适用于其行业。即使在州政府层面没有特别的规定，遵守 OSHA 条例仍是合理和值得推荐的预防措施。
- 在直接身体接触的运动中，以及运动员的血液或其他明显带有血液的体液可能污染其他参与者或运动项目的工作人员皮肤或黏膜的其他运动中，应采取下列预防措施。这些预防措施并不会完全消除参与者或工作人员感染血源性疾病的风险，但将大大降低其风险。

  - 运动员必须在比赛前和比赛中用闭塞敷料覆盖现有的伤口、擦伤或其他皮肤破损区域。护理人员应该覆盖自己受伤的皮肤以避免传播给受伤运动员。
  - 应戴一次性防水乙烯基或乳胶手套，以避免接触血液或其他明显带有血液的体液和任何物体，如设备、绷带或制服。脱下手套后，应尽快用肥皂和水或酒精类消毒剂清洗手。
  - 有活动性出血的运动员应尽快退出比赛。伤口应该用肥皂和水清洗。如果没有肥皂和水，可以使用皮肤杀菌剂，一旦出血停止，运动员可以重返比赛，清理后的伤口用闭塞敷料覆盖，保持完整，并确保其在进一步的比赛中不会被浸透。
  - 建议运动员在比赛前或比赛中及时报告伤口。
  - 没有出血的轻微伤口或擦伤不需要中断比赛，但可以在预定的休息期间进行清洁和覆盖。在这些休息期间，如果一个运动员的装备或制服被血液污染血湿，装备应清洁消毒，制服应被更换。
  - 被血液污染的设备和游戏区域必须使用手套和一次性吸水材料进行清洁，直到所有

① American Academy of Pediatrics, Council on Sports Medicine and Fitness; Canadian Paediatric Society, Healthy Active Living and Sports Medicine Committee. Boxing participation by children and adolescents. *Pediatrics*. 2011;128(3): 617-623(Reaffirmed February 2015)

可见的血液消失,然后用注册的产品进行消毒,并按照建议的方式和时间进行 [1]。如果消毒产品为漂白剂(家用漂白剂 1 : 80 稀释),则使用消毒设备或区域与漂白剂溶液接触至少 30 秒。在最短的接触时间内,可以用一次性布擦拭该区域,或自然风干。

◆ 不得因为没有手套或其他防护设备而延误紧急护理。如果处置者没有适当的防护设备,可以用一条毛巾来覆盖伤口,直到到达可以用手套进行下一步治疗的场外的位置。

◆ 呼吸袋(如人工复苏器)和口咽导气管应可在复苏期间使用。

◆ 设备处理人员、洗衣人员和清洁人员必须接受适当程序的相关教育,以处理被血液污染的可清洗或一次性材料。

其他感染

群体儿童护理和学校儿童中的其他常见感染(表 2.1)可能通过直接接触感染的伤口发生,如金黄色葡萄球菌、A 族链球菌、单纯疱疹病毒和水痘-带状疱疹病毒。共享的污染物,如毛巾、运动器材和剃须刀,与耐甲氧西林金黄色葡萄球菌(MRSA)在学校环境中的传播有关。AAP 制定了在运动员与其他学校环境中控制和预防 MRSA 及其他感染的指南 [2]。扁癣毛癣菌是引起头癣的主要原因,它可以在梳子、毛刷、家具和织物上长时间存活。颈癣(颈痒)、足癣发生在青少年和年轻人中。疥疮和头癣(头虱)主要通过人间接传播。在学校和团体儿童护理环境中,如果没有长时间的皮肤接触,疥疮不太可能传播;对于虱子,传播是通过头对头直接接触。疥疮和头虱通过共享的衣服或发饰(梳子、帽子和发饰)传播是可能的,但不常见。

巨细胞病毒(CMV)在儿童保育机构的儿童中很常见,并通过接触受感染的身体分泌物传播;据估计,多达 70% 的 1~3 岁群居儿童可能会在唾液或尿液中排出病毒。CMV 和细小病毒感染者可能影响怀孕的保育人员的胎儿,那些职员或志愿服务者应与他们的卫生保健提供者讨论这种职业风险及产生的影响。最后,宠物、动物演出、与动物园的人或动物接触,让孩子们暴露在这些动物所携带的病原体中。这些动物通常都携带沙门菌、弯曲杆菌、产志贺毒素的大肠杆菌、淋巴细胞性脉络丛脑膜炎病毒和其他可能被传播的病毒。关于这些情况的管理和排除及恢复护理的详细建议可在相关的疾病章节或其他参考文献中找到 [3][4]。

---

[1]　Centers for Disease Control and Prevention. Guidelines for environmental infection control in health-care facilities. Recommendations of CDC and the Healthcare Infection Control Practices Advisory Committee(HICPAC). *MMWR Recomm Rep.* 2003;52(RR-10):1-42

[2]　Davies HD, Jackson MA, Rice SG; American Academy of Pediatrics, Committee on Infectious Diseases, Council on Sports Medicine and Fitness. Infectious diseases associated with organized sports and outbreak control. *Pediatrics.* 2017;140(4): e20172477

[3]　American Academy of Pediatrics. *Managing Infectious Diseases in Child Care and Schools: A Quick Reference Guide.* Aronson SS, Shope TR, eds. 5th ed. Itasca, IL: American Academy of Pediatrics; 2019

[4]　American Academy of Pediatrics, American Public Health Association, National Resource Center for Health and Safety in Child Care and Early Education. *Caring for Our Children: National Health and Safety Performance Standards: Guidelines for Out-of-Home Child Care.* 4th ed. Itasca, IL: American Academy of Pediatrics; and Washington, DC: American Public Health Association; 2019

传染病的管理与预防

在群体儿童保育和学校环境中,有 3 种主要方法可减少传染病的传播:免疫接种、感染控制和预防、排除和返诊政策及实践。

免疫接种

迄今为止,免疫接种是预防儿童传染性疾病最有效的手段。美国通过儿童照护和学校入学的免疫接种准入,达到并保持高水平的全民预防接种率。儿童保育计划应要求所有入组者及工作人员按照 AAP 和美国 CDC 免疫实践咨询委员会(ACIP)的建议接受适合年龄的免疫接种。应要求父母报告其子女的免疫状态,项目应记录在案,这些应由儿童保育项目人员进行审查。除非存在禁忌证或儿童已获得医疗、宗教或哲学豁免(取决于国家免疫法),否则免疫记录应按照推荐的儿童和青少年免疫计划中所示,证明年龄完全免疫,并遵守国家疫苗规定。AAP 认为儿童照护和学校要求的免疫接种的非医疗豁免不适合个人、公共健康和伦理原因,并提倡消除这些免疫接种[1]。儿童保育的免疫要求因州而异,可在网上找到。国家要求往往落后于 AAP 和 ACIP 建议。

未接受适当年龄推荐免疫接种的儿童在入组前应尽快进行免疫接种,并应根据推荐的儿童和青少年免疫接种追赶计划完成系列研究。在此期间,允许未接种或接种不充分的儿童参加儿童保健取决于国家和地方公共卫生指南如何处理风险以及是否告知入组婴儿和儿童的父母潜在暴露于此的风险。未接种疫苗的儿童将接种疫苗的儿童和有疫苗禁忌证的儿童置于疫苗可预防的疾病中。如果疫苗可预防的疾病发生在儿童保育计划中,则所有未接种和接种不足的儿童在可能暴露期间均应排除,直至他们完成免疫接种为止。

在儿童保育机构工作的所有成人均应接受常规推荐给成人的所有疫苗。通过完全免疫接种,儿童保健提供者不仅保护自身,还保护有免疫禁忌证的儿童,而这类儿童的传染病发病率和死亡率最高,这些传染病包括麻疹、流感和百日咳等。有关成人儿童保健提供者免疫要求的更详细信息,请参阅其他参考文献[2][3]。

感染控制和预防

集体儿童护理环境是病原体丰富的环境。年幼的儿童彼此密切接触、触摸和分享;他们咳嗽和打喷嚏而没有适当的呼吸礼仪;他们需要被监督或协助洗漱和保持手卫生。因此,病

---

[1]　American Academy of Pediatrics, Committee on Practice and Ambulatory Medicine, Committee on Infectious Diseases, Committee on State Government Affairs, Council on School Health, Section on Administration and Practice Management. Medical versus nonmedical immunization exemptions for child care and school attendance. *Pediatrics*. 2016;138(3):e20162145

[2]　American Academy of Pediatrics. *Managing Infectious Diseases in Child Care and Schools:A Quick Reference Guide*. Aronson SS, Shope TR, eds. 5th ed. Itasca, IL:American Academy of Pediatrics;2019

[3]　American Academy of Pediatrics, American Public Health Association, National Resource Center for Health and Safety in Child Care and Early Education. *Caring for Our Children:National Health and Safety Performance Standards:Guidelines for Out-of-Home Child Care*. 4th ed. Itasca, IL:American Academy of Pediatrics; and Washington, DC:American Public Health Association;2019

毒、细菌、真菌和寄生虫病原体可能存在于空气、物品表面、身体分泌物和皮肤上。控制传染病传播很重要,但也很难奏效。群体儿童护理环境中的感染控制和预防需要多方面的考量。项目应为工作人员制定书面政策和培训,以确保他们正确实施最佳方法。这些政策应包括食物制备程序,尿布更换,物品表面的清洁、消毒和杀菌,手卫生,呼吸礼仪,以及其他标准注意事项。

在儿童护理机构中,很难减少儿童护理环境中呼吸道病原体的传播。研究表明,即使采用强化教育和感染控制措施,呼吸系统疾病的发病率也仅略有降低,这可能是因为呼吸系统病原体主要由打喷嚏和咳嗽排出的液滴传播。幼儿很难预测打喷嚏和咳嗽,且不能有效练习呼吸礼仪和手卫生。此外,他们的社会性质使他们彼此密切接近,在 1m 半径范围内,大多数受污染的大液滴可能在接触另一个儿童的黏膜之前会发生位移。即使如此,免疫接种、手卫生和呼吸礼仪是儿童保育环境中控制感染的基本要素,并且重要的是,工作人员必须自己实施这些措施,同时教育和帮助幼儿正确实施这些措施。附着在物品表面上的雾化液滴可能含有能够引起感染的微生物。因此,物品表面清洁、消毒对于防止呼吸系统疾病的传播非常重要。

研究表明,在托儿所中,感染控制程序比呼吸道疾病更有效地减少腹泻疾病。依从 AAP 推荐的尿布更换程序是减少粪便污染的关键步骤[1],并应用于所有幼托机构及有躯体或精神运动障碍儿童入学的学校。物品表面清洁、消毒和杀菌对于减少胃肠道疾病尤为重要。清洁可以去除可见的土壤,以提高消毒或杀菌的有效性。消毒可减少食物制备过程中表面、餐具、桌子、台式电脑和塑料玩具上的潜在病原体数量。对于病原体可能性较高的区域,如门把手、饮用喷泉、厕所和尿布更换区,需要用更强的浓度或不同的药剂进行杀菌消毒。

与呼吸道感染一样,手卫生对于防止胃肠道病原体的粪便-口腔传播至关重要。工作人员和儿童在抵达时,从一组人移到另一组人时,在接触食物或药物给药之前和之后,在尿布更换或洗漱之后,接触鼻部或其他身体分泌物、动物、垃圾和在外面玩耍之后应进行手卫生。使用肥皂和水洗手 20 秒是手卫生的首选方法,应在儿童护理环境中优先使用,并且在出现可见颗粒物时需要使用。然而,对于 24 个月以上的儿童,当没有肥皂和水时,可用酒精类手用消毒剂替代。酒精类手用清洁剂的酒精含量较高(60%~95%),可以摄入或雾化;因此,需要成人监督。使用肥皂和水的手卫生适用于隐孢子虫种属、诺如病毒和艰难梭菌,因为含酒精的手消剂对这些病原体没有那么有效。

其他重要的环境感染控制和预防措施包括:确保建筑物内有足够的气流;在设施内提供足够的物理空间,在小睡间提供足够的空间(可能增加社会距离和减少液滴扩散);确保身体分离和单独人员(如果可能)参与食物准备和尿布更换;要求适当处理设施内动物(不包括爬行动物、海龟、两栖动物、鸟类、灵长类动物、活家禽、蕨类动物或啮齿类动物),在接触前和接触后手卫生;以及依从儿童与照护者的推荐比例。

卫生部门应制订计划,应对儿童保育计划中可报告和不可报告的传染病暴发,并在儿童保育计划提出要求或发出警报时向其提供培训、书面信息和技术咨询。公共卫生官员、许可机构、儿童保健提供者、儿童保健顾问、医师、护士、家长、雇主和社区其他成员的协作努力对

---

[1]　American Academy of Pediatrics. *Managing Infectious Diseases in Child Care and Schools: A Quick Reference Guide*. Aronson SS, Shope TR, eds. 5th ed. Itasca, IL: American Academy of Pediatrics; 2019

于解决儿童保健环境中的感染预防和管理问题是必要的。

其他可帮助提供者和家长解决这些问题的资源包括美国健康儿童保健网站。参与早期教育和儿童护理的人员可以使用与这些主题相关的已发布的国家标准来提供特定的教育和实施措施[①]。

排除并恢复治疗

在表 2.2 中给出了排除于幼托机构和学校的儿童的一般建议。儿童保育排除可能会给家庭带来重大经济压力,研究表明,许多排除决定并非基于证据,且不适当。没有研究表明,排除群体内照料和学校内的患有常见传染病的儿童可降低传播至其他儿童的可能性。进行排除的许多儿童在出现症状前已经具有传染性。无症状的感染、高携带率和体内分泌物中病原体的长时间散发是常见的,并且很难通过仅针对有症状的儿童来遏制传播。由于轻度疾病在儿童中很常见,且大多数轻微疾病并不构成将儿童排除在儿童保育之外的原因,因此关于排除的决定应主要基于儿童的行为。轻度疾病的儿童可以继续照看,除非疾病阻止儿童参与正常活动(由儿童照护人员确定),或疾病需要的照护大于工作人员所能提供的照护。但是,有些传染病建议排除,以控制环境污染和/或传播,因为临床后果显著(表 2.2)。

表 2.2　将儿童排除在团体儿童保育和学校之外的一般建议

症状	管理
由儿童保健工作人员确定的避免参与活动的疾病	排除直至症状消退并能够参与活动
需要的照护大于工作人员能够提供的照护的疾病,但不影响他人的健康和安全	在可提供适当护理的情况下,排除或安置在护理环境中,而不影响他人的护理
严重疾病表现为发热伴行为改变、嗜睡、易激惹、持续哭泣、呼吸困难、进展性皮疹伴上述症状	医学评估和排除,直至症状消退
持续性腹痛(2 小时或 2 小时以上)或与发热、脱水或其他全身体征和症状相关的间歇性腹痛	医学评估和排除,直至症状消退
在前 24 小时内呕吐 2 次或以上	排除直至症状消退,除非呕吐被确定为由非传染性疾病引起,且儿童能够保持水合并参与活动
如果尿布中不含粪便或正常的儿童发生腹泻,粪便频率超过该儿童正常值的 2 次,或粪便含有血液或黏液	对有血液或黏液的粪便进行医疗评估,直至粪便包含在尿布中或当接受过卫生间训练的儿童不再发生使用卫生间的事故时,以及当粪便频率不超过该儿童的正常频率也不超过 2 次时
口腔病变	如果因其他症状或直至儿童或工作人员被视为非感染性疾病(病变较小或消退),则排除
皮肤病变	如果病变渗液且不能用防水敷料覆盖,则排除

---

①　American Academy of Pediatrics, American Public Health Association, National Resource Center for Health and Safety in Child Care and Early Education. *Caring for Our Children: National Health and Safety Performance Standards: Guidelines for Out-of-Home Child Care*. 4th ed. Itasca, IL: American Academy of Pediatrics; and Washington, DC: American Public Health Association; 2019

每天,当孩子进入机构或学校时,并在日间需要时,经过培训的工作人员应评估孩子的健康状况,并观察疾病的征象。应鼓励家长利用儿童保健提供者签署的正式保健计划,与儿童保健工作人员分享有关其儿童急性和慢性疾病与药物使用的信息。不需要排除的疾病和疾病示例包括:

- 普通感冒。
- 腹泻,只要粪便包含在尿布中(对于婴儿),便不会发生使用厕所发生意外(对于年长的儿童),并且粪便频率不超过该儿童正常粪便次数 2 次。
- 皮疹,无发热,无行为改变。
- 虱子、环虫和结痂(排除和治疗可在一天结束时进行,次日返回)。"禁止感染"政策在控制头虱传播方面无效,不建议使用 [1]。
- 鹅口疮。
- 免疫功能正常儿童的传染性红斑(细小病毒 B19 感染)
- 巨细胞病毒感染。
- 慢性乙型肝炎病毒(HBV)感染。
- 无发热和行为改变的结膜炎。
- HIV 感染。
- 耐甲氧西林金黄色葡萄球菌(methicillin-resistant staphylococcus aureus,MRSA)定植的儿童,如有则需要排除。

排泄性肠病原体的无症状儿童通常无须排除(例外情况包括确认产志贺毒素的大肠埃希菌、志贺菌属或鼠伤寒沙门菌或副伤寒沙门菌的儿童)。

在表 2.3 中给出了疾病或疾病特定的从幼托机构和学校排除及联系人管理建议。1992 年以来尽管存在国家排除建议 [2][3],但仍有国家缓慢采用这些建议。每个州都有各自的排除和返诊法规,这些法规可能不是证据依据。计划必须遵循这些州特定的指南,这些指南可在网上找到。

表 2.3　建议避免集中看护孩子的疾病或特定条件

条件	病例管理	联系人管理
甲型肝炎病毒(hepatitis A virus,HAV)感染	血清学检查以确认疑似病例中的甲型肝炎病毒感染。直到发病 1 周后才予以排除	在儿童换尿片的设施中,如果儿童或工作人员确诊 1 例或 1 例以上,或工作人员或参会者家庭中确诊 2 例或 2 例以上,应在与所有未接种疫苗的工作人员和参会者接触后 14 天内接种甲肝疫苗(HepA)或免疫球蛋白肌内注射(IGIM)。在没有尿布的儿童中心,HepA 或 IGIM 应用于未接种疫苗的课堂接触者。无症状接触者可在接受 IGIM 或接种甲肝疫苗后返回

---

① 　Devore CD,Schutz GE;American Academy of Pediatrics,Council on School Health,Committee on Infectious Diseases. Head lice. *Pediatrics*. 2015;135(5):e1355-e1365

② 　American Academy of Pediatrics. *Managing Infectious Diseases in Child Care and Schools:A Quick Reference Guide.* Aronson SS,Shope TR,eds. 5th ed. Itasca,IL:American Academy of Pediatrics;2019

③ 　American Academy of Pediatrics,American Public Health Association,National Resource Center for Health and Safety in Child Care and Early Education. *Caring for Our Children:National Health and Safety Performance Standards:Guidelines for Out-of-Home Child Care.* 4th ed. Itasca,IL:American Academy of Pediatrics; and Washington,DC:American Public Health Association;2019

续表

条件	病例管理	联系人管理
脓包病	如果已经开始治疗,且暴露皮肤上的病变被覆盖,则不排除	除非出现其他病变,否则不进行干预
麻疹	直至皮疹开始后 4 天以及该儿童能够参与	在无证据的情况下对暴露儿童进行免疫接种,72 小时内免疫。儿童如在 72 小时内未接种疫苗,应在最后一例麻疹出现皮疹后至少两周才予以排除。有关 IG 的使用,请参阅麻疹
流行性腮腺炎	直至腮腺炎发作后的 5 天排除肿胀	在暴发情况下,没有免疫记录的人应进行免疫接种或排除。免疫接种后可立即再入院。在上次病例中,未接种疫苗的人应在疫苗接种后 26 天或更长的时间内被排除在外。应向所有学生(包括中专以上的学生)和 1957 年或以后出生的所有医疗保健人员仅接种 1 剂 MMR 剂量。第 2 剂 MMR 疫苗(或 MMRV,如果年龄合适)。在暴发期间,接受 1 剂 MMR 剂量的学龄前儿童也可以考虑使用第 2 剂 MMR。人们以前接种过 2 剂 mumps-containing 疫苗由公共卫生识别。公共健康风险增加暴发的流行性腮腺炎应接受第 3 次治疗腮腺炎剂量含有待改进的腮腺炎疫苗。预防腮腺炎疾病及相关疾病并发症
头虱病(头虱)感染	治疗结束后,第一次治疗结束后再入院。儿童不应因头虱而被排除在外或提早放学,因为头虱在教室内的传染性较低	应检查家庭和密切接触者的情况,如果感染,则接受治疗,无须排除
百日咳	排除直至完成 5 天的,疑似百日咳的抗菌治疗疗程;儿童和提供者应排除拒绝治疗直至 21 天已从咳嗽发热中消失	免疫和化学预防应按照推荐的家庭用药联系人。有症状的儿童和工作人员应排除,直至完成 5 天抗菌药物治疗。未接受治疗的成人应在开始咳嗽 21 天后开始排除使用
风疹	产后皮疹发作后 7 天内排除感染	在暴发期间,无免疫证据的儿童应在暴发后的最后一个病例出现皮疹后免疫或排除 2 天。妊娠妇女接触应进行评估
感染沙门菌血清型伤寒和副伤寒	排除直至 3 次粪便培养在停止抗菌治疗后至少 48 小时为阴性,尿布中含有粪便或儿童为大童,粪便频率不再高于该儿童 2 次粪便正常频率计划中的时间	当儿童保健工作人员发现沙门血清型伤寒杆菌感染时,可咨询当地或卫生部门有关排除和检测时间的规定,这些规定可能因管辖范围的不同而不同
感染非伤寒的沙门菌属,未知血清型沙门菌	排泄物,直到粪便包含在尿布或儿童是大童和粪便频率不超过 2 个以上的儿童正常频率的时间,孩子在该计划时间。粪便稠性不需要恢复到正常,就可以恢复儿童保健。血清型伤寒和副伤寒血清型不需要培养阴性	排便前应排除有症状的接触,包含在尿布中或儿童为大童。大便次数不超过 2 次大便以上的儿童正常频率的时间,儿童在该计划。无症状接触者不需要粪便培养

续表

条件	病例管理	联系人管理
疥疮	在项目当天结束时进行治疗,并在第一次治疗结束后再次入院。儿童不应因疥疮而被排除在外或提前放学回家,因为疥疮在教室里的传染性较低	长时间皮肤接触的密切接触者应接受预防性治疗。床上用品和衣物与皮肤接触的感染者应进行清洗
感染产生志贺毒素的大肠埃希菌(Shiga toxin-producing Escherichia coli, STEC),包括 Ecoli O157:H7	排除直到 2 次粪便培养阴性(在任何抗菌治疗后至少 48 小时)粪便是包含在尿布或儿童为大童,粪便频率不超过该儿童正常频率 2 次大便	细致的手卫生;粪便培养应针对任何症状性接触进行。在涉及致命的 STEC 毒株的暴发情况下,无症状接触者的粪便培养物可控制扩散,有病例的中心应在 STEC 暴发期间对新住院人员关闭
志贺菌病	排除直至治疗完成一个或多个后,以及粪便培养为阴性,尿布中含有粪便或儿童为大童,粪便频率不再高于 2 次孩子的正常频率在计划中的时间。有些州可能需要 1 次以上粪便培养阴性	细致的手卫生;任何有症状的接触者都应进行粪便培养
金黄色葡萄球菌皮肤感染	仅当皮肤病变正在排除且不能排除时用防水敷料覆盖	细致的手卫生;接触培养并非推荐
链球菌性咽炎	直到治疗后至少 12 小时才将链球菌咽炎排除启动	A 组记录病例的症状性接触,如果存在链球菌感染,应进行检测和治疗。检测结果为阳性
结核	大多数 10 岁以下的儿童都不会被认为是会传染的。对于那些患有活动性疾病的人由医师或卫生主管部门排除直至确定为非传染。没有排除潜伏性肺结核感染(latent tuberculosis infection, LTBL)	应通知当地卫生部门人员对有活动性病例者进行接触调查
水痘	排除直至所有病变结痂或无结痂的免疫接种人员,直至 24 小时周期没有新的病变出现	对于没有免疫证据的人,最好在 3 天内最次在暴露后 5 天内接种疫苗,或应在暴露后 10 天内接种水痘-带状疱疹免疫球蛋白。如果不能使用水痘-带状疱疹免疫球蛋白,则考虑免疫球蛋白静脉滴注。如果不能接种疫苗且没有静脉滴注免疫球蛋白的可以考虑使用阿昔洛韦或伐昔洛韦

　　在某些疾病暴发期,负责的地方和公共卫生部门判断将儿童排除在他们的常规照护计划之外的益处和风险是有帮助的。大多数州都有关于特定传染性疾病患者报告和隔离的法律。应联系当地或州卫生部门了解这些法律的相关信息,并应通知这些地区的公共卫生部门,了解涉及儿童或成人的应报告传染病和其他疾病在儿童照料环境中的异常暴发情况。对于大多数疫苗可预防的疾病暴发,应排除未接种疫苗的儿童,直至接种疫苗且不再存在传播风险。

(林海 译)

住院患儿感染性疾病的预防和控制

卫生保健相关感染（health care-associated infections，HAIs）是导致大量患儿发病和部分患儿病死的原因，特别是在儿童重症监护病房。接触患儿前的手卫生仍然是预防和控制 HAIs 最重要的措施。全面的预防和控制卫生保健相关感染指南包括隔离措施、工作人员健康防护、术后及设备相关感染指南，可在美国 CDC 的网站上找到相关内容。附加指南可查看美国基础感染控制学会，包括美国医疗保健流行病学学会（Society for Healthcare Epidemiology of America，SHEA）、职业感染控制流行病学学会（Association for Professionals in Infection Control and Epidemiology，APIC），还包括一些附属及监管机构，如职业安全与健康管理局（Occupational Safety and Health Administration，OSHA）[1]。应当在特殊儿科环境（如造血干细胞移植单位、神经外科单位）中对可能发生的特定病原体的暴发设立感染控制和预防小组。认证机构，如联合委员会，已经建立了感染控制标准。为了实现这一目标，许多医院使用由儿科传染病专家制订的感染控制程序；为了长期可持续发展，这些项目需要足够的制度保障。医师及预防控制相关工作人员应熟悉一系列日益复杂的指南、法规、准则，预防和控制持续感染的方针政策应该全面宣传、落实、强化、规范化以及评估，并定期提出建议。这些活动应包括对高危院内感染进行监测，参与旨在降低院内感染发生率的项目，共享描述特定院内感染发生率的数据，并严格遵守诸如手卫生等关键预防活动。

美国 CDC 最近制订了预防目标评估（targeted assessment for prevention，TAP）战略，该战略以卫生机构和某些特殊单位为主，旨在降低过高的院内感染比例为目标，以弥补目标地区在预防感染方面的差距。TAP 报告使用了一种称为累积可归因性差异（cumulative attributable difference，CAD）的指标，即必须在一个团体、设施或单位内预防感染的数量，通过这个指标以实现减少感染的目的。

隔离预防

隔离预防措施旨在通过控制卫生结构内潜在病原体的传播来保护住院儿童、卫生保健人员和访客。美国医疗保健感染控制咨询中心（Healthcare Infection Control Practices Advisory Committee，HICPAC）在 2007 年更新了医疗保健机构中隔离防护措施指南。遵守上述指南，以及严格执行在预防感染源、环境控制、职业保健过程中的相关指南建议措施，可减少病原体传播，创造更安全的患者护理环境。具体的防护措施应根据地区环境和人口进行相应的调整，特别是在出现新传染病的情况下。

常规的最佳标准预防措施应该适用于所有患者（确诊以及可疑感染状态患者），除了标准

---

① Saiman L，Seigel JD，LiPuma JJ，et al. Infection prevention and control guideline for cystic fibrosis：2013 update. *Infect Control Hosp Epidemiol.* 2014；35（Suppl 1）：S1-S67；**www.cff.org/Care/Clinical-Care-Guidelines/Infection-Prevention-and-Control-Clinical-Care-Guidelines/Infection-Prevention-and-Control-Clinical-Care-Guidelines/**

预防措施,基本传染控制预防措施适用于护理经空气飞沫、直接接触途径受感染的患者。表 2.4 列出了提示有传染性感染的症状和情况,在确定特定病原体之前需要采取经验隔离预防措施。当已知特定病原体时,在第 3 章中提供了隔离建议和隔离时间,可在 HICPAC 指南中找到。

表 2.4   临床病症的可能病原体除标准预防措施外的经验预防 [a]

临床表现 [b]	可能病原体 [c]	经验预防措施 [d]
腹泻		
可能有传染性的急性腹泻	肠道病原体 [e]	接触传播
近期有使用抗菌药物史的腹泻	艰难梭菌	接触传播;用肥皂和水洗手
脑膜炎	脑膜炎奈瑟菌、b 型流感嗜血杆菌	飞沫传播
	肠道病毒	接触传播
皮疹或广泛的不明原因的出疹表现		
伴有发热的瘀点或瘀斑	脑膜炎奈瑟菌	飞沫传播
	出血热病毒	接触传播 + 空气传播
	肠道病毒	接触传播
水痘	水痘-带状疱疹病毒	空气传播和接触传播
伴有流涕、发热的斑丘疹	麻疹病毒	空气传播
呼吸道感染		
肺空洞症	结核分枝杆菌	空气传播
社区百日咳活动期阵发性或持续性剧烈咳嗽	百日咳博德特氏菌	飞沫传播
婴幼儿期病毒感染,尤其是细支气管炎和格鲁布性喉头炎	呼吸道病毒病原体	接触传播和飞沫传播
耐多药物微生物的风险 [f]		
多药耐药菌感染或定植	耐药念珠菌	接触传播
近期在医院或护理机构住院,有皮肤、伤口或尿路感染的患者	耐药细菌	直到耐药菌培养阴性
皮肤或伤口感染		
脓肿或引流伤口不能覆盖	A 族金黄色葡萄球菌	接触传播

[a] 感染控制专业人员应根据当地情况修改或改编此表。为了确保适宜的经验性预防措施的落实,医院必须有完善的体系依据这些标准来评估患者作为其住院前和住院护理的一部分。

[b] 所列出的有综合征或病情表现的患者可能有不典型症状或体征(例如,百日咳新生儿可能伴随呼吸暂停,阵发性或剧烈咳嗽可能不在成人百日咳表现出来)。临床医师的怀疑指数应依据社区的特殊条件和临床判断。

[c] 在此栏中列出的微生物并不完整,甚至最有可能的诊断是需要超越标准预防措施,直至可能的病原体被排除。

[d] 隔离的持续时间和抗菌处理管理各不相同。

[e] 这些病原体包括产志贺毒素大肠埃希菌,包括大肠埃希菌 O157∶H7、志贺菌、沙门菌、弯曲杆菌、甲型肝炎病毒,肠道病毒包括轮状病毒、隐孢子虫生物和贾第鞭毛虫。清洗含有这些病毒的呕吐物或大便时要戴口罩。

[f] 依据当前的州、地区或国家的推荐规范用感染控制程序判定耐药细菌有特殊的临床或流行病学意义。

标准预防措施

标准预防措施可用于预防经接触体液（无论其是否含有可见的血液）、破损皮肤、黏膜或除汗水以外的任何体液传播的传染性病原体。预防措施（如下文提到的手套、无菌衣）用于预防暴露于血液或体液的医务工作者。标准的预防措施用于所有患者，即使预期不会接触血液和体液。标准预防措施的目的是减少来自未被确认为潜在病原体（如血源性病原体和抗生素耐药性细菌）的患者的病原体传播。标准预防措施包括以下做法：

- **呼吸卫生/咳嗽礼仪**。包括从首次接触有症状患者区域（如急诊科的分诊和接待区）开始对呼吸道分泌物进行源头控制。有症状儿童打喷嚏/咳嗽时应掩口/鼻；使用纸巾并将其放入无接触容器中；呼吸道分泌物污染双手后，应注意手卫生；如有可能，请佩戴外科口罩或保持 1 米间距。
- **手卫生**。无论是否戴手套，在接触患者前后，以及在接触血液、体液、分泌物、排泄物和受污染的物品之后，都必须进行手卫生。在接触患者周围环境后也应进行手卫生，以确保不会从患者周围的污染表面传播潜在病原体。戴手套之前、脱掉手套之后或有其他情况存在都应立即用酒精类消毒剂或肥皂水进行手卫生，这可避免病菌经手传染给其他患者或物品。可以参考 WHO 的 5 个手卫生指征。双手存在明显污秽，或接触了蛋白质类物质，如血液或其他体液，应将双手用肥皂和水冲洗至少 20 秒。目前还不清楚预防孢子（如梭状芽孢杆菌）或诺如病毒传播的最佳方法，但使用肥皂和水洗手比使用含酒精的制剂更好。
- **手套**（干净的，可以未消毒，一次性使用）。接触血液、体液、分泌物、排泄物等相关污染物前戴手套，擦拭健康孩子眼泪、鼻涕、常规更换尿布可不戴。接触黏膜、破损皮肤前或可能接触体液前应戴上无菌手套。在接触了潜在的传染性物质（如脓性引流物）以及同一患者的不同部位和顺序，应更换手套。
- **口罩、护目镜、面罩**。在可能存在血液、体液、分泌物、排泄物等外溅、喷射风险时，应该戴上口罩、护目镜或面罩，保护眼部、鼻腔、口腔黏膜不被接触污染；在椎管或硬膜下间隙放置导管或注射时（如脊髓造影、脊髓或硬膜外麻醉时）应佩戴外科口罩。
- **隔离衣**。在处理伤口和护理患者时，这种防护服能防止血液、体液、排泄物、分泌物等喷溅至医务人员的皮肤黏膜，当防护服被污染后，应及时小心更换，避免接触感染。
- **患者护理设备**。经患者接触过的仪器设备应谨慎处理，避免接触皮肤黏膜、衣服或污染环境，并按制造商的要求清洁。
- **使用过的纺织品**（床上用品）。该类物品均为污染物，在运输和处理时应注意避免皮肤黏膜、衣服的接触，谨防微生物经气溶胶传播感染。
- **环境保护**。包括共享玩具和多次接触的地方。需根据患者接触程度和污染程度制定相应的消毒政策和程序，以对环境表面进行常规和有针对性的清洁。环境保护署注册的产品如果对环境中最可能存在的微生物有灭活效果，就可以被采用。
- **遵循安全的注射方式**。避免对患者和医护人员造成风险。不要重复使用注射器，不要共享药物容器，胰岛素笔和穿刺物品不能用于多个患者，单剂量或一次性包装物品不能用于多个患者。限制单瓶大剂量的使用，并确保仅用于单个患者。更多信息可从美国 CDC 的网站中获得。应避免医护人员感染血源性病原体的风险，采取相应的预防措施，在处理锋利的医疗器械、消毒清洗使用过的器械、回收废弃针头时，应防止针头、手术刀等锋利器具的划伤。

为了防止针刺伤,只要有安全装置,就应该使用,在针头使用过程中,不可弯曲或用手折断,也不应用手或其他手工操作方式从一次性注射器上取出。使用后的一次性注射器及针头、手术刀片等其他尖锐器械应放置在特制的废弃容器内,放置位置应尽可能靠近实际使用区域。大口径重复使用的针管放置专门的容器内,以便运输至再处理区,最大限度确保患者安全。安全性能好的锐利器械是首选,只要这种设备具有的功能等同于传统锐利器械。

- **管嘴、复苏袋等通风设备**。在护理患者时,应保证这些设备可供使用,并代替嘴对嘴的人工呼吸急救。

- **小设备**(如听诊器、耳镜)。应进行清洁消毒。

干预传播途径的防护措施

适用于已经确诊或怀疑有病原体感染的患者,采取超出标准预防的额外预防措施。通过干预 3 种传播途径进行预防:空气传播、飞沫传播和接触传播。

- **空气传播**。其传播途径之一是空气中飞沫核的传播,飞沫核是指含有长时间悬浮在空气中的微生物的蒸发液滴的小颗粒残渣($\leqslant 5\mu m$)或含有传染性病原体或孢子的可吸入小颗粒。经空气传播的病原微生物可以被气流广泛传播,可以被处于同一房间内或远距离的易感宿主吸入。空气经特殊处理或良好的通风,可以有效防止空气传播。经空气飞沫传播的病原微生物有结核分枝杆菌、麻疹病毒、水痘-带状疱疹病毒。预防病原微生物通过空气传播具体措施如下:

  - 感染或定植的患者应住单人隔离病房(如果无法获得,请咨询感染控制专家),并且门应始终关闭。

  - 使用特殊的通风,包括每小时 6~12 次气流变换,周边地区气流流入室内,室内空气直接排出室外,或通过高效率微粒空气(High-efficiency Particulate Air,HEPA)过滤器再循环。

  - 进入确诊或怀疑感染传染性肺结核的患者的房间内,应佩戴呼吸防护设备(即由美国国家职业安全与健康机构认证的防毒面具,如 N95 和 N100 口罩,或电动空气净化呼吸器)。离开病房后,应摘下口罩。

  - 易感医护人员不应进入感染麻疹或水痘-带状疱疹病毒的患者房间内。如果易感人群必须进入麻疹或水痘感染患者或患有局部或弥漫性带状疱疹感染的免疫功能低下患者的房间,请使用呼吸保护装置,如 N95(经过测试)或电动空气净化呼吸器。已证实对水痘有免疫力的人无须戴口罩,但在护理麻疹患者时,所有医护人员,包括已免疫的人员,都必须佩戴呼吸系统保护装置。

  - 对疑似或已知感染 SARS-CoV-2 或 MERS-CoV 的患者,建议采取空气传播、飞沫传播和接触传播预防措施[包括护眼用具(面罩或护目镜)、N95 或更高级别的口罩(如果没有,则使用医用口罩)、隔离衣和手套;对于有气溶胶产生的过程中,应使用 N95 或更高级别的口罩]。有气溶胶产生的过程应在隔离室进行,如果没有产生气溶胶,可以使用通风良好、门关闭的单人房间。美国 CDC 网站提供了详细的指导。

- **飞沫传播**。感染者在咳嗽、打喷嚏、说话时产生含有病原微生物的飞沫,或在施行某些的特定操作时(如吸痰和支气管镜),飞沫在短距离(1 米或以下)内可被吸入易感者的结膜、鼻腔黏膜或口腔内。由于这些相对大的飞沫不会持续悬浮在空气中,特殊的空气处理和通风以防止飞沫传播是不需要的。飞沫传播不应与经飞沫核的空气传播相混淆,因为飞沫核比飞沫要小得多。经飞沫传播的病原微生物有百日咳博德氏菌、A 族链球菌、鼻病毒、流感病毒和脑膜炎奈瑟菌等。

预防飞沫传播的具体措施如下:

- 应尽可能给被感染者提供单独病房。如果不行,可以考虑集中护理感染了同种疾病的患者。此时应保证每个病患的床与床之间的距离超过 2 米。采取标准预防措施并佩戴口罩。
- 进入房间或进入隔间时应戴上口罩、护目镜或面罩,在离患者 1~2 米范围内应保持注意采用飞沫传播预防措施。
- 在离开房间或照顾同房间的另一患者之前,应摘下面罩和其他个人防护用品。应在清除个人防护装备后进行手卫生。
- 较大的儿童在转送时应戴上口罩;而运送患者的人不需要口罩。

- **接触传播**。是 HAI 最常见的传播途径。直接接触传播指病原微生物通过物理接触传播方式在易感者与传染源或带菌者之间传播,如医护人员在给患者检查,或对其进行其他护理活动时,均可能发生接触传播。直接接触传播也可能发生在两名患者之间,其中一名患者是传染性微生物的来源,另一名患者是易感宿主。间接接触传播则指与污染的中间对象的接触导致疾病传播,该类对象通常是指被污染的器械、针、敷料、玩具,也可通过经污染的而未清洁干净的手来传播。经接触传播的病原微生物有呼吸道合胞病毒、艰难梭菌、肠道病毒、沙门菌、志贺菌和产志贺毒素的大肠埃希菌等。需要预防接触性传播的特定疾病包括:
  - 病毒性和出血性结膜炎。
  - 特定耐多药微生物(MDRO)的定殖或感染,由感染控制中心医师根据现阶段疾病流行特点、区域感染情况所认定的多重耐药细菌(例如,多重耐药的革兰氏阴性杆菌、耳念珠菌等),或其他流行病学上重要的敏感细菌。有关美国 CDC 应对新出现的耐药微生物威胁的遏制信息,可在美国 CDC 网站上查阅。对于预防接触传播的具体措施建议如下:
  - 应尽可能给被感染者提供单独病房。如果无法做到,可以对可能感染同一生物体的患者进行分组,并使用标准预防措施和接触预防措施。
  - 护理患者时应戴上手套(干净,可不经消毒,一次性使用)。
  - 戴手套前后,应及时进行手部清洁。
  - 在进入患者房间,接触患者、污染的物体表面、患者房间里的物品时,都应穿上隔离衣和戴手套,并在离开房间或污染区域后及时脱下。
  - 当患者需要在任何卫生保健机构中进行转运或移动时,应固定和覆盖患者身体的感染区域。
  - 应使用一次性的非危重患者护理设备(如血压袖带),或应使用患者专用的同一设备。如果多名患者不可避免地要共用设备,则在对另一名患者使用设备之前,应根据制造商的建议对设备进行清洗和消毒。

空气、飞沫和接触传播的预防措施。应结合运用于具有多种传播途径的微生物传播疾病的预防当中。如果现有的检测不能区分两种微生物,则应结合应用每种微生物的推荐预防措施。以控制传播途径为基础的预防措施可以单独或联合使用,标准预防措施则可以适用于所有患者。护理具有少数高传染性和高致命性感染(如埃博拉病毒)的患者需要采取广泛的隔离预防措施。

儿科护理

儿科护理具有独特的差异,需要修改的指南包括以下内容:①如何更换尿布和擦拭孩子的眼泪、鼻涕;②单病房隔离的使用方法;③公共场所的管理,如医院等候室、游戏室和教室。在儿童医院中可能见到更多具有传染性的患者及其兄弟姐妹,特别是在季节性流行期间。

更换尿布或擦拭孩子的眼泪、鼻涕并不会弄脏双手,戴手套不是强制性的,以切断传播途径为基础的预防措施中所涉及的需戴手套的情况应严格遵守。应始终遵循严格的手卫生建议。

为预防传播(如空气传播、水滴传播和接触传播),建议所有患者使用单人病房。如果患者感染或感染后出现不良后果的风险增加,也可以优先选择单病室。此类患儿不应该待在自己房间以外的公共场所,如儿童生活游戏室、教室、等候区域,但在特殊情况下应由该场所的感染控制人员定义。标准预防指南中指出,患者身体若不可避免地排出分泌物时,应住在单人病房。由于大多数幼儿大小便不能控制,这项建议并不适用于未受感染儿童的常规护理。

美国卫生保健流行病学协会(SHEA)发布了儿科住院隔离预防指南。虽然老年人是需要长期护理的主要人群,但儿童也可能会接受长期护理。在这些情况下,预防隔离措施可以改为对居民的日常生活活动限制最少的措施。对于具体问题,建议咨询儿童感染预防和控制专家。美国 CDC 已经制定了在长期护理环境中控制 MDRO 的指南。当患者在卫生保健机构之间转诊时,应清楚地传达有关感染的信息和预防措施的必要性。

医疗保健相关感染的预防措施

在疾控中心医院,卫生保健相关感染与患者的发病率和死亡率有很大关系。比较重要的感染包括经血液传播疾病、中枢神经系统分路感染疾病、手术部位的感染、泌尿道导管相关的尿路感染疾病、呼吸机相关性肺炎、由病毒引起的传染病(如呼吸道合胞病毒和轮状病毒)以及由梭状芽孢杆菌引起的肠炎。医疗保健相关感染的预防措施适用于每一种感染情况。依据循证医学制度制订的方案可以通过捆绑策略(当多个预防活动同时实施时)和多学科参与以及与卫生保健团队成员(包括管理员、医师、护士、治疗师和家政服务)的协作来减少院内感染。大多数研究记录表明成年人的感染预防措施是行之有效的。儿科研究已经证明在减少中央静脉相关的血流感染、手术部位感染和呼吸机相关肺炎方面是有效的。

职业保健

由于患儿与卫生保健人员之间密切的接触、缺乏卫生意识的婴幼儿导致了传染性病原体在卫生保健机构内的传播。标准预防措施、基于切断传播途径的预防措施是为了防止传染性病原体在患者和卫生保健人员之间的传播。为了进一步防止病原体在儿童和医疗保健人员之间的传播,卫生保健相关部门应该建立人事卫生政策和服务。应通过建立适当的筛选和接种政策加以保护,防止疫苗可预防疾病。医护人员免疫接种指南可以参考美国 CDC 网站。

　　如果没有疫苗可预防感染,医护人员有机会接触到患者或特定病原体,应向其告知有关风险,并可能需要请假,无论曝光发生在家庭、社区还是卫生保健场所。

　　卫生保健人员结核病筛选的频率应该由当地的流行病学数据决定,可参考美国 CDC 发布的在卫生保健环境中预防结核病传播的指南。患者常见的感染病,如肠胃炎、皮炎、单纯疱疹病毒裸露的皮肤病变或上呼吸道感染,应评估其传染给患者或其他卫生保健人员的风险。

　　卫生保健人员的教育(包括了解医院的政策)对感染控制是非常重要的。儿童健康保健专业人员应该做到了解传染性病原体的传播方式、合适的手部操作、了解对孩子有较大风险且成人治疗困难的疾病。开展多次教育会议将加强安全技术操作,能认识到感染控制政策的重要性。OSHA 规定的预防有关锐利器械伤害的书面政策和程序建议。

　　妊娠的卫生保健人员应努力做到不增加感染的风险,对胎儿可能造成不良影响的感染包括细小病毒 B19、巨细胞病毒、风疹、水痘。妊娠妇女不应照顾有慢性感染的免疫缺陷患者或患有细小病毒 B19 相关再生障碍性危象的患者,因为这两类人群都可能具有传染性。妊娠妇女应避免照顾那些接受气雾剂利巴韦林治疗的患者(存在致畸风险)。通过接种流感疫苗并坚持适当的感染控制预防措施,可降低妊娠卫生保健人员遭受严重流感感染的风险。

　　免疫系统受损或存在严重感染(例如,结核分枝杆菌、麻疹病毒、单纯疱疹病毒、水痘-带状疱疹病毒)风险的人员应该咨询他们的主管医师。

　　被感染的成年人对儿童感染的影响是巨大的。较轻病情的成年人的疾病感染,如病毒性胃肠炎、上呼吸道病毒感染、百日咳或单纯疱疹病毒感染,可危及婴幼儿及儿童的生命。早产儿、患有心脏病或慢性肺部疾病的儿童、免疫功能低下的儿童风险相对大。

儿童探视

　　鼓励儿童去分娩中心、产房、儿科病房和重症监护病房探视,尽管一些机构限制幼儿在呼吸道病毒活动高峰期间探视,因为他们无症状病毒脱落的频率相对较高,而且难以坚持基本的呼吸礼仪和手卫生习惯。新生儿重症监护往往导致早产或患病新生儿长期住院,因此儿童探视十分重要。儿童探视可能对住院儿童有益。应制定儿童探视准则,以最大限度地增加探视机会,并尽量减少年轻探视者带入医院环境的病原体传播风险。当地护理、儿科、产科和传染病工作人员可能需要修改准则,以解决其医院环境中的具体问题。儿科患者家庭探视基本指南如下:

- 在探视之前,一名训练有素的卫生保健专业人员应在本单位以外的地点与父母面谈,以评估每个成员的健康状况。这些面谈应记录在案,并应注意对每一个来访者的批准。任何有发热或急性感染症状(包括上呼吸道感染、胃肠炎或蜂窝组织炎)的儿童都不允许参加。最近接触过已知传染病患者且易受感染的成员不允许参加探视。

- 来访的儿童应已接受了与其年龄相称的所有推荐免疫接种。在流感季节之前和期间,到访的儿童应接种流感疫苗。

- 无症状的儿童最近接触过水痘患者,但以前曾接种过疫苗,可认为具有免疫力。

- 来访的儿童应该只拜访其兄弟姐妹,不允许与患者一起进入游戏室。

- 儿童应在进入卫生保健场所之前和接触任何患者前后,以及按照其他建议(如上厕所后、吃饭前等)采取建议的手卫生措施。

- 在整个探视过程中,儿童的活动应在父母或负责任的成年人的监督下进行,并仅限于母亲或患者的房间或其他指定区域,而其他患者不在场。

成人探视

应制定其他亲属和朋友来访的准则。

医院工作人员可能需要修改指导方针以解决具体问题。发热或有传染性疾病的人不应前往。医疗和护理人员应警惕父母和其他成年访客可能感染的传染病(例如,咳嗽的亲属可能患有百日咳或结核病;感冒家长去探望一个免疫力低下的孩子)。在流感季节来临前及期间,应鼓励所有访客接种流感疫苗。对于肿瘤科、造血干细胞移植科和新生儿重症监护室等医院区域来说,遵守这些指导方针尤为重要。

宠物探视

- 在医疗保健环境中,宠物探视指孩子的私人宠物的探视,以及作为儿童生活治疗项目的一部分的宠物探视。应制定宠物探视指南,以降低病原体从宠物传播给人类或动物伤害的风险。具体的卫生保健环境和对人畜共患疾病的关注程度将影响宠物探视政策的制定。制定宠物探视政策时应咨询儿科医生、感染预防专家、护理人员、医院流行病学家和兽医。这些策略的资源是可用的 [1]。
- 与宠物接触的患者必须在就诊前获得其医生、护士以及医院感染隔离预防部门的批准。对于免疫缺陷患者或接受免疫抑制治疗的人来说,接触宠物菌群的风险可能超过接触的好处。儿童与宠物的接触应根据具体情况批准。
- 除狗以外的个人宠物不得进入医院。宠物应该是有教养的,至少 1 岁。住在单人病房的临终患者可以例外。
- 探视宠物须持有持牌兽医签发的免疫证明书并证明其健康。一些机构要求对性格进行评估(如:犬类好公民证书)。
- 宠物应该为这次探视洗澡、打扮。
- 在重症监护室或血液肿瘤科不鼓励宠物探视,但可以考虑个别情况。建议与感染控制和预防小组合作。
- 宠物的来访也应得到特定人员的批准(例如,儿童生活治疗项目主任),他们应在来访时观察宠物的性情和总体健康状况。宠物应无明显的皮肤细菌感染、皮肤浅层赘生物感染和体表寄生虫(跳蚤和蜱)。
- 宠物来访应限制在指定的区域。接触应局限于适当的爱抚和抱持动物。在整个访视

---

① Murthy R,Bearman G,Brown S,et al. SHEA Expert Guidance. Animals in healthcare facilities:recom-mendations to minimize potential risks. Infect Control Hosp Epidemiol. 2015;36(50):495-516. Available at:www .shea-online.org/index. php/practice-resources/41-current-guidelines/421-expert-guidance-animals-in-healthcare-facilities-recommendations-to-minimize-potential-risks

过程中,所有接触都应由相关人员进行监督,并由患者和所有与宠物有过接触的人进行手卫生检查。主管人员应熟悉管理动物咬伤和清理宠物尿液、粪便或呕吐物的制度政策。

- 应注意保护所有留置装置,包括导管出口部位(如中心静脉导管、腹膜透析导管)。这些部位尽可能使用半封闭敷料,为宠物接触(包括舔舐)提供有效的屏障,并用衣物覆盖。对其他身体部位污染的可能应根据具体情况加以考虑。

- 宠物政策不应适用于经过专业训练的服务动物。这些动物不是宠物,根据《美国残疾人法案》的要求,应该有单独的政策管理它们在医院的使用和存在。

(吕海涛 译)

门诊感染性疾病的预防和控制

感染性疾病的预防和控制是儿科门诊的组成部分[1],所有护理人员都应了解感染性疾病传播途径和防止传染源传播的措施。应随时提供感染性疾病预防和控制的书面政策和程序,并予以实施、定期更新和执行。受过培训的人员可随时接触预防控制设施。根据美国 CDC 规定的标准预防措施[2],经 AAP 修改,在大多数儿童患者日常换尿布和擦拭鼻子或眼睛时不需要使用手套。美国 CDC 已经制定了指导方针和清单,卫生保健专业人员可参照以确保遵循恰当的隔离控制措施,从而减少与门诊卫生保健相关的感染。门诊感染性疾病的预防和控制如下:

- 隔离预防措施应在安排儿童预约时开始(例如,分类问题,如旅行史、接触情况和症状,可在患者到达时指导是否需要额外预防措施),并在儿童进入办公室或诊所时进行。

- 在护理所有患者时,应采用标准预防措施。以控制传播为基础的预防措施补充标准预防措施,并应包括向卫生保健人员提供有关正确穿戴和摘取个人防护装备(隔离衣、口罩、护目镜或面罩和手套)的指导。无论患者是否正在接受检查,进入病房的医护人员都应遵循适当的预防措施。应尽量减少传染性儿童与未受感染儿童之间的接触。对于怀疑患有水痘、麻疹等高传染性疾病的儿童,应立即从候诊室带进关着门的房间进行隔离。应及时将新生儿和免疫功能低下儿童安置在房间内,并使其远离有潜在传染性感染的人。

- 在门诊候诊时,疑似呼吸道感染的患者及其随行人员应遵守呼吸卫生/咳嗽礼仪和使用口罩[3]。

  - 囊性纤维化患者在候诊室应佩戴口罩(可在检查室取下口罩)。如果不能使用单独的等候区来防止囊性纤维化患者之间的接触,则至少间隔 2 米(这不适用于同一家庭

---

① Rathore MH,Jackson MA;American Academy of Pediatrics,Committee on Infectious Diseases. Infection prevention and control in pediatric ambulatory settings. Pediatrics. 2017;140(5):e20172857

② Centers for Disease Control and Prevention. Guideline for isolation precautions:preventing transmission of infectious agents in health care settings 2007. Recommendations of the Healthcare Infection Control Practices Advisory Committee. Atlanta, GA;Centers for Disease Control and Prevention;2007. Available at:www .cdc.gov/hicpac/2007IP/2007isolationPrecautions.html

③ Centers for Disease Control and Prevention. Respiratory Hygiene/Cough Etiquette in Healthcare Settings. Available at:www .cdc.gov/flu/professionals/infectioncontrol/resphygiene.htm

的成员)。如果可能的话,建议囊性纤维化患者到达后直接带到检查室[①]。医护人员在照顾囊性纤维化患者时应使用接触预防措施(隔离衣和手套)。

- 所有卫生保健人员在每次接触患者前后都应采取手卫生措施。在卫生保健环境中,酒精类洗手产品是常规洗手的首选。当双手明显肮脏或被血液或其他体液等蛋白质物质污染时,以及在护理了患有已知或疑似传染性腹泻(如艰难梭状芽孢杆菌或诺如病毒)的患者后,最好使用肥皂和清水。应该教导父母和孩子手卫生的重要性。手卫生指南可在美国 CDC 网站上找到。

- 卫生保健人员应每年接种流感疫苗,以及其他可预防在流动环境中传播给患者或其他卫生保健人员的可用接种疫苗。推荐的疫苗包括流感疫苗,破伤风类毒素疫、减毒白喉类毒素和灭活百日咳疫苗(Tdap),麻疹、腮腺炎和风疹(MMR)疫苗,水痘疫苗等;最新的建议可参考美国 CDC 网站。如果卫生保健人员接种过 2 剂 MMR 或实验室确认的麻疹免疫证据(IgG 滴度阳性)的书面文件,则不需要就麻疹疫苗接种采取额外措施。1957 年以前出生的人通常被认为有免疫力;但是,如果不存在免疫的其他证据,应考虑并建议在暴发时使用 2 剂 MMR。

- 根据工作的环境,卫生保健人员应该熟悉无菌技术,特别是关于血管内导管的插入或操作,其他侵入性操作的执行,以及非肠道药物的准备和给药。无菌技术包括选择和使用适当的皮肤消毒剂。用于免疫接种和静脉穿刺常规采血的首选皮肤消毒剂是 70% 异丙醇。在进行切口、缝合和采血培养时,皮肤消毒应使用含 2% 葡萄糖酸氯己定(CHG)的 70% 异丙醇溶液(适用于 2 个月以上的儿童)或含碘溶液(1% 或 2% 碘酊,2% 聚维酮碘)。

- 只要有条件,应使用减少针刺风险的医疗设备。不透水和耐穿刺的利器处理容器应放置在使用利器的区域附近(如,注射或静脉穿刺的区域)。锐器盒应在满 2/3 满时更换,并放在幼儿够不到的地方。应制定符合国家和地方法规的锐器盒的移除和处置政策。美国 CDC 网站提供了安全注射操作指南。

- 医疗废物的处理可参照美国 CDC 网站上的建议。

- 制订书面的血液传播病原体接触控制计划,其中包括管理血液和体液接触的措施,例如通过针头接触不完整的皮肤和黏膜,并随时提供给所有工作人员,每年定期更新和审查。

- 应严格遵循制造商关于医疗器械和设备加工的指导方针,包括去污、消毒和灭菌。一旦消毒,器械和设备应保存在无菌包装中,直至使用。

- 应清洗使用后的设备(如听诊器、耳镜)。

- 应制定清洁和消毒环境表面以及一般内务管理的政策和程序。可以鼓励患者自己带玩具。如果在等候区有玩具,需为一次性,或者在每次使用之间能够进行清洁或消毒[②]。

- 适当使用抗菌药物对于限制耐药细菌的出现和传播至关重要。

- 应制定相关政策和程序,以便向地方和国家卫生局报告和沟通相关的疾病和可疑疫情。

- 针对卫生保健人员的教育计划应包括感染控制预防的多个方面,应定期实施、加强、记录和评估。

- 门诊人员应当是受过感染预防隔离控制培训的人员。

---

① Saiman L, Seigel JD, LiPuma JJ, et al. Infection prevention and control guideline for cystic fibrosis:2013 update. Infect Control Hosp Epidemiol. 2014;35(Suppl 1):S1-S67. Available at:www.cff.org/Care/Clinical-Care-Guidelines/Infection-Prevention-and-Control-Clinical-Care-Guidelines/Infection-Prevention-and-Control-Clinical-Care-Guidelines/

② Rathore MH, Jackson MA;American Academy of Pediatrics, Committee on Infectious Diseases. Infection prevention and control in pediatric ambulatory settings. Pediatrics. 2017;140(5);e20172857

- 医生应该了解政府机构的要求,如 OSHA,以及可能适用于医生办公室运作的各地法规。

(吕海涛 译)

青少年及儿童中的性传播疾病

　　医生和其他卫生保健专业人员在预防和治疗儿童和青少年的性传播感染(sexually transmitted infections,STI)方面发挥了关键作用。STI 是青少年的一个重要健康问题;据估计,25% 的青少年女性在 19 岁之前会感染 STI。尽管婴儿或儿童早期的 STI 可能源于垂直传播、非虐待性传播或自体接种,但若在新生儿期后获得 STI(例如,淋病、梅毒、衣原体、生殖器疱疹、人类免疫缺陷病毒感染、滴虫病或肛门生殖器疣)则应引起对性虐待的怀疑。当怀疑发生性虐待时,必须有适当的社会服务和执法机构参与以进一步评估情况,确保儿童或青少年得到保护,并提供适当的咨询帮助。在有条件时,相关专业儿科医生可以帮助指导进一步的评估,决定是否报告可疑虐待行为,并协助发现 STI 病因。

青少年性传播疾病的预防保健

青少年性传播疾病的患病率

　　与其他年龄组相比,青少年和年轻成人性传播疾病发生率最高。青少年获得卫生保健资源及教育较少、易感性相对较高,其患性传播疾病的风险更大。此外,青少年的隐私保护仍存在障碍[1]。年轻男性,尤其是有色人种男性、男男性行为者(men who have sex with men,MSM)和变性妇女感染性传播疾病,包括人类免疫缺陷病毒(HIV)的风险特别高。卫生保健专业人员经常无法保证能在私密环境下询问青少年和年轻成人的性行为,评估和减少风险并进行筛查[2]。

青少年性传播疾病的评估

　　在每次就诊时,医疗服务提供者应留出一些私人空间,使患者与父母或监护人分开,在私密环境下与青少年交谈[3]。卫生保健人员应该熟悉当地关于未成年人同意接受 HIV 和 STI 诊治服务的法规。儿科医生应在父母不在场时例行询问所有的未成年患者是否曾经、目前或计划有性行为,以及性别认同和性取向等问题来筛查性传播疾病的风险。儿科医生必须确保对"性交""性别认同""性取向"和"性活跃"等术语进行定义以避免歧义。重要的是,要教育青

---

①　Centers for Disease Control and Prevention. *Sexually Transmitted Disease Surveillance 2018*. Atlanta,GA:US Department of Health and Human Services;2019

②　US Preventive Services Task Force. Behavioral counseling interventions to prevent sexually transmitted infections:US Preventive Services Task Force recommendation statement. *JAMA*. 2020;324(7):674-681. doi:10.1001/jama.2020.13095

③　The Society for Adolescent Health and Medicine and the American Academy of Pediatrics. Position paper: confidentiality protections for adolescents and young adults in the health care billing and insurance claims process. *J Adolesc Health*. 2016;58(3):374-377

少年和年轻人认识到非阴道性交行为（口/手/生殖器接触以及肛交）和阴道性交均会使他们面临性传播疾病的风险。如果患者表示有性行为史，医护人员必须进一步确定具体的性接触类型、伴侣性别和伴侣数量，以确定进行何种类型的 STI 检测。AAP[①] 和美国 CDC[②] 对青少年和年轻成人预防性传播疾病提出了更详细的建议。

青少年性传播疾病的治疗

美国 50 个州均允许经未成年人本人同意后进行保密的 STI 检测和治疗。儿科医生应参考他们所在州的法律以获得进一步指导。关于具体的 STI 治疗建议，请参见第 3 章的特定疾病章节及表 4.4 和表 4.5。许多 STI 都有单次剂量疗法，患者依从性相对较高；可行时应提供直接观察疗法。应建议接受淋病奈瑟菌感染和沙眼衣原体感染治疗的患者及其伴侣在疗程结束至少 7 天内不要进行性交。

无论是从公共卫生的角度还是从保护受感染的患者免受再感染的角度来看，伴侣治疗都是至关重要的。应告知被感染者过去 60 天内的性伴侣他们接触到了这种感染，并鼓励他们寻求全面的评估和治疗。卫生部门通常试图通知感染了 HIV 或梅毒的患者的性伴侣，并鼓励他们进行治疗。当地资源允许时，可为淋病或衣原体感染患者提供伴侣服务。如果接受淋球菌或衣原体感染治疗的患者的伴侣无法或不愿寻求治疗，儿科医生可以考虑在允许加速伴侣疗法（expedited partner therapy，EPT）的州为患者提供 EPT 治疗。EPT 是一种治疗衣原体或淋病患者性伴侣的临床手段，即向患者提供处方或药物让其伴侣服用，而不需要医护人员先对伴侣进行医学检查。应告知患者 EPT 不良反应风险较低，但若出现不良反应时应及时寻求诊治。已发表的研究表明，在为淋病或衣原体感染患者的伴侣进行评估时，以前未诊断为 HIV 感染的 MSM 中有 >5% 发现 HIV 感染。鉴于同时存在未诊断的 STI 或 HIV 感染的风险很大，不应考虑将 EPT 作为 MSM 的常规治疗手段。有关各辖区 EPT 的法律指导意见可从美国 CDC 网站上获得。

青少年性传播疾病的预防

儿科医生和其他卫生保健专业人员可以通过鼓励和支持青少年推迟开始性交的时间来促进 STI 的初级预防。对于那些性行为活跃或计划将来进行性行为的青少年，儿科医生应与其讨论防止性传播疾病及意外怀孕的方法，包括在所有形式的性交（阴道性交、口交和肛交）中正确和持续使用男性和女性安全套。对使用非法药物或在青少年拘留所中的青少年应增加咨询和宣教的力度。他们受到暴力攻击的可能较高，行使知情同意的能力可能受损。需要特别考虑到在受酒精或药物影响下青少年可能无法正确使用保护措施的情况。卫生保健专业人员应该讨论降低性传播疾病风险的其他方法，包括限制性伴侣的数量，减少性交频率甚至禁欲。儿科医生应该教育家长和青少年如何识别性传播感染的症状，并在出现症状时联系医疗机构进行评估和治疗。没有接种过人类乳头瘤病毒（human papillomavirus，HPV）或乙型肝炎病毒疫苗的青少年和年轻成人应完成相关免疫接种。

---

① American Academy of Pediatrics, Committee on Adolescence; Society for Adolescent Health and Medicine. Screening for nonviral sexually transmitted infections in adolescents and young adults. *Pediatrics*. 2014;134（1）:e302-e311

② Centers for Disease Control and Prevention. Sexually transmitted infections treatment guidelines, 2021. *MMWR Recomm Rep*. 2021; in press. Available at: **www.cdc.gov/std/treatment**

　　儿科医生应该建议具有持续 HIV 感染风险的青少年或年轻成年患者接受 HIV 暴露前预防（PrEP），以作为预防 HIV 感染的有效策略。二联抗 HIV 逆转录病毒药物，商品名为舒发泰（恩曲他滨替诺福韦片），已被批准每日服用作为 PrEP，以预防 HIV 阴性者从其 HIV 阳性性伴侣或注射药物共用者处感染 HIV。进行 PrEP 的指征、初次或后续处方、实验室检测指标在青少年和成人中都是相同的。AAP 建议，应向具有持续 HIV 感染风险的青年常规性地提供 HIV PrEP[1]。美国 CDC 的 PrEP 指南见相关网站。持续接受 PrEP 可将高风险人群的 HIV 感染率降低至最高 92%[2]。性传播途径方面，男男性接触者、变性女性、性伴侣为 HIV 阳性或 HIV 感染高风险者（如注射毒品使用者、有双性恋男性伴侣或性工作者）的异性恋男/女性均具有持续 HIV 感染风险。

儿童、青少年、青年的性侵犯和虐待问题

疑似发生性侵犯

　　当怀疑发生性虐待或性侵犯时，儿科医生应知道如何处理和评估儿童，何时将儿童转交给其他专业人员进行评估，何时将案件报告给适当的调查机构，以及如何与父母谈话以减少虐待经历带来的长期有害影响[3]。在评估患有 STI 儿童遭受性虐待的可能性时，需要考虑到 STI 的生物学特性、儿童的年龄以及儿童是否报告有性受害史（表 2.5）。最好将可能被性虐待的儿童转到专门的诊所或儿童权益中心进行评估和管理。在没有专门的相关服务的地区，儿科医生可自学儿童生殖器和肛门体检，以及如何与儿童交谈以获得足够的信息，从而决定是否向儿童保护服务机构或执法机构报告、转诊至咨询机构，或转到专门从事虐待评估的儿科诊所。美国医师协会提供了丰富的有关虐待儿童的教育材料。

表 2.5　青春期前儿童和婴儿出现性行为传播（sexually transmitted, ST）或性行为相关（sexually associated, SA）疾病对确认和上报性虐待的意义

ST/SA 确认	性虐待的证据	建议的行动
淋病奈瑟菌[a]	确诊	报告[b]
梅毒[a]	确诊	报告[b]
人类免疫缺陷病毒[c]	确诊	报告[b]
沙眼衣原体[a]	确诊	报告[b]

---

①　Hsu KK, Rakhmanina NY; American Academy of Pediatrics, Committee on Pediatric AIDS. Clinical report: Adolescents and young adults: the pediatrician's role in HIV testing and pre- and post-exposure HIV prophylaxis. *Pediatrics.* 2021; In press

②　Centers for Disease Control and Prevention. US Public Health Service: Preexposure prophylaxis for the prevention of HIV infection in the United States—2017 Update: a clinical practice guideline. Atlanta, GA: Centers for Disease Control and Prevention; March 2018. Available at: **www.cdc.gov/hiv/pdf/risk/prep/cdc-hiv-prep-guidelines-2017.pdf**

③　Jenny C, Crawford-Jakubiak JE; American Academy of Pediatrics, Committee on Child Abuse and Neglect. The evaluation of children in the primary care setting when sexual abuse is suspected. *Pediatrics.* 2013; 132(2): e558-e567 (Reaffirmed August 2018)

续表

ST/SA 确认	性虐待的证据	建议的行动
阴道滴虫 [a]	确诊	报告 [b]
肛门生殖器疱疹	可疑的	考虑报告 [b,d]
尖锐湿疣（肛门生殖器疣）[a]	可疑的	考虑报告 [b,d,e]
肛门生殖器传染性软疣	无法定论	医疗跟进
细菌性阴道炎	无法定论	医疗跟进

[a] 如果不太可能是围产期获得的,且罕见的垂直传播被排除的情况。
[b] 应向被授权接收疑似虐待或忽视儿童的地方或州相关机构上报。
[c] 如果不太可能在围产期或通过输血获得。
[d] 除非存在明确的自体接种史。
[e] 如果有附加证据怀疑涉嫌虐待,例如病史、体格检查或检测到其他感染时才上报。＞5 岁的儿童首次出现的病损更可能是由于性传播导致的。

表格改编自 Kellogg N；American Academy of Pediatrics，Committee on Child Abuse and Neglect. The evaluation of sexual abuse in children. Pediatrics. 2005；116（2）：506-512（Updated 2013 clinical report［reaffirmed August 2018］available at http:// pediatrics.aappublications.org/content/132/2/e558）and Centers for Disease Control and Prevention. Sexually transmitted infections treatment guidelines，2021. MMWR Recomm Rep. 2021；In press.

进行 STI 筛查的时机

性传播感染在前来评估虐待的青春期前儿童中并不常见。因此,如果青春期前的儿童没有症状,则不建议对所有部位进行所有病原体的检测。对青春期前儿童的检查和生殖器标本的采集应该由有经验的临床医生进行。导致临床医生考虑检测 STI 的因素包括:

1. 儿童有被插入的经历,或有证据表明生殖器、肛门或口咽部最近有插入性损伤或已愈合。

2. 儿童受到陌生人的虐待。

3. 儿童被已知感染了性传播疾病或具有性传播疾病高风险的行为人虐待(例如,静脉注射毒品滥用者、MSM、有多个性伴侣的人以及有性传播疾病史的人)。

4. 儿童有一个兄弟姐妹、其他亲戚或家庭中的另一个人患有 STI。

5. 儿童有 STI 的症状或体征(例如,阴道分泌物或疼痛、生殖器瘙痒或异味、泌尿系统症状以及生殖器病变或溃疡)。

6. 儿童或家长要求进行 STI 检测。

7. 儿童无法用语言表达侵犯行为的细节。

对青春期前受害者的评估

进行 STI 筛查时,应将重点放在由患者的病史和体格检查确定的可能的感染部位。评估时应有一名陪护人员在场。对青春期前的儿童进行疑似性虐待/性侵犯的评估时,美国 CDC 提出了以下建议。

● 体格检查:进行生殖器、肛周、口腔的视诊,寻找生殖器分泌物、异味、出血、刺激征、疣以及溃疡。此外,如果有性传播感染检测的指征,应进行以下实验室评估。

◆ 淋病奈瑟菌和沙眼衣原体检测:应从咽部和肛门以及女孩的阴道和男孩的尿液中采集

标本。不建议对青春期前的女孩进行宫颈标本检查。对于有尿道分泌物的男孩,尿道分泌物标本足以替代尿道内拭子标本。培养或核酸扩增试验(nucleic acid amplification test,NAAT)可用于检测淋球菌和沙眼衣原体。只应使用经美国 FDA 批准的 NAAT,且使用前应咨询相关专家,以尽量减少与非淋病奈瑟菌和其他共生菌(如脑膜炎奈瑟菌、鼻炎奈瑟菌、乳酸奈瑟菌、阴性奈瑟菌和卡他莫拉菌)发生交叉反应的可能性,以确保结果的可靠性。如果进行淋球菌或沙眼衣原体分离培养,应遵守标准的培养程序。来自阴道、尿道、咽部或直肠的标本应在选择性培养基上进行培养,所有怀疑为淋球菌的分离物应通过至少 2 种不同方法(如生化、酶底物或分子探针)的验证以明确鉴定。革兰氏染色法不足以诊断或排除青春期前儿童淋病。应尽量保存治疗前获得的标本(包括任何分离物的 NAAT 或培养),以便复查使用。若标本检测为阳性,应重新检测原始标本或重新取新标本以确认结果。鉴于淋球菌和沙眼衣原体在儿童中的患病率较低,可能会出现假阳性结果,故所有初测阳性的标本都应复查确认。

◆ 阴道毛滴虫的检测:存在其他应行阴道检测的指征时,阴道毛滴虫的检测不应局限于有阴道分泌物的女孩,因有证据表明,无症状的被性虐待儿童亦可能感染阴道毛滴虫,并可从治疗中受益。NAAT 可作为培养和湿涂片的替代方法或补充方法,特别是在无法获得阴道拭子标本培养和湿涂片时。行 NAAT 之前,有必要咨询相关专家,协助解释检测结果。诊断儿童阴道炎只应使用经过验证的、美国 FDA 批准的 NAAT。对青春期前的儿童来说,阴道炎即时检验的有效性未得到验证,故而不应使用。若标本初测阳性,应重新测试原始标本或获得另一个标本以确认结果。鉴于儿童阴道炎的总体发病率较低,可能会出现假阳性结果,故所有初测阳性的标本都应复查确认。

◆ 因为单纯疱疹病毒(herpes simplex virus,HSV)可能是性虐待的标志,所以应从所有水疱或溃疡性病变处获取标本,行 NAAT 或病毒培养。

◆ 如果有分泌物,应进行细菌性阴道病(BV)的阴道拭子标本的湿涂片。

◆ 应收集并保存血清样本进行评估,作为基线与后续血清学检测进行比较。血清可以检测梅毒螺旋体、HIV 和乙肝病毒(hepatitis B virus,HBV)的抗体。关于进行血清学检测的传染病原体的决定,应根据具体情况而定。

青春期后的性病患者进行性病检测

在评估青春期后的性侵犯受害者时,如果决定进行 STI 检测,根据美国 CDC 的指导建议,应该从任何被插入或被试图插入的部位进行淋病和衣原体诊断评估[①]。美国 CDC 建议以从插入部位的标本中进行沙眼衣原体和淋病 NAAT 作为对青春期后受害者的首选诊断评估(表 2.6)。应向女性提供使用尿液或阴道标本的 NAAT 以检测阴道炎。对于指向 BV 和念珠菌病的证据,特别是如果出现阴道分泌物、恶臭或瘙痒,应进行即时检测和/或湿涂片,测量阴道 pH,并使用 KOH 进行氨臭味测试。男男性行为者,无论在被袭击期间是否有这些部位的性接触,均应提供沙眼衣原体和淋球菌的筛查,尤其在前一年有接受性口交或肛交时。在报告有肛门插入的情况下,应考虑进行肛门镜检查。应获得基线和后续血清样本以评估 HIV、乙肝病毒和梅毒感染(表 2.7)。

---

① Centers for Disease Control and Prevention. Sexually transmitted infections treatment guidelines,2021. *MMWR Recomm Rep*. 2021;in press.

表 2.6   怀疑性虐待或性侵犯时性传播感染（STI）的检测 [a]

病原体/综合征	标本
淋病奈瑟菌和沙眼衣原体	青春期前：咽、肛门、阴道（女）和尿液（男）的培养或 NAAT。对于有尿道分泌物的男孩，尿道拭子标本足以替代尿道内拭子标本 青春期后：来自插入或企图插入的部位的 NAAT。可能包括直肠、咽喉、阴道或子宫颈（女）、尿道（男）
梅毒	硬下疳渗出液的暗视野检查（若可行）；在性侵时、4~6 周后与 3 个月后进行血清学检测
人类免疫缺陷病毒	施虐者的血清学检测（若可行）；虐待时、6 周后与 3 个月后对儿童进行血清学检测
乙型肝炎病毒	施虐者血清乙肝表面抗原检测或儿童乙肝表面抗体检测，除非孩子已接种 3 剂乙肝疫苗。有关管理参见表 3.22
单纯疱疹病毒（HSV）	病变标本培养或 NAAT；所有病毒学标本都应分型（HSV-1 与 HSV-2）
细菌性阴道病（仅限女性）	青春期前：如果存在分泌物，行阴道拭子湿涂片 青春期后：即时检测和/或湿涂片，测量阴道 pH 并用 KOH 检测阴道分泌物的气味，尤其是在存在阴道分泌物、异位或瘙痒的情况下
人乳头状瘤病毒	临床检查，如果诊断不明确，对病变标本进行活检
阴道毛滴虫	青春期前：NAAT 和/或培养和湿涂片。如果存在其他阴道检查指征，则阴道毛滴虫的测试不应仅限于有阴道分泌物的女孩 青春期后：来自阴道或尿液的 NAAT
阴虱	用肉眼或手持镜头识别卵、若虫和虱子

NAAT，核酸扩增试验。
[a] 性传播感染检测适应证示例见正文。

表 2.7   性侵害后的预防：青春期后的青少年

使用抗菌药物经验性预防时应包括：衣原体、淋病和毛滴虫病。若未完全免疫，建议进行乙型肝炎疫苗和 HPV 接种	
衣原体、淋病和滴虫病	头孢曲松，500mg，肌内注射，单次给药 **加** 多西环素，100mg，口服，每天两次，持续 7 天 **加（如果是女性）** 甲硝唑，500mg，口服，每日两次，连续 7 天
乙型肝炎病毒感染	见表 3.22
人类免疫缺陷病毒感染	见图 2.1 和正文
HPV	若尚未接种或完成 HPV 疫苗，则应在 9 岁时开始疫苗接种（2 或 3 剂，取决于疫苗开始的年龄）

HPV，人乳头瘤病毒。
资料来源：Centers for Disease Control and Prevention. Sexually transmitted infections treatment guidelines，2021. MMWR Recomm Rep. 2021；in press. Available at：www.cdc.gov/std/treatment.

遭受性侵犯后儿童及青少年的预防治疗

在怀疑遭受性虐待/性侵犯时，应在进行 STI 诊断测试前暂停抗菌治疗。

不建议对遭受性侵犯或虐待的青春期前儿童进行经验治疗,因为在此人群中性传播疾病的发生率很低,青春期前女性的性传播疾病扩散到上生殖道的风险很低,而且通常可以保证随访。一些儿童或父母/监护人可能对性传播感染感到担忧。在这种情况下,较为合适的措施是收集所有相关的诊断性测试标本后进行经验治疗。如果检测结果为阳性,并经其他检测证实,则应进行治疗。增加感染的可能性及预防指征见《何时对青春期前的受害者进行性传播疾病筛查》。与之相反,许多专家认为,在进行了基线检测后,对于青春期后的女性患者,预先存在无症状感染的可能性更大,袭击带来了新的感染风险,且不治疗患盆腔炎风险较高,被袭击后随访依从性差故而应先 STI 预防。表 2.7 列出了预防措施的方案。此外还应考虑紧急避孕的需要。

关于特定性传播疾病的更详细的诊断和治疗建议,参见第 3 章的特定疾病及表 4.4 和表 4.5。应记录 9 岁及以上儿童和青少年 HPV 疫苗接种情况。

已有报告称,在儿童和青少年中性虐待是 HIV 感染的唯一风险因素。由于接触后预防(postexposure prophylaxis,PEP)在预防 HIV 感染方面已被证明是有效的,因此儿童和青少年在遭受性侵犯后是否有必要进行 HIV 预防值得讨论(图 2.1)。单次性侵犯涉及分泌物和/或血液的转移传播 HIV 的风险很低。但如果攻击时有黏膜暴露、反复虐待、多个袭击者,以及口腔、阴道和/或肛门创伤,特别是如果被指控的犯罪者已知有或有感染 HIV 的高危因素,则可以考虑对在被袭击后 72 小时内就诊的患者进行预防。

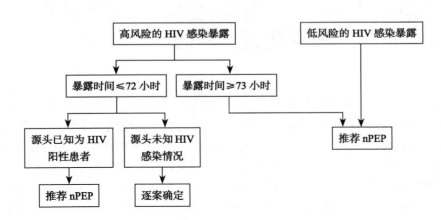

图 2.1　评估和治疗可能的非职业性 HIV 暴露流程图

以下是对于在暴露 72 小时内进行预防性治疗的评估建议：

● 回顾分析当地 HIV/AIDS 流行病学情况，并尽可能地对该人进行 HIV 检测。使用图 2.1 来评估幸存者是否需要 HIV PEP。

● 若考虑给予 PEP，应与治疗 HIV 的专科医师会诊。

● 如果幸存者有从攻击中获得 HIV 的风险，则应与患者谈论 PEP 的风险和收益。

● 如果幸存者选择开始 PEP，应提供 3 至 7 天的初始疗程（即启动包），并提供剩余疗程的处方，或者提供整个 28 天疗程的处方。安排一次早期随访，讨论测试结果并提供额外的咨询。

● 如果开始了 PEP，在基线时进行血清肌酐、AST 和 ALT 检测。

● 在最初评估时进行 HIV 抗体检测；在 6 周和 3 个月时重复检测。

● 对有持续感染 HIV 风险者进行 HIV 暴露前预防的咨询，并将其转介给 PEP 提供者。

可以通过拨打 PEP 热线获得与 PEP 相关的帮助。

4~6 周的随访时应重复体检并收集更多标本。有必要在 3 个月和 6 个月后进行额外随访，以获得恢复期血清来检测乙型肝炎（如果需要）、丙型肝炎（如果需要）、梅毒和艾滋病感染。

对国际收养儿童、难民儿童和移民儿童的传染病医学评估[①][②]

每年，成千上万的儿童从其他国家来到美国。他们作为移民、非移民、难民、寻求庇护者、被收养者或无证件抵达。这些儿童的医学评估是一项具有挑战性的和重要的任务，受多种因素的影响，包括：儿童的原籍国、社会经济地位和健康史，在原籍国提供可靠的卫生保健和移民路线，包括旅行类型（例如，步行或乘飞机），经过的国家以及旅程中的条件。

抵达美国的儿童应尽快接受评估，以开始医疗评估和预防性卫生服务，包括免疫接种。筛查传染病对于识别潜伏期较长的感染非常重要，这种感染在美国出生的儿童中可能并不普遍。前面提到的每个群体都有自己的特点和特殊需求。

国际收养儿童

有大量的信息可以指导对国际收养儿童的管理。有些健康问题可以在收养前得到解决，尽管有些问题只有在收养家庭抵达后才明显。许多收养家庭在孩子到达之前与医疗保健系统联系，并安排孩子在抵达美国时获得健康保险。经常向家庭提供咨询意见，优化家庭在旅

---

① For additional information, see Canadian Paediatric Society（www.kidsnewtocanada.ca），the Centers for Disease Control and Prevention（wwwnc.cdc.gov/travel/yellowbook/2020/family-travel/international-adoption and wwwnc.cdc.gov/travel/yellowbook/2020/posttravel-evaluation/newly-arrived-immigrants-and-refugees），and World Health Organization（www.who.int）websites

② Information for parents can be found at www.cdc.gov/immigrantrefugeehealth/adoption/index.html/

行前和接孩子前可能需要的免疫接种,并为到达后将与孩子互动的家庭成员和照顾者提供咨询意见。这些免疫可以保护儿童免受家庭和社区成员可能传播的疾病(如百日咳、流感)的侵害,也可以保护家庭和社区免受儿童可能传播的疾病(例如甲型肝炎)的侵害。国际被收养人在抵达美国之前获得医疗服务的机会和质量可能会有所不同。国际收养的儿童必须由美国国务院在其原籍国指定的医疗机构进行体检。这种检查通常仅限于完成筛查法律要求的某些传染病,及可能阻止签发移民签证的严重身体或精神障碍。这样的评估不是对孩子健康状况的全面评估。在收养前访视儿科医生,其间,儿科医生可以向未来的父母强调获得免疫接种和其他健康记录的重要性。在收养前没有与医生会面的父母应该在孩子到达时通知他们的医生,以便及时安排医疗评估。有关新收养儿童的全面评估指南可从 AAP 网站上获得 ①。

难民和受庇护者

难民和受庇护者在美国具有合法身份,并且要求在抵达前接受与移民相同的医学检查(疫苗接种部分除外)。美国 CDC 发布了抵达后对难民进行筛查的建议,各州对难民的初步评估有不同的协议。

移民

近年来,移民儿童的数量有所增加,成为美国最大和最多样化的新移民群体。大多数儿科医生会在实践中遇到移民儿童。评估是个体化的,取决于孩子是否有证件或具有的保险范围,移民情况,原籍国,病史和社会经济地位。对难民和国际收养儿童的建议可以指导儿科医生评估新移民。AAP 开发了一个评估移民儿童健康状况的工具包。

大多数移民儿童已经接受了一些免疫接种,但接种可能与美国接受免疫接种时间表不同,或者可能错过了基本的免疫接种。如果疫苗接种符合美国的时间表,包含了给药月份和年份的免疫接种书面文件则被认为有效。有关免疫接种的建议,请参阅在美国境外接受免疫接种或免疫接种状态未知或不确定的儿童。

传染病病原检测的考虑

传染病是移民、难民和国际收养儿童抵达美国后最常见的医疗诊断之一,包括无症状儿童中长期潜伏的疾病。由于乙型肝炎疫苗(HepB)的出生剂量使用不一致,乙型肝炎病毒(HBV)、梅毒和人类免疫缺陷病毒(HIV)的围产期筛查不一致,以及某些肠道寄生虫和结核病(TB)的高患病率,应考虑对所有移民儿童进行这些疾病的筛查。其他疾病的筛查可以个体化考虑,如表 2.8 和第 3 章中的特定疾病部分所述。

---

① Jones VF, Schulte EE; American Academy of Pediatrics, Council on Foster Care, Adoption, and Kinship Care. Comprehensive health evaluation of the newly adopted child. *Pediatrics*. 2019; 143(5):e20190657

表 2.8   建议对国际被收养人、难民和移民进行传染病筛查 [a]

乙型肝炎病毒血清学检测：

  乙型肝炎表面抗原（HBsAg）；一些专家还检测乙肝表面抗体（抗 HBs）和乙肝核心抗体（抗 HBc）[b]

丙型肝炎病毒血清学检查

梅毒血清学检查：

  非密螺旋体试验（如 RPR 或 VDRL）

  密螺旋体试验（如 MHA-TP、FTA-ABS、EIA、CIA 或 TPPA）

人类免疫缺陷病毒（HIV）1 型和 2 型血清学检测；可以考虑联合快速抗原/抗体检测

全血细胞计数与红细胞指数及差异

粪便检查虫卵和寄生虫（1~3 个标本），具体要求通过直接荧光抗体或 EIA 检测进行十二指肠贾第鞭毛虫和
隐孢子虫属物种检测

γ-干扰素释放试验或结核菌素皮肤试验

来自地方性流行病国家的儿童 [c]：

  克氏锥虫血清学检查

在嗜酸性粒细胞增多症（嗜酸性粒细胞绝对计数超过 450/mm³）和粪便虫卵及寄生虫 [d] 检查呈阴性的儿童
中，可考虑进行：

  犬弓形虫血清学检查

  粪类圆线虫种血清学检测

  撒哈拉以南非洲、东南亚和某些拉丁美洲国家的儿童进行血吸虫种血清学检测

来自流行感染国家的 2 岁以上儿童进行淋巴丝虫病血清学检测

CIA，化学发光测定；EIA，酶免疫测定；FTA-ABS，荧光密螺旋体抗体吸附试验；MHA-TP 螺旋体抗体微量血凝试验；
RPR 表示快速血浆反应素试验；TPPA，T 梅毒螺旋体颗粒凝集试验；VDRL，性病研究实验室实验。

[a] 有关非传染性疾病状况的评估，请参见 Linton JM，Green A；American Academy of Pediatrics，Council on Community
Pediatrics. Providing care for children in immigrant families. *Pediatrics*. 2019；144（3）：e20192077.

[b] 从母体获得的抗 HBc 抗体可在 24 个月以下的母亲感染 HBV 的婴儿中检测到。

[c] 阿根廷、伯利兹、玻利维亚、巴西、智利、哥伦比亚、哥斯达黎加、厄瓜多尔、萨尔瓦多、法属圭亚那、危地马拉、圭亚那、洪
都拉斯、墨西哥、尼加拉瓜、巴拿马、巴拉圭、秘鲁、苏里南、乌拉圭和委内瑞拉。

[d] 由于嗜酸性粒细胞计数阳性和阴性预测值较低，无论嗜酸性粒细胞计数如何，一些专家都将对来自高发病地区的儿
童进行血吸虫病血清学检测。

甲型肝炎

甲型肝炎病毒（HAV）在大多数国际收养儿童、难民儿童和移民儿童的原籍国流行。有
些儿童可能在出生地就早期感染了 HAV，并且可能具有免疫力，但其他儿童可能 HAV 正在
潜伏感染或在进入美国时仍然易感。在初次就诊时，可考虑对急性感染［甲型肝炎免疫球蛋
白（Ig）M］和免疫力（甲型肝炎总 IgG 和 IgM 抗体）进行血清学检测，以确定儿童是否易感
HAV、当前是否有 HAV 感染或是否具有免疫力，但不建议常规进行检测。HAV 潜伏感染的
儿童可以在抵达美国时将病毒传播给他人。在收养的情况下，建议所有以前未接种疫苗的人
接种甲型肝炎疫苗（HepA），这些人预计在被收养者抵达美国后的前 60 天内与来自 HAV 高
或中患病率的国家收养的儿童有密切的个人接触（例如，家庭联系人或其他常规照顾者）。养
父母和随行家庭成员在前往高或中患病率国家之前，应确保自己接种了疫苗或以其他方式对

HAV 感染免疫。抵达后,12 个月及以上的无 HAV 免疫力的领养儿童应根据常规免疫计划接种 HepA。

乙型肝炎

评估乙型肝炎患病率在国际收养儿童和难民儿童中的研究比在移民儿童中进行的研究更多。主要在 20 世纪 90 年代进行的研究中,乙型肝炎表面抗原(HBsAg)在国际收养儿童中的流行率从 1% 到 5% 不等,在难民儿童中从 4% 到 7% 不等,取决于原籍国和研究年份。乙型肝炎病毒(HBV)感染与原籍国有关,最常见于亚洲和非洲以及中欧和东欧一些国家(如罗马尼亚、保加利亚、俄罗斯和乌克兰)的儿童。在过去 10 年中,实施常规婴儿乙型肝炎免疫接种计划的国家数量显著增加,许多国家已经引入了出生剂量的乙型肝炎疫苗。

尽管增加了 HepB 出生剂量的国家很多,但婴儿接种疫苗的覆盖率并不理想。即使给予出生剂量的 HepB,在 HBV 病毒载量高和乙型肝炎 e 抗原(HBeAg)阳性的孕妇所生的婴儿中,暴露后预防的疗效也较低。所有出生于或曾经生活在中等(2%~7%)或高(≥8%)流行的国家的儿童,无论免疫接种状况如何,都应接受检测,以确定慢性感染病例。HBV 血清学检测可以在原籍国进行,移民检查不需要检测,检测可能不完整,儿童在检测后可能被感染。适当的筛查试验是乙型肝炎表面抗原(HBsAg)、抗体(抗 HBs)和核心抗体(抗 HBc)的筛查试验。HBsAg 阴性和 HBsAb 检测结果阴性的未免疫儿童应根据推荐的儿童和青少年免疫接种时间表进行免疫接种(另见在美国境外接受免疫接种或免疫状况不明或不确定的儿童)。

HBsAg 检测结果呈阳性的儿童应向当地或州卫生部门报告。为了区分急性和慢性 HBV 感染,对 HBsAg 阳性的儿童应进一步评估。HBsAg 持续至少 6 个月表明慢性 HBV 感染。慢性 HBV 感染儿童应接受肝病生化证据检测,然后由专科医生照顾慢性 HBV 感染患者。慢性乙型肝炎病毒感染儿童的未免疫家庭接触者均应接种疫苗。

丙型肝炎

在新来的体检期间,不建议对难民和移民儿童进行常规丙型肝炎病毒(HCV)筛查,除非个人有危险因素,包括 HCV 阳性母亲、海外手术、输血、从事牙科工作、静脉注射毒品、文身、性活动/性虐待、女性生殖器切割和其他传统切割。国际收养的儿童也可考虑进行 HCV 感染检测,因为近年来大多数国际收养儿童是从患病率较高的国家(如中国、俄罗斯、东南亚国家)收养的,并且感染的危险因素很少为人所知。血清 IgG 抗体酶免疫测定(EIA)应作为 ≥18 月龄儿童的初始筛查试验。

用于 HCV RNA 检测的 NAAT 可以在 2~6 个月大时进行。无论 NAAT 检测结果如何,血清学检测也应在 18 个月大时进行,以获得更明确的诊断。

肠道病原体

在具有寄生虫学经验的实验室中进行连续粪便检查虫卵和寄生虫,15%~35% 的国际收养儿童和难民儿童中发现病原体。症状的存在与否并不能预测寄生虫病。肠道寄生虫的流行因儿童年龄和原籍国而异。对于难民,根据孩子在出发前是否接受了假定治疗,指南会有所不同。最常见的病原体是十二指肠贾第鞭毛虫、脆弱双核阿米巴、膜壳属、一些血吸虫属、粪类圆线虫和其他土壤传播的蠕虫,包括蛔虫、毛首鞭形线虫和钩虫(美洲钩虫)。溶组织内阿米巴和隐孢子虫属较少见。无论营养状况或症状如何,可收集不同日期的 1~3 份粪便标本进行虫卵和寄生虫检查(美国 CDC 建议未接受或出发前接受不完全治疗的,来自亚洲、中东和非洲的无症状难民,需要 2 份或更多份标本),并可对贾第鞭毛虫属和隐孢子虫属进行直接荧光抗体检测或 EIA。一些临床医师倾向用阿苯达唑对蠕虫感染进行假定治疗。对 1 岁以下儿童的研究表明阿苯达唑可以安全地给这个人群服用。肠道寄生虫的治疗通常是成功的,但可能不会完全根除。对于治疗后无症状者不建议进行根除的证明性检测。但是,如果治疗后症状持续存在,应重复进行虫卵和寄生虫检测,以确保成功消除寄生虫。对于未能表现出足够的追赶性生长、患有不明原因的贫血,或者具有胃肠道症状或体征,或者在抵达美国数月甚至数年后再次出现胃肠道症状或体征的儿童,应重新评估肠道寄生虫。当新来的儿童出现急性血性腹泻时,应检测粪便标本中是否有沙门菌属、志贺菌属、弯曲杆菌属、产志贺毒素的大肠杆菌(包括大肠杆菌 O157∶H7)和溶组织内阿米巴。如果通过非培养方法检测到细菌病原体,则通过培养和抗菌药敏试验进行确认,为可能的治疗和公共卫生措施提供决策依据。

寄生虫/嗜酸性粒细胞增多症

嗜酸性粒细胞增多症常见但不普遍存在于组织寄生虫患者中。移民儿童在前往美国之前可能已经在海外接受了肠道蠕虫的假定治疗。对未接受阿苯达唑或伊维菌素进行假定治疗肠蠕虫的儿童,粪便虫卵和寄生虫试验结果均为阴性,复查血细胞计数发现嗜酸性粒细胞增多(嗜酸性粒细胞绝对计数超过 450 个/mm³),应考虑对犬弓首线虫、类圆线虫病、血吸虫病和淋巴丝虫病的血清学检测。在第一次接触时进行所有测试在逻辑上具有吸引力,但许多寄生虫血清学测试的预测值并不理想;通常应首先考虑嗜酸性粒细胞增多症的常见可治疗病因。由于犬弓首线虫在世界范围内很普遍,因此有必要对没有确定嗜酸性粒细胞增多症病因的儿童进行筛查。对于所有患有嗜酸性粒细胞增多症和未确定的病原体的嗜酸性粒细胞计数增加的移民儿童,无论原籍国如何,对粪类圆线虫进行血清学检测都是合理的,并且应对来自撒哈拉以南非洲、东南亚或加勒比和南美洲地区的所有血吸虫病流行地区的儿童进行血吸虫种类检测。对于来自淋巴丝虫病国家的 2 岁以上嗜酸性粒细胞增多症患儿,应考虑进行淋巴丝虫病的血清学检测。血清学结果阳性应在参考实验室(美国 CDC 或国家卫生研究院)检测来确认,用于发放治疗淋巴丝虫病的药物。

性传播传染病

先天性梅毒,尤其是中枢神经系统受累时,可能在一些资源有限的国家的儿童中尚未得到诊断或治疗不充分。15 岁及以上的移民、被收养人和难民儿童必须进行梅毒和淋病检测,作为海外医疗所需评估的一部分。如果有理由怀疑梅毒或淋病史,年龄较小的儿童需要接受相应传染病的检测。结果呈阳性的儿童必须在抵达美国之前完成治疗。未接受启程前检测和治疗的儿童,无论病史或治疗报告如何,都应在抵达美国后通过可靠的非密螺旋体和密螺旋体血清学检测进行梅毒检测。非密螺旋体或密螺旋体血清学检测结果阳性的儿童应由具有特定专业知识的卫生保健专业人员进行评估,对品他病、雅司病和梅毒进行鉴别诊断,并确定感染阶段,以便进行适当的治疗。还应根据病史和体格检查对儿童进行其他性传播传染病(STI)评估。鼓励在难民抵达后对难民进行衣原体和淋病筛查,以及人类免疫缺陷病毒(HIV)检测,特别是对那些有另一种确诊 STI 的人。

结核

移民和难民儿童通常感染结核分枝杆菌复合体,但结核病发病率因国家和年龄而异。移民、被收养人、难民和其他≥15 岁申请人的启程前筛查要求包括:胸部 X 线片;胸部 X 线检查异常、结核病体征和症状或已知 HIV 感染的患者行 3 次痰涂片和培养;对培养阳性的人进行药敏检测;在结核病患者前往美国前,使用 CDC 推荐的标准方案作为直接观察治疗。来自结核病发病率高于万分之二国家的 2~14 岁难民和移民儿童,如果 γ-干扰素释放试验(IGRA)在该国获得许可,也必须进行 IGRA。IGRA 结果呈阳性的儿童需要在出发前接受胸部 X 线检查。2 岁以下的儿童不需要接受检测,除非美国境外的筛查医生注意到他们是活动性病例的已知接触者,已知有 HIV 感染,或有提示结核病的体征或症状。有关筛选和实施要求的信息,请参考美国 CDC 网站。

在抵达美国后,对高危地区移民、被收养者和难民人群中检测结核分枝杆菌感染非常重要,因为结核病在幼儿中可能更严重,并且可以在以后的几年中重新激活。应注意是否存在卡介苗(BCG)疫苗瘢痕,但大约 10% 的在婴儿期接种卡介苗的儿童不会有瘢痕。使用疫苗的国家,BCG 覆盖率非常高,但 BCG 疫苗接种有局限性。卡介苗对儿童致死性结核(如脑膜炎)的有效率约为 80%,但对肺结核或结核感染的疗效要低得多。接种卡介苗不是结核菌素皮肤试验(TST)的禁忌证。TST 是检测 2 岁以下儿童结核分枝杆菌感染的首选方法。TST 或 IGRA 可用于 2 岁及以上的儿童,但对于既往接种过卡介苗的患者,IGRA 更可取,以避免因既往接种卡介苗而导致的 TST 假阳性结果。一些移民最初可能由于营养不良、压力或未经治疗的 HIV 感染而无反应,因此具有假阴性 TST 结果或不确定或假阴性的 IGRA 测试结果,因此可能需要重复测试。对于 TST 或 IGRA 结果为阴性的无症状儿童,不建议进行常规胸部 X 线检查。对于 TST 或 IGRA 阳性的儿童,有必要进一步检查,包括胸部 X 线检查和完整的体格检查,以确定是否存在结核病。移民儿童怀疑患有结核病时,由于许多国家耐药性高发,因此必须努力隔离和检测病原体的药物敏感性。结核病,无论是疑似还是确诊,在美国所有司法管辖区都是一种需报告的疾病,无论患者的移民身份如何;在一些州,结核病感染是有报告的。医生对来自异烟肼耐药流行国家的儿童进行结核病感染或疾病治疗时,应咨询结核病管理专家。

HIV 感染

新来儿童的 HIV 感染风险取决于原籍国和个体危险因素。应对所有国际收养的儿童进行 HIV 筛查,因为被收养者可能来自感染高危人群。虽然有些孩子会在他们的转诊信息中记录 HIV 检测结果,但来自孩子原籍国的检测结果可能不可靠。2010 年以来,作为移民医疗评估的一部分,难民和移民一直没有被要求定期进行 HIV 检测。作为医学评估的一部分,对于被诊断患有结核病以及被诊断患有任何另一种 STI 的难民,仍然建议进行 HIV 检测。建议 13~64 岁,并鼓励 12 岁或以下和年龄在 64 岁以上的难民在抵达美国后进行 HIV 检测。移民儿童抵达美国后是否进行 HIV 筛查取决于病史和危险因素(如接受血液制品、母亲吸毒)、性活动(双方同意或非自愿)、体格检查结果以及儿童原籍国的 HIV 感染率。怀疑 HIV 感染,应在接种活抗原疫苗前进行检测。一些专家认为,HIV 检测可能适合大多数移民儿童。

恰加斯病（美洲锥虫病）

恰加斯病在墨西哥大部分地区以及中美洲和南美洲都有发现。恰加斯病流行国家包括阿根廷、伯利兹、玻利维亚、巴西、智利、哥伦比亚、哥斯达黎加、厄瓜多尔、萨尔瓦多、法属圭亚那、危地马拉、圭亚那、洪都拉斯、墨西哥、尼加拉瓜、巴拿马、巴拉圭、秘鲁、苏里南、乌拉圭和委内瑞拉。地方性传染病在国家内的传播是局灶的，但如果儿童来自或接受来自恰加斯病流行国家的输血，应考虑进行克氏锥虫检测。儿童恰加斯病的治疗非常有效。应仅在 12 个月或以上的儿童中使用血清学检测进行筛查，因为可能存在母体抗体。

其他传染病

移民儿童可能发生皮肤传染病，包括细菌（脓疱病）、真菌（念珠菌病、体癣和头皮炎），病毒（传染性软疣）以及外寄生性的感染（疥疮、虱）。可能需要指导刚收养的家长仔细检查孩子有无疥疮、虱和癣的表现，从而尽早开始治疗，并且预防传播。

移民的儿童发生伤寒、麻风、类鼻疽不常见；因此不推荐常规筛查这些疾病。但如果发现发热、脾大、呼吸道感染、贫血、嗜酸性粒细胞增多则应根据孩子原来国家的传染性疾病的流行病学特点进行相应的筛查。

不建议对移民、难民或国际收养的儿童进行常规疟疾筛查。对于从疟疾流行地区抵达的任何发热儿童，应立即进行疟疾检测（厚血片和薄血片）。疟疾也应被视为疟疾流行地区儿童无症状脾肿大（高反应性疟疾脾肿大）的原因；评估应包括针对疟疾的抗体滴度和聚合酶链反应（PCR）检测，因为无症状儿童脾肿大可归因于反复疟疾感染，可能具有高滴度或阳性 PCR 检测结果，但涂片阴性。疟疾 IgM 或 PCR 检测结果为阳性，儿童应使用抗疟药物治疗。来自撒哈拉以南非洲的难民儿童可能在前往美国之前已经接受了假定的疟疾治疗。

在美国，从中国收养的儿童及其美国接触者中报告了多次麻疹暴发。麻疹在世界其他地区传播仍在继续。美国建议打算出国收养儿童的父母，以及他们的家庭接触者，应该确保他们有自然疾病史，或者已经对麻疹进行了充分的免疫接种。如果这些人是 1957 年以后出生的，并且在没有麻疹感染记录或疫苗禁忌证的情况下，他们应在 12 个月后接受 2 剂含有麻疹的疫苗，并至少相隔 28 天。

虽然筛查的主要目的之一是确定潜伏期长的无症状疾病，但不会对所有此类疾病都进行筛查；脑囊虫病就是一个例子，它可能多年都没有在临床上表现出来。

对于所有移民儿童来说，建立一个有初级保健提供者的医疗机构是至关重要的。儿童的出生国和移民史始终是决定其一生健康状况的重要因素。

（黄秀丽　刘珊　熊晖　译）

社区废弃针头刺伤

接触公共场所被丢弃的皮下注射针头和注射器，并且被刺伤，是有血源性传染病暴露的危险的，其中包括：人免疫缺陷病毒（HIV）、乙型肝炎病毒（HBV）、丙型肝炎病毒（HCV）。然而,一项对社区中暴露于针刺的儿童的 14 项研究的综述显示,对 613 名 HIV 儿童,575 例 HBV 儿童和 394 例 HCV 儿童进行了随访,没有发生传播。感染的风险和是否需暴露后预防(PEP)取决于病毒、暴露的类型和程度。感染风险还取决于伤口的性质、病原体在环境表面上生存的能力、原材料的体积、原材料中病毒的浓度、当地人患有使用这种材料疾病的感染流行率、使用这种材料疾病的患者使用注射器和针头的可能性,以及针刺患者的免疫状态。虽然非职业性的针刺伤感染传染病的风险低于职业性的针刺伤,但非职业性的针刺伤暴露者也需要进行评估、咨询,在某些情况下,应该接受 PEP。即使从当地社区这些传染病的背景流行率来看,废弃的注射器内包含特定血源性传染病病原体的可能性较低,也应评估因针刺而受伤或暴露于针刺的人。

伤口护理和破伤风预防

针刺伤的处理包括急性伤口处理和评估预防性抗生素使用。标准的伤口清洗和护理是必需的;不过这些伤口很少需要缝合。应根据患者的年龄、损伤的严重程度、免疫接种状况以及针头的污垢或土壤污染的可能性,考虑使用含破伤风类毒素的疫苗,联合或不联合破伤风免疫球蛋白。可以使用破伤风和白喉类毒素疫苗(Td)或破伤风类毒素、减少白喉类毒素和无细胞百日咳疫苗(Tdap)。如果患者的百日咳疫苗接种状态不是最新的或未知的,则应使用 Tdap。

血源性病原体

针刺暴露中主要关注的血源性病原体是 HIV、HBV 和 HCV。考虑对 HBV 和 HIV 的 PEP 是暴露后处理的下一步;目前没有进行 HCV 暴露后 PEP 的推荐。与职业性血液或体液暴露不同,这些暴露源的 HBV、HCV 和 HIV 的情况通常是已知的,因而不适合指导非职业性针暴露。

乙型肝炎病毒

HBV 在干燥后的室温下可以保持至少 7 天的传染性。医务工作者被乙肝表面抗原(HBsAg)阳性和乙肝包膜抗原(HBeAg)阳性针刺伤后有 23%~62% 的传染率,HBsAg 阳性和 HBeAg 阴性的传染率为 1%~6%。适当而迅速地 PEP 能降低这种风险[1]。暴露后越久采取 PEP,其预防的有效率越低。针刺后的治疗取决于针头的来源是否为已知 HBsAg 阳性以及针刺暴露的人的免疫状态,详见表 3.22。

人免疫缺陷病毒

从公共场所丢弃的针头传播 HIV 的风险低于通过针刺将 HIV 从已知 HIV 感染者传播给卫生保健工作者 0.3% 的风险,而且迄今为止,美国尚无在卫生保健机构以外通过针刺传播

[1] Schillie S, Murphy TV, Sawyer M, et al. CDC guidance for evaluating health-care personnel for hepatitis B virus protection and for administering postexposure management. *MMWR Recomm Rep*. 2013;62(RR-10):1-19

HIV 病例的报告。HIV 对干燥环境敏感,当 HIV 暴露于空气时,每 9 小时 50% 组织培养感染量约降低 1 个对数。此外,大多数注射器在用于从 HIV 感染者身上抽血后,也不含可传播的 HIV。在公共场所丢弃针头造成的损伤中,可能存在的病毒已暴露于干燥和环境温度下。此外,损伤通常不会在使用针头后立即发生,针头很少含有新鲜血液,并且损伤通常是浅表的。

如有指征,应在基线和损伤后 4~6 周和 3 个月再次进行 HIV 检测。HIV 检测的决定并不妨碍启动 PEP,治疗决定基于个案考虑。由于同时获得 HCV 和 HIV 感染可能与 HIV 血清转换延迟有关,HCV 抗体测试在基线时呈阴性,但暴露后血清转换为阳性的人应在 6 个月时再次进行 HIV 测试。如果在 4~6 周的测试前出现与急性 HIV 相关综合征一致的疾病,也应进行检测,并应包括 HIV RNA 病毒载量测试。另一种选择是获取并保存基线血清样本,以便在后续有指征时再进行 HIV 检测。在检测之前和之后都需要咨询。如果儿科患者的初始检测结果呈阳性,则需要进一步调查病因,例如围产期传播、性虐待或性活动、吸毒。

对于针刺伤,需要对 HIV 传播风险以及 PEP 的风险和获益进行个案评估。在决定是否启动 PEP 之时,推荐进行 PEP 的高风险情况包括已知来源为 HIV 阳性、在 HIV 感染高发地区发生的损伤和注射吸毒(一些来源建议将 >15% 的患病率作为阈值)、针头是一个大管腔装置,上面或注射器中有可见的血液、或涉及针头更深的穿透或涉及黏膜的损伤。在一些低风险的情况下,根据特定病例的具体情况考虑 PEP 仍然是合适的。对于针刺伤,需要对 HIV 传播风险以及 PEP 的风险和获益进行个案评估。在决定是否启动 PEP 之前应咨询 HIV 专家或 CDC PEP 咨询服务临床医生。其他 PEP 咨询服务,如纽约市 PEP 热线和加州大学旧金山分校临床医生咨询中心也可用。HIV 暴露高风险的针刺,PEP 应在 72 小时内开始。如果针刺被确定为需要 28 天的 PEP 治疗,则应选择适合患者年龄和医疗状况的联合抗反转录病毒治疗方案,并应遵循推荐的实验室检查时间表[①]。检测针头是否有 HIV 是不实用或不可靠的,因此不建议这样做。

丙型肝炎

HCV 在储存数天至数周的注射器的血液中保持传染性,取决于注射器残留量和环境温度。虽然吸毒者之间共用注射器会感染 HCV,但废弃注射器针刺伤感染 HCV 的风险却很低。在缺乏感染危险因素或暴露于已知 HCV 情况下,不推荐常规检测 HCV。80% 的新感染者在暴露后 15 周出现 HCV 抗体阳性,97% 的新感染患者在暴露后 6 个月内可以检测到 HCV 抗体。为了尽早诊断,可以在暴露后 4~6 周检测 HCV RNA。HCV RNA 检测后,应在暴露后 6 个月或更晚进行抗 HCV 抗体检测。抗体阳性结果应通过 HCV RNA 确认,但抗体阴性应在暴露后 6 个月重复检测。目前尚无 PEP 推荐 HCV 使用抗病毒药物。HCV 免疫球蛋白不可用,因为在免疫球蛋白制备时 HCV 抗体阳性的供体被排除。

预防针刺伤[*]

通过实施针头安全处置的公共卫生计划和全面的注射器服务计划,包括无菌针头通道或

---

① Dominguez KL, Smith DK, Vasavi T, et al. Updated guidelines for antiretroviral postexposure prophylaxis after sexual, injection drug use, or other nonoccupational exposure to HIV—United States, 2016. Atlanta, GA: Centers for Disease Control and Prevention; 2016. Available at: **https://stacks.cdc.gov/view/cdc/38856**

* 译者注:我国情况与美国有不同,需要结合中国情况进行分析。

在注射药物的人中交换干净针头的项目可以最大程度减少针刺伤。近 30 年的研究表明,全面的注射器服务计划是安全,有效和节省成本的;而且不会增加违法药物使用或犯罪;并在减少病毒性肝炎,HIV 和其他传染病的传播中发挥重要作用。在此基础上,AAP 支持注射器服务计划,结合药物治疗和持续评估,以确保其有效性。此外,应教育儿童避免在已知注射吸毒者经常出入的地方玩耍,如果发现丢弃的针头和注射器。应通知负责任的成年父母、教师或其他看护者。成人应谨慎处理用过的注射用具;有关安全处置废弃注射器和针头的指导意见,可向当地卫生部门索取。

(黄秀丽 刘珊 熊晖 译)

咬　伤

在美国,据估计,每年发生 500 万人或动物咬伤,大约 90% 是被狗咬伤。咬伤后的感染率各不相同,猫咬伤后的感染率高达 50%,被狗或人咬伤后的感染率为 5%~20%。虽然创伤后感染的发生率可以通过早期适当的伤口处理来降低,但人类、野生动物或非传统宠物的咬伤是严重发病率的潜在来源。父母应教育儿童避免接触野生动物,并妥善安置垃圾箱,以免浣熊等动物被吸引至家中或儿童玩耍的地方。包括雪貂、鬣蜥和其他爬行动物在内的非传统宠物和野生动物也会对儿童造成感染和伤害风险,在有幼儿的家庭中,不应饲养它们。卫生保健专业人员应该对此有所了解,并可以为那些孩子将在宠物动物园和外国动物夏令营接触野生动物的家长提供咨询。美国 CDC 的网站提供有关与宠物和其他动物的健康互动信息[①]。被野生动物咬伤(特别是蝙蝠或食肉动物)或被免疫状况不确定且无法捕获并进行充分检疫的家畜咬伤时,狂犬病的潜在传播会增加。应避免死亡动物,因为最近死亡的哺乳动物的唾液可能含有活动性狂犬病病毒,可以通过与含病毒的唾液身体接触传播。

咬伤治疗的建议见表 2.9。当前美国传染病协会(Infectious Diseases Society of America,IDSA)的指南指出,对于动物咬伤的伤口,不建议一期闭合,但面部的伤口除外,应用大量冲洗、谨慎的清创和预防性抗生素处理,其他伤口可能都相似[②]。面部咬伤的继发感染率相对低,可能是因为该区域有大量的血管供应,也可能是因为这些伤口可能会得到及时的医疗护理;一个例外是组织粉碎性损伤。大型犬(如獒犬)对头皮和颅骨的穿透性咬伤可增加颅内感染的风险。建议进行头部影像学检查这些咬伤是否可能穿透颅骨。IDSA 指南指出,除了面部以外的其他区域在首次封闭后发生感染的、报告存在重大局限性,包括缺乏对照组;缺乏伤口类型、严重程度和位置的标准化以及损伤周围情况。此外,无论是被什么动物咬伤,在手术结束前彻底清洗伤口,能使这些伤口的二次感染率远低于 10%。这些因素结合在一起表明,经过深思熟虑的考虑后,在某些情况下可以考虑对除面部之外的伤口进行一期缝合。对于大多数感染的非面部伤口,通过延迟的一期或二期意图近似切缘和闭合是谨慎的。手术闭合时可

---

① **www.cdc.gov/healthypets/index.html**

② Stevens DL,Bisno AL,Chambers HF,et al. Practice guidelines for the diagnosis and management of skin and soft tissue infections:2014 update by the Infectious Diseases Society of America. *Clin Infect Dis*. 2014;59(2):e10-e52

表 2.9　人或动物咬伤的处理

处理分类	方法
清洁表面	去除可见的污物
	用清水或生理盐水清洗伤口表面。清洁剂如 1% 聚维酮碘或 1% 苯扎氯铵可用于清洗特别脏的伤口
	通过中压冲洗，用大量的无菌水或盐水溶液灌溉开放性伤口。用大量无菌水或生理盐水中压冲洗开放性伤口 [a]
	避免对穿刺伤口进行盲目高压冲洗
伤口培养	否，对于新鲜伤口 [b]，除非存在感染迹象 是的，适用于有感染迹象的伤口 [c]
影像学诊断	适用于覆盖在骨骼或关节上的穿透性损伤、疑似骨折或评估异物植入
清创	清除浅表失去生机的组织和异物
手术清创探查	是，如果出现以下任一情况： ● 有失活组织和运动功能障碍的大面积伤口 ● 关节穿透（握拳伤）或颅骨的受累 ● 整形或其他需要全身麻醉的修补
评估运动功能	评估和处理受伤部位的机械功能
闭合伤口	是的，适用于选定的新鲜的 [b]，非穿通伤口
评估破伤风免疫状态 [d]	是的，适用于所有情况
评估狂犬病风险	是的，适用于被易患狂犬病，免疫状况不确定且无法观察的野生或家养动物咬伤的情况 [e]
评估乙肝病毒感染风险	是的，适用于人咬伤 [f]
评估人免疫缺陷病毒（HIV）感染风险	是的，适用于人咬伤 [g] 如果咬伤者的血性唾液与磨损或破损的皮肤接触，或者参与咬伤事件的任何一方感染了 HIV 或有 HIV 感染风险，则应考虑对被咬者或咬伤者进行 HIV 检测 美国 CDC 提供了关于尽快但不迟于危险暴露后 72 小时启动非职业 HIV 暴露后预防（PEP）的指导 [h]
开始抗感染治疗 [i]	是的，适用于： ● 中至重度的咬伤，尤其是存在组织水肿、挤压伤时 ● 穿入伤，尤其是穿透骨、腱鞘或关节时 ● 深层或需要手术闭合的面部咬伤伤口 ● 手足伤口 ● 外阴部位咬伤 ● 免疫低下或脾切除术后的患者伤口 ● 有感染迹象的伤口 ● 猫咬伤
随访	48 小时内注意监测伤口感染迹象

[a] 使用 18 号针头和大容量注射器是有效的，抗菌或抗感染没有优势，并可能会增加组织刺激。

[b] 受伤时间≤12 小时的伤口。

[c] 需同时进行需氧和厌氧细菌培养。

[d] 见破伤风。

[e] 见狂犬病。

[f] 见乙肝。

[g] 见人类免疫缺陷病毒感染。

[h] Dominguez KL，Smith DK，Vasavi T，et al. Updated Guidelines for Antiretroviral Postexposure Prophylaxis After Sexual，Injection Drug Use，or Other Nonoccupational Exposure to HIV—United States，2016. Atlanta，GA：Centers for Disease Control and Prevention；2016. Available at：**https://stacks.cdc.gov/view/cdc/38856.**

[i] 建议的药物选择见表 2.10。

表 2.10　人或动物咬伤的抗菌药物

咬伤来源	可能引起感染的病原	口服给药	青霉素过敏的替代口服药物 [a]	静脉给药 [b,c]	青霉素过敏时的替代静脉药物 [a,b,c]
犬, 猫或其他哺乳动物 [d]	巴氏菌属 金黄色葡萄球菌, 链球菌属, 厌氧菌, 二氧化碳嗜纤维菌属, 莫拉菌属, 棒状杆菌属, 奈瑟菌属	阿莫西林-克拉维酸	广谱头孢菌素或甲氧嘧啶-磺胺甲噁唑 [e] 加 克林霉素	氨苄西林-舒巴坦 [f]	广谱头孢菌素或甲氧嘧啶-磺胺甲噁唑 加 克林霉素 或 碳青霉烯
爬行动物 [g]	肠源性革兰氏阴性菌, 厌氧菌	阿莫西林-克拉维酸	广谱头孢菌素或甲氧嘧啶-磺胺甲噁唑 [e] 加 克林霉素	氨苄西林-舒巴坦 [f] 加 庆大霉素	克林霉素 加 广谱头孢菌素或庆大霉素或氨曲南或喹诺酮 或 碳青霉素
人	链球菌属, 金黄色葡萄球菌, 艾肯菌属, 嗜血杆菌属, 厌氧菌	阿莫西林-克拉维酸	广谱头孢菌素或甲氧嘧啶-磺胺甲噁唑 [e] 加 克林霉素	氨苄西林-舒巴坦 [f]	广谱头孢菌素或甲氧嘧啶-磺胺甲噁唑 加 克林霉素 或 碳青霉烯

[a] 对青霉素或其同源物之一有过敏史的患者, 建议使用其他药物。
[b] 严重咬伤应考虑用万古霉素覆盖耐甲氧西林金黄色葡萄球菌 (MRSA)。
[c] 注意, 使用氨苄西林舒巴坦或碳青霉烯单药治疗不包括抗 MRSA 的活性。
[d] 在没有被小型哺乳动物 (如豚鼠和仓鼠) 感染的咬伤中使用抗菌药物方面缺乏数据指导。
[e] 多西环素是覆盖多杀性巴斯杆菌的替代药物。
[f] 哌拉西林-他唑巴坦可作为一种替代药物。
[g] 经验的抗菌药物在非感染蛇咬伤中的作用还没有明确的定义。治疗应根据感染伤口的培养结果来选择。

以在初始治疗 (初级) 时进行, 也可以延迟至患者接受了一个简短的抗生素治疗疗程 (初级闭合延迟) 后再进行。高压冲洗可能会将感染性病原体带入更深的组织部位, 因此应该避免。较小的, 不影响美观的伤口可以通过二期缝合清理和愈合。手和脚的伤口有更高的感染风险。对于穿透多个组织平面的和更难以有效清洁的更深的伤口尤其如此。更复杂的损伤应在咨询合适的外科专家后处理。为了尽量减少感染的风险, 不管年龄大小或是形状如何, 都不应该用组织黏合剂密封咬伤的伤口。

有证据表明, 大多数受感染的哺乳动物咬伤在本质上是多微生物的, 通常包括咬伤动物的口腔菌群, 也可能包括受害者的皮肤菌群。感染症状在临床上至少需要 12 小时才能显现出来。皮肤擦伤的轻度损伤患者不需要使用抗菌药物进行治疗。对于那些损伤, 清洁就足够了。

有氧和厌氧培养的微生物标本均应从出现感染的伤口中获得。可以指导伤口未感染的患者短期抗菌治疗的研究数据是有限的。以下患者建议预防性早期抗菌治疗 3~5 天:①免疫功能低下;②脾切除;③晚期肝病;④感染部位原有或继发的水肿;⑤中度至重度损伤, 尤其是手或面部;⑥可能已穿透骨膜或关节囊[1]。鉴于与此相关的感染率,建议在猫咬伤后进行抗菌治疗。在某些情况下,可能需要进行暴露后狂犬病预防。假定蝙蝠、臭鼬、浣熊、狐狸和土拨鼠有狂犬病,除非已知该地理区域没有狂犬病,或者直到动物试验呈阴性。在过去 10 年内没有接种过类毒素疫苗的动物咬伤患者,应给予破伤风类毒素。不建议在咬伤后进行常规抗病毒预防,但应评估人咬伤后乙型肝炎病毒和人类免疫缺陷病毒(HIV)的传播风险(表 2.9)。

　　表 2.10 提供了人类和动物咬伤首选抗菌疗法的指南。大多数咬伤后治疗选择阿莫西林克拉维酸(表 2.10)。对青霉素有严重过敏的儿童,通过口服或肠外治疗,使用对金黄色葡萄球菌[包括耐甲氧西林金黄色葡萄球菌(MRSA)]、多杀性巴氏杆菌和侵蚀艾肯菌(eikenella)有效的甲氧苄啶-磺胺甲噁唑联合在体外对厌氧菌、链球菌和许多种金黄色葡萄球菌有效的克林霉素,可有效预防或治疗咬伤感染。广谱头孢菌素(如胃肠外头孢曲松或口服头孢泊肟),不具有良好的厌氧活性,但可与克林霉素联合使用,作为对青霉素过敏的可耐受头孢菌素患者的替代疗法。多西环素是一种对多杀性巴氏杆菌有活性的替代药物,不考虑患者的年龄,可短时间使用。阿奇霉素和氟喹诺酮类药物在体外对通常引起咬伤感染的生物体表现出良好的活性,但缺乏临床试验数据。碳青霉烯类药物是青霉素过敏儿童的一种选择,对于软组织感染,5 天疗程通常足够,但对于咬伤引起的骨感染的治疗时间,取决于所处的位置、严重程度和分离的病原体。

　　确诊为咬伤相关感染的儿童,当培养结果可用时,应修改初始治疗。MRSA 是一种潜在但不常见的咬伤病原体;在已知定植或从感染伤口分离出 MRSA 的情况下,经验性治疗可能需要修改。在等待培养期间,应考虑覆盖重度咬伤伤口感染。

(黄秀丽　刘珊　熊晖　译)

蚊媒和蜱媒传染病的预防

　　美国的蚊媒传染病是由虫媒病毒引起的(如西尼罗河病毒、拉克罗斯病毒、詹姆斯敦峡谷病毒、圣路易斯脑炎、东部马脑炎)。本地传播的其他蚊媒病毒(如登革热、基孔肯雅热病毒和寨卡病毒)也会在美国领域出现(如波多黎各、美属维尔京群岛、美属萨摩亚),偶尔发生在美国本土。国际旅行者在旅行期间可能会遇到类似或不同的虫媒病毒(如黄热病、日本脑炎)或其他蚊媒感染(如疟疾)。在美国,蜱媒传染病包括由螺旋体、立克次体、细菌、原生动物和病毒引起的疾病。不同种类的蜱传播不同的传染病原体。变异革蜱(美国犬蜱)、安氏革蜱(落基山木蜱)和血红扇头蜱(棕色犬蜱)是立克次体(落基山斑疹热)的主要媒介。安氏革蜱也传播科罗拉多蜱热病毒。肩突硬蜱(鹿蜱或黑足蜱)和太平洋硬蜱(西部黑足蜱)传播伯氏疏螺旋体(莱姆病)和嗜吞噬细胞无形体(无形体病)。硬蜱还传播田鼠巴贝虫病(巴贝虫病)、宫本疏螺旋体、梅罗尼疏螺旋体、艾氏杆菌病和波瓦桑病毒。美洲花蜱(孤星蜱)可传播查菲埃立克体、伊氏埃立克体(埃立克体病)、腹地病毒,和南方蜱虫皮疹病(STARI)有关。土拉弗朗西斯菌(兔热病)可通过安氏革蜱、变异革蜱或美洲花蜱传播。软蜱(钝缘蜱属)可传播赫姆斯疏螺旋体

---

[1]　Stevens DL, Bisno AL, Chambers HF, et al. Practice guidelines for the diagnosis and management of skin and soft tissue infections: 2014 update by the Infectious Diseases Society of America. *Clin Infect Dis*. 2014; 59(2): e10-e52

和其他蜱传播型回归热。

预防感染依赖于避免已知的疾病区域,减少节肢动物栖息地,使用驱虫剂和衣服来防止节肢动物咬伤,并限制蜱虫附着在皮肤上的时间。黄热病和日本脑炎疫苗已在美国获得许可,可供旅行者使用。登革热疫苗在美国被许可用于生活在地方性感染地区的 9 至 16 岁儿童,但尚未上市。化学预防药物可用于预防疟疾。

一般防护措施

儿科医生可以通过采取以下教育措施来减少虫媒传播疾病的暴露:

● **避免接触蚊虫和蜱虫。** 医师应该意识到当地节肢动物相关感染的负担。当地卫生部门可以提供关于国内疾病风险和模式的信息。旅行者应尽可能远离已知的疾病传播区。美国 CDC 旅行者健康网站提供有关区域疾病传播模式和疫情的最新信息。

● **消除吸引蚊子的积水源。** 蚊子生长在积水中,大量的蚊子可以从家中或附近的积水源中产生。减少蚊子滋生的措施包括排水或移走积水容器(例如,轮胎、玩具、花盆、罐子、水桶、桶、其他收集雨水的容器);保持游泳池、装饰池和儿童浅水池处于工作状态,以免水停滞;每周几次更换鸟盆中的水以及清理堵塞的雨水槽。在某些情况下,社区或公共卫生官员可以采取大规模的蚊虫控制措施。这些工作包括排出积水,在蚊源水域使用杀幼虫剂,以及使用杀虫剂控制叮咬的成蚊。

● **减少与蚊子的接触。** 尽管蚊子可能在任何时候叮咬,但不同种类的蚊子有不同的叮咬高峰时间。疟疾和西尼罗河病毒的病媒的叮咬高峰时间是从黄昏到黎明,而对于另一些病媒(如携带登革热、基孔肯雅热和兹卡病毒)的高峰时间是黎明和黄昏。在婴儿玩耍的婴儿车和其他放置儿童的密闭空间周围,蚊帐、屏风和网塞是防止蚊子叮咬的重要屏障。不应该依赖蚊子诱捕器、电击器(灭虫器)、超声波驱蚊器和其他市场上销售的防止蚊子叮咬人类的设备来减少蚊子叮咬。

● **减少蜱虫的暴露。** 虫通常生活在草地,灌木丛或树木繁茂的地区。人们在与动物在一起或露营,园艺或狩猎时更有可能接触到蜱虫。东北部地区的住宅后院是人们被传播包括伯氏疏螺旋体感染(莱姆病)的蜱虫叮咬的主要环境。应尽可能避开蜱虫出没的区域。徒步旅行时,走中心道路可以减少暴露。可以采取一些方法如通过将娱乐设备放置在远离森林边缘的阳光充足、干燥的地区;通过在娱乐区和森林之间建立干燥木屑或砾石的屏障;通过定期修剪植被,以及保持树木倾斜和灌木清除,降低某些蜱虫暴露的风险。棕色的狗蜱是美国西南部的一个问题,可以在更干旱的环境中生存,也可以进入室内。可在缝隙中或房屋的裂缝中,墙上、地毯上和家具上,或在动物的房屋或床上找到。在社区中控制蜱虫数量通常是不现实的,但在更具体的区域,如儿童居住或玩耍的地方,控制蜱虫数量是有效的。在物品或宠物上使用杀蜱剂(针对蜱虫的杀虫剂)可以减少蜱虫的数量,并可能降低蜱传疾病的风险。

● **穿合适的防护服。** 当进入蚊子或蜱虫的栖息地时,应尽可能穿覆盖手臂、腿、头部和其他皮肤暴露区域的衣服。把衬衫塞进裤子里和穿封闭的鞋子而不穿凉鞋,这些都可以降低蜱虫暴露。

● **衣物和装备的处理。** 氯菊酯(一种合成拟除虫菊酯)是一种杀虫剂,也是一种驱虫剂,可以喷洒在衣物和装备上。氯菊酯既能驱蚊又能驱蜱。对于蜱虫,衣服和装备应使用含有

0.5% 氯菊酯的产品进行处理。氯菊酯不能直接喷在皮肤上,经处理的衣物在穿前应晾干。美国环境保护署(Environmental Protection Agency,EPA)已批准对氯菊酯处理过的户外服装、帽子、蚊帐和露营装备进行商业销售,这对儿童和妊娠妇女都是安全的。氯菊酯的不良反应是轻度和短暂的,可能包括皮疹、灼热、刺痛、红斑、麻痛或麻木。购买的氯菊酯处理过的衣服多次洗涤仍然有效,但随着时间的推移可能需要再处理。氯菊酯或驱虫剂不可应用于儿童可能咀嚼或吸吮的衣服或蚊帐上。

在皮肤上使用的驱虫剂

美国环境保护局对驱虫剂产品进行监管。美国 CDC、FDA 和 AAP 建议人们使用经 EPA 注册的驱虫剂,这表明人们根据标签上的说明使用这些产品时已经过了有效性和人类安全性的审查。

节肢动物被体热、皮肤上的气味、呼吸的二氧化碳和其他挥发性化学物质吸引。驱虫剂中的活性成分,除了氯菊酯基驱虫剂外,有助于抵御蚊子或蜱虫,但不会杀死它们。驱蚊剂应在有蚊子或蜱虫存在的户外活动中使用,并应始终按照标签说明使用。下面列出的保护时间一般是针对蚊子的;通常对蜱虫的保护时间较短。保护也因活性成分的种类和浓度、产品配方、环境温度和个人活动类型(例如,通过流汗、清洗皮肤和参与水的娱乐活动来减少保护时间)而有所不同。应用和重新应用时应遵循产品标签。驱虫剂的重复使用频率不应超过标签上的建议。指南可从 EPA 网站上获得。

EPA 注册的驱虫剂

几种 EPA 注册的产品提供足够的驱蚊活性,可以帮助人们减少携带疾病的蚊子和蜱虫的叮咬。此时,含有以下活性成分的产品通常,提供相当持久的保护。目前含有以下活性成分的产品当直接涂抹在皮肤上,通常可提供相当持久的保护,防止蚊子和蜱虫。

避蚊胺(DEET)。化学名称:N,N-二乙基间甲酰胺或 N,N-二乙基-3-甲基苯甲酰胺。注册可直接应用于人类皮肤的商业产品含有 5%~99% 的避蚊胺。避蚊胺既能驱蚊又能驱蜱。一般来说,高浓度的活性成分可以提供更长的保护时间。避蚊胺对蚊子的保护时间从含有 5% 浓度的产品的 1~2 小时(这可能不能防止蜱虫)到含有 40% 或更多避蚊胺产品的 10 小时或更长不等。对于含量 >50% DEET 的产品,保护时间似乎没有显著增加。缓释型浓度为 20%~30% 的避蚊胺配方,可提供 11~12 小时的保护时间。

如果使用得当,避蚊胺不会造成健康问题。与避蚊胺有关的副作用很少;大多数情况下与摄食、长期使用或过量使用有关;而且似乎与所使用的避蚊胺浓度无关。少数人报告荨麻疹和接触性皮炎。因在儿童皮肤过度使用和意外摄入而导致的包括脑病在内的全身不良反应有罕见报道。避蚊胺对眼睛和黏膜有刺激性。高度浓缩的配方会损坏塑料和某些织物。

埃卡瑞丁(KBR 3023)。化学名称:2-(2-羟乙基)-1-哌啶甲酸 1-甲基丙基酯。埃卡瑞丁具有与浓度相关的功效,使用年龄与避蚊胺相似。含有 5% 埃卡瑞丁的产品可以提供 3~4 小时的保护,含有 20% 埃卡瑞丁的产品可以提供 8~12 小时的保护,防止蚊子和蜱虫。虽然经验不如 DEET 广泛,但没有严重的毒性报告。含埃卡瑞丁化合物的驱虫剂在欧洲和澳大利亚已经使用了 20 年,在美国 20% 的配方已超过 10 年,没有严重的毒性报道。

柠檬桉树油(PMD)。化学名:对位甲基-3,8-二醇(PMD)是柠檬桉树油(OLE)的合成版。建议仅使用 EPA 注册的含有活性成分 OLE 或 PMD 的驱虫产品。"纯"柠檬桉树油没有经过安全性和有效性测试,并且未在 EPA 注册为驱虫剂。PMD 为 8%～10% 的产品可提供长达 2 小时的保护,而含有 30%～40% OLE 的产品可提供 6 小时的保护。这些产品不应用于 3 岁以下的儿童。

IR3535。化学名称:3-(N-丁基-N-乙酰基)-氨基丙酸。IR3535 的配方从 7.5%～20% 不等,保护时间大约从低浓度的 2 小时到高浓度的 10 小时不等。

2-十一酮。化学名称:甲基壬基酮。2-十一酮是一种有机化合物的合成版本,可以从一种多年生灌木芸香油中提取。也可以在野生生长的西红柿中,丁香和其他植物来源中自然发现。它含有 7.75% 的活性成分,并为蚊子提供长达 5 小时的估计保护时间,为蜱虫提供长达 2 小时的保护时间。

未注册产品

以香茅、猫薄荷油和其他植物精油为基础的产品保护作用最低,不推荐使用。吃大蒜或维生素 B_1,戴上能发出声音的设备,戴上浸渍过的腕带都是无效的方法。

驱虫剂的应用

以下是驱虫剂推荐使用的注意事项:

- 按照产品标签上的说明,只在暴露的皮肤或衣服上涂抹驱虫剂。不要在衣服下面涂驱虫剂。
- 切勿在割伤、伤口或受刺激的皮肤上使用驱虫剂。
- 喷雾剂时,不要直接喷在脸上——先喷在手上,然后再涂在脸上。不要将驱虫剂涂在眼睛或嘴巴上,并谨慎在耳朵周围涂抹。
- 儿童不应接触驱虫剂。成人应先将驱虫剂涂在自己的手上,然后轻轻涂抹在孩子暴露的皮肤上。成人应避免直接涂在孩子的手上,因为孩子经常把手指和手放进嘴里。
- 使用恰好足够的驱虫剂覆盖裸露的皮肤或衣服。
- 喷雾剂不应在封闭区域或食物附近使用。
- 使用后应洗手,避免意外接触眼睛或误食。

驱虫剂和防晒霜。同时使用两种产品时,应首先涂抹防晒霜。按照标签说明,驱虫剂可以与防晒霜一起使用,不降低驱虫活性;有限的数据显示,使用含避蚊胺的驱虫剂时,防晒霜的防晒系数(SPF)降低了 1/3。有限的数据表明,在涂抹防晒霜后使用含有驱蚊胺的杀虫剂时,防晒霜的防晒系数(SPF)会下降 1/3。可能需要重新涂抹防晒霜或驱虫剂,具体取决于所需保护的持续时间和活动类型。不推荐使用结合防晒霜和驱虫剂的产品。

蜱虫检查与清除

在蜱虫可能的暴露期间和之后,父母或护理人员应及时检查孩子的身体、衣服和装备(称为"蜱虫检查")。在进行蜱虫检查时,应特别注意蜱虫经常附着的身体暴露部位,包括头部、颈部和耳朵周围。蜱虫也可能附着在衣物较紧的部位(如袜子线、皮带线、腋窝、腹股沟)。及时的蜱虫检查增加了在蜱虫传播传染病之前发现并清除它们的可能性。较长的附着时间大大增加了蜱虫传播病原体的可能性。在潜在的蜱虫暴露后,尽快脱掉衣服是很重要的,因为衣服上可能仍然有爬行的蜱虫。进入室内后沐浴或淋浴(最好在 2 小时内)是一种有效的发现附着或爬行在身上的蜱的方法,已证明是多种蜱传疾病的重要个人防护措施。未附着的蜱虫可以通过藏在衣服里或衣服上进入家中。将干燥的衣物放入烘干机中,以高火加热至少 10 分钟(潮湿的衣物可长达 1 小时),已被有效地用于杀死未附着衣服上的蜱虫。

蜱虫清除。蜱虫一旦被发现就应该立即从皮肤上清除。不要等待通过用凡士林"涂"或使用热量将蜱虫从皮肤上脱落。使用尖端较细的镊子或镊子抓住蜱虫,尽可能靠近皮肤,轻轻拉出,不要扭动。当移走蜱虫时,当心不要弄断口器。应该清除镊子上拔下蜱虫时留下的任何可能的蜱虫身体组织或液体,这些组织或液体可能是在拉动附着的蜱虫后留下的。然后,用镊子去除留在皮肤上的口器和胶状物质(一种将蜱虫口器固定在皮肤上的黏性分泌物)。应避免采用切割或挖掘皮肤来清除小残留物,如果无法轻易去除口腔部位,请单独放置它们,让皮肤愈合。如果用手指来清除蜱虫的,应该用屏障保护手指,如纸巾或塑料手套,并在去除蜱虫后清洗手指。咬伤部位应用肥皂和水清洗,以减少继发性皮肤感染的风险。

蜱虫测试。没有必要对从动物或人类身上去除的蜱虫进行传染性病原体检测,因为它不能提供诊断信息。

其他预防措施

宠物。通过保持宠物无蜱虫也会减少蜱虫在家中和周围的暴露。建议对宠物进行日常检查,蜱虫清除,以及平时使用适当的兽药产品减少宠物身上的蜱虫。可以咨询兽医获取有效产品的信息。按照说明书使用推荐产品。

化学预防。在莱姆病流行地区,可考虑使用单剂量多西环素进行化学预防,以预防蜱叮咬后的莱姆病。化学预防不推荐用于其他蜱传疾病(包括立克次体病)。

(黄秀丽　刘珊　熊晖　译)

与娱乐用水相关的疾病预防

病原体通过娱乐用水(如游泳池、水上游乐场、湖泊、海洋)传播,在美国已日益成为公认的疾病源。自 20 世纪 80 年代中期以来,与娱乐用水活动有关的疾病暴发次数显著增加——特别是水质经过处理的场所(例如游泳池)[1]。因此,预防与娱乐用水相关的疾病(recreational water-associated illness,RWI)和促进健康游泳对儿童和成人来说变得越来越重要。RWI 是由传染性病原体引起的,可以通过摄入、吸入气溶胶或接触游泳池、水上游乐场、热水浴缸/温泉、湖泊、河流或海洋受污染的水传播。RWI 也可能是通过摄入、吸入或接触化学物质或毒素引起的。与娱乐用水有关的疾病可能累及胃肠道、呼吸道、中枢神经系统、皮肤、耳朵或眼

---

① Hlavsa MC,Roberts VA,Kahler AM,et al. Outbreaks of illness associated with recreational water— United States, 2011-2012. *MMWR Morb Mortal Wkly Rep.* 2015;64(24):668-672

睛。在 2000—2014 年期间, 美国 CDC 报告了 630 多起 RWI 疫情[1][2]。这些暴发导致 3.2 万多例疾病和 10 例死亡。这些暴发的大多数(近 500 例)与处理过的休闲水上场所(如游泳池, 热水浴缸/水疗中心, 水上游乐场)有关, 其中 43% 由隐孢子虫引起。隐孢子虫病可在免疫受损的儿童和青少年中造成危及生命的感染。其他常见病因包括军团菌属和假单胞菌属[毛囊炎("热水浴缸疹")或急性外耳道炎("游泳者的耳朵")]。在与未经处理的娱乐性水域(如湖泊、水库、池塘)有关的 140 起暴发中, 常见病因包括诺如病毒、致病性大肠杆菌、志贺菌属和隐孢子虫病。两例死亡归因于由福氏耐格里阿米巴引起的原发性阿米巴脑膜脑炎(PAM), 福氏耐格里阿米巴是一种在自然或环境淡水体中发现的自由生活的阿米巴。

虽然罕见(每年 0~8 例感染), 但福氏耐格里阿米巴感染几乎总是致命的(>97% 的致死率)。感染主要影响健康的年轻男性, 可发生在温暖的淡水湖泊、池塘、水库、河流或溪流中游泳时, 也有病例与氯化不足的游泳池、人工淡水河和内陆冲浪公园有关。在阿米巴进入鼻腔后, 它们通过嗅神经迁移到大脑。福氏耐格里阿米巴感染的体征和症状在临床上与细菌性脑膜炎相似。

蓝藻和一些其他类型的藻类可以产生毒素, 导致一系列疾病, 从皮肤或眼睛刺激到呼吸道, 胃肠道或神经系统症状, 具体取决于毒素类型和暴露途径。在 2000—2014 年报告的 15 起与暴露于未经处理的娱乐用水相关的疫情中, 来自有害藻华的蓝藻毒素是疑似或确诊的病因[3][4]。有害藻华来自藻类的快速生长, 可以对动物、人或当地环境造成伤害。它们表现为水面上的泡沫、浮渣或垫子, 可能是不同的颜色, 并且可以出现在具有丰富营养的温暖淡水, 海洋或淡咸水中。许多不同名称的不同生物产生有害藻华。

游泳是一种公共的沐浴活动, 根据场地大小, 每天都有少数人至数千人共享相同的水(例如, 从小型的、充气或硬塑料浅水池到水上公园的游泳池)。娱乐水场所的粪便污染是一种常见的现象, 因为腹泻和大便失禁(尤其是在幼儿中, 即 <5 岁)的发病率很高, 游泳者的身体上也有残留的粪便物质(幼儿的粪便含量高达 10g)。报道的与休闲用水相关的暴发可不成比例地影响幼儿, 通常发生在夏季, 最常表现为肠胃炎。除了游泳者的粪便污染外, 未经处理的休闲水域还可能受到污水处理厂排放, 化粪池系统或农业废物的影响, 这些废物可能含有各种潜在的传染性病原体(如诺如病毒、大肠杆菌、志贺菌属、隐孢子虫属)。未经处理的娱乐用水中的其他微生物也可能引起感染(如创伤弧菌和副溶血弧菌)或过敏性皮疹(如归因于禽类血吸虫的尾蚴性皮炎)。

为了保护游泳者不受传染病病原体的侵害, 处理的水上场所的用水要进行氯化处理。按照美国 CDC 建议的 pH 和消毒剂维持浓度, 足以在几分钟内灭活大多数传染性病原体。然而, 一些传染性病原体具有中等至极强的耐氯性, 即使在浓度适当的氯化池中也能存活很长时

①　Hlavsa MC, Cikesh BL, Roberts VA, et al. Outbreaks associated with treated recreational water—United States, 2000-2014. *MMWR Morb Mortal Wkly Rep*. 2018;67(19):547-551

②　Graciaa DS, Cope JR, Roberts VA, et al. Outbreaks associated with untreated recreational water—United States, 2000-2014. *MMWR Morb Mortal Wkly Rep*. 2018;67(25):701-706

③　Hilborn ED, Roberts VA, Backer L, et al, Algal bloom-associated disease outbreaks among users of freshwater lakes—United States, 2009-2010. *MMWR Morb Mortal Wkly Rep*. 2014;63(1):11-15

④　Hlavsa MC, Roberts VA, Kahler A, et al. Outbreaks of illness associated with recreational water—United States, 2011-2012. *MMWR Morb Mortal Wkly Rep*. 2015;64(24):668-672

间。十二指肠贾第鞭毛虫已被证明可存活 45 分钟。军团菌和假单胞菌属通过氯化得到有效控制,但由于它们存在于生物膜中,因此当不能维持适当的消毒剂浓度时,它们会增殖。适当氯化的水池中,隐孢子虫卵囊可存活 7 天以上,从而导致隐孢子虫成为休闲用水相关暴发的主要原因。其他类型的水处理方式(如紫外线、臭氧)可以更有效地灭活隐孢子虫卵囊。

娱乐用水是隐孢子虫传播的主要途径,因为隐孢子虫对氯的耐受性极好,感染剂量低,排出时立即感染和病原体排泄量高,加之不良的游泳者卫生(如腹泻时游泳)和游泳行为(摄入娱乐用水)。患有腹泻病的一名或多名游泳者可污染大量的水,并使大量游泳者暴露于隐孢子虫和其他病原体,特别是在泳池消毒不足的情况下。通过适当的 pH、适当的消毒剂浓度以及改善游泳者的卫生和行为,通常可以预防和控制与处理过的娱乐性水场所有关的暴发。儿科医生和幼儿的父母可以在美国 CDC 网站上学习更多关于健康游泳的知识。客人可以购买非处方试纸,以检查公共游泳池或热水浴池的游离氯含量和 pH。

控制措施

游泳仍然是一种安全有效的体力活动方式。通过减少游泳场所的污染及与污染水的接触,可以防止导致大部分 RWI 的传染性病原体的传播。儿科医师应向家庭提供如下建议:

- 定期测试家庭水池,以确保水的 pH 和游离氯或溴(另一种常用的消毒剂)的浓度正确和安全:
  - pH 应为 7.2~7.8。
  - 游离氯浓度应至少为百万分之一(ppm)。
  - 溴浓度应至少为 3ppm。
- 腹泻时请勿进入休闲水域(如游泳池):
  - 症状停止后,因隐孢子虫引起腹泻的人也应避免娱乐水活动 2 周。因为隐孢子虫感染症状消失后仍会长期排泄卵囊,可能间歇性腹泻加重,以及由于该生物体的高耐氯性,增加了在经过处理的娱乐性水场所(例如游泳池)中传播的可能性。
  - 症状停止后,因其他潜在水源性病原体(如志贺菌)感染而导致腹泻和失禁的儿童应避免娱乐水活动 1 周(或按照当地公共卫生当局的建议)。
- 不要带着开放性伤口(例如手术或穿孔)进入娱乐性水域(例如游泳池),因为这些伤口可能会成为病原体的入口。
- 避免摄入娱乐用水。
- 在以下情况下,请远离湖泊、河流或海洋中的水源:
  - 海滩被关闭,或者针对高细菌水平或其他情况(如污水溢出或有害藻华)发布建议。
  - 最近 48~72 小时内发生大雨(雨水可以将土地上的污染物冲入水中,如化粪池溢出或动物粪便)。
  - 从海滩可以看到排水管。
  - 水中或附近的鱼类或其他动物死亡。
  - 水变色,有臭味,泡沫状或渣滓。
- 防止游泳引起福氏耐格里阿米巴感染的唯一确定方法是避免在温暖的淡水中进行与水有关的活动。为了减少福氏耐格里阿米巴暴露的风险:
  - 在温暖的淡水中参加与水有关的活动时,使用鼻夹,闭上鼻子或保持头部高于水面。

- ◆ 避免将头埋在温泉或其他未经处理的温泉水中。
- ◆ 在高温期间,避免在温暖的淡水中进行与水有关的活动。
- 为了降低有害藻华的暴露风险:
  - ◆ 避免接触含有有害藻华的水(如有疑问,请留在外面)。
  - ◆ 防止儿童和宠物饮用或玩耍变色、有异味、泡沫状或渣滓的水。
  - ◆ 在可能含有有害藻华的水中游泳后,尽快出去用干净的自来水冲洗干净。
  - ◆ 如果发现宠物在变色、有臭味、泡沫状或渣滓的水中游泳,请立即冲洗宠物,尤其是狗。不要让宠物舔皮毛上的藻类。
- 练习良好的游泳者卫生习惯:
  - ◆ 在进入娱乐用水之前用肥皂和水洗澡至少 1 分钟。
  - ◆ 指导儿童不要在水中排尿或排便。

每小时带孩子去洗手间。每小时检查一次儿童的尿布,并在浴室或尿布更换区更换尿布——而不是池边——为了传染病原体、尿液和粪便远离水源。游泳尿布和游泳裤虽然能够保持一些固体粪便,但不能防止病原体(如隐孢子虫)泄漏到水中。

- ◆ 在使用浴室和换尿布后以及食用食物和饮料之前,用肥皂和水洗手。

"游泳者的耳朵"/急性外耳炎

参与水上娱乐活动使儿童易患外耳道感染。急性外耳炎(acute otitis externa,AOE)或"游泳者的耳朵",是临床医生遇到的最常见的感染之一,是外耳道的弥漫性炎症,由细菌感染引起。水上娱乐活动、淋浴和盆浴可以导致水进入耳道,冲刷掉保护性耳垢,并导致耳道内薄弱皮肤受浸渍,诱发耳道感染。AOE 在 5~14 岁儿童中最常见,但也可发生于所有年龄组,包括成人。季节与发病显著相关,夏季发病率达高峰。温暖潮湿的环境和游泳时频繁淹没头部是 AOE 的危险因素。

细菌感染导致 90% 的 AOE 病例。引起 AOE 最常见的两种细菌是铜绿假单胞菌和金黄色葡萄球菌。许多病例是多微生物的。真菌感染,例如曲霉菌和念珠菌,是 AOE 病例的少数(10%)原因。在 AOE 中从外耳道提取的拭子标本的培养不能完全诊断,因为这些可能反映正常的耳道菌群或致病微生物。

AOE 对局部抗菌药物治疗(联合或不联合外用类固醇)很容易产生治疗反应。局部用药即可,通常不需要全身抗菌药物,除非感染已扩散到周围组织或患者存在并发症(如糖尿病或免疫抑制)。硫酸多黏菌素 B/硫酸新霉素、硫酸庆大霉素和环丙沙星是常用的局部抗生素药物,通常外用 7~10 天。如果在 48~72 小时内未发现临床改善,则应重新评估患者是否有可能存在异物阻塞导管,未遵循医嘱治,或其他疾病,如接触性皮炎或创伤性蜂窝织炎。如果局部抗生素的输送因引流阻塞外耳道而受阻,则应考虑放置纤维素灯芯或转诊耳鼻喉科医师通过洗耳器清除。有潜在耳毒性的外用药物(例如,庆大霉素、新霉素、低 pH 药剂、氢化可的松-新霉素-多黏菌素)不应用于鼓室置管或鼓膜穿孔的儿童。AOE 患者应避免 7~10 天内再次将头部没入水中,但竞技游泳者如果疼痛已经缓解,并且佩戴合适的耳塞,可以返回游泳池中。

所有的游泳者应遵照指导尽可能保持耳道干燥。可以通过使用游泳帽、耳塞或模具覆盖外耳道实现。游泳或洗澡后,应在最低热量和风扇设置下使用毛巾或吹风机使耳朵彻底干燥。

　　如果一个人经历反复发作的 AOE,可考虑在接触娱乐用水后使用抗菌耳滴剂作为额外预防措施。市售耳道干燥剂可按指示使用,或者在游泳或洗澡后,将醋酸(白醋)和异丙醇(外用酒精)以 1∶1 的比例混合后滴入外耳道,以恢复外耳道合适的酸性 pH 并干燥残余的水分。耳部干燥剂不应该在鼓室置管、鼓膜穿孔、AOE 感染或耳腔引流的情况下使用。

(黄秀丽　刘珊　熊晖　译)

第 3 章

各种感染性疾病

放线菌病

临床表现：放线菌病通常是病原体通过破损黏膜及皮肤屏障获得，在宿主体内通过直接侵犯邻近组织传播，通常形成组织间的窦道，造成人类疾病最主要的物种是衣氏放线菌（也称为以色列放线菌）。

有三个常见的解剖部位，其中面颈部是最常见的，往往发生在拔牙、口腔手术、其他头面部创伤后，甚至来源于腐烂的牙齿。局部疼痛和硬结可能会发展成颈部脓肿和"硬木样"结节状病变（"大颌病"），通常在下颌角或下颌下区形成排泄性窦道，感染也可以导致慢性气道梗阻。胸部疾病可能是面颈部感染的延伸，但最常见的是继发于误吸口咽部分泌物。少数情况发生于手术或非贯穿性损伤后继发的食管破裂后。具体包括肺炎，可并发脓肿、脓胸，少数形成胸膜皮肤窦道。局灶性或多灶性纵隔和肺部肿块可能被误诊为肿瘤。腹部放线菌病通常继发于穿透性损伤或肠穿孔。阑尾和盲肠是最常见的部位，症状类似于阑尾炎。缓慢发展的肿块类似腹部或腹膜后肿瘤。最终发展成腹腔脓肿和腹腔皮肤窦道。慢性局部疾病往往形成窦道排出脓性分泌物。其他感染部位包括肝、骨盆（在某些情况下，已被证实与使用宫内节育器相关）、心脏、睾丸、脑（通常与原发肺部病灶有关）。也可发生原发性非侵入性的皮肤放线菌病。

病原学：衣氏放线菌和至少其他五种放线菌种类引起人类疾病，均为生长缓慢、微量需氧和兼性厌氧的革兰氏阳性、丝状分枝杆菌。可以为正常口腔、胃肠道或者阴道正常菌群。放线菌属常在组织中与其他需氧和/或厌氧菌同时存在。分离伴放射菌放线杆菌（放线杆菌属），可以提示放线菌病。

流行病学：放线菌物种存在于世界范围内，是内源性口腔和胃肠道菌群的组成部分。放线菌是机会致病菌（有艾滋病患者和慢性肉芽肿患者感染的报道），常发生在穿透性创伤（包括人类咬伤）和非穿透性创伤后。婴儿和儿童感染并不常见，80% 的病例发生在成人。儿童中男女比例是 1.5∶1。虽然微生物学证实的由放线菌引起的感染现在不太常见，但也有关于接受移植或正在接受生物制剂治疗的患者的报告。

潜伏期从数天到数年不等。

诊断方法：脓液或组织标本在显微镜下发现串珠样、分支状革兰氏阳性杆菌可以帮助诊断。只有来自正常无菌部位的标本才应提交培养。标本必须在半选择性（卡那霉素/万古霉素）培养基上获得、运输和厌氧培养，如改良 Thayer-Martin 琼脂或缓冲木炭酵母提取物（buffered charcoal yeast extract，BCYE）琼脂。抗酸试验可以区分抗酸阴性的放线菌和抗酸染色阳性的诺卡菌。脓液或脓腔内肉眼或显微镜下可见黄色的"硫黄状小颗粒"可帮助诊断。

"硫黄状小颗粒"的革兰氏染色显示密集、聚集的细菌纤维和炎性碎片。可以对放线菌进行免疫荧光染色。衣氏放线菌在培养 48h 后形成"蜘蛛样"菌落。可以应用 16s rRNA 测序和聚合酶链反应（polymerase chain reaction，PCR）来鉴定组织标本中的放线菌。

治疗：最初的治疗应包括静脉注射青霉素或氨苄西林 4~6 周，之后应用大剂量的口服青霉素（成人最多 2g/d），总疗程通常 6~12 个月。具体取决于疾病程度和手术治疗的成功率（如有需要）。轻度疾病的治疗可以通过口服疗法开始。阿莫西林、多西环素也可供选择。阿莫西林-克拉维酸钾、哌拉西林钠-他唑巴坦钠、头孢曲松、克拉霉素、利奈唑胺、亚胺培南/美罗培南也显示体外敏感，但美罗培南为广谱抗菌药，通常不作为推荐用药。所有放线菌属对环丙沙星和甲硝唑耐药。任何年龄段均可短时间使用多西环素（即 21d 或更短），但对于需较长治疗时间和存在替代治疗方法的放线菌病，则不建议 8 岁以下儿童使用。外科引流是重要的辅助手段，可以缩短抗菌药物治疗的时间，但不能替代抗菌药物使用。

住院患者隔离：建议采用标准的隔离预防措施。人与人之间不会传播。

控制措施：适当的口腔卫生、定期牙科保健，以及仔细清洗伤口（包括人类咬伤的伤口），可以防止感染。

（唐晓艳 译　李正红 校）

腺病毒感染

临床表现：上呼吸道腺病毒感染很常见，常无明显症状，也可表现为普通感冒、咽炎、扁桃体炎、中耳炎及咽眼结合膜热。腺病毒偶可引起百日咳样症状、喉鸣、细支气管炎、流感样疾病、渗出性扁桃体炎、肺炎、出血性膀胱炎及胃肠炎。眼部腺病毒感染表现为滤泡性结膜炎或流行性角膜结膜炎。肠道腺病毒是儿童胃肠炎的重要病因。在小婴儿及免疫缺陷患者中，偶可见危及生命的广泛感染、下呼吸道感染（重症肺炎、闭塞性细支气管炎）、肝炎、脑膜炎和脑炎。

病原学：腺病毒为无包膜的双链 DNA 病毒，腺病毒种，乳腺腺病毒属，至少 80 个血清型，分为 7 类（A~G）能引起人类感染。一些腺病毒类型主要引起呼吸道症状（1~5 型、7 型、14 型和 21 型），流行性角膜结膜炎（8 型、19 型和 37 型），一些类型主要引起胃肠炎症状（40 型及 41 型）。

流行病学：儿童腺病毒感染可发生于任意年龄。腺病毒感染常通过呼吸道分泌物传播，传播方式包括直接接触、飞沫、污染物等。腺病毒非常稳定，可以在环境表面存活很长时间，不容易被很多消毒剂灭活。发热性呼吸道疾病的暴发是军营新兵、大学生、长期护理机构中的重要问题。社区暴发腺病毒感染相关的咽眼结合膜热，常是因为接触受污染的游泳池水或污染物品，例如共用毛巾等。在医院、护理机构常通过接触患者或受污染的仪器发生医源性腺病毒呼吸道传染、结膜及胃肠道感染。接受器官移植者的感染常来自供者。流行性角膜结膜炎常通过直接接触传播，可能与使用了污染的眼部检查设备有关。胃肠型主要通过粪-口途径传播。腺病毒未表现出其他呼吸道病毒明显的季节性，一年四季均可发病。胃肠型可全年发病，主要侵犯 4 岁以下儿童，腺病毒感染在急性期头几天内最具传染性，但可持续数月，随着病程延长仍可传染，但毒力下降。无症状感染很常见，也可发生再感染。

呼吸道感染的**潜伏期**从 2d 到 14d 不等，胃肠炎**潜伏期**为 3~10d。

诊断方法：腺病毒感染的诊断方法包括分子检测、细胞培养分离以及抗原检测。分子检测（如 PCR）是腺病毒检测的首选方法，这些检测方法商业上广泛可用。然而急性腺病毒感染后常见的持续和间歇性脱落可能会使阳性分子检测结果的临床解释复杂化。定量腺病毒检测可用于免疫功能低下患者的管理，如造血干细胞和实体器官移植受者。呼吸道疾病的腺病毒感染可从呼吸道样本（如鼻咽拭子、口咽拭子、鼻腔冲洗液、痰液）及眼部分泌物分离，在标准易感细胞中培养。40 型和 41 型肠道腺病毒通常需要专门的细胞系才能成功分离。包括免疫荧光和酶免疫分析（enzyme immunoassay，EIA）在内的快速抗原检测技术已被用于检测呼吸道分泌物、结膜拭子样本和粪便中的病毒，但这些方法灵敏度较差。尽管临床应用有限，腺病毒分型可以帮助建立与疾病的病因学的关联，调查与腺病毒相关的疾病群表现。血清诊断主要用于流行病学研究，没有临床实用价值。

治疗：腺病毒感染的治疗主要为对症支持。对于免疫功能低下的患者，应尽可能减少免疫抑制治疗。美国食品药品管理局（Food and Drug Administration，FDA）没有批准用于治疗腺病毒感染的抗病毒药物。关于西多福韦和利巴韦林在患有严重腺病毒疾病的免疫功能低下患者中成功使用的报告已经发表。虽然西多福韦用于治疗免疫功能低下宿主中的严重、进行性或播散性腺病毒疾病，但因相关肾毒性和骨髓毒性而使用受限。在一项针对儿童和成人造血干细胞移植受者的随机对照试验中，对西多福韦的口服前药布林西多福韦进行了评估，尽管与安慰剂组相比，接受布林西多福韦治疗的受试者治疗失败的概率和全因死亡率较低，但观察到的差异无统计学意义。在腺病毒感染活跃期出现严重低丙种球蛋白血症的移植患者可能受益于免疫球蛋白（immunoglobulin，Ig）给药。目前正在研究过继转移腺病毒特异性 T 淋巴细胞治疗造血干细胞移植受者的严重腺病毒疾病，但在实体器官移植受者或其他人群中的数据有限。

住院患者隔离：除了在婴幼儿中采用标准预防呼吸道感染的措施，预防接触和飞沫传播对于住院患者也是必需的。对于免疫功能低下的患者，应延长接触和飞沫传播的预防措施，因为病毒可能会持续脱落。对于结膜炎患者及使用尿布和大小便失禁的腺病毒胃肠炎儿童，要注意隔离防护，避免接触，预防传染。

控制措施：应遵守适当的手卫生、呼吸卫生和咳嗽礼仪。集体育儿的儿童，尤其是 6 个月至 2 岁的儿童，患腺病毒呼吸道感染和胃肠炎的风险增加。目前尚未确定在集体儿童保育环境中预防腺病毒感染传播的有效措施，但建议经常洗手。如果在同一时期，集体儿童保育机构中有两名或两名以上的儿童患上结膜炎，应向该项目的健康顾问或当地卫生部门寻求建议。

建议对游泳池进行充分的氯化处理，以预防咽眼结合膜热。与眼科诊疗相关的流行性角膜结膜炎可能难以控制，需要使用单剂量药物，并严格注意手部卫生和器械消毒程序。确诊或疑似腺病毒性结膜炎的医护人员应避免直接接触患者，直到症状消失。腺病毒很难用酒精凝胶灭活，因为它们没有包膜，并且可能在皮肤、污染物和环境表面长期存活。因此，在护理感染患者时，建议严格遵守手部卫生并使用一次性手套。

一种 4 型和 7 型口服腺病毒活疫苗（2 片口服片剂，2 种毒株各 1 片）已获得 FDA 的许可，用于美国军方预防发热性急性呼吸道疾病。

（唐晓艳 译　李正红 校）

阿米巴病

临床表现：大部分溶组织内阿米巴感染表现为无症状的非侵袭性肠道感染。如果有症状，多表现为肠绞痛、水样便或血便和体重下降。偶尔寄生虫可播散到其他器官，最常见为肝（肝脓肿），表现为发热和右上腹痛。在婴儿、老年人、营养不良人群、妊娠妇女及使用皮质类固醇的人群中临床表现更重。肠道阿米巴病常有1~3周的前驱期，轻症表现为非痢疾性结肠炎，但阿米巴痢疾是阿米巴病最常见的表现形式，通常包括腹泻，可为肉眼血便或便潜血，下腹痛及里急后重感。由于慢性病程常有体重下降，小部分患者伴有发热（8%~38%）。可以表现为以腹泻、肠绞痛和便秘交替出现的慢性病程，常类似炎症性肠病的症状。结肠受累，病程进展可引起中毒性巨结肠、暴发性结肠炎及结肠、肛周溃疡，偶尔可见肠穿孔。结肠可多部位受累，患儿病死率高。不恰当使用激素或胃肠动力抑制药物可导致病情急剧恶化。阿米巴瘤可表现为结肠环形结肠病变，查体时可触及肿块。阿米巴瘤可发生于结肠任意部位，但盲肠最为多见。易被误诊为结肠癌。阿米巴瘤经过抗阿米巴治疗可消退，不需要手术治疗。

少数患者可能有肠外表现。肝是最常见的肠外受累部位，感染可从肝播散至胸腔、肺及心包。肝脓肿可表现为急性病程，伴有发热、腹痛、呼吸过速、肝触痛及肝肿大。也可表现为慢性病程，伴有体重下降，腹痛定位模糊及易激惹。脓肿破裂入腹腔或胸腔易导致死亡。常缺乏肠道近期感染证据。感染也可从结肠扩散至泌尿生殖道及皮肤，也可血行播散至大脑及身体其他部位。

病原学：可在人体肠道内存活的阿米巴包括6种，其中4种形态学上是类似的：溶组织内阿米巴（*Entamoeba histolytica*）、迪斯帕内阿米巴（*Entamoeba dispar*）、莫氏内阿米巴（*Entamoeba moshkovskii*）及孟加拉内阿米巴（*Entamoeba bangladeshi*）。脆弱双核阿米巴（*Dientamoeba fragilis*）可导致无症状感染和肠道腔内疾病。并非所有阿米巴都有致病性。尽管莫氏内阿米巴被认为无致病性，迪斯帕内阿米巴、结肠内阿米巴与人类共生，可能与婴儿腹泻有关。孟加拉内阿米巴的致病性尚不清楚，内阿米巴和脆弱双核阿米巴在感染患者的粪便中以包囊或滋养体的形式排出。

流行病学：溶组织内阿米巴全世界广泛分布，但在发展中国家、社会经济地位低下的人群中更为常见，在一些地区阿米巴的感染率可高达50%。在发达国家中有流行性感染区居住史的人群以及男同性恋者更易患病。肠道感染和无症状感染无明显性别差异，但成年男性侵袭性疾病（尤其是肝脓肿）的发病率显著较高。溶组织内阿米巴通过粪-口途径，以阿米巴包囊形式传播。吞下的包囊，不受胃酸影响，在小肠碱性环境下去包囊，产生原虫，侵犯结肠。产生的包囊是感染的来源，尤其是无症状的包囊排出者。如果未经治疗，感染人群可间断排出包囊，有时甚至持续数年。包囊可以在环境中存活数周至数月，对氯具有相对抗性，摄入一个包囊就足以致病。

潜伏期时间不等，可从几天到数月，也可至数年，但最常见的为2~4周。

诊断方法：肠道阿米巴病可以通过分子测试、直接显微镜检查和抗原检测测试进行诊断。粪便聚合酶链反应（PCR）检测具有最高的灵敏度和特异度，可在FDA批准的多重检测中使用，并可将溶组织内阿米巴与其他内阿米巴种类区分开来。传统上，肠道感染的诊断是通过在粪便标本中识别滋养体或包囊来进行的，无论是湿抹片检查还是固定和染色。这种技术仍在一些实验室使用,但劳动密集且灵敏度低于 PCR,并且需要检查多个粪便样本。显微镜下也不能区分溶组织内阿米巴和致病性较低的种类,但含有摄入的红细胞的滋养体更可能是溶组织内阿米巴。一些临床实验室提供抗原检测试剂盒,用于直接从粪便样本中检测溶组织内阿米巴。使用显微镜或抗原检测对活检标本、内镜检查刮片(非拭子)和脓肿抽吸物进行检查通常效果不佳;PCR 检测是首选,但只有 FDA 批准用于粪便样本。一些基于单克隆抗体的抗原检测试验也可以将溶组织内阿米巴与其他内阿米巴区分开来。脆弱双核阿米巴通过显微镜诊断。

间接血凝试验(indirect hemagglutination,IHA)正逐渐被经济有效的可血清诊断阿米巴疾病的酶免疫分析(EIA)试剂盒取代,尤其在非流行病的国家。EIA 可检测出 95% 肠外阿米巴患者中的溶组织内阿米巴特异性抗体,70% 活动性肠道感染患者,10% 无症状但排出溶组织内阿米巴包囊的患者。即使正规治疗后,患者血清学检查可持续阳性。肝阿米巴脓肿和其他肠外感染的诊断需要通过血清检测辅助,因为粪便检测及脓肿抽吸物检测常是阴性的。

超声、腹部 CT 及 MRI 可初步识别肝脓肿和其他肠外感染。肝脓肿的抽吸物常既没有滋养体也没有白细胞。

治疗:鉴于溶组织内阿米巴易于在家庭成员和其他接触者中传播并导致侵袭性感染,应优先治疗所有溶组织内阿米巴患者,包括无症状患者。在无法进行物种鉴定的环境中,应根据显微镜检查的阳性结果对有症状的人进行治疗。治疗计划应包括定向治疗,消除入侵的滋养体以及肠腔内携带的生物体,包括囊肿。不应使用皮质类固醇和止泻药,因为它们会加重症状并加重疾病进程。建议采用以下治疗方案和随访。

• 无症状的包囊排出者(肠道内感染):仅口服抗阿米巴药物,例如双碘喹啉、巴龙霉素或二氯尼特(后者目前美国不可用)(表 4.11)。甲硝唑和替硝唑对包囊无效。

• 轻至中重度消化道症状或肠外表现(包括肝脓肿):应用甲硝唑或替硝唑,继之应用治疗疗程的口服抗阿米巴药物(如双碘喹啉、二氯尼特糠酸酯),或无肠梗阻时使用巴龙霉素。硝唑尼特可能对轻度到中度的肠阿米巴病有效,尽管它没有得到 FDA 的批准。

• 当肝脓肿药物治疗效果不佳或存在破裂风险时,偶尔可能需要经皮或手术肝脓肿引流。大部分肝脓肿不需要引流,引流并不能加速康复。合并腹膜炎的患者需要使用广谱抗生素。合并中毒性巨结肠的患者可能需要结肠切除术。

因为没有药物能够完全清除肠道感染,疗程结束后仍建议随诊粪便检查。家庭同居住人员及其他可疑接触人员也需要进行粪便检查,如果检测到溶组织内阿米巴,同样需要接受治疗。

迪斯帕内阿米巴和结肠内阿米巴通常被认为非致病,不需要治疗。莫氏内阿米巴和孟加拉内阿米巴的致病性尚不确定,症状性感染的治疗是合理的。用双碘喹啉、巴龙霉素或甲硝唑治疗脆弱双核阿米巴。

住院患者隔离:除了标准预防措施,在患病期间,建议进行接触隔离。

控制措施:排便后手卫生,粪便卫生处理及控制饮用水能够控制感染传播。性传播可通过使用避孕套及阻断粪-口途径的性行为避免。因为感染阿米巴的患者有继续排出包囊的风险,诊断为阿米巴病的患者应避免接触娱乐性水上场所(如游泳池、公园),直至肠道治疗疗程结束,完全无腹泻症状。一些州禁止食品处理人员或儿童重返工作或学校,直到症状消失。

(唐晓艳 译 李正红 校)

阿米巴脑膜脑炎和角膜炎

临床表现：福氏耐格里阿米巴（*Naegleria fowleri*）能引起迅速进展、致死性的原发性阿米巴脑膜脑炎（primary amebic meningoencephalitis，PAM）。早期症状包括发热、头痛、恶心及嗅觉、味觉异常。疾病迅速进展至脑膜脑炎的表现，包括颈强直、嗜睡、意识障碍、人格改变及不同程度的意识丧失。常见抽搐，常在出现症状后1周内死亡。没有明显的临床特点能与暴发性细菌性脑膜炎相鉴别。

肉芽肿性阿米巴脑炎（granulomatous amebic encephalitis，GAE）是由棘阿米巴属（*Acanthamoeba species*）及狒狒巴拉姆希阿米巴（*Balamuthia mandrillaris*）引起，起病更为隐匿，接触病原后在数周至数月逐渐进展。症状及体征包括人格改变、抽搐、头痛、颈强直、共济失调、脑神经麻痹、偏瘫及其他局灶性神经缺陷。常有间断低热。病程类似细菌性脑脓肿或脑肿瘤。在无中枢神经系统受累时，也可有慢性肉芽肿性皮肤病变（脓疱、结节、溃疡），尤其是在免疫缺陷的患者中，在脑部受累前症状甚至持续数月。

阿米巴角膜炎常由棘阿米巴感染引起，最常见的症状包括疼痛（症状远超体征）、畏光流泪及异物感。典型的临床表现包括放射性角膜神经炎及基质环状浸润。棘阿米巴角膜炎常为隐匿进展，起初类似单纯疱疹或细菌性角膜炎，延误诊治常预后不佳。

病原学：福氏耐格里阿米巴、棘阿米巴及曼德利尔阿米巴为自生生活的阿米巴，可以运动，具有感染性的滋养体及对环境抵抗力强的坚硬包囊。

流行病学：福氏耐格里阿米巴主要存在于温暖淡水及潮湿土壤。大部分感染是由于接触了水体里的寄生虫，如池塘、湖泊、温泉或其他含氯低的自来水或消毒不严的游泳池。全世界均有病例报告，但并非常见病。在美国多发生在夏季，侵犯儿童及青壮年。最近报告病例向北扩展可能是气候变化的结果。在使用自来水冲洗鼻窦或接触与娱乐活动有关的水（如后院水滑梯、自来水）后出现。阿米巴滋养体可通过筛板沿着嗅神经直接侵犯大脑。

棘阿米巴全世界广泛分布，存在于土壤、灰尘、电力及核能发电厂的冷却装备、采暖装置、通风设施、空调、淡水及半咸水、漩涡浴和物理治疗池。尽管可以从泥土中分离出曼德利尔阿米巴，但其生活环境尚未被清楚界定。中枢神经系统棘阿米巴感染常见于免疫缺陷的人群。然而，一些曼德利尔阿米巴感染的患者无确定的潜在疾病。这两种中枢神经系统阿米巴感染可能通过吸入或直接接触污染土壤或水的途径获得。感染的原发病灶多来自皮肤或呼吸道，随后血行播散至大脑。据报道，在器官移植受者中，有捐赠器官传播的巴拉姆希亚阿米巴引起的致命性脑炎。棘阿米巴角膜炎患者多发生于角膜创伤后[1]，但常发生于戴隐形眼镜的人群。消毒措施差及佩戴隐形眼镜游泳均是危险因素。

福氏耐格里阿米巴的**潜伏期**一般为3~7d。

棘阿米巴及狒狒巴拉姆希阿米巴GAE的**潜伏期**目前不确定。接触阿米巴后至发生中枢神经系统症状需要数周至数月的时间。然而通过器官移植感染至GAE的过程常较快，可在

---

[1]　Centers for Disease Control and Prevention. Contact lens-related corneal infections—United States, 2005-2015. *MMWR Morb Mortal Wkly Rep*. 2016;65（32）:817-820

数周之内。棘阿米巴角膜炎的**潜伏期**目前不确定,可能从数天至数周不等。

　　诊断方法:福氏耐格里阿米巴感染,头颅 CT 平扫无明显异常,或仅有轻度脑水肿,增强扫描可见基底核和脑沟轻度脑膜强化。然而,这些变化对阿米巴感染并不特异。脑脊液压力通常升高(300mmH$_2$O 至大于 600mmH$_2$O),脑脊液检查提示多形核白细胞增多,蛋白浓度升高,糖浓度正常或降低。革兰氏染色细菌检查阴性。脑脊液湿抹片检查见活动的滋养体可诊断福氏耐格里阿米巴中枢神经系统感染。如果看到类似滋养体的结构,但未观察到运动性,则应使用吉姆萨、三色或瑞特染色法对脑脊液涂片进行染色确定滋养体,如阳性则不需要进行革兰氏染色。在尸检期间,可以在脑切片中看到滋养体,而不是包囊。疾病控制和预防中心(Centers for Disease Control and Prevention,CDC)的 DPDx(公共卫生关注寄生虫的实验室鉴定)的形态学专家可以对含有可疑阿米巴结构的显微图像进行评估。通过 CDC 可获得对 CSF 和活检材料进行的 PCR 和免疫荧光分析,以确定该生物体,并提供诊断和管理咨询服务。

　　对于棘阿米巴感染及狒狒巴拉姆希阿米巴感染,脑、肺及皮肤切片中可见滋养体及包囊。在棘阿米巴角膜炎的病例中,角膜刮片及共焦显微镜下角膜内可见病原体。在 GAE 患者中,脑脊液检查提示淋巴细胞增多,蛋白浓度升高,葡萄糖正常或轻度降低,但很难见到病原体。头颅 CT 及 MRI 提示单个或多个占位病变,环状强化,类似脑脓肿、肿瘤、脑血管意外或其他疾病。棘阿米巴培养方法同福氏耐格里阿米巴,免疫荧光及 PCR 检查可用于鉴别棘阿米巴及狒狒巴拉姆希阿米巴,CDC 均可进行这些检查。

　　治疗:目前认为早期诊断和联合高剂量的药物治疗对改善预后非常重要。如果疑诊福氏耐格里阿米巴脑膜脑炎,无须等待确诊检查结果即可开始治疗。脑脊液中发现病原体对可疑诊断具有重要价值,但仍需确诊检查。PAM 治疗尚无确定方案,两性霉素 B 联合其他药物治疗是可考虑选择。体外试验证实福氏耐格里阿米巴对两性霉素 B 敏感。米替福新已被批准用于利什曼病的治疗,CDC 不再为自生阿米巴感染患者提供米替福新治疗;米替福新在美国上市。有 4 名美国 PAM 幸存者,根据最近的病例,建议使用两性霉素 B、阿奇霉素、氟康唑、米替福新和利福平联合治疗。这些患者还接受地塞米松以控制脑水肿。

　　棘阿米巴及曼德利尔阿米巴感染尚无有效治疗。几名无中枢神经系统受累的棘阿米巴 GAE 和棘阿米巴皮肤感染患者已成功接受了多种药物方案的治疗,这些药物包括喷他脒、磺胺嘧啶、氟胞嘧啶、氟康唑或伊曲康唑(伏立康唑对巴拉姆西亚阿米巴属无活性)、复方磺胺甲噁唑,局部应用葡萄糖酸氯己定和酮康唑治疗皮肤损伤。伏立康唑、米替福新和阿奇霉素也可能对治疗棘阿米巴感染有一定价值。对于曼德利尔阿米巴感染的患者,除了手术切除中枢神经系统病变外,联合治疗,如喷他脒、磺胺嘧啶、氟康唑、阿奇霉素或克拉霉素,以及氟胞嘧啶,据报道是成功的。米替福新在体外对曼德利尔阿米巴感染有杀菌作用。

　　阿米巴角膜炎患者应接受眼科医生的评估。早期诊断和治疗预后良好。

　　住院患者隔离:建议标准预防措施。

　　控制措施:人们接触温暖淡水应保持警惕,有福氏耐格里阿米巴感染风险,以及发展成 PAM 的风险。尽管可通过熟知的方法限制暴露,例如避免呛水,但只有避免接触这样的水域相关的活动才可以预防耐格里阿米巴感染。通常不鼓励使用自来水进行鼻窦冲洗,冲洗时应使用沸腾过的水、无菌水或蒸馏水。目前没有关于如何避免棘阿米巴及曼德利尔阿米巴感染所致 GAE 的明确建议。避免棘阿米巴角膜炎,措施包括避免角膜损伤,例如高危活动时注意防护眼睛,隐形眼镜使用者应保持隐形眼镜卫生及消毒条件。经常更换隐形眼镜,戴隐形眼镜时避免游泳及沐浴。戴隐形眼镜的人群可查阅相关资料[①]。

（唐晓艳 译 李正红 校）

炭疽

临床表现:炭疽可由自然感染或各种形式的生物恐怖事件导致。感染的途径包括皮肤接触、吸入、食用和注射。炭疽的表现主要来自两种主要毒素,即致死毒素和水肿毒素。

皮肤炭疽占人类感染的 95%。初始表现为瘙痒性丘疹或小疱,2~6d 后扩大和溃烂,随后中央形成黑色焦痂。病变本身是无痛的,伴有周围组织水肿、充血,局部可有疼痛性肿大淋巴结。患者可能伴有发热。

肺炭疽经常致命,需要急诊处理。最初可能会出现发热、盗汗、干咳、胸痛、头痛、肌痛、全身乏力、恶心和呕吐的非特异性前驱症状,2~5d 后病情发展到暴发性阶段。有些病例可在前驱期和暴发期之间出现一段时间的缓解。暴发性表现包括低血压、呼吸困难、缺氧、脸色苍白,以及出血性纵隔淋巴结炎、出血性肺炎、出血性胸腔积液、菌血症、毒血症所导致的休克。大多数肺炭疽患者符合脓毒症标准,多达一半的患者发展为脑膜炎。在报告中发现的影像学异常包括大多数表现为胸腔积液,多达一半出现纵隔增宽,以及许多患者出现肺部浸润。

肠炭疽可表现为胃肠道或口咽两种不同的临床综合征。胃肠道型症状包括恶心、厌食、呕吐、发热,进而发展到严重腹痛、大量腹水、呕血、便血和肠黏膜出血。血液传播后可能会出现胃肠道多部位受累,但当疾病为原发性疾病时,往往会累及盲肠和回肠末端。口咽炭疽患者可能有吞咽困难,并伴有口咽后部坏死性溃疡。可能有明显单侧颈部肿胀,局部淋巴结肿大,发烧和脓毒症,常见凝血功能障碍。

注射性炭疽主要见于成人注射药瘾者,与炭疽污染的海洛因有关,目前在儿童中尚无报道。吸烟和吸食海洛因也是暴露途径。

任何感染途径都可能导致菌血症和脓毒症。肺炭疽、肠炭疽或注射性炭疽的患者应被视为患有系统性疾病。皮肤炭疽患者如果出现心动过速、呼吸急促、低血压、高热、低温或白细胞增多症,或出现累及头部、颈部和上半身的病变,或出现大的、水疱性、多发性的周围水肿,应被视为患有全身性疾病,炭疽性脑膜炎或出血性脑膜炎,可发生于任何系统性疾病的患者,可能没有任何其他明显的临床表现。因此,只要有临床表现,应首先腰椎穿刺以排除脑膜炎。经适当治疗的皮肤炭疽的病死率通常不到 2%,肺炭疽病死率通常为 45%,炭疽性脑膜炎的病死率为 92%。

病原学:炭疽杆菌是革兰氏阳性需氧菌,有包囊,产芽孢,非溶血性不动杆菌。炭疽杆菌有三个主要的毒力因子,即抗吞噬荚膜和两种外毒素(致命毒素和水肿毒素)。外毒素可导致出血、水肿和坏死的临床表现。

流行病学:炭疽是一种人畜共患病,最常侵犯家养和野生食草动物,在全世界范围的许多农村地区均可发生。炭疽杆菌孢子可以在土壤中存活数十年,摄入受孢子污染的植被或水,

---

① Centers for Disease Control and Prevention. Estimated burden of keratitis—United States,2010. *MMWR Morb Mortal Wkly Rep*. 2014;63（45）:1027-1030

成为牲畜或野生动物的潜在感染源。在易感宿主中,孢子成为可存活的细菌。人类的自然感染是通过接触受感染的动物或受污染的动物产品而发生的,包括尸体、兽皮、毛发、羊毛、肉和骨粉。在食用受感染动物的肉后,发生过肠炭疽的暴发。从历史上看,美国 95% 以上的炭疽病例发生在动物饲养或加工工厂。在美国,自然发生的人类炭疽的发病率从 20 世纪初的估计每年 130 例下降到 1979—2011 年的每年 0~2 例。2012—2018 年,美国仅确诊一例炭疽病例(皮肤型)。在使用受炭疽杆菌孢子污染的动物皮鼓制造商中,以及接触受孢子污染的动物皮鼓的人群中,发生了肺炭疽、皮肤炭疽和肠炭疽病例。欧洲已有报告称,海洛因吸食者存在严重的软组织感染,包括播散性全身感染。

炭疽杆菌最有可能被用作生物武器之一,原因如下:①它的孢子高度稳定;②孢子可通过呼吸途径感染;③肺炭疽感染具有极高的病死率。1979 年前苏联的军事微生物设施意外泄漏的炭疽杆菌孢子造成至少 69 人死亡。2001 年美国一起通过邮件故意传染炭疽事件中,22 例炭疽(11 例肺炭疽,11 例皮肤炭疽)中 5 例(45%)肺炭疽病例死亡。除了吸入感染,理论上将炭疽杆菌孢子置入食品或水源也存在健康卫生风险。在应用炭疽杆菌孢子进行生化恐怖袭击时,需要迅速反应及动员公共卫生资源[①]。

皮肤炭疽或肠炭疽的**潜伏期**一般为 1 周以内,罕见超过 2 周的报告。由于吸入肺中的孢子休眠及从肺中清除缓慢,肺炭疽的**潜伏期**可能会延长,人类为 2d 到 6 周,灵长类动物实验则为 2 个月。病变皮肤的渗液具有潜在传染性,但人际传播很少报道。肺炭疽和皮肤炭疽常发生在实验室工作人员中。

诊断方法:根据临床表现,应在州或地方卫生部门的协助下,进行血样、胸腔积液、脑脊液、组织活检标本、水疱液、焦痂标本、口咽部病变拭子、直肠拭子或大便的革兰氏染色、培养和 PCR 检测炭疽。急性血清可检测致死因子。只要有可能,应在抗菌治疗开始前进行测试,如果之前使用抗菌药物进行治疗,则不太可能通过培养进行分离,并且会降低血液和组织样本 PCR 测试的灵敏度。

传统的微生物学方法可以推定在临床实验室使用的常规琼脂培养基(血液和巧克力)上容易地分离出炭疽杆菌。可通过各州的实验室反应网络(Laboratory Response Network,LRN)对疑似炭疽杆菌分离株进行最终鉴定。可通过国家卫生部门和 CDC 进行炭疽的其他诊断检测,包括通过 PCR 检测样本中的细菌 DNA、免疫组织化学(一种酶免疫分析法,该酶免疫分析法可测量配对血清中针对炭疽杆菌保护性抗原的 IgG 抗体),以及基质辅助激光解吸电离-飞行时间(matrix-assisted laser desorption/ionization-time-of-flight,MALDI-TOF)质谱分析(用于测量血清中的致死因子活性)。商用酶联免疫吸附测定可用于筛查,但不能用于确诊。该检测方法检测临床病史或症状与炭疽感染一致的个人血清中炭疽杆菌保护性抗原蛋白抗体。对疑似肺炭疽患者的临床评估应包括胸部 X 线检查和/或计算机体层成像,以评估纵隔增宽、胸腔积液和/或肺浸润。在可行的情况下,应对患有任何类型炭疽的系统性疾病患者进行腰椎穿刺,以排除脑膜炎并指导治疗。

---

① Centers for Disease Control and Prevention. Clinical framework and medical countermeasure use during an anthrax mass-casualty incident:CDC recommendations. *MMWR Recomm Rep.* 2015;64(RR-4):1-22

治疗 [1][2]：对高度怀疑的炭疽患者应迅速给予适当的抗生素治疗和重症监护支持，对炭疽的有效治疗至关重要。目前推荐的炭疽治疗方案并未进行对照试验来验证其效果，临床经验有限。病例报告表明，自然发生的局限性或非复杂性皮肤炭疽单一口服抗菌药物7~10d有效。一线药物包括环丙沙星（或氟喹诺酮）或多西环素；如果分离证实青霉素敏感，可采用青霉素或克林霉素，可能见于环境感染情况。对于在生化袭击中获得皮肤炭疽，成人或儿童无证据支持系统性疾病，推荐应用环丙沙星[30mg/(kg·d)，口服，儿童分成2次/d，不超过1 000mg/d]或多西环素[100mg，口服，8岁以上儿童2次/d；8岁以下儿童4.4mg/(kg·d)，口服，分成2次/d]，直到药敏试验结果回报。多西环素的使用与患者年龄无关。由于有孢子在纵隔淋巴结休眠的风险，抗菌治疗应持续共60d，以提供暴露后预防，同时结合疫苗接种。

在体外数据和动物研究的基础上，推荐环丙沙星30mg/(kg·d)，静脉注射，每8小时1次，总量不超过每次400mg，它是治疗各种形式的系统性炭疽的多药物治疗防范中的首选药物。再根据药敏结果调整抗生素的应用。左氧氟沙星和莫西沙星被认为等价于环丙沙星。肺炭疽或其他全身性炭疽感染病例应怀疑脑膜受累，脑膜炎的治疗需要应用能透过血脑屏障的药物。建议在应用环丙沙星的同时加入至少2种能透过血脑屏障的药物。1种杀菌药物联合蛋白合成抑制药物理论上有益。美罗培南被推荐为二线杀菌药物。如果美罗培南不可用，可考虑多利培南或亚胺培南/西司他汀。如果菌种敏感，青霉素或阿莫西林具有相同效果。如果怀疑中枢神经系统感染，推荐利奈唑胺作为首选蛋白合成抑制剂，克林霉素和利福平可作为替代药物。

如果排除了脑膜炎，中枢神经系统通透性降低，治疗可以包括2种抗菌药物，包括1种杀菌药物和1种蛋白合成抑制药物。这种情况下，克林霉素是优选的蛋白合成抑制药物，利奈唑胺、多西环素和利福平备选。环丙沙星是首选杀菌药物，美罗培南、左氧氟沙星、亚胺培南/西司他汀和万古霉素是可接受的替代药物。如果菌种敏感，青霉素或阿莫西林为等效替代药物。头孢菌素类和复方磺胺甲噁唑因其内在性耐药而不建议使用。

根据患者情况，治疗应持续至少14d或更长，当疾病进展控制和临床症状改善时可由静脉改为口服治疗。在生物袭击相关的皮肤或全身性炭疽或暴露于其他形式的孢子时患者有肺部孢子休眠的风险。在这些情况下，抗菌药物治疗应持续60d提供暴露后预防，同时接受疫苗接种。

患者存在炭疽全身表现，如发热、休克和播散到其他器官，在咨询CDC后，可考虑应用炭疽特异性免疫球蛋白或抗炭疽杆菌单克隆抗体[奥比妥昔单抗（obiltoxaximab）或拉西巴单抗（raxibacumab）]，支持对症治疗很重要。此外，对于炭疽伴有胸腔积液或腹腔积液的患者，应进行积极的引流，引流可改善预后。由于头颈部皮肤炭疽伴随气道梗阻性疾病，需要密切监测气道窘迫。

住院患者隔离：推荐标准的预防措施。此外，接触皮肤炭疽脓液应采取相应预防措施，皮

① Bradley JS，Peacock G，Krug SE，et al；American Academy of Pediatrics，Committee on Infectious Diseases，Disaster Preparedness Advisory Council. Clinical report：Pediatric anthrax clinical management. *Pediatrics*. 2014；133（5）：e1411-e1436

② Hendricks KA，Wright ME，Shadomy SV，et al. Centers for Disease Control and Prevention expert panel meetings on prevention and treatment of anthrax in adults. *Emerg Infect Dis*. 2014；20（2）

肤病变在开始合适的抗菌治疗 24h 内应保持无菌,照护者患上炭疽的风险很小。污染的敷料和床上用品应焚烧或蒸汽灭菌(121℃,30min)以破坏孢子。使用美国国家环境保护局注册的医院级别消毒剂完成患者房间的最终消毒,同时遵守所有患者消毒的程序标准。对全身性炭疽患者进行尸检时需要特别的预防措施。

控制措施: BioThrax[炭疽吸附疫苗(Anthrax Vaccine Adsorbed,AVA)],是美国唯一授权用于人类的预防炭疽疫苗,由无细胞培养滤液制成。AVA 的有效性是基于动物研究,明矾沉淀前体和 AVA 的单一对照试验,由人类得到观测数据,以及从人类和其他哺乳动物得出免疫原性数据。在制造厂工人的对照试验中,AVA 可预防 93% 的皮肤炭疽和肺炭疽。AVA 的不良事件通常是局部注射部位反应与罕见的全身症状,包括发热、发冷、肌肉疼痛和过敏。

2014 年 CDC 更新暴露生物袭击后的建议。在暴露炭疽孢子后,公共卫生当局建议提供 10d 疗程的抗菌预防,包括可能暴露孢子的儿童。在 10d 内,公共卫生当局决定哪些人具有明确的暴露史,需要另外的抗菌暴露后预防和 3 次炭疽疫苗接种。

暴露前预防仅推荐用于有持续感染风险的特定人群。

18 岁以上未接种过炭疽疫苗者的暴露后管理包括 60d 的预防性抗生素结合 3 剂皮下 AVA(暴露后 0 周、2 周和 4 周)。AVA 未获许可在妊娠妇女中应用;在高度怀疑吸入炭疽杆菌孢子时,妊娠则不再是暴露后预防的禁忌。AVA 未获许可应用于儿童,也没有儿童研究;然而,若有足够的证据支持,在获得专业委员会支持和适当的知情同意后,FDA 支持儿童使用 AVA。所有暴露的 6 周及以上儿童除 60d 的抗菌药物化学预防外,应在 0 周、2 周和 4 周接种 3 剂 AVA。儿童疫苗接种方式推荐为皮下注射。6 周以下的暴露儿童应立即开始抗菌预防,但接种疫苗应推迟到满 6 周岁后。

对成人和儿童的暴露后预防,在获得炭疽杆菌感染的药敏结果前,环丙沙星和多西环素均为一线抗菌药物。左氧氟沙星和克林霉素是适用暴露后预防的二线药物。应用左氧氟沙星超过 28d 的安全数据有限,因此,只在利大于弊时选用左氧氟沙星。一旦确定青霉素对病原菌敏感(最低抑菌浓度≤0.125μg/mL),公共卫生当局建议儿童的抗生素治疗应改为口服阿莫西林。由于缺乏阿莫西林用于治疗炭疽剂量的数据(以及相关的高病死率),美国儿科学会建议较大的口服阿莫西林剂量,75mg/(kg·d),分 3 次,间隔 8h(每次剂量不超过 1g)。头孢菌素类和复方磺胺甲噁唑因内在性抗药不应被用于炭疽感染的预防。

报告:炭疽符合美国国务院和地区流行病学家指定的全国范围内应立即报告疾病的定义,因此,每个疑似病例都应立即报告给当地卫生部门。

(唐晓艳 译　李正红 校)

虫媒病毒

虫媒病毒包括科罗拉多蜱传热病毒、东部马脑炎病毒、哈特兰病毒、基孔肯亚病毒、乙型脑炎病毒、拉克罗斯病毒、波瓦生病毒、圣路易斯脑炎病毒、森林脑炎病毒和黄热病毒。

临床表现:大多数虫媒病毒感染均为亚临床感染,症状性感染通常表现为三种临床特征中的一种,即全身发热性疾病,神经侵袭性疾病,或出血热(表 3.1)。

表 3.1　美国和国际虫媒病毒疾病的临床表现

病毒	全身发热表现	神经侵袭性表现 [a]	出血热
美国			
科罗拉多蜱传热病毒	有	罕见	无
东部马脑炎病毒	有	有	无
哈特兰病毒 [b]	有	无	无
Jamestown Canyon 脑炎病毒	有	有	无
拉克罗斯病毒	有	有	无
波瓦生病毒	有	有	无
圣路易斯脑炎病毒	有	有	无
西尼罗病毒	有	有	无
国际			
基孔肯亚病毒 [c]	有	罕见	无
登革病毒 [c]	有	罕见	有
乙型脑炎病毒	有	有	无
森林脑炎病毒	有	有	有
黄热病毒	有	无	有
寨卡病毒 [c]	有	有	无

[a] 脑膜炎、脑炎或脊髓炎。

[b] 截至 2019 年,没有记录到儿科感染;然而,对儿童的测试受到限制。

[c] 在美国领土(波多黎各、美属维尔京群岛、美属萨摩亚)周期性暴发的地方病;先前在佛罗里达州和得克萨斯州发现了基孔肯亚病毒、登革病毒和寨卡病毒的当地蚊媒传播;先前在夏威夷州也发现了登革病毒的本地传播。

- **全身发热性疾病**。多数虫媒病毒感染都可导致全身性发热症状,如头痛、关节痛、肌痛和皮疹。一些病毒引起典型的临床表现,如神经侵袭性疾病(如西尼罗病毒)、严重多关节疼痛(如基孔肯亚病毒)、血小板减少症和白细胞减少症(如哈特兰病毒),或黄疸(如黄热病毒)。有些虫媒病毒感染后可能会有长达数周的疲劳、不适和衰弱症状。

- **神经侵袭性疾病**。许多虫媒病毒感染可导致神经侵袭性疾病,包括无菌性脑膜炎、脑炎或脊髓炎。也可能出现不太常见的神经系统表现(如吉兰-巴雷综合征)。神经系统症状出现前通常可出现类似全身发热性疾病的前驱症状,根据感染病毒种类及病情轻重可能出现不同的神经系统症状,包括呕吐、颈强直、精神状态改变、癫痫或局灶性神经缺陷。一些病毒(如西尼罗病毒和乙型脑炎病毒)可导致急性松弛性瘫痪综合征,可伴有脑膜脑炎,或作为独立的表现。疾病的严重程度和远期预后情况与病原体种类、宿主的基本特征(如年龄、免疫状态)及现有的医疗条件均有关系。

- **出血热**。登革病毒和黄热病毒可导致出血热。患者经过几天非特异性的发热症状后可产生明显的出血的迹象(如瘀点、瘀斑、鼻出血、牙龈出血、呕血和便血)和休克(如末梢循环不良、氮质血症、心动过速、低血压)。黄热病毒引起的出血热和休克的病死率很高,可与啮齿类动物传播的出血热(如阿根廷出血热、玻利维亚出血热和拉沙热)或由埃博拉病毒和马尔堡病毒引起的出血热相混淆。虽然登革热可能与严重出血有关,但休克主要是由于毛细血管渗漏综合征,如果通过适当的液体疗法,恢复率较高。有关导致出血热表现的其他潜在感染的信息,请参阅登革热,沙粒病毒引起的出血热,布尼亚病毒引起的出血热和相关综合征,丝状病毒引起的出血热——埃博拉病毒和马尔堡病毒。

病原学: 虫媒病毒是 RNA 病毒,主要由被感染的节肢动物(蚊子、蜱、白蛉及叮咬蚊虫)叮咬传播给人类。已知有 100 多种虫媒病毒引起人类疾病。引起人类患病的虫媒病毒主要有黄病毒科(黄病毒属),披膜病毒科(甲病毒属),布尼亚病毒(属布尼亚病毒科)和白细病毒科(白蛉病毒属)。此外,呼肠孤病毒科(科罗拉多壁虱热病毒属)也可引起人类患病(如科罗拉多蜱传热)(表 3.2)。

表 3.2　美国部分地区和国际虫媒病毒疾病的属、地理位置和病媒生物

病毒	属	美国	美国以外	病媒生物
美国				
科罗拉多蜱传热病毒	科罗拉多壁虱热病毒	落基山脉和西部	加拿大西部	蜱
东部马脑炎病毒	甲病毒	东部和海湾	加拿大、中南美洲	蚊
哈特兰病毒	白蛉病毒	中部及东南部	无	蜱
Jamestown Canyon 脑炎病毒	布尼亚病毒	广泛分布	加拿大	蚊
拉克罗斯病毒	布尼亚病毒	中西部和阿帕拉契亚	加拿大	蚊
波瓦生病毒	黄病毒	东北和中西部	加拿大和俄罗斯	蜱
圣路易斯脑炎病毒	黄病毒	广泛分布	美国籍	蚊
西尼罗病毒	黄病毒	广泛分布	美国籍、欧洲、非洲、亚洲	蚊
国际				
基孔肯亚病毒	甲病毒	输入和周期性地区传播[a]	热带和亚热带地区	蚊
登革病毒	黄病毒	输入和周期性地区传播[a]	热带和亚热带地区	蚊
乙型脑炎病毒	黄病毒	仅输入	亚洲	蚊
森林脑炎病毒	黄病毒	仅输入	欧洲、亚洲北部	蜱
黄热病毒	黄病毒	仅输入	南美、非洲	蚊
寨卡病毒	黄病毒	输入和周期性地区传播[a]	热带和亚热带地区	蚊

　　[a] 在美国领土(波多黎各、美属维尔京群岛、美属萨摩亚)周期性暴发的地方病;先前在佛罗里达州和得克萨斯州发现了基孔肯亚病毒、登革病毒和寨卡病毒的当地蚊媒传播;先前在夏威夷州也发现了登革病毒的本地传播。

流行病学: 大部分虫媒病毒在鸟类或哺乳动物和节肢动物之间循环传播。人类和家畜通常被称为"死亡终端"宿主,偶尔会被感染。但基孔肯亚病毒、登革病毒、黄热病毒和寨卡病毒,可以通过人-节肢动物-人进行传播(人源性感染)。对于其他虫媒病毒,人体不能产生持续的或足够高水平的病毒血症,故不能由人向节肢动物进行传播。虫媒病毒直接人际传播可通过输血、器官移植、宫内感染、围产期感染及母乳喂养方式进行。在实验室和职业环境中,经皮肤、黏膜或气溶胶接触某些虫媒病毒的传播很少发生。

　　在美国,虫媒病毒感染主要发生在蚊子和蜱活跃的春末至秋初。每年美国本土和输入性虫媒病毒感染性疾病均有较大差别,对轻症疾病的诊断不足使准确确定病例数变得困难。

　　一般来说,对于大多数虫媒病毒感染性疾病,成人发生重症感染的风险高于儿童,但拉克罗斯病毒感染的儿童出现严重神经系统症状,并遗留长期后遗症的风险最大。东部马脑炎病毒感染较少引起发病,但一旦感染,病死率高,所有年龄组患者病死率均可高达 40%。

　　虫媒病毒感染的**潜伏期**通常为 2~15d,免疫功能不全患者及蜱传病毒(如科罗拉多蜱传热病毒、波瓦生病毒和森林脑炎病毒)感染潜伏期可能更长。

　　诊断方法:最常采用检测血或脑脊液中病毒特异抗体方法诊断虫媒病毒感染。急性期血清标本应检测病毒特异性 IgM 抗体。结合临床和流行病学,IgM 阳性检测具有良好的诊断预测价值,但可能与来自同一种属的虫媒病毒发生交叉反应(如西尼罗病毒和圣路易斯脑炎病毒,两者都是黄病毒)。大多数感染可于发病后 3~8d 检测到特异性 IgM,并可持续 30~90d,但也有 IgM 抗体阳性持续更长时间的记录,尤其是西尼罗病毒和寨卡病毒。因此,IgM 阳性检测结果偶尔也可能提示既往感染。发病 10d 内的血清样本可能会出现 IgM 假阴性,故应该重复检测恢复期血清抗体。IgG 抗体多于 IgM 抗体后不久出现,并可持续数年。可以应用蚀斑减少中和试验(plaque-reduction neutralization test,PRNT)检测病毒特异性抗体。间隔 2~3 周分别采集急性期和恢复期血样进行检测,若特异性中和抗体出现四倍或更高的增高,则可以确诊近期感染,也可以用于鉴别交叉感染。在曾接受过免疫接种或被同一病毒科中其他病毒感染过的患者,通过 IgM 及中和试验检测出来的交叉反应性抗体可能会给诊断带来困难。某些虫媒病毒(如科罗拉多蜱传热病毒和哈特兰病毒)免疫反应可能延迟,IgM 抗体可能在发病后 2~3 周后才出现,病毒特异性中和抗体要 1 个月后才出现。严重免疫抑制的患者(如接受过实体器官移植或近期化学治疗的患者)可能有延迟或减弱的血清学反应,在这些情况下可能需要进行核酸扩增试验(nucleic acid amplification test,NAAT)。所以,在分析血清学检测结果时,免疫接种史、症状出现日期及病区流行的与之产生血清学交叉反应的其他病毒种类均需要考虑到。

　　也可使用急性期血清、脑脊液或组织标本进行病毒培养和 RNA 核酸扩增试验(NAAT)。在疾病早期容易通过培养或 NAAT 方法检出虫媒病毒,包括科罗拉多蜱传热病毒、登革病毒、哈特兰病毒、黄热病毒和寨卡病毒。对于其他虫媒病毒,由于病毒血症持续时间相对较短,即使在临床病程早期,这些检测结果也往往为阴性。免疫组织化学染色可以检测特定组织中的病毒抗原。

　　治疗:所有虫媒病毒感染主要靠支持疗法。虽然也曾尝试应用多种治疗方法去治疗一些虫媒病毒感染,但均未见特殊疗效。

　　住院患者隔离:建议执行标准的隔离预防措施。

　　控制措施:在疫区减少疾病传播途径对于减少感染发生至关重要。使用某些个人防护策略可以帮助减少人类患病的风险,包括使用杀虫剂,户外活动时穿着长裤和长袖衬衫,住在有空调的房间,在虫媒繁殖高峰期限制户外活动。另外,可以通过对献血血液、捐赠器官病毒检测及免疫接种等措施来预防选择性虫媒病毒感染。美国对于献血血标本进行西尼罗病毒和寨卡病毒筛查。尽管一些虫媒病毒可以通过母乳传播,但此类报道尚为罕见。因为与婴儿患病风险相比,母乳喂养似乎有更多的好处,所以即使虫媒病毒疾病流行区亦应该鼓励母亲坚持母乳喂养。CDC 发表了预防性传播指南。

　　美国目前已有疫苗来预防旅游相关的黄热病和乙型脑炎。

黄热病疫苗[①]。除非禁忌,建议所有年龄9个月及以上在流行区生活或去流行区旅行的人均接种黄热病疫苗,国际法规要求前往和来自某些特定国家也需要接种黄热病疫苗。年龄6个月以下婴儿因有患疫苗相关性脑炎的风险,不宜接种。年龄6~9个月婴幼儿是否接种疫苗需要仔细权衡暴露风险与疫苗相关性脑炎风险。

因为单次接种疫苗保护时间长,大部分旅行者不需要加强接种黄热病疫苗。然而,部分人群建议再次接种[如初次接种时妊娠的妇女、造血干细胞移植患者、人类免疫缺陷病毒(human immunodeficiency virus,HIV)感染者],较其他受种者,此类人群可能无法产生较强或持续的对黄热病疫苗的免疫反应。另外,部分人群感染黄热病风险更高,他们由于位置或旅行时间或更易暴露于毒力强的病毒(如实验室工作人员),可能需要更多的剂量。

黄热病疫苗是在鸡胚胎中产生的活病毒疫苗,因此,不推荐鸡蛋及鸡肉蛋白质过敏者和免疫功能不全者接种此疫苗。疫苗包装说明书中描述了为严重鸡蛋过敏患者接种疫苗的程序。通常来说,能吃鸡蛋或蛋制品的人可以接种疫苗。妊娠期和哺乳期妇女接种黄热病疫苗时应慎重考虑,因为曾有在疫苗接种后宫内感染或母乳喂养传播的罕见报道。除非疫区暴露不可避免、暴露的风险大于免疫接种的风险,妊娠期或哺乳期的妇女可以签署医疗豁免书,免除黄热病的预防接种。

乙型脑炎疫苗[②]。对于大多数到亚洲旅行的游客,乙型脑炎病毒感染风险较低,但根据不同旅游地点、旅行持续时间、季节和活动感染风险亦有所不同。所有到乙型脑炎流行国家的游客都应被告知可能有乙型脑炎病毒感染风险,以提前做好个人防护措施从而减少蚊虫叮咬的风险。对于易感游客,乙型脑炎疫苗可进一步减少感染风险。美国CDC建议在病毒流行季节到流行区1个月或更长时间的游客均应接种乙型脑炎疫苗。也建议乡村游短期旅行者,或活动/行程中乙型脑炎病毒暴露风险较大者接种乙型脑炎疫苗。

在美国绿猴肾细胞培养来源的灭活乙型脑炎疫苗被批准用于成人及2月龄以上儿童进行免疫接种。首次免疫接种分2次:对于18岁以下和65岁以上的人,间隔28d;对于18~65岁的人,间隔7~28d。2月龄至2岁儿童剂量为0.25mL,成人和3岁以上儿童剂量为0.5mL。对于成人和儿童,首次免接种后1年或更长时间后如再有乙型脑炎病毒暴露风险,应给予加强免疫1次。

没有关于乙型脑炎疫苗效果的数据。该疫苗能够诱导人体产生病毒中和抗体,并在证实了其安全性后被批准使用。在对美国超过100万剂的被动上市后监测中,没有发现安全问题。

其他虫媒病毒疫苗。四价登革热减毒活疫苗已在拉丁美洲、亚洲和欧洲的数个国家获得许可。2018年,世界卫生组织(World Health Organization,WHO)发布了一项修订建议,根据血清学检测,该疫苗只应提供给之前接触过登革病毒的患者。2019年,FDA批准登革热用于9岁至16岁的人群,这些人群有登革病毒感染的实验室证据且生活在地方性感染地区。

欧洲和亚洲的一些地方病流行国家提供了几种森林脑炎病毒疫苗,但美国没有这种疫苗。基孔肯亚病毒和寨卡病毒疫苗正在研发中。

报告:虫媒病毒感染性疾病是全国范围内要求上报的疾病,应及时报告给当地卫生部门。

---

① Centers for Disease Control and Prevention. Yellow Fever ACIP Vaccine Recommendations

② Hills SL,Walter EB,Atmar RL,Fischer M. Japanese encephalitis vaccine:Recommendations of the Advisory Committee on Immunization Practices(ACIP). *MMWR Recomm Rep* 2019;68(RR-2):1-33

由于实验室确认的挑战和缺乏积极监测,这些疾病的诊断不足很常见,这表明实际病例数可能要高得多。因为某些虫媒病毒(如基孔肯亚病毒、登革病毒、寨卡病毒和黄热病毒)急性期感染患者可能保持较高的传染性,这类患者可能会增加人-蚊-人传播风险,所以需要及时上报。

(唐晓艳 译　李正红 校)

溶血隐秘杆菌感染

临床表现:溶血性隐秘杆菌引起的急性咽炎常常是非特异的,不易与 A 群链球菌感染所引起的急性咽炎相区别。常表现为发热、咽渗出物、淋巴结肿大、皮疹、瘙痒,而上腭瘀斑及草莓舌不常见。在所有报告病例中,半数出现斑丘疹或猩红热样皮疹,由四肢远端的伸面开始出现,向心性地蔓延至胸部和背部,面部、手掌和脚掌除外。多数病例于咽痛出现后 1~4d 出现皮疹,也有少数病例皮疹在咽炎前出现。呼吸道感染表现酷似白喉,包括膜性咽炎,扁桃体周围和咽部脓肿。皮肤和软组织感染包括慢性溃疡、蜂窝织炎、甲沟炎以及伤口感染。侵袭性感染的报告很少,包括 Lemierre 综合征、菌血症、脓毒症、心内膜炎、脑脓肿、眼眶蜂窝织炎和化脓性关节炎。未报告非化脓性后遗症。

病原学:溶血隐秘杆菌是一种革兰氏阳性到革兰氏染色不定,过氧化氢酶阴性,弱抗酸性,兼性厌氧,外形细长,有时呈棒状的杆菌。

流行病学:人类是溶血隐秘杆菌的主要传染源,传播方式为人与人之间传播,通过呼吸道飞沫或分泌物传染。重症感染常发生在免疫功能低下的人群中。咽炎主要发生在青少年和年轻人中,很少见于幼儿。据估 0.5% 咽部感染和 15~25 岁人群中 2.5% 急性咽炎由溶血隐秘杆菌导致。鼻咽部和无症状人群中很难分离出细菌。通过家庭研究推测人-人传播可能。

潜伏期尚不清楚。

诊断方法:溶血隐秘杆菌可在富血琼脂生长,但菌落小,溶血谱窄,并且可能在 48~72h 内不可见。溶血隐秘杆菌在咽炎的常规 A 族链球菌抗原检测时结果呈阴性。较常用羊血琼脂,应用兔或人血琼脂可培养出较大的菌落,溶血带也更宽,从而提高检测阳性率。也可通过加入 5% 的二氧化碳加强培养效果。常规的咽喉分泌物培养是接种到羊血琼脂中,如果实验室工作人员没有经过培训来寻找溶血隐秘杆菌,则可能漏诊。在血液琼脂平板上菌落下形成典型的凹坑。已确定两个生物型的溶血隐秘杆菌:粗糙生物型主要见于呼吸道感染,光滑生物型常见于皮肤和软组织感染。

治疗:咽炎患者的最佳治疗尚未确定,症状可以在不使用抗生素治疗的情况下缓解。红霉素和阿奇霉素为治疗溶血隐秘杆菌引起的扁桃体咽炎的首选药物,但没有前瞻性治疗试验数据支持。大环内酯类、克林霉素、头孢菌素、环丙沙星、万古霉素和庆大霉素在体外对溶血隐秘杆菌有效。也有应用青霉素治疗咽炎失败的报道,这可能是由于青霉素耐药或病原菌存在于细胞内。复方磺胺甲噁唑通常耐药。在极少数播散性感染的病例,应进行药敏试验,在等待结果的同时,最初的经验性联合治疗可以使用肠外 β-内酰胺类药物,加或不加庆大霉素或大环内酯类药物,如果怀疑梭形杆菌感染,则考虑使用甲硝唑。

住院患者隔离:推荐采用标准预防措施。

控制措施:无。

(唐晓艳 译　李正红 校)

人蛔虫感染

临床表现:大部分人蛔虫感染无明显症状,中重度感染可能导致营养不良、生长迟缓及非特异性的胃肠道症状。在幼虫的迁徙阶段,可能发生急性一过性肺炎(Löffler 综合征),同时伴有咳嗽、胸骨后不适、呼吸急促、发热及显著的嗜酸性粒细胞增多症。严重感染常伴发急性肠梗阻。儿童由于肠腔细小,需要排出大量虫体,更易发生肠梗阻。虫体较多时也会影响儿童的营养状况、智力发育、认知能力和成长。除肠壁穿孔外,虫体迁徙可以引起腹膜炎,胆总管梗阻引起胆绞痛、胆管炎或胰腺炎。在应激情况(如发热、生病或麻醉)或驱虫药作用下成虫受刺激也可发生迁徙。

病原学:接触受污染的泥土,吞咽下受精卵后,虫卵在小肠中孵化,穿透黏膜,通过门脉血流运送至肝及肺。迁徙至气道,幼虫通过支气管树上升至咽部,再次咽下,在小肠内发育为成虫。雌性线虫每天大约产 200 000 个虫卵,排到粪便中,蛔虫受精卵需要在土壤中孵化才具有感染性。成虫可在小肠肠腔存活长达 18 个月,雌性成虫比雄性成虫要长,大约长 40cm,直径 6mm。

流行病学:蛔虫是最常见的人类肠腔线虫(圆线虫),全世界约有 8 亿人感染。蛔虫感染在资源有限的发展中国家常见,包括卫生条件差的农村及城市。不发生直接人-人传播。猪蛔虫类似于蛔虫,也会引起人类疾病,并且与养猪和使用猪的粪便作为肥料有关。

潜伏期(从摄入受精卵至发育为产卵的成虫)为 9~11 周。

诊断方法:常规采用光学显微镜检测新鲜粪便有无虫卵。感染人群通过直肠、鼻、口腔及呕吐物排出成虫。成虫检测可通过腹部 CT 扫描或超声检查胃肠道或胆管系统进行,表现为口服对比剂后的充盈缺损。

治疗:目前阿苯达唑(单剂量与食物同服)、甲苯咪唑(单次剂量或每日 2 次连用 3d)和双羟萘酸噻嘧啶是蛔虫病的一线治疗药物。伊维菌素(空腹单次服用)和硝唑尼特是另一种选择。治愈率从双羟萘酸噻嘧啶的 90% 到阿苯达唑的 100% 不等。尽管目前广泛使用阿苯达唑治疗土壤传播的线虫感染(包括蛔虫病),但实际上 FDA 并未批准阿苯达唑、双羟萘酸噻嘧啶、伊维菌素和硝唑尼特用于治疗蛔虫病。研究表明阿苯达唑在 1 岁的儿童中可安全使用。伊维菌素在体重低于 15kg 的儿童及妊娠妇女中安全性尚不确定。可以在驱虫后约 2 周重新进行粪便检查来观察治愈情况,治疗结束 2~3 个月后复查大便标本(寻找对驱虫药耐药的幼虫),仍感染的患者可再次治疗,首选阿苯达唑或甲苯咪唑多剂量方案,并探讨反复感染的原因。

小肠梗阻的保守治疗包括鼻胃管吸引、静脉补液及电解质补充,在驱肠虫药治疗之前可能缓解大部分症状。口服或通过鼻胃管使用矿物油或泛影葡胺和泛影酸钠溶液可以使蠕虫团块松弛。内镜逆行胰胆管造影已成功用于清除胆管树中的虫体。肠道和胆道梗阻保守治疗无效或穿孔继发肠扭转或腹膜炎需手术干预。

住院患者隔离:建议标准隔离措施。

控制措施:人类粪便清洁处理可预防传染。在未处理人粪便的土地上种植的蔬菜,食用前必须充分煮熟。

在感染率大于 20% 的地区,为控制蛔虫病和其他泥土传播的寄生虫疾病,WHO 建议高危人群,尤其是学龄前和学龄期儿童和孕妇(孕早期)采用预防性药物治疗(每年 1 次或 2 次阿苯达唑或甲苯咪唑)。高患病率地区再感染很常见。需要其他的公共卫生措施来根除感染,包括改善卫生条件,安全饮用水和健康教育。

曲霉病

临床表现:曲霉病主要表现为 5 种临床症状,包括侵袭性曲霉病,肺曲霉球,变应性支气管肺曲霉病,变应性鼻窦炎和慢性曲霉病。呼吸道定植很常见。临床表现和严重程度取决于宿主免疫状态(免疫缺陷或特应性)。

- 侵袭性曲霉病绝大多数发生在免疫功能低下、长期中性粒细胞减少症、吞噬细胞功能受损(如慢性肉芽肿病)、移植物抗宿主病或接受 T 细胞免疫抑制治疗[如糖皮质激素、钙调磷酸酶抑制药、肿瘤坏死因子(tumor necrosis factor,TNF)-α 抑制剂]的人群。儿童患病的高危人群包括新发的急性髓细胞性白血病、再发的血液系统恶性疾病、再生障碍性贫血、慢性肉芽肿病患者和同种异体造血干细胞移植受者以及特定的实体器官移植者(如心脏、肺移植)。疾病主要累及肺、鼻窦、神经系统或皮肤黏膜,少数可表现为心内膜炎、骨髓炎、脑膜炎、眼部或眼眶感染、食管炎等。侵袭性曲霉病的特点是血管壁受损导致的血栓形成并广泛播散,偶见血管壁坏死导致的大量出血,而慢性肉芽肿病合并曲霉病的患者临床表现独特,较少出现血管壁破坏。在重症流行性感冒重症监护患者中,无论是否有潜在的免疫功能低下,均有侵袭性曲霉病的报道。

- 免疫功能正常的儿童受曲霉感染主要表现为非变应性定植,包括肺曲霉球与耳曲霉病两种。肺曲霉球患儿多数存在潜在的肺部疾病,如囊性纤维化或肺结核。肺曲霉球定植于原先存在的肺空洞或支气管囊肿,而不侵犯肺组织。耳曲霉病患儿表现为慢性中耳炎,外耳道定植的真菌垫可产生黑色分泌物。

- 变应性支气管肺曲霉病是一种过敏性肺部疾病,患者表现为发作性喘息、咳棕色黏液痰栓、低热、嗜酸性粒细胞增多及一过性肺浸润。这种形式的曲霉病最常见于免疫功能正常的哮喘或囊性纤维化患儿,可以触发哮喘发作。

- 变应性鼻窦炎是一种因曲霉定植而发生的过敏反应,比变应性支气管肺曲霉病相对少见。变应性鼻窦炎多发生于既往鼻窦炎反复发作或鼻息肉及既往鼻窦手术者。变应性鼻窦炎典型表现为流黑涕的慢性鼻窦炎,不同于侵袭性曲霉鼻窦炎。

- 慢性曲霉病发生于无免疫缺陷或轻度免疫缺陷的患者,尽管多应用糖皮质激素,但这些患者通常都有潜在的肺部疾病。慢性曲霉病的诊断需要至少 3 个月的肺部症状或慢性病程或进行性加重的影像学异常,同时伴有曲霉 IgG 浓度升高或其他微生物学证据。由于曲霉特殊的属性,单独的阳性痰培养结果并不能确诊。

病原学:曲霉在潮湿腐烂的植被和土壤中广泛存在和繁殖。侵袭性曲霉病最常见的(>75%)致病菌为烟曲霉,其次为黄曲霉。其他包括土曲霉,构巢曲霉及黑曲霉,也可导致人类侵袭性感染。构巢曲霉是慢性肉芽肿病患者中第二常见的霉菌,在这种特定宿主中几乎均为侵袭性感染,其行为特征具有侵袭性,包括肺部感染侵入胸壁并伴有继发的骨髓炎和胸壁脓肿。对抗真菌剂有抗药性的新兴曲霉近来受到越来越多的关注,例如烟曲霉,它具有对唑类抗真菌剂的获得性抗性突变;土曲霉对两性霉素 B 具有抗性;白曲霉通常对大多数抗真菌剂有抗药性(表 4.7)。

流行病学:主要传播途径是吸入来自多种环境(植物、蔬菜、建筑物或拆除物来源的灰尘)中的霉菌孢子、土壤、水源(如淋浴喷头)感染。移植受者中性粒细胞减少或移植物抗宿主病治疗期间是疾病发病率最高的时期。实体器官移植受者移植后约 6 个月或免疫抑制增强期间的风险最高。在免疫功能低下的宿主中使用受污染的大麻后会患病。医院附近存在建筑工地或通风不当曾引起住院期间易感者暴发侵袭性肺曲霉病,但与医疗保健相关的肺曲霉病的病原来源通常未知。皮肤曲霉病的发生频率较低,通常发生在皮肤损伤部位,例如静脉导管部位(包括新生儿)、外伤接种部位以及与封闭性敷料、烧伤或手术相关的部位。皮肤擦伤或皮肤伤口直接传播一般很少发生,且人与人之间不会相互传播。

潜伏期尚不明确,而且可能具有可变性。

诊断方法:显微镜检经过 10% 氢氧化钾湿化处理或六胺银染色的组织或支气管肺泡灌洗液标本发现呈 Y 形分叉的有隔菌丝,可提示曲霉感染。明确诊断需要分离出曲霉或使用特定试剂进行分子检测。血液分离培养曲霉很少阳性(导管相关感染除外),但肺、鼻窦和皮肤活检标本应用沙氏葡萄糖琼脂或牛脑心浸出液培养基(无放线酮)培养可分离培养阳性。曲霉是实验室常见的污染菌,但免疫功能低下患者反复多次培养阳性往往提示感染。常常需要进行病变组织活检以确定诊断,但曲霉菌丝与其他透明霉菌(如镰刀菌)相似。接合菌病的影像学表现与曲霉病类似,但间隔较少,在诊断时需要注意进行鉴别,两者需要不同的治疗方案。

从血清或支气管肺泡灌洗液中检测半乳甘露聚糖(一种在曲霉属细胞壁中发现的分子)的酶免疫吸附试验,已被发现对患有血液系统恶性肿瘤或造血干细胞移植的儿童和成人有用。血清中≥0.5 或支气管肺泡灌洗液中≥1.0 的检测结果支持侵袭性曲菌病的诊断,对高危者在感染高风险期(如中性粒细胞减少和移植物抗宿主病)每 2 周监测 1 次血清抗原浓度有利于早期发现侵袭性曲霉感染,前提是这些患者未接受抗真菌预防治疗。有报道显示食用含有半乳甘露聚糖的食品(如大米和面食)、其他侵袭性真菌感染(如镰刀菌、荚膜组织胞浆菌)或新生儿肠道定植双歧杆菌可导致假阳性结果。以前报道的真菌属来源的抗菌剂(尤其是哌拉西林-他唑巴坦)导致的假阳性,由于制造变化而不再发生。半乳甘露聚糖检测阴性不能排除侵袭性曲霉感染的诊断,其最大用途可能是监测对疾病的反应,而不是用作诊断标志物。慢性肉芽肿病常常出现假阴性结果,所以在这些患者中不应使用半乳甘露聚糖检测。半乳甘露聚糖检测不推荐用于接受抗真菌治疗或预防的患者的常规筛查(表 4.7)。同时也不推荐用于实体器官移植受者的筛查,因为在该人群中此检测的灵敏度非常差。

有限的数据提示其他非特异性真菌生物标记(如 1,3-β-D 葡聚糖)也可用于曲霉病诊断。该测试对曲霉病没有特异性,其特异度在各种临床环境中可能均会下降,包括接触某些抗生素、血液透析和感染某些细菌。曲霉 PCR 测试很有前景,但其临床应用仍存在争议。儿童患者胸部 X 线片常常不会呈现成人患者那样典型的空洞或空气新月征或晕征,缺乏这些特征亦不能排除侵袭性曲霉感染。

IgE 总浓度升高(≥1 000ng/mL),血清曲霉特异性 IgE 浓度升高,嗜酸性粒细胞增多和皮肤曲霉属真菌抗原皮试阳性结果可提示变应性曲霉病。在囊性纤维化患者,变应性曲霉病诊断更为困难,该类患者常常合并与变应性支气管肺曲霉病无关的喘息、嗜酸性粒细胞增多及皮肤真菌测试阳性情况。

治疗[①]：伏立康唑是治疗侵袭性曲霉病的首选药物，由于伏立康唑潜在的视觉不良反应，新生儿治疗建议首选大剂量两性霉素 B 脱氧胆酸盐。在慢性肉芽肿病患者中，泊沙康唑似乎优于伏立康唑。一项成人的随机试验研究证实伏立康唑优于两性霉素 B。免疫重建是最重要的；减少免疫抑制，如果可能的话（特别是皮质类固醇剂量），对疾病控制至关重要。诊断检查需积极以确认疾病，但在考虑侵袭性曲霉病时不应延误抗真菌治疗。疗程至少持续 6~12 周，治疗持续时间应根据免疫抑制的程度和病程治疗个体化。监测患者起病时血清半乳甘露聚糖浓度有助于评估治疗反应。

密切监测伏立康唑血清浓度对疗效和安全性均重要。大部分专家一致认为儿童伏立康唑浓度应在 2~6μg/mL。由于代谢多样性，伏立康唑治疗应个体化。部分曲霉对唑类自然耐药，唑类耐药的曲霉增加，可能与使用农业杀虫剂的环境影响有关。长期唑类治疗的患者也会产生耐药性。

替代治疗包括两性霉素 B、艾沙康唑（isavuconazole）、泊沙康唑和其他两性霉素 B 的脂质体形式。不推荐单用棘白菌素（卡泊芬净、米卡芬净），但唑类或两性霉素 B 禁忌的时候可考虑棘白菌素。泊沙康唑的药代动力学和安全性在年幼儿童中尚未得到充分评估。使用缓释片替代口服混悬剂可显著改善泊沙康唑的吸收。艾沙康唑是成人的替代疗法，但尚未在儿童中进行研究。联合伏立康唑和棘白菌素的抗真菌治疗可考虑选择性用于侵袭性曲霉病患者。在唑类耐药的地区，获得抗真菌药敏感性之前的经验性治疗应包括伏立康唑加棘白菌素，或两性霉素 B 的脂质体形式的单药治疗。

如果初始抗真菌治疗失败，挽救治疗的一般策略包括：①改变抗真菌药物的种类；②在可行的情况下，减弱或逆转潜在的免疫抑制；③任何曲霉的敏感性检测；④特定病例中坏死组织的手术切除。在肺部病变中只有侵犯大血管才有手术指征。

变应性支气管肺曲霉病应用糖皮质激素和辅助抗真菌治疗，通常用伊曲康唑或其他霉菌活性唑类。伊曲康唑具有明显的皮质类固醇节约作用。变应性鼻窦曲霉病也用糖皮质激素治疗，据报道，手术治疗亦有效，抗真菌治疗并未发现有效，但可考虑用于难治性感染和/或复发性疾病。免疫疗法可能会发挥新的作用。

住院患者隔离：建议提供标准的隔离预防措施。

控制措施：既往有因医院或医院附近建筑施工而使免疫功能抑制的住院患者暴发侵袭性曲霉病的先例。在病区和建筑工地之间设置有效隔离装备、定期清洁空气处理系统、改善修复通风设备、更换被污染的空气过滤器等措施能有效减少疾病发生。高效微粒空气过滤器和层流室显著降低了在护理区域患者接触分生孢子的风险。植物和花卉可能是曲霉的宿主，应避免在重症监护室和免疫功能低下的患者护理环境中使用。在无环境保护的过程中使用高效呼吸器与医院建设期间侵袭性肺曲霉病发病率的降低有关。

在两个随机对照试验中，泊沙康唑已被证明能够有效预防 13 岁以上造血干细胞移植术后及存在移植物抗宿主病患者的侵袭性曲霉病，对长期中性粒细胞减少的血液系统恶性肿瘤性疾病患者也有预防作用，但突破性疾病在具有胃肠道问题（如移植物抗宿主病）影响药物的生物利用度的患者中已有报道。对于其他高风险患者，也有报道使用低剂量的两性霉素 B、伊

---

① Patterson TF, Thompson GR 3rd, Denning DW. Practice guidelines for the diagnosis and management of aspergillosis: 2016 update by the Infectious Diseases Society of America. Clin Infect Dis. 2016;63（4）:e1-e60

曲康唑、伏立康唑、泊沙康唑进行预防治疗，但在儿童患者中对照试验尚未完成。

对于具有侵袭性曲霉病高风险的患者，在出院前应该对家庭环境进行评估，注意避免环境暴露（如园艺）。变应性曲霉病患者应该采取措施来减少家庭中曲霉暴露。

（唐晓艳　译　李正红　校）

星状病毒感染

临床表现：星状病毒感染的特点是持续 2~5d 的急性腹泻，且伴有低热、乏力、恶心，偶尔伴有呕吐和轻度脱水。在免疫功能正常的宿主中为自限性疾病，持续时间中位数为 5~6d。常见无症状感染。最近可见免疫缺陷患者中星状病毒感染伴发脑炎和脑膜炎报道。

病原学：显微镜下，星状病毒是无包膜、单链 RNA 病毒，电镜下的部分颗粒（10%）可见特征星形外观。从基因角度来分，星状病毒分为哺乳动物星状病毒（Mamastrovirus，MAstV）和禽星状病毒。四类不同的星状病毒被鉴定：MAstV 1，MAstV 3，MAstV 8，和 MAstV 9。MAstV 1 包括经典人类星状病毒（human astrovirus，HAstV）的 8 种抗原类型（HAstV 1~8 型），而 MAstV 6，MAstV 8 和 MAstV 9 是近年被确定的新型星状病毒，包括墨尔本株和弗吉尼亚/人-貂-羊样（Virginia/human-mink-ovine-like，VA/HMO）株。

流行病学：HAstV 广泛分布，多种抗原类型在同一个区域流通。5%~17% 社区青少年儿童的非细菌性胃肠炎散发病例为 HAstV 感染，但似乎导致更严重的需要住院治疗的幼儿急性胃肠炎病例的比例较低（2.5%~9%）。HAstV 感染主要发生于年龄小于 4 岁的儿童，美国的晚冬和春季是一个季节性发病高峰。通过粪-口途径传播，接触污染的食物或水、人-人接触或污染的表面而传播。暴发往往发生在封闭的年轻人群和老年人群，住院儿童（与医疗保健相关的感染）和幼儿中心的儿童也是高发患者群。一般来说，病毒在发病前 1~2d 可被检测到，出现症状后排毒的持续时间中位数为 5d，但在健康儿童中病后无症状的排毒可以持续数周。免疫缺陷宿主则可发生持续的排毒。MAstV 6、MAstV 8 和 MAstV 9 偶尔可在免疫缺陷的急性脑炎患者粪便标本、血液、呼吸道、脑脊液和脑组织中检测到。

潜伏期为 3~4d。

诊断方法：目前美国还没有商用测试诊断，但在许多其他国家可应用酶免疫分析法进行检测。FDA 批准的检测胃肠道病原核酸的检测方法中，至少有两种针对星状病毒（MAstV 1）。这些检测方法更加敏感，正在取代传统的大便病毒病原学检测。检测结果的解释可能因无症状的儿童粪便标本中检测到病毒或在同一个样本中检测到多种病毒而变得复杂。用酶免疫分析法检测粪便中的病毒抗原或血清中的抗体，用实时逆转录定量聚合酶链反应（reverse transcriptase-quantitative polymerase chain reaction，RT-qPCR）测定法对粪便中病毒 RNA 进行检测。

治疗：没有特定的抗病毒治疗。口服补液或静脉输液，以防止电解质紊乱和纠正脱水。

住院患者隔离：除了标准的预防措施，建议对可能或已证实感染星状病毒的，需要换尿布或失禁患儿进行接触预防措施。

控制措施：没有特殊的控制措施。儿童保健机构感染的传播可以通过应用控制腹泻的一般措施来防止感染的扩散。例如，对看护人员进行感染控制程序的培训，保持地面的清洁，注意食物准备区域与儿童活动的区域分开，加强手部卫生，集中护理生病的孩子，隔离生病的看护人员及患儿。

巴贝虫病

临床表现：巴贝虫病感染通常是无症状的，或伴有轻度非特异性症状，但有时症状也可以很严重，甚至危及生命，尤其对于那些无脾的、免疫功能低下的患者或老年人。一般来说，巴贝虫病的症状与疟疾相似，主要表现为发热和溶血性贫血，但是一些特殊情况下感染者可以不出现发热，如免疫功能极度低下或极端年龄（如早产儿）的患者。感染后首先可能出现一些前驱症状，如全身乏力、厌食和疲劳，继而加重，出现发热和其他流感样症状（如发冷、出汗、肌痛、关节痛、头痛、畏食、恶心）。明显的贫血、成人呼吸窘迫综合征、弥散性血管内凝血、肾损害、休克或脾破裂是巴贝虫病严重的并发症，需要住院治疗。具有非特异性表现的先天性感染通常提示脓毒症，此类案例也时有报道。

如果患者居住在流行地区或曾在流行地区旅行，并且出现了相符的症状和典型的实验室异常，如贫血、血小板减少和血管内溶血的证据［天冬氨酸转氨酶（aspartate transaminase，AST）、丙氨酸转氨酶（alanine aminotransferase，ALT）、碱性磷酸酶、乳酸脱氢酶（lactate dehydrogenase，LDH）、总胆红素和直接胆红素浓度异常，以及结合珠蛋白降低］，则应考虑巴贝虫病。

病原学：巴贝虫原虫是一种寄生于红细胞内的原生生物。在美国，最多被报道的病原体包括小巴贝虫和其他几种遗传性与抗原性不同的病原生物，例如邓氏巴贝虫（*Babesia duncani*）和分歧巴贝虫（*Babesia divergens*）。

流行病学：巴贝虫病是一种经蜱传播的人畜共患传染病。巴贝虫原虫还可通过输血、器官移植和母婴垂直途径传播。在美国，巴贝虫的主要宿主是白足鼠，主要传播媒介是肩突硬蜱。它同时也可以传播莱姆病的病原体伯氏疏螺旋体和人嗜粒细胞无形体病的病原体嗜吞噬细胞无形体。蜱虫叮咬通常不容易被注意到，部分原因是其若虫阶段大约只有罂粟籽大小。白尾鹿是蜱吸血的重要宿主，但不是巴贝虫的储存宿主。在过去的几十年中，某些地理区域（包括郊区）的鹿群数量增加，这被认为是肩突硬蜱大肆扩散的主要因素。在美国东北部（特别是康涅狄格州，马萨诸塞州，新泽西州，纽约州和罗得岛州）和中西部（威斯康星州和明尼苏达州），已有经虫媒传播感染巴贝虫的病例。而由其他病原体引起人类巴贝虫病的病例，在美国各个地区也偶有报道，其蜱虫媒介和储存宿主均尚未确定。在美国大多数以蜱虫作为媒介引起的巴贝虫病主要发生在春末，夏季或秋季，而与输血相关的病例则一年四季均有发生。2015年，已确诊的巴贝虫病例有1 804例之多，其中大部分发生在新英格兰和中大西洋地区。

蜱虫叮咬后，巴贝虫病的**潜伏期**通常为1~5周。输注受污染的血液制品感染后，潜伏期中位数约为37d（11~176d），有时甚至更长。

诊断方法 [①]：对于有典型临床症状的急性巴贝虫病患者，镜下寻找吉姆萨或瑞特染色的血涂片中的病原体可明确诊断。若不确定巴贝虫病诊断，应明确要求人工（非自动）复查血涂片

---

① Krause PJ, Auwaerter PG, Bannuru RR, et al. Clinical practice guidelines by the Infectious Diseases Society of America（IDSA）: 2020 Guideline on diagnosis and management of babesiosis. *Clin Infect Dis*. 2020；Epub ahead of print November 30, 2020. DOI: 10.1093/cid/ciaa1216

中是否含有寄生虫。若镜下见到特异性的巴贝虫四分体,则更具诊断意义。巴贝虫原虫和其他巴贝虫病原体有时较难与恶性疟原虫区分,这时应参考实验室血涂片寻找病原体以确诊。

CDC 和其他一些实验室的血清学和分子学检测也是重要的辅助检查手段。与显微镜下血涂片检查相比,几种实时聚合酶链反应(PCR)检测方法可用于低度巴贝虫病的检测,且灵敏度更高。尤其在早期感染时,寄生虫在血涂片上较难被检出,这个时候 PCR 测定法更具诊断意义。但在监测治疗效果时,应慎用 PCR 测定法,因为在血涂片上检测不到寄生虫后的数周和数月内仍然可以检测到微量的巴贝虫核酸。

对单一血清标本进行巴贝虫抗体检测的血清学试验不应用于诊断急性疾病,因为很难将急性疾病与以往的感染区分开来。实时 PCR 检测具有典型的物种特异性,但大多数实验室仅提供巴贝虫 PCR。在巴贝虫和伯氏疏螺旋体均有流行的地理区域,大约十分之一的早期莱姆病患者同时并发巴贝虫病,大约一半的巴贝虫患者同时感染伯氏疏螺旋体。对于有莱姆病临床症状的巴贝虫病患者,有提示无形体病的实验室异常(如中性粒细胞减少症)的患者,或者对治疗没有预期效果的患者,其他蜱虫传播的同时感染(如无形体病)应考虑在内。当记录到同时感染时,患者应接受适合于每种感染的治疗。

治疗[①]:轻症儿童可选择口服阿托伐醌加阿奇霉素 7~10d(见寄生虫感染药物),重症儿童和成人则推荐使用克林霉素加奎宁静脉注射的联合治疗方案。对于重症患者(如血流动力学不稳定,严重溶血或肺、肾、肝功能不全的患者),应考虑进行换血治疗,尤其是(但不限于)寄生虫血症水平约为 10% 或更高的患者。对于严重免疫功能低下的患者,推荐治疗 6 周或更长时间,并且在血涂片转阴 2 周或更长时间后方可停止治疗。此外,在治疗免疫功能极度低下的患者时,也可考虑使用更高剂量的阿奇霉素(青少年/成人口服 500~1 000mg/d)。目前较少报道关于邓氏巴贝虫和分歧巴贝虫的治疗方法,大多通过静脉注射克林霉素和口服奎宁的联合疗法治疗。阿托伐醌和阿奇霉素治疗邓氏巴贝虫病的疗效尚未被评估。

住院患者隔离:建议标准隔离预防措施。

控制措施:预防蜱叮咬的建议类似于预防莱姆病和其他蜱虫传播感染性疾病的相关措施(见预防蜱媒传染病)。2019 年,美国食品药品管理局(FDA)向行业发布了指导,在 14 个最高风险州使用许可的巴贝虫感染核酸扩增试验或使用 FDA 批准的病原体减少设备进行区域性、全年检测。

(曹海霞 译)

蜡样芽孢杆菌感染

临床表现:蜡样芽孢杆菌感染主要导致两种不同类型的食物中毒表现,即呕吐型和腹泻型,有时也可出现侵袭性肠外感染。呕吐综合征可在短暂的潜伏期后出现恶心、呕吐与腹部绞痛,这点与金黄色葡萄球菌食物中毒相似,约有 1/3 的患者出现腹泻。腹泻综合征则与产气荚膜梭菌食物中毒相似,在稍长的潜伏期后出现中至重度腹部绞痛和水样腹泻,伴低热,约

---

① Krause PJ, Auwaerter PG, Bannuru RR, et al. Clinical practice guidelines by the Infectious Diseases Society of America (IDSA):2020 Guideline on diagnosis and management of babesiosis. *Clin Infect Dis*. 2020; Epub ahead of print November 30, 2020. DOI:10.1093/cid/ciaa1216

25% 的患者有呕吐。上述综合征病程均较短,约 24h,但蜡样芽孢杆菌的呕吐毒素偶可引起暴发性肝衰竭。

蜡样芽孢杆菌引起的严重侵袭性肠外感染包括局部皮肤及伤口感染,脓毒症及菌血症,心内膜炎,骨髓炎,化脓性脑膜炎,心室分流感染,肺炎和眼部感染(眼内炎和角膜炎)。可经受污染的血液制品传播,尤其是血小板。蜡样芽孢杆菌是穿透性眼外伤后发生细菌性眼内炎的主要原因,内源性眼内炎主要是接触细菌引起的。其他眼部表现包括与角膜擦伤相关的惰性角膜炎,见于隐形眼镜使用者或白内障手术者。

也有报道一些蜡样芽孢杆菌菌株可表达炭疽毒素基因,其临床表现类似于炭疽。

病原学: 蜡样芽孢杆菌是一种需氧和兼性厌氧菌,革兰氏阳性或革兰氏染色不定的产芽孢的杆菌。

流行病学: 蜡样芽孢杆菌的内生孢子对高温、寒冷、干燥、盐度和辐射等极端条件具有很强的抵抗力,因此普遍存在于环境中,甚至在生的、干燥的、加工过的食物中及健康人的粪便中,通常也有少量蜡样芽孢杆菌存在。在美国,由于患者在轻症时很少寻求医治,且医生和临床实验室也不会常规检测蜡样芽孢杆菌,这种微生物引起的食物中毒常被漏诊。近年来,CDC 已报告了几起确诊的疫情,与各种各样的食品工具都有关。

蜡样芽孢杆菌孢子耐热性强,可耐受巴氏消毒、简单烹饪、煮沸或高盐环境。它们在食物和胃肠道都可以通过出芽的方式形成可在较广温度范围内产生肠毒素的生活型。腹泻综合征是由至少三种不同的毒素引起的,这些毒素可以是预先摄入的,或是孢子在胃肠道中发芽后产生的,这种毒素不耐热,容易被加热破坏。呕吐综合征多是食用了被呕吐毒素(cereulide)污染的食物后发生的,多种食物都易受污染,尤其是淀粉类食物(包括谷物)、奶酪制品、肉类和蔬菜,其中最常见的是熟米饭室温过夜后做成的炒饭。呕吐毒素是在重新加热食物的过程中孢子出芽形成的生活型产生的,这种毒素不仅是热稳定的,还能耐胃酸。蜡样芽孢杆菌引起的食物中毒不会在人与人之间传播。

蜡样芽孢杆菌造成侵袭性疾病的危险因素包括注射药物使用史,留置静脉导管,植入设备,中性粒细胞减少症,免疫抑制及早产。穿透性眼外伤或注射药物使用后,也会发生蜡样芽孢杆菌眼内炎。酒精棉片或溶液、纱布、血培养基等常用物品的污染造成了越来越多的临床标本污染,这也使得院内假性流行越来越普遍。

呕吐综合征的**潜伏期**一般为 0.5~6h,而腹泻综合征的**潜伏期**为 6~15h。

诊断方法: 对于食源性疾病,从可疑食物中分离得到的蜡样芽孢杆菌浓度≥10^5 集落形成单位/g 即可确诊。偶发病例的检测不具有太大的诊断意义。对于食源性暴发感染,需要从 2 个以上患者的粪便或呕吐物中分离出蜡样芽孢杆菌,同时对照组呈阴性,或者从可疑食物中分离得到的蜡样芽孢杆菌浓度≥10^5 集落形成单位/g 即可确诊。由于从健康人粪便标本中也可检测出该菌,因此在患者粪便或呕吐物中检测出蜡样芽孢杆菌并不能成为感染的确切证据。对食物样本中的两种类型的毒素都必须进行测试,因为任何一种都可能致病。尽管目前尚无可检测出呕吐毒素的商业试剂盒,但可以在实验室用 PCR 法检测出食物或标本中分离出的蜡样芽孢杆菌菌落的呕吐毒素基因。

对于存在侵入性疾病危险因素的患者(如早产儿、免疫抑制者),若从其伤口、血液或其他通常无菌的体液中分离出蜡样芽孢杆菌,则需要特别注意。如果还只将芽孢杆菌视为一种"污染物",可能会延迟对严重蜡样芽孢杆菌感染的诊断和治疗。

治疗：蜡样芽孢杆菌引起的食源性疾病通常仅需要补液支持治疗，侵袭性疾病患者需要抗菌治疗。迅速清除任何可能感染的异物（如中心静脉导管或植入物）至关重要。对于眼内感染的患者，除了全身治疗外，还应在眼科医生指导下使用万古霉素进行玻璃体内治疗。蜡样芽孢杆菌通常对万古霉素敏感，万古霉素为首选药物，其他敏感药物包括利奈唑胺，克林霉素，氨基糖苷类，红霉素，四环素和氟喹诺酮类。蜡样芽孢杆菌对 β-内酰胺类抗菌药物具有耐药性，不推荐使用。

住院患者隔离：建议标准隔离预防措施。

控制措施：正确烹饪和存放食物，特别是熟米饭储存后的正确处理及食用，这将有助于防止食源性疾病暴发。获取有关食品安全处理规范的建议，包括烹饪，存储和再加热的时间和温度要求等信息。在护理免疫功能低下的患者或有动静脉导管的患者时，手部卫生和严格的无菌技术可大大降低侵袭性疾病发生的风险。虽然该生物可以在高浓度的乙醇中生存，但是通过使用 2% 氯己定洗手就可以非常有效地进行预防。

（曹海霞 译）

细菌性阴道病

临床表现：细菌性阴道病（bacterial vaginosis，BV）是一种多微生物的临床综合征，以高浓度厌氧菌代替正常丰富的乳杆菌为特征，其特点为阴道菌群失调。阴道乳杆菌的主要防御机制是分泌一种抑制微生物病原体和固有厌氧菌生长的物质。BV 主要发生在青春期后性生活活跃的女性，从未有过性生活的女性几乎不被感染。研究表明，约 50% 有微生物感染迹象的 BV 的女性患者均无临床症状。临床症状包括阴道分泌物和/或阴道异味。典型表现为阴道分泌物呈稀薄均质状，白或灰色，有鱼腥臭味，经常在性交后或月经期增加。BV 不伴有外阴刺激、瘙痒、排尿困难或腹痛，若合并以上症状，常提示混合性阴道炎。对于妊娠妇女，BV 与绒毛膜羊膜炎、胎膜早破、早产及产后子宫内膜炎等不良妊娠结局相关。

青春期前的女孩很少出现阴道炎和外阴炎，一旦出现即是 BV 的表现。青春期前女孩阴道炎的病因常常是非特异性的，包括异物或一些菌群感染，如 A 群链球菌、大肠埃希菌、单纯疱疹病毒、淋病奈瑟球菌、沙眼衣原体、阴道毛滴虫，或包括志贺菌属在内的肠道细菌。当有 BV 症状的青春前期女孩就诊，需要进行完整的病史询问，以排除性虐待和/或性传播感染（见儿童和青少年/年轻人中的性侵犯和性虐待）。

病原学：BV 的微生物病因尚未完全明确。产生过氧化氢和乳酸的乳杆菌在阴道菌群中占主导地位，起保护作用。在阴道拭子标本上，阴道加德纳菌、人型支原体、普雷沃菌、动弯杆菌和阴道奇异菌浓度增加都与 BV 相关。这些微生物统称为 BV 相关细菌。

阴道加德纳菌存在于 95%~100% 的 BV 病例，最初被认为是 BV 的主要病原体。然而，在性活跃且阴道菌群正常的女性中也发现阴道加德纳菌，而且阴道加德纳菌定植并不一定会导致 BV。因此，阴道加德纳菌的微生物学鉴定本身不足以诊断 BV，即使在有症状的个体中也是如此。

流行病学：性活跃的青少年和成年妇女阴道分泌物异常最常见的原因是 BV。有多个性伴侣，不使用或不正确使用安全套，使青少年面临更高的风险。在这一人群中，BV 可以与其他导致阴道分泌物异常的疾病同时存在，例如滴虫病或继发于其他感染的宫颈炎。BV 的患病率增加与性伴侣个数增多、新的性伴侣以及反复冲洗外阴显著相关。虽然 BV 性传播的证据尚不确定,但 BV 会增加妇科手术术后并发症的风险,妊娠期并发症的风险以及感染很多性传播疾病的风险,如人类免疫缺陷病毒(HIV),淋病奈瑟球菌,单纯疱疹病毒,沙眼衣原体,阴道毛滴虫和生殖支原体。

虽然 BV 的确切病因尚不清楚,但最近的研究表明,BV 的**潜伏期**约为 4d(类似于淋病奈瑟球菌等其他细菌性传播感染)。BV 易复发,50% 以上的女性在治疗后 12 个月内出现复发。

诊断方法:BV 的临床诊断需要至少 3 个以下症状或体征(Amsel 标准)。

- 阴道分泌物性状均匀稀薄,灰或白色,非炎症性,光滑地黏附在阴道壁。
- 阴道 pH 大于 4.5。
- 阴道分泌物加入 10% 氢氧化钾之后,释放特殊的腥臭味(即胺试验)。
- 存在线索细胞(阴道鳞状上皮细胞表面附有大量细菌,使细胞呈斑点或颗粒状外观,细胞边缘模糊不清,成虫蚀状),显微镜检查至少 20% 阴道上皮细胞为线索细胞。

诊断 BV 的另一种方法是 Nugent 评分,该方法在诊断性的研究中被认为是"金标准"。评价阴道分泌物革兰氏染色,并根据乳杆菌相对于 BV 相关细菌(阴道加德纳菌和动弯杆菌)的表观数量产生数值评分。分数被解释为正常(0~3 分)、中等(4~6 分)或 BV(7~10 分)。冲洗、近期性交、月经及共存感染可影响革兰氏染色结果。

非处方阴道 pH 值检测试剂盒已作为 BV 的家庭筛查或测试选择上市。尽管有这种基本 pH 测试包的诊断,在采取任何治疗干预措施之前,对报告家庭测试结果呈阳性的患者进行正式的临床评估和针对性的基于实验室的诊断测试是有必要的。同样,尽管家庭检测试剂盒的结果为阴性,但持续性症状仍需要更敏感的实验室评估。

有各种各样的实验室分析可用来诊断 BV,从识别单一细菌(通常为阴道加德纳菌)的即时检测,到基于相对算法对有利和有害的阴道生物进行定量诊断的多重分子检测。无症状的 BV 女性,不推荐筛查。阴道加德纳菌培养不推荐作为一种诊断工具,因为它不具有特异性,巴氏涂片试验因其极低的灵敏度而不被推荐。虽然基于显微镜的涂片检查具有成本低、效率高等优点,但多重聚合酶链反应(PCR)方法可能更有用,尤其在复发性或难治性阴道炎女性患者的诊断工作中。

性活跃的 BV 患者,应评估是否合并其他性传播疾病,包括梅毒、淋病、衣原体感染、滴虫病及 HIV 感染。应当记录完成乙型肝炎疫苗和人乳头瘤病毒疫苗的免疫接种情况。

治疗[①]:出现症状的患者应及时治疗。治疗的目标是减轻感染的症状和体征,并降低获得其他性传播感染的风险。充分考虑患者偏爱口服或阴道内给药方式,药物可能的副作用,以及是否合并其他感染等情况,进行综合分析后予以治疗。

对于有症状的非妊娠期妇女,可以每天口服 500mg 甲硝唑 2 次,连续 7d;阴道内局部使用 0.75% 甲硝唑凝胶 5d;每天睡前使用 1.3% 甲硝唑凝胶 5d;或睡前阴道内使用 2% 克林霉素乳膏 7d。替代方案包括每天口服 2g 替硝唑 2 次,连续 2d;每天口服 1g 替硝唑 1 次,连续 5d;每天 2 次口服 300mg 克林霉素 7d;或每天睡前阴道内使用 100mg 克林霉素,每 3 天 1 次(表 4.4 和表 4.5)。服用甲硝唑或替硝唑后的 72h 内应禁止饮酒。选择阴道内用药的患者在治疗期间

---

① Centers for Disease Control and Prevention. Sexually transmitted infections treatment guidelines, 2021. *MMWR Recomm Rep*. 2021; in press

应避免性交或适当使用避孕套,因为克林霉素乳膏含矿物油,可能削弱乳胶或橡胶制品,在使用后 5d 内不推荐使用这些产品。目前尚无证据表明治疗性伴侣会影响治疗效果或增加复发风险的可能。在经积极治疗至症状消失后,无须进行后续常规随访。

患有 BV 的妊娠妇女,发生早产或低体重儿、胎膜早破、羊膜内感染和子宫内膜异位症的风险很高,因此需要及时接受治疗。虽然甲硝唑能够穿透胎盘,但是目前还没有相关研究表明甲硝唑具有致畸作用。尚无证据表明口服疗法在治疗症状性 BV 或预防妊娠不良结局方面优于局部疗法,对于有症状的妊娠女性,也可以采用上述针对非妊娠女性的口服或阴道甲硝唑或克林霉素治疗方案进行治疗。已有动物研究表明替硝唑具有致畸作用,因此妊娠期间应避免使用。

有症状的哺乳期妇女,也应及时治疗。由于甲硝唑可以分泌入乳汁中,哺乳期妇女应禁止口服用药,但可以选择阴道内局部使用甲硝唑来治疗。目前也有临床医生建议哺乳期妇女可以单剂量口服 2g 甲硝唑后,将喂养时间延迟 12~24h。替硝唑在哺乳期妇女使用方面的安全性信息有限,因此仅应用于治疗已证实的耐药菌株。

大约有 30% 的女性会在治疗后的 3 个月内复发。无论是首发的,还是持续性或复发性 BV,都可以采用相同方案或替代方案进行再治疗。对于多次复发的女性(在过去 12 个月内超过 3 次),每周使用 0.75% 甲硝唑凝胶 2 次,至少 3 个月,这可以显著减少复发,但是在停药后仍有复发的可能。除此之外,也可以每天服用 2 次 500mg 甲硝唑或替硝唑,连续 7d,同时每天阴道内使用 600mg 硼酸,持续 21d;然后预防性使用 0.75% 甲硝唑凝胶,每周 2 次,持续 4~6 个月。每个月口服 2g 甲硝唑和 150mg 氟康唑可以作为 BV 的抑制疗法。目前相关研究表明,乳杆菌制剂或益生菌不能作为 BV 的辅助或替代疗法。

住院患者隔离:建议标准隔离预防措施。

控制措施:无。

(曹海霞 译)

拟杆菌、普雷沃菌和其他厌氧性革兰氏阴性杆菌感染

临床表现:拟杆菌、普雷沃菌和其他厌氧性革兰氏阴性杆菌经口腔侵入可引起慢性鼻窦炎、慢性中耳炎、腮腺炎、部分口腔感染、扁桃体周脓肿、颈部淋巴结炎、咽后间隙感染、吸入性肺炎、肺脓肿、胸膜脓肿或坏死性肺炎。经胃肠道侵入可引起腹膜炎、腹腔脓肿、盆腔炎、前庭大腺囊肿、输卵管卵巢脓肿、子宫内膜炎、急性及慢性前列腺炎、前列腺及阴囊脓肿、阴囊坏疽、术后伤口感染、外阴或阴道及肛周感染。经口腔或肠道血流侵入可能导致脑脓肿、脑膜炎、心内膜炎、关节炎、骨髓炎。经皮肤及软组织侵入则可导致细菌性坏疽、坏死性筋膜炎、新生儿脐炎、胎儿监护仪引起的局部蜂窝织炎、咬伤或烧伤引起的局部蜂窝织炎、口腔感染、直肠感染及感染性压疮。然而,此类细菌导致新生儿结膜炎、肺炎、菌血症或脑膜炎等感染情况很少。在大多数涉及拟杆菌、普雷沃菌和其他厌氧性革兰氏阴性杆菌感染的病例中,患者常感染多种病原菌,一般可发现 5~10 种微生物。

病原学:具有致病性的拟杆菌、普雷沃菌、卟啉单胞菌、梭菌多为多形性、无芽孢、兼性厌氧的革兰氏阴性杆菌。

流行病学:拟杆菌、普雷沃菌和其他厌氧性革兰氏阴性杆菌属于人类口腔、胃肠道、生殖

道的正常菌群。脆弱拟杆菌在胃肠道菌群中占优势地位,肠产毒性脆弱拟杆菌可能是腹泻的原因之一。产黑素普雷沃菌和口腔普雷沃菌则多见于口腔,这些菌群均为条件致病菌,通常是在皮肤或黏膜与其他内源性物种一起发生改变之后致病,常与慢性损伤有关。儿童上呼吸道及头颈部感染与厌氧性革兰氏阴性杆菌感染关联性较高,内源性感染是由于吸入,肠穿孔,外伤、手术或化学治疗引起的黏膜表面损伤。同时,黏膜损伤或粒细胞减少症可诱发该类细菌感染。除人咬伤导致感染外,没有证据表明此类细菌存在人际传播。

潜伏期随感染者细菌感染情况和部位而变化,但通常为 1~5d。

诊断方法:拟杆菌、普雷沃菌和其他厌氧性革兰氏阴性杆菌必须用厌氧培养基培养。由于通常是多微生物感染情况,此类细菌需要同时进行有氧和厌氧培养。无论感染部位是否产生气体,当有腐臭气味表明有厌氧菌感染,此类情况临床标本送检建议使用厌氧输送管或密封注射器。

治疗:脓肿应尽可能引流,脑脓肿、肝脓肿、肺脓肿可仅行敏感有效的抗菌治疗。坏死性软组织病变应行手术清创。

抗生素的使用是根据经验或体外药敏试验的敏感性及耐药情况选择。口腔和呼吸道拟杆菌感染通常对青霉素、氨苄西林和克林霉素敏感。然而,部分拟杆菌和约 50% 的普雷沃菌可产生 β-内酰胺酶,从而产生青霉素耐药,因此不建议将青霉素用于经验性治疗或治疗重症口咽、胸膜、肺部或腹盆腔感染。β-内酰胺类与 β-内酰胺酶抑制药(氨苄西林钠-舒巴坦钠、阿莫西林-克拉维酸钾或哌拉西林钠-他唑巴坦钠)联合使用可有效治疗这些感染。胃肠道拟杆菌通常对青霉素耐药,克林霉素耐药情况也逐渐出现,但对甲硝唑、β-内酰胺类加 β-内酰胺酶抑制药、碳青霉烯类和氯霉素敏感。80% 以上的分离株对头孢西丁和利奈唑胺敏感。替加环素体外实验已经证明对普雷沃菌和拟杆菌属有效,但可用的儿科剂量和安全数据有限,特别是对于 8 岁以下的儿童。莫西沙星可能是严重 β-内酰胺类过敏儿童厌氧菌感染的替代品,但其对拟杆菌属的耐药性令人担忧。头孢呋辛、头孢噻肟和头孢曲松的疗效不佳。

住院患者隔离:推荐标准的预防措施。

控制措施:无。

(达珍 译)

结肠小袋纤毛虫感染(小袋纤毛虫病)

临床表现:大多数人类感染并无症状,有症状感染的特点是急性发作的腹泻伴血样或水样黏液便和腹痛,或慢性或间歇发作的腹泻,畏食和体重减轻。胃肠道和局部淋巴管的炎症可导致肠扩张、溃疡、穿孔、肠道外扩散或继发细菌侵入,由结肠小袋纤毛虫导致的结肠炎可与溶组织内阿米巴或非感染原因导致的结肠炎类似。暴发性疾病可发生于营养不良、平素虚弱或免疫功能不全的患者。

病原学:结肠小袋纤毛虫为一种有纤毛的原虫,是已知感染人类的最大致病原虫。

流行病学:猪是结肠小袋纤毛虫的第一宿主,但这种寄生虫在其他灵长类动物或家禽体内也有发现。世界大部分地区均有感染报道,但在热带和亚热带地区或卫生系统较差的地区更常见。经粪便排出的包囊可通过粪-口途径直接传播,或通过粪便污染的水或食物间接传播。去除包囊的滋养体感染结肠,只要排出的粪便中有包囊则表明人体受到感染,包囊可在环境中维持存活数月。

疾病**潜伏期**并未明确,但可能是数天。

诊断方法:感染的确诊是通过乙状结肠镜或结肠镜刮取病灶,肠道活检标本的组织学检查,或粪便中虫卵和寄生虫的检查,诊断的确立通常是依靠在粪便或组织标本中证实有滋养体(或不太常见的)包囊)的存在。粪便检查灵敏度较差,反复检查粪便对于诊断感染是有必要的,因为生物体的脱落间歇发生。由于滋养体会迅速退化,腹泻的新鲜粪便应立即进行显微镜检查或放置于粪便固定培养基。

治疗:首选药物为四环素(见寄生虫感染药物),选择性替代药物有甲硝唑(或替硝唑)、双碘喹啉和硝唑尼特。

住院患者隔离:建议采取标准的接触预防措施,因为人与人之间的传播偶有发生。

控制措施:控制措施包括对人类和猪的粪便进行卫生排放和良好的洗手。包囊对于饮用水的氯化处理水平具有抵抗力,尽管对水进行加氯消毒,但是疾病的水传播暴发已有发生。

(高琦　译)

汉赛巴尔通体(猫抓病)

临床表现:猫抓病(cat-scratch disease,CSD)主要表现为(免疫功能正常的)人局部淋巴结病或淋巴结炎。多数 CSD 患者体温正常或者低热,伴轻度全身临床表现,包括萎靡不振、食欲下降、乏力和头痛。大约 30% 患者出现持续数天的发热及轻度全身症状。

通常在淋巴结病前 1~2 周(7~60d)出现皮肤接种部位丘疹或者脓疱。淋巴结病主要累及预防接种部位相邻淋巴结,典型的是腋窝淋巴结,但是颈部、下颌下、颏下、肱骨内上髁或者腹股沟的淋巴结也常受累。被感染淋巴结的局部皮肤出现轻度、热的红斑或者硬结。10%~20% 被感染淋巴结可以自发化脓、溃烂,但是通常多数 CSD 肿大淋巴结会在疾病 2~4 个月内自发消退。

汉赛巴尔通体感染较少见,可表现为血行播散性疾病,临床表现包括培养阴性的心内膜炎、脑病、溶骨性损伤、肝脾肉芽肿、肾小球肾炎、肺炎、血小板减少性紫癜和结节性红斑。CSD可能会有 1~3 周的发热(不明原因的发热),伴有非特异性的症状,如萎靡不振、头痛、腹痛和肌痛。但是,慢性巴尔通体感染暂未在非免疫缺陷儿童中得到科学证实。

5%~10% 的患者有眼部损伤表现。眼部巴尔通体感染最典型、最常见的表现是帕里诺眼-腺综合征,该病表现为滤泡性结膜炎和同侧的耳前淋巴结肿大。其次为视神经视网膜炎,其特征为单侧无痛视力损害、肉芽肿性视盘肿胀、黄斑水肿,伴有脂质分泌物(黄斑星);双侧同时被累及的情况曾有过记载,但不太常见。其他罕见的眼部表现包括视网膜脉络膜炎、葡萄膜炎、玻璃体炎、平滑肌炎、视网膜血管炎、视网膜炎、视网膜动脉分支或静脉闭塞、黄斑裂孔或浆液性视网膜脱离(非常罕见)。

病原学:汉赛巴尔通体是一种需要复杂营养、生长缓慢的革兰氏阴性杆菌。它是引起CSD 的病原体,也是杆菌性血管瘤病(皮肤和皮下组织血管增殖性损伤)和杆菌性紫癜(脏器的网状内皮组织损伤,主要是肝)的病原体。后两种表现主要发生于免疫功能低下的患者,尤其是在感染 HIV 后。其他菌种,如克氏巴尔通体(*Bartonella clarridgeiae*),也曾被发现会导致CSD。汉赛巴尔通体与五日热巴尔通体密切相关,五日热巴尔通体是虱传战壕热的病原体,第一次世界大战期间在部队中引起重大疾病;同时它也可以引起杆菌性血管瘤病和心内膜炎。

流行病学:汉赛巴尔通体是儿童局部淋巴结病/淋巴结炎最常见的病因。5~9 岁儿童的发病率最高(每 10 万人中发生 9 例)。感染多发生在秋季和冬季。14 岁及以下儿童占所有报告病例的 32.5%。猫是汉赛巴尔通体的自然宿主,在美国,家养猫和流浪猫的血清阳性率是 30%~40%。其他动物,包括狗,也可能被感染,但很少与人类疾病有关。猫与猫通过猫蚤(猫栉头蚤)传播,被感染的猫出现持续数周至数月无症状的菌血症。当叮咬患有菌血症的猫时,蚤获得病原体,之后病原体随粪便排出。当被患有菌血症的猫抓、舔、咬,或被蚤粪便污染的手接触到开放的伤口或者眼睛时,汉赛巴尔通体被传播至人。多数病例有与表面看起来健康的猫(特别是幼猫)接触史。幼猫(比大猫更常见)和来自收容所或领养的流浪猫更有可能患有汉赛巴尔通体菌血症。没有强力的证据证明蜱是巴尔通体向人类传播的有效媒介。没有人与人之间的传播。

从猫抓伤到最早出现皮肤损伤的**潜伏期**是 3~12d。从最早皮损到出现淋巴结病的**潜伏期**是 7~60d(中位时间为 12d)。

诊断方法:酶免疫分析(EIA)和间接免疫荧光抗体(indirect immunofluorescent antibody,IFA)试验均可用于检测汉赛巴尔通体的 IgM 和 IgG 血清抗体,对临床诊断 CSD 有帮助。然而,这两种检测方法在灵敏度和特异度方面都有局限性。与其他感染性病原体(如肺炎衣原体、贝纳柯克斯体,尤其是其他的巴尔通体亚型)的交叉反应很常见。IgM 滴度升高可能提示近期感染,但 IgM 检测结果可能呈假阳性或假阴性。在成人中,IgG 血清抗体检出率很高,这可能与先前的暴露因素相关。一般来说,如果 IFA 或 EIA 的 IgG 滴度小于 1:64,患者没有急性感染;IgG 的滴度为 1:64~1:256,可能代表过去有过感染或急性感染,应加以考虑 2~4 周内的随访滴度;IgG 的滴度≥1:256 或 IgG 滴度增加 4 倍提示急性感染。

聚合酶链反应(PCR)检测有时无法区分巴尔通体的不同亚型,但总体来说,巴尔通体 PCR 检测在组织上使用时具有高度的特异度和相当的灵敏度。然而,PCR 检测在血液上使用时非常不敏感,通常不建议用于此类标本。

汉赛巴尔通体是一种需要复杂营养的微生物,常规培养很难成功。因此,在培养过程中建议有经验的专业实验室进行汉赛巴尔通体分离。

如果能得到组织(如淋巴结)标本,通过银染色法(如沃森-斯塔里银染色或斯坦纳染色)可以在显微镜下看到细菌,但是该试验对于检验汉赛巴尔通体是非特异的。淋巴结的早期组织改变是淋巴细胞浸润和上皮样肉芽肿形成,后期改变为多形核白细胞浸润、坏死性肉芽肿和类似于兔热病、布鲁氏菌病和分枝杆菌感染的肉芽肿。

治疗:局部无并发症的 CSD 的主要治疗目标是缓解症状,因为该病通常具有自限性,2~4 个月后自发缓解。没有证据表明抗生素治疗能提高临床治愈率,因此在多数情况下,抗生素治疗是不适用的。疼痛明显的化脓性淋巴结建议穿刺针吸治疗,以缓解症状;应避免切开引流,因为这可能导致瘘管的形成;一般无需手术切开。

一些专家建议,抗生素疗法可应用于有全身症状的急性期患者或免疫功能低下的重症患者,尤其是视网膜炎、肝或脾受累、骨髓炎或者痛性淋巴结炎的患者。数种抗菌药物(阿奇霉素、克拉霉素、环丙沙星、多西环素、复方磺胺甲噁唑、头孢曲松、庆大霉素和利福平)在体外对汉赛巴尔通体有效。然而,无论是否进行治疗,大多数类型的 CSD 预后较好。

多西环素联合利福平常用于视神经视网膜炎患者,无论患者年龄如何,都可使用多西环素。文献报道指出,绝大多数此类患者的视力恢复到 20/40 或更好。应在眼科会诊的同时考虑使用皮质类固醇。

所有免疫功能低下的患者都推荐使用抗菌疗法。因为杆菌性血管瘤病和杆菌性紫癜患者抗菌药物治疗已被证明是有益的,而且推荐使用。阿奇霉素和多西环素对治疗这些疾病是有效的;对杆菌性血管瘤病应治疗 3 个月,而杆菌性紫癜应治疗达 4 个月以防复发。在这些患者中,多西环素可不考虑患者年龄短期使用(即 21d 或更短);而在使用阿奇霉素替代治疗的免疫功能低下人群的长期治疗中,不建议 8 岁以下儿童使用多西环素。

对于有巴尔通体感染异常表现的患者(如培养阴性的心内膜炎、视神经视网膜炎、免疫缺陷患者的疾病),建议咨询儿科传染病专家。

住院患者隔离: 推荐标准预防。

控制措施: CSD 是一种可预防的感染。所有大于 8 周龄的猫应定期进行蚤和蜱的局部治疗。应采取措施以尽量避免人被猫抓伤和咬伤。被猫抓或咬的部位应该立即清洗,不应允许猫舔舐开放性伤口或创口。免疫功能低下的人应该避免接触 1 岁以下的猫和流浪猫,应避免被抓或者被咬。不推荐对猫进行汉赛巴尔通体检测,也不必把猫从家中迁出。

(李晓惠　译)

贝蛔虫感染

临床表现: 浣熊贝蛔虫感染的患者可出现恶心、发热和疲劳等非特异性症状。其他临床表现包括神经性幼虫移行症、眼部幼虫移行症和内脏幼虫移行症。急性中枢神经系统(central nervous system,CNS)疾病(如精神状态改变和癫痫发作),伴外周和/或脑脊液(cerebrospinal fluid,CSF)嗜酸性粒细胞增多是神经系统幼虫移行症(嗜酸性脑膜脑炎)的表现,可在感染后 2~4 周发生。通常最终留有神经系统后遗症或者导致死亡。在年长儿童及成人,贝蛔虫也是引起神经系统外疾病的罕见病因。眼部幼虫移行症可导致弥漫性单侧亚急性视神经视网膜炎,有时可能在视网膜见到幼虫。内脏幼虫移行症表现为非特异性体征,例如斑疹、肺炎和肝肿大。这些临床表现与弓蛔虫感染所致的内脏改变相似,最常见的感染表现是亚临床型或无临床症状型。

病原学: 贝蛔虫是一种 10~25cm 的蛔虫(线虫类),其生活史仅限于终宿主——浣熊。家犬和一些外来的宠物,例如蜜熊和浣熊,可能会成为终宿主和潜在的人类疾病感染源。

流行病学: 贝蛔虫分布于全美国;在某些地方,22%~80% 的浣熊小肠存在贝蛔虫。有关狗感染的报告引起了人们的关注,受感染的狗可能会传播这种疾病。浣熊、啮齿类动物和鸟可进食泥土中含有感染幼虫的胚卵。当浣熊食用了感染的卵或被感染的宿主,幼虫在浣熊的小肠内发育成熟,成年雌虫在浣熊小肠内每天排出数百万的卵。卵在此环境中生存 2~4 周后具有感染性,并可能长期存留在土壤中。据报道,美国许多地方都有浣熊感染病例。在有大量浣熊在田间环境中的地区,人类感染的风险最大。尽管病例可能未被诊断或报告不足,但美国已记录了不到 30 例贝蛔虫感染的 CNS 疾病。

贝蛔虫感染的危险因素包括与浣熊粪便(通常在树木基部或树根上发现的公共排便部位,凸起的平面如树桩、原木、岩石、甲板和屋顶,或未密封的阁楼或车库)接触、食土癖/异食癖、年龄小于 4 岁和生长发育迟滞的年长儿童,大多数报道的 CNS 疾病病例都发生于男性。

潜伏期通常为 1~4 周。

诊断方法：贝蛔虫感染确诊依据为组织活检查到幼虫。根据临床表现（脑膜脑炎、弥漫性单侧亚急性视神经视网膜炎、假性瘤）、流行病学（浣熊接触史）和实验室检查（血液和 CSF 嗜酸性粒细胞增多）可进行拟诊。神经影像学检查病初可能是正常的，随着幼虫生长并通过 CNS 组织迁移时，在脑室周围的白质及其他部位可见局部异常病灶。在眼部疾病方面，眼科检查可发现特征性的脉络膜视网膜损害或者罕见的幼虫。因为虫卵不会随人粪便排出，所以无需粪便检查。疾病不会在人与人之间传播。

治疗：尚无特效药物。广泛应用的是阿苯达唑联合大剂量类固醇激素，因为阿苯达唑具有对 CNS 和 CSF 的组织穿透性和体外活性（见寄生虫感染药物）。当出现 CNS 严重损伤时，驱肠虫药及类固醇激素都无法改变预后。如果怀疑感染，应在诊断评估完成时开始治疗。对于病史中进食可能含有浣熊粪便污染泥土的患儿，可考虑预防性应用阿苯达唑，但是尚无确切的预防用药剂量。在儿童，有关这些疗法的安全性和有效性资料有限。近年对 1 岁儿童的研究表明，阿苯达唑可安全使用。若阿苯达唑不适用，那么甲苯咪唑和伊维菌素已被建议作为其替代药物。然而，伊维菌素在体重小于 15kg 的儿童和孕妇中的安全性尚未确定。直接激光凝固法可杀死局限于视网膜的幼虫。

住院患者隔离：推荐标准的预防措施。

控制措施：预防贝蛔虫感染主要通过避免误食含有感染动物（主要是浣熊）粪便的泥土。避免接触浣熊排便的场所，例如平顶树桩和岩石；接触泥土、宠物或者其他动物后洗手；阻止浣熊在人类或者宠物食物来源中出现；净化浣熊粪便（尤其在居家附近的），用沸水或者丙烷焚烧处理环境，焚烧需要符合当地用火安全规则，或者如果位于家中（如阁楼），通过适当的方式去除粪便。

（李晓惠 译）

酵母菌属感染

临床表现：酵母菌属作为胃肠道感染疾病原因的重要性是有争议的。无症状的携带状态已得到证实。酵母菌属感染的临床症状包括腹胀、急性或慢性水样腹泻（便常规不含白细胞或红细胞）、便秘、腹痛、恶心、厌食、体重减轻和生长缓慢；通常无发热。一些病例和报告已经表明酵母菌属感染和慢性荨麻疹及肠易激综合征之间有联系。当从有症状的患者粪便中分离出酵母菌属时，需要排除其他可导致这些综合征的病因，尤其是十二指肠贾第虫病和隐孢子虫感染，这样才能认为这些体征和症状是由酵母菌属感染所致。聚合酶链反应（PCR）指纹分析表明有些酵母菌属亚型感染与疾病有关，而有些亚型则无关。另一方面，新近的文献指出酵母菌属并非是疾病的致病因素，而是维持胃肠道健康功能的标志。

病原学：酵母菌属（以前称为致病性人酵母菌）由若干种寄生于人类以及其他哺乳动物、爬行动物、两栖动物和鱼类胃肠道的菌株组成。一些曾经被认为特定于其他动物体内的酵母菌株现在亦被认为可以传播给人类。酵母菌属以前被归为原生动物，最近的分子研究将其定义为一种真核生物。酵母菌属有多种形态，最常在临床标本中见到的是空泡状，在新鲜粪便中偶可见到颗粒状，还可见到似变形虫状和胞囊状。

流行病学：酵母菌属感染在世界各地普遍可见，但各国和社区的流行率各不相同。在美国、欧洲和日本,对粪便标本进行的虫卵和寄生虫检测中,酵母菌属的检出率为 1%~20%。而在没有现代卫生设施的国家中,学龄儿童的患病率为 100%。由于通过粪-口途径传播,因此检测到微生物可能是其他病原体通过粪便污染传播的标识。酵母菌属感染在有宠物或居住在动物农场附近的人群中更为常见;然而,由于致病性似乎与亚型、宿主免疫力等因素有关,暴露是不足以感染的。病原体可能在胃肠道中存留数年。

潜伏期尚不确定。

诊断方法:粪便标本应该用聚乙烯醇保存,经三色法染色或者铁苏木精染色后显微镜下观察。寄生虫的滋养体阶段很难识别,也很少见到。小圆囊肿是最常见的形式,大小在 6~40μm,其特征是一个大的中央区(类似于空泡)被多个核包围。寄生虫的数目差异很大,感染也轻重不同。在每高倍镜视野(×400)下见到 5 个或者 5 个以上微生物表示重症感染,有些专家甚至建议,当没有找到其他内源性病原体的时候,可以考虑此时的发现与临床表现之间有因果关系。其他专家认为,在油镜下(×1 000)见到 10 个或 10 个以上的微生物代表严重感染。血清抗体试验是可用的,但它的诊断实用性仍不清楚。

治疗:治疗的指征尚未建立。有些专家建议,在患者存在持续症状,而且没有发现其他病原体或者其他原因来解释胃肠道症状时,予以治疗。应用硝唑尼特和甲硝唑的随机对照治疗试验已经证明这两种药物可使有症状患者获益。替硝唑是一种比甲硝唑耐受性更好的可选择的药物。病例系列报告表明,复方磺胺甲噁唑治疗有症状的患者症状缓解率高,但是病原体清除成功率较低。单独或联合使用巴龙霉素、双碘喹啉和酮康唑治疗也有不同程度的成功率(见寄生虫感染药物)。值得注意的是,仍有其他专家相信酵母菌属不会引起症状性疾病,并建议仔细寻找导致临床症状发生的其他病因。

住院患者隔离:除了标准预防,推荐对使用尿布及大小便不能自理的儿童采取接触预防。

控制措施:个人卫生管理,包括便后、换尿布后及准备食物前用肥皂和温水洗手。

(李晓惠 译)

芽生菌病

临床表现:感染可以是急性、慢性或者暴发性的,在被感染人群中无症状者可达 50%。芽生菌病在儿童最常见的临床表现是咳嗽伴发肺部疾病,表现为发热、胸痛、乏力和肌痛等非特异性症状。罕见情况下,患者可能会发展为急性呼吸窘迫综合征(acute respiratory distress syndrome,ARDS)。典型的影像学改变包括实变、局限性肺炎、块状浸润或者结节。芽生菌病常被误诊为细菌性肺炎、肺结核、结节病或者恶性肿瘤。播散性芽生菌病发生率高达 25%,最常累及皮肤和骨关节组织。皮肤表现可以呈疣状、结节、溃疡或者脓疱。脓肿通常是发生在皮下组织的,但可以侵及任何器官。结节性红斑在组织胞浆菌病和球孢子菌病中常见,而在芽生菌病中罕见。CNS 感染较少见,宫内或先天性感染较少见。

病原学:芽生菌病是由芽生菌(皮炎芽生菌、吉氏芽生菌和赫立克芽生菌)感染所致,该菌属在 37℃(98°F)时以酵母菌形式的双相型真菌存在于受感染组织中,在室温和泥土中以菌丝体形式存在。从菌丝体形式的菌丝产生的无性孢子具有传染性。

流行病学:通过吸入泥土中的无性孢子获得感染。肺芽生菌病患者病死率的增加与高龄、慢性阻塞性肺疾病、癌症和非裔美国人种族有关。无人与人之间的传播。芽生菌病是美国某些地区的地方病,最常见高发地区为俄亥俄州、密西西比河流域、东南部各州和北美洲五大湖的边界各州。然而,在这些地区之外也存在散发病例。与荚膜组织胞浆菌相似,芽生菌可以在鸟类和动物的排泄物中生长。与芽生菌感染有关的职业和娱乐活动常涉及环境破坏,如建造房屋或道路、划船及皮划艇、修建河上隧道、捕鱼、勘探水坝及水下建筑和使用社区堆肥堆。

潜伏期为2周至3个月。

诊断方法:芽生菌病的确诊是在37℃培养或者组织病理检测中发现特征性的厚壁、宽底、单芽殖酵母细胞。该菌可以在痰液、气管分泌物、CSF、尿液或者病变部位用10%氢氧化钾或者银染色处理后的组织病理学标本中找到。没有痰的儿童肺炎患者可以取支气管肺泡灌洗液或者活检寻找病原体确诊。支气管肺泡灌洗是易于诊断的,即使病原体在患者的骨或皮肤也能用这种方法检测出来。该菌可以在25~30℃牛脑心浸出液培养基和沙氏葡萄糖琼脂中培养,在37℃下转化为酵母相。可用化学发光DNA探针检测皮炎芽生菌。由于交叉反应性,这种方法很少出现假阳性,但是其他的地方性真菌也会在检测中被发现。PCR法可直接用于某些临床标本,但尚未广泛应用。由于血清学检测(免疫扩散和补体结合)灵敏度不足,它们通常对诊断没有帮助。通过检测尿液中芽生菌抗原的EIA法已经取代了传统的血清学检测,在诊断播散性和肺部疾病以及监测抗真菌治疗的反应方面效果较好。尿液抗原检测优于血清抗原检测。支气管肺泡灌洗液或CSF抗原检测亦可使用。其他地方性真菌病(特别是荚膜组织胞浆菌、巴西副球孢子菌和马尔尼菲青霉)也会有显著的交叉反应性,而临床表现和流行病学资料可帮助鉴别诊断。

治疗[1]:由于传播风险高,一些专家建议所有的儿童芽生菌病病例都应予以治疗。两性霉素B脱氧胆酸盐或两性霉素B脂质体被推荐用于严重肺部疾病的初始治疗,应用1~2周或直到病情好转,随后进行6~12个月的伊曲康唑治疗。轻度至中度感染建议口服伊曲康唑6~12个月。一些专家建议对骨关节病患者进行12个月的治疗。针对CNS感染,推荐采用两性霉素B脂质体,建议使用时间为4~6周,随后使用唑类药物至少12个月,直至所有CSF检测结果恢复正常。考虑到伊曲康唑对CNS的渗透性有限,伏立康唑是长期治疗CNS感染的首选药物。伊曲康唑用于治疗CNS外的非危及生命的感染,同时适用于成人和儿童。伊曲康唑的血清谷浓度应该为1~2μg/mL。治疗数天后应复查血药浓度,以确保足够的药物暴露浓度。高压液相色谱法中,伊曲康唑及其生物活性羟基伊曲康唑代谢物均会被检测出来,因此在评估药物浓度时,应结合两者综合考虑。伊曲康唑口服液的吸收效果更佳,并应空腹服用。

住院患者隔离:推荐标准预防隔离。

控制措施:暂无。

(李晓惠 译)

博卡病毒

临床表现:人类博卡病毒(human bocavirus,HBoV)于2005年首次从一组患有急性呼吸

---

① Chapman SW, Dismukes WE, Proia LA, et al. Clinical guidelines for the management of blastomycosis: 2008 update by the Infectious Diseases Society of America. *Clin Infect Dis.* 2008; 46(12): 1801-1812

道症状的儿童中发现。肺炎、支气管炎、哮喘加重、普通感冒和急性中耳炎都可由 HBoV 感染导致。临床表现包括咳嗽、流涕、喘鸣和发热。在各种环境(如住院部、门诊部、儿童保育中心),所有患有急性呼吸道感染的儿童的 HBoV 检出率为 5%~33%。在同龄儿童中,HBoV 亚临床感染已被证实有很高的发生率,并与复杂疾病的病因有关。HBoV 作为人类感染的病原体,同时也可以与其他病原体同时存在,同时感染率从 20% 到 80% 不等。然而,一组数据表明,在初次感染中,HBoV 被证实起到重要作用。这些研究包括有症状的原发感染的纵向队列研究,以及非混合性感染、高病毒载量和 mRNA 检测相关的病例对照性研究。

在急性胃肠炎儿童粪便样本中已经检测到 HBoV,然而,HBoV 在胃肠炎中的作用仍需要进一步研究。感染 HBoV 似乎很普遍,因为几乎所有的儿童存在 5 岁前 HBoV 感染的血清学证据。

病原学:HBoV 是无包膜的单链 DNA 病毒,属于细小病毒科、细小病毒亚科、微小病毒属,与牛细小病毒 1(bovine parvovirus 1)和犬细小病毒(canine minute virus)具有遗传相似性,从而衍生出"博卡病毒"(bocavirus)的名称。目前已描述了四种不同的基因型(HBoV 1~4型),且没有关于抗原变异或不同血清型的数据。HBoV1 主要在呼吸道复制,并与上下呼吸道疾病有关,HBoV2、HBoV3、HBoV4 主要存在于粪便中,除了少数报道 HBoV2 与胃肠炎有关外,它们与任何临床疾病没有明确的关联。

流行病学:HBoV 的检测仅在人类中有报道。HBoV 目前推测由呼吸道分泌物传播,但儿童有腹泻症状时,粪便标本中可检测出 HBoV,故认为可能存在粪-口传播。HBoV 频繁与其他呼吸道病毒病原体同时被检出,这导致了对 HBoV 作用的猜测——它可能是真正的病原体或共同病原体。新的证据似乎同时支持这两种作用。当 HBoV 以较低的病毒载量(≤10^4拷贝/mL)存在时,HBoV 与其他呼吸道病毒的共同感染检测更为常见。据报道,在最初检测出 HBoV 后长达 1 年的时间里,HBoV 可持续及间歇性脱落,中位脱落时间为 2 个月。由于初次感染后 HBoV 可能存在长时间的排泌,它可能在随后的病毒感染中重新激活,且健康人的检出率较高,因此 HBoV 检测的临床解释比较困难。

HBoV 全年在世界范围内均可流行。在温带气候中,春季较为流行,且增强了其他呼吸道病毒的传播。

诊断方法:商用分子诊断试剂盒可用于 HBoV 检测。HBoV 定量聚合酶链反应(呼吸道和血清标本)、呼吸道 HBoV mRNA 检测、HBoV 特异性 IgM 和 IgG 抗体检测也被用于检测病毒和感染的情况。实验室检测阳性并不意味着一定是疾病的病因,部分可能为检测到的其他呼吸道病原体。

治疗:没有特定的治疗方法。

住院患者隔离:病毒在呼吸道分泌物和粪便中的存在表明,除了标准预防措施,接触预防措施能有效地减少感染疾病在婴儿和幼儿发病期间的传播。然而,症状缓解之后,尤其是免疫缺陷的宿主体内,呼吸道分泌物和粪便中可能仍存在长期的病毒排泌。因此,在这些情况下,应延长接触预防的时间。

控制措施:应遵循适当的呼吸卫生和咳嗽礼仪。虽然医疗保健相关的 HBoV 传播已被提及,但在社区或卫生保健机构关于 HBoV 传播的调查尚未发表。注意正确的手部卫生,特别是在处理患病儿童的呼吸道分泌物或尿布时。血清中 HBoV DNA 的存在也增加了输血传播的可能性,但目前这种传播方式还未有报道。

(李晓惠 译)

螺旋体感染（回归热）

临床表现：人类有两种回归热疾病，分别通过蜱和虱传播。这两类疾病的共同特点是突发高热、寒战、大汗、头痛、肌痛、关节痛、感觉异常、恶心。偶尔伴有短暂的皮肤斑疹，或皮肤黏膜瘀点。不同类型的回归热临床表现和并发症不同，包括肝脾肿大、黄疸、血小板减少、虹膜睫状体炎、咳嗽伴胸痛、肺炎、面神经麻痹、脑膜炎和心肌炎。未经治疗的虱传回归热病死率为 10~70%（可能与难民安置地常见的共病相关），而未经治疗的蜱传回归热病死率为 4%~10%。死亡主要发生在婴儿、老年人和有基础病的人群中。早期治疗能使病死率降低至 5% 以下。未经治疗病例，最初发热 2~6d，继之以数日至数周的无热期，然后再次发热（蜱传回归热 0~13d，虱传回归热 1~5d）。随着无热期逐渐延长，通常发热时间变得越来越短且程度越来越轻。病情反复与新的螺旋体抗原表达有关，症状缓解与针对这些抗原决定簇特异性抗体产生有关。妊娠期感染通常是严重的，可导致早产、流产、死产和新生儿感染。

病原学：回归热由包柔螺旋体属某种螺旋体感染所致。在世界范围内，至少有 14 种螺旋体可导致蜱传（地方性）回归热，包括北美的赫姆斯螺旋体、特里蜱疏螺旋体、扁虱疏螺旋体。在美国，宫本疏螺旋体与一种相似但截然不同的蜱媒急性发热性疾病有关。而虱传（流行性）回归热是由回归热螺旋体引起的。莱姆病是由亲缘较远的疏螺旋体属（在美国主要是伯氏疏螺旋体）引起的，在相关章节讨论。

流行病学：地方性蜱传回归热广泛分布于全世界，大多数种类，如赫姆斯螺旋体、特里蜱疏螺旋体和扁虱疏螺旋体都是由软体蜱（乳突钝缘蜱）叮咬传播。宫本疏螺旋体在最近才被认识到是人类疾病的病因之一，它是由硬体蜱（全沟硬蜱属）传播的。当蜱吸食啮齿类动物或其他小的哺乳动物时被感染，在随后的吸血过程中通过唾液传播感染。蜱也可以经卵巢和发育期自身传播。由于软体蜱和硬体蜱在地域分布、生命周期和进食习惯上存在差异，这两类蜱传感染的回归热的流行病学有所不同。

软体蜱通常生活在啮齿动物的巢穴中，它们叮咬无痛且时间较短（数秒至 30min），而且通常在夜间，所以常不被人注意到。在美国的西部山区存在带菌的软体蜱，典型的感染是暴露于啮齿类动物成群出现的小屋造成的，然而在基本的居民区和高档住宅区也有相关病例发生。病例在家庭或同居群体中零星或小群发生，前往落基山脉或塞拉利昂旅行后的其他州的居民也可患病。赫姆斯螺旋体是最常见的感染病原体，而特里蜱疏螺旋体感染出现频率较低；多数被报道病例来自得克萨斯州，常与蜱虫暴露于有啮齿动物出没的洞穴有关。在美国，很少有感染特里蜱疏螺旋体的人出现明显的临床表现。感染此类螺旋体的蜱虫与美国西部干旱地区或草原相关。

硬体蜱（肩突硬蜱和太平洋硬蜱）在北美传播宫本疏螺旋体。这些蜱虫是莱姆病、无形体病和巴贝虫病的带菌者，同时感染已有报道。莱姆病的危险因素可能与宫本疏螺旋体相似。与莱姆病不同的是，宫本疏螺旋体可在蜱虫附着后的最初 24h 内传播，随着附着时间的延长，传播的可能性增加。大多数已知的宫本疏螺旋体感染病例发生在 7 月或 8 月份，晚于大多数莱姆病病例。这表明宫本疏螺旋体的传播更可能是通过幼蜱虫叮咬实现的。

虱传的流行性回归热以往传播广泛，但目前主要出现在埃塞俄比亚、厄立特里亚、索马里和苏丹，尤其在难民和流离失所的人群中。当体虱（人虱）吸食患有螺旋体血症的血液时被感染,继而造成流行性传播。当已感染的虱被压碎,体液污染了咬伤或皮肤刮擦的伤口时造成人的感染。

被感染的体虱和蜱在没有进食情况下可存活数年至数十年,并具有传染性。回归热不能在人与人之间传染,但被感染的孕妇于围产期可向其胎儿传播,可以导致早产、死产和新生儿死亡。

潜伏期是 2~18d,平均 7d。

诊断方法:螺旋体可以经瑞特、吉姆萨或吖啶橙染色后薄的或去血红蛋白的厚外周血涂片或者白细胞层染色后的暗视野镜检下观察到。当患者发热,特别是在发热初期时,常常可以在外周血中检查到微生物,而在复发时则不易检测出。在一些商业和特殊实验室,可以使用聚合酶链反应(PCR)直接检测。在治疗前,螺旋体可以从外周血获得,并在特殊培养基中培养。亦可用酶免疫分析法和免疫印迹法检测血清中螺旋体的抗体。在感染早期行血清抗体检测可能呈阴性,因此在恢复期(至少在症状出现后 21d)也必须获取血清样本进行血清学检测;恢复期 IgG 抗体滴度升高则支持诊断。早期的抗生素治疗可能会抑制抗体反应。血清抗体检测暂无标准化,并且受到螺旋体菌种和菌株之间的抗原变异影响。血清学上可与其他螺旋体发生交叉反应,包括伯氏疏螺旋体、梅毒螺旋体和钩端螺旋体。

治疗:通常使用多西环素治疗蜱传回归热,该药可以迅速清除螺旋体并减轻临床症状,疗程 5~10d。多西环素可用于任何年龄的患者(见四环素类)。对于妊娠期妇女,首选青霉素和红霉素。尽管低剂量青霉素与高频率复发有关,但是对于不能口服的患者,可选用普鲁卡因青霉素或者静脉注射青霉素作为起始治疗。在抗菌治疗最初几小时常会出现赫氏反应(一种急性发热反应,伴头痛、肌痛、呼吸窘迫,并且 24h 内临床症状加重)。因为这种反应常与有效循环血量减少(尤其在虱传回归热)所致的短暂低血压有关,所以患者应该住院密切监护,尤其在治疗的最初 4h。然而,在儿童这种典型的反应较轻,通常可以单用解热药处理。

治疗宫本疏螺旋体感染患者,多西环素的疗程是 2~4 周。也可使用阿莫西林和头孢曲松。对于虱传回归热感染者,多西环素、青霉素或红霉素单次剂量疗法有效。

住院患者隔离:推荐标准预防。如果能观察到虱活动,需要进行接触预防处理,直到清除虱。

控制措施:在啮齿类动物洞穴常会见到软体蜱;通过阻断啮齿类动物进入基地或阁楼通道或者其他管理措施,阻止这些动物安家后成群出现。有软体蜱成批出现的啮齿类动物住处应该预防或用专业的化学剂处理。在虱成群出现的环境,体虱可以通过使用灭虱剂、增加沐浴、洗衣服频率来控制。

(李晓惠 译)

布鲁氏菌病

临床表现:儿童布鲁氏菌病最初可以表现为急性或者潜伏感染。非特异性临床表现包括发热、盗汗、萎靡不振、食欲减退、体重减轻、关节痛、背痛、肌痛、腹痛和头痛。体格检查可见淋巴结肿大、肝脾肿大和关节炎。在儿童,腹痛和外周关节炎的发生率比成人更高。临床报道还可以见到神经系统发育缺陷、眼部病变、睾丸附睾炎、肝或脾脓肿。贫血、白细胞减少、血小板减少、少数出现全血细胞减少或噬血细胞可能是提示诊断的血清学表现。严重的并发症包括脑膜炎、心内膜炎、脊柱炎和骨髓炎，以及罕见的肺炎或主动脉受累。如果考虑诊断布鲁氏菌病，应获得详细的病史，包括旅行史、动物接触史、饮食习惯（包括摄入未经巴氏消毒的牛奶或奶酪）和职业史等。在儿童中，复发率与成人相似，但慢性病例少于成人。妊娠期布鲁氏菌病与自然流产、早产和宫内感染导致胎儿死亡有关。

病原学： 布鲁氏菌是短小的、无运动性的革兰氏阴性球杆菌。通常已知可感染人类的布鲁氏菌有流产布鲁氏菌、马耳他布鲁氏菌、猪种布鲁氏菌和罕见的犬种布鲁氏菌。然而，新近报道发现鲸型布鲁氏菌、鳍型布鲁氏菌、湖浪布鲁氏菌和木鼠布鲁氏菌亦可感染人类。流产布鲁氏菌株 RB51 是一种减毒活牛疫苗株，可在牛奶中出现，进而引起人类感染。

流行病学： 布鲁氏菌病是一种通过野生或者家养动物传播的人畜共患病。当人直接或者间接暴露于被感染动物流产的胎盘、组织或体液时被传染。可以通过黏膜和皮肤的破损部位接触、吸入被污染的气溶胶、进食未煮熟的肉或未经巴氏消毒的乳制品而感染[1]。职业人群，例如农场工人、牧场工人、兽医、屠宰场工人、生肉检查员和实验室工作人员，均为感染的高危人群。临床医生如果高度怀疑标本为布鲁氏菌感染，应该及时与实验室联系，以便采取适当的实验室预防措施。在美国，每年报道的布鲁氏菌病为 100~200 例，其中 3%~10% 病例发生在19 岁以下的人群中。美国报道的大多数儿童布鲁氏菌病主要是由进食未经巴氏消毒的乳制品引起。尽管人与人之间的传播很少见，但是母乳喂养引起的母婴传播有过报道。其他少见的传播方式还有输血、造血干细胞移植和性传播。

潜伏期 从 5d 到 6 个月不等，但多数人于接触后 2~4 周内发病。

诊断方法： 临床确诊有赖于在患者血液、骨髓或者其他组织标本中找到布鲁氏菌。布鲁氏菌可以在多种培养基上生长，但是临床医生在高度怀疑布鲁氏菌感染时，应该与实验室工作人员沟通，要求标本培养时间至少为 14d。由于存在实验室获得性感染的风险，因此对微生物的培养操作应谨慎进行。

在存在临床合并症的患者中，使用血清凝集试验进行的血清学检测可以明确诊断，在至少相隔 2 周采集的急性期和恢复期血清样本中，抗体滴度增加 4 倍或 4 倍以上。血清凝集试验是布鲁氏菌病血清学诊断的"金标准"，可以检测流产布鲁氏菌、马耳他布鲁氏菌和猪种布鲁氏菌的抗体，但不能检测犬种布鲁氏菌和流产布鲁氏菌 RB51 菌株的抗体。虽然单一抗体滴度不能作为诊断依据，但是大多数非地方病地区的活动性感染患者发病后 2~4 周内抗体滴度为 1∶160 或以上。早期感染抗体滴度较低。EIA 法是一种敏感的检测布鲁氏菌总体或特异性 IgG、IgA 和 IgM 抗体滴度的方法。在建立更好的标准化之前，EIA 仅应用于血清凝集试验结果为阴性的疑似病例，或用于评估疑似慢性布鲁氏菌病患者、再感染或复杂病例。在解释血清学结果时，由于商业上可用的试验暂无法检测到犬种布鲁氏菌和流产布鲁氏菌 RB51菌株的血清学反应，因此需要重视相关的接触史。布鲁氏菌抗体也与其他革兰氏阴性杆菌的抗体发生交叉反应，如小肠结肠炎耶尔森菌血清型 O9、土拉热弗朗西丝菌、大肠埃希菌 O116和 O157、城市沙门菌、霍乱弧菌、嗜麦芽黄单胞菌和克利夫兰阿菲波菌。暴露时间和症状进展有助于推测抗体类别。IgM 抗体在第一周内产生，随后 IgG 合成组建增加。在初次感染后，

---

① American Academy of Pediatrics, Committee on Infectious Diseases, Committee on Nutrition. Consumption of raw or unpasteurized milk and milk products by pregnant women and children. Pediatrics. 2014; 133（1）: 175-179（Reaffirmed November 2019）

IgM 可能数月或数年维持在低滴度水平。在急性感染、慢性感染和复发中发现 IgG 抗体凝集素浓度升高。

治疗：为了治愈，必须延长抗菌治疗的时间。疾病复发与过早停用抗生素、局部感染或单一药物治疗相关，而与布鲁氏菌耐药无关。单一药物治疗复发率较高，建议将联合治疗作为标准的治疗方法。大多数联合治疗方案包括口服多西环素或复方磺胺甲噁唑联合利福平。

口服多西环素是首选药物，至少应服用 6 周。然而，由于治疗疗程较长，小于 8 岁的儿童应该避免应用多西环素。对于年龄较小的儿童（8 岁以下），推荐口服复方磺胺甲噁唑，疗程至少 6 周。利福平应与多西环素或复方磺胺甲噁唑联合应用，而不主张单独应用。抗生素剂量见表 4.3。若是未完成完整的 6 周疗程，则可能会引起复发。

治疗严重的感染或者并发症（包括心内膜炎、脑膜炎、脊柱炎和骨髓炎），应使用三种药物联合治疗方案，最初 7~14d 推荐加用庆大霉素，除此之外，多西环素和利福平使用疗程最少 6 周（若未使用多西环素，改用复方磺胺甲噁唑）。对于危及生命的布鲁氏菌病并发症，例如脑膜炎或者心内膜炎，疗程可延长至 4~6 个月。对于发生并发症的患者，如深部组织脓肿、心内膜炎、真菌性动脉瘤和异物感染，应该考虑外科手术。由于对流产布鲁氏菌 RB51 菌株的耐药性，利福平和青霉素不应用于由该菌株引起的感染（见控制措施）。

对于神经型布鲁氏菌病，皮质醇激素的疗效尚未被证实。在抗生素治疗的最初偶尔会出现类赫氏反应（一种急性发热反应，伴有头痛、肌痛，24h 内临床症状加重），但是这种反应很少严重至需要应用糖皮质激素治疗。

住院患者隔离：除了标准预防措施，对于有引流伤口的患者需要接触预防。若进行了可产生气溶胶的相关操作，还应采取呼吸保护措施（如使用 N95 口罩）。

控制措施：人类布鲁氏菌病的消灭有赖于根除来自牛、羊、猪和其他动物的布鲁氏菌。为牛、绵羊和山羊接种疫苗可以有效果，但需要持续接种数年。应避免与受感染的动物接触，特别是已流产或正在分娩的雌性动物。有布鲁氏菌病的母亲在感染完全控制前不应该进行母乳喂养。应密切监测患有布鲁氏菌病的母亲母乳喂养婴儿，以便及时获取感染证据。人类饮用的乳制品需要经过巴氏消毒，这对于预防该病非常重要，尤其是对于儿童。未消毒的乳制品不能排除传播布鲁氏菌病原体的风险。食用可能受流产布鲁氏菌 RB51 菌株污染的生乳或生乳制品的人有极高的布鲁氏菌病感染风险。对于这些人，除了在最后一次接触菌株后进行连续 6 个月的密切症状监测外，还应该在暴露后使用 21d 的多西环素联合复方磺胺甲噁唑进行预防。由于对流产布鲁氏菌 RB51 菌株的耐药性，不应使用利福平和青霉素。

（李晓惠 译）

伯克霍尔德菌属感染

临床表现：洋葱伯克霍尔德菌复合体与患有囊性纤维化或慢性肉芽肿病患者的感染有关。在血红蛋白病、恶性肿瘤患者和早产儿中也有感染的报道。囊性纤维化的呼吸道感染在疾病过程中出现较晚，通常在呼吸道上皮细胞损伤和支气管扩张后出现。囊性纤维化患者转变为慢性感染时，可以表现为肺功能失代偿率改变较小，也可以表现为肺功能快速下降、临床症状急剧恶化，导致死亡。在慢性肉芽肿病患者，洋葱伯克霍尔德菌复合体所致肺炎是最常见的感染，也会出现淋巴结炎。发病隐匿，病程初期表现为低热，3~4 周后出现全身症状。胸腔积液很常见,也可出现肺脓肿。已经有报道指出,与医疗相关的感染包括伤口感染、尿路感染以及肺炎,上述疾病多与受污染的药品或器械相关,包括鼻腔喷雾剂、漱口水、舌下探针、预充盐水冲洗注射器和口服多库酯钠。

类鼻疽伯克霍尔德菌感染导致类鼻疽,它的地域分布范围正在扩大。目前已知该病在东南亚、澳大利亚北部、印度次大陆地区、中国南部,几个太平洋和印度洋岛屿,以及南美洲和中美洲的一些地区流行。在美国,类鼻疽主要发生于从上述地方病流行地区旅游回来的人。类鼻疽可能表现为无临床症状,局部感染,伴或不伴肺炎的暴发性败血症。约 50% 的成人类鼻疽患者在入院时表现为菌血症,而菌血症在儿童中不常见。肺炎是成人类鼻疽最常见的临床表现。澳大利亚的研究发现,免疫系统正常的儿童最常见的表现是局部皮肤感染。泌尿生殖系统感染(包括前列腺脓肿)、感染性关节炎、骨髓炎,以及 CNS 感染(包括脑脓肿)也可发生。在泰国和柬埔寨,儿童中常见的临床表现是急性化脓性腮腺炎,但在其他地方性感染地区不太常见。然而也有严重的皮肤感染和坏死性筋膜炎的报告。在播散性感染中会出现肝脾脓肿,播散性皮肤脓肿也可发生,如果不延长治疗疗程,很容易复发。

病原学:伯克霍尔德菌属多种多样,至少 115 种,包含产氧化酶和过氧化氢酶、非乳糖酶的革兰氏阴性杆菌。洋葱伯克霍尔德菌复合体至少有 22 种。该复合体的种类还在不断被发现,但都是罕见的人类病原体。伯克霍尔德菌属的其他具有重要临床意义的种类包括类鼻疽伯克霍尔德菌、鼻疽伯克霍尔德菌(引起鼻疽的病原体)、唐菖蒲伯克霍尔德菌、泰国伯克霍尔德菌和俄克拉何马伯克霍尔德菌。

流行病学:伯克霍尔德菌属是通过水和土壤传播的微生物,在潮湿的环境中生存期较长。根据物种的不同,传播可能源于其他人(人际传播),接触受污染的污染物,以及接触环境源。关于来自不同地区的囊性纤维化患者参加的娱乐性野营和社交活动的流行病学研究表明,洋葱伯克霍尔德菌复合体可以在人与人之间传播。慢性肉芽肿病患者感染洋葱伯克霍尔德菌复合体的来源尚不明确,但环境来源似乎是有可能的。洋葱伯克霍尔德菌复合体可在环境中持续存在,并通过感染控制措施中的漏洞(包括通过间接接触环境表面)传播。最常见的与医疗有关的传播是用来清洗患者重复使用仪器的消毒溶液被污染。这些仪器包括支气管镜和压力传感器。使用污染的消毒液消毒皮肤时也可发生传播。它对防腐剂的内在抗性使其能够污染许多类型的含水医疗物品和个人护理物品,导致大规模暴发。被污染的医疗产品包括漱口水、液体多库酯钠和吸入药物。这些已经被证实是导致多个州病原定植、暴发和感染的原因。已从囊性纤维化患者的痰液中分离出唐菖蒲伯克霍尔德菌,它可能被误认为洋葱伯克霍尔德菌。唐菖蒲伯克霍尔德菌可能与短期或长期慢性感染的囊性纤维化患者相关;而在肺移植患者中,唐菖蒲伯克霍尔德菌感染的预后较差。

在流行率高的地区,类鼻疽伯克霍尔德菌可以在生命早期感染,而且在 6 个月至 4 岁时血清阳转率最高。感染是季节性的,75% 以上的病例发生在雨季。该病原体可以通过以下途径感染:吸入包含微生物的气溶胶或灰尘颗粒,经皮或伤口接触污染的土壤或水,食用污染的土壤、水或者食物。如果不采取适当的技术或者不遵循恰当的个人防护指南,人们也可以因实验室暴露而感染。1 岁以下的婴儿可以出现有症状的感染。据报道,8 个月大的婴儿就可表现为肺炎和腮腺炎;此外,有 2 例关于乳腺炎母亲通过母乳传播给婴儿的报道。类鼻疽的危险因素包括频繁与土壤和水接触,以及患有慢性基础病,例如糖尿病、肾功能不全、慢性肺病、地中海贫血,与 HIV 感染无关的免疫抑制。据报道,类鼻疽伯克霍尔德菌还可引起囊性纤维化患者的肺部感染和慢性肉芽肿病儿童的败血症。

类鼻疽的**潜伏期**为 1~21d,中位数为 9d,但也可延长至数年。

诊断方法:诊断洋葱伯克霍尔德菌复合体感染的方法是进行微生物培养。对于囊性纤维化患者的呼吸道感染,推荐选择琼脂培养基进行痰培养,这可以减少黏液样铜绿假单胞菌过度生长。推荐使用 PCR 法或质谱法检测洋葱伯克霍尔德菌复合体。

类鼻疽是通过从患者血液或者其他感染部位分离到类鼻疽伯克霍尔德菌确诊的。通过培养痰液、咽喉部、直肠和溃疡部位或者损伤皮肤的标本,成功分离微生物的可能性增加。由于背景血清阳性率高,血清学检测不适用于地方性感染地区的诊断。然而,从有地方性感染地区返回的旅行者,其间接血凝集试验阳性结果可能支持类鼻疽的诊断,但是确诊仍然需要从血液或其他感染部位分离到类鼻疽伯克霍尔德菌。其他有关类鼻疽诊断的快速分析方法正在不断发展,但是尚无市场化应用的方法。

治疗:对洋葱伯克霍尔德菌复合体可能有效的药物包括复方磺胺甲噁唑、头孢他啶、米诺环素、氟喹诺酮类、碳青霉烯类和新型 β-内酰胺类/β-内酰胺酶抑制药组合。一些专家建议,抗生素联合应用对洋葱伯克霍尔德菌复合体有协同效应。多数洋葱伯克霍尔德菌复合体分离菌本身对氨基糖苷类和多黏菌素有内在耐药性,对许多 β-内酰胺类药物如青霉素、氨苄西林、羧苄西林、第一代和第二代头孢菌素具有耐药性。

初始治疗类鼻疽可选择的药物取决于临床感染的类型、药敏试验以及患者是否存在共病(如糖尿病、肝或肾疾病、癌症、血红蛋白病、囊性纤维化)。严重侵入性感染应使用美罗培南或头孢他啶(罕见耐药性),疗程至少 10~14d,对深部感染和多重感染延长治疗时间(>4 周)。急性治疗结束后,建议口服复方磺胺甲噁唑进行根除治疗,疗程 3~6 个月,以减少复发。阿莫西林-克拉维酸钾被认为是二线口服药物,可能与较高的复发率有关。

住院患者隔离:除了标准的预防措施,所有囊性纤维化患者,无论呼吸道培养结果如何,均推荐采取接触和飞沫预防措施。对于类鼻疽伯克霍尔德菌感染患者,人与人之间的传播少见,推荐采取标准预防措施。

控制措施:由于某些洋葱伯克霍尔德菌复合体菌株的毒力会在一些新患者的患病过程中增强,囊性纤维化基金会建议所有囊性纤维化护理中心限制患者之间的接触,包括住院患者、门诊患者及社会安置者。在卫生保健场所,囊性纤维化患者在门诊检查室或病房外应戴口罩,并建议对患者和患者家属进行有关手卫生和个人卫生的健康教育。

在地方病区域,预防类鼻疽伯克霍尔德菌感染可能比较困难,因为与污染的水源和土壤接触很普遍。在这些地区,患有糖尿病、肾功能不全或皮肤损伤者应该避免与土壤和死水接触,并且建议他们在可能导致病原体气溶胶化的天气里待在室内。从事农业劳动时推荐穿长筒靴并戴手套,彻底清洁和保护皮肤伤口。囊性纤维化和糖尿病患者在前往类鼻疽伯克霍尔德菌的流行地区旅行时,应了解感染风险。

(李晓惠 译)

弯曲菌感染

临床表现:弯曲菌感染的主要临床症状包括腹泻、腹痛、萎靡不振和发热。可伴有肉眼血便或者粪潜血阳性。对于新生儿和小婴儿,不伴发热的血样便性腹泻可能是唯一的临床表现。在胃肠道症状出现之前,儿童明显发热可发生热性惊厥。腹痛与阑尾炎或者肠套叠所致相似。轻度感染持续1~2d,类似于病毒性胃肠炎。多数患者在1周内恢复,但是10%~20%患者病情复发、延长或者加重。严重或者持续的感染类似于急性炎性肠病。菌血症不常见,但在老年患者和有基础疾病的患者可以出现。免疫功能低下的宿主可能出现病情延长、复发或者肠外感染,尤其是胎儿弯曲菌和其他种类弯曲菌感染。免疫反应性的并发症可以在恢复期出现,例如吉兰-巴雷综合征(发病率为0.1%)、米勒-费希尔综合征(眼肌瘫痪、反射消失、共济失调)、反应性关节炎(伴有经典的三联征,以前称为"赖特综合征",包括关节炎、尿道炎和双侧结膜炎)、心肌炎、心包炎和结节性红斑。

病原学:弯曲菌属是能动的、逗号状的革兰氏阴性杆菌,可以引起胃肠炎。弯曲菌属有25种,其中空肠弯曲菌和结肠弯曲菌是从患者粪便中最常分离到的菌种。胎儿弯曲菌主要引起新生儿和体质虚弱的宿主全身性疾病。其他的弯曲菌,包括乌普萨拉弯曲菌、海鸥弯曲菌和猪肠弯曲菌,可导致儿童出现类似的腹泻或者全身性疾病。

流行病学:在美国,每年大约有130万例疾病与弯曲菌感染有关。虽然发病率在21世纪初有所下降,食源性疾病监测网络的数据表明,近年来发病率有所上升,2018年大约每10万人中有19.6例出现弯曲菌感染[①]。发病率的增加可能与分子生物学技术的应用率和灵敏度增加相关。5岁以下儿童的感染率最高。在易感人群中,只要500个弯曲菌就可以引起感染。

感染源为家畜和野生鸟类、动物的胃肠道。30%~100%的健康的鸡、火鸡和水鸟的粪便中可以分离出空肠弯曲菌和结肠弯曲菌。家禽的尸体通常也会被污染。许多农场的动物、宠物或者肉类也会有微生物寄存,是潜在的感染源。空肠弯曲菌和结肠弯曲菌感染通过以下途径传播:进食被污染的食物、水,或直接与被感染的动物或者人的排泄物接触。主要的传播媒介为不适当蒸煮家禽、未经处理的水、未经巴氏杀菌的牛奶。弯曲菌感染通常是散发的,学校儿童在实地考察奶牛养殖场时饮用了未经巴氏消毒的牛奶而偶尔暴发弯曲菌感染。人与人之间的传播偶尔发生,尤其是在年幼的儿童中,并且疾病急性期的传播风险最大。虽不常见,但已有在幼儿中心出现暴发性腹泻的报道。人际传播见于感染的母亲传播给新生儿,也可以见于托儿所及卫生保健机构的暴发感染。关于围产期感染,空肠弯曲菌和结肠弯曲菌通常引起新生儿胃肠炎,然而胎儿弯曲菌常引起新生儿败血症或者脑膜炎。各年龄段均可以发生小肠炎。不经抗菌治疗,弯曲菌在排泄物中通常持续2~3周,最长可达7周。

潜伏期通常为2~5d,也可能更长。

诊断方法:空肠弯曲菌和结肠弯曲菌能从粪便中培养出来,包括胎儿弯曲菌在内的弯曲菌属能从血液中培养出来。在粪便标本中分离空肠弯曲菌和结肠弯曲菌,要求选择培养基、微需氧的条件,培养温度42℃。可能需要其他方法来分离其他种类的弯曲菌,如富氢微需氧条件和在不含抗生素补充剂的培养基上进行过滤电镀。分子和抗原生物学技术可提供快速诊断;然而,均无法进行药敏试验。应当注意,基于抗原的试验报告了假阳性结果,而分子试验检测的是细菌DNA,这可能不能表示存在活的病原体;因此,建议结合临床相关症状考虑。

---

① Centers for Disease Control and Prevention. Preliminary incidence and trends of infections with pathogens transmitted commonly through food—Foodborne Diseases Active Surveillance Network, 10 U.S. sites, 2015-2018. *MMWR Morb Mortal Wkly Rep.* 2019;68(16):369-373

此外,有些检测方式无法鉴别空肠弯曲菌和结肠弯曲菌,也可能无法检测到其他的弯曲菌。

治疗:腹泻儿童最主要的治疗方案是补液。大多数患者不需要使用抗生素。在胃肠道感染早期应用阿奇霉素和红霉素能缩短病程和加速病原微生物的排泄(2% 的空肠弯曲菌对红霉素和阿奇霉素具有耐药性,而 17% 和 18% 的结肠弯曲菌分别对红霉素和阿奇霉素具有耐药性),预防复发。阿奇霉素[10mg/(kg·d),共 3d]或者红霉素[40mg/(kg·d),分 4 次,共 5d],通常 2~3d 可从粪便中根除病原微生物。氟喹诺酮类药物也许有效,如环丙沙星,但是环丙沙星普遍耐药(2017 年在 28% 的分离菌株中发现;见氟喹诺酮类)。对氟喹诺酮类药物的耐药性在中低收入国家更为常见。对感染地点的分离菌株进行抗菌药物敏感性测试或流行病学数据有助于指导治疗。如果使用抗菌药物治疗胃肠道症状,建议疗程为 3~5d。

胎儿弯曲菌一般对氨基糖苷类、广谱头孢菌素、美罗培南、亚胺培南、氨苄西林和红霉素敏感。通常不推荐儿童使用抗动力药物,因为它们的益处有限,并且在接受这些药物作为单药治疗的患者中有不良事件的报道。

住院患者隔离:除了标准预防,对于患病期间使用尿布或尿失禁的儿童推荐接触预防。

控制措施:

- 接触生家禽后注意手卫生,处理生家禽肉后用肥皂和水清洗切肉的菜板和餐具,避免生家禽肉与水果和蔬菜接触。
- 彻底蒸煮家禽肉。
- 接触狗和猫的粪便后注意手卫生,尤其是腹泻的小狗和小猫。
- 不应该喝生牛奶[①]。生奶并不能消除弯曲菌的传播风险。
- 水源的氯化很重要。
- 腹泻的人不应该进行食品加工,不应该照顾住院患者,或照顾护理监护和儿童保健中心的人。
- 无临床症状的食品加工人员或者医院员工,如果注意适当的个人卫生措施,包括手卫生,不必停止工作。
- 腹泻患者不应进入娱乐用水场所(见娱乐用水场所相关疾病的预防)。
- 大小便失禁的儿童应在症状缓解后暂停娱乐用水 1 周(或按照当地公共卫生部门的建议)。在儿童保健中心罕有病例暴发。推荐在儿童保健中心采用常规的措施阻断肠道传播(见团体托儿所和学校中的儿童)。只有当婴幼儿和儿童使用尿布或者能在厕所正常排便时才可进入儿童保健中心;或者,虽然儿童排便次数增加,但只要不超过正常次数的 2 倍,即使粪便仍不成形,也可进入儿童保健中心。通常情况下,不建议使用抗生素,但阿奇霉素或者红霉素的治疗也许能进一步限制传播的可能性。
- 不推荐对无临床症状的儿童行粪培养。

(李晓惠 译)

① American Academy of Pediatrics,Committee on Infectious Diseases,Committee on Nutrition. Consumption of raw or unpasteurized milk and milk products by pregnant women and children. *Pediatrics*. 2014;133(1):175-179(Reaffirmed November 2019)

念珠菌病

临床表现：皮肤黏膜感染导致口咽部（鹅口疮）、阴道、宫颈念珠菌病；念珠菌病还可出现在臀肌皱褶、臀部、颈部、腹股沟和腋窝处，也可引起甲沟炎和甲床炎。T 淋巴细胞功能障碍、其他免疫系统疾病和内分泌疾病与慢性皮肤黏膜念珠菌病有关。慢性或复发性口腔念珠菌病可作为人类免疫缺陷病毒（HIV）感染或原发性免疫缺陷的特异性表现。食管和喉部的念珠菌病可发生于免疫功能低下的患者。播散性念珠菌病发生于极早产儿和免疫功能低下或过度虚弱的患者，可累及任何器官或解剖部位，进展迅速时可致命。念珠菌血症可发生于伴或不伴终末器官衰竭的中心静脉置管患者，特别是长期接受胃肠外静脉营养或脂类的静脉输液患者。腹膜透析者可发生腹膜炎，特别是长期接受广谱抗生素治疗的患者。念珠菌尿可发生于留置尿管、局灶性肾炎或播散性疾病的患者。

病原学：念珠菌属是芽殖酵母菌。白念珠菌和其他几种念珠菌形成假菌丝——加长的酵母状长链。白念珠菌引起的感染最多，但是在一些地区和患者中，非白念珠菌能解释超过半数的侵入性感染。其他种类包括热带念珠菌、近平滑念珠菌、光滑念珠菌、克鲁斯念珠菌、季也蒙念珠菌、葡萄牙念珠菌和都柏林念珠菌，以上菌种也能引起严重感染，尤其是对免疫功能低下或虚弱的宿主。近平滑念珠菌是新生儿和儿童人群中仅次于白念珠菌引起全身性念珠菌病的病原体。耳念珠菌是近年来出现的一种耐药念珠菌，通常发生在免疫功能低下或需要密切护理的患者，常常在卫生保健机构获得，尤其是在急性期后需密切护理的情况，如长期急症护理医院，以及为使用呼吸机的患者提供护理的机构。

流行病学：像其他种类的念珠菌一样，白念珠菌存在于免疫功能正常人群的皮肤、口腔、肠道和阴道。外阴阴道念珠菌病与妊娠有关，新生儿可以在子宫内、经过产道时或产后被感染。轻度的皮肤黏膜感染常见于健康婴儿。人与人之间传播罕见，但对于耳念珠菌很常见。典型的侵入性疾病发生于免疫功能低下患者，感染起源于体内念珠菌定植部位。一些因素会增加侵入性感染的风险，例如极低出生体重的早产儿、中性粒细胞减少症、接受糖皮质激素治疗或细胞毒性化学治疗。糖尿病患者通常有局灶的皮肤黏膜病变。中性粒细胞缺陷患者（例如慢性肉芽肿病或髓过氧化物酶缺乏症）也增加患念珠菌病的风险。静脉内营养或接受广谱抗菌药物（尤其是广谱头孢类抗生素、碳青霉烯类和万古霉素），或需要长期留置中心静脉导管或腹膜透析管的患者感染的机会增加。术后患者也有风险，尤其是心胸或腹部手术后。

潜伏期未知。

诊断方法：皮肤黏膜念珠菌病或鹅口疮可通过临床表现作出推断，但是其他微生物或创伤也会出现临床相似损伤。酵母细胞和假菌丝可在白念珠菌感染的组织中发现，将组织刮片经过革兰氏染色、荧光增白剂或荧光抗体染色或置于 10%~20% 氢氧化钾悬浮液后在镜检下识别。内镜检查有助于诊断食管炎。尽管眼科检查能发现念珠菌血症所致视网膜损伤，但是在感染患者中的评估结果很少有意义。脑、肾、心、肝或脾的损伤可通过超声检查、计算机体层成像（computed tomography，CT）或磁共振成像（magnetic resonance imaging，MRI）检查发现，但是这些损伤的影像学变化通常直到疾病后期或中性粒细胞减少症恢复之后才出现。

侵袭性念珠菌病确诊需要从体内正常无菌部位（如血液、CSF 和骨髓）分离到念珠菌，或者证实念珠菌存在于组织活检标本。在免疫功能低下患者，念珠菌培养阴性不能排除侵袭性感染;在一些情况下,血培养灵敏度小于50%。念珠菌培养无需特殊的真菌培养基。通过检测芽管的形成可推测白念珠菌的种类,分子荧光原位杂交(fluorescence in situ hybridization, FISH)检测能迅速区分白念珠菌和非白念珠菌。耳念珠菌是一种新出现的病原菌,可能被误认为是另一种念珠菌。使用自动血液培养系统或裂解-离心方法,可加快微生物的修复。FDA批准的肽核酸荧光原位杂交(peptide nucleic acid fluorescent in situ hybridization,PNA-FISH)探针检测以及多重聚合酶链反应(PCR)检测技术,已被用于快速检测血培养阳性瓶内的念珠菌菌种。

一种FDA批准的利用磁共振技术的新分子分析法,可以在3~5h内直接从患者的全血中识别出5种不同的念珠菌,但儿童相关数据有限。

患者血清可用真菌细胞壁中1,3-β-D-葡聚糖的检测方法进行检测,这种方法不区分念珠菌和其他真菌。儿童使用这种方法的数据比成人患者更有限,而且有大量的假阳性结果,儿童相关数据有限。

建议对所有血液和其他临床相关的念珠菌分离株进行唑类敏感性测试。应考虑对先前接受过棘白菌素治疗的患者以及感染光滑念珠菌、近平滑念珠菌和怀疑或确诊为耳念珠菌的患者进行棘白菌素敏感性检测。

治疗[①]:

黏膜和皮肤感染。免疫功能正常的口腔白念珠菌病患者口服制霉素混悬液,或者损伤处局部外用克霉唑片、咪康唑口腔黏附片治疗。片剂不应该用于婴儿。如果上述治疗无效,可选用氟康唑。氟康唑比口服制霉素或克霉唑片剂更有效。氟康唑可能对免疫功能低下者的口咽部念珠菌病有益。对于氟康唑难治性疾病,伊曲康唑、伏立康唑、泊沙康唑、两性霉素B脱氧胆酸盐口服混悬液或静脉注射的棘白菌素类(卡泊芬净,米卡芬净)是替代药物。

对念珠菌所致食管炎,口服氟康唑治疗。不能耐受口服治疗的患者应使用静脉注射氟康唑、棘白菌素或两性霉素B。对于氟康唑不敏感病例,推荐使用伊曲康唑溶液、伏立康唑、泊沙康唑或棘白菌素。建议的治疗疗程是14~21d。然而,治疗的时间取决于疾病的严重程度和患者的因素,如年龄和免疫损害程度。当患者能够耐受口服氟康唑治疗时,推荐使用氟康唑口服治疗。复发性感染推荐使用氟康唑抑制治疗(每周3次)。

皮肤感染治疗局部用制霉素、咪康唑、克霉唑、萘替芬、酮康唑、益康唑或环吡酮胺。制霉素通常有效,而且是这些药物中最便宜的。

许多局部配方治疗外阴阴道念珠菌病均有效,包括克霉唑、咪康唑(非处方)。这些局部用唑类药物比制霉素更有效。口服唑类药物也有效,可用于复发或者难治性病例。使用唑类药物治疗外阴阴道光滑念珠菌病无效,但制霉素阴道内栓剂有效。进行母乳喂养的母亲也可能会有乳头和乳腺导管的念珠菌感染,上述的外用治疗方法足以治疗乳头感染,但氟康唑全身治疗通常对乳腺感染有效,从而达到继续母乳喂养的目的。

对慢性皮肤黏膜念珠菌病,氟康唑、伊曲康唑和伏立康唑有效。静脉注射低剂量两性霉素B对重症患者有效。复发常见于任何一种上述药物终止治疗后,因此,治疗应该被视为终身过程,抗真菌药物间歇冲击治疗有很好的前景。这些情况下的侵袭性感染罕见。

① Pappas PG,Kauffman CA,Andes DR,et al. Clinical practice guideline for the management of candidiasis:2016 update by the Infectious Diseases Society of America. *Clin Infect Dis.* 2016;62(4):e1-e50

对于无症状念珠菌尿,只要可行,强烈建议消除诱因,如留置膀胱导管。除非患者有较高的念珠菌血症风险,如中性粒细胞减少症患者、早产儿和将要接受泌尿科手术的患者,否则不推荐使用抗真菌治疗。如果念珠菌尿发生在早产儿,应进行评估(血培养,CSF 评估,眼科检查,脑成像和腹部超声检查)和开始治疗。强烈建议有症状的念珠菌性膀胱炎患者消除易感因素,如留置膀胱导管,以及氟康唑治疗 2 周。用两性霉素 B(50μg/mL 无菌水)反复冲洗膀胱治疗念珠菌性膀胱炎,但该方法不能治疗膀胱以外的念珠菌病。不建议作为常规疗法。念珠菌病的患者导尿管应立即取出,如无法立即取出,应及时更换。棘白菌素在尿液中的药物浓度很低。

角膜真菌病的治疗方法是角膜浴伏立康唑(1%)冲洗角膜,并结合全身治疗。威胁视力的感染(黄斑附近或玻璃体内)除全身抗真菌外,无论有无切除玻璃体,还应在玻璃体腔注射抗真菌药物,通常使用两性霉素 B 脱氧胆酸盐或伏立康唑。

侵袭性疾病。一般建议如下。大多数念珠菌属对两性霉素 B 敏感,但葡萄牙念珠菌、耳念珠菌、一些光滑念珠菌和克鲁斯念珠菌表现出较低的易感性或耐药性(见表 4.7)。耳念珠菌通常被认为具有耐药性,棘白菌素常作为初始治疗药物,因为大多数耳念珠菌对棘白菌素敏感。必须通过药敏试验指导治疗,并严密监测治疗效果。在经过适当治疗的持续性念珠菌血症患者,应进行深部感染病灶的调查。

克鲁斯念珠菌以及 50% 以上光滑念珠菌和近 90% 的耳念珠菌分离株对氟康唑耐药。虽然伏立康唑对克鲁斯念珠菌有效,但它通常对光滑念珠菌和耳念珠菌无效。棘白菌素(卡泊芬净、米卡芬净和阿尼芬净)在体外对大多数念珠菌属都具有活性,并且是治疗重症或中性粒细胞减少症患者中念珠菌感染的合适的一线药物。对于近平滑念珠菌感染,应谨慎使用棘白菌素,因为已有关于棘白菌素体外敏感性下降的报道。如果经验性使用棘白菌素,并且在处于恢复期患者中分离出近平滑念珠菌,则可继续使用棘白菌素。除了抗真菌治疗之外,还需要去除感染的装置(如脑室造口术引流管,分流器,神经刺激器,假体重建装置)。当母亲因念珠菌病开始治疗时,或许可以继续母乳喂养。

关于新生儿念珠菌病。婴儿比年龄较大的儿童和成人更容易患脑膜炎,这是念珠菌病的特征表现之一。虽然脑膜炎可能与念珠菌血症有关,但大约一半的念珠菌性脑膜炎婴儿血培养阴性。婴儿的 CNS 疾病通常表现为脑膜脑炎,如果有念珠菌血症的婴儿出现了脑膜脑炎的症状和体征,则应认为该患儿出现了 CNS 的感染,因为这种疾病的发病率很高。对于血液和/或尿液中念珠菌培养阳性的所有婴儿,建议进行腰椎穿刺、脑成像和扩张性视网膜检查。还应进行泌尿生殖道、肝和脾的 CT 或超声检查。两性霉素 B 脱氧胆酸盐(婴儿的首选),氟康唑(用于未接受氟康唑预防的婴儿)或棘白菌素(通常用于挽救治疗)可用于患有系统性念珠菌病的婴儿。对于脑膜炎的初始治疗,建议每天静脉注射 1mg/kg 两性霉素 B 脱氧胆酸盐;对氟康唑敏感的分离株,可使用 25mg/kg 负荷剂量的氟康唑,随后每天用 12mg/kg 的氟康唑。血液中未检测到念珠菌及念珠菌血症的症状消失后,对没有转移性疾病的念珠菌血症的治疗应持续 2 周。CNS 感染的治疗至少需要 3 周,并应继续治疗,直至所有体征、症状、CSF 和影像学异常(如果存在)恢复。如果念珠菌血培养持续阳性,则应进行或重复生殖泌尿道,肝,心脏和脾的 CT 或超声检查。

两性霉素 B 脂质体应谨慎用于婴儿,特别是泌尿道受累的患者。最近的证据表明,与两性霉素 B 脱氧胆酸盐或氟康唑相比,两性霉素 B 脂质体用于治疗婴儿可能效果较差。关于成人和早产儿的报道表明,两性霉素 B 脂质体不能根除肾念珠菌病,因为这些大分子药物可能无法很好地渗透到肾实质中。尚不清楚这是否是脂质体治疗效果不佳的原因。由于担心氟胞嘧啶的毒性作用,不推荐常规用于婴儿。

关于年龄较大的儿童和青少年。在中性粒细胞减少和非中性粒细胞减少的儿童和成人中,首选棘白菌素(卡泊芬净、米卡芬净和阿尼芬净),但在那些被认为临床稳定且不太可能具有氟康唑耐药性的人中可考虑使用氟康唑。从棘白菌素转到使用氟康唑(通常在 5~7d 内)适用于临床稳定,对氟康唑敏感的分离株感染,自抗真菌治疗开始后血培养阴性的患者。两性霉素 B 脱氧胆酸盐或脂质体是替代疗法。在患有念珠菌血症并且没有转移性并发症的非中性粒细胞减少患者中,在血液中检测不到念珠菌以及念珠菌血症相关的临床症状消失后,应继续治疗 2 周。

对于非重症的中性粒细胞减少患者,氟康唑是未接触唑类药物患者的替代治疗方法,但在需要同时治疗霉菌的情况下可考虑使用伏立康唑。无转移性并发症的念珠菌血症的治疗持续时间是在血液中检测不到念珠菌以及念珠菌血症相关的临床症状消失后 2 周。在可行的情况下,建议避免或减少全身免疫抑制。

对于慢性播散性念珠菌病(肝脾感染),建议使用两性霉素 B 脂质体或棘白菌素进行数周的初始治疗,然后口服氟康唑(仅适用于不太可能患有氟康唑耐药菌株的患者)。复查影像学表现时,一旦发现病变消失,建议停止治疗。

关于留置导尿管的管理。强烈建议立即去除任何受感染的动静脉导管或腹膜导管。但是对于中性粒细胞减少的儿童,以上推荐强度较弱,因为中性粒细胞减少症儿童中的念珠菌血症更可能来源于胃肠道,难以确定留置导管在其中所起的作用。不建议立即在同一导管部位的导线上更换导管。一旦控制感染,可以尝试更换。

关于其他评估。中性粒细胞减少症患者,脉络膜和玻璃体感染等眼科症状在中性粒细胞减少症恢复前最少见;因此,扩张性眼底检查应在中性粒细胞计数恢复后的第 1 周内进行。所有患有念珠菌血症的中性粒细胞减少症患者应在诊断后的第 1 周内进行扩张性眼科检查。

住院患者隔离:推荐标准预防。耳念珠菌由于传染性极高,推荐使用标准预防和接触预防。

控制措施:长期使用广谱抗生素和易感的患者使用全身类固醇激素会促进念珠菌过度生长和侵袭性感染的发生。对需要长期留置静脉通路的患者,建议精心护理中心静脉导管。

对于耳念珠菌,因这种病原体易于在保健机构中传播,推荐采用额外的防控措施:对感染者采取单间隔离,并且执行标准的防控隔离措施和接触隔离措施。应严格进行手部消毒,使用有效的抗耳念珠菌产品彻底清洁和消毒患者接触过的环境和可重复使用的设备。如果患者被转移到接受治疗的医疗机构,则应清楚地了解患者目前的感染状况。还应考虑对其他患者进行监测和筛查,以便对任何其他可能患有耳念珠菌感染的患者实施感染控制措施。

化学预防。婴儿侵袭性念珠菌病与住院时间延长、神经发育障碍或近 75% 感染的极低体重儿(<1 000 g)的死亡有关。即使诊断治疗及时,预后不良,所以在这一人群中应预防侵袭性念珠菌病。极早产儿真菌预防的随机对照试验表明,在侵袭性念珠菌病发病率为中高度的托儿所中,在极早产儿中使用真菌预防可使侵袭性念珠菌病显著减少。除出生体重外,婴儿侵袭性念珠菌病的其他风险因素包括感染预防措施不足,以及长期接触广谱抗生素药物。坚持最佳感染控制措施可以降低感染率,包括用于血管内导管插入和维持的标准流程以及抗菌药物管理,并且应该在将实施化学预防作为新生儿重症监护病房的标准做法之前进行优化。

根据目前的数据,氟康唑是预防的首选药物,因为它已被证明是有效和安全的。氟康唑是预防用药的首选,被推荐用于侵袭性念珠菌病高发的 NICU(发病率≥10%)中极低出生体重儿(<1 000g)的养护。极低体重儿的推荐方案是在出生后 48~72h 内静脉注射氟康唑,剂量为 6mg/kg,然后每周 2 次,共 6 周。一旦耐受肠内营养,即使在早产儿中,氟康唑的口服吸收也很好。在随机试验中,这种化学预防剂量、给药间隔和持续时间与氟康唑耐药念珠菌的出现无关。

氟康唑预防可降低晚期艾滋病患者黏膜(如口咽和食管)感染念珠菌的风险。接受异基因造血干细胞移植的成人接受氟康唑时念珠菌感染明显减少,但儿童可获得的数据有限。米卡芬净已被用于预防。据报道,在接受氟康唑预防的非 HIV 感染患者中,克鲁斯念珠菌(其本质上对氟康唑耐药)引起的感染发生率增加。在中性粒细胞减少症期间接受同种异体造血干细胞移植和其他高度骨髓抑制化学治疗的儿童,应考虑预防。其他免疫功能低下儿童,包括感染 HIV 的儿童,不建议常规预防。

(李晓惠　译)

软下疳和皮肤溃疡

临床表现:软下疳是一种主要发生在性活跃的青少年和成人中的急性生殖器溃疡性疾病。临床表现为痛性生殖器溃疡及痛性、化脓性腹股沟淋巴结肿大,则需要怀疑软下疳。溃疡以红斑丘疹开始,继而成为脓疱疹,几天后形成匐行性、边界清楚、伴轻微表皮损伤的锯齿状病灶。溃疡的基底部易碎,覆以灰色或者黄色脓性分泌物。可为单发或者多发溃疡。与无痛性硬结的梅毒性下疳不同,软下疳通常为非硬结性疼痛,可能与破损同侧的痛性、化脓性腹股沟淋巴结炎有关。多数男性患者表现为生殖器溃疡,伴或不伴腹股沟压痛,常见阴茎包皮水肿。如果不进行治疗,溃疡会自行消退,由此造成生殖器的广泛侵蚀,或导致瘢痕和包茎,包皮无法收回。在女性患者,病变常在阴道口,症状包括排尿困难、性交困难、阴道分泌物异常,伴有肛门感染的男性和女性会产生排便痛或肛门出血。全身症状不常见。

病原学:软下疳和皮肤溃疡是由革兰氏阴性球杆菌——杜克雷嗜血杆菌感染所致。

流行病学:软下疳是一种与贫困、商业性性工作和非法使用药物有关的性传播疾病。软下疳在非洲和热带地区流行,而在美国很少见,如果发生常为由流行地区输入导致,因此近期到过流行地区或来自流行地区的人需怀疑本病。约 17% 的患者与梅毒或单纯疱疹病毒同时感染。软下疳被公认为人类免疫缺陷病毒(HIV)传播的辅助因子。因为性接触是主要的传播途径,所以在婴儿和年幼儿童诊断软下疳,尤其是在生殖器区域或会阴的软下疳,是性侵犯的有力证据。

在热带地区的儿童,杜克雷嗜血杆菌被认为是儿童非性侵犯接触传播溃疡的主要原因之一,尤其是在雅司病流行国家。因此儿童和青少年由于杜克雷嗜血杆菌而产生下肢溃疡,且不伴有生殖器溃疡,以及存在雅司病流行国家旅行史,则不认为是性侵犯的证据。

软下疳和皮肤溃疡的**潜伏期**是 1~10d。

诊断方法:通常根据临床表现(单处或多处痛性生殖器溃疡伴化脓性腹股沟淋巴结炎),排除其他生殖器溃疡性疾病,例如梅毒、单纯疱疹病毒感染或者性病淋巴肉芽肿(lymphogranuloma venereum,LGV)后,诊断软下疳。皮肤溃疡可以根据所描述的临床发现来诊断,但临床上杜克雷嗜血杆菌与梅毒螺旋体亚种的混合感染较常见。确诊依据是从生殖器溃疡或者淋巴结穿刺液分离到杜克雷嗜血杆菌,但是灵敏度不足 80%。因为杜克雷嗜血杆菌分离需要特殊的培养基和条件,当临床怀疑杜克雷嗜血杆菌感染时,应该告知实验室工作人员。30%~40% 的淋巴结穿刺液培养阳性。PCR 也能提供特异性的诊断,但是在多数临床实验室未开展。

治疗:杜克雷嗜血杆菌的生殖株仅对第三代头孢菌素,大环内酯类和喹诺酮类药物敏感。由于生殖器溃疡的综合管理和诊断检测缺乏,抗生素耐药性的流行是未知的。推荐的治疗方案包括口服单剂阿奇霉素、肌注单剂头孢曲松、口服 7d 红霉素或口服 3d 环丙沙星(表 4.4 和表 4.5)。感染 HIV 的和未受割礼的男性患者对治疗反应不佳,可能需要重复治疗疗程或更长期的治疗时间。生殖器溃疡的综合征管理通常包括梅毒的治疗。

治疗 3~7d 后,临床症状开始改善,完全治愈大约需要 2 周。淋巴结炎常恢复慢,可能需要穿刺引流或者手术切开。开始治疗 3~7d 后,患者应该复查确定是否有效。如果没有疗效,可能诊断有误或合并其他性传播疾病,两者都需要重新进一步检查。开始治疗后可能会出现临床症状改善缓慢和病情复发,尤其是 HIV 感染患者。推荐密切临床随访。对复发患者使用原方案治疗通常仍有效。

诊断软下疳时,应该评估其他性传播感染性疾病,包括梅毒螺旋体、单纯疱疹病毒、衣原体、淋病奈瑟球菌和 HIV 感染。因为软下疳是 HIV 感染的危险因素,而且能促进 HIV 传播,所以,如果最初检测 HIV 阴性,3 个月后应该复查。如果乙型肝炎疫苗和人乳头瘤病毒疫苗系列尚未完成,应根据年龄提供这些免疫接种。由于梅毒螺旋体和杜克雷嗜血杆菌经常被同时传播,如果最初的结果为阴性,也应该在 3 个月后重复梅毒的血清学检测。所有与软下疳患者症状出现 10d 内有性接触的人,即使没有临床症状,也应该接受检查和治疗。

青霉素长期以来被用作热带地区皮肤溃疡的经验疗法,但目前至少出现了一种产 β-内酰胺酶的皮肤杜克雷嗜血杆菌菌株。因此,皮肤溃疡应该用单剂量的阿奇霉素治疗(30mg/kg,最大 2g),以覆盖梅毒螺旋体亚种和杜克雷嗜血杆菌。单剂量阿奇霉素对杜克雷嗜血杆菌引起的皮肤溃疡有效。考虑到环境来源,没有证据表明与腿部溃疡患者接触后应该治疗。

住院患者隔离:推荐标准预防。

控制措施:重要的控制措施是识别、检查和治疗软下疳患者的性伴侣。正确使用避孕套可减少传播,男性的包皮环切术被认为有一定保护作用。

(李晓惠 译)

基孔肯亚病毒

临床表现:大多数感染基孔肯亚病毒的人会出现症状。该疾病最常见的特征是急性高热(通常 >39℃)和多关节痛。其他症状可能包括头痛、肌痛、关节炎、结膜炎、恶心、呕吐或斑丘疹。发热通常持续数天至 1 周,可以是双相的。皮疹通常发生在发热后,伴有瘙痒,主要涉及躯干和四肢,但手掌,脚掌和面部也可受到影响。关节症状通常是严重和令人衰弱的,双侧对称,最常见于手和脚,但可以影响更近端的关节。"基孔肯亚"这个词来源于基马孔德语,意思是"变得扭曲",指患者因关节疼痛而弯腰的样子。临床实验室检查结果可包括淋巴细胞减少、血小板减少、肌酐升高和肝转氨酶升高。急性症状通常在 7~10d 内消退。罕见的并发症包括葡萄膜炎、视网膜炎、心肌炎、肝炎、肾炎、大疱性皮肤病变、出血,脑膜脑炎、脊髓炎、吉兰-巴雷综合征和脑神经麻痹是基孔肯雅病毒感染罕见但严重的并发症。在婴儿中,可能发生无血流动力学不稳定性的肢端发绀、对称性囊泡病变和下肢水肿。有患严重疾病风险的人群包括围产期暴露的新生儿、老年人(如 >65 岁)以及患有潜在疾病(如高血压、糖尿病、心血管疾病、肾病)的人。一些患者可能在急性疾病后的几个月内复发风湿病症状(多关节痛、多关节炎和腱鞘炎),多关节痛是最常见的慢性症状。研究报道,持续数月至数年的关节疼痛患者比例不一。慢性关节痛的危险因素包括 >50 岁,在急性期出现关节炎,初始感染严重且漫长。病死率很低。

寨卡病毒、基孔肯亚病毒和登革病毒有着相似的流行病学和微循环表现,这表明需要对从美洲热带和亚热带地区返回的患有急性发热综合征的旅行者进行三者的鉴别诊断。

病原学:基孔肯亚病毒是披膜病毒科甲病毒属的单链 RNA 病毒。

流行病学:基孔肯亚病毒主要通过受感染的蚊子叮咬传播给人类,主要是埃及伊蚊和白纹伊蚊。流行期间,人类是基孔肯亚病毒的主要宿主。一旦患者感染该病毒,则有可能对再次感染产生保护力。血液传播是可能的,已经记录了处理受感染血液的实验室人员和从受感染患者抽血的医护人员感染的病例,但目前尚无输血传播相关报道。子宫内传播很少见,主要是在妊娠中期。当母亲在分娩时发生病毒血症,也可出现分娩传播,目前尚无母乳喂养传播报道。

在 2013 年之前,非洲、亚洲、欧洲以及印度洋和太平洋国家报告了基孔肯亚病毒感染的暴发。2013 年底,基孔肯亚病毒首次在美洲加勒比岛屿上被发现。该病毒随后在整个美洲迅速传播,截至 2014 年底报告了 44 个国家和地区的传播情况和 100 多万例疑似病例。在美国,从 2014 年起,从受影响地区的旅行者发生基孔肯亚感染的事件被报道,并且在佛罗里达、波多黎各、德克萨斯和美属维京群岛发生局部流行。从 2015 年起,基孔肯亚病毒感染成为美国法定报告事件。2018 年,美国 23 个州报告了 90 例基孔肯亚病毒感染病例,并且全部来自受影响地区的旅行者;波多黎各报告了 2 例当地传播的病例。

潜伏期通常为 3~7d(范围 1~12d)。

诊断方法:初步诊断基于患者的临床特征,旅行的地点和日期以及活动。实验室诊断通常通过测试血清来检测病毒、病毒核酸或病毒特异性 IgM 和中和抗体来完成。在症状发作后的第 1 周,通常可以通过对血清进行逆转录聚合酶链反应(reverse transcriptase polymerase chain reaction,RT-PCR)来诊断基孔肯亚病毒感染。基孔肯亚病毒特异性 IgM 和中和抗体通常在疾病第 1 周结束时产生。可以进行噬斑减少中和试验,以测量病毒特异性中和抗体,并区分交叉反应抗体(如马雅罗病毒和 o'nyong nyong 病毒)。IgM 抗体通常持续 30~90d,但也有报道表明可以持续更长的时间。因此,血清中的 IgM 阳性也可能反映既往感染。免疫组织化学染色可以检测固定组织中的特异性病毒抗原。

治疗:没有抗病毒治疗方法。主要治疗方法是支持治疗,包括休息,补液,镇痛和退热。在登革热流行的地区,对乙酰氨基酚是治疗发热和关节疼痛的首选治疗方法,在排除登革热的诊断之后,可以使用非甾体抗炎药,以减少登革患者出现出血性并发症的风险。使用非甾体抗炎药、皮质类固醇和物理疗法对持续性关节疼痛的患者有益。甲氨蝶呤和羟氯喹已用于一些有严重持续性关节炎的患者。

住院患者隔离:建议采取标准预防措施。

控制措施:没有疫苗或预防药物可用。降低感染风险最重要的是减少地方性传播媒介。应保护有症状的发热患者免受蚊虫叮咬,以减少进一步传播。使用某些个人防护措施有助于减少人类感染的风险,包括使用驱虫剂,在户外穿长裤和长袖衬衫,住在封闭或空调住宅,以及在传播媒介觅食的高峰时间限制户外活动。基孔肯亚病毒感染也可以通过筛查血液和器官捐赠来预防。

虽然已在急性感染基孔肯亚病毒的女性乳汁中发现基孔肯亚病毒 RNA,但目前尚无通过母乳喂养感染的报道。

报告:卫生保健专业人员应向地方卫生部门报告疑似基孔肯亚病毒感染病例,以便诊断并减少局部传播的风险。

衣原体感染

肺炎衣原体

临床表现:肺炎衣原体感染可以表现为临床无症状,或者轻到中度的呼吸道疾病,包括肺炎、急性支气管炎、长期咳嗽,以及较少见的咽炎、喉炎、中耳炎和鼻窦炎。有些患者在咳嗽开始前 1 周或者更长时间出现咽痛。临床过程可能分两阶段,最终出现非典型肺炎。肺炎衣原体可以导致免疫缺陷患者出现严重的社区获得性肺炎,哮喘、囊性纤维化患者呼吸道症状急剧恶化,镰状细胞贫血患儿出现急性胸部综合征。脑膜脑炎、心肌炎罕见。

查体可见非渗出性咽炎、肺部啰音和支气管痉挛。胸部 X 线表现多样,可以是胸腔积液、双侧浸润或单个片状亚段浸润。病情迁延,咳嗽常持续 2~6 周或更长时间。

病原学:肺炎衣原体是一种专性细胞内细菌,进入黏膜上皮细胞是其细胞内存活和生长所必需的。它存在两种形式,一种是具有传染性、非复制性的细胞外形式,称为原体;另一种是具有复制性的细胞内形式,称为网状体。网状体在包涵体内复制,包涵体是具有保护性作用的细胞内膜结合囊泡。

流行病学:肺炎衣原体感染被推测是人与人之间通过呼吸道分泌物传播。尚不确定是否存在动物宿主。该病全世界范围内均可发生,但是与温带和发达地区比较,热带和欠发达地区发病年龄更早。最初感染高峰在 5~15 岁。然而,研究表明,婴儿早期以后的儿童感染的流行率与成人相似。在美国,约 50% 的成人在 20 岁时血清特异性抗体阳性,表明先前感染过肺炎衣原体。再次感染很常见,尤其在成人。已有儿童和青少年群聚感染的报道。感染没有季节性。

潜伏期平均为 21d。

诊断方法:核酸扩增检测(NAAT),如 PCR,因其快速而准确的检测能力成为诊断急性肺炎衣原体感染的首选。不同的实验室可能会分析不同的样本类型。因此在送检之前需与实验室确认可接受的及更推荐的送检标本类型。多重 PCR 检测已被美国 FDA 批准用于鼻咽拭子肺炎衣原体检测,这种方法敏感性和特异性均较高。然而,可能在急性期后数月仍有鼻咽部病毒排泌,甚至是经过治疗仍如此。

血清学试验是诊断肺炎衣原体感染的实验室检测方法,但在许多方面存在问题。所有血清学试验方法中,微量免疫荧光抗体检测法是检测急性感染灵敏度和特异度最强的方法,但技术复杂,且解释存在主观性。急性期和恢复期血清 IgG 抗体滴度升高 4 倍为急性感染的证据。不推荐使用单次 IgG 滴度诊断急性感染,因为初次感染 6~8 周后出现 IgG 抗体,再次感染 1~2 周后上升。初次感染约 2~3 周出现 IgM 抗体,IgM 滴度为 1:16 及以上支持急性感染,所以用单次 IgM 抗体滴度解释诊断时需谨慎,单次结果可能是与其他种类衣原体交叉反应的假阳性或者再次感染后 IgM 尚未出现的假阴性。早期抗菌治疗会抑制抗体反应。既往感染后 IgG 抗体滴度较稳定,为 1:16 或更高。

肺炎衣原体难以培养,但是能从患者鼻咽部或口咽部拭子、痰液、支气管肺泡灌洗液或组织活检标本中分离出。在接种至细胞培养基之前,标本应该在适当介质中 4℃ 运输保存;如果 24h 内标本不能及时送检,应冷冻–70℃保存。阳性培养结果应该通过分离繁殖或者阳性聚合酶链反应确认。用来检测组织标本中肺炎衣原体的免疫组织化学方法,除了识别染色伪影外,还要控制抗体和组织标本避免出现假阳性结果。

治疗:多数肺炎衣原体所致呼吸道感染是经验治疗。对可疑肺炎衣原体感染,推荐使用大环内酯类药物(如红霉素、阿奇霉素或克拉霉素)。多西霉素可以不考虑患者年龄短期使用(即 21d 或更短)。可以使用四环素,但不应常规给予 8 岁以下儿童。不能耐受大环内酯类药物的患者可选用更新的氟喹诺酮类(左氧氟沙星和莫西沙星),但该类药物不推荐作为一线治疗。体外实验数据提示肺炎衣原体对磺胺类药物不敏感。

红霉素、克拉霉素、四环素类,如多西环素的疗程通常是 10~14d。阿奇霉素疗程 5d。左氧氟沙星的治疗持续时间为 7~14d,莫西沙星的治疗持续时间为 10d。然而,所有这些抗菌药物,最佳疗程尚不清楚。

住院患者隔离:标准预防。

控制措施:推荐的预防措施包括减少人群拥挤、保持个人卫生、呼吸卫生(或咳嗽礼仪)和频繁的手卫生。

(李晓惠　译)

鹦鹉热衣原体(鹦鹉热、鸟疫)

临床表现:鹦鹉热(鸟疫)是一种伴有全身症状和体征的急性呼吸道感染,全身症状包括发热、干性咳嗽、呼吸困难、头痛、肌痛、寒战、全身不适。少见临床症状包括咽炎、腹泻、便秘、恶心、呕吐、腹痛、关节痛、皮疹和精神状态改变。X 线片可表现为广泛的间质性肺炎,影像学表现比体格检查结果更严重。据报道,鹦鹉热衣原体感染偶会影响呼吸道以外的器官系统,导致关节炎,心内膜炎,心肌炎,心包炎,扩张型心肌病,血栓性静脉炎,肾炎,肝炎,颅神经麻痹(包括感觉神经性耳聋),横贯性脊髓炎,脑膜炎和脑炎等疾病。妊娠期感染,妊娠妇女可能会有生命危险并导致流产。关于鹦鹉热与眼眶软组织、泪腺和结膜等眼附属器边缘区淋巴瘤的关联,存在相互矛盾的报道。

病原学:鹦鹉热衣原体是一种专性细胞内革兰氏阴性细菌,以 2 种形式存在。细胞外形式称为原体,并具有传染性。原体通过受体介导的胞吞进入宿主上皮细胞,并在膜结合囊泡即包涵体内转变为复制网状体。网状体利用宿主细胞的营养物质进行繁殖,转变为感染性原体,随后从宿主细胞内释放,可感染相邻的细胞。

流行病学:鸟是鹦鹉热衣原体的主要宿主。"鸟疫"更能准确描述出几乎所有家养或野生鸟均可以传播该病的含义,而不只是鹦鹉样的鸟(长尾小鹦鹉、鹦鹉、金刚鹦鹉、凤头鹦鹉),但是,"鹦鹉热"已经被广泛使用。在美国,许多鸟是人类疾病的重要来源,包括鹦鹉、家禽(如鸡、鸭、火鸡、野鸡)、鸽子,均有相关报道。进口和非法运输外来鸟与人类发病有关,因为运输、拥挤和其他因素可能会增加潜在感染的鸟之间微生物的脱落传播。被感染的鸟,无论是无临床症状或者症状明显,均可以传播微生物。通常通过直接接触或吸入来自鸟眼或者喙的雾化状排泄物(粪便)或呼吸道分泌物而被感染,即使在干燥环境中,病原体仍可存活数月,尤其在室温下。最常见的暴露是处理鸟类羽毛和口-喙的接触,尽管也有通过接触鸟舍、家禽屠宰厂、鸟类展览会和割草而被传染的报道。鸟排出鹦鹉热衣原体可能是间歇性的,或者持续数周或数月。宠物的主人或饲养员、兽医、家禽屠宰场、家禽饲养场和宠物店工人感染的风险增加。研究鹦鹉热衣原体的实验室工作人员也有被感染的风险。鹦鹉热在世界范围内广泛分布,任何季节均可散发。

潜伏期通常为 5~14d,也许更长。

诊断方法: 鹦鹉热衣原体疾病的诊断历来基于临床表现和使用微量免疫荧光(microimmunofluorescence,MIF)配对血清的阳性血清学检测结果。尽管 MIF 通常比补体结合测试具有更高的灵敏度和特异度,但在某些情况下,MIF 仍显示与其他衣原体物种的交叉反应性。因此,当滴度小于 1:128 时,诊断需谨慎。应至少间隔 2~4 周获得配对的急性期和恢复期血清标本,并在单个实验室内同时进行,以确保结果的一致性[1]。抗菌药物治疗可抑制抗体反应,在这种情况下,在急性期样品后 4~6 周获得的第三份血清样品可用于确认诊断。虽然血清学检测比分子检测更常用、更方便,但由于这种方法的固有局限性,结果往往是含糊不清的,具有主观性和误导性。如果可以的话,应将血清学检测视为支持性检测,它增加了其他检测结果的可靠性,例如基于核酸的检测。

可以区分鹦鹉热衣原体和其他衣原体物种的核酸扩增试验(NAAT),已经被开发出来。现在可在专业实验室内获得实时 PCR 检测。目前,FDA 尚未批准 NAAT 用于检测临床标本中的鹦鹉热衣原体。由于鹦鹉热衣原体很难培养,并且已经报道了实验室获得性感染的病例,因此通常不推荐培养,并且应该仅由实验室中有经验的人员尝试,使用严格的防护措施以防止病原体扩散。鹦鹉热衣原体目前被归类为需要生物安全防护等级 3 级预防措施的微生物。

治疗: 多西环素是首选药物,可以短期使用(即 21d 或更短),而不考虑患者年龄。红霉素和阿奇霉素是替代药物,推荐用于妊娠妇女。退热后,治疗应持续 10~14d。大多数鹦鹉热衣原体感染在 1~2d 内对抗生素有反应。在严重感染的患者中,可考虑静脉注射多西环素。

住院患者隔离: 推荐标准预防,人与人之间的传播是罕见的,但已有报道。

控制措施: 所有被怀疑人类感染鹦鹉热的鸟源均应由兽医评估和管理。鹦鹉热衣原体感染的鸟应该隔离并采取合适的抗菌药物治疗[2]。怀疑死于鹦鹉热衣原体感染的鸟类应运送到动物诊断实验室进行检测。暴露于鹦鹉热的鸟类应该被隔离,并在发病前由一位兽医观察其疾病表现。所有可能污染的鸟笼和鸟舍再次使用之前应该彻底消毒,以清除任何感染微生物。清洁鸟笼或者处理可能被感染鸟的人应该佩戴个人防护设施,包括工作服、指定的鞋子或鞋套、手套、护目镜、一次性帽子和一次性微粒呼吸器(N95)。鹦鹉热衣原体对许多但不是

① National Association of State Public Health Veterinarians. Compendium of measures to control Chlamydia psittaci infection among humans(psittacosis)and pet birds(avian chlamydiosis). *J Avian Med Surg.* 2017;31(3)

② National Association of State Public Health Veterinarians. Compendium of measures to control *Chlamydia psittaci* infection among humans(psittacosis)and pet birds(avian chlamydiosis). *J Avian Med Surg.* 2017;31(3)

所有家用消毒剂或者洗涤剂敏感。有效的消毒剂包括 1∶1 000 稀释的季铵化合物和新鲜配制的 1∶32 稀释的家用漂白剂(每 4.55L 1/2 杯 1% 的来苏尔,或其他氧化剂,如加速过氧化氢消毒剂)。应观察接触常见感染源的人是否出现发热或呼吸道症状,完成早期诊断检测,如果出现症状应该开始治疗。

(李晓惠 译)

沙眼衣原体

临床表现:沙眼衣原体与许多临床表现有关,包括新生儿结膜炎、鼻咽炎、婴幼儿肺炎、生殖道感染、性病淋巴肉芽肿(LGV)、儿童、青少年和成人的沙眼。

- 新生儿衣原体性结膜炎。临床特征性表现为出生后数天至数周出现结膜充血、水肿和分泌物,持续 1~2 周或更长时间。与沙眼相比,很少形成瘢痕和血管翳(正常无血管的角膜血管化)。

- 肺炎。小婴儿生后 2~19 周隐匿发生的无热性疾病。特征性临床表现为 1 月龄无热婴儿出现反复间断性咳嗽、呼吸急促、肺部啰音,但并不总是出现这些体征。哮鸣音不常见。在 X 线片上可见肺部炎性浸润伴过度充气。会出现鼻塞和中耳炎。未经治疗病例可能缓慢自愈或者再发。严重的衣原体肺炎发生于婴儿和免疫功能低下的成人。

- 泌尿生殖道感染。例如,青春期前女孩的阴道炎;青春期后女性的尿道炎、子宫颈炎、子宫内膜炎、输卵管炎、盆腔炎和肝周炎(Fitz-Hugh-Curtis 综合征);男性尿道炎和附睾炎;反应性关节炎(有经典的三联征,之前称为瑞特综合征,包括关节炎,尿道炎和双侧结膜炎);感染可以持续数月至数年。再感染很常见。

- LGV。本病为侵袭性淋巴感染,以生殖器溃疡起病,伴腹股沟和/或股淋巴结压痛、化脓,典型病例常为单侧。在患者治疗淋巴结病时,溃疡病变通常已经缓解。

- 沙眼。沙眼是一种慢性伴有角膜新生血管形成的滤泡性角膜结膜炎,常反复和慢性感染。1%~15% 沙眼患者在广泛局部瘢痕和炎症之后出现失明。

病原学:沙眼衣原体是一种专性细胞内细菌,至少有 15 种血清型,分配于不同生物变种(生物型)之间,即眼-生殖器衣原体(血清型 A~K)和 LGV(血清型 L1、L2 和 L3)。沙眼通常由血清型 A~C 所致,生殖器和围产期感染由血清型 B 和 D~K 所致。

流行病学:在美国,沙眼衣原体是最常报道的性传播感染,在性活跃的青少年和年轻女性中发生率较高。相当一部分患者无临床症状,为感染提供了持续的宿主。在参加 2013 年至 2016 年美国健康和营养检查调查的性活跃的 14~24 岁女性中,估计患病率为 4.3%(其中 14~19 岁为 5.5%,20~24 岁为 3.6%)。在男性中,20~24 岁年龄段的感染率最高。在通过 CDC 性病监测网络进行的男男性接触者衣原体感染检测中,19 岁及以下人群中 27.8% 的人和 20~24 岁人群中 26.1% 的人检测出沙眼衣原体阳性。此外,种族差异很大,与白人相比,黑人、美国印第安/阿拉斯加土著、夏威夷土著/其他太平洋岛民和西班牙裔人口的感染比例更高[1]。

沙眼衣原体的眼-生殖器血清型会经被感染母亲的阴道在分娩过程中传染给婴儿。约

---

[1]   Centers for Disease Control and Prevention. Sexually Transmitted Disease Surveillance 2018. Atlanta,GA:US Department of Health and Human Services;2019

50% 的感染妊娠妇女经阴道分娩的婴儿和一些胎膜完整的剖宫产婴儿会发生沙眼衣原体感染。与沙眼衣原体接触的婴儿患结膜炎风险是 25%~50%,肺炎风险是 5%~30%。鼻咽部是最常见的感染部位。出生时可获得鼻咽、结膜、阴道和直肠的无症状感染。围产期感染的婴儿,上述部位标本培养阳性可持续 2~3 年。感染在婴儿与儿童之间是否传染还是未知的。肺部疾病的传染程度也未知,不过似乎很低。

青少年和成人的生殖道感染经性传播。青春期前的儿童发生阴道、尿道和直肠衣原体感染应考虑性侵犯的可能。卫生机构工作人员应向所在州儿童保护服务机构报告可疑的性侵犯事件。

LGV 生物型在全世界广泛分布,但在热带和亚热带地区非常流行。尽管本病在美国罕见,但已有在男性同性恋之间暴发 LGV 原核细胞增多症的报道。围产期传播很少见。LGV 在疾病活动期有传染性。对无症状携带者的流行病学和无症状携带期所知甚少。

虽然自 20 世纪 50 年代以来很少在美国观察到,但沙眼是世界范围内导致失明的主要传染性因素,占全世界失明原因的 3%。沙眼是通过眼部分泌物转移而传播的,一般仅限于非洲、中东、亚洲和拉丁美洲资源有限国家的贫困人口,太平洋岛屿和澳大利亚的偏远原住民社区。

衣原体疾病的**潜伏期**是可变的,主要取决于感染的类型,通常至少 1 周。

诊断方法 [1]:在青春期后个体中,核酸扩增试验(NAAT)是最敏感的沙眼衣原体检测,推荐用于实验室诊断。不依赖于培养的方法包括 DNA 探针,直接荧光抗体(direct fluorescent antibody,DFA)检测或酶免疫分析,这些灵敏度和特异度较差。由于这样的性质特征,不推荐用于沙眼衣原体检测。商业 NAAT 已被 FDA 批准用于检测阴道(提供者或患者收集)、宫颈内和男性尿道内、喉咙和直肠拭子,放置在适当运输设备中的男性和女性首次获得的尿液标本,以及液体细胞学样本。美国 CDC 推荐女性泌尿生殖道沙眼衣原体感染可经阴道、宫颈拭子和晨尿标本进行诊断。在使用 NAAT 检测时,患者获取的阴道拭子样本的灵敏度和特异度与医生获得的阴道拭子样本相同。男性尿道沙眼衣原体感染可经晨尿、尿道拭子标本进行诊断。对于无法提供尿液,或相较于提供尿液,更希望采集尿道拭子的患者,尿道拭子是进行沙眼衣原体检测的合理方法。与直肠和口咽部位沙眼衣原体培养相关,NAAT 具有更高的灵敏度和特异度。数据显示,患者自己获取的直肠拭子标本的检测性能和医生获取的直肠拭子标本相同。大多数进行沙眼衣原体口咽部检测的患者无口咽表现。另外,口咽部沙眼衣原体感染的临床意义不明。

用于诊断沙眼衣原体眼病的标本需包含结膜细胞,不能仅含眼部分泌物。用于诊断新生儿衣原体眼病的敏感和特异性方法包括不依赖于细胞培养的方法和非培养方法(如 DFA 和 NAAT)。DFA 是 FDA 批准用于检测结膜拭子标本中衣原体的唯一不依赖于培养物的方法,NAAT 未被 FDA 批准用于检测结膜拭子标本中的衣原体。临床实验室在符合《临床实验室改进方案》(CLIA)指定的条件下验证此类标本的使用程序后,可提供此类检测。用于培养分离和非培养检测的标本应使用含涤纶的棉签或制造商指定的棉签从下眼睑获取,需包含结膜细胞。

为了诊断沙眼衣原体引起的婴儿肺炎,应从后鼻咽部采集衣原体检测标本。在细胞培养

---

① Centers for Disease Control and Prevention. Sexually transmitted infections treatment guidelines,2021. *MMWR Recomm Rep*. 2021;in press

物中分离生物体是衣原体肺炎的确诊试验。可以使用与非培养的方法（如 DFA 和 NAAT）。DFA 是 FDA 批准的唯一一种用于检测鼻咽标本中沙眼衣原体的非培养检测方法。鼻咽标本的 DFA 测试与病原体培养相比，灵敏度和特异度较低。如果使用 NAAT 检测鼻咽标本，实验室需根据 CLIA 规定验证实验操作程序后进行。如果采集气管吸出物和肺活检标本，应通过细胞培养检测沙眼衣原体。

LGV 的明确诊断仅通过 LGV 特异分子检测获得（如基于 PCR 的基因型）。这些检测能区分直肠拭子 LGV 和其他非 LGV 沙眼衣原体。可以通过 NAAT 或培养检测生殖器或口腔损伤、直肠拭子标本，淋巴结标本（如淋巴结损伤拭子或淋巴结抽取物）的沙眼衣原体。NAAT 是更推荐的检测方法，因为它可以检测 LGV 和非 LGV 沙眼衣原体。衣原体血清学检查（补体结合试验或微量免疫荧光试验）由于缺乏诊断效度、结果解读尚未标准化、直肠炎临床表现尚未验证，在诊断 LGV 时不常使用。

血清学检测对于诊断无并发症的生殖器沙眼衣原体感染几乎没有价值。在患有肺炎的儿童中，沙眼衣原体特异性 IgM 的急性微量免疫荧光血清效价 1：32 或更高时，具有诊断意义。

儿童泌尿生殖道衣原体疾病的诊断应及时检查其他性传播感染，包括梅毒、淋病、毛滴虫病、HBV、HCV 和 HIV 感染，以及性虐待/性侵犯调查。对婴儿而言，因为在出生时感染后至少 12 个月的培养物可以是阳性的，所以对母亲的评估也是可取的。

在地方性感染的国家，眼部沙眼的诊断通常是临床诊断。

治疗[①]：

● 婴儿衣原体性结膜炎或肺炎。口服红霉素或者琥乙红霉素［50mg/（kg·d），分 4 次］，治疗 14d，或用阿奇霉素（20mg/kg 作为单日剂量）治疗 3d。红霉素的疗效约为 80%，因此可能需要第 2 疗程。阿奇霉素治疗新生儿眼病或肺炎的数据有限。建议对接受任何一种药物治疗的婴儿进行随访，以确定初始治疗是否有效。当婴儿沙眼衣原体感染诊断成立时，应及时对婴儿母亲及其性伴侣进行治疗。对于有沙眼衣原体感染记录的新生儿，应评估其是否有淋病奈瑟球菌感染。口服红霉素与阿奇霉素和 6 周龄以下的婴儿肥厚性幽门狭窄（infantile hypertrophic pyloric stenosis，IHPS）的关系已报道。使用这两种抗菌药物中任何一种进行治疗的婴儿都应该进行随访并评估 IHPS 的症状和体征。

● 衣原体感染妊娠妇女未经治疗所分娩的新生儿感染风险很高。但是，并不需要预防性抗菌治疗，因为这样治疗的有效性未知。应该给予新生儿密切临床监护，确保如果感染进展给予恰当治疗。如果不能确保适当随访，一些专家推荐考虑"抢先式"治疗。

● 对于无并发症的青少年或成人的肛门生殖道沙眼衣原体感染，推荐口服多西环素（100mg，分 2 次）7d。替代治疗方案包括阿奇霉素口服（1g，单剂）或左氧氟沙星口服（500mg，每天 1 次）7d。对于怀孕的女性，推荐治疗为阿奇霉素口服（1g，单剂），替代方案为阿莫西林（500mg，口服，3 次/d，共 7d）。

衣原体感染的婴儿和儿童。对于体重 <45kg 的儿童，推荐的方案是口服红霉素或琥乙红霉素，50mg/（kg·d），每天分 4 次，共 14d。有关阿奇霉素治疗体重 <45kg 的婴儿和儿童衣原体感染的有效性和最佳剂量的数据有限。对于体重≥45kg 但小于 8 岁的儿童，推荐的方案是

---

① Centers for Disease Control and Prevention. Sexually transmitted infections treatment guidelines，2021. *MMWR Recomm Rep.* 2021；in press

阿奇霉素,1g,口服,单剂。对于 8 岁及以上的儿童,推荐的方案是阿奇霉素,1g,口服,单剂,或多西环素,100mg,口服,每天 2 次,连续 7d。

随访。对于无并发症的单纯衣原体感染的非妊娠成人或青少年,不建议治疗后立即复查治愈情况,除非之前的治疗依从性发生问题、症状持续存在或者怀疑再感染。初次感染和治疗后再次感染是常见的,所有受感染的青少年和成人应在初始治疗后的 3 个月接受沙眼衣原体检测,无论患者是否相信他们的性伴侣接受治疗。如果无法在 3 个月时重新检测,患者应在初次治疗后的 12 个月内接受再次检查,以便进行医疗保健。对于怀孕女性,推荐分别在治疗后 4 周和 3 个月评估治疗情况(推荐 NAAT)。

- 对于 LGV,多西环素(100mg,口服,每天 2 次,持续 21d)是首选的治疗方案。红霉素(500mg,口服,每天 4 次,共 21d)和阿奇霉素(1g,每周 1 次,持续 3 周)是替代治疗方案。但阿奇霉素还没有很好的研究证据,推荐在完成治疗后 4 周使用 NAAT 评估治疗情况。

- 沙眼的治疗方法是口服阿奇霉素,单次剂量为 20mg/kg(最大剂量 1 000mg),按照世界卫生组织的建议,对所有沙眼患者以及所有家庭接触者进行治疗。

住院患者隔离:推荐标准预防。

控制措施:

妊娠。妊娠合并沙眼衣原体生殖道感染的诊断和治疗可预防婴儿疾病。CDC 建议在第 1 次产前检查时,对 25 岁以下和年龄较大、衣原体感染风险较高的妊娠妇女(如有新的性伴侣、多个性伴侣、其性伴侣同时又有其他性伴侣或者性伴侣有性传播疾病)进行常规筛查。建议对上述女性在孕晚期时再次检查,以预防围产期并发症。在这种情况下,与伴侣进行治疗相关的讨论非常重要。

新生儿衣原体性结膜炎。所有新生儿局部使用红霉素或四环素预防淋病奈瑟球菌眼炎的推荐方案,并不能预防新生儿衣原体性结膜炎或者眼外感染。

与患有沙眼衣原体性结膜炎或肺炎的婴儿接触。感染婴儿的母亲(和母亲的性伴侣)应该接受沙眼衣原体治疗。

常规筛查[①]。所有有性经历的青少年和年轻成年女性(25 岁或以下),即使没有症状或者采取了避孕措施,也应每年至少进行 1 次衣原体感染的检测。对有性经历的青少年和成年男性同性恋,如果他们分别进行接受性或插入性肛交,应每年例行直肠和尿道衣原体筛查。如有多个性伴侣或匿名性伴侣、与非法药物使用有关的性行为或与参与这些活动的性伴侣发生性行为,男性同性恋应每 3~6 个月进行 1 次筛查。在流行率高的区域(例如监狱或少年管教所,国家职业培训计划,性传播感染诊所,高中诊所和为有多个性伴侣病史的患者开设的青少年诊所)的性行为活跃的年轻男性,应进行年度筛查。

性伴侣的管理。在与沙眼衣原体感染患者确诊或出现症状前 60d 内有性接触的人(无论有无症状),均应进行非淋菌性尿道炎、黏液脓性宫颈炎、附睾炎或盆腔炎评估,并治疗沙眼衣原体感染。即使最后一次性接触在病例诊断前超过 60d,也应该治疗患者的最后性伴侣。在女性或异性恋男性患者中,如果担心建议进行感染评估和治疗的性伴侣不会寻求治疗,应考虑使用"促进伴侣治疗"(expedited partner therapy,EPT)方案(这是一种治疗衣原体感染或淋

---

① American Academy of Pediatrics, Committee on Adolescence; Society for Adolescent Health and Medicine. Screening for nonviral sexually transmitted infections in adolescents and young adults. *Pediatrics*. 2014;134(1):e302-e311

病患者性伴侣的方法,通过向患者提供处方或药物,以便在没有医疗保健工作者提供首次检测的情况下,使其伴侣服用药物进行治疗)。已报道的数据显示,>5% 先前未被诊断为 HIV 的男性同性恋在其伴侣被诊断为衣原体和淋球菌感染时检测出新发 HIV 感染。EPT 应该包括教育伴侣关于衣原体感染和淋病的症状,并鼓励伴侣寻求临床评估。EPT 不应被视为男性同性恋的常规伴侣管理策略,因为共存未确诊的性传播感染或 HIV 感染的风险很高。患者和接触者应避免无保护性行为,直到完成治疗(如多剂次治疗全部完成后或单剂次治疗 7d 后)。

性病淋巴肉芽肿(LGV)。对 LGV 非特异性预防措施总体上与预防性传播疾病一样,包括教育、病例报告、使用避孕套和避免与被感染的人性接触。与 LGV 患者症状出现前 60d 内有接触者,应该进行检查和预防性治疗。

沙眼。根据世界卫生组织推荐,到 2020 年全球根除沙眼所致失明的预防措施包括手术、抗生素、洗脸和改善环境。阿奇霉素(20mg/kg,最多 1g)每年 1 次单剂量口服是用于控制沙眼的大规模用药活动。

(李晓惠 译)

梭菌感染

肉毒中毒和婴儿肉毒中毒(肉毒梭菌)

临床表现:肉毒中毒是一种神经麻痹性疾病,典型表现为急性、无热、对称性、下降性的弛缓性瘫痪,可以进展为呼吸窘迫,甚至呼吸衰竭。瘫痪是随意运动和自主神经肌肉接头处神经递质释放抑制所致。人肉毒中毒有四种发生形式,即婴儿肉毒中毒、食源性、伤口性和成人肠道细菌定植。已经报道注射过量治疗性的肉毒毒素导致严重的医源性肉毒中毒,而肉毒毒素被认为是潜在的生物恐怖分子。肉毒中毒的临床症状可在接触后数小时内突然暴发或者在数日内逐渐进展,包括复视、吞咽困难、发声障碍和构音障碍。颅神经麻痹表现为患者完全清醒,而出现对称性、下降性的肌肉组织弛缓性瘫痪。典型的婴儿肉毒中毒主要发生在小于 6 个月(范围为 1d 至 12 个月)的婴儿,起始症状为便秘,之后出现运动减少、面部表情减少、喂养困难、哭声弱、咽反射减弱、眼肌瘫痪、头失去控制、进展性下行性全身无力和肌张力降低。迅速进展的婴儿肉毒中毒可导致猝死。

病原学:肉毒中毒是从伤口或者黏膜表面吸收肉毒毒素进入血液循环所致。已知有 7 类肉毒梭菌抗原毒素(A~G)。第八种毒素类型(H)已经被报道,但其作为独特血清型仍然存在争议。非肉毒梭菌的梭菌很少产生这些神经毒素并致病。常见的自然引起疾病的血清型为 A 型,B 型,E 型和罕见的 F 型。几乎所有婴儿肉毒中毒病例均由 A 型和 B 型毒素所致。少数来自丁酸梭菌(E 型)、肉毒梭菌(E 型)和巴氏梭菌(F 型)(尤其在非常年幼的婴儿)的 E 型和 F 型毒素也已经报道。肉毒梭菌孢子在全世界土壤和灰尘中普遍存在,并且已经从婴儿患者的家庭环境和吸尘器尘埃中分离出。

流行病学:婴儿肉毒中毒发生于摄食了带有孢子的肉毒梭菌或相关的产神经毒素梭菌类,孢子通过肠道菌群的瞬时定植,在肠道出芽、繁殖并产生毒素。病例可发生于母乳喂养的婴儿第一次食用非人类乳制品前或后,孢子来源尚不确定。蜂蜜已经被确认为一个可避免的来源。尚没有婴儿肉毒中毒被证明是食用了污染的玉米糖浆所致。罕见肠道肉毒中毒发生于年长儿童和成人,通常发生于肠道手术和接触抗菌药物之后。

当食物被带有孢子的肉毒梭菌污染后会发生食源性肉毒中毒,食物在不适当的无氧条件下贮存时,肉毒梭菌会出芽、繁殖,产生毒素。摄食肉毒毒素后发病。食品的家庭加工是美国食源性肉毒中毒最常见的原因,其次是较罕见的与商业加工食品,餐馆相关食品和监狱生产的葡萄酒相关的暴发。

伤口肉毒中毒发生于受伤组织被肉毒梭菌污染之后出芽、繁殖、产生毒素。严重创伤或者挤压伤可能是诱因。在过去 10 年中,多数病例与自我注射被污染的黑焦油海洛因有关。

肉毒中毒不会产生对肉毒毒素的免疫力。肉毒中毒不会在人与人之间传播。食源性肉毒中毒潜伏期通常是 12~48h(范围 6h 至 10d)。婴儿肉毒中毒,在吞入孢子后,潜伏期估计为 3~30d。伤口肉毒中毒,从受伤到出现症状,潜伏期约 4~14d。

诊断方法: 小鼠毒素中和试验和体外质谱测定法可以用来检测血清、粪便、肠液、胃内容物或可疑食物中的肉毒毒素 [1]。从粪便和食物中分离肉毒梭菌需要的富集选择性培养基。如果在粪便或灌肠液中检测到产生肉毒毒素的微生物,或者血清或粪便中检测到肉毒毒素,则婴儿肉毒中毒诊断成立。通过检测伤口或组织中的产肉毒毒素的微生物或血清中的肉毒毒素,证实伤口肉毒中毒。对于食源性肉毒中毒,食物、血清、粪便中检测到肉毒毒素或粪便中检测到产生肉毒毒素的微生物可以明确诊断。为了提高诊断率,对食源性肉毒中毒,应该收集可疑食物以及食用该食物所有人的血清、粪便或灌肠标本。对于食源性肉毒中毒,毒素种类不同,血清标本阳性率持续时间不同。某些病例在发病后 10d 血清标本毒素检测仍可能是阳性。虽然一些患有肉毒中毒的婴儿可以在血清中检测到毒素(在一项大型研究中为 13%),但是粪便是诊断的最佳标本,灌肠液也是可用的。如果便秘导致难以获得粪便样本,应立即给予无菌、非抑菌水灌肠。由于实验室生物测定试验的结果可能需要等待数天,因此应根据临床经验,立即对所有形式的肉毒中毒进行抗毒素治疗。最显著的肌电图发现,在高频(20~50Hz)神经刺激下肌电位增加。另外,一个特征性肌电图表现是刺激后肌肉出现简短、小振幅、过于丰富的运动动作电位。但它的缺失并不排除诊断,这种检查有时有助于诊断。

治疗:

精心护理。 细致的支持治疗,特别是呼吸和营养支持,是各种形式肉毒中毒治疗的基本方法。肉毒中毒的恢复可能需要数周至数月。

抗毒素治疗婴儿肉毒中毒。 即刻给予人源型抗毒素。FDA 批准由肉毒梭菌 A 型和 B 型引起的婴儿肉毒中毒治疗用人类肉毒免疫球蛋白静脉注射(BIG-IV)。BIG-IV 可明显降低机械通气天数,缩短在重症监护病房的时间及总的住院时间(减少近 1 个月),且降低了成本。BIG-IV 是自然发生的婴儿肉毒中毒的一线治疗方法。2013 年,FDA 批准马源七价肉毒抗毒素(botulinum antitoxin,BAT)用于成人和儿童肉毒中毒的治疗。在个案报道中,BAT 被用于治疗 F 型肉毒中毒患者,这种情况下,抗毒素不包含在 BIG-IV 中。

与其他免疫球蛋白静脉注射制剂一样,常规活病毒疫苗应在接受 BIG-IV 治疗后延迟 6 个月使用,因为可能会干扰免疫反应。

抗毒素治疗非婴儿肉毒中毒。 成功治疗的关键是立即给予抗毒素,因为抗毒素可以消除毒血症并阻止毒素的进一步摄取。然而,因为肉毒毒素在神经末梢被摄取,所以抗毒素的使

---

[1]　For information,consult your state health department

用不能逆转瘫痪。自 2010 年以来,BAT 是美国唯一一种用于治疗非婴儿肉毒中毒的肉毒抗毒素。BAT 含有抗七种肉毒梭菌毒素(A~G)的抗毒素,并且已经通过酶法去除了 Fc 免疫球蛋白片段,产生了 >90% 的 Fab 和 F(ab')$_2$ 免疫球蛋白片段。

抗菌药物。婴儿肉毒中毒不需要用抗菌药物,除非明确提示并发感染。氨基糖苷类药物可以增强毒素的麻痹作用,应该避免使用。鉴于抗生素诱导细菌细胞死亡引起的毒素释放的理论,医生应根据临床情况,考虑延迟在伤口肉毒中毒中使用抗生素,直到使用了抗毒素。抗生素治疗在成人肉毒杆菌肠道定植中的作用尚未明确。

住院患者隔离:推荐标准预防。

控制措施:

● 立即报告可疑病例特别重要,因为单个病例可能是更多病例的预兆,如食源性肉毒中毒,不法分子可能使用肉毒毒素作为生物恐怖活动武器。

● 小于 12 月龄的婴儿不应该进食蜂蜜,因为可能会有孢子的污染。许多食品和商业产品含有蜂蜜,蜂蜜以各种方式包含在内。谨慎要求在婴儿的最初 12 个月内也应该避免使用这些类型的食物。

● 对于摄食了已知含肉毒毒素食物但无临床症状的人,不推荐预防性应用抗毒素。接触过毒素但无临床症状的人应该在非独居环境下接受密切医学观察。

● 应该加强有关食品制备和自制罐装物品方法的安全教育。有必要用高压锅(116℃)杀灭肉毒梭菌的孢子。食物内部温度 85℃,10min 会破坏毒素。食品加热的时间、温度和压力随纬度和加热食物种类不同而变化。膨胀的食品包装袋可能含有肉毒梭菌所产生的气体,因而应该丢弃。其他已经变质的食物不应该再食用。

(李晓惠　译)

梭菌性肌坏死(气性坏疽)

临床表现:以伤口局部急性进行性疼痛起病,随后出现水肿、明显触痛及渗出。最初的全身表现包括与发热程度不符的心动过速、面色苍白、发汗。捻发音有临床意义,但不是梭菌感染的特有体征,而且不是总会出现。在上覆的皮肤中出现含有稀薄的,血清色或深色液体的紧张大疱,并出现绿黑色皮肤坏死区域。大疱中的液体有臭味。随着低血压,肾衰竭和精神状态改变的发展,疾病可以迅速发展。根据外科手术所见特征性肌肉坏死,作出临床诊断。未经治疗的气性坏疽能导致播散性肌坏死、化脓性内脏感染、败血症,数小时内死亡。

非创伤性气性坏疽通常由败毒梭菌引起,并且是菌血症的并发症,其是隐匿性胃肠黏膜病变(最常见的是结肠癌)或中性粒细胞减少性结肠炎、白血病或糖尿病的并发症的结果。

病原学:梭菌性肌坏死由梭菌属引起,最常见的是产气荚膜梭菌。其他梭菌(索氏梭菌、败毒梭菌、诺维梭菌)也与肌坏死有关。梭菌是一种大的、革兰氏阳性、两端钝的产芽孢厌氧菌。此类疾病的临床表现由强力的梭菌外毒素所致。与其他革兰氏阳性和革兰氏阴性细菌的混合感染较常见。

流行病学:梭菌性肌坏死通常由累及肌肉的深部开放性伤口污染所致。梭菌来源于土壤、污染物及人和动物的粪便。污染的外科手术或创伤性伤口,特别是那些留有异物或大量失活组织的伤口,容易引起本病。注射污染的黑焦海洛因也可发生本病。少数情况下,非创伤性气性坏疽发生在免疫功能低下的人群中，最常发生在患有潜在恶性肿瘤，中性粒细胞功能障碍或与肠缺血相关的疾病的人群中。

从损伤时间起，**潜伏期**为 6h 至 4d。

诊断方法：应该对伤口渗出物、受累的软组织和肌肉及血液标本进行厌氧培养。FDA 批准的基质辅助激光解吸电离飞行时间质谱（MALDI-TOF）装置可用于鉴定产气荚膜梭菌。由于梭菌普遍存在，除非呈现典型的临床表现，否则即使从伤口中检测到梭菌也不诊断。伤口渗出物涂片的革兰氏染色显示特征性革兰氏阳性菌，同时没有或仅有稀少的多形核白细胞提示梭菌感染。确诊必须获得用于厌氧培养的组织标本（非拭子标本）。因为有些种类的梭菌对氧非常敏感，所以应该尽可能在无氧条件下培养。被感染部位的 X 线片可能会显示组织中有气体，但这是非特异性的表现，且并不经常存在。有时，血培养阳性也可以诊断。

治疗：

- 最基本的是迅速且完全手术切除坏死组织，去除异物。可能需要多次清创手术，以确保完全清除所有感染组织。对于多次清创术可以使用真空辅助伤口闭合术。
- 最关键的是处理休克、体液电解质失衡、溶血性贫血和其他并发症。
- 应静脉应用大剂量青霉素。对严重青霉素过敏或者多重感染患者可考虑选择克林霉素、甲硝唑、美罗培南、厄他培南、氯霉素。青霉素与克林霉素联合应用可能优于单用青霉素，因为理论上克林霉素可抑制毒素合成。
- 高压氧可能有益，但是尚缺乏充分对照的临床研究数据证明其有效性。

住院患者隔离：推荐标准预防。

控制措施：应该进行迅速和仔细的清创，冲洗污染伤口并去除异物。青霉素[50 000U/（kg·d）]或者克林霉素[20~30mg/（kg·d）]已经被用于预防有严重伤口污染的患者，但有效性和推荐治疗时长未知。

（李晓惠　译）

艰难梭菌

临床表现：艰难梭菌与一系列胃肠道疾病相关，无症状携带亦相见，尤其是在小婴儿中。轻中度患者的特征是水样腹泻、低热及轻度腹痛。在过去，住院期间出现症状被认为是最常见的表现，但近期研究发现，常在非住院儿童中诊断艰难梭菌感染。假膜性结肠炎的特点是腹泻伴黏液样便、腹部痉挛及疼痛、发热和全身中毒表现。对于出现轻微腹泻伴明显腹部压痛和腹胀，并且可能与血流动力学不稳定有关的儿童，应考虑中毒性巨结肠（结肠急性扩张）。艰难梭菌疾病的其他并发症包括肠穿孔、低血压、休克和死亡。儿童复杂感染的发生率低于成人。严重和致命性疾病最有可能发生于白血病伴中性粒细胞减少症、先天性巨结肠婴儿和炎性肠病患者。在 12 月龄以下的儿童中，由艰难梭菌引起的临床疾病很少见。对于婴儿，仅在排除其他感染性或非感染性因素所致腹泻后，才考虑艰难梭菌感染可能。艰难梭菌感染的肠外表现不常见，可包括菌血症，伤口感染和反应性关节炎。

艰难梭菌定植是指无相关临床症状，但艰难梭菌及其毒素检测阳性。艰难梭菌疾病是指存在相关临床症状，且艰难梭菌或毒素检测阳性。

病原学：艰难梭菌是革兰氏阳性、产芽孢专性厌氧菌。疾病与该菌产生的外毒素 A 和 B

有关。当大肠内艰难梭菌过度生长时,这些毒素会引起疾病的临床表现。

流行病学:艰难梭菌在粪便中排泌。人们可以通过粪-口途径从其他定植者或感染者的粪便中感染。任何被粪便污染的表面(包括手),装置或材料也可能传播艰难梭菌孢子。医院、疗养院和儿童保育机构是艰难梭菌的主要储存库。获得细菌的风险因素包括长期住院治疗以及在医院或社区接触感染者。艰难梭菌疾病的危险因素包括抗菌治疗、反复灌肠、质子泵抑制剂治疗、长期留置鼻胃管、胃造口术及空肠造口管放置、潜在的肠道疾病、胃肠道手术、肾功能不全和免疫功能低下状态。艰难梭菌结肠炎与几乎所有抗菌药物的接触有关;头孢菌素和氟喹诺酮类药物被认为是风险最高的抗生素,特别是对于复发性艰难梭菌疾病和流行性菌株的感染。NAP-1 株是艰难梭菌的强毒株,因为毒素的产生增加,并且与严重疾病的风险增加有关。NAP-1 艰难梭菌菌株已成为成人感染暴发的原因,并且在儿童中偶见报道。

近期的数据显示,美国≥1 岁儿童及成人艰难梭菌总患病率和相关住院率从 2011 年至 2014 年下降了 24%,这些数据来源于一种更灵敏的检测技术(核酸扩增技术,NAAT)。健康机构相关的整体患病率下降了 36%,而社区相关患病率未改变,儿童社区相关的艰难梭菌疾病的发病率可能是医疗相关疾病的 2 倍。

对于艰难梭菌(包括产毒素菌株)的无症状肠道定植在 2 岁以下的儿童中很常见,并且在 1 岁以下的婴儿中最常见。流行病学研究表明,高达 50% 的健康婴儿有艰难梭菌定植。5 岁以上的健康儿童和成人的定植率降至 5% 以下。在住院的成人患者中,无症状的艰难梭菌定植为 3%~26%。

潜伏期未知。结肠炎通常在开始抗菌治疗后 5~10d 发生,但是在开始治疗后第 1 天或结束治疗 10 周后均有可能发生。

诊断方法:假膜(2~5mm,凸起的黄色斑块)和充血,易碎的直肠黏膜的内镜检查结果表明假膜性结肠炎与艰难梭菌疾病高度相关。较常见的是,艰难梭菌疾病的诊断基于实验室方法,包括检测腹泻粪便标本中的艰难梭菌毒素或毒素基因。一般而言,除非怀疑有肠梗阻或中毒性巨结肠,否则不应对成形粪便的患者进行艰难梭菌的实验室检查。类似地,对于正在服用泻药或大便软化剂,或有证据表明存在病毒性或非传染性腹泻原因的患者,不应进行艰难梭菌检测。尽管有几种测试方法,但目前还没有普遍认可用于诊断艰难梭菌疾病的"金标准"实验室测试方法。

现在,使用核酸扩增试验(NAAT)的分子检测是成人和儿科医院中产艰难梭菌毒素的菌株的常用检测方法。NAAT 检测产生毒素 A 和 B 的基因,而酶免疫分析(EIA)检测粪便中的游离毒素 A 和 B。EIA 方法检测迅速、简便,对诊断艰难梭菌感染具有高度特异性,但其灵敏度相对低。细胞培养细胞毒性试验也检测粪便中的毒素,比 EIA 更敏感,但是劳动强度大,周期长,这限制了其在临床上的应用。NAAT 具有较高的灵敏度和特异度,可以在与 EIA 相当的时间内为临床医生提供结果。然而,在有艰难梭菌定植的患者中检测到毒素基因很常见,这可能导致具有其他腹泻原因儿童被误诊为艰难梭菌感染,导致不必要的针对艰难梭菌的抗生素治疗。可以采取几个步骤来降低与使用高度敏感的 NAAT 相关的艰难梭菌感染误诊的可能性。例如,由于婴儿中艰难梭菌的定植是常见的,并且认为该年龄组中没有出现症状性感染,因此不鼓励对 12 月龄以下儿童的样本进行艰难梭菌诊断检测。同样,除非排除了引起患儿腹泻症状的其他感染或非感染因素,否则不应定期对 1~2 岁的腹泻患儿进行艰难梭菌检测。对于 2 岁以上的儿童,如果有新发的长期和进一步加重可能的腹泻症状以及风险因素(如炎性肠病、免疫缺陷),或最近几周存在抗生素使用或健康保健暴露,建议积极进行检测。由于感染者粪便中艰难梭菌排泌会在症状缓解和治疗完成后持续数月,以及 NAAT 灵敏度接近100%,因此不鼓励对针对治愈情况进行检测。在使用 NAAT 等高灵敏度检测前,应仔细检查患者是否存在艰难梭菌感染相关症状(如不明原因 24 小时内新发 ≥3 次稀便或不成形便,且无泻药服用史)。

与单一步骤检测相比,二步骤、三步骤检测方法提高了阳性预测率。美国感染病学会指南提出了多步骤检测方法[①],具体包括粪便毒素检测(EIA)、谷氨酸脱氢酶(glutamate dehydrogenase,GDH)检测(一种由产毒和非产毒艰难梭菌表达的酶)。在这种政策允许的情况下,测试可以单独包括 NAAT,或以 EIA 为基础的多步骤方案(GDH+EIA,GDH+EIA+NAAT,或 NAAT+ 毒素检测)。如果政策不允许,也应该在 NAAT 的基础上进行 EIA 检测,而不仅仅只有 NAAT 检测。

治疗:控制艰难梭菌感染的中心原则是停止先前的抗菌治疗;停止这些药剂将使竞争性肠道菌群重新出现,从而清除肠道内的艰难梭菌。多种治疗方法可供选择;特定治疗方式的使用取决于疾病的严重程度,感染复发的次数,不良反应的耐受性和成本。表 3.3 提供了首次发生,首次复发和第二次复发的推荐疗法。不应该使用降低肠动力的药物。不建议对毒素进行随访测试。无症状的患者不应该接受治疗。

表 3.3　艰难梭菌感染的治疗

严重程度	治疗建议
首次感染	
轻中度	甲硝唑,30mg/(kg·d),口服,每 6 小时 1 次(首选),或静脉注射,每 6 小时 1 次,持续 10d(每次最多 500mg)
	如果 5~7d 没有反应:考虑改用万古霉素,40mg/(kg·d),口服,每 6 小时 1 次,持续 10d(每次最多 125mg)
	对于妊娠/母乳喂养或甲硝唑不耐受的患者:万古霉素,40mg/(kg·d),口服,每 6 小时 1 次,持续 10d(每次最多 125mg)
	对于口服治疗无法达到结肠的患者:按照上述方案,加上 100mL 生理盐水加入万古霉素 500mg,灌肠,每 8 小时 1 次,直到症状改善
重度[a]	万古霉素,40mg/(kg·d),口服,每 6 小时 1 次,持续 10d(每次最多 125mg)
重度伴并发症[b]	如果没有腹胀(使用 10d):万古霉素,40mg/(kg·d),口服,每 6 小时 1 次(每次最多 125mg),加上甲硝唑,30mg/(kg·d),静脉注射,每 6 小时 1 次(每次最多 500mg)
	如果并发肠梗阻或中毒性结肠炎和/或明显腹胀(全部使用 10d):万古霉素,40mg/(kg·d),口服,每 6 小时 1 次(每次最多 500mg),加上甲硝唑,30mg/(kg·d),静脉注射,每 6 小时 1 次(每次最多 500mg),加上万古霉素,100mL 生理盐水 500mg 万古霉素灌肠,每 8 小时 1 次,直到症状改善

---

① McDonald LC,Gerding DN,Johnson S,et al. Clinical practice guidelines for *Clostridium difficile* infection in adults and children:2017 update by the Infectious Diseases Society of America(IDSA)and Society for Healthcare Epidemiology of America(SHEA). *Clin Infect Dis.* 2018;66(7):e1-e48

续表

严重程度	治疗建议
首次复发	
轻、中度	与首次感染时方案相同（见上述）
重度	万古霉素,40mg/（kg·d）,口服,每 6 小时 1 次（每次最多 125mg）
第二次复发	
所有	不使用甲硝唑;万古霉素,口服,脉冲或延长的逐渐减少的剂量（见正文）

ᵃ 重度:在儿童中没有明确定义,但应考虑是否存在白细胞增多、白细胞减少或肾功能恶化。
ᵇ 重度伴并发症:入住重症监护室,低血压或休克,内镜检查假膜性结肠炎,肠梗阻,中毒性巨结肠。

为节省成本,一些专家推荐口服万古霉素注射制剂。注射制剂比口服制剂便宜。静脉内注射万古霉素对艰难梭菌感染无效。

非达霉素被批准用于治疗成人和 6 月龄以上儿童的艰难梭菌相关性腹泻。研究已证明非达霉素与口服万古霉素相比,具有相同的疗效,尽管该研究排除了具有危及生命和暴发性感染、低血压、脓毒症休克、腹膜征、严重脱水或中毒性巨结肠的受试者。尚无非达霉素与甲硝唑的临床数据比较。

关于使用硝唑尼特治疗成人复发性艰难梭菌感染的数据有限,但尚未获得此指征的批准,也没有儿科数据。

高达 20% 的患者在停止治疗后出现复发,但感染通常对同一治疗的第二疗程有反应。甲硝唑不应用于治疗第二次复发或延长治疗,因为这可能造成神经毒性。一系列万古霉素的脉冲方案或逐渐减量的方案可考虑用于复发性疾病,方案如下:

- 万古霉素,口服,每次 10mg/kg（每次最多 125mg）,每天 4 次,连续 7d;之后每天 3 次,连续 7d;之后每天 2 次,连续 7d;之后每天 1 次,连续 7d;之后每隔 1 天 1 次,持续 7d;之后每 72 小时 1 次,持续 7d。

- 万古霉素,口服,每次 10mg/kg（每次最多 125mg）,每天 4 次,连续 14d;之后每天 2 次,连续 7~14d;之后每天 1 次,连续 7~14d;之后每 2~3 天 1 次,持续 2~8 周。

- 万古霉素,口服,每次 10mg/kg（每次最多 125mg）,每天 4 次,连续 14d,之后可选择以下方案中的其中一个。

  ◆ 利福昔明,口服 400mg,每天 3 次,连续 14d（注意儿科患者的利福昔明剂量不详,但水溶性差且吸收最少;如果患者最近因艰难梭菌感染或其他适应证使用了利福昔明治疗,则应避免再次使用）。

  ◆ 硝唑尼特,口服,100mg,每天 2 次（1~3 岁）,或 200mg,每天 2 次（4~11 岁）,或 500mg,每天 2 次（≥12 岁）,连续 10d。

粪菌移植（肠菌移植）似乎对成人有效,但儿科的数据有限。没有儿科数据评估使用人单克隆抗体（抗毒素 A 和 B）;在接受人单克隆抗体治疗的患者中,接受抗生素治疗原发性或复发性艰难梭菌感染的成年患者的复发率较低。对于第三次复发的患者,这些治疗方案或许有效,建议咨询传染病专家或消化科专家。不建议使用考来烯胺。其他潜在的疗效不明的辅助疗法包括免疫球蛋白疗法和益生菌（特别是布拉迪酵母菌和开菲尔乳）。

住院患者隔离:除了标准预防措施,在治疗腹泻疑似疾病时,建议采取接触预防措施和单人单间隔离（如果可行）。

控制措施：控制艰难梭菌感染的最有效方法是注意手卫生，妥善处理污染的废物（包括尿布），污染物消毒和限制使用抗菌药物。所有室内护理均应配戴手套，以防止手部污染，并应在摘除手套后立即完成手部卫生。酒精类手卫生用品对艰难梭菌孢子无效。用肥皂和清水洗手能更有效清除艰难梭菌孢子，专家们在关于何时以及是否应该在非疾病暴发期优先使用肥皂和水而不是酒精凝胶洗手液这一点上存在分歧。然而，在感染暴发或艰难梭菌感染率增加的情况下[1]，每次与感染艰难梭菌的患者接触后，用肥皂和水洗手是首选的手部卫生方法。

彻底清洁艰难梭菌疾病患者的医院病房和浴室，以及感染患者接触过的可重复使用设备至关重要。由于艰难梭菌孢子难以通过 FDA 批准的医院消毒剂杀死，许多卫生机构开始使用具有杀孢活性的消毒剂（如次氯酸盐）。

患有艰难梭菌感染腹泻的儿童，在使用尿布排便或可良好控制排便，并且在排便频率不超过该儿童在该机构期间正常排便频率 2 次以上之前，不准进入儿童保育中心，且应实施感染控制措施。

（李晓惠 译）

产气荚膜梭菌食物中毒

临床表现：产气荚膜梭菌感染是食源性疾病，其临床特点为突然起病的水样腹泻和中到重度的痉挛性中上腹疼痛。呕吐和发热不常见。症状通常在 24h 内消退。大多数患者的潜伏期短，病程短，不伴发热，这可将产气荚膜梭菌食源性疾病与细菌性痢疾和沙门菌病区分开来。与重金属中毒、金黄色葡萄球菌肠毒素、蜡样芽孢杆菌呕吐毒素、鱼和贝类毒素有关的食源性疾病的临床特点相比，产气荚膜梭菌食源性疾病很少出现呕吐症状。由蜡样芽孢杆菌腹泻肠毒素所致的腹泻病与产气荚膜梭菌所致的很难鉴别。已有报道显示，A 型产气荚膜梭菌感染患者使用止泻药导致便秘，可引起坏死性结肠炎和死亡。坏死性肠炎（也称为猪瘟）是由中肠出血性坏死引起的，并且是由携带 β 毒素的梭菌属菌株污染引起的产气荚膜梭菌食物中毒导致严重疾病和死亡的原因。巴布亚新几内亚高地和泰国报告了罕见病例，蛋白质缺乏型营养不良是一个重要的危险因素。此外，在美国，也有糖尿病控制不佳的儿童食用了猪肉肠而发生坏死性肠炎的报道。

病原学：典型的食物中毒是在小肠孢子形成过程中产生的产气荚膜梭菌热不稳定肠毒素所致。F 型产气荚膜梭菌产生 α 毒素和肠毒素，通常会导致食源性疾病。坏死性肠炎是由 C 型产气荚膜梭菌引起的，其产生 β 毒素，引起坏死性小肠炎。

流行病学：产气荚膜梭菌是革兰氏阳性、产芽孢厌氧菌，在环境中普遍存在，通常在人类和动物的肠道、生肉和家禽身上存在。耐热的产气荚膜梭菌芽孢可在缓慢冷却环境、储存于 $20\sim60\,^{\circ}\mathrm{C}$（$68\sim140\,^{\circ}\mathrm{F}$）的温度下或者不充分的再加热过程中迅速出芽和繁殖。适宜温度下，产气荚膜梭菌是所有细菌中生长速率最快者之一。疾病来源于进食包含大量微生物（$>10^{5}\mathrm{CFU/g}$）

---

① McDonald LC, Gerding DN, Johnson S, et al. Clinical practice guidelines for *Clostridium difficile* infection in adults and children: 2017 update by the Infectious Diseases Society of America（IDSA）and Society for Healthcare Epidemiology of America（SHEA）. *Clin Infect Dis*. 2018; 66（7）: e1-e48

的食物,继而在肠道产生肠毒素。

摄入病原体通常与餐馆、膳食供应商或机构环境（如学校和营地）准备的食物有关,在食物大量准备,慢慢冷却,长期存放不当时易引起感染。牛肉、家禽、卤肉、晾干或者预煮的食物是常见的感染源。疾病不会在人与人之间传播。

潜伏期为 6~24h,通常是 8~12h。

诊断方法:因为健康人群的粪便菌群通常包括产气荚膜梭菌,因此,在疾病开始的 48h 内,需要粪便中产气荚膜梭菌孢子计数达 10^6 CFU/g 或更多,才能支持产气荚膜梭菌食物中毒的诊断。在粪便中检测到产气荚膜梭菌肠毒素,也支持该诊断。如果在至少 2 名患者的粪便中,分离出 10^6 CFU/g 产气荚膜梭菌或检测到肠毒素,或检测可疑食物中的产气荚膜梭菌菌落计数至少 10^5 CFU/g 时,产气荚膜梭菌可能被确认为暴发感染的病因。尽管产气荚膜梭菌是厌氧菌,但不需要特殊的转运条件。应该获得粪便标本,而不是直肠拭子标本,用冰袋中转运,并在 24h 内进行检测。为了进行细菌计数和肠毒素检测,需要在无添加介质的情况下获得粪便样本。

治疗:通常为自限性疾病。口服补液,有时静脉补充体液和电解质能预防和治疗脱水。无需抗生素治疗。

住院患者隔离:推荐标准预防。

控制措施:预防措施主要有赖于限制产气荚膜梭菌在食物中的增殖,可以通过彻底烹饪食物或者维持食物在高于 60℃（140℉）或低于 7℃（45℉）环境中。烹调过的肉食应该再进行短暂加热。食物不能放在室温下冷却;从加热装置或者餐桌上取下后,应在 2h 内尽快将其放在浅口容器中并置于冰箱冷藏。

（李晓惠 译）

球孢子菌病

临床表现:球孢子菌病,又称山谷热,是一种由球孢子菌引起的感染。球孢子菌病原发性肺部感染是吸入真菌孢子引起的,在 60%~65% 受感染的儿童和成人中无症状或呈自限性。全身症状（包括极度疲劳和体重减轻）很常见,并且可以持续数周或数月。有症状的球孢子菌病可类似于流行性感冒或社区获得性肺炎,伴有不适、发热、咳嗽、肌痛、关节痛、头痛和胸痛。胸腔积液、脓胸、纵隔受累等症状在儿童中更常见。

急性感染可以仅侵犯皮肤引起异常,如多形性红斑、红色斑状丘疹、结节性红斑,其表现为双侧对称性紫红色结节,通常位于小腿。慢性肺部病变很少见,但是大约 5% 的感染者可以进展为无症状的肺部影像学改变（如囊肿、结节、空洞病变、硬币病变）。

非肺部原发感染的病例少见,通常在创伤后伤口被节孢子污染易发病。表皮损害和软组织感染常常伴有局部淋巴结炎。

在不到 0.5% 的感染者中发生播散性（肺外）感染;常见的传播部位包括皮肤,骨骼和关节,以及中枢神经系统（CNS）。未经治疗的脑膜炎总是致命的。先天性感染是罕见的。

病原学:球孢子菌属是双态性真菌。土壤中的球孢子菌有机体在真菌成长的菌丝期是以分支、有隔菌丝的形式存在的。由菌丝产生的传染性节孢子（如芽孢）可以在空气中传播,吸入或少数的预防性接种后可感染宿主。在组织里,节孢子增大形成小球体,成熟的小球体释放数以百计甚至千计的内生孢子,然后发育成为新的小球体,继续在组织里循环。分子研究已将球孢子菌属分为两类。一类是粗球孢子菌,主要分布在加利福尼亚州;另一类是波萨达斯球孢子菌,主要分布在美国的西南部、墨西哥北部及中美洲和南美洲的有真菌分布的某些沙漠的其他区域。

流行病学:球孢子菌由于地方性传染而在美国的西南部的土壤里被发现,包括加利福尼亚州,亚利桑那州,新墨西哥州,得克萨斯州西部和南部,内华达州南部和犹他州,墨西哥北部,以及整个中美洲和南美洲的某些地区。流行区域可能超出传统定义的范围。

在地方性球孢子菌病的地区,聚集性病例可在粉尘事件后出现,例如暴风雨、地震事件、考古挖掘、娱乐和建筑活动,包括建造太阳能农场。大多数情况下,病例的发生没有一个已知的前驱病史。

感染后可获得终生免疫。除少见的因皮肤破溃有病原体排出而发生皮肤感染和宫内暴露引起先天性感染的情况外,球孢子菌病不会发生人与人之间的传播。先天性免疫缺陷、HIV感染或接受免疫调节药物(如肿瘤坏死因子 α 拮抗剂)导致 T 淋巴细胞介导免疫功能受损,是严重的原发性球孢子菌病、播散性疾病或既往感染复发的主要危险因素。其他存在严重或播散性疾病风险较高的人包括非洲人或菲律宾血统的人、妊娠晚期妇女和产后妇女以及 1 岁以下的儿童。病例可以在那些不居住在流行感染的地区但曾到过这些地方的人中出现。在无地方性感染的地区,应该注意有症状或与球孢子菌病表现一致的人的旅行史。因为感染的体征和症状是非特异性的,考虑不予诊断,因此,大多数感染尚未确定。

原发感染的**潜伏期**通常为 1~3 周,播散性感染可能在原发感染后数年发生。

诊断方法:球孢子菌病的诊断最好是利用血清学、组织病理学和培养法。NAAT 已得到发展,但尚未得到广泛应用。

血清学检查可用于诊断和治疗感染。一种方法是首先使用 EIA 进行测试,如果 EIA 结果为阳性,则进行免疫扩散测试。前者灵敏度更高,后者特异度更高。采用 EIA 或免疫扩散法检测 IgM。在大约 50% 和 90% 的原发感染中,在第 1 周和第 3 周可分别检出 IgM;然而,IgM 的 EIA 阳性结果应该谨慎解释,因为这项检测的特异度很低。通过免疫扩散、EIA 或补体结合(complement fixation,CF)试验可以检测 IgG。免疫扩散特异度更好,而 CF 灵敏度更高。结合 CF 和免疫扩散实验通常有助于诊断。然而,免疫扩散,特别是 CF,都会与组织胞浆菌发生交叉反应。如果疾病是无症状或轻微的,血清中的 CF 抗体通常是低滴度或短暂存在。持续性高滴度(≥1∶16)见于严重的疾病,并且几乎总是存在播散性感染。脑脊液(CSF)抗体也可通过免疫扩散或 CF 试验检测。血清和 CSF 滴度的增加表明疾病进展,滴度降低通常表明疾病改善。CF 检测的抗体滴度在免疫功能低下的患者中可能准确度不高,免疫功能低下的患者抗体滴度低或者检测不出抗体,应谨慎解读。

球体直径高达 80μm,在感染的体液标本(如胸腔积液、支气管肺泡灌洗液)和皮肤损害或器官的活检标本中经 100 到 400 倍放大可以观察到。使用银或过碘酸希夫染色有助于活检标本的观察。含有芽孢的成熟球体的存在可以诊断感染。在培养中分离出球孢子菌可以建立诊断,即使在症状轻微的患者中也是如此。当疑诊球孢子菌病的患者的样本被送去进行培养时,应该报告给诊断实验室。生物体培养可以在各种人工培养基上进行,但对实验室人员有害,因为小球体在培养皿上可以转换为带有节孢子的菌丝体。可疑的培养物应使用合理的安全设备和程序进行密封处理。DNA 探针可以识别培养物中的球孢子菌种。

在免疫抑制患者的研究中,抗原可能在患有更严重疾病的患者中呈阳性(灵敏度为

71%)。交叉反应发生在组织胞浆菌病、芽生菌病或副球孢子菌病患者中。

治疗[①]：对没有合并严重疾病危险因素的单纯无症状原发感染的人群不推荐进行抗真菌治疗。虽然大多数轻症病例可以自愈，但一些专家认为，治疗可以缩短病程或降低严重并发症的风险。大多数专家建议，对有严重疾病风险的人或患有严重原发感染的人使用氟康唑3~6个月治疗球孢子菌病。因为氟康唑已被证实是妊娠早期的致畸剂，所以在妊娠期间，两性霉素B(包括脂质体)可替代氟康唑以及其他唑类抗真菌药物治疗。每1~3个月随访一次，随访时间长达2年，建议记录影像学分辨率，或者识别残留异常、肺部或肺外并发症。对于弥漫性肺炎(定义为双侧网状结节或粟粒性浸润)，推荐使用两性霉素B或高剂量氟康唑制剂。两性霉素B在严重低氧血症或快速临床恶化的情况下更常使用。弥漫性肺炎的总治疗时间为1年。

初步治疗不涉及CNS的播散性感染建议口服伊曲康唑或氟康唑。如果病变进展或处于关键位置(如脊柱)或暴发性感染，建议将两性霉素B作为替代疗法，因为它被认为可以带来更快速的改善。

对由粗球孢子菌引起的CNS疾病的患者进行治疗建议咨询专家。建议大剂量口服氟康唑(成人剂量为400~1 200mg/d)用于治疗CNS感染患者。对唑类药物治疗有效果的患者应该一直继续这种疗法(对于余下的生活)。口服唑类药物无效或有严重基底炎症的CNS感染，可用鞘内注射两性霉素B脱氧胆酸盐来增加唑类药物疗效。皮下贮存器可以促进注射的药物进入池状空间或侧脑室。脑积水是球孢子菌性脑膜炎的常见并发症，几乎总是需要分流器来进行减压。

有关于伏立康唑、泊沙康唑和艾沙康唑治疗球孢子菌病成功的报道，但这种情况尚未在儿童中得到证实。这些新的药物可能会在一定的临床条件下使用，如严重的球孢子菌病治疗失败(如脑膜炎)。使用新的唑类药物治疗球孢子菌病应咨询经验丰富的专家。

抗真菌治疗的持续时间是可变的，取决于牵连部位、临床反应和真菌学及免疫学检验结果。在一般情况下，治疗持续到临床和实验室证据表明活动性感染已经解决为止。播散性球孢子菌病的治疗至少为6个月，但对于一些患者可延长至1年或更长。除了CNS感染，骨髓炎，潜在的HIV感染或实体器官移植受者之外，后续抑制性唑类治疗的作用尚不确定。对于某些高危人群，抑制性治疗的持续时间可能是终生的[②]。应建议女性在接受氟康唑治疗时避免妊娠，因为氟康唑是致畸的。

提倡对局部、有症状、持久、顽固或进行性的骨、心包和肺病变进行手术清创或切除。在窦道、瘘管或脓肿的一些局部感染中，两性霉素B用于局部滴注或冲洗伤口。如果实体器官移植受者居住在流行区，并有先前的血清学证据或球孢子菌病史，可以考虑他们的抗真菌预防。

住院患者隔离：推荐标准预防措施。应当小心处理、更换和丢弃可能发生节孢子污染的敷料、石膏和类似材料。

---

① Galgiani JN, Ampel NM, Blair JE, et al. 2016 Infectious Diseases Society of America(IDSA)clinical practice guideline for the treatment of coccidioidomycosis. *Clin Infect Dis*. 2016; 63(6): e112-e146

② Panel on Opportunistic Infections in HIV-Exposed and HIV-Infected Children. Guidelines for the Prevention and Treatment of Opportunistic Infections in HIV-Exposed and HIV-Infected Children. Department of Health and Human Services

控制措施：推荐在感染地区采取控制粉尘措施，包括建筑工地，考古工程地点或活动造成土壤扰动过大的其他地方。免疫功能低下的人在有地方性感染的地区居住或旅行，应建议他们避免暴露在可能使孢子成雾状散开的活动中。

（宋秀玲 译　黄艳智 校）

冠状病毒，包括新型冠状病毒和中东呼吸综合征冠状病毒

临床表现：新型冠状病毒肺炎（Novel coronavirus disease 2019，COVID-19）由新型冠状病毒（severe acute respiratory syndrome coronavirus 2，SARS-CoV-2）引起。儿童感染 COVID-19 最常见的症状是发热和咳嗽；其他症状包括呼吸急促、喉咙痛、头痛、肌痛、乏力，少数出现流涕；也可能出现胃肠道症状，如恶心、呕吐、腹泻和纳差，伴或不伴呼吸道症状。少数情况下，感染者会出现嗅觉丧失或味觉丧失；这些症状在青少年中比在幼儿中更常见。结膜炎和皮疹也有报道。虽然出现过严重甚至致命的病例，但儿童通常症状较轻或可能无症状。肥胖或合并其他疾病的儿童患严重疾病的风险较高。来自少数民族的儿童患严重疾病的风险可能更高。并发症包括呼吸衰竭、急性心肌损伤、急性肾损伤、休克、凝血功能障碍和多器官功能衰竭。糖尿病酮症酸中毒和肠套叠也有报道。实验室检查结果可能正常，也可能有淋巴细胞减少、白细胞减少、C 反应蛋白或降钙素原升高，以及 ALT 和 AST 升高。胸部影像学表现可能正常，或者单侧或双侧肺受累，伴有多个实变区和磨玻璃影。

儿童多系统炎症综合征（multisystem inflammatory syndrome in children，MIS-C）可在感染 SARS-CoV-2 期间或感染后数周内出现。患儿存在发热，至少 2 个器官系统（心脏、胃肠道、皮肤、肾、神经系统、血液系统或呼吸道）严重疾病以及支持炎症的实验室证据。美国 CDC 对病例的定义是除了近期或同时感染 SARS-CoV-2 或在过去 4 周内接触过已知或疑似 COVID-19 患者的证据外，不包括其他诊断。MIS-C 儿童通常表现出严重腹痛，并且许多症状与川崎病相似。MIS-C 儿童可能有超声心动图异常，包括心肌炎和冠状动脉异常。

人冠状病毒（human coronavirus，HCoV）229E、OC43、NL63 和 HKU1 常引起普通感冒，表现为流鼻涕、鼻塞、喉咙痛、打喷嚏和咳嗽为特点的上呼吸道感染症状，可伴有发热。疾病症状具有自限性，通常 3d 或 4d 达到峰值。冠状病毒感染也可引起急性中耳炎或哮喘发作。偶尔也会引起下呼吸道感染，包括细支气管炎、哮吼和肺炎，这些症状主要发生于婴儿、免疫功能低下的儿童及成人。

中东呼吸综合征冠状病毒（Middle East respiratory syndrome coronavirus，MERS-CoV）是与中东呼吸综合征（Middle East respiratory syndrome，MERS）相关的冠状病毒，可引起严重的疾病，但也可能会出现无症状感染和轻度疾病。大多数病例都是在患有共病的成年男性中发现的。儿童患者的症状通常较轻。患者最初出现发热、肌痛和寒战，几天后出现非持续性咳嗽和呼吸困难。大约有 25% 的患者可能出现腹泻或腹痛。随后胸部影像学表现为单侧或双侧不明确的空洞浸润，氧合作用迅速恶化，需要机械通气且常伴有急性肾衰竭。病例病死率很高，估计为 36%，但可能部分反映了对更严重疾病的监测偏倚。令人惊讶的是，自 2012 年以来，尽管诊断和支持治疗有所改善，但所有新发病例的住院患者病死率仍然高于 30%。实验室异常包括血小板减少、淋巴细胞减少和乳酸脱氢酶（lactate dehydrogenase，LDH）升高，特别是在严重感染的人群中。

SARS-CoV-1 导致了 2002 年至 2003 年全球严重急性呼吸综合征（severe acute respiratory syndrome，SARS）的暴发，尽管出现了包括无症状感染和轻型病例在内的一系列疾病，但 SARS 与严重症状有关。儿童的感染不如成人严重，通常表现为发热、咳嗽、流鼻涕。青少年患 SARS 的临床过程与成人极为相似，出现发热、肌痛、头痛和发冷。没有儿童或青少年死于 SARS-CoV-1 感染的记录。

病原学：冠状病毒是一种有包膜、非节段的单股正链 RNA 病毒，电子显微镜观察到病毒的表面刺突蛋白类似日冕或花冠状突起，故命名为冠状病毒。冠状病毒被分类在套式病毒目。冠状病毒具有宿主特异性，能感染人类和各种各样的动物，引起不同的临床症状。已经报道四种不同种类的冠状病毒，即甲型冠状病毒，乙型冠状病毒，丙型冠状病毒和丁型冠状病毒。HCoV 229E 和 NL63 属于甲型冠状病毒属。HCoV OC43 和 HKU1 属 A 系，SARS-CoV 属 B 系，MERS-CoV 属于乙型冠状病毒属 C 系。

流行病学：SARS-CoV-2 于 2019 年出现。2020 年 1 月 30 日，世界卫生组织（WHO）宣布其为"国际关注的公共卫生紧急事件"，次日美国宣布为"公共卫生紧急事件"。WHO 于 2020 年 3 月 11 日宣布全球大流行。截至 2021 年 3 月，全球报告病例超过 1.12 亿例，死亡 250 万例，美国约有 2 800 万例，死亡 50 万例。儿童约占美国病例的 10%。MIS-C 是一种罕见的诊断，截至 2021 年 2 月初，美国仅有 2 000 多例病例，约 30 人死亡；病例多发生于 1~14 岁儿童中，平均年龄 8 岁。

SARS-CoV-2 在人与人之间（包括症状出现前、有症状和无症状人群）高效传播。感染主要是通过呼吸道飞沫和颗粒物，在近距离（1.8m 以内）的人群中传播，但传播可能发生在更远的距离。气溶胶传播也可能发生，基本上是由非常小的雾滴传播而来，这些雾滴可以在空气中长时间悬浮。拥挤、封闭和通风不良的空间尤其与 SARS-CoV-2 的传播有关。感染者被认为在症状出现前 2d 到症状出现后 10d 具有传染性，病毒载量在感染过程中的早期较高，随着时间的推移，传染性降低。患有严重疾病或免疫功能严重受损的患者可能会排除活病毒超过 10d。与卫生保健相关的 SARS-CoV-2 传播，需要严格遵守感染预防指南。SARS-CoV-2 感染易在聚集性环境（如长期护理机构、集体住所、监狱、收容所、聚集性工作场所、宿舍）和家庭中暴发。

HCoV 229E、OC43、NL63 和 HKU1 遍布全球。它们在温带气候的冬季和春季导致了大多数疾病。HCoV 的血清流行病学资料显示，儿童早期暴露较为普遍，成人 HCoV 229E、OC43、NL63 血清阳性者约占 90%，HCoV HKU1 血清阳性者约占 60%。HCoV 229E、OC43、NL63 和 HKU1 的传输方式尚未得到很好的研究。然而，在其他呼吸道病毒研究的基础上，传播很可能主要是通过飞沫、直接和间接接触传播的结合而发生。HCoV 229E 和 OC43 最有可能在疾病的最初几天传播，此时症状最严重，呼吸道病毒载量最高。

MERS-CoV 可能由蝙蝠冠状病毒进化而来，并感染单峰骆驼，现在证明在中东和非洲的部分地区存在 MERS-CoV 的血清阳性和感染。MERS-CoV 病例主要在中东继续发生，主要与骆驼接触或与未确认病例的密切接触有关。人与人之间的传播一般发生在卫生保健场所，在家庭环境中发生频率较低，最常见的是通过飞沫和接触传播，也可能通过空气传播。

SARS-CoV-1 是由自然宿主菊头蝠内 SARS-CoV 样病毒通过果子狸或水产市场中的媒介动物宿主进化而来的。公共卫生干预措施最终终止了疫情。

SARS-CoV-2 **潜伏期**为 2~14d(中位数是 5d)。HCoV 229E 的**潜伏期**为 2~5d(中位数是 3d)。需要进一步的研究来确定 HCoV OC43、NL63 和 HKU1 的潜伏期。MERS-CoV 的**潜伏期**估计为 2~14d(中位数是 5d)。

诊断方法:从上或下呼吸道来源标本(如鼻咽、口咽、鼻、唾液、气管)通过逆转录聚合酶链反应(RT-PCR)检测病毒 RNA(有些可能是多重检测),或通过直接对鼻咽或鼻腔标本进行 SARS-CoV-2 抗原检测,即可诊断急性 SARS-CoV-2 感染。血清学检测对急性 SARS-CoV-2 感染的诊断无帮助,但可用于诊断 MIS-C。

治疗:COVID-19 的治疗正在迅速发展。截至 2021 年 2 月底,瑞德西韦(remdesivir)已获得 FDA 批准用于 12 岁以上儿童(≥40kg)和 COVID-19 感染住院治疗的成人,这缩短了住院时间,并已获得紧急使用授权(emergency use authorization,EUA)用于年幼儿童。在需要吸氧或有创机械通气的 COVID-19 成人住院患者中,使用地塞米松可以提高生存率。目前正在研究单克隆抗体治疗方法,至少有 3 个(bamlanivimab,作为单一疗法或与 etesevimab 联合使用,以及 casirivimab 和 imdevimab 的联合疗法)接受 EUA 用于感染的非住院≥12 岁儿童(≥40kg)和患有严重 COVID-19 的高风险成人。

为治疗 MIS-C,美国儿科学会、CDC 和美国风湿病学会制订了临时指南[1]。截至 2021 年 3 月,尚无评价治疗方案疗效的试验。建议采用多学科方法,由心脏病学、风湿病学、传染病学、血液学、免疫学和危重症医学方面的儿科专家参与,指导个人管理。除了支持治疗外,治疗方法还包括静脉注射免疫球蛋白(1~2g/kg)、类固醇、生物制品(anakinra)以及血栓的预防或治疗。

对 HCoV HKU1、OC43、229E、NL63 引起的感染应给予支持治疗。目前尚未进行治疗 MERS-CoV 的对照试验。

住院患者隔离:对于怀疑或已知感染 SARS-CoV-2 或 MERS-CoV 的患者,建议采取空气传播、飞沫和接触预防措施[包括眼部防护(面罩或护目镜)、N95 口罩或更高级别的呼吸器(或医用口罩),防护服和手套;对于产生气溶胶的操作,应使用 N95 口罩或更高级别的呼吸器]。空气传播感染隔离室应优先处理产生气溶胶的操作。如果不执行产生气溶胶的操作,则可以使用通风良好、门紧闭的单人房间。

对于其他 HCoV 感染,除了标准预防措施外,卫生保健专业人员在检查和照顾婴幼儿时应采取飞沫和接触预防措施。

控制措施:当 SARS-CoV-2 在社区中传播时,控制措施包括为 2 岁及以上的儿童和成人使用口罩,尽可能与其他人保持 1.8m 或更远的距离,并注意手卫生。美国儿科学会和其他专业组织也制定了指南。适当的手部和呼吸系统卫生可能是抑制所有呼吸道病毒传播最有效和最易于实施的控制措施,包括冠状病毒。使用标准消毒剂清洁消毒高接触环境表面,以减少 HCoV 通过污染物间接传播的可能性。

截至 2021 年 2 月,针对 SARS-CoV-2 的 2 种 mRNA 疫苗和 1 种非复制型病毒载体疫苗已获得 FDA 的 EUA 状态。儿童疫苗研究正在进行中。

---

[1]　Henderson LA,Canna SW,Friedman KG,et al. American College of Rheumatology Clinical Guidance for Multisystem Inflammatory Syndrome in Children Associated With SARS-CoV-2 and Hyperinflammation in Pediatric COVID-19: Version 1. *Arthritis Rheumatol.* 2020;72(11):1791-1805

通过病例识别和使用感染控制以及包括接触者追踪在内的公共卫生措施,可以避免 MERS-CoV 在医院和家庭内传播。然而,鉴于中东一些国家普遍使用骆驼,预防 MERS-CoV 从骆驼传播给人类更具挑战性。大多数专家认为,在发现有效的 MERS-CoV 疫苗之前,仍会有散发性传播。几种候选疫苗目前正在进行人体试验。

(宋秀玲 译　黄艳智 校)

新型隐球菌及格特隐球菌感染(隐球菌病)

临床表现:原发性肺部感染是通过吸入污染土壤或有机物质(如树木、腐烂的木材、鸟粪)中发现的气溶胶隐球菌真菌繁殖体获得的,通常无症状或轻微症状。肺部感染有症状时,表现为咳嗽、胸痛和全身症状。胸部 X 线片可见单个或多个片影,多处病灶的斑片状、节段性或叶状实变,结节性或网状结节性间质改变。肺隐球菌病可表现为急性呼吸窘迫综合征(ARDS),并可类似于肺孢子菌肺炎。血行播散多侵袭中枢神经系统(CNS),但也可侵袭骨骼、皮肤和其他身体部位。多发生在 T 淋巴细胞介导免疫缺陷的儿童(如白血病或淋巴瘤、服用皮质类固醇、先天性免疫缺陷、获得性免疫缺陷综合征,或接受实体器官移植的儿童)。通常是多个部位感染,但是以一个部位的临床表现为主。隐球菌性脑膜炎是隐球菌病最常见和最严重的一种临床表现,常伴随着一种慢性的过程。症状是以脑膜炎、脑膜脑炎或占位性病变的特征,但有时仅表现为不易察觉的、非特异性的表现,如发热、头痛或行为改变。无明显器官受累的隐球菌真菌血症发生在 HIV 感染患者中,但在儿童中很少见。

病原学:虽然隐球菌有 30 多种,但只有 2 种属于人类病原体,即新型隐球菌(新生变种和格鲁比变种)和格特隐球菌。这两个病原体被分为大约 10 个基因型。进一步的分类研究和疾病相关性预计将有助于了解这些基因型的临床相关性。

流行病学:新型隐球菌和格特隐球菌主要从被鸽子或其他鸟粪污染的土壤中分离出来,它们会引起大多数人类感染,特别是免疫功能低下的宿主。患艾滋病的成人中有 5%~10% 的人有新型隐球菌的感染,但在 HIV 感染的儿童中发生新型隐球菌感染是罕见的。格特隐球菌与树木和周围土壤有关。在加拿大的不列颠哥伦比亚省,美国的西北太平洋地区和个别地区,它已成为一种导致伴有或不伴有神经系统症状的呼吸综合征的病原体。澳大利亚和巴布亚新几内亚中部省的土著居民的发病率也非常高。格特隐球菌能够使免疫功能正常的人和免疫功能不全的人都发病,但儿童发生感染则是罕见的。隐球菌不会发生人与人之间的传播。

新型隐球菌的**潜伏期**尚不清楚,但可能是可变的。感染通常代表既往获得的潜在感染的重新激活。格特隐球菌的**潜伏期**为 8 周至 13 个月。

诊断方法:隐球菌性脑膜脑炎的脑脊液(CSF)特征是低细胞计数、低葡萄糖和蛋白升高,颅内压可能显著升高,特别是在 HIV 感染者中。实验室诊断隐球菌感染最好使用隐球菌抗原检测法或培养法。血清或 CSF 标本中检测隐球菌荚膜多糖抗原(半乳糖甘露聚糖)的乳胶凝集试验、侧流免疫分析试验和酶免疫分析是诊断疑似脑膜炎的优秀快速检测方法。在 95% 以上的隐球菌性脑膜炎患者的 CSF 或血清标本中可检测到隐球菌抗原。当抗原浓度很高时(前区效应),抗原检测结果可能呈假阴性,这可以通过稀释样品来解决。虽然抗原检测分析在诊断上很有用,但在后续治疗评价的作用有限。准确性、易用性和低成本,使侧流免疫分析与隐球菌抗原检测具有良好的一致性,这是一种在资源丰富和资源有限的环境中常见的检测方法,并允许在 HIV 感染高发区对成人采取预防性检测。

确诊需要从体液或组织标本中分离酵母型病菌。厚荚膜包裹的酵母型病菌可以使用墨汁或其他染色的 CSF 和支气管肺泡灌洗液标本显示,但该方法灵敏度有限,不建议作为独立的快速检测。CSF 标本中可能只含有少量酵母型病菌,需要大量的 CSF 才能发现。自动血液培养系统可用于培养隐球菌。沙氏葡萄糖琼脂可用于从痰液、支气管肺灌洗液、组织或 CSF 标本中分离隐球菌。利用刀豆氨酸-甘氨酸-溴百里酚蓝琼脂可以对新型隐球菌及格特隐球菌进行分化。利用 MALDI-TOF 质谱仪可以准确、快速地对酵母型病菌进行鉴定。PCR 分析是可行的,但可能会错过低负荷的酵母型病菌感染。肺组织或皮肤病灶可活检,进行真菌染色和培养。虽然有临床和实验室对隐球菌体外敏感性测试的标准,但没有临界点解释。因此,通常以最低抑菌浓度的三倍变化作为直接耐药性的依据。

治疗: 美国感染病学会、儿科传染病学会、美国儿科学会、国家卫生研究院和 CDC 出版了隐球菌病实践管理指南 [1][2][3]。目前尚未开展专门针对儿童的试验,因此隐球菌感染儿童的最佳剂量和治疗时间尚未明确。两性霉素 B 脱氧胆酸盐[1mg/(kg·d)]、两性霉素 B 脂质体[5~7.5mg/(k·d)]或两性霉素 B 脂质体复合物[5mg/(kg·d)]与口服氟胞嘧啶(25mg/kg,在肾功能正常的情况下,每天 4 次),作为脑膜炎和或其他严重隐球菌感染的儿童患者的一线诱导治疗。建议经常监测血细胞计数和/或血清氟胞嘧啶峰浓度(给药 2h 后目标为 40~60μg/mL),以防止中性粒细胞减少。脑膜炎患者应接受诱导联合治疗至少 2 周,直到 CSF 培养为阴性,然后用氟康唑巩固治疗[10~12mg/(kg·d),每天 2 次剂量;每天最多 800mg]最少 8 周。如果不能口服氟胞嘧啶,那么单独使用两性霉素 B 已成功用于小儿隐球菌病,或者两性霉素 B 可联合氟康唑进行诱导期治疗。治疗 2 周后应进行 CSF 穿刺,以记录微生物清除情况。治疗 2 周后培养 CSF 阳性的 20%~40% 的患者需要更长的诱导治疗疗程。对于任何复发患者,应重新启动诱导抗真菌治疗 4~10 周,CSF 培养应每 2 周重复,直至无菌,并应确定复发分离株的抗真菌敏感性,并与原分离株进行比较。监测血清隐球菌抗原对于确定隐球菌性脑膜炎患者对治疗效果是无效的。

尽管有微生物反应,但颅内压升高仍经常发生,并且通常与病情恶化有关。颅内压显著升高是发病的主要原因,对于那些有高颅内压和症状的患者,应通过频繁反复的腰椎穿刺或放置 CSF 引流管来处理。免疫重建炎症综合征(immune reconstitution inflammatory syndrome,IRIS)在儿童中有描述,尽管没有针对其具体治疗指南,但应密切监测中枢神经系统 IRIS 相关的体征和症状,并应考虑使用类固醇减量进行治疗。对于初步诊断为隐球菌性脑膜炎或播散性疾病的未接受抗逆转录病毒治疗的患者,可能要谨慎地推迟有效的抗逆转录病毒治疗,直到诱导治疗前 2 周结束;在开始抗逆转录病毒联合治疗方面,特别是在资源有限的

① Perfect J,Dismukes WE,Dromer F,et al. Clinical practice guidelines for the management of cryptococcal disease:2010 update by the Infectious Diseases Society of America. *Clin Infect Dis*. 2010;50(3);291-322

② Panel on Opportunistic Infections in HIV-Exposed and HIV-Infected Children. Guidelines for the Prevention and Treatment of Opportunistic Infections in HIV-Exposed and HIV-Infected Children. Department of Health and Human Services

③ World Health Organization. Guidelines for the diagnosis,prevention and management of cryptococcal disease in HIV-infected adults,adolescents and children,March,2018

情况下,应根据个人情况进一步推迟[1]。

完成隐球菌病初始治疗的 HIV 感染儿童应接受氟康唑长期抑制维持治疗[6mg/(kg·d),最大剂量 400mg]。在儿童中,免疫重建联合抗逆转录病毒治疗后停止隐球菌病的二级预防的安全性尚未研究。根据成人资料和经验,对于无症状的≥6 岁儿童,CD4[+] T 淋巴细胞计数至少增加到 $100×10^6$/L[2],接受抗逆转录病毒治疗至少 3 个月后[1],病毒载量无法检测,可以考虑停止隐球菌病的抑制/维持治疗(在接受二级预防至少 1 年之后)。当 CD4[+] T 淋巴细胞计数下降到低于 $100×10^6$/L 时,应重新启动抑制维持治疗。大多数专家不会终止对小于 6 岁的患者的二级预防。

轻度非脑膜炎(肺部疾病)患者可单独使用氟康唑治疗,但氟康唑用于新型隐球菌新生儿感染的数据有限。伊曲康唑是一种潜在的替代药物。对于两性霉素 B 治疗无效的患者,另一种治疗选择是氟康唑和氟胞嘧啶联合治疗。对于重症患者,联合用药的疗效优于单用氟康唑。棘白菌素对隐球菌感染无效,不应使用。

住院患者隔离:建议采取标准的预防措施。

控制措施:无。

(杨明远 译 黄艳智 校)

隐孢子虫病

临床表现:感染可能无症状,但频繁、无血性、水样腹泻是隐孢子虫病最常见的临床表现。其他症状包括腹部绞痛、疲劳、发热、呕吐、畏食和体重减轻。在免疫功能正常的感染者,临床症状是自限性的,通常在 2~3 周内消失。若儿童出现无症状隐孢子虫肠道感染,与发育不良有关。

对于免疫功能缺陷患者,例如接受实体器官移植或患有晚期 HIV 疾病的儿童,隐孢子虫病可导致持续数周至数月的大量腹泻,导致严重脱水、营养不良、消瘦和死亡。任何免疫功能缺陷患者出现腹泻,都应考虑是否感染隐孢子虫。据报道,在免疫功能低下人群中,感染发生在肠外(如肺或胆道)的隐孢子虫病与 CD4[+] T 淋巴细胞计数低于 $50×10^6$/L 有关。

病原学:隐孢子虫是形成卵囊的球虫原生动物。卵囊随受感染寄主的粪便排出。据报道,约有 20 种隐孢子虫或基因型可感染人类,但 90% 以上的人类隐孢子虫病病例是由人隐孢子虫和小隐孢子虫引起的。该生物具有高度传染性,10 个或更少的卵囊可引起感染。隐孢子虫卵囊能耐受极端环境条件,并能在水和土壤中存活数月。即使在适当的氯化池中,隐孢子虫卵囊也能存活 7d 以上。

流行病学:隐孢子虫可通过受污染的水和食物以及动物在人与人之间传播。广泛的水传播疾病暴发与饮用水和娱乐用水(如游泳池、湖泊和水上游乐场)的污染有关。隐孢子虫感染已成为经过处理的娱乐水场所(如游泳池)相关暴发疾病的主要原因,在 2000 年至 2014 年期

---

① Panel on Opportunistic Infections in HIV-Exposed and HIV-Infected Children. Guidelines for the Prevention and Treatment of Opportunistic Infections in HIV-Exposed and HIV-Infected Children. Department of Health and Human Services

② World Health Organization. Guidelines for the diagnosis, prevention and management of cryptococcal disease in HIV-infected adults, adolescents and children, March, 2018

间,明确感染原因的 363 起此类暴发事件中,有 212 起(58%)是由隐孢子虫感染引起的[1]。

儿童隐孢子虫病的发病率在夏季和初秋时最高,与户外游泳季节相对应。病例报告最多的是 1~4 岁的儿童,其次是 5~9 岁的儿童。

隐孢子虫病也可能出现食源性传播。人们在未加工的农产品、未加工的或未经巴氏消毒的苹果汁和牛奶中发现隐孢子虫。人类可以从宠物、牲畜和宠物动物园里的动物,特别是断奶前的小牛、羊羔和山羊幼崽感染隐孢子虫病。隐孢子虫病可通过人际传播,并在儿童看护场所出现疫情暴发,隐孢子虫病也是旅行者腹泻的原因之一。

隐孢子虫的**潜伏期**通常为 2~10d。经常有症状复发的报告。免疫功能正常的人,通常在症状减轻后 2 周内停止排卵。免疫功能低下的人,卵囊脱落的时间可以持续数月。

诊断方法:常规实验室粪便虫卵和寄生虫的检查,可能不包括隐孢子虫种类的检测,因此应特别要求对微生物进行检测。直接荧光抗体(DFA)镜检粪便中卵囊的方法和以隐孢子虫抗原为靶标的多孔板酶免疫分析(EIA)广泛应用于隐孢子虫病的实验室诊断。有些 EIA 法用特异性测试方式针对隐孢子虫病和十二指肠贾第虫病。可采用快速定点检测侧流式免疫层析试验检测粪便中的抗原。由于报告的假阳性结果和较差的阳性预测值的问题,这些试验阳性的标本应由另一种诊断方法加以确认。对粪便标本进行显微检查时,如果卵囊浓度较高,可采用直接湿法检测。另外,也可以使用福尔马林乙酸乙酯粪便浓度法,然后用改良冷染色法对粪便标本进行染色。卵囊通常很小(直径为 4~6μm),在快速切片扫描时容易漏诊。

由于隐孢子虫卵囊脱落可能是间歇性的,因此在考虑试验结果为阴性之前,应检查在不同日期收集的至少 3 个粪便标本。在肠道活检组织或肠道液体取样中也可以发现病原体。分子方法越来越多地被用于检测隐孢子虫病,尤其是核酸扩增试验(NAAT),该试验在一次试验中针对多个胃肠道病原体,并已获得 FDA 的批准。

治疗:免疫功能良好的患者可能不需要特殊治疗。如果治疗与隐孢子虫病相关的腹泻,FDA 已经批准了 3d 疗程的硝唑尼特口服混悬液,用于 1 岁或 1 岁以上的非 HIV 感染、免疫能力强的人群。免疫缺陷儿童在治疗隐孢子虫引起的腹泻时,尽管疗效尚不确定,仍建议延长硝唑尼特疗程(14d 或更长)。免疫缺陷儿童(特别是实体器官移植受者或 HIV 感染者)的疾病可能难以用硝唑尼特治疗。

在 HIV 感染者中,与抗逆转录病毒治疗相关的 CD4$^+$ T 淋巴细胞计数的改善可导致症状的缓解和卵囊脱落的停止。因此,联合抗逆转录病毒治疗是 HIV 感染患者治疗隐孢子虫病的主要方法。在体外实验和观察研究表明,含有蛋白酶抑制剂的联合抗逆转录病毒治疗可能是有效的,因为蛋白酶抑制剂对寄生虫有潜在的直接影响。鉴于免疫功能低下人群隐孢子虫病的严重性,可以考虑在免疫功能低下的 HIV 感染儿童中使用硝唑尼特,并结合免疫恢复和抗逆转录病毒药物治疗。对硝唑尼特无反应的儿童可选择巴龙霉素或阿奇霉素[2]。

住院患者隔离:除了标准预防措施外,建议穿尿布或尿失禁的患者在患病期间采取接触预防措施。相对于漂白剂,过氧化氢更适合用于环境清洁,因为这种生物对氯的耐受性很高。

[1] Gharpure R, Perez A, Miller AD, Wikswo ME, Silver R, Hlavsa MC. Cryptosporidium outbreaks-United States 2009-2017. *MMWR Morb Mortal Wkly Rep.* 2019;68(25):568-572

[2] Panel on Opportunistic Infections in HIV-Exposed and HIV-Infected Children. Guidelines for the Prevention and Treatment of Opportunistic Infections in HIV-Exposed and HIV-Infected Children. Department of Health and Human Services

控制措施：应及时报告隐孢子虫病疑似或确诊病例或突发隐孢子虫病，并采取适当的控制和预防措施，防止疾病传播。一般而言，这些措施包括以下内容，并可根据疑似传播源和传播方式采取其他措施。

- 经常用肥皂和水洗手。含酒精的洗手液对隐孢子虫无效。
- 如有腹泻，请勿游泳或参加水上娱乐活动。若确诊为隐孢子虫病，应在腹泻停止2周后再参加水上活动。避免吞咽再生加工用水。
- 不要食用可能被污染的食物或饮料，例如来自湖泊或河流的水，处理不当的水（如在水不安全的地区旅行时），食用可能被污染的水清洗的水果或蔬菜，以及未经高温消毒的牛奶和苹果汁。
- 如果免疫功能低下，避免与农场动物接触。

（杨明远　译　黄艳智　校）

皮肤幼虫移行症

临床表现：皮肤幼虫移行症是一种临床诊断，其依据是皮肤中的丝状痕迹进展并伴有强烈瘙痒。某些线虫幼虫可穿透完整的皮肤，并在皮肤进入部位产生瘙痒性的红色丘疹。症状和体征通常在幼虫侵入皮肤几天后出现，但在极少数情况下，发病可能延迟数周至数月。当幼虫穿过皮肤，每天前进20mm时，就会形成强烈瘙痒的丝状痕迹，这种情况也被称为匐行疹。大疱可能是幼虫移行的并发症。幼虫的活动可以持续数周，但感染是自限性的。极少数情况下，在某些寄生虫种类的感染中，幼虫可能穿透更深的组织并引起肺炎（Löffler综合征），这可能是严重的。犬钩虫病的幼虫有时能到达肠道，并可能引起嗜酸细胞性小肠炎。

病原学：猫和狗钩虫的感染性幼虫（最常见的是巴西钩虫，也有犬钩虫，脑钩虫和狭首钩刺线虫）引起皮肤幼虫移行症。偶尔其他皮肤穿透的线虫导致类似的临床表现（如引起幼虫流的圆线虫）。

流行病学：皮肤幼虫移行症多发生在儿童、公共事业工人、园艺工人、日光浴者和其他接触受猫、狗粪便污染的土壤的人群。另外，也包括其他接触了被猫和狗的粪便污染的土壤的患者。美国本地感染的病例大多在东南部。大多数确诊病例不是在当地获得的，而是发生在前往热带和亚热带地区的旅行者中，特别是那些赤脚行走或在海滩上进行无保护皮肤接触的人。

潜伏期通常很短，在幼虫侵入皮肤数天后出现体征和症状。

诊断方法：该病是通过临床诊断的，活检一般没有提示。活检标本典型表现为嗜酸性炎症浸润，但未见迁移的寄生虫。某些病例出现嗜酸性粒细胞增多和IgE血清浓度升高。在极少数的肺炎并发症患者的痰液和洗胃液中可检测到幼虫。利用犬类抗原进行EIA或免疫印迹分析已进行实验室研究，但这些分析不能作为常规诊断。

治疗：该病通常是自限性的，几周后可自愈；治疗可能加速症状的缓解。推荐口服伊维菌素或阿苯达唑治疗。伊维菌素对体重低于15kg的儿童和孕妇的安全性尚未确定。随餐摄入伊维菌素可提高其生物利用度。有研究表明，阿苯达唑可安全用于1岁儿童。对于不能口服药物的幼儿，反复局部使用10%阿苯达唑可能有效，但该药物在市场上无法买到，必须在药店配制。在美国以外，局部使用噻苯达唑也已成功用于治疗局部幼虫。

住院患者隔离：建议采取标准的预防措施。

控制措施：避免皮肤接触被动物粪便污染的潮湿土壤。应该清理海滩上狗和猫的粪便。

（杨明远　译　黄艳智　校）

环孢子虫病

临床表现：环孢子虫病的症状主要表现为水样泻,并且畏食、恶心、呕吐、体重大幅度减轻、气胀、腹部绞痛、肌痛、长时间乏力等症状也会随之出现。大约 50% 的患者会出现低热症状。也有患者出现胆道疾病。感染多为自限性,而未经治疗的患者可能会在痊愈后的数周或数月再次复发。在环孢子虫病流行的地区可以有无症状感染者。

病原学：环孢子虫是一种单细胞寄生虫,卵囊(而不是囊肿)通过粪便排出体外。这些卵囊必须在 22~32℃的温度条件下产孢数天至数周,然后才具有传染性。

流行病学：在许多资源匮乏的国家,环孢子虫病被认为是一种地方流行病,并且已经被报道是旅行者腹泻的原因之一。大多数美国和加拿大的患者都是因为吃进口的新鲜食品而感染,如罗勒、香菜、覆盆子、糖香豆、莴苣。在美国,从 5 月至 8 月报告的病例有季节性增加的趋势;许多没有国际旅行史的人中出现病例。CDC 报告了 2018 年 5 月至 8 月期间在美国发生的 2 299 例环孢子虫病病例,其中三分之一与 2 起涉及包装蔬菜的大型疫情中的 1 起有关。这种较高的发病率（2016 年为 164 例,2017 年为 623 例）可能部分归因于目前商业上可用的分子检测的使用增加。

目前,人类是环孢子虫病唯一的宿主。几乎不存在人与人之间传播,因为排泄出的卵囊需要花费几天或几周的时间,并在合适的环境下形成孢子,才具有传染性。这种卵囊生命力十分顽强,尽管食物和水中都使用了大量的消毒剂,但在寒冷、潮湿的环境中,它依然能保持几个周期的繁殖能力。

它的潜伏期大约为 1 周,范围为 2d 到 2 周或 2 周以上。

诊断方法：在粪便、肠液以及肠活组织切片样品中检测卵囊(直径为 8~10μm),可以确诊。卵囊能够在浓度很低的状态下,甚至可以在严重腹泻患者的粪便中被分离出。这种特性凸显了重复检查粪便、精细复原方法(如,包括福尔马林乙酸乙酯沉淀和蔗糖离心悬浮的浓缩程序)的效用以及凸显了微生物的探测方法。粪便样本经改良抗酸染色后,会自发荧光并且抗酸易变。

治疗：复方磺胺甲噁唑是首选药物,通常服用疗程为 7~10d(见寄生虫感染药物)。免疫功能不全的患者需要长期治疗,不能耐受复方磺胺甲噁唑的患者没有更好的替代方案。但病例报告表明,对于不能耐受磺胺类药物的患者,硝唑尼特可能是一种有效的替代药物。

住院患者隔离：除了常规的预防措施,对大小便失禁的儿童以及穿尿布的婴儿应实行接触预防。

控制措施：避免食物和水源被排泄物污染是预防环孢子虫感染的最好方法。新鲜农产品应避免在高风险的环境中进行食用,或在食用前应彻底清洗,然而这种预防方法也无法从根本上消除疾病继续传播的风险。

（陶永欣　译　黄艳智　校）

等孢球虫病

临床表现：水样腹泻是等孢球虫病最常见的症状，即使在免疫功能正常的人群中，也可能是大量和长期的。其表现与其他肠道原生动物（如隐孢子虫和环孢子虫）相似，包括腹痛、痉挛、厌食、恶心、呕吐、体重下降和低热。无症状感染者的比例尚不清楚。感染的严重程度从免疫功能正常宿主的自限性到消耗性免疫功能低下患者（尤其是感染 HIV 的患者）的慢性、虚弱、危及生命的腹泻。胆道感染和反应性关节炎也有报道。可能发生外周嗜酸性粒细胞增多。

病原学：贝氏等孢球虫是一种球孢子原生动物，卵囊（而不是虫卵）在粪便中传播。

流行病学：感染主要发生在世界热带和亚热带地区，由摄入有孢子的卵囊（如被人类粪便污染的食物或水中）引起。人类是贝氏等孢球虫唯一已知在粪便中排出非感染性卵囊的宿主。这些卵囊必须在宿主之外的环境中成熟（形成孢子）才能具有感染性。在有利的条件下，孢子形成可以在 1~2d 内完成，在某些情况下可能更快。卵囊可能对大多数消毒剂具有抗性，并且可以在阴凉、潮湿的环境中长期保持活力。

潜伏期平均为 1 周，但可能从几天到 2 周或 2 周以上。

诊断方法：在粪便或十二指肠抽吸物中找出卵囊或在活检标本（如小肠）中发现寄生虫的发育阶段具有诊断意义。粪便中的卵囊呈细长的椭圆体（长 25~30μm）。卵囊脱落的数量很少，即使是大量腹泻的患者。这强调了重复粪便检查、灵敏的复原方法（如浓度法）以及需要突出生物体的检测方法（如通过用改良的抗酸染色技术将卵囊染成鲜红色，并在紫外荧光显微镜下观察到自发荧光）的实用性。PCR 测定法已被开发用于检测粪便中的等孢球虫的DNA，但尚未广泛使用。与隐孢子虫和环孢子虫一样，等孢球虫通常不能通过常规的粪便卵和寄生虫检测发现。因此，当临床上怀疑任何球虫寄生虫时，应特别通知实验室，以便在传统的卵和寄生虫检查之外，还要使用后一种特殊的显微镜检查方法。

治疗：对治疗的研究主要是针对 HIV 感染的患者。对于免疫功能正常的宿主，可能不需要治疗，因为症状通常是自限性的。如果症状在 5~7d 内没有开始缓解，对于免疫力低下的患者，首选复方磺胺甲噁唑，通常使用 7~10d。免疫功能低下的患者可能需要更高的剂量和更长的疗程。乙胺嘧啶（加亚叶酸，预防骨髓抑制）是不能耐受复方磺胺甲噁唑（或无反应）的替代治疗。环丙沙星的效果不如复方磺胺甲噁唑。据报道硝唑尼特是有效的，但数据有限。对于 CD4+T 淋巴细胞计数 <200×10^6/L 的同时感染 HIV 的青少年和成人，建议进行维持治疗以预防复发。对于成人，当开始抗逆转录病毒治疗，CD4+T 淋巴细胞计数 >200×10^6/L 并持续 6个月以上时，可停止二级预防。对于儿童，停止二级预防的合理时间是抗逆转录病毒治疗后，CD4+T 淋巴细胞计数或 CD4+T 淋巴细胞百分比从 CDC 免疫学类别 3 持续改善（>6 个月）至1 或 2 之后。应密切监测这些患者是否有复发症状。可能需要对严重腹泻疾病相关的脱水和/或营养不良进行支持治疗。

住院患者隔离：除标准预防措施外，建议对穿尿布和失禁患者采取接触预防措施。

控制措施：预防措施包括避免接触粪便（如被粪便污染的食物，水，皮肤和污染物），保持手部和个人卫生，水果和蔬菜在进食前彻底清洗。

（郑治民 译 黄艳智 校）

巨细胞病毒感染

临床表现：获得性人巨细胞病毒（cytomegalovirus，CMV）感染的表现随着宿主年龄和免疫能力而变化。最常见的是无症状感染，尤其是在儿童中。青少年和成人可能发生一种传染性单核细胞增多症样综合征，该疾病可伴有长期发热和轻度肝炎，不产生异嗜性抗体。免疫低下宿主包括接受恶性肿瘤治疗、感染 HIV 和接受器官或造血干细胞移植的免疫抑制治疗的人，可能发生肺炎、结肠炎、视网膜炎，脑膜炎或横贯性脊髓炎，或以发热、血小板减少、白细胞减少和轻度肝炎为体征的 CMV 综合征。不太常见的是，接受生物反应调节剂治疗的患者（见用于减少炎症的生物反应调节剂）可能出现 CMV 终末器官疾病，如视网膜炎和肝炎。

先天性 CMV 感染有一系列的表现，但在出生时通常不明显（无症状的先天性 CMV 感染）。大约 10% 的先天性 CMV 感染的婴儿在出生时有明显的症状（有症状的先天性 CMV 感染），临床表现包括高胆红素血症引起的黄疸，血小板减少引起的瘀点，紫癜，肝脾肿大，小头畸形，脑内（典型为室周）钙化、视网膜炎；受感染的婴儿晚期和儿童早期可出现生长发育迟滞。先天性 CMV 感染导致的死亡见于 3%~10% 有症状感染的儿童，或者见于 0.3%~1.0% 的先天性 CMV 感染婴儿。

在美国儿童中，先天性 CMV 感染是感觉神经性耳聋（sensorineural hearing loss，SNHL）的主要非遗传原因。出生时大约 21% 的听力减退和 4 岁时 25% 的听力减退是由于先天性 CMV 感染。SNHL 是先天性 CMV 感染后最常见的后遗症，多达 50% 的先天性感染儿童在出生时有症状，多达 15% 的无症状感染儿童出现 SNHL。大约 40% 的受感染儿童最终发展为 SNHL，而他们出生后 1 个月内听力减退不会被检测出来，这说明了这些人群中存在迟发性 SNHL 的风险。随着时间的推移，大约 50% 的 CMV 相关性 SNHL 患儿的听力减退会继续恶化（进展）。

源于产时母体宫颈分泌物或产后母乳的感染通常与足月婴儿的临床疾病无关。然而，在早产儿中，由母乳或 CMV 血清阳性供体输血引起的产后感染与肝炎、间质性肺炎、包括血小板减少和白细胞减少在内的血液学异常和病毒性脓毒症综合征有关。

病原学：人 CMV 也被称为人类疱疹病毒 5 型，是疱疹病毒科、β 疱疹病毒亚科、巨细胞病毒属的一个成员。该病毒基因组含有双链 DNA，大小为 196 000~240 000bp，编码至少 166 个蛋白质。该病毒基因组是人类疱疹病毒基因组中最大的。

流行病学：CMV 具有高度物种特异性，已知只有人 CMV 引起人类疾病。该病毒普遍存在，CMV 菌株展现了广泛的遗传多样性。可发生水平传播（通过直接的人与人之间接触含有病毒的分泌物）、垂直传播（在出生前、出生过程中或出生后由母亲到婴儿）和通过输入受感染捐献者的血液、血小板、白细胞而发生传播。实体器官或造血干细胞移植的患者可发生 CMV 传播。感染没有季节性。原发感染后，CMV 在白细胞和组织细胞中持续存在，伴随间歇性病毒脱落。感染人群（特别是在免疫抑制的情况下）的有症状的感染可以贯穿于一生。血清反应阳性的宿主（包括妊娠妇女）可发生 CMV 其他菌株的重复感染。研究表明，在美国，生命中出现了 3 个获得性 CMV 的发病率增加的时期：幼儿期、青春期和育龄期。

水平传播可能是暴露于感染个体的唾液、尿液和生殖器分泌物的结果。CMV 在家庭和儿童护理中心传播是有据可查的。在儿童护理中心，1~3 岁的儿童尿液或唾液排泄率范围通常是 30%~40%，可高达 70%。此外，参加儿童护理的儿童，经常长时间排泄大量的病毒。年幼的儿童可向他们的父母传播 CMV，包括可能妊娠的母亲，也可传播给其他看护人，包括儿童护理人员（也包括在保育机构和学校照顾孩子的人员）。在青少年和成人的精液和宫颈黏液中能检测到病毒，由此证明，也可发生性传播感染。

血清阳性的健康人在他们的白细胞和组织内有潜伏的 CMV，因此输血和器官移植可导致病毒传播。如果受体血清反应阴性，因输血或器官移植发生严重的 CMV 病的可能性更大。相反，在非自体造血干细胞移植受者中，接受血清阴性供体移植的 CMV 血清阳性个体在移植后暴露于 CMV 时，患疾病的风险最大，这可能是因为移植的移植物无法为受者提供免疫。在免疫抑制的人中，潜伏的 CMV 通常会被激活，如果免疫抑制严重，可能会导致疾病（如获得性免疫缺陷综合征的患者，或实体器官或造血干细胞移植受者）。

CMV 向婴儿的垂直传播发生在以下时间阶段之一：在子宫内经胎盘途径的母体血源性病毒感染，或出生时通过受感染的母体产道感染。出生后获得是通过摄入 CMV 阳性的母乳。大约每 1 000 例活产婴儿中就有 5 个在子宫内感染 CMV，或者在出生时排出 CMV 而感染，这使其成为美国最常见的先天性病毒感染。先天性 CMV 感染的患病率存在明显的种族和民族差异，其中黑人新生儿 CMV 患病率最高（每 1 000 例活产 9.5 例），非西班牙裔白人婴儿（每 1 000 例活产 2.7 例）和西班牙裔白人婴儿（每 1 000 例活产 3.0 例）CMV 患病率较低。无 CMV 免疫的妇女（母体原发感染）或有 CMV 免疫的妇女（母体非原发感染），通过在妊娠期间获得不同的病毒株或通过重新激活现有的母体感染而发生宫内胎儿感染。当母亲受到感染时，无论在妊娠的哪个阶段都可能发生先天性感染和相关的后遗症，但严重的后遗症通常与母亲在孕早期受感染有关。原发性和非原发性母体感染后，都会发生破坏性的胎儿感染和后遗症。据估计，在美国，超过四分之三患有先天性 CMV 感染的婴儿是由非原发感染的妇女所生，大多数由非原发感染导致的破坏性先天性 CMV 感染，被广泛认为人群中母体 CMV 血清阳性率高于美国的实际情况。

在因母体宫颈分泌物或母乳感染的婴儿中，妊娠 32 周且出生体重低于 1 500g 的早产婴儿比足月婴儿患 CMV 病的风险更大。大多数通过摄入 CMV 血清阳性母亲的母乳而感染 CMV 的婴儿，不会发展成临床疾病或出现后遗症，这可能是因为存在被动转移的母体抗体。

水平传播的 CMV 感染的**潜伏期**变化很大。通常在输血后 3~12 周和器官移植后的 1~4 个月后出现感染的表现。对于早产儿，通过母乳垂直传播，出现 CMV 病毒尿的中位发病时间为 7 周（范围为 3~24 周）。

诊断方法：由于病毒的普遍存在、较高的无症状的排泄率、感染重新激活的频率、不同 CMV 毒株的再感染、CMV 特异性抗体血清 IgM 在病毒感染重新激活过程中的产生，以及其他病原体的同时感染，使 CMV 疾病的诊断变得复杂。

病毒 DNA 可通过 PCR 和核酸扩增法在组织和一些液体（包括 CSF、羊水、母乳、房水及玻璃体液、尿液、唾液，呼吸道分泌物，以及外周血）中被检测到。特别是有免疫能力的人，通过 PCR 技术检测到血液中 CMV DNA 并不能说明有急性感染或疾病。在双份血清标本抗体滴度 4 倍增加或证明有病毒分泌的基础上，在围产期可对 CMV 感染作出推定诊断。FDA 已经批准了几种用于检测 CMV 的定量 PCR 检测方法。这些检测是灵敏的，使用标准化的国际单位进行报告，与培养法相比可快速提供结果，并且通常是检测病毒血症的首选方法。随着时间的推移，当测试任何给定的患者样品时，应始终使用相同的样本类型。抗原血症检测也已被 FDA 批准，但它们操作费力，需要对标本进行及时处理才能获得准确的结果。由于这些缺点,分子分析是首选方法。

在尿液、咽部、外周血白细胞、母乳、精液、宫颈分泌物以及其他组织和体液的细胞培养中可分离出病毒。靶器官病毒的恢复提供了强有力的证据,表明该病是由病毒感染引起的。在认为病毒培养是阴性的之前,标准的病毒培养必须保持 28d 以上。采用壳瓶培养结合免疫荧光抗体技术对细胞进行染色以检测即时早期抗原,可在 24~36h 内获得结果,但许多实验室无法提供这种方法。

包括免疫荧光试验、乳胶凝集试验和 EIA 法的各种血清学检测方法,可用于检测 CMV 的 IgG 和 IgM 特异性抗体。用于 IgG 抗体检测的单一血清样本,对于筛查过去受感染的 CMV 再活化个体的风险或筛查潜在感染器官移植的供者和受者都是用的。对于近期疑似感染的诊断,检测相隔至少 2 周的配对血清中的 CMV IgG 和在单个血清样本中检测 IgM 存在可能是有用的。在体内存在 CMV IgM 的妊娠妇女中检测出低亲和力的 CMV IgG,可提示近期感染。

胎儿 CMV 感染可以通过检测羊水中的 CMV DNA 来诊断。先天性 CMV 感染需要在出生后 3 周内检测尿液、唾液、血液或 CSF 中的 CMV 或 CMV DNA,早期的检测可能反映出生后获得性病毒感染。新生儿唾液拭子样本的 PCR 检测对识别先天性 CMV 感染的灵敏度大于 95%。唾液拭子样本的阳性检测结果可能需要通过尿液检测来确认,因为唾液可能会被母乳中的 CMV 污染。干血斑的 PCR 法检测 CMV DNA 的分析灵敏度较低,限制了这类标本广泛用于筛查先天性 CMV 感染。新生儿干血斑的 PCR 阳性检测结果证实为先天性感染,但阴性结果不排除先天性感染。先天性和围产期感染在 2~4 周龄之后很难区分,除非前者的临床表现存在例如脉络膜视网膜炎或颅内钙化的现象。至少 1 种商业化试验已被 FDA 批准,用于检测新生儿出生后前 3 周内唾液中的 CMV DNA。IgM 血清学方法通常特异度较低,并可能产生假阳性结果,使得先天性 CMV 感染的血清学诊断存在问题。

治疗:静脉注射更昔洛韦(见非 HIV 抗病毒药物)被批准用于免疫功能低下的成人患者获得性或复发性 CMV 感染导致的视网膜炎的诱导和维持治疗,包括 HIV 感染的患者和成人移植受者的 CMV 病的预防。缬更昔洛韦(更昔洛韦的口服前体药物),也被批准用于治疗(诱导和维持)免疫功能低下的成人患者的 CMV 性视网膜炎,包括 HIV 感染的患者,以及患 CMV 病高风险的肾、肾-胰或心脏移植受者对 CMV 病的预防。缬更昔洛韦也被批准用于 4 个月及以上儿童肾移植患者和 1 个月及以上的小儿心脏移植的人 CMV 感染的预防。更昔洛韦和缬更昔洛韦也可治疗其他部位的 CMV 感染(食管、结肠、肺),并且优先用于治疗 CMV 抗原血症或病毒血症的免疫抑制的成人。缬更昔洛韦有片剂和粉剂两种口服制剂。美国不再使用口服更昔洛韦和更昔洛韦眼部植入剂。

伴或不伴中枢神经系统(CNS)进展的先天性 CMV 感染的新生儿数据表明,口服缬更昔洛韦 6 个月后(见非 HIV 抗病毒药物),在 2 岁时神经系统和听力的发育有所改善。剂量应根据体重增加的情况每月进行调整。在整个治疗过程中,口服缬更昔洛韦可以完成治疗,因为服用适当剂量的缬更昔洛韦后的药物暴露与静脉注射更昔洛韦相同。如果婴儿不能从胃肠道可靠地吸收药物(如由于坏死性小肠结肠炎或其他肠道疾病),最先可以使用静脉注射更昔洛韦。口服缬更昔洛韦治疗的 1/5 婴儿和静脉内更昔洛韦治疗的 2/3 婴儿会发生显著的中性粒细胞减少。在抗病毒治疗期间,应连续 6 周内,每周进行一次中性粒细胞绝对计数检测,在 8 周时进行一次,然后每月进行一次检测;治疗期间每月测定血清 ALT 浓度。中性粒细胞减少常发生在治疗期间的前 4~6 周；如果中性粒细胞绝对计数反复下降到 $500 \times 10^6/L$ 以下，直到中性粒细胞计数恢复到 $750 \times 10^6/L$ 以上，才可以继续以上 2 种治疗，或者可以每天给予粒细胞集落刺激因子一次，连续 1~3d。抗病毒治疗应限于有中度到重度症状的先天性 CMV 疾病患者，这些患者能够在出生后的第一个月内开始治疗。无症状的先天性 CMV 感染的婴儿不应在研究范围之外接受抗病毒治疗。患有轻微症状性疾病或孤立性 SNHL 且无其他疾病表现的新生儿不应常规接受抗病毒治疗，因为缺乏表明这类受影响较轻的人群获益的数据。关于先天性 CMV 诊断和治疗的国际共识建议已经发表[1]。

有症状或无症状的先天性 CMV 感染的患者应在整个儿童时期进行一系列的听力评估。美国儿科学会 *Bright Futures*: *Guidelines for Health Supervision of Infants, Children, and Adolescents* 第四版建议，对先天性 CMV 感染的儿童在 4、6、9、12、15、18、24 和 30 月龄时进行听力测试，此外，推荐所有的 4、5、6、8、10 岁儿童进行标准的听力评估。

早产儿在围产期获得 CMV 感染可有症状、终末器官疾病（如肺炎、肝炎、血小板减少症）。在这部分人群中，还没有抗病毒治疗的研究。如果这些患者使用静脉注射更昔洛韦治疗，合理的方法是治疗 2 周，然后对治疗的反应进行重新评估。如果临床数据显示治疗有效，当症状和体征没有得到解决，可以考虑给予额外的 1~2 周的静脉注射更昔洛韦治疗。在这种情况下，缬更昔洛韦通常不是一个合理的选择，因为这些婴儿正在经历的疾病可能对胃肠道吸收缬更昔洛韦和首关代谢为更昔洛韦产生影响。

在造血干细胞移植的受者，结合静脉注射免疫球蛋白（Immune Globulin Intravenous，IGIV）或静脉注射 CMV 免疫球蛋白（CMV-IGIV）和更昔洛韦已被报道对 CMV 肺炎的治疗有协同作用。与 CMV-IGIV 不同，IGIV 产品不同批次抗 CMV 抗体的浓度会有变化，没有定期检测，也没有一个与疗效相关特定的 CMV 抗体滴度。缬更昔洛韦和膦甲酸已被批准用于治疗和维持 CMV 性视网膜炎的成人获得性免疫缺陷综合征，莱特莫韦（letermovir）已被批准用于预防同种异体造血干细胞移植的成年 CMV 血清阳性受者的 CMV 感染和疾病（见非 HIV 抗病毒药物）。膦甲酸钠毒性更大（限制性肾毒性率高），但对一些 HIV 感染的患者可能有利，包括由更昔洛韦耐药病毒引起疾病的人或不能耐受更昔洛韦的人。西多福韦对成人艾滋病患者的 CMV 性视网膜炎有效，但有显著的肾毒性。

CMV 可导致终生持续感染，因此，即使对 CMV 病进行抗病毒治疗，也不能将其从体内清除。在抗逆转录病毒治疗实现免疫重建之前，对有 CMV 终末器官疾病（如视网膜炎、结肠炎、肺炎）病史的 HIV 感染者应实施慢性抑制治疗，以防止复发。对 $CD4^+$ T 淋巴细胞计数大于 $100 \times 10^6/L$ 且持续 6 个月以上的 6 岁及以上儿童或 $CD4^+$ T 淋巴细胞的百分比大于 15% 且持续 6 个月以上的小于 6 岁的儿童，可考虑停止预防。对于免疫功能缺陷的儿童 CMV 性视网膜炎，应该与一个眼科医生详细咨询后做这样的决定，应考虑到 $CD4^+$ T 淋巴细胞增加的数量级与持续时间、视网膜病变的解剖位置、对侧眼的视力和常规眼科监测的可行性等因素。为早期检测 CMV 复发以及葡萄膜炎免疫重建，停止抗 CMV 维持治疗的所有患者应继续进行

———————————
[1]　Rawlinson W, Boppana S, Fowler KB, et al. Congenital cytomegalovirus infection in pregnancy and the neonate: consensus recommendations for prevention, diagnosis, and therapy. *Lancet Infect Dis*. 2017; 17（6）: e177-e188

至少 3~6 个月间隔的常规眼科监测 [1]。

住院患者隔离: 推荐标准预防措施。

控制措施:暴露人群护理。 当照顾孩子时,建议减少 CMV 的传播,要注意手部卫生,尤其是在换尿布后。由于无症状的分泌 CMV 在所有年龄段的人中是常见的,先天性 CMV 感染的儿童不应与其他儿童区别对待。

虽然不经意接触到排出 CMV 的人是常见的,但当免疫功能低下的患者或无免疫性的妊娠妇女,包括卫生保健专业人员,接触到临床上可识别的 CMV 感染患者时,关注度可能会提高。标准预防措施应足以中断 CMV 的传播(见住院儿童感染控制与预防)。

儿童护理。 儿童护理中心的女护工应了解 CMV 及其潜在风险,并应做好适当的手部卫生措施,以尽量减少职业获得性感染。

免疫预防。 CMV-IGIV 已被用于血清反应阴性的肾、肺、肝、胰腺和心脏移植受者 CMV 疾病的预防。CMV-IGIV 似乎在肾和肝移植受者中略有成效,并且用于与抗病毒药物的结合治疗。由于在随机对照临床试验中缺乏有效性,因此不推荐在孕妇中使用 CMV-IGIV 来防止 CMV 传播给胎儿。对健康志愿者和肾移植受者的研究性疫苗的评估正在进行中,但迄今为止,报道的疗效证据均不一致。

经输血传播的预防。 通过利用 CMV 抗体阴性献血者的血液,经输血传播 CMV 给新生儿或其他免疫缺陷宿主几乎已经消除,冷冻在甘油里的红细胞,在给药前去除血沉棕黄层,或经过滤去除白细胞。

经母乳传播的预防。 巴氏杀菌或冷冻捐赠的母乳可以减少 CMV 传播的可能性。持续巴氏杀菌(62.5℃,30min)和短期巴氏杀菌(72℃,5s)的牛奶似乎可以阻止 CMV 的活动,短期巴氏杀菌对母乳中的有益成分有害性可能较小。

不建议将母乳冷冻在 -20℃来降低 CMV 传染性,这样虽然可能降低 CMV 的病毒载量,但不会改变 CMV 脓毒症样综合征的风险,而且冷冻会降低母乳的生物活性。如果 CMV 抗体阴性母亲所生的婴儿需要新鲜捐献的母乳,应考虑只提供 CMV 阴性妇女的乳汁给这些婴儿。对于已经感染 CMV 的婴儿,无论是先天性还是后天性,母乳的益处可能已经超过了额外接触 CMV 的风险。有关更多母乳库的信息,见母乳喂养和母乳。

经移植传播的预防。 CMV 抗体阴性的受者接受 CMV 血清阳性供者的组织患 CMV 疾病的风险高。如果不能避免这种情况,实行抗病毒治疗或监测病毒血症和早期给予抗病毒治疗是减少 CMV 疾病发病率的选择。监测和早期治疗可降低药物相关毒性的风险。在 CMV 阴性受者接受 CMV 阳性供者肝移植中,与预防相比,最近已显示早期治疗可显著减少 CMV 疾病的发生。

(宋秀玲　译　黄艳智　校)

登革热

临床表现: 登革病毒感染后可能没有症状,一旦出现症状,可有多种临床表现。2009 年世

---

[1]　Panel on Opportunistic Infections in HIV-Exposed and HIV-Infected Children. Guidelines for the Prevention and Treatment of Opportunistic Infections in HIV-Exposed and HIV-Infected Children. Department of Health and Human Services

界卫生组织将登革热严重程度分类为:①无预警征象登革热,发热加上以下 2 种症状,包括恶心/呕吐、皮疹、疼痛、白细胞减少或束臂试验阳性;②有预警征象登革热,登革热加上以下任何一种症状,包括腹痛或压痛、持续呕吐、临床积液(腹水、胸腔积液)、黏膜出血、嗜睡、烦躁或肝肿大>2cm;③严重登革热,至少符合以下标准之一的登革热,包括严重血浆泄漏导致休克或液体积聚伴呼吸窘迫,临床医生评估的严重出血,或严重器官受累(如 AST 或 ALT≥1 000IU/L,意识障碍,心脏和其他器官衰竭)。不太常见的临床症状包括心肌炎、胰腺炎、肝炎、噬血细胞性淋巴组织细胞增生症(hemophagocytic lymphohistiocytosis,HLH)和神经系统疾病,包括急性脑膜脑炎和登革热后急性播散性脑脊髓炎(acute disseminated encephalomyelitis,ADEM)。

　　登革热可突然发病,开始时表现为非特异性、急性发热性疾病,持续 2~7d(发热期),通常是伴随着肌肉、关节和/或骨骼疼痛,头痛,眶后痛,面部红斑,口咽部充血,黄斑或斑丘疹,白细胞减少症,瘀斑或其他轻微出血表现。在发病 3~7d 逐渐退热,同时,随着红细胞比容增加(血液浓缩),血管通透性增加。临床上,严重的血浆渗漏将持续 24~48h(极期)。随后进入恢复期,血流动力学逐渐改善和稳定。重症登革热的预警症状发生在发热期的后期,包括持续性呕吐、腹痛、黏膜出血、呼吸困难、休克早期迹象、血小板数量快速下降且红细胞比容增加(血液浓缩)。非重症患者在极期症状开始改善,因血管通透性增加而发生具有临床意义的血浆泄漏的患者可能会发展为严重的疾病,如胸腔积液、腹水、低血容量性休克和大出血。

　　病原学:黄病毒属的 4 个相关的 RNA 病毒,即 1~4 型登革病毒,导致有症状的感染(25%)和无症状的感染(75%)。1 型登革病毒的感染产生针对该型的终生免疫和短期(1~3 年)的交叉保护,可抵御其他 3 种登革病毒的感染。交叉保护期过后,感染不同的菌株,将更容易出现重症病例。每一个人终生都有感染多达 4 种登革病毒的风险。

　　流行病学:登革病毒主要通过受感染的埃及伊蚊(以及较少见的白纹伊蚊和波利尼西亚伊蚊)的叮咬传染给人类。人类是登革病毒的主要扩大宿主和伊蚊病毒的主要来源。一个森林型非人灵长类登革病毒的传播循环存在于非洲和东南亚的部分地区,但很少传播给人类。其他形式的传播相对罕见,包括垂直传播,通过母乳喂养、血液或器官捐献传播,以及通过针刺或皮肤黏膜接触引起的卫生保健相关传播。垂直传播率约为 20%,当产妇在妊娠后期接近分娩时感染登革热后传播性更高。另一种罕见的感染途径是性传播,而且风险(包括在男性同性恋和异性恋者中)被认为是极低的。

　　登革热是热带和亚热带地区的一个重大的公共卫生问题,128 个国家约有 39 亿人面临感染登革病毒的风险。全世界每年约发生 3.9 亿例登革热感染,其中 9 600 万例有临床表现,每年有 50 万人住院治疗和 2 万人死亡。登革热在美国领土中的波多黎各、美属维尔京群岛和美属萨摩亚中流行。波多黎各是美国所有领土中登革热发病率最高的地区(每年有 3 000~27 000 例)。7 月至 9 月发病率最高,不同地理位置差异显著,受人口密度、海拔、蚊虫繁殖和供水模式等因素的影响。在得克萨斯州、夏威夷州、佛罗里达州以及与亚利桑那州的尤马(圣路易斯-里奥-科罗拉多、索诺拉)和加利福尼亚州的卡莱克西科(墨西卡利、下加利福尼亚)接壤的墨西哥城市发生了当地登革病毒传播的疫情(见表 3.2)。然而,虽然有 28 个州有埃及伊蚊以及 40 个州有白纹伊蚊,但由于人和受感染的蚊子罕有接触,当地的登革热传播很少见。包括儿童在内的数百万美国旅行者面临着危险。登革热是从加勒比海、拉丁美洲和南亚返回的旅行者患上发热性疾病的主要原因。登革热发生在所有年龄段的人中,但在健康的青少年和年轻人中发病率较高,并且最有可能在婴儿、孕妇和慢性疾病(如哮喘、镰状细胞贫血和糖尿病)患者中引起重症。严重的登革热最有可能发生在第二种异源登革热血清型感染中,虽然可能性较小,但也可能发生在第三种或第四种异源登革热血清型感染中。

在蚊子体内,登革病毒复制的**潜伏期**为 8~12d(外在潜伏期),蚊子残骸在它们生命周期的剩余时间里依然有传染性。而人的发病**潜伏期**为 3~14d(内在潜伏期)。在症状发展前的 1~2d以及整个约 7d 的病毒血症期间,无论有症状和无症状的感染者,均可以传染给蚊子。

诊断方法:登革热临床诊断的实验室确认取决于在发热期间获得的血清样本,并且可能需要用逆转录聚合酶链反应(RT-PCR)测定法检测登革病毒 RNA,免疫层析法检测登革病毒非结构蛋白 1(nonstructural protein 1,NS1)抗原,或者用 IgM 捕捉 ELISA 法检测登革热 IgM抗体。从发热期开始到发病后第 7~10 天,可通过 RT-PCR 或 NS1 抗原 EIA 检测到登革病毒。抗登革病毒 IgM 抗体在发病后 3~5d 内就可检测到,99% 的患者在第 10 天出现 IgM 抗体。IgM 抗体水平在 2 周后达到峰值,然后常在 2~3 个月内下降到无法检测到的水平,但可以与针对寨卡病毒和其他密切相关的黄病毒的 IgM 抗体发生交叉反应。在发病前 10d 收集的单个血清标本中检测 NS1 抗原和抗登革热 IgM 抗体,可以准确识别 90% 以上的登革热原发和继发病例。抗登革病毒 IgG 抗体在登革病毒感染后可保持终生升高。抗登革病毒在曾经感染或免疫接种其他虫媒病毒(如西尼罗病毒、乙型脑炎病毒、黄热病毒或寨卡病毒)的人群中呈现假阳性。抗登革病毒 IgG 抗体滴度在急性期(出现症状后 5d 内)到恢复期(出现症状后15d 内)之间升高 4 倍或更高。

治疗:登革热不存在特定的抗病毒治疗方案。在发热期间,患者应该维持充足的水分,为尽量减少潜在的出血,避免服用阿司匹林或其他含阿司匹林的药物,以及其他非甾体抗炎药(如布洛芬)。如果患者发生脱水,或出现重症登革热的预警指征,或在退热期,支持治疗是必需的。

休克的早期识别和重症支持疗法可以将严重登革热的死亡风险从约 10% 降至不足 1%。在关键阶段,液体量和血流动力学状态的维持是重症病例治疗的重点。应当对患者休克的早期症状、隐匿性出血和血浆泄漏的征象进行监测,避免长时间的休克、器官损伤和液体超负荷。难治性休克患者需要在初期试验性静脉注射晶体液后注射胶体和/或血液制品。血管外液的重吸收发生在血流动力学状态和利尿稳定恢复期。它是观察液体超负荷的重要标志,这可能是患者的红细胞比容降低和重吸收液稀释效应作用的结果。

住院患者隔离:推荐标准防护措施,同时注意血源性传播的可能性。必要时,应重视对伊蚊的控制,防止登革病毒从患者到他人的二次传播。

控制措施:严格病媒控制可以减少登革热传播。2019 年,在登革热流行的 17 个国家中,重组四价登革热减毒活疫苗 CYD-TDV 已被批准用于 9~45 岁人群,共接种 3 剂次,分别在 0个月、6 个月、12 个月各接种 1 剂次。CYD-TDV 于 2019 年获得 FDA 批准,用于居住在登革热流行地区的实验室确认有登革热感染的 9~16 岁个体。

对临床试验数据的分析显示,接种登革热疫苗后,血清阴性疫苗接种者相较于血清阳性接种者出现严重登革热的风险更高,这也证实了疫苗在预防任何血清型引起的血清阳性反应个体中的有效性。CYD-TDV 不可用于既往没有感染任何登革病毒血清型或不清楚感染史的患者,因为既往未感染的人在接种疫苗并随后感染不同的登革病毒血清型时,患严重登革热的风险增加。既往登革热感染可以通过经实验室确认的登革热感染的医疗记录或接种疫苗前的血清学检测进行评估。然而,目前还没有 FDA 批准的检测方法来确定既往登革热感染,而且可用的非 FDA 批准的检测方法可能会产生假阳性结果。在生活在登革热非流行地区但有登革热流行地区旅行史的个体中,CYD-TDV 的安全性和有效性尚未在确定

有登革热流行地区旅行史的个体有感染登革热的风险,应采取预防措施,以保护自己免受蚊虫叮咬。旅行者应选择有空调和/或有屏障的窗户和门的地方入住。伊蚊在白天叮咬人,所以儿童在白天睡觉的时候应用蚊帐,特别是在清晨和傍晚,并使用驱蚊剂(见预防蚊媒和蜱媒感染)。

(陶永欣 译 黄艳智 校)

白喉

临床表现:呼吸道白喉通常表现为膜性鼻咽炎、阻塞性喉气管炎或血性鼻腔分泌物。局部感染表现为轻度发热,缓慢起病超过 1~2d,临床上不太常见的有皮肤感染、阴道感染、结膜感染或耳部感染。皮肤白喉多见于热带地区和城市中无家可归的人群。伴有颈部淋巴结炎的颈部广泛肿胀(牛颈)是重症白喉的表现。呼吸道白喉威胁生命的并发症包括广泛白膜形成造成的上呼吸道梗阻、心肌炎(往往伴有心肌梗死)、中枢和周围神经病变。特征性鼻音是上颚麻痹的表现,经常发生在咽白喉的患者。病死率为 5%~10%,未经治疗的患者病死率高达 50%。

病原学:白喉是由产毒素的白喉棒状杆菌引发的。溃疡棒状杆菌中产毒素的菌株是类白喉疾病的病因。白喉棒状杆菌是不规则染色、革兰氏阳性、无孢子形成、不动的多形性杆菌。白喉棒状杆菌有四种生物型,即米氏菌、中间菌、重型菌、贝氏菌。白喉棒状杆菌的所有生物型既可以是产毒素的,也可以是非产毒素的菌株。呼吸道感染几天后可引起局部炎症反应,形成致密的假膜附着于组织上。产毒菌株表达的外毒素包含酶促活性的 A 区域和促使活性 A 进入细胞的整合 B 区域。毒素基因由棒状杆菌相关的家系携带,一个 ADP 核糖基化的毒素能够抑制所有细胞的蛋白质合成,包括心肌细胞、肾细胞、周围神经细胞,可导致心肌炎、急性肾小管坏死和周围神经传导延迟。非产毒素的白喉棒状杆菌菌株可以引起咽喉痛,很少引起侵入性感染,如心内膜炎及异物相关感染。

流行病学:人类是白喉棒状杆菌的唯一宿主。感染通过呼吸道飞沫和接触皮肤破损的分泌物传播。在未被治疗的人群,感染后 2~6 周微生物仍可存在于鼻、咽、眼的分泌物及皮肤破损处。应用合适的抗生素治疗的患者通常在开始治疗 48h 后不再具有传染性,与患者或携带者密切接触可导致传播。前往白喉流行地区旅游的人群或者与感染患者密切接触的人群有着较高的发病风险。罕见情况下,传播是由于接触污染物、未加工的牛奶或乳制品。未免疫接种或免疫力不足的人群更容易患严重疾病。充分免疫接种的人群可以是无症状的携带者或仅有轻度咽喉痛。

自 2000 年到 2018 年,美国报告了 6 例呼吸道白喉病例;然而,最近一次通过细菌学确诊的产毒性白喉棒状杆菌引起的病例是在 1997 年。目前对皮肤白喉的认识越来越多;从 2015 年至 2018 年,在前往白喉发病地区旅行者中发现 4 例产毒性病例。呼吸道白喉的发病集中在秋冬季,但是夏季的温暖气候可能会出现皮肤白喉的流行。在全球范围内,白喉在非洲、拉丁美洲、亚洲、中东和欧洲部分地区流行,在这些地区,接种白喉类毒素疫苗的免疫覆盖率较低。自 2011 年以来,印度尼西亚、老挝、海地、委内瑞拉、也门和孟加拉国报告了大规模的疫情。2017 年,世界卫生组织报告了全球共 8 819 例白喉病例。

潜伏期通常是 2~5d(范围为 1~10d)。

诊断方法:应提示实验室人员怀疑白喉感染的病例。培养的样本应取自鼻腔、咽喉或任何皮肤黏膜病变,从呼吸道获取多个样本可提高培养产量,取材应取膜下(如果有)或部分膜。送检培养的标本应置于运输培养基或无菌容器中,4℃转运。

治疗:

抗毒素血清。由于白喉棒状杆菌感染的患者可能迅速恶化,应根据临床表现、旅行史和接种情况,在获得培养结果之前给予单剂(马)抗毒素血清,为了尽快中和来源于微生物的毒素,推荐的给药方式是静脉给药,在静脉应用抗毒素血清之前,应进行马血清的药敏试验,5%~20% 的患者会出现皮疹或过敏反应等马血清过敏表现。抗毒素血清的剂量取决于白喉假膜的范围及部位、持续时间和毒力的强弱。

抗生素治疗。口服或肠道外给予红霉素 14d,静脉注射青霉素 14d,或肌内注射青霉素 14d,这些都是可以采取的治疗。抗生素治疗能够阻止毒素产生,清除白喉棒状杆菌,阻断传播,但抗生素治疗并不能替代基础治疗(抗毒素血清),经过彻底治疗、两次连续超过 24h 的培养阴性,提示微生物清除。

免疫。白喉患者恢复期仍需要进行针对白喉棒状杆菌的主动免疫,疾病本身不能提供必要的免疫力。

皮肤白喉。彻底应用肥皂水清洗皮肤创面,并给予 10d 合适的抗生素治疗。

携带者(无论其是否具有毒性)。未免疫接种的携带者应快速接受主动免疫,采取措施以保证完成免疫程序。如果一个携带者已免疫接种,但是 5 年内没有接受过白喉类毒素的刺激,应该接种一剂包含白喉类毒素的适龄疫苗增强剂。携带者应该给予口服红霉素 10~14d,或单次肌内注射青霉素(体重 <30kg 的儿童 600 000U,体重≥30kg 的儿童或成人 1 200 000U),抗生素治疗结束后应进行 2 次培养以确保不复发。接受红霉素治疗的患者中部分又复发。第一次培养应该在完成治疗后 24h,如果培养结果阳性,应继续口服红霉素 10d,并且再做一次培养。红霉素耐药菌株已被确认存在,但流行病学意义没有被确定。氟喹诺酮、利福平、克拉霉素和阿奇霉素在试管内证实比红霉素更有作用,但在患者或携带者尚无临床研究。

住院患者隔离:除了标准预防,推荐对白喉患者及携带者进行飞沫传播预防,直到完成抗生素治疗 24h 后 2 次鼻咽部白喉棒状杆菌培养阴性。在皮肤白喉患者,推荐接触预防措施,直到停止抗生素治疗 24h 后进行 2 次皮肤病变培养(2 次取样相隔 24h)为阴性。

控制措施:

关注暴露人群。与呼吸道白喉一样,从皮肤病变中分离出产毒性白喉棒状杆菌的人应立即接受调查和接触预防。如果皮肤病变分离出非毒性的白喉毒株,密切接触者的常规调查和预防不是必需的。对感染人群的管理基于免疫接种状况和坚持随访与预防的可能性,应查明疑似白喉患者的密切接触者,建议采取以下措施。

- 白喉接触者应立即进行检测,并对家庭成员、直接密切接触人群(包括接吻或性接触)、暴露于鼻咽分泌物的医务人员、共同进餐人员、照顾感染患者的人群进行追踪。
- 对于密切接触者,无论其免疫状态如何,应采取以下措施:①从最后一次接触未治疗的患者开始 7d 健康监测;②白喉棒状杆菌培养;③预防性应用抗生素,如口服红霉素 40~50mg/(kg·d),10d,最大剂量 1g/d,或肌内注射单剂青霉素(体重 <30kg 的儿童 600 000U,体重≥30kg 的儿童或成人 1 200 000U),对于已经证实为携带者的接触者,在治疗结束后进行细菌

培养。如果培养阳性,还需要再口服 10d 红霉素,并再次进行咽标本细菌培养。

- 无症状的已经免疫接种的密切接触者,如果 5 年内没有再接种白喉类毒素,应该接受一剂适龄白喉类毒素疫苗。
- 少于 3 次免疫接种的无症状密切接触者,需要给予第 4 剂白喉类毒素疫苗的年龄小于 7 岁的儿童,以及未免疫接种或免疫状态不详者,应给予适龄的疫苗免疫接种。
- 不能接受监测的密切接触者应该给予青霉素而不是红霉素治疗,因为红霉素的依从性差,免疫状态不详,应给予适合年龄段的疫苗免疫接种。
- 不推荐非免疫的密切接触者应用白喉类毒素,因为没有证据表明抗生素预防的患者应用类毒素血清有额外的益处。

免疫接种。包含白喉类毒素的疫苗的普遍应用是唯一有效的控制措施。

2 个月到 6 岁(至第 7 个生日)儿童的免疫常规包括 5 剂包含白喉类毒素、破伤风类毒素和无细胞百日咳疫苗(diphtheria and tetanus toxoid-containing and acellular pertussis vaccine,DTaP)。每 10 年加强 1 次白喉类毒素疫苗。7 岁以下有百日咳免疫禁忌证的儿童,针对白喉和破伤风的免疫应该应用 DT 疫苗代替 DTaP 疫苗。其他关于白喉的免疫推荐(包括 7~18 岁儿童及成人)可以参照儿童、青少年及成人计划免疫程序以及破伤风内容。当儿童或成人需要加强破伤风类毒素进行伤口处理时(见破伤风),可以应用 Td 疫苗(或 Tdap 疫苗,如果从未接种过百白破疫苗),在美国,破伤风类毒素不只是唯一可以预防破伤风的抗原。

在地方性白喉流行国家的旅行者应该回顾自己的白喉免疫情况,必要时给予加强。

肺炎球菌及脑膜炎球菌联合疫苗包含灭活白喉类毒素或 CRM_{197} 蛋白(一种无毒性的白喉毒素),不能作为白喉类毒素免疫的替代。

(包 进 译　黄艳智 校)

埃立克体、无形体和相关感染
(人埃立克体病、无形体病及由无形体科细菌引起的相关感染)

临床表现:无形体科细菌感染的早期体征和症状可能是非特异性的。均为急性发热性疾病,常见的全身表现包括发热、头痛、寒战、僵硬、全身不适、肌痛和恶心。更多不同的症状包括关节痛、呕吐、腹泻、厌食、咳嗽和意识错乱。这些疾病的严重表现可包括急性呼吸窘迫综合征、脑病、脑膜炎、弥散性血管内凝血、中毒性休克样或脓毒症休克样综合征、自发性出血、肝衰竭和肾衰竭。症状通常持续 1~2 周,但及时使用多西环素治疗可缩短病程并降低严重表现和后遗症的风险。疲乏可持续数周,据报道一些儿童在严重疾病后出现神经系统后遗症,更常见于埃立克体感染。

在儿童中,高达 60% 的查菲埃立克体病例中可见斑丘疹,而成人中则不足 30%。皮疹通常在症状(尤其是发热)出现 5d 后开始。在成人中,埃立克体感染比无形体感染更常出现皮疹。查菲埃立克体感染(病死率约 1%~3%)比嗜吞噬细胞无形体感染更为严重且致命。

无形体与其他蜱传疾病(包括巴贝虫病和莱姆病)的同时感染,可比单一感染更严重或持续时间更长。死亡不常见(<1%)。

无形体和埃立克体感染中的重要实验室结果可能包括白细胞减少伴中性粒细胞减少

(无形体病)或淋巴细胞减少(埃立克体病)、血小板减少、低钠血症和血清肝转氨酶浓度升高。CSF 异常(如以淋巴细胞为主的细胞增多和总蛋白浓度升高)很常见。有潜在免疫抑制的人患重症的风险更大。在正确诊断之前已接受复方磺胺甲噁唑治疗的患者中有重症报道。

　　由于非特异的重症,在美国应将落基山斑点热纳入鉴别诊断。哈特兰病毒也表现为类似的临床特征;如果患者埃立克体和无形体感染检测呈阴性,或对多西环素治疗无反应,而没有更多可能解释,则应考虑哈特兰病毒感染。

　　病原学:埃立克体和无形体是专性细胞内细菌,表现为革兰氏阴性球菌,直径为 0.5~1.5μm。虽然基因不同,但由于临床表现和病媒重叠,无形体和埃立克体感染常与立克次体归为一类(表 3.4)。埃立克体病主要是查菲埃立克体病的表现,尽管在美国也发现了尤因埃立克体和欧克莱尔鼠埃立克体(表 3.5)。无形体病在美国主要由嗜吞噬细胞无形体引起。

表 3.4　立克次体分类

目	立克次体目			
科	立克次体科		无形体科	
属	立克次体属		无形体属	埃立克体属
种	斑点热群立克次体:落基山斑点热、地中海斑点热、日本斑点热等	斑疹伤寒群:地方性、流行性	嗜吞噬细胞无形体	查菲埃立克体、尤因埃立克体、欧克莱尔鼠埃立克体

表 3.5　美国人埃立克体病、无形体病及相关感染

疾病	病原体	主要靶细胞	蜱媒	地理分布
查菲埃立克体引起的埃立克体病	查菲埃立克体	通常为单核细胞	美洲钝眼蜱(美国)	主要是东南部和中南部,从东海岸向西延伸到得克萨斯州;在美国以外的地区也有报道
无形体病	嗜吞噬细胞无形体	通常为粒细胞	肩突硬蜱或太平洋硬蜱(美国)	东北部和中西部上游各州和加利福尼亚州北部;欧洲和亚洲
尤因埃立克体引起的埃立克体病	尤因埃立克体	通常为粒细胞	美洲钝眼蜱(美国)	东南部、中南部和中西部各州;非洲、亚洲
欧克莱尔鼠埃立克体引起的埃立克体病	欧克莱尔鼠埃立克体	不明,疑似单核细胞	肩突硬蜱	明尼苏达州、威斯康星州

　　流行病学:埃立克体病和无形体病的报道和疑似病例仅限于其病媒流行的地区。随着蜱虫活动的增加(主要是温暖的夏季)以及人类活动与蜱虫的高度接触,观察到发病率的增加。与其他蜱虫传播的疾病类似,患者通常不记得被蜱虫咬过。

　　2017 年,美国报告的查菲埃立克体感染在每百万人口中发生 5.2 例。2017 年报告的尤因埃立克体感染在每百万人口发生 0.1 例,但由于非特异性疾病与查菲埃立克体感染相似,该发病率被低估。由查菲埃立克体和尤因埃立克体引起的埃立克体病最常报道于美国中南部和东南部,从东海岸向西延伸至得克萨斯州。查菲埃立克体和尤因埃立克体通过美洲钝眼蜱的叮咬传播,并从其地理范围内的州报告。欧克莱尔鼠埃立克体病例仅在明尼苏达州和威斯康星州有

报道,由肩突硬蜱传播。几例埃立克体病病例发生在输血或无症状供者实体器官捐赠后。

2017 年美国报告的无形体感染在每百万人口中发生 18.3 例。人无形体病病例最常报告于美国东北部和中西部上游。在加利福尼亚州北部也有无形体病病例的报道。在美国大部分地区,嗜吞噬细胞无形体由肩突硬蜱传播,后者也是由欧克莱尔鼠埃立克体引起的埃立克体病、莱姆病(伯氏疏螺旋体)、波瓦生病毒感染和巴贝虫病(田鼠巴贝虫)的媒介。在美国西部,太平洋硬蜱是嗜吞噬细胞无形体的主要病媒。几例无形体科感染病例发生在输血或无症状供者实体器官捐赠后。已有关于嗜吞噬细胞无形体围产期传播可能的报道。

查菲埃立克体和嗜吞噬细胞无形体的**潜伏期**通常为 5~14d。

诊断方法:在等待确诊期间,不应延迟使用多西环素治疗埃立克体病或无形体病。全血聚合酶链反应(PCR)检测对无形体病和埃立克体病最为敏感。在服用多西环素后,PCR 检测的灵敏度迅速下降,阴性结果并不能排除诊断。

组织活检可通过 PCR 或免疫组织化学进行分析。由于这些生物体的危险性,在检测前应将组织固定在石蜡或福尔马林中。组织分析可在专门的实验室进行。

血清学检测可通过间接免疫荧光抗体(IFA)检测,证明相隔 2~4 周的急性期和恢复期标本之间的 IgG 特异性抗体滴度有 4 倍的变化。单次轻度升高的 IgG 滴度可能不具有诊断意义,特别是在高发地区。IgM 血清学检测容易出现假阳性反应,并且 IgM 可长时间保持升高,从而降低其诊断价值。尽管在地理分布重叠的地区,物种间的交叉反应会使鉴别变得困难,但特异性抗原可用于血清学检测查菲埃立克体和嗜吞噬细胞无形体感染。

在发病的第一周可以偶尔在吉姆萨或瑞特染色的外周血涂片或白细胞层细胞制剂中找出无形体科和埃立克体属细菌。细菌通过吞噬作用进入宿主细胞,这些细胞区室为细菌复制提供了保护环境。在粒细胞(无形体靶向)或单核细胞(埃立克体靶向)中可以看到桑椹胚。鉴于生物安全 3 级设施的要求以防止意外接种和培养的气溶胶,因此不常规进行这些病原体的分离培养。

治疗:多西环素是治疗所有蜱传立克次体疾病的首选药物,包括埃立克体病和无形体病,以及其他所有蜱传立克次体疾病(见表 4.3)。早期开始治疗可以最大限度地减少并发症,不应延迟等待实验室确认。当考虑立克次体疾病时,建议所有年龄段的患者,包括 8 岁以下的儿童,都使用多西环素治疗(见四环素类)。开始使用多西环素后,发热一般在 24~48h 内消退。

疑似埃立克体病患者应接受多西环素治疗,直到有临床改善的证据,至少在退热后 3d,通常为 5~7d。疑似无形体病患者应接受多西环素治疗 10~14d,以便为可能并发的伯氏疏螺旋体(莱姆病)感染提供适当的治疗时间。

利福平可作为对多西环素过敏的无形体病患者的替代药物。利福平已成功用于几名无形体病孕妇,研究表明该药对嗜吞噬细胞无形体有效。少数 8 岁以下儿童也已成功使用利福平治疗无形体病,疗程为 7~10d。利福平已被证明在实验室环境中对查菲埃立克体有效,但尚未被评估为临床环境中的替代疗法。

复方磺胺甲噁唑的治疗与更严重的预后相关,是禁忌的。

住院患者隔离:推荐标准预防措施。没有人与人直接接触传播的记录。

控制措施:限制接触蜱虫和蜱虫叮咬是主要的预防手段(见预防蚊媒和蜱媒感染)。在传染病流行地区,应考虑通过输血或器官移植传播的风险。蜱虫叮咬后预防性给予多西环素并不适用,因为感染风险很低且缺乏有效证据。埃立克体病和无形体病病例在美国是法定传染病,应向当地或州卫生部门报告。有一份协作报告为蜱传立克次体疾病的诊断和管理提供建议 ①。

（郑治民 译　黄艳智 校）

肠杆菌科引起的新生儿严重细菌感染（包括败血症及脑膜炎）

临床表现: 在临床上,由大肠埃希菌等革兰氏阴性杆菌引起的新生儿败血症或脑膜炎,不能与其他微生物引起的败血症或脑膜炎相鉴别。败血症的早期症状可以是不易察觉的,与非感染过程中观察到的症状相似。败血症的症状包括发热、体温不稳定、心率异常、呼噜声、呼吸暂停、发绀、嗜睡、易怒、畏食、呕吐、黄疸、腹胀、蜂窝织炎和腹泻。脑膜炎,特别是在病程早期,可以在没有明显 CNS 受累征象的情况下发生。婴幼儿脑膜炎发生脑脓肿与一些革兰氏阴性杆菌有关,如克氏柠檬酸杆菌、阪崎克罗诺杆菌、黏质沙雷菌和沙门菌等。

病原学: 肠杆菌科是一个革兰氏阴性兼性厌氧杆状细菌的大家族,包括埃希菌属、克雷伯菌属、肠杆菌属、变形杆菌属、普鲁威登菌属和沙雷菌属等。大肠埃希菌是新生儿败血症和脑膜炎最常见的病原菌,通常带有 K1 荚膜多糖抗原。引起新生儿败血症的其他重要革兰氏阴性杆菌包括克雷伯菌属、肠杆菌属、变形杆菌属、柠檬酸杆菌属、沙门菌属、假单胞菌属、不动杆菌属和沙雷菌属。非包膜流感嗜血杆菌和厌氧革兰氏阴性杆菌是罕见的原因。脑膜败血伊丽莎白菌（1959 年发现后最初命名为脑膜败血症黄杆菌,2006 年改名为脑膜败血症金杆菌）与新生儿脑膜炎暴发,免疫受损人群的感染,或环境污染有关的其他卫生保健相关的暴发有关。最近报道,按蚊伊丽莎白菌是 65 岁以上成人卫生保健相关感染的原因,在新生儿中病例罕见。

流行病学: 新生儿在出生后最初几天感染的大肠埃希菌和其他革兰氏阴性细菌病原体通常来源于母体生殖道。在卫生保健环境中可能存在革兰氏阴性杆菌的储存库。可通过医院护理人员和护理环境（如水槽、台面、婴儿配方奶粉和呼吸治疗设备）以人与人传播的方式获得革兰氏阴性杆菌,特别是在需要长期新生儿重症监护管理的早产儿中。新生儿革兰氏阴性细菌感染的易感因素包括产妇产时感染、孕周小于 37 周、低出生体重和胎膜长时间破裂。诱发因素是代谢异常（如半乳糖血症）、胎儿缺氧和酸中毒。皮肤或黏膜完整性缺陷（如脊髓脊膜膨出）或胃肠道/泌尿生殖道异常的新生儿感染革兰氏阴性细菌的风险增加。在新生儿重症监护病房,呼吸与代谢支持系统、侵入性手术或外科手术、留置血管导管以及频繁使用广谱抗菌药物,能使多重耐药的革兰氏阴性杆菌菌株选择性增殖。

革兰氏阴性杆菌的多重耐药机制可能同时存在。由染色体编码或质粒驱动的 AmpC β-内酰胺酶或质粒介导的超广谱 β-内酰胺酶（extended-spectrum beta-lactamase,ESBL）产生的耐药性主要发生在大肠埃希菌、克雷伯菌属和肠杆菌属中,但在许多其他革兰氏阴性菌属中也有报道。抗药的革兰氏阴性菌感染与婴儿室暴发有关,特别是在极低体重儿中。与新生儿产 ESBL 的感染相关的其他危险因素包括延长机械通气时间、延长住院时间、使用侵入性设备和

---

① Biggs HM, Behravesh CB, Bradley KK, et al. Diagnosis and management of tickborne rickettsial diseases:Rocky Mountain spotted fever and other spotted fever group rickettsioses,ehrlichioses,and anaplasmosis—United States. *MMWR Recomm Rep.* 2016;65（RR-2）:1-44

使用抗菌药物。与体内没有产生 ESBL 大肠埃希菌的母亲所生的婴儿相比,产生 ESBL 大肠埃希菌的母亲所生的婴儿自身感染 ESBL 大肠埃希菌的风险更高。产生 ESBL 的生物体通常对青霉素、头孢菌素和单环 β-内酰胺类耐药,也能对氨基糖苷类耐药。产碳青霉烯酶的肠杆菌科也出现了,尤其是肺炎克雷伯菌、铜绿假单胞菌和不动杆菌。产生 ESBL 和碳青霉烯酶的细菌通常携带额外的质粒基因,这些基因编码对氨基糖苷类、氟喹诺酮和复方磺胺甲噁唑的高水平耐药性。

潜伏期是可变的。感染开始的时间从出生到出生后几周,在出生体重极低、住院时间较长的早产儿,潜伏期可能更长。

诊断方法:诊断是通过从血液、脑脊液(CSF)或其他通常无菌的部位培养出大肠埃希菌或其他革兰氏阴性杆菌来确定的。分离物可以通过传统的生化测试、各种商业化的试剂盒、细菌细胞成分的质谱分析或分子方法进行鉴定。FDA 批准了能够快速鉴定多种革兰氏阴性杆菌(包括直接在阳性血液培养瓶中的大肠埃希菌)的多重分子试验。一些多重耐药革兰氏阴性菌的检测需要特殊的筛选和实验室验证程序。分子诊断技术正越来越多地用于病原体的鉴定。应保留标本进行耐药性检测。

治疗[1][2]:

● 对新出生的疑似早发革兰氏阴性败血症的初始经验性治疗,应基于当地和区域的抗菌药物敏感性数据。在极低体重儿中,72h 内出现对氨苄西林耐药的大肠埃希菌血流感染比例很高。这些大肠埃希菌感染几乎总是对庆大霉素敏感,但不建议单用氨基糖苷类治疗。

● 氨苄西林和氨基糖苷类药物在氨苄西林耐药率低的地区可能是一线治疗。可以使用氨苄西林和广谱头孢菌素(如头孢噻肟,如果头孢噻肟不可用,头孢他啶或头孢吡肟)的替代方案,但新生儿病房常规使用头孢菌素时,会迅速出现耐头孢菌素的微生物,特别是肠杆菌、克雷伯菌和沙雷菌,并增加产 ESBL 肠杆菌科细菌定植或感染的风险。因此,除非怀疑革兰氏阴性细菌性脑膜炎,否则不建议常规使用广谱头孢菌素。如果头孢噻肟、头孢他啶或头孢吡肟不可用或担心由多重耐药革兰氏阴性菌引起的脑膜炎,经验性治疗的首选药物是碳青霉烯类抗生素。

● 一旦病原菌及其体外药敏模式已知,应根据药敏结果使用氨苄西林、适当的氨基糖苷类或广谱头孢菌素(如头孢噻肟)治疗非脑膜感染。一些专家用 β-内酰胺类抗菌药物和氨基糖苷类治疗肠杆菌属、沙雷菌属或假单胞菌属和其他一些不常见的革兰氏阴性杆菌引起的非脑膜感染。

● 对氨苄西林敏感的大肠埃希菌 CSF 分离株,脑膜炎可用氨苄西林或头孢噻肟治疗;对氨苄西林耐药的脑膜炎,检测到头孢噻肟敏感的分离株可用头孢噻肟治疗。头孢噻肟和氨基糖苷类药物联合治疗用于经验性治疗,直至 CSF 培养阴性。传染病专家的建议有助于脑膜炎的治疗。

---

① Puopolo KM, Benitz WE, Zaoutis TE; American Academy of Pediatrics, Committee on Fetus and Newborn; Committee on Infectious Diseases. Management of neonates born at ≤34 6/7 weeks' gestation with suspected or proven early-onset bacterial sepsis. *Pediatrics.* 2018;142(6):e20182896

② Puopolo KM, Benitz WE, Zaoutis TE; American Academy of Pediatrics, Committee on Fetus and Newborn; Committee on Infectious Diseases. Management of neonates born at ≥35 0/7 weeks' gestation with suspected or proven early-onset bacterial sepsis. *Pediatrics.* 2018;142(6):e20182894

- 碳青霉烯类药物是治疗产 ESBL 菌,特别是某些肺炎克雷伯菌分离株引起的感染的首选药物。在氨基糖苷类药物中,阿米卡星对产 ESBL 菌株的抑制作用最强。如果机体敏感,可使用氨基糖苷类或头孢吡肟,因为头孢吡肟不会诱导染色体 AmpC 酶。

- 脑膜败血伊丽莎白菌本质上对大多数 β-内酰胺类药物(包括碳青霉烯类药物)耐药,对复方磺胺甲噁唑和氟喹诺酮类药物敏感;大多数对哌拉西林-他唑巴坦和利福平敏感。来自传染病专家的专业指导有助于新生儿多重耐药感染(如脑膜败血伊丽莎白菌)和产 ESBL 的革兰氏阴性杆菌感染的管理。

- 产碳青霉烯酶的革兰氏阴性菌感染的治疗受药敏曲线的指导,这在一定程度上取决于碳青霉烯酶的类型。可以使用氨基糖苷类药物进行治疗,特别是阿米卡星、复方磺胺甲噁唑或黏菌素。分离株常对替加环素、氟喹诺酮和多黏菌素 B 敏感,对新生儿的治疗经验有限。头孢他啶阿维巴坦在某些情况下可能有效,并被批准用于 3 个月至 18 岁儿童中治疗复杂的尿路感染或复杂的腹腔感染(在后一种情况下,需要联合其他治疗,如联合甲硝唑抗厌氧菌治疗)。一些分离株可能对氨曲南仍然敏感。经常使用联合疗法,如果碳青霉烯最低抑菌浓度在中间范围或更低,并且添加了第二种抗生素,或者使用延长的输液方案,则可以选择使用碳青霉烯类药物的治疗方案。来自传染病专家的专业指导有助于新生儿产碳青霉烯酶的革兰氏阴性菌感染的管理。

- 所有革兰氏阴性菌脑膜炎的新生儿在接受治疗 24~48h 后,均应重复腰椎穿刺,以确保 CSF 培养阴性。如果 CSF 培养阳性,应重新评估抗菌药物的选择和剂量,并在 48~72h 后再次进行腰椎穿刺。

- 治疗持续时间取决于患者的临床表现和细菌学反应以及感染部位;一般治疗单纯的败血症时间是 10~14d,脑膜炎最短持续时间为 21d。

- 所有患有革兰氏阴性菌脑膜炎的婴幼儿都进行详细的随访检查,包括听力减退、神经系统异常和发育迟缓测试。

- 已经证明,静脉注射免疫球蛋白(IGIV)治疗对怀疑或证明严重感染的新生儿无效,因此不推荐使用。

住院患者隔离:建议采取标准预防措施,但在以下情况,如医院婴儿室流行病、沙门菌感染的婴儿和革兰氏阴性杆菌引起的对多种抗菌药物(包括产生 ESBL 的菌株和产碳青霉烯酶的肠杆菌科细菌)耐药的婴儿,建议采取接触性预防措施[1]。

控制措施:感染控制人员应了解引起婴儿感染的病原菌,以便正确识别和调查感染具体情况。一些发生在有身体接触的婴儿中由同一属或种的细菌引起的感染,或由一种不常见的病原体引起的感染病例,需要对其进行流行病学调查。定期回顾新生儿在临床上重要的细菌分离株的体外药敏试验,特别是在新生儿重症监护病房的新生儿,这可以提供关于流行病学及治疗的信息。

(包进 译 黄艳智 校)

---

[1] Centers for Disease Control and Prevention. Facility Guidance for Control of Carbapenem Resistant Enterobacteriaceae (CRE) November 2015 Update

肠道病毒（非脊髓灰质炎病毒）
（柯萨奇病毒 A 组和 B 组，埃可病毒，已编号肠道病毒）

临床表现：非脊髓灰质炎肠道病毒是一些重要和常见的婴儿和儿童疾病的原因，并可导致多种多样的临床表现。最常见的临床表现是非特异性的发热性疾病，在婴幼儿中可能导致细菌性脓毒症。其他症状有以下几个方面。呼吸系统包括鼻炎、咽炎、疱疹性咽峡炎、口腔炎、腮腺炎、喉头炎、细支气管炎、肺炎、胸膜痛和支气管痉挛。皮肤病变包括手足口病、脱甲病（周期性甲脱落）和非特异性皮疹（特别是与埃可病毒有关）。神经系统包括无菌性脑膜炎、脑炎和运动麻痹［急性弛缓性脊髓炎（acute flaccid myelitis，AFM）］。消化道、泌尿生殖系统包括呕吐、腹泻、腹痛、肝炎、胰腺炎和睾丸炎。眼部包括急性出血性结膜炎和葡萄膜炎。心脏病变包括心肌心包炎。肌肉病变包括肋肌痛和其他骨骼肌炎。新生儿面临罹患严重及致命疾病的风险（尤其是缺少血清型特异性母体抗体而感染的新生儿），包括病毒性败血症、脑膜脑炎、心肌炎、肝炎、凝血功能障碍和肺炎。AFM 是一种罕见但严重的神经系统疾病，表现为急性发作的肢体无力，常伴有 CSF 细胞增多以及在磁共振成像上显示局限于脊髓灰质的非增强病变。已知有多种病毒会引起这种疾病，包括肠道病毒。

肠道病毒 71 型感染与手足口病和疱疹性咽峡炎有关，在少数情况下，可引起严重的神经系统疾病，包括脑干脑脊髓炎和 AFM，还可发生继发性肺水肿/出血和心肺衰竭，导致死亡或出现后遗症。

其他值得注意但非特异性的血清型关联，包括柯萨奇病毒 A6 型、A10 型和 A16 型与手足口病（包括严重的手足口病、柯萨奇湿疹和柯萨奇病毒 A6 型相关的非典型性皮肤感染），柯萨奇病毒 A24 型变种和肠道病毒 70 型与急性出血性结膜炎，柯萨奇病毒 B1~B5 型与胸痛和心肌心包炎。肠道病毒 D68 型与婴幼儿、儿童和青少年的轻症至重症呼吸道疾病有关，并引起局部和大规模多国呼吸道疾病暴发。该病的特点是既往哮喘加重或无哮喘病史的儿童新发哮喘加重，往往需要住院治疗，有些患者需要强化支持性护理。肠道病毒 D68 型在流行病学上与从 2014 年开始的两年一次的 AFM 疫情有关，尽管这种模式在 2020 年大流行期间被破坏。

体液免疫和联合免疫功能缺陷的患者，可发展为持续性 CNS 感染、皮肌炎样综合征、关节炎、肝炎和/或播散性感染。在造血干细胞和实体器官移植受者、恶性肿瘤儿童和抗 CD20 单克隆抗体（如利妥昔单抗）治疗的患者中报道了严重和/或慢性的神经系统或多系统疾病。

病原学：肠道病毒与鼻病毒是由微小 RNA 病毒科中一种小的、无包膜、单链、正义 RNA 病毒组成。按以前的分类，非脊髓灰质炎肠道病毒分为柯萨奇病毒 A 组，柯萨奇病毒 B 组，埃可病毒和新的已编号的肠道病毒，包括超过 110 个不同的血清型。尽管一些血清型保留了传统的血清型名称，但最新的分类系统将肠道病毒分成 4 类（肠道病毒 A、B、C 和 D 组）。埃可病毒 22 型和 23 型重新被分类为副肠病毒 1 和 2（见副肠病毒感染）。

流行病学：尽管某些灵长类动物也会被感染，但人类是肠道病毒的主要宿主。肠道病毒感染常见且分布在世界各地，大多数感染是无症状的。产前母婴传播常通过粪-口和呼吸道途径，在围产期很少通过母乳喂养传播。污染物中肠道病毒可能在环境表面存在足够长的时间而发生传播，并可通过受污染的水和食物传播。医院婴儿室和其他机构有可能会发生暴发。

在婴儿和幼儿中感染发生率、临床发病率通常最高,疾病严重程度最重,在卫生条件差和人口密度高的热带地区感染更为频繁。在温带气候地区,肠道病毒感染通常发生在夏季和秋季(北半球 6~10 月份),但在热带地区,季节性表现不明显。在感染发病后,粪便中排出的病毒可以持续存在数周或数月,而呼吸道排毒一般限在 1~3 周或更少。肠道病毒 D68 型一般不在粪便中脱落。感染病毒排毒期间可以无临床症状表现。

肠道病毒感染的**潜伏期**一般为 3~6d,但急性出血性结膜炎除外,它的**潜伏期**为 24~72h。

诊断方法:肠道病毒检测可通过定性的逆转录聚合酶链反应(RT-PCR)试验法和培养法进行检测,可供培养的样本有很多,包括粪便、直肠拭子、咽喉拭子、鼻咽拭子、结膜拭子、气管拭子、尿液、水泡液、血液、组织活检标本和脑脊液(CSF)。肠道病毒 RT-PCR 试验法比分离培养法迅速,且更灵敏,它可以检测所有的肠道病毒,包括在病毒培养中很难培养出的血清型。肠道病毒 PCR 检测无法检测到副肠病毒(反之亦然)。

肠道病毒 A71 型神经系统疾病患者的 RT-PCR 检测以及 CSF(即使存在 CSF 细胞增多)和血培养的结果往往为阴性;在这些患者中,咽或直肠拭子和/或水疱液标本(手足口病)的 RT-PCR 试验和培养的结果更多表现为阳性。

肠道病毒 D68 型主要存在于呼吸道标本中,可通过呼吸道多重 RT-PCR 检测,但这些检测不能区分肠道病毒和鼻病毒。肠道病毒 D68 型的最终鉴定需要部分基因组测序或肠道病毒 D68 型特异性 RT-PCR 扩增。

培养的灵敏度范围为 0~80%,这取决于血清型和所用的细胞系。很多的柯萨奇病毒 A 组在体外生长不佳或根本不生长。培养通常需要 3~8d 来检测生长情况。肠道病毒的类型可通过基因组测序识别。血清分型在一些病例中表明特殊的临床意义或流行病学目的(如用于调查疾病群集或暴发)。已知血清型的肠道病毒的急性感染可在参考实验室通过中和抗体滴度检测急性期和恢复期血清标本之间的变化或检测血清型特异性 IgM,但这些方法相对不敏感,缺乏特异性,很少用于急性感染的诊断。肠道病毒 71 型的抗原检测方法已经开发出来,但还没有常规使用。

治疗:肠道病毒无特殊治疗。静脉注射免疫球蛋白(IGIV)或通过脑室给药可能对免疫缺陷患者的慢性肠道病毒性脑膜脑炎有益。然而,IGIV 未被批准用于脑室内给药。IGIV 也被用于危及生命的新生儿肠道病毒感染(也使用妊娠妇女恢复期血浆)、人恶性肿瘤的严重感染、造血干细胞移植受者、疑似病毒性心肌炎的患者、肠道病毒 71 型神经系统疾病的患者和 AFM 患者,但这些用途的有效性证据缺乏。美国 CDC 为 AFM 患儿的临床管理提供了临时指导,但没有推荐特定治疗。干扰素偶尔被用于治疗肠道病毒相关性心肌炎和慢性肠道病毒性脑膜脑炎,但没有确切的疗效证据。

抗病毒药物普可那利(pleconaril)对许多肠道病毒有抗病毒活性,但尚未上市。pocapavir 是另一种主要用于治疗原发性免疫缺陷患者的慢性脊髓灰质炎病毒感染的药物,对一些非脊髓灰质炎肠道病毒具有一定的体外活性。与普可那利一样,pocapavir 也没有上市,但可以通过同情用药机制获得。氟西汀对肠道病毒 B 组和 D 组(包括肠道病毒 D68 型)具有体外活性,但研究尚未证明其临床疗效。

住院患者隔离:除了标准预防措施,还建议婴幼儿在肠道病毒感染期间采取接触预防措施。对于肠道病毒 D68 型呼吸道感染也应注意飞沫预防。受感染的新生儿集中照护已有效地控制医院婴儿室肠道病毒暴发。

控制措施:注意手部卫生,特别是在换尿布后,以及呼吸道卫生(特别是肠道病毒 D68 型),

这对于减少肠道病毒在家庭、托儿所和其他机构内的传播非常重要。其他措施包括避免使用受污染的器具和污染物,以及对表面进行消毒。可能需要隔离有症状的儿童或暂时关闭托儿所,以控制手足口病的暴发(见团体托儿所和学校中的儿童)。饮用水和游泳池推荐采取加氯消毒措施,可能有助于防止病毒传播。

对 B 淋巴细胞功能严重缺失的患者(如重症联合免疫缺陷综合征,X 连锁无丙种球蛋白血症)维持给予免疫球蛋白可以预防 CNS 的慢性肠道病毒感染。肠道病毒 A71 型疫苗已在中国获得许可,并正在其他亚洲国家进行评估;与更严重疾病相关的其他肠道病毒血清型的疫苗也在研究中。

(宋秀玲 译　黄艳智 校)

EB 病毒感染(传染性单核细胞增多症)

临床表现:传染性单核细胞增多症是由 EB 病毒(Epstein-Barr virus,EBV)原发感染所致的最常见的表现。本病的典型表现是发热,伴或不伴瘀点的咽炎,渗出性咽峡炎,淋巴结肿大,肝脾肿大,以及异型淋巴细胞增多。疾病表现轻重不一,轻者可无症状,重者可危及生命。在婴儿和幼儿的感染常常不容易识别。皮疹的发生率可高达 20%,在应用抗生素的患者中常见,较常见于使用氨苄西林或阿莫西林以及使用其他青霉素治疗的患者。中枢神经系统(CNS)的表现包括无菌性脑膜炎,脑炎,脊髓炎,视神经炎,脑神经麻痹,横贯性脊髓炎,爱丽丝梦游仙境综合征和吉兰-巴雷综合征。血液系统并发症包括脾破裂,血小板减少,粒细胞缺乏症,溶血性贫血和 HLH(又称噬血细胞综合征)。肺炎、心肌炎和睾丸炎很少见。在原发感染的早期,有 1%~10% 的循环 B 淋巴细胞感染了 EBV,EBV 特异性细胞毒性/抑制性 T 淋巴细胞占血液中 CD8$^+$ T 淋巴细胞的 50%。EBV 在 B 淋巴细胞中的复制导致 T 淋巴细胞的增殖,并通过 T 淋巴细胞的细胞毒性反应、自然杀伤(natural killer,NK)细胞激活和中和抗体的产生抑制 B 淋巴细胞的增殖。在未检测到免疫异常的儿童以及先天性或获得性细胞免疫缺陷的儿童中,很少发生致命的播散性感染或 B 淋巴细胞、T 淋巴细胞或 NK 细胞淋巴瘤。

EBV 与其他几种不同的疾病相关,包括 X 连锁淋巴增殖综合征、移植后淋巴增殖性疾病(post-transplant lymphoproliferative disorder,PTLD)、伯基特淋巴瘤、鼻咽癌、未分化的 B 细胞或 T 细胞淋巴瘤以及平滑肌肉瘤。X 连锁淋巴增殖综合征发生于由母体隐性遗传的 *SH2DIA* 或 *XIAP/BIRC4* 基因缺陷的人,这些基因在几种淋巴细胞信号转导中是非常重要的。该综合征以几种表型表现为特征,包括在男婴早期发生致命性的传染性单核细胞增多症,HLH,常累及 CNS 的结节性 B 细胞淋巴瘤,以及重度的全血细胞减少症。同样,伴有低镁、EBV 感染和肿瘤的 X 连锁免疫缺陷(X-linked immunodeficiency with magnesium defect,EBV infection,and neoplasia,XMEN)疾病的特征是编码镁转运蛋白 1(magnesium transporter 1,MAGT1)的基因功能缺失突变,慢性高水平 EBV DNA 血症和感染 EBV 的 B 细胞增多,以及对 EBV 相关淋巴瘤的易感性增加。也有报道描述过几种其他的基因突变,这些是由于 T 淋巴细胞及 NK 细胞的功能改变,而未能控制 EBV 感染。

EBV 相关的淋巴增殖性疾病也可能发生在免疫功能低下的患者中,如移植的受者或感染 HIV 的人。这些疾病最常发生在小肠移植受者,肝、胰腺、肺和心脏移植受者的风险中等。增殖状态的范围从良性淋巴结肥大到单克隆淋巴瘤。其他 EBV 相关的淋巴增殖综合征在美国以外的国家更为重要，例如伯基特淋巴瘤，它可能是地方性或散发性的。EBV存在于几乎100%的地方性伯基特淋巴瘤（主要见于中非头颈部淋巴结的B淋巴细胞瘤）中，而在散发性伯基特淋巴瘤（主要见于北美和欧洲的腹部淋巴组织的B淋巴细胞瘤）中则为20%。在东南亚和因纽特人人群中，EBV在近100%的鼻咽癌中被发现。EBV也与霍奇金病（一种B淋巴细胞瘤）、非霍奇金淋巴瘤（B淋巴细胞和T淋巴细胞瘤）、胃癌"淋巴上皮癌"和其他多种上皮恶性肿瘤相关。

慢性疲劳综合征并非由EBV感染直接引起；然而，大约10%的典型传染性单核细胞增多症患者可能会出现持续6个月或更长时间的疲劳。

病原学：EBV（也被称为人类疱疹病毒4型）是γ疱疹病毒的淋巴滤泡病毒属，是传染性单核细胞增多症的最常见病因（90%以上病例）。

流行病学：人类是EBV唯一已知的宿主，美国成人约90%已经被感染。亲密的日常接触通常是传播途径。唾液中的EBV在体外数小时可检测到，但感染的传播作用是未知的。EBV也可以通过输血或器官移植传播。感染通常发生在生命的早期，特别是在社会经济水平较低的群体中，在这些人群中，拥挤以及家庭内传播很常见。地方性传染性单核细胞增多症常见于青少年，例如在教育或者军事机构中。没有明确的季节性。感染后唾液间歇排毒是终生的，这可能解释了病毒在人群中的传播和持续性。

传染性单核细胞增多症的**潜伏期**大约为30~50d。

诊断方法：常规确诊有赖于血清学检测。检测异嗜性抗体的非特异性试验是最常见的，其中包括嗜异性凝集试验和玻片凝集试验，大约有90%的灵敏度和特异度。异嗜性抗体应答主要是IgM，它出现在疾病的前2周，在6个月内逐渐消失。异嗜性抗体检测结果在4岁以下EBV感染的儿童往往是阴性的，但异嗜性抗体检测在年龄较大的儿童和成人的传染性单核细胞增多症病例中至少85%在疾病第2周呈阳性。传染性单核细胞增多症患者在疾病第2周有异型淋巴细胞绝对值增加，这是另一个典型但是非特异性的表现。

对于EBV感染，多种特异性血清学抗体有助于诊断（表3.6和图3.1）。最常用的检测是抗病毒衣壳抗原（viral capsid antigen，VCA）抗体，因为抗VCA IgG抗体在感染早期即可滴度升高并且以适度水平持续终生，因此对急性期和恢复期血清标本进行抗VCA抗体测试可能对诊断活动性感染无效。相比之下，检测抗VCA IgM抗体阳性和EB病毒抗核抗原（Epstein-Barr nuclear antigen，EBNA）抗体阴性，对诊断活动性及近期感染是有用的。直到感染发病后数周到数月，抗EBNA抗体才出现，并且随着恢复期的增加而升高，因此抗EBNA抗体浓度升高通常排除了原发感染活动期。评估EBV相关单核细胞增多症通常不需要检测早期抗原（early antigen，EA）抗体。典型EBV感染抗体反应模式见表3.6及图3.1。

表3.6 EB病毒（EBV）感染血清EBV抗体

感染	VCA IgG	VCA IgM	EA（D）	EBNA
无既往感染	–	–	–	–
急性感染	+	+	+/–	–
近期感染	+	+/–	+/–	+/–
既往感染	+	–	+/–	+

注：VCA IgG，抗病毒衣壳抗原（VCA）IgG抗体；VCA IgM，抗病毒衣壳抗原（VCA）IgM抗体；EA（D），早期抗原弥漫染色；EBNA，EB病毒抗核抗原。

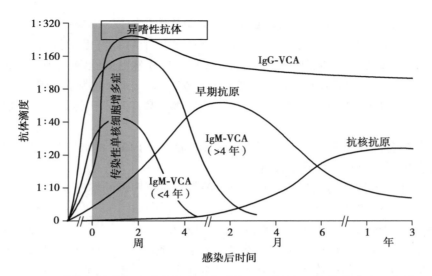

图 3.1 传染性单核细胞增多症患者各种抗 EB 病毒抗原抗体的演变示意图。
IgG-VCA,抗病毒衣壳抗原 IgG 抗体;IgM-VCA,抗病毒衣壳抗原 IgM 抗体。
来源:Manual of Clinical Laboratory Immunology. Washington,DC:American Society
for Microbiology;1997:636. © 1997 American Society for Microbiology。经许可
使用。未经美国微生物学会的事先书面许可,不得进一步复制或传播

EBV 血清学检测非常有用,尤其是在评估异嗜性阴性传染性单核细胞增多症、年龄小于
4 岁或传染性单核细胞增多症不典型的患者时。某些患者可能需要检测其他病原体,尤其是
CMV、弓形虫、人类疱疹病毒 6 型、腺病毒和 HIV(在有 HIV 风险因素的患者中)。更多 EBV
相关疾病的诊断还需要使用额外的分子和抗体技术,尤其是对于免疫缺陷的患者。

PCR 检测血清、血浆和组织中的 EBV DNA 和 RT-PCR 检测用于检测淋巴细胞、组织
和/或体液中的 EBV RNA,可用于评估免疫功能低下患者和复杂的临床情况。

治疗:目前还没有针对 EBV 感染的抗病毒治疗。怀疑有传染性单核细胞增多症的患者不
应接受氨苄西林或阿莫西林治疗,这可能会在有活动性 EBV 感染的患者中造成非过敏性的麻
疹样皮疹。虽然短期皮质类固醇治疗对某些急性症状可能有好处,但由于潜在的副作用,仅应
用于有明显扁桃体炎症并即将出现气道阻塞、脾明显肿大、心肌炎、溶血性贫血或 HLH 的患者。
泼尼松的剂量通常为 1mg/(kg·d),口服(最多 60mg/d),持续 5~7d,在某些情况下随后逐渐减量。
危及生命的 HLH 可用细胞毒性药物和免疫调节剂治疗,包括依托泊苷、环孢素和/或皮质类固
醇。虽然阿昔洛韦和伐昔洛韦在体外对 EBV 有抗病毒活性并减少病毒复制,但它们对传染性
单核细胞增多症没有临床益处,偶尔用于免疫功能低下的患者。减少免疫抑制治疗通常对 EBV
诱导的移植后淋巴增殖性疾病(PTLD)患者是有益的。利妥昔单抗是一种针对 CD20 阳性 B
淋巴细胞的单克隆抗体,也可用于造血干细胞和实体器官移植的 PTLD 患者治疗。

传染性单核细胞增多症患者,在症状出现后 21d 应避免剧烈活动和接触性运动。21d 后,
如果没有任何症状,也没有明显的脾肿大,可以进行有限的非接触性有氧运动。如果运动员
无症状且没有明显的脾肿大,在症状出现后 4~7 周后,允许参加接触性运动。影像学检查很
少有助于决定是否允许恢复接触性运动。重复单点或 EBV 血清学检测在大多数临床情况下
是无用的。患传染性单核细胞增多症后,运动员可能需要 3~6 个月或更长时间才能恢复到疾

病前的健康状态。

住院患者隔离:推荐标准预防措施。

控制措施:医院、门诊均无。避免与最近患传染性单核细胞增多症的人唾液接触或分享食物或饮料。

(梁颖 译 黄艳智 校)

大肠埃希菌腹泻(包括溶血性尿毒综合征)

临床表现:大肠埃希菌是一种细菌性腹泻疾病的常见病原体。至少有 5 种导致腹泻的大肠埃希菌菌株被确定。疾病的临床表现因致病型不同而各异,总结如下(表 3.7)。

表 3.7 大肠埃希菌相关的腹泻分型

致病型	流行病学	腹泻类型	发病机制
产志贺毒素大肠埃希菌(STEC)	出血性结肠炎、溶血性尿毒综合征(HUS)	血便或非血便	产生志贺毒素、大肠癌、凝血功能障碍
肠致病性大肠埃希菌(EPEC)	急性或慢性肠病、儿童流行性腹泻	水样便	小肠粘连及融合
肠产毒性大肠埃希菌(ETEC)	资源有限国家的儿童腹泻,各年龄段的旅行者腹泻	水样便	小肠粘连、产生热稳定或热不稳定肠毒素
肠侵袭性大肠埃希菌(EIEC)	各年龄段的腹泻伴有发热	血便或非血便	粘连、黏膜浸润、大肠炎症
肠集聚性大肠埃希菌(EAEC)	各年龄段的急性或慢性腹泻	水样便,偶尔血便	大肠小肠粘连、产生肠毒素和细胞毒素

- 产志贺毒素大肠埃希菌(shiga toxin-producing *Escherichia coli*,STEC)和腹泻、出血性结肠炎、溶血性尿毒综合征(hemolytic-uremic syndrome,HUS)相关。STEC O157∶H7 是暴发中最常见的血清型,是一种毒性 STEC 血清型,其他血清型也可以致病。STEC 疾病通常始于非出血性腹泻,2~3d 后出现血便,代表出血性结肠炎开始,严重的腹痛通常短暂,大约三分之一的患者有低热。肠套叠、阑尾炎、炎性肠病、缺血性结肠炎应该考虑 O157∶H7 或其他 STEC 感染。志贺毒素(Shiga toxin,Stx)有两种,即 Stx1 和 Stx2。每种都存在不同亚型。通常产 Stx2(特别是 Stx2a、Stx2c 和 Stx2d)的 STEC 菌株比仅产 Stx1 的菌株毒力更强,但在临床上很难区别 Stx 型别。

- 肠致病性大肠埃希菌(enteropathogenic *Escherichia coli*,EPEC)所致的腹泻表现为水样便。疾病几乎都发生在 2 岁以下的儿童,主要发生在资源有限的国家,可偶发,也可造成流行。尽管一般表现比较温和,但是腹泻能够导致脱水甚至死亡,尤其是资源有限的国家,EPEC 感染性腹泻可以持续存在或导致生长发育迟缓,EPEC 感染性腹泻很少发生在母乳喂养的婴儿。被称为非典型 EPEC 的菌株已被分离,它们的致病作用尚不清楚,但有证据显示非典型 EPEC 的菌株与长期水样腹泻相关。EPEC 还会导致旅行者腹泻。

- 肠产毒性大肠埃希菌(enterotoxigenic *Escherichia coli*,ETEC)所致的腹泻是一种 1~5d 病程的自限性疾病,典型病例表现为水样便和腹部绞痛,ETEC 感染经常发生在资源有限的国家的婴儿或到这些国家的旅行者。ETEC 感染在美国很少诊断,因为检测这些感染的方法直到最近才商业化。但是随着非培养诊断实验技术的提高,ETEC 感染越来越多地被发现。

- 肠侵袭性大肠埃希菌(enteroinvasive *Escherichia coli*,EIEC)所致的腹泻,临床表现与志贺菌属所致腹泻相似。尽管可以表现为痢疾,腹泻经常是没有黏液血便的水样便,患者经常表现为发热,粪便中含有大量白细胞。需住院治疗,包括转入重症监护病房。

- 肠集聚性大肠埃希菌(Enteroaggregative *Escherichia coli*,EAEC)可以导致水样便,并可发生在资源有限的国家及工业化的国家的各个年龄段的人群,可以表现为发展中国家的儿童腹泻、旅行者急性腹泻、儿童及 HIV 感染患者的长期腹泻。EAEC 感染和迁延性腹泻(14d 或更长)相关,无症状的感染可以表现为伴有生长障碍的亚临床肠炎。

STEC 感染的后遗症。溶血性尿毒综合征(HUS)是 STEC 感染的一种严重的后遗症,STEC O15∶H7,特别是产 Stx2 菌株,最常与 HUS 相关,HUS 是微血管病性溶血性贫血、血小板减少症、急性肾功能不全三联征,小于 5 岁 E coli O157 感染的患儿 HUS 发病率可达到 15%,其中 1~4 岁的儿童比小婴儿具有更高的风险,E coli O157 感染合并 HUS 在人群中各年龄段的发病率为 6%,而实验室确定非 O157∶H7 STEC 感染的腹泻患者合并 HUS 仅为 1%。

典型的 HUS 一般在腹泻后 7d(可达 2 周,很少 2~3 周)出现,长期间断腹泻需要去门诊就诊的患儿发生 HUS 的风险较低,超过 50% 的儿童需要透析,3%~5% 的患者死亡。HUS 的患者可以并发神经系统后遗症(如癫痫、昏迷、脑血管血栓形成)。如果儿童表现为白细胞计数增高($>20×10^9$/mL)、少尿或无尿、红细胞比容降低,则合并 HUS 风险高。合并 HUS 一年后,若患者肌酐清除率正常、无蛋白尿或高血压,则提示预后良好。

病原学:根据致病性和临床特征,分出 5 种导致腹泻的大肠埃希菌致病型。每一个致病型有独特的毒力相关基因,并通过菌体抗原(O 抗原)和鞭毛抗原(H 抗原)组成特异的血清型。腹泻是肠道内病原体的直接作用引起的,HUS 是 Stx 引起血管炎和系统补体级联激活后发生的感染性后遗症。

流行病学:大多数与大肠埃希菌相关的腹泻都是通过被人或动物的粪便污染的水或食物或感染的有症状的患者传播的,STEC 经牛的粪便传播,其次是羊、鹿或其他反刍动物。人类通过受污染的食物或水而感染,或直接接触感染的患者、污染物、带菌的动物或环境。一些食物运送车可以导致疾病的暴发,包括未煮熟的牛肉(一种主要来源)、未加工的绿色蔬菜、未经高温消毒的牛奶或果汁。疫情调查涉及宠物店、饮用水、摄入娱乐用水,由于感染量很低,因此人与人传播常见于家庭内,多见于幼儿园。关于 O157 以外的 STEC 的流行病学报道不多,但近年来 CDC 的实验室肠道疾病系统每年报告的感染病例数有所增加。在美国,最常与疾病相关的非 O157 STEC 血清型是 O26、O103、O111、O121、O45 和 O145。这些血清型的暴发并不常见,通常可归于受污染的食物或人传人(通常在幼托机构)。2011 年,在欧洲发生了一次严重的出血性腹泻和 HUS 暴发,此次暴发的原因是血清型 O104∶H4 的 EAEC 菌株获得了 Stx2a 编码噬菌体,这一经验强调了在 HUS 暴发和病例中考虑到 O157 以外血清型的重要性。

除了 EAEC 外,在一些资源有限的国家,其他非 STEC 的致病型经常发生,这些国家食物和水常被污染,手卫生不达标。通过污染的食品(使用未经处理的饮用水)传播 ETEC、EPEC 和其他病原体是很常见的,ETEC 腹泻可以发生在各年龄段,在资源有限国家的婴儿中尤为频繁和严重。ETEC 是旅行者腹泻的常见病原体。随着检测非 STEC 大肠埃希菌致病型(ETEC、EPEC、EAEC、EIEC)相关的毒力因子基因的核酸扩增试验(NAAT)出现,越来越多的大肠埃希菌致病型被报道,但是,致病毒株必需的毒力因子组合还未确定。

多数腹泻相关的大肠埃希菌感染的**潜伏期**是 10h 至 6d,大肠埃希菌 O157：H7 的**潜伏期**是 3~4d(范围是 1~10d)。

诊断方法:几种 FDA 批准的多重 PCR 检测方法(通常由诊断小组提供)可以检测多种肠道病原体,包括 EAEC、EPEC、ETEC 和 STEC。STEC 是通过检测 Stx1 和 Stx2 编码基因。使用非培养方法,ETEC、EPEC 和 EAEC 检出率可能比过去更高。在大多数儿童中,ETEC、EPEC 和 EAEC 至少与一种其他病原体一同被检出,这引起了对多通路同时检测临床意义的质疑。

有几种市售的针对粪便毒素和培养物的快速诊断方法,包括酶免疫分析(EIA)和免疫组织化学方法,它们灵敏度高、特异度强,已经被美国 FDA 批准。这些试剂通常孵育 18~24h 后进行检测,其灵敏度比直接的粪便检测更高。

理想情况下,所有用于急性社区获得性腹泻常规诊断的粪便标本(无论患者年龄、季节或粪便中是否有血液)都应同时培养大肠埃希菌 O157,并检测非 O157 志贺毒素或编码这些毒素的基因,但在包括美国南部在内的一些区域检出率很低。

快速诊断有助于患者管理和及时补液。补液是治疗所有腹泻病的关键,可能对于 HUS 相关肾病的发展有保护作用,大多数大肠埃希菌 O157 菌株在含有山梨醇的培养基上生长并识别,因为它们不能在 24h 内发酵山梨醇。所有这些标本应当送到实验室进一步检测,包括检测非 O157 的 STEC、血清分型和全基因组测序。

所有诊断 HUS 患者的粪便中应检测 STEC,但是,STEC 检测阴性不能排除 STEC 相关的 HUS。由于典型的 HUS 需要在腹泻开始后 1 周甚至更长时间诊断,而传统的细菌学方法无法检测到微生物,这种情况下,选择性改良的免疫磁珠技术可以显著地提高 STEC 检测的灵敏度。美国 CDC 提供 EIA 法检测大肠埃希菌 O157 和 O111 脂多糖血清抗体的血清学诊断,用于疫情调查和 HUS 患者。

治疗:对于所有产生腹泻的大肠埃希菌感染,主要是支持治疗。口服含电解质溶液用于治疗和预防脱水和电解质紊乱[①]。抑制胃肠运动的药物不适用于有炎症或血便的儿童。已证实 STEC 感染的患者根据临床需要应进行充分而谨慎地补液,一些专家建议在证实 STEC 感染的第一个 4d 内静脉扩容以维持肾灌注,减少 HUS 的风险。出血性结肠炎患者应进行细致的监测(包括血细胞计数、血尿素氮、血肌酐),以便及时发现 HUS。如果患者腹泻好转 3d 后没有溶血、血小板减少、肾病的实验室证据,发展为 HUS 的风险是较低的。

在资源有限的国家,营养支持(包括足够的锌和维生素 A)应该作为治疗的一部分。对于大肠埃希菌感染的患儿,应该继续喂养(包括母乳喂养)。

碱式水杨酸铋已经被美国 FDA 证实对于 12 岁以上儿童有效,并可以减轻旅行者腹泻的严重程度。它会导致舌头和粪便发黑,建议患者每次服用后漱口。它含有水杨酸,如果怀疑病毒感染,如水痘或流行性感冒,则不应该使用。

抗生素治疗。在一些研究中,针对 STEC 感染的患者是否应用抗生素目前还存在争议,原因是有研究表明这与 HUS 的发病有一定的相关性。一项荟萃分析并没有发现 STEC 所致出

---

① Centers for Disease Control and Prevention. Managing acute gastroenteritis among children：oral rehydration, maintenance, and nutritional therapy. *MMWR Recomm Rep.* 2003；52(RR-16)：1-16

血性结肠炎的患者中使用抗生素治疗可以减少 HUS 的发病风险。然而,一项尚未完成的对照试验也没有证明抗生素治疗的益处。大部分专家建议对于大肠埃希菌 O157 感染或其他流行病学特征支持 STEC 感染的患者,不使用抗生素。

对于到资源有限国家旅行的有严重水样腹泻的患者,经验性应用抗生素可以缩短腹泻的病程。但在资源有限的国家,耐药肠道病原体流行增加。阿奇霉素或氟喹诺酮类药物是可靠的治疗药物,抗生素的选择根据病原体和当地抗生素耐药性模式选择。利福昔明只能应用在 12 岁及以上人群。

在美国,获得性非典型 EPEC(仅通过同源基因检测)、EAEC 或 ETEC 感染患者通常会出现自限性腹泻,不需要抗菌治疗。对于致泻性大肠埃希菌引起的持续(>14d)腹泻且未检出其他病原体的中重度腹泻患者,可给予与旅行者腹泻类似的治疗方案(阿奇霉素、氟喹诺酮类、利福昔明)。

住院患者隔离:除了标准预防外,对于任何大肠埃希菌感染的腹泻患者在疾病的任何时期应采取接触预防,5 岁以下儿童隔离期应延长,腹泻后合并 HUS 的患者应该假定为 STEC 感染进行隔离。

控制措施:

大肠埃希菌 O157:H7 及其他 STEC 感染。所有的肉类应被彻底煮熟,牛肉彻底加热直至没有粉色的肉,肉汁是清洁的或加热到 71℃(160℉),未加工的牛奶不能摄入,原料乳的保质证明不能消除大肠埃希菌传播的风险[1]。只有巴氏消毒的果汁和产品可以售卖。要注意交叉污染区域的食物防护,注意手卫生,接触未烹调食物、动物及动物周围环境后立即使用肥皂洗手,成人应该注意监督儿童洗手。

幼儿园的暴发。如果幼儿园暴发 STEC 感染相关的 HUS 或腹泻,应立即报告当地卫生健康部门,STEC 感染必须及时上报,这可以阻止疾病进一步扩散。STEC O157 及非 O157 毒株感染的患儿在腹泻消失、两次粪培养阴性(接受至少 48h 抗生素治疗后,且不间断),粪便形状正常,大便频次不超过正常 2 次,并且医疗机构同意后,才能被允许再进入幼儿园。某些健康管理部门加强了对于 STEC 感染患儿重返幼儿园的限制,对于有临床症状的孩子进行粪培养检查。在 STEC 毒株暴发的情况下,无症状者的粪培养也要进行。注意手卫生是重要的,但不能有效阻止疾病传播。疾病暴发过程中幼儿园必须关闭,并且需要关注并阻止暴露的儿童转到其他幼儿园。

护理院和其他机构的暴发。严格的手卫生是限制疾病扩散的关键。暴露患者应密切观察,粪便应进行培养,应注意与未暴露的婴儿的隔离。

旅行者腹泻。旅行者腹泻通常是摄入污染的食物或水引起的,是到资源有限国家旅游的一个重要问题。腹泻多由 ETEC 引起。在美国的旅行者大肠埃希菌 O157 感染是罕见的,一大部分非 O157 STEC 感染的患者在前 1 周有旅游史。旅行者被建议只喝罐装或瓶装的饮料,煮沸的或瓶装的水,应避免冰块、未加工的食物(包括沙拉)和不能去皮的水果。加热的食物应该吃热的。不推荐使用抗生素预防旅行者腹泻。若在资源有限国家旅行的患者有中重度

---

[1] American Academy of Pediatrics, Committee on Infectious Diseases, Committee on Nutrition. Consumption of raw or unpasteurized milk and milk products by pregnant women and children. *Pediatrics*. 2014;133(1):175-179(Reaffirmed November 2019)

的腹泻或出现发热、血便,通常推荐使用抗生素。一些抗生素对旅行者腹泻有效,例如阿奇霉素、利福昔明、环丙沙星。对于儿童患者,首选口服阿奇霉素;对于成人,选择阿奇霉素、氟喹诺酮类和利福昔明。用药不超过 3d。

娱乐场所水源。避免摄入娱乐用水。由于 STEC 感染量低并可以经水传播,凡已确定或怀疑 STEC 感染的患者,不能使用公共娱乐场所(如游泳池、水滑梯),STEC 感染的腹泻儿童或尿失禁的患儿,应待临床症状消失 1 周后方能到公共娱乐场所,游泳前要淋浴,并经常带患儿去休息,在指定区域换尿布然后洗手,这些可以限制腹泻通过娱乐场所的传播。

(包进 译　黄艳智 校)

其他真菌疾病

不常见的真菌可引起免疫抑制或具有其他基础疾病的婴儿和儿童感染。这些侵入性霉菌感染包括毛霉病、镰刀菌病、赛多孢子菌病和暗色丝孢霉病,以及侵袭性酵母菌,如马拉色菌、毛孢子菌属、红酵母属等许多真菌感染(常见的真菌病,包括曲霉病、芽生菌病、念珠菌病、球孢子菌病、隐球菌病、组织胞浆菌病、副球孢子菌病和孢子丝菌病,在本书第 3 章各节中进行了讨论)。儿童可通过呼吸道吸入或在皮肤屏障损伤后直接接触这些真菌而感染。表 3.8 列出了其中一些真菌及其相关的基本情况,如宿主状况、寄居场所或侵入途径、临床表现、诊断性实验室检测和治疗。从整体上来讲,很少有体外抗真菌药敏感性数据可用来为这些罕见的侵袭性真菌感染提供治疗建议,尤其是儿童(表 4.7)。在治疗感染了这些真菌中某一种真菌的儿童时,应考虑向具有儿科传染病经验的专家咨询关于侵入性真菌感染的诊断和治疗意见。

表 3.8　其他真菌疾病

疾病和病原体	宿主基本情况	侵入途径	常见临床表现	诊断性实验室检测	治疗
透明丝孢霉病					
镰刀菌属	粒细胞减少症,造血干细胞移植,严重免疫功能低下,严重中性粒细胞减少症和/或 T 淋巴细胞免疫缺陷	呼吸道,鼻窦,皮肤,摄入	肺浸润,皮肤病变(如脓疮),鼻窦炎,播散性感染	血培养或组织标本培养,组织病理学检查	伏立康唑,泊沙康唑[a,b],艾沙康唑[a,b],或 D-AMB[c]
波氏假性阿利什利菌(尖端赛多孢子菌)	无、创伤或免疫抑制,囊性纤维化,慢性肉芽肿病,长期使用糖皮质激素,造血恶性肿瘤	环境,呼吸道,直接接种(如皮肤穿刺)	肺炎,局限性肺部病变或播散性感染,骨髓炎或化脓性关节炎,足菌肿(具有免疫功能的患者),心内膜炎,角膜炎和眼内炎	培养和组织病理学检查	伏立康唑或艾沙康唑[b]
多育赛多孢子菌			脑脓肿,皮肤、软组织或骨损伤		伏立康唑,考虑添加棘白菌素或特比萘芬

续表

疾病和病原体	宿主基本情况	侵入途径	常见临床表现	诊断性实验室检测	治疗
青霉菌病					
马尔尼菲青霉菌	人类免疫缺陷病毒感染与东南亚疫区暴露	呼吸道	肺炎，侵入性皮炎，播散性感染	血培养、骨髓或组织培养，组织病理学检查	选择两性霉素 B，交替使用伏立康唑 [b]
暗色丝孢霉病					
链格孢属	无，外伤或免疫抑制	呼吸道，皮肤	鼻窦炎，皮肤病变	培养和组织病理学检查	伏立康唑 [b] 或大剂量 D-AMB [c]
平脐蠕孢属	无，外伤，免疫抑制或慢性鼻窦炎	环境	鼻窦炎，脑组织感染和播散性感染	培养和组织病理学检查	伏立康唑 [b]，泊沙康唑 [b]，伊曲康唑 [d] 或 D-AMB [c]；手术切除
支霉属	无，外伤或免疫抑制	环境	脑组织感染	培养和组织病理学检查	伏立康唑 [b]，泊沙康唑 [b]，伊曲康唑 [d] 或 D-AMB [c]；手术切除
弯孢属	免疫抑制，皮肤破损，哮喘或鼻息肉，慢性鼻窦炎	环境	变应性真菌性鼻窦炎，侵入性皮炎，播散性感染	培养和组织病理学检查	变应性真菌性鼻窦炎：手术和皮质类固醇侵入性疾病：伏立康唑 [b]，伊曲康唑 [b,d] 或 D-AMB [c]
外瓶霉属，突脐蠕孢属	无，外伤或免疫抑制	环境	鼻窦炎，皮肤病变，播散性感染，与硬膜外使用受污染类固醇有关的脑膜炎	培养和组织病理学检查	伏立康唑 [b,e]，伊曲康唑 [b,d]，D-AMB 或手术切除
侵袭性酵母菌					
毛孢子菌属	免疫抑制；中心静脉导管；造血恶性肿瘤，常伴有中性粒细胞减少症；获得性免疫缺陷综合征；大面积烧伤；糖皮质激素治疗；心脏瓣膜手术；暴露于热带环境	环境，胃肠道正常菌群	浅表皮肤损伤，心内膜炎，腹膜炎，肺炎，播散性感染	血培养，组织或结节组织病理学检查，尿液、痰、脑脊液培养；支气管镜下肺泡灌洗液培养	侵入性感染：伏立康唑 [b,d] 浅表感染：感染区域剃毛和局部应用唑类抗真菌药物
马拉色菌属	免疫抑制，早产，接受包括脂肪乳的肠外营养	皮肤	花斑糠疹，脂溢性皮炎，中央血管相关血流感染，间质性肺炎，尿路感染，脑膜炎	血培养、导管尖端或组织标本培养（需要特殊的实验室处理）	拔除导管，暂时停止脂质输注；D-AMB，唑类治疗

续表

疾病和病原体	宿主基本情况	侵入途径	常见临床表现	诊断性实验室检测	治疗
毛霉病					
根霉属,毛霉菌,横梗霉属,根毛霉属,小克银汉霉属	免疫抑制,造血恶性肿瘤,肾衰竭,糖尿病,铁过载综合征	呼吸道,皮肤	鼻、脑感染,肺部感染,播散性感染,皮肤(外伤)及胃肠道病变(较少见)	培养和组织病理学检查	初始治疗采用 D-AMB,维持治疗考虑泊沙康唑[a],手术切除和清创;艾沙康唑(伏立康唑无活性);棘白菌素(如卡泊芬净)与 AMB 联合应用可能有效

注:ABLC,两性霉素 B 脂质复合物;D-AMB,两性霉素 B 脱氧胆酸盐(如患者不耐受 D-AMB 或 D-AMB 难治,可换成 L-AMB);L-AMB,两性霉素 B 脂质体。

[a] 表明体外活性,但儿童的临床数据很少。

[b] 该适应证未获得 FDA 批准。

[c] 考虑使用一种脂质剂型的两性霉素 B。

[d] 伊曲康唑已被证明对成人皮肤病有效,但对 18 岁以下儿童的安全性和有效性尚未确定。

[e] 伏立康唑体外显示活性,但没有临床数据可用。

梭形杆菌属感染(包括 Lemierre 综合征)

临床表现:梭形杆菌属包括坏死梭形杆菌和具核梭形杆菌,可从健康人口咽标本中分离得到,是人牙菌斑的常见组成部分,有可能导致牙周病。梭形杆菌属的侵入性疾病与中耳炎、扁桃体炎、牙龈炎和口咽创伤(包括牙科和口咽手术,如扁桃体切除术)有关。10% 的侵入性梭形杆菌感染病例与伴随的 EB 病毒感染有关。

先前的口咽感染是侵入性感染最常见的原发来源。侵入性感染的特点是扁桃体周脓肿、颈深间隙感染、乳突炎和鼻窦炎,可并发脑膜炎、脑脓肿和硬脑膜静脉窦血栓形成。耳源性感染也有报道。

扁桃体炎后的侵入性感染早在 20 世纪就被描述为咽峡炎后脓毒症或 Lemierre 综合征。典型的综合征最早出现的症状是咽痛,这种症状可能会好转,也可能继续恶化。发热和咽痛之后会出现严重的颈部疼痛,可伴有单侧颈部肿胀、牙关紧闭、吞咽困难和与化脓性颈静脉血栓形成(jugular venous thrombosis,JVT)相关的寒战。典型的 Lemierre 综合征患者存在脓毒症综合征伴多器官功能障碍。与 JVT 相关的感染性栓塞的转移并发症很常见,可表现为多发性胸膜感染性栓塞、胸膜积脓、化脓性关节炎、骨髓炎或弥散性血管内凝血。Lemierre 综合征相关的实验室异常可包括炎症标志物显著升高、血小板减少、转氨酶升高、高胆红素血症和肌酐升高。持续性头痛或其他神经体征可能提示有脑静脉窦血栓形成(如海绵窦血栓形成)、脑膜炎或脑脓肿。梭形杆菌属(最常见的是坏死梭形杆菌)通常从血液或其他正常无菌部位分离,至少占 Lemierre 综合征病例的 80%。在感染溶血隐秘杆菌、拟杆菌属、厌氧链球菌属、其他厌氧细菌以及对甲氧西林敏感和耐药的金黄色葡萄球菌株后,也有报道出现 Lemierre 样综合征。

关于血栓形成,JVT 可以完全导致血管闭塞。一些伴有 Lemierre 综合征的 JVT 患儿在诊断时有血栓形成倾向的证据。这些表现通常会在几个月后消失,可能表明是感染相关血栓前期的炎症反应,而不是潜在的高凝状态。

梭形杆菌也与腹腔和盆腔感染有关,包括急性阑尾炎、化脓性门静脉血栓形成和盆腔脉管系统化脓性血栓形成。

病原学: 梭形杆菌属厌氧菌是非产芽孢厌氧的革兰阴性杆菌。人类感染通常由坏死梭形杆菌腊肠状亚种真菌引起,但也报道过其他菌种感染,包括具核梭形杆菌,微生子梭形杆菌,舟状梭形杆菌,死亡梭形杆菌和变形梭形杆菌。梭形杆菌单独感染或与其他口腔厌氧菌联合感染均可能导致 Lemierre 综合征。但与其他厌氧菌感染不同的是,在这些感染中,梭形杆菌往往是唯一确定的微生物。

流行病学: 梭形杆菌通常存在于土壤和包括牛、狗、家禽、山羊、绵羊和马在内的动物呼吸道中,可从健康人的口咽中分离出来。梭形杆菌感染在青少年和年轻人中最常见,但在婴儿和幼儿中也报告了感染病例,包括致命的 Lemierre 综合征病例。

诊断方法: 常规液体厌氧血液培养基可分离出梭形杆菌。然而,在含有维生素 K、血红素、甲萘醌和还原剂的半固态培养基或血液琼脂培养基上生长效果最好。菌落通常是奶油色到黄色,光滑,圆形,在血液琼脂上可能显示一个狭窄的 α 或 β 溶血区,这取决于培养基中使用的血液种类;然而,具核梭形杆菌可表现为面包屑状菌落。许多菌株在紫外线照射下发出黄绿色荧光。大多数梭形杆菌为吲哚阳性。革兰氏染色时,具核梭形杆菌通常呈纺锤形细胞,末端锥形,而坏死梭形杆菌等可能呈高度多形性,区域肿大。随着耐多药微生物发生率的增加,在物种水平上对厌氧菌的准确识别变得非常重要。常规和商业培养基础上的生化测试系统是相当准确的,至少在属水平上。通过 16S rRNA 基因测序和系统发育分析或利用细菌细胞成分质谱可以准确地在物种水平上鉴定梭形杆菌种属。

目前,还没有商业上可用于诊断坏死梭形杆菌性咽炎的试剂。常规的喉部乙型溶血性链球菌培养一般不包括梭形杆菌种的筛查。研究人员使用特殊的培养基从咽拭子标本中培养坏死梭形杆菌,或使用 PCR 技术记录和描述坏死梭形杆菌性扁桃体炎/咽炎。

当发现儿童发热,特别是有咽痛伴颈部疼痛和下颌角肿胀,并伴有颈僵硬的青少年,应该考虑 Lemierre 综合征。需氧和厌氧血液培养应检测侵袭性梭形杆菌和其他可能的病原体。应当对颈内静脉进行影像学检查,但值得注意的是,相当一部分诊断为 Lemierre 综合征的患者影像学上没有发现血栓。CT 和 MRI 比超声更能在病程早期发现颈内静脉血栓和血栓性静脉炎,并能更好地识别超出超声可见范围的血栓,包括下颌骨和锁骨下。

治疗: 积极和及时应用抗菌药物是最主要的治疗。梭形杆菌一般对甲硝唑,克林霉素,氯霉素,青霉素与 β-内酰胺酶抑制剂组合(氨苄西林-舒巴坦或哌拉西林-他唑巴坦),碳青霉烯,头孢西丁和头孢曲松敏感。厌氧菌对抗菌药物的耐药性增加,敏感性不再是可预测的。因此,所有临床明显的厌氧分离菌,包括梭形杆菌,都应进行药敏试验。对于梭形杆菌属引起的侵入性感染患者,建议联合使用甲硝唑或克林霉素,以及一种抗口腔和呼吸道需氧病原体的 β-内酰胺类(头孢噻肟、头孢曲松或头孢呋辛)。另外,一些专家建议使用青霉素与 β-内酰胺酶抑制剂联合治疗(氨苄西林-舒巴坦或哌拉西林-他唑巴坦)或碳青霉烯(美罗培南、亚胺培南或厄他培南)。高达 50% 的具核梭形杆菌和 20% 的坏死梭形杆菌产生 β-内酰胺酶,使它们对青霉素、氨苄西林和一些头孢菌素产生耐药性。梭形杆菌本质上对庆大霉素、氟喹诺酮类药物和大环内酯类药物具有耐药性。四环素活性有限。

抗菌药物治疗持续的时间取决于感染的解剖部位和感染的严重程度,但通常为几周。手术治疗如清创或切开脓肿引流可能是必要的。抗凝治疗已用于成人和儿童 JVT 和海绵窦血栓形成。然而,抗凝治疗在血栓形成中的作用尚缺乏证据。

住院患者隔离:建议采取标准的预防措施。梭形杆菌在人与人之间的传播还没有记录。

控制措施:口腔卫生和牙齿清洁可降低口腔内梭形杆菌定植密度,预防牙龈炎和龋齿,并降低侵入性疾病的风险。

十二指肠贾第虫病

临床表现:贾第鞭毛虫感染的症状是由寄生的滋养体引起的小肠功能障碍,从无症状携带到暴发性腹泻和脱水。大多数感染是无症状的,但儿童往往比成人更容易出现症状。有症状的患者病情一般是轻度到中度,经常伴有间歇性腹痛和腹胀,以及难以忍受的恶臭的排气和排便。慢性感染者,通常伴有体重减轻。可能出现急性与慢性腹泻、吸收不良、发育不良和体重减轻等更为突发性的表现,但除了上述的局部不适外,全身症状并不常见。

由于乳糖不耐症和吸收不良,也会导致大量腹泻,通常为脂肪泻和恶臭腹泻。有时不典型的上消化道症状主要表现为嗳气、恶心和呕吐,因此延误诊断。发热、黏液便和血便常常不是该病的典型表现,提示感染其他病原体。类似肠易激综合征的慢性症状可能与贾第虫病相混淆,这也可能是贾第虫病的并发症。获得性未经治疗感染的自然史没有很好的记录,但感染的持续时间通常会延长,在年轻人中感染时间较长,在免疫抑制的个体中可能会持续数年。儿童免疫力较差,经常反复感染。囊性纤维化患者的十二指肠贾第虫病发病率增加。肠外受累(如关节炎、荨麻疹、视网膜病变、胆管或胰管受累)是不常见的,可能提示与贾第鞭毛虫感染有关,但未经证实。贾第虫病与嗜酸性粒细胞增多症无关。

病原学:贾第鞭毛虫是一种鞭毛虫原生动物,以滋养体和包囊形式存在,感染的形式是包囊。贾第鞭毛虫的生命周期简单,在经口摄入的具有传染性和耐受性的包囊和寄居在小肠内并在小肠内繁殖的运动滋养体之间交替。囊化发生在小肠下部,包囊排出后具有传染性。感染仅限于小肠和胆道。贾第鞭毛虫包囊在随粪便排出后立即具有传染性,并在 4℃ 的水中存活 3 个月。一次冰冻/解冻循环杀死大多数贾第鞭毛虫包囊,经过多次冻融循环后,可实现完全杀灭。加热、干燥和海水对包囊具有杀灭作用,但这可能取决于具体条件。

流行病学:贾第虫病在世界范围内分布,是人类最常见的肠道寄生虫感染。据报道,美国 1~9 岁的儿童、25~29 岁的成人、55~59 岁的成人以及北部各州居民的发病率最高。从初夏到初秋是疾病发作的高峰期。高传染性是由于大量感染性包囊的排泄和只有 10~100 个囊肿就可以造成感染双重因素。贾第虫病的传播最可能发生在容易暴露于受感染粪便的情况下,包括儿童看护中心,世界上有此地方病的地区,与感染者密切接触(包括性接触),吞咽受污染的饮用水、娱乐用水,在户外活动(如露营或徒步旅行)中饮用未经过滤或未经处理的水。虽然不太常见,但与食品或食品处理人员有关的暴发已有报告。1971—2011 年,美国共发生了 242 起贾第虫病疫情,其中大多数是由水传播(74.8%)、食源性(15.7%)、人传人(2.5%)和动物接触传播(1.2%)引起的。大部分(74.6%)的水传播疾病与饮用水有关,其次是娱乐用水(18.2%)。在美国进行的调查已确定粪便标本中贾第鞭毛虫生物的总体流行率为 5%~7%,其差异取决于年龄、地理位置和季节性。包囊排泄的持续时间是可变的,可以从几周到几个月不等。只要感染者排出包囊,就可传染贾第虫病。

潜伏期通常为 1~3 周。

诊断方法：贾第鞭毛虫包囊或滋养体在受感染患者的大便中不是总能见到。在数天内检查 3 次粪便标本可以提高诊断敏感性。新的分子肠道平板试验，通常包括贾第鞭毛虫作为目标病原体。诊断技术包括直接荧光抗体（被认为是金标准），快速免疫色谱盒，酶免疫分析（EIA），显微镜和三色染色和分子分析。如果有对假阴性结果的怀疑，应该进行重复的测试，并使用一种不同的方法。很少情况下需要十二指肠内侵入性检测或肠道活检。分子测试（如PCR）可用于识别贾第鞭毛虫的基因型和亚型，但这在临床上是没有帮助的。只有在治疗后症状持续存在，再测试才会被推荐。在美国，贾第虫病是一种全国性的法定传染病。

治疗：有些感染是自限性的，可能不需要治疗。首选药物为替硝唑、甲硝唑和硝唑尼特（见表 4.11）。虽然 FDA 没有批准甲硝唑用于这一适应证，但甲硝唑是这些治疗方法中最便宜的，但混合成混悬剂时，通常具有较差的口感。甲硝唑 5~7d 疗程对儿童患者的疗效为80%~100%。单剂量替硝唑（一种适用于 3 岁及以上儿童的硝基咪唑）在儿童患者中的中位疗效为 91%（范围为 80%~100%），并且比甲硝唑的不良反应更少。3d 疗程的硝唑尼特口服混悬液与甲硝唑具有相似的疗效，在治疗其他肠道寄生虫方面具有优势，并被批准用于 1 岁及以上儿童。如果在妊娠期间需要治疗，巴龙霉素（一种吸收较差的氨基糖苷类药物）的有效性为50%~70%，是推荐的治疗方法。对已用甲硝唑的妊娠妇女，妊娠早期的安全性的数据是相互矛盾的。

完成抗菌治疗后再次出现症状可能是再感染或复发、贾第鞭毛虫后肠易激、残留乳糖不耐受（发生在 20%~40% 的患者中），或归因于另一过程或感染的症状。复发与免疫抑制或免疫力低下、治疗不足、耐药性或再次暴露有关。由于新的或残留的症状是非特异性的，因此应进行重复检测。目前尚无明确的再治疗的最佳方案，但可以选择包括使用不同类别的替代药物治疗，第一种失败药物的更长疗程，或由两种不同类型的药物组成的联合药物治疗方案。其中一种联合用药是替硝唑联合奎纳克林（quinacrine），疗程至少 2 周，绝大部分可以治愈。

因低丙种球蛋白血症或淋巴组织增殖性疾病而免疫功能低下的患者患贾第虫病的风险更高，而且对这些人来说治疗更为困难。在感染人类免疫缺陷病毒（HIV）的儿童和没有获得性免疫缺陷综合征（简称艾滋病）的成人中，有效联合抗逆转录病毒治疗（anti-retroviraltherapy，ART）和抗寄生虫疗法是对这些感染的主要初步治疗。艾滋病患者通常对标准治疗有反应，但在某些情况下，还需要额外的治疗。如果 HIV 感染的艾滋病患者对贾第虫病标准治疗有抗药性，可能需要更长的治疗时间或联合抗寄生虫治疗（如替硝唑、硝唑尼特或甲硝唑，加下列一种：巴龙霉素、阿苯达唑或奎纳克林）。对 1 岁以下儿童的研究表明，阿苯达唑可安全用于这一人群。

对无症状感染者的治疗存在争议，但在美国和其他低流行地区，建议预防家庭内感染或其他儿童的感染，这是一种常见的处置方法。除非有医学指示，否则不建议治疗可能被感染的儿童，例如居住在高发地区的儿童。

住院患者隔离：在疾病的持续时间中，标准预防措施和预防持续时间的预防措施是被推荐用于不能自制和感染儿童的。

控制措施：安全饮水、适当清洁和洗手是避免贾第虫病的最重要措施。避免饮用可能被污染的水和娱乐用水。如果饮用水的安全性有疑问（如前往卫生条件差或缺乏水处理系统的地点），请采取下列措施之一。

- 饮用未开封的工厂密封的瓶装水。
- 将自来水加热至沸腾 1min 后进行消毒。
- 使用经过认证的能过滤包囊和卵囊的过滤器。

煮沸是使水安全饮用的最可靠方法,所需煮沸时间取决于海拔高度(海平面 1min)。碘化学消毒是碘酊或四甘氨酸氢碘片水处理的一种替代方法。各种形式的氯也被用于化学消毒,但杀菌活性取决于几个因素,包括 pH、温度和水的有机含量。氯化对杀灭贾第鞭毛虫的效力低至中等。

避免在游泳池、热水浴缸、交互式喷泉、湖泊、河流、泉水、池塘、溪流或海洋中游泳时吞水或饮用来自湖泊、河流、泉水、池塘、溪流或浅井的未经处理的水。

感染者和高危人群尤其应在接触粪便后坚持严格的手卫生处理。在处理受感染的粪便或被污染的尿布之前使用手套是更严格的方法。

当怀疑在儿童保健中心发生疾病暴发时,应该联系当地卫生部门,并应进行流行病学调查,识别和治疗有症状的儿童、儿童护理者和感染贾第虫病的家庭成员。已感染的儿童应隔离在外,直到尿布上大便正常或排便正常,大便次数不超过正常次数 2 次,并经卫生部门同意后再回到儿童保育场所。在幼儿中心暴发的疫情中,对无症状感染者的检测和对无症状感染者的治疗一直存在争议。

由贾第鞭毛虫引起腹泻的患者在出现症状时不应使用娱乐水上场所(如游泳池、滑水道)。由贾第鞭毛虫引起腹泻的儿童,在症状停止后,应避免进行水上活动和共同洗澡一周。人们应该避免饮用娱乐用水。更多信息参见与娱乐用水有关的疾病预防。

淋病奈瑟菌感染

临床表现:淋病奈瑟菌感染呈现一系列临床表现,从无症状携带,到特征性局部感染(通常为黏膜感染),再到播散性疾病,应在 3 个不同的年龄组考虑:新生儿,青春期前的儿童,青春期后性活跃的青少年和年轻人。一个人可以同时出现多个部位感染。

- 无症状携带淋病奈瑟菌已经在儿童性侵幸存者的口咽,性活动频繁的女性(多达 80% 为无症状)和男性(约 10% 可为无症状)的泌尿生殖道中检测出来。在所有年龄组中,大多数咽部感染是无症状的。同样,大多数直肠感染是无症状的;20%~70% 的女性泌尿生殖系统感染可伴有直肠携带淋病奈瑟菌。
- 接种部位出现局限性疾病,包括:①头皮脓肿,可能与胎儿头皮监测有关;②新生儿接触受感染的产道后的新生儿眼炎或任何年龄组儿童眼接触感染的分泌物(如通过泌尿生殖道-手转移)导致的结膜炎;③急性扁桃体咽炎,伴有颈部淋巴结炎;④任何年龄组或性别的尿道炎(伴有黏液脓性分泌物、排尿困难和/或耻骨上疼痛);⑤生殖系统疾病,如青春期前女性的外阴炎和/或阴道炎(伴有阴道分泌物和/或排尿困难),青春期后女性的前庭大腺炎和/或宫颈炎(伴有黏液脓性分泌物、月经间出血和/或性交困难),以及阴茎脓肿;⑥直肠炎(症状从无痛性黏液脓性分泌物和直肠少量出血到伴直肠疼痛和里急后重)。延伸至上生殖道及以上(在青春期前儿童中不常见)可导致女性盆腔炎(子宫内膜炎和/或输卵管炎)和肝周炎(Fitz-Hugh-Curtis 综合征),男性可导致附睾炎、前列腺炎和/或精囊炎,并导致瘢痕、异位妊娠,特别是女性的慢性盆腔痛。如果母亲有未诊断的淋病奈瑟菌感染,分娩过程中通过头皮电极监测胎儿内部心率也可能导致局部新生儿头皮淋病奈瑟菌感染。

● 在未经治疗的黏膜淋病奈瑟菌患者中,高达3%的患者发生播散性淋病奈瑟菌感染(disseminated gonococcal infection,DGI)。DGI可表现为点状或脓疱性皮损,以及不对称多关节痛、腱鞘炎或少关节脓毒性关节炎(关节炎-皮炎综合征)。在新生儿中,DGI可表现为脓毒症、关节炎或脑膜炎。菌血症可导致黄斑丘疹伴坏死、腱鞘炎和迁移性关节炎。关节炎可能是反应性(无菌的)或败血性的。脑膜炎和心内膜炎很少发生。

病原学:淋病奈瑟菌为革兰氏阴性,氧化酶阳性双球菌。

流行病学:淋病奈瑟菌感染只发生在人类。病原体的来源是受感染黏膜表面的渗出液和分泌物;只要人体内有这种病菌,就可以传染淋病奈瑟菌。传播来自亲密接触,如性行为和分娩。在青春期前、新生儿期之后的儿童中,性虐待是最常见的淋病奈瑟感染原因。

淋病奈瑟菌感染是美国第二常见的性传播感染,仅次于沙眼衣原体感染。根据美国CDC截至2019年10月的监测报告,2018年美国共报告了583 405例淋病病例(每10万人中有179例)——这比2009年报告的历史低点增加了82.6%。报告的淋病奈瑟菌病例在青少年和青年中仍然最多。2018年,20~24岁(每10万名女性中有702.6例)和15~19岁(每10万名女性中有548.1例)的女性发病率最高。男性当中,年龄在20~24岁(每10万名男性有720.9宗个案)及25~29岁(每10万名男性有674.0宗个案)的个案比率最高。淋病报告率在美国南部最高,并有显著的种族/民族差异。2018年,黑人的淋病奈瑟菌报告率最高(每10万人中有548.9例),是白人(每10万人中有71.1例)的7.7倍。淋病发病率在其他种族/民族群体与白人之间也存在类似的差异:美国印第安人/阿拉斯加原住民高出4.6倍,夏威夷原住民/其他太平洋岛民高出2.6倍,西班牙裔高出1.6倍,多种族人群高出1.3倍。然而,亚洲人的发病率(每10万人中有35.1例)是白人的一半。淋病发病率的差异也可以通过性行为观察到。监测男同性恋性传播感染流行趋势的监测网络发现,咽部、尿道和直肠检查结果呈阳性的比例非常高,并且淋病与其他性传播感染合并感染。DGI风险较大的人群包括无症状携带者,新生儿,经期、妊娠、产后女性,男同性恋,还有补体缺乏的人。

对泌尿生殖道淋病奈瑟菌感染的诊断还应及时调查其他性传播感染,包括衣原体感染、滴虫病、梅毒和HIV感染。并发沙眼衣原体感染是常见的。这一发现导致了长期以来的建议,即接受淋病奈瑟菌感染治疗的患者也应接受一种治疗方案,该方案对单纯生殖道沙眼衣原体感染有效。

潜伏期通常为2~7d。

诊断方法[1][2]:结膜、男性尿道、皮肤病变渗出物,滑膜液,脑脊液(必要时)革兰氏染色涂片镜检可能是有用的初步评估。在这些涂片中鉴定革兰氏阴性细胞内双球菌可能是有帮助的,特别是在微生物培养不能获得结果的情况下。然而,由于灵敏度低,阴性涂片结果不应被认为足以排除感染。结膜渗出液革兰氏染色发现细胞内革兰氏阴性双球菌,进行适当的淋病奈瑟菌培养后,可以进行淋病的治疗。

---

[1]   American Academy of Pediatrics,Committee on Adolescence;Society for Adolescent Health and Medicine. Screening for nonviral sexually transmitted infections in adolescents and young adults. *Pediatrics*. 2014;134(1):e302-e311

[2]   Centers for Disease Control and Prevention. Recommendations for the laboratory-based detection of *Chlamydia trachomatis* and *Neisseria gonorrhoeae*—2014. *MMWR Recomm Rep*. 2014;63(RR-2):1-19

使用非选择性巧克力琼脂在 5%~10% 二氧化碳中孵育,可从正常无菌部位,如血液、脑脊液或滑液中分离淋病奈瑟菌。可抑制正常菌群和非致病性奈瑟菌的选择性培养基用于非无菌部位的培养,如宫颈、阴道、直肠、尿道和咽部。来自黏膜部位的淋病奈瑟菌培养标本应立即接种到合适的琼脂上,因为该微生物对干燥和温度变化极为敏感。如果初始治疗后存在持续感染,培养可用于抗菌药物敏感性测试,以帮助管理。

与其他淋病奈瑟菌培养和非培养诊断方法相比,核酸扩增试验(NAAT)在检测生殖器和生殖器外标本方面的整体性能远远优于其他方法,美国食品药品管理局(FDA)批准了大多数市售产品用于检测男性尿道拭子标本、女性宫颈内拭子或阴道拭子标本(提供者或患者采集)、男性或女性尿液标本、口咽或直肠拭子标本,或液体细胞学标本。虽然 FDA 未批准 NAAT 用于结膜拭子标本淋病奈瑟菌检测,但它们已被证明比淋病奈瑟菌培养更敏感。每个 NAAT 制造商的产品说明书都应仔细阅读,因为批准的采集方法和标本类型各不相同。对于泌尿生殖道感染,CDC 建议使用 NAAT 筛查淋病奈瑟菌的最佳标本类型包括男性的首次小便和女性的阴道拭子标本。在临床环境中,当 NAAT 对尿液(男性和女性)以及阴道、直肠和口咽拭子标本检测并向患者提供了适当的指导时,可以使用患者收集的样本来代替提供者收集的样本。某些 NAAT 平台还允许对淋病奈瑟菌、沙眼衣原体和阴道毛滴虫标本进行联合检测。

婴儿和儿童。培养可用于检测女孩和男孩的泌尿生殖道和生殖器外部位。NAAT 可用于从女孩的阴道和尿液标本以及男孩的尿液中检测淋病奈瑟菌。尽管来自儿童生殖器外部位的 NAAT 数据较为有限,且表现依赖于测试,但没有证据表明儿童 NAAT 检测淋病奈瑟菌的表现与成人不同。由于对儿童淋病奈瑟菌诊断的影响,只有经过 FDA 认证的 NAAT 检测才能用于生殖器外标本。在这种情况下,使用 NAAT 之前必须与专家协商,以尽量减少与非淋菌奈瑟菌和其他共生菌发生交叉反应的可能性。革兰氏染色不适用于评估青春期前儿童的淋病,不应用于诊断或排除淋病。如果存在 DGI 的证据,应对来自相关临床场所的标本进行淋病奈瑟菌培养和抗菌药物敏感性试验。

治疗[1]:对于宫颈、尿道和直肠的无并发症淋病奈瑟菌感染,推荐单剂量肌内注射头孢曲松。如果未排除衣原体感染,也应给予口服多西环素 7d 治疗沙眼衣原体。淋病奈瑟菌感染引起的大多数综合征(包括尿道炎、宫颈炎、盆腔炎、附睾炎和直肠炎)的治疗方案参见性传播感染(表 4.4 和表 4.5)。单用 500mg 剂量的头孢曲松肌内注射也可用于治疗无并发症的咽部淋病奈瑟菌感染。咽部淋病奈瑟菌感染比泌尿生殖系统和肛门直肠感染更难根除。

对青霉素和四环素的耐药性很普遍,截至 2007 年,CDC 不再推荐使用氟喹诺酮类药物治疗淋病,因为在美国,对喹诺酮类药物耐药的淋病奈瑟菌越来越普遍。在过去的十年中,头孢克肟对在美国和其他国家流行的淋病奈瑟菌的最低抑菌浓度(minimum inhibitory concentration,MIC)有所增加,北美、欧洲和亚洲也出现了使用头孢克肟后治疗失败的病例。因此,自 2012 年起,CDC 不再推荐使用头孢克肟作为淋病奈瑟菌感染的一线治疗。2015 年 CDC 性传播感染指南曾建议使用头孢曲松和阿奇霉素对淋病奈瑟菌感染进行双重治疗;作为一种理论策略,通过使用两种具有不同机制的抗生素,可能提高治疗效果并减少头孢曲松耐药性的出现和传播。自推荐双重治疗以来,头孢曲松或头孢克肟的 MIC 值没有增加,但阿

---

[1]　Centers for Disease Control and Prevention. Sexually transmitted infections treatment guidelines,2021. *MMWR Recomm Rep.* 2021;in press

奇霉素抗菌药物管理对衣原体、生殖支原体和其他生物治疗的影响超过了双重治疗的基本原理。因此,目前在美国只有头孢曲松被推荐用于治疗淋病奈瑟菌感染。

为最大限度地坚持推荐的治疗方法并减少并发症和传播,应在现场提供淋病奈瑟菌感染药物并直接观察。为尽量减少疾病传播,应指导接受淋病治疗的患者在治疗后 7d 内禁欲,直到所有性伴侣得到充分治疗(在接受治疗和症状消失后 7d)。

新生儿感染。有临床证据显示,由淋病奈瑟菌引起的新生儿眼炎或头皮脓肿的婴儿应住院,在传染病专家的咨询下进行管理,并评估是否存在播散性感染(脓毒症、关节炎、脑膜炎)。

单剂量头孢曲松(25~50mg/kg,静脉注射或肌内注射,最大剂量 250mg)是治疗淋病奈瑟菌性眼炎的恰当方法。单剂量头孢噻肟(100mg/kg,静脉注射或肌内注射)可用于因静脉注射钙剂而无法接受头孢曲松的新生儿。如果进行全身治疗,单用局部抗生素治疗是不够的,也是不必要的。

对于新生儿淋病奈瑟菌性头皮脓肿和 DGI,可使用头孢曲松[25~50mg/(kg·d),静脉注射,每日一次]或头孢噻肟[50mg/(kg·d),每日 2 次,静脉注射或肌内注射]治疗 7d,如果有脑膜炎感染证据,疗程可持续 10~14d。

头孢曲松不应用于使用(或预计使用)含钙静脉注射产品的新生儿(28d 及以下)。

住院患者隔离:建议采取标准的预防措施,包括对患有眼炎的新生儿。

控制措施:目前的控制措施包括在性交过程中使用屏障保护的咨询,密切跟踪病例及其接触者,针对特定临床情况推荐的化学预防,根据指南进行常规筛查以及向公共卫生部门报告病例。目前还没有预防淋病奈瑟菌感染的疫苗。

随访。对于确诊并决定单纯使用单剂量头孢曲松治疗的患者,不需要进行治疗试验。任何患有咽部淋病的人都应该在最初治疗后 7~14d 内使用培养或 NAAT 进行治愈试验。如果 NAAT 结果为阳性,应努力在再治疗前进行确认培养,特别是在培养物尚未收集的情况下。所有治疗试验的阳性培养物都应进行抗菌药物敏感性试验。接受过淋病治疗的男性或女性应在治疗 3 个月后重新检测再感染的可能性,无论他们是否认为自己的性伴侣接受了治疗。如果不能在 3 个月时进行重新检测,临床医生应在患者首次治疗后 12 个月内再次接受医疗护理时进行重新检测。所有被诊断为淋病的人都应进行其他性传播感染的检测,包括衣原体感染、梅毒和 HIV 感染。

性伴侣的管理。最近的性伴侣(即在出现症状或诊断淋病之前 60d 内与感染者有过性接触的人)应被转诊进行评估、检测和假定治疗。如果患者最近一次潜在的性接触是在出现症状或诊断前 60d,最近的性伴侣应该接受治疗。为避免再感染,应指示性伴侣在他们和他们的性伴侣完成治疗后以及症状(如果出现)消失后 7d 内不要进行无避孕套性交。

预防

新生儿眼炎的预防。如果淋病奈瑟菌感染在该地区流行,无法确保产前治疗,或在法律允许的情况下,应向所有新生儿(包括剖宫产出生的婴儿)眼内给予 0.5% 红霉素软膏预防,以防止危及视力的淋病奈瑟菌性眼炎。为促进亲子关系,将预防措施推迟 1h 不太可能影响疗效。尚未研究过较长的延迟疗效。局部预防衣原体眼炎无效,这可能是因为无法预防鼻咽定植。红霉素是唯一推荐用于新生儿的抗生素软膏。美国已不再生产硝酸银和四环素眼膏,而杆菌肽无效,聚维酮碘没有得到充分的研究。庆大霉素眼膏可导致新生儿严重眼部反应,不应用于眼部预防。近年来,红霉素软膏出现周期性短缺。如果没有红霉素软膏,建议 1% 阿奇霉素眼液作为可接受的替代品。如果没有 1% 的阿奇霉素眼液,可以考虑 0.3% 的环丙沙星眼膏作为次选。在大多数情况下,高浓度的环丙沙星可克服淋病奈瑟菌对环丙沙星的潜在耐药性。

淋球菌感染母亲所生婴儿预防。淋病奈瑟菌感染未经治疗的母亲所生的新生儿感染风险很高。新生儿应在暴露部位(如结膜、阴道、直肠和口咽)进行淋病奈瑟菌检测,并使用 1 剂头孢曲松(25~50mg/kg,静脉注射或肌内注射,不超过 250mg)进行淋病奈瑟菌假定治疗。对于高胆红素血症患儿,特别是早产儿,应谨慎使用头孢曲松。对于头孢曲松禁忌的婴儿(如静脉营养中持续静脉注射钙),可使用单剂量头孢噻肟(100mg/kg,静脉注射或肌内注射)或单剂量庆大霉素(2.5mg/kg,静脉注射或肌内注射)替代暴露后预防。其他广谱头孢菌素应该是有效的,但还没有进行研究。注意,庆大霉素不应用于治疗患有淋病奈瑟菌性眼病的新生儿,因为它不能充分渗透到眼球。当预防性地给予全身性头孢曲松治疗时,局部抗菌治疗是不必要的。

与已知患有淋病奈瑟菌感染的患者有过性接触的儿童和青少年预防。性暴露前 60d 内出现症状或淋病奈瑟菌指示病例(或最近的性接触,如果最后的潜在的性接触是在出现症状或淋病奈瑟菌感染前 60d)应该接受检查和培养,应该得到与已知淋病奈瑟菌感染者同样的治疗。

常规筛查。建议所有性活动频繁的低于 25 岁女性和年长的女性(如一个新的性伴侣的人,多名性伴侣,有其他性伴侣的性伴侣,或者性伴侣是一个性传播者)进行年度筛查淋病奈瑟菌感染。淋病的其他风险因素包括没有一夫一妻制关系的人不能同样地使用避孕套,以前或共存的性传播感染,以及为金钱或毒品交换性行为。临床医生应考虑他们服务的社区,并可能选择咨询当地公共卫生部门,以获得关于识别风险增加群体的指导。淋病奈瑟菌感染尤其集中在特定的地理位置和社区。淋病奈瑟菌感染风险高的男同性恋(多名匿名伴侣,吸毒)或 HIV 感染风险高的男同性恋应每 3~6 个月在所有接触点进行筛查。建议所有男同性恋者至少每年进行一次筛查。不建议对感染风险较低的异性恋男性和老年女性进行淋病筛查。任何淋病奈瑟菌感染评估都应包括最近在美国以外有过性接触的旅行史。

所有小于 25 岁的妊娠女性应在第一次产前检查时筛查淋病。25 岁及以上的妊娠女性如果被认为有风险(即一个新的性伴侣,一个以上的性伴侣,一个性伴侣同时有伴侣,或一个性伴侣患有性传播疾病或生活在淋病高发地区),就应该进行筛查。建议有持续淋病奈瑟菌感染风险的女性在妊娠晚期进行重复筛查,包括所有小于 25 岁的女性。诊断为淋病的孕妇应立即治疗,并在 3 个月内重新筛查。

报告。必须对青春期前儿童的病例进行调查,以确定感染源。

腹股沟肉芽肿

临床表现:这种性传播生殖器官溃疡性疾病的最初病变是单个或多个无痛皮下结节,然后逐渐溃疡。这些非压痛性肉芽肿性溃疡边缘隆起,呈肉质红色,血管高度发达,接触时容易出血。"接吻"病变可由对邻近皮肤的自体接种引起。病变常累及生殖器或会阴,无局部淋巴结肿大,然而,5%~10% 的患者同时发生在生殖器和腹股沟区域。皮下肉芽肿延伸至腹股沟区,可以类似腹股沟淋巴结肿大(假性淋巴结肿大)。生殖器外病变(如面部、口腔)占病例的 6%。播散到腹腔内器官和骨骼是罕见的。

病原学:肉芽肿病是由肉芽肿克雷伯菌(以前称为肉芽肿荚膜杆菌)引起的,它是一种细胞内革兰氏阴性杆菌。

流行病学:腹股沟肉芽肿在美国和大多数工业化国家很少发生。该疾病在一些热带和发展中地区流行,包括印度、巴布亚新几内亚、加勒比和南部非洲。感染的发生率似乎与持续的高温和高相对湿度有关。感染通常是通过性接触获得的,常常是从活动性感染的人处获得。然而,幼童和其他人可通过接触受感染的分泌物而感染,这种情况较少见。病变活动期间均有传染性。

潜伏期不确定,据报道范围为 1~360d。接种 50d 后,在人体内诱导产生典型的腹股沟肉芽肿病变。

诊断方法:致病微生物很难培养,诊断方法是取自感染部位或组织表面的脱屑,粉碎后用瑞特或吉姆萨染色,用显微镜观察细胞质内深染的杜氏体。微生物也可以通过活检标本的组织学检查来检测。肉芽肿克雷伯菌的培养很难进行,也不能常规进行。目前还没有 FDA 批准的用于检测肉芽肿的分子检测方法。通过 PCR 和血清学检测进行诊断仅在研究实验室开展。

治疗[①]:推荐的治疗方案是阿奇霉素,至少 3 周,直到所有病变完全愈合。治疗已被证明可以阻止病变的进展。局部愈合通常在治疗开始 7d 内,通常从溃疡边缘向内进行。延长治疗时间通常可以使溃疡的肉芽形成和重新上皮化。复发是可能发生的,特别是如果在原发病变完全愈合前停止使用抗菌药物。另外,治疗明显有效后 6~18 个月可复发。复杂或长期感染可能需要外科治疗。

患者应评估其他性传播感染,包括衣原体感染、滴虫病、梅毒和 HIV 感染。

住院患者隔离:建议采取标准的预防措施。

控制措施:在腹股沟肉芽肿患者出现症状前 60d 内与患者发生过性接触的人应进行检查并治疗。然而,在缺乏临床体征和症状的情况下,经验性治疗的价值尚未确立。

流感嗜血杆菌感染

临床表现:流感嗜血杆菌 b 型(*haemophilus influenzae* type b,Hib)引起肺炎、菌血症、脑膜炎、会厌炎、脓毒性关节炎、蜂窝织炎、中耳炎、化脓性心包炎,以及较少见的心内膜炎、眼内炎、骨髓炎、腹膜炎和坏疽。有荚膜但非 Hib 的感染与 Hib 感染的方式相似。无荚膜菌株较常引起呼吸道感染(如中耳炎、鼻窦炎、肺炎、结膜炎),但对菌血症、脑膜炎、羊膜绒毛膜炎和新生儿败血症的病例预后较好。

病原学:流感嗜血杆菌是一种多形性革兰氏阴性球菌。荚膜菌株表达六种抗原不同的荚膜多糖中的一种(a~f)。无荚膜菌株缺乏完整的荚膜基因,被指定为无法分型菌株。

流行病学[②]:传播方式为人与人之间通过吸入呼吸道飞沫或直接接触呼吸道分泌物。在新生儿中,感染是在分娩时吸入羊水或接触含有该病菌的生殖道分泌物而获得的。流感嗜血

---

① Centers for Disease Control and Prevention. Sexually transmitted infections treatment guidelines,2021. *MMWR Recomm Rep.* 2021;in press

② Centers for Disease Control and Prevention. Prevention and control of *Haemophilus influenzae* type b disease:recommendations of the Advisory Committee on Immunization Practices(ACIP). *MMWR Recomm Rep.* 2014;63(RR-1):1-14

杆菌在咽部定植是比较常见的,特别是对不可分型的菌株。在前 Hib 疫苗时代,Hib 的主要宿主是婴幼儿,他们可能无症状地在上呼吸道携带该病菌。

在引入有效的 Hib 结合疫苗之前,Hib 是美国幼儿细菌性脑膜炎的最常见原因。侵袭性 Hib 感染的发生率在 6~18 月龄最高。Hib 会厌炎的发病年龄为 2~4 岁。

未接种疫苗的 5 岁以下儿童患侵入性 Hib 疾病的风险增加。易患侵入性疾病的其他因素包括镰状细胞病、无脾、HIV 感染、某些免疫缺陷综合征和恶性肿瘤的化学治疗。历史上,侵袭性 Hib 感染在黑人和美国印第安人/阿拉斯加土著儿童、男孩、儿童看护人员、生活在拥挤条件下的儿童和未母乳喂养的儿童中更常见。

自从在美国引入 Hib 结合疫苗以来,5 岁以下儿童的侵袭性 Hib 疾病发病率下降了 99% 以上。2017 年,5 岁以下儿童报告侵袭性 Hib 疾病 33 例(每 10 万人中 0.17 例)。在美国,侵袭性 Hib 疾病主要发生在免疫接种不足的儿童和尚未完成初级免疫接种系列的幼童中。在许多资源有限、Hib 疫苗覆盖率欠佳的国家,Hib 仍然是一种重要病原体。

在后 Hib 疫苗接种时代,美国侵袭性流感嗜血杆菌疾病的流行病学发生了变化。在所有年龄组中,不可分型的流感嗜血杆菌现在是侵袭性流感嗜血杆菌疾病的最常见原因。2017 年,5 岁以下儿童侵袭性不可分型流感嗜血杆菌疾病每 10 万人中发生 1.7 例,其中 1 岁以下儿童发病率最高,每 10 万人中发生 5.4 例。在 1 岁以下儿童的病例中,一半以上是在出生后两周内确诊的;许多早产儿在出生当天就有阳性的培养。除了侵袭性疾病外,不可分型流感嗜血杆菌约占儿童急性中耳炎和鼻窦炎发作的 50%,是复发性中耳炎的常见原因。

流感嗜血杆菌 a 型(haemophilus influenzae type a,Hia)已成为引起侵袭性疾病的最常见荚膜血清型,其临床表现类似于 Hib。在一些北美土著人口(如阿拉斯加土著儿童,加拿大北部土著儿童),侵袭性 Hia 感染率逐渐上升,有证据表明出现了继发性病例。尽管侵袭性 Hia 在美国儿童总人口中的发病率较低,但近年来也在逐渐增加,在过去 10 年里,1 岁以下儿童的发病率增加了近 300%。侵袭性疾病也可能由其他非 b 型荚膜株 c、d、e 和 f 型引起。

潜伏期尚不清楚。

诊断方法:通过合适的培养基从脑脊液、血液、滑膜液、胸膜液或心包液中培养流感嗜血杆菌,确定侵袭性疾病的诊断。由于已知在有侵袭性 Hib 疾病的幼儿中可有潜伏性脑膜炎,因此在有侵袭性疾病的情况下,即使没有中枢神经系统的体征和症状,也应强烈考虑进行腰椎穿刺。对受感染的体液标本进行革兰氏染色可帮助确定性诊断。抗原检测方法历来用于脑脊液、血液和尿液标本,由于缺乏灵敏度和特异度,不推荐使用。核酸扩增试验(NAAT)可用于血液或脑脊液中的流感嗜血杆菌 DNA 的多重检测,对于使用抗生素后获得标本的患者尤其有用。这些方法大多不能确定荚膜多糖类型,也不能确定病原菌对抗生素的敏感性。

与侵入性感染相关的流感嗜血杆菌分离株的荚膜多糖应予以测定。根据使用的试剂和技术人员的经验,使用多克隆抗血清玻片凝集进行血清分型可能具有较好的灵敏度和特异度。采用分子方法分型,如对帽座基因进行 PCR 检测,是荚膜分型的首选方法。

治疗:

● 对患有流感嗜血杆菌脑膜炎的儿童的初始治疗是头孢噻肟或头孢曲松。如果发现培养物敏感,可改用静脉注射氨苄西林。β-内酰胺酶阴性、氨苄西林耐药的流感嗜血杆菌株已有报道,一些专家建议,当发现最低抑菌浓度(MIC)为 1~2μg/mL 时,特别是在免疫缺陷宿主的侵入性感染或疾病的情况下,应谨慎使用氨苄西林。其他侵入性流感嗜血杆菌感染的治疗方法类似。通过静脉注射的方式治疗持续 7d,在并发感染中治疗时间更长。

- 地塞米松对于患有 Hib 脑膜炎的婴儿和儿童的治疗是有益的,可以降低听力损失的风险,在第一剂抗菌药物之前或与第一剂抗菌药物同时使用。
- 会厌炎是一种急症。必须通过气管插管迅速建立开放气道。
- 感染的胸膜或心包积液应该引流。
- 根据美国儿科学会(American Academy of Pediatrics,AAP)和美国家庭医生学会(American Academy of Family Physicians,AAFP)关于急性化脓性中耳炎 [1] 的临床实践指南,对于 6 个月以下的婴儿,有双侧肺部疾病的 6~23 个月的婴儿,以及 6 个月以上有严重体征和症状的患者,建议使用阿莫西林[80~90mg/(kg·d)]。对于年龄较大的儿童和那些患有非严重疾病的儿童,可以考虑观察和等待。最佳的治疗时间是不确定的。对于年龄较小的儿童和任何年龄患有严重疾病的儿童,建议采用 10d 疗程;对于 6 岁及以上的患有轻度或中度疾病儿童,持续 5~7d 为宜。如有耳痛应对症治疗。对初始治疗无效的患者应在 48~72h 内重新评估,以确定急性化脓性中耳炎的诊断并排除其他病因。如果在初步观察治疗的患者中确诊为急性中耳炎,应给予阿莫西林。如果患者最初的抗菌治疗失败,就需要改变抗菌药物。合适的替代药物应对青霉素不敏感的肺炎球菌以及产生 β-内酰胺酶的流感嗜血杆菌(在美国,大约 30%~40% 的流感嗜血杆菌分离株产生 β-内酰胺酶)和卡他莫拉菌具有活性。这些药物包括大剂量口服阿莫西林-克拉维酸,口服头孢地尼、头孢泊肟酯或头孢呋辛,或者肌内注射 3d 的头孢曲松。对上述其中一种口服药物治疗仍无反应的患者应接受 3d 疗程的头孢曲松非肠道治疗。肺炎链球菌对大环内酯类药物的耐药性很高,因此克拉霉素和阿奇霉素不被认为是初始治疗的合适选择,即使是对 β-内酰胺类药物有 I 型(即时)过敏反应的患者。在这种情况下,首选克林霉素(如果敏感性已知)或左氧氟沙星治疗。对于有青霉素非 I 型过敏史的患者,可口服头孢地尼、头孢呋辛或头孢泊肟酯等药物。

住院患者隔离:除了标准的预防措施外,对于有侵袭性 Hib 疾病的患者,建议在开始有效的抗菌治疗后 24h 内采取飞沫预防措施。

控制措施(针对侵袭性 Hib 疾病):

保护暴露人群。Hib 疾病的继发性病例见于在儿童保育或家庭环境中暴露于侵袭性 Hib 疾病的未免疫或未完全免疫的儿童。应仔细观察这类儿童是否有发热或其他疾病体征/症状。有发热症状的暴露幼儿应立即接受医疗评估。

药物预防 [2]。侵入性 Hib 疾病在 4 岁以下未接种疫苗的家庭接触者中的风险增加。利福平可根除约 95% 的 Hib 携带者咽部 Hib,并可降低暴露的家庭接触者继发性侵袭性疾病的风险。儿童保育中心接触者继发性疾病的风险也可能增加,但当所有接触者都大于 2 岁时,继发性疾病在儿童保育接触者中是罕见的。表 3.9 总结了不同情况下化学预防的适应证和指南。

---

① Lieberthal AS,Carroll AE,Chonmaitree T,et al. Clinical practice guideline:diagnosis and management of acute otitis media. *Pediatrics*. 2013;131(3):e964-e999

② Centers for Disease Control and Prevention. Prevention and control of *Haemophilus influenzae* type b disease:recommendations of the Advisory Committee on Immunization Practices(ACIP). *MMWR Recomm Rep.* 2014;63(RR-1):1-14

表 3.9　侵袭性流感嗜血杆菌 b 型（Hib）疾病先证者接触者的利福平化学预防适应证和指南 [a]

推荐使用化学预防

- 以下情况的所有家庭接触者 [b]：
  - ◆ 至少有一名 4 岁以下儿童未接种或未完全接种疫苗 [c] 的家庭
  - ◆ 有未完成主要 Hib 系列疫苗接种的 12 个月以下儿童的家庭
  - ◆ 有免疫功能低下儿童的家庭，无论该儿童的 Hib 免疫状况或年龄
- 对于在 60d 内发生 2 例或 2 例以上 Hib 侵袭性疾病的学龄前和儿童保育中心接触者（见正文）
- 对于先证患者，如果小于 2 岁或家庭成员有易感接触，并使用头孢噻肟或头孢曲松以外的方案进行治疗，在治疗结束时进行侵入性感染的化学预防

不推荐使用化学预防

- 除先证患者外，家庭住户中没有小于 4 岁子女
- 对于所有家庭接触者都具有免疫能力的家庭住户，所有 12~48 个月大的家庭接触者已完成 Hib 系列免疫接种，以及小于 12 个月的家庭接触者已完成主要 Hib 系列免疫接种
- 学龄前儿童和托儿所儿童接触 1 例先证病例者
- 妊娠妇女

[a] 类似的标准可以用于 Hia，然而，Hib 免疫标准并不适用。

[b] 确定为与先证患者一起居住的人，或在先证患者入院前 7d 中至少 5d 与先证患者一起居住 4h 或以上的未与先证者常住在一起的居民。

[c] 完全接种疫苗定义为在 15 月龄或以上时至少接种过 1 剂结合疫苗；在 12 至 14 月龄期间服用 2 次；或在未满 12 个月时采用 2 或 3 剂初级系列，在 12 个月或 12 个月以上时采用加强剂。

- **家庭成员**。当至少有一名家庭成员符合所列标准时，关于患有侵袭性 Hib 疾病的家庭成员的预防措施的详细信息见表 3.9。鉴于家庭中的大多数继发性病例发生在指示病例住院后的第一周，必要时应尽快采取预防措施。由于一些继发性病例发生较晚，先证者住院 7d 或更长时间后开始预防仍可能有一定益处。

- **托儿所儿童和学前儿童**。当 60d 内发生 2 例或 2 例以上侵袭性 Hib 疾病，且未接种或未完全接种的儿童参加儿童保育设施或学龄前教育时，应考虑对所有参与者（不论其年龄和疫苗状况）和儿童保育提供者使用利福平预防。除了这些关于药物预防的建议外，未接种或未完全接种的儿童应接种一剂疫苗，并应按建议的特定年龄免疫接种时间表安排完成接种。在发生单一侵袭性 Hib 疾病病例时，关于二级传播风险的数据不足，不足以建议护理人员和儿童护理人员采取药物预防措施；在这种情况下提供药物预防的决定由地方卫生部门决定。

- **先证者**。见表 3.9。

- **剂量**。在预防方面，利福平应口服，每日 1 次，连续 4d（20mg/kg，最大剂量 600mg）。1 个月以下婴儿的剂量未确定，一些专家建议将剂量降低到 10mg/kg。成人每剂为 600mg。如果利福平有禁忌证，可以考虑单剂量头孢曲松，但使用这种方法根除的持久性还没有很好地确定。

- **侵袭性 Hia**。在有 4 岁以下儿童或有免疫功能低下儿童的家庭中，临床医生可以考虑对侵入性 Hia 疾病先证病例的家庭接触者进行药物预防。对于这些个人和接触者，可遵循 Hib 的药物预防建议。然而，由于没有一种获得许可的疫苗用于 Hia，因此有关疫苗接种的标准不适用。

免疫接种[①]。美国有三种单抗原（单价）Hib 结合疫苗产品和两种含有 Hib 结合物的联合疫苗产品（表 3.10）。Hib 结合疫苗由 Hib 荚膜多糖［多聚核糖基核糖醇磷酸盐（polyribosylribotol phosphate，PRP）］共价连接到载体蛋白组成。保护性抗体针对 PRP。

表 3.10　美国已批准可用于婴儿和儿童的流感嗜血杆菌 b 型（Hib）结合疫苗 [a]

疫苗	商品名	成分	制造商
PRP-T	ActHIB	PRP 结合破伤风类毒素	Sanofi Pasteur
PRP-T[a]	Hiberix	结合破伤风类毒素	GlaxoSmithKline Biologicals
PRP-OMP	PedvaxHIB	PRP 结合 OMP	Merck & Co, Inc
DTaP-IPV-Hib[b]	Pentacel	DTaP–IPV+PRP–T	Sanofi Pasteur
DTaP-IPV-Hib-HepB	Vaxelis	DTaP–IPV+PRP–OMP+HepB	Sanofi Pasteur, Merck & Co, Inc

注：PRP-T，多聚核糖基核糖醇磷酸盐-破伤风类毒素；OMP，脑膜炎奈瑟菌外膜蛋白复合物；DTaP，白喉、破伤风类毒素及无细胞百日咳；IPV，脊髓灰质炎灭活疫苗；HepB，乙型肝炎疫苗。

[a] Hib 结合疫苗可以使用联合疫苗或重组疫苗，前提是联合疫苗或重组疫苗已获得 FDA 针对儿童年龄的许可，并有理由使用其他疫苗成分。

[b] DTaP-IPV 液体组分用于重组冻干 ActHIB 疫苗组分以形成 Pentacel。

根据疫苗的不同，推荐的主要系列包括在 2、4 和 6 月龄时接种 3 剂或在 2 和 4 月龄时接种 2 剂。表 3.11 中的方案在完成推荐的初级系列治疗后可能具有同等的保护作用。对于美国印第安人/阿拉斯加土著儿童，使用 PRP-OMP（外膜蛋白复合物）Hib 疫苗可获得最佳的免疫保护。关于含 PRP-OMP 的新疫苗第 1 剂后免疫原性的信息对于评估这些疫苗在美洲印第安人/阿拉斯加土著儿童中使用的适用性很重要。

表 3.11　2 个月至 4 岁儿童常规流感嗜血杆菌 b 型（Hib）结合免疫的推荐方案 [a]

疫苗及制造商	基础系列	加强剂量	追加剂量[b]
PRP-T（ActHIB，Sanofi Pasteur）	2 个月, 4 个月, 6 个月	12~15 个月	16 个月~4 岁
PRP-T（Hiberix，GlaxoSmithKline）	2 个月, 4 个月, 6 个月	12~15 个月	16 个月~4 岁
PRP-OMP（PedvaxHIB，Merck & Co, Inc）[c,d]	2 个月, 4 个月	12~15 个月	16 个月~4 岁
联合疫苗			
DTaP-IPV-Hib（Pentacel，Sanofi Pasteur）	2 个月, 4 个月, 6 个月	12~15 个月	16 个月~4 岁
DTaP-IPV-Hib-HepB（Vaxelis，Sanofi Pasteur，Merck & Co, Inc）	2 个月, 4 个月, 6 个月	使用其他含 Hib 的疫苗作为加强剂，至少在最后一次接种后 6 个月	

注：PRP-T，多聚核糖基核糖醇磷酸盐-破伤风类毒素；OMP，脑膜炎奈瑟菌外膜蛋白复合物；DTaP，白喉、破伤风类毒素及无细胞百日咳；IPV，脊髓灰质炎灭活疫苗；HepB，乙型肝炎疫苗。

[a] 关于特定疫苗的进一步信息见正文和表 3.10，关于联合疫苗的信息见表 1.8。

[b] 更多信息见免疫追赶计划。

[c] 如果 PRP-OMP（PedvaxHIB）疫苗在基础系列中没有作为两种剂量使用，则需要第三剂 Hib 结合疫苗来完成基础系列。

[d] 美国印第安人/阿拉斯加土著儿童的首选。

---

① Centers for Disease Control and Prevention. Prevention and control of *Haemophilus influenzae* type b disease：recommendations of the Advisory Committee on Immunization Practices（ACIP）. *MMWR Recomm Rep.* 2014；63（RR-1）：1-14

- **联合疫苗**。在美国有两种含有 Hib 的联合疫苗。DTaP-IPV-Hib（Pentacel）推荐在 2、4、6 和 15~18 月龄时接种 4 剂；DTaP-IPV-Hib-HepB（Vaxelis）推荐在 2、4 和 6 月龄时接种 3 剂；在 15~18 个月大时，应接种不同的含 Hib 疫苗（有别于牛痘疫苗）作为加强剂。由于缺乏 1 次接种后的免疫原性数据，不推荐 Vaxelis 作为美国印第安人/阿拉斯加土著儿童的首选 PRP-OMP Hib 疫苗。
- **疫苗互换性**。Hib 联合疫苗许可年龄范围内的主疫苗系列被认为是可互换的，只要在 1 岁以内完成 3 剂（即，如果 2 剂 Hib-OMP 不管理，3 剂含 Hib 疫苗的剂量是必需的）。目前尚无关于某些疫苗可互换性的安全性和有效性的数据。
- **剂量和给药途径**。每一种 Hib 联合疫苗的剂量为 0.5mL，肌内注射。
- **免疫缺陷儿童**。Hib 疾病风险增加的儿童可能对联合疫苗的抗 PRP 抗体反应受损，例如功能性或解剖性无脾、HIV 感染或免疫球蛋白缺乏症（包括孤立的 IgG_2 亚类缺乏症）或早期成分补体缺乏症），造血干细胞移植受者，以及接受恶性肿瘤化学治疗的儿童。一些有免疫缺陷的儿童可能受益于比通常指示剂量更多的结合疫苗）。
- **不良反应**。对 Hib 结合疫苗的不良反应并不常见。大约 25% 的受者在注射部位出现疼痛、发红和肿胀，但这些症状通常很轻微，持续时间不到 24h。

对免疫接种的推荐

适应证和时间表

- 所有儿童应在大约 2 个月时开始接种 Hib 结合疫苗（表 3.11）。其他建议如下。
  - 最早可在 6 周大时开始接种疫苗。
  - 疫苗可在其他儿童免疫接种观察期间使用。
- 对于 7 个月以下儿童的常规免疫接种，建议遵循以下指南。
  - 基础免疫。表 3.11 列出了主要疫苗接种系列的选项。每隔大约 2 个月注射一次。当使用不同疫苗产品的连续剂量或以前使用过哪些产品存在不确定性时，认为 3 剂结合疫苗就足以完成基础免疫，无论使用何种方案（有些疫苗的互换性尚无数据）。
  - 在 12~15 个月大时加强免疫。对于完成基础免疫接种的儿童，建议在 12~15 个月以及最后一次接种后至少 2 个月再接种一次联合疫苗。任何单价或五价组合 Hib 联合疫苗对这一剂量是可接受的。
- 若小于 5 岁的儿童生后 6 个月内未接受 Hib 结合疫苗，应根据建议的补充免疫计划进行免疫接种（表 3.13）。小于 12 个月的婴儿追加免疫，至少可以间隔 4 周给予 1 剂。
- 小于 24 个月的侵袭性 Hib 感染儿童仍有第二次发病的风险。这些儿童应按照未接种 Hib 疫苗的儿童的适当年龄计划进行免疫接种，就像他们以前没有接种过 Hib 疫苗一样（见表 3.11 和表 1.10）。应在发病后 1 个月或之后尽快开始免疫。对接种 2~3 剂疫苗后仍有侵袭性 Hib 疾病的儿童和 b 型毒株引起的复发性侵袭性疾病的儿童应进行免疫评估。
- 化学治疗、放射治疗、造血干细胞移植、脾切除等特殊情况见表 3.12。其他详情如下。
  - 免疫接种失败。在年度免疫接种计划中概述了对免疫接种计划有差错的儿童的建议。
  - 早产儿。对于早产儿，免疫接种应以年龄为基础，并应根据表 3.11 中的建议在 2 个月大时开始。
  - **功能性/解剖性无脾**。脾功能下降或缺失的儿童，如果在 12 个月或更大的时候接受过 Hib 初级系列免疫接种和加强剂量，则不需要进一步接种 Hib。

◆ **其他高危人群。**感染 HIV、IgG₂ 亚类缺乏或早期补体成分缺乏的儿童发生侵袭性 Hib 疾病的风险增加。目前尚不清楚这些儿童在完成初级系列免疫接种和 12 个月或更大时的加强剂量后是否会受益于额外剂量。

● 对高危人群进行追加免疫接种(表 3.12)。

◆ 对于 12~59 个月有易患 Hib 疾病的基础状况的儿童(功能性或解剖性无脾、HIV 感染、免疫球蛋白缺乏、早期成分补体成分缺乏,或接受造血干细胞移植或恶性肿瘤化学治疗),未接种或 12 个月前仅接种过 1 剂结合疫苗的儿童,建议接种 2 剂任何联合疫苗,间隔 2 个月。对于在 12 个月前接受 2 剂或 2 剂以上剂量的这一年龄组的儿童,建议再注射 1 剂联合疫苗。

表 3.12　流感嗜血杆菌 b 型(Hib)结合疫苗在特殊人群中的应用

高危人群	疫苗接种建议
患者 <12 个月	按照常规 Hib 疫苗接种建议接种
患者 12~59 个月	如果未接种或在 12 个月前接种了 0 或 1 剂疫苗:2 个月间隔接种 2 剂 如果在 12 个月前接受 2 剂或 2 剂以上剂量:1 剂 如果完成基础系列,并在 12 个月或 12 个月以上时接受加强剂量:不需要额外剂量
接受化学治疗或放射治疗的患者,年龄 <60 个月	如果在开始治疗前 14d 或更长时间常规接种 Hib 疫苗:不需要重新接种 如果在开始治疗后 14d 内或治疗期间给予剂量:至少在治疗结束后 3 个月开始重复剂量
择期脾切除术患者,年龄 ≥15 个月	如未接种ª:1 剂,最好在手术前 14d
无脾患者 ≥60 个月及成人	如未接种ª:1 剂
HIV 感染儿童 ≥60 个月	如未接种ª:1 剂
感染 HIV 的成人	不建议接种 Hib 疫苗
造血干细胞移植受者,各年龄段	无论 Hib 疫苗接种史如何:移植后 6~12 个月开始接种 3 次(至少间隔 1 个月)ᵇ

ª 年龄在 14 个月后未接受基础系列和加强剂或至少 1 剂 Hib 疫苗的患者被认为未接种。
ᵇ 美国 CDC 免疫实践咨询委员会建议这样做,尽管 Hib 疫苗不允许 5 岁以上的人接种。

报告。所有流感嗜血杆菌侵入性疾病的病例,包括 b 型、非 b 型和不可分型,都应向当地公共卫生部门报告。

汉坦病毒肺综合征

临床表现:汉坦病毒可引起 2 种不同的临床综合征。一种是汉坦病毒肺综合征(hantavirus pulmonary syndrome,HPS),又称汉坦病毒心肺综合征(hantavirus cardiopulmonary syndrome,HCPS),以非心源性肺水肿为特征,在美洲观察到;另一种是全球范围内发生的肾综合征出血热(hemorrhagic fever with renal syndrome,HFRS)。经过 1~6 周的潜伏期,HPS 的前驱症状持续 3~7d,其特征是发热、寒战、头痛、肌痛、恶心、呕吐、腹泻、头晕,有时还伴有咳嗽。最初 3~7d 通常不会出现呼吸道症状或体征,但随后突然出现肺水肿和严重低氧血症,表现为咳嗽和呼吸困难。病情会在数小时内发展。在严重的情况下,心肌功能障碍会导致低血压,这就是为什么这种综合征有时被称为汉坦病毒心肺综合征。

广泛的双侧间质性肺泡水肿伴胸腔积液是弥漫性肺毛细血管渗漏所致。插管和辅助通气通常只需要 2~4d,随着利尿的出现,病情会迅速改善。

严重心力衰竭不同于感染性休克,心指数和每搏指数较低,肺动脉楔压正常,全身血管阻力增加。不良预后指标包括持续性低血压、明显的血液浓缩、心指数小于 2、血清乳酸浓度 >4mmol/L(36mg/dL)的乳酸酸中毒突然发生。

HPS 患者的病死率在 30%~40%,死亡通常发生在住院的第 1 天或 2 天。美国印第安人/阿拉斯加土著人口中的病例数量不成比例,这些人口的病死率(46%)高于非土著人口。已报告了较轻的疾病形式。有限的资料提示成人和儿童的临床表现和预后相似。严重的后遗症并不常见。

病原学:汉坦病毒是汉坦病毒科的 RNA 病毒。辛诺柏病毒(Sin Nombre virus,SNV)是美国西部和中部地区 HPS 的主要病原体。河口病毒、黑港渠病毒、莫农加希拉病毒和纽约病毒是路易斯安那州、得克萨斯州、佛罗里达州、纽约州和美国东部其他地区散发病例的罪魁祸首。安第斯病毒、奥兰病毒、拉古纳内格拉病毒和乔克罗病毒导致了南美洲和中美洲的病例。美国每年报告 20~40 例 HPS 病例,大多数(95%)发生在密西西比河以西。10 岁以下儿童的病例极为罕见。儿童受感染的可能性可能低于成人,因为儿童不太可能执行会使他们面临更高风险的任务。非特异性免疫机制可能降低儿童出现症状的风险。

流行病学:啮齿动物是汉坦病毒的自然宿主,可获得终身、无症状的慢性感染,在唾液和粪便长时间持续携带病毒。人类通过直接接触受污染的啮齿动物、啮齿动物粪便或巢穴,或通过吸入啮齿动物尿液、粪便或唾液中的雾化病毒颗粒感染。极少数情况下,啮齿动物咬伤或破损皮肤被排泄物污染可导致感染。面临风险的活动包括处理或捕捉啮齿动物,清洁或进入封闭或很少使用的啮齿动物出没的建筑物,清洁饲料储存或动物收容所区域,手工犁地,以及生活在老鼠密度增加的家中。对于背包客或露营者来说,在啮齿动物居住的建筑中睡觉与 HPS 有关,2012 年在约塞米蒂国家公园暴发了一次显著的疫情,仅次于啮齿动物出没的小屋引起的疫情。异常的强降雨改善了啮齿动物的食物供应,导致啮齿动物数量增加,人与受感染啮齿动物的接触更加频繁,从而导致更多的人类疾病。大多数病例发生在春季和夏季,地理位置由啮齿动物携带者的栖息地确定。

SNV 由鹿鼠传播,黑港渠病毒由棉鼠(刚毛棉鼠)传播,河口病毒由稻鼠(沼泽稻鼠)传播,纽约病毒和莫农加希拉病毒由白足鼠传播。

安第斯病毒由长尾稻鼠传播,这是阿根廷和智利大部分地区的地方病。与所有其他汉坦病毒不同,安第斯病毒也可以在人与人之间传播。

诊断方法:在适当的流行病学环境中,当血小板减少伴临床类似急性呼吸窘迫综合征的严重肺炎发生时,应考虑 HPS。其他特征实验室异常发现包括中性粒细胞增多伴未成熟粒细胞,包括 10% 以上的免疫母细胞(嗜碱性细胞质,核仁明显,核质比增加)和红细胞比容增加。在已知发生 HPS 的地区,使用 5 项外周血筛查有助于早期发现 HPS 患者。筛查的内容包括:①非性别/年龄导致的血红蛋白升高;②粒细胞左移;③缺乏毒性变化;④血小板减少;⑤免疫原细胞和浆细胞占淋巴细胞的比例大于 10%。对于符合 5 项标准中 4 项的病例,5 项筛查的阳性预测值大于 90%。

病毒的分子检测已在疾病早期的外周血单核细胞和其他临床标本中被报道,但通常不在支气管肺泡灌洗液中。病毒培养是没有用的。汉坦病毒特异性 IgM 和 IgG 抗体通常出现在临床发病初期,血清学检测仍然是诊断的首选方法。在迅速死亡的病例中 IgG 可能为阴性。

通过尸检时对组织(肺毛细血管内皮细胞和体内几乎所有器官)进行免疫组织化学染色可确定诊断。

治疗:疑似 HPS 的患者应立即转移到三级医疗机构,在那里可提供肺水肿的支持治疗,在第一个关键的 24~48h 内可发生严重低氧血症和低血压。

在严重的情况下,早期机械通气和提高心肌收缩力和升压支持是必要的。当肺动脉楔压和心脏指标恶化时,应考虑体外膜氧合(extracorporeal membrane oxygenation,ECMO),这可能为肺部严重毛细血管泄漏综合征提供短期支持。

利巴韦林在体外对包括 SNV 在内的汉坦病毒有活性。然而,静脉注射利巴韦林的 2 项临床研究(1 项开放标签研究和 1 项随机、安慰剂对照、双盲研究)未能显示对心肺期 HPS 的治疗有益。目前,利巴韦林不应被视为标准治疗。

细胞因子阻断剂对 HPS 理论上可能有作用,但这些药物尚未进行系统的评估。抗生素不太可能带来好处。然而,在确诊之前,通常使用广谱抗生素治疗,因为细菌性休克远比汉坦病毒引起的休克更为常见。

住院患者隔离:建议采取标准的预防措施。在美国,卫生保健相关或人际传播与 HPS 没有关联,但在智利和阿根廷已报告与安第斯病毒有关。

控制措施:

保护暴露人群。应采用系列临床检查来监测接触后感染风险高的个体。

环境控制。人类的汉坦病毒感染主要发生在成人中,并和容易与受感染的啮齿动物接触的家庭、职业或休闲活动有关,通常在农村环境的建筑物中。根除宿主是不可行的。降低风险包括采取措施阻止啮齿动物在家庭和工作环境中定居,并尽量减少雾化和接触啮齿动物的唾液和排泄物。策略包括消除啮齿动物的食物来源,通过密封洞减少筑巢地点,以及使用捕捉器和灭鼠剂。进入可能有鼠患的地方前,应打开门窗,使封闭的地方通风。应使用适合区域和文化的教育材料来传达预防信息。

由于其脂质包膜,汉坦病毒易受稀释的漂白剂、洗涤剂和大多数一般家用消毒剂的影响。有灰尘的地方或物品在清洗前,应先用 10% 的漂白剂或其他消毒剂浸湿。不应该用扫帚和吸尘器来清洁老鼠出没的地方。建议使用 10% 的漂白水对死鼠进行消毒,并在处理困鼠或死鼠前戴上橡胶手套。手套和捕鼠器使用后应消毒。有知识的专业人员应使用适当的个人防护设备清理可能感染汉坦病毒的啮齿动物的区域。可能受感染的材料应按照当地有关感染性废物的规定进行处理。

报告。怀疑汉坦病毒感染的病例应报告给地方公共卫生部门。HPS 和非肺部汉坦病毒感染是美国法定报告疾病,通过美国法定报告疾病监测系统报告。

幽门螺杆菌感染

临床表现:大多数儿童幽门螺杆菌感染被认为是无症状的。幽门螺杆菌可引起慢性活动性胃炎,也可引起十二指肠溃疡,较轻时可引起胃溃疡。持续感染幽门螺杆菌也会增加成人患胃癌的风险,包括黏膜相关淋巴组织(mucosal-associated lymphoid tissue,MALT)淋巴瘤和腺癌。然而,感染并发症在儿童中并不常见。在儿童中,急性幽门螺杆菌感染可导致胃十二指肠炎症,表现为胃痛、恶心、呕吐、呕血和愈创木酸阳性粪便。如果存在,这些症状通常是自限性的。在没有消化性溃疡疾病的情况下,感染与反复腹痛之间没有明显的联系。夜间觉醒可以将患有消化性溃疡病的儿童与由幽门螺杆菌感染引起的慢性胃炎的儿童区分开来(后者儿童夜间醒来很少发生)。幽门螺杆菌感染的内镜检查结果包括结节性胃炎、慢性胃炎,很少出现胃或十二指肠糜烂或溃疡。与幽门螺杆菌感染相关的儿童肠外疾病包括治疗难治性缺铁性贫血和慢性免疫性血小板减少性紫癜(chronic immune thrombocytopenia purpura,cITP)。

病原学:幽门螺杆菌是一种革兰氏阴性、螺旋状、弯曲状或 U 形的微氧杆菌,其一端有单个或多个鞭毛。该生物过氧化氢酶、氧化酶和脲酶活性呈阳性。与更严重疾病相关的 2个主要毒力因子包括细胞毒素相关基因(cytotoxin associated gene,CagA)和空泡细胞毒素(vacuolating cytotoxin,VacA)。

流行病学:幽门螺杆菌已从人类和其他灵长类动物中分离出来。人类传播的动物宿主尚未得到证实。据认为,受感染者可通过粪-口、胃-口和口-口途径传播微生物。据估计,生活在资源不足国家的 70% 的人感染了幽门螺杆菌,生活在工业化国家的 30%~40% 的人感染了幽门螺杆菌。在资源丰富的工业化国家,儿童的感染率较低,但来自较低社会经济群体的儿童、来自资源有限国家的移民和生活在卫生条件差的人除外。大多数感染是在 8 岁前获得的。这种微生物可以在胃里存活数年甚至一生。

虽然所有感染者都患有胃炎,但在一生中,约 10%~15% 的人会发展为消化性溃疡,不到1% 的人会发展为胃癌。

潜伏期尚不清楚。

诊断方法:幽门螺杆菌感染的诊断可以通过在非选择性的培养基(如巧克力琼脂,布鲁氏琼脂,脑心浸出液琼脂)进行胃活检组织培养或选择性的培养基(如 Skirrow 琼脂)37℃微量需氧(氧气减少,二氧化碳增加,增加了氢浓度)的条件下培养 3~10d。菌落小、光滑、半透明,过氧化氢酶、氧化酶和脲酶活性呈阳性。应对培养菌株进行药敏试验,指导治疗。用沃森-斯塔里银染色、斯坦纳染色、吉姆萨染色或庆达染色可在组织学切片上显示生物体。苏木精-伊红染色可证实幽门螺杆菌的存在,但不排除染色剂污染。特异性幽门螺杆菌抗体免疫组织学染色可提高特异度。由于这些微生物产生高水平的脲酶,对胃活检标本的脲酶检测可以用来检测幽门螺杆菌的存在。脲酶将尿素水解成氨和碳酸盐,在试验中氨的产生导致 pH 值增加。

非侵入性的市售检测包括尿素呼气检测和粪便抗原检测;这些试验是为检测活动性感染而设计的,具有很高的灵敏度和特异度。通过 EIA 法单克隆抗体进行粪便抗原检测试剂在市场上有售,可用于任何年龄的儿童。尿素呼气测试在口服同位素标记尿素(^{13}C 或 ^{14}C)后检测呼出空气中标记的二氧化碳。尽管尿素呼气测试价格昂贵,对年幼的儿童没有用处,但 FDA批准了一种适用于 3~17 岁儿童的测试。确诊为消化性溃疡的患者可以从检测和治疗幽门螺杆菌感染中获益。有功能性腹痛(罗马标准没有警示症状[①])的患者不应该进行检测,因为没有证据表明治疗幽门螺杆菌感染可以缓解症状。cITP 病例在内镜和活检时可能增加出血风险,应使用试剂检测来初步诊断感染。在治疗完成后,检测也适用于确认感染是否根除。

---

① Hyams JS,Di Lorenzo C,Saps M,Shulman RJ,Staiano A,van Tilburg M. Functional disorders:children and adolescents. *Gastroenterology*. 2016;150(6):1456-1468

　　胃活检组织的聚合酶链反应（PCR）或荧光原位杂交（fluorescence in situ hybridization，FISH）均可检测出幽门螺杆菌，PCR 也已应用于粪便标本的微生物检测。然而，这些检测方法目前都没有被 FDA 批准用于幽门螺杆菌检测。

　　采用幽门螺杆菌特异性 IgG 抗体检测幽门螺杆菌感染的血清学检测不推荐应用于儿童的诊断或证实根除。

　　欧洲儿科胃肠病、肝病和营养学会，以及北美儿科胃肠病、肝病和营养学会（European Society for Paediatric Gastroenterology，Hepatology and Nutrition and the North American Society for Pediatric Gastroenterology，Hepatology & Nutrition，ESPGHAN/NASPGHAN）联合指南建议对儿童幽门螺杆菌感染不采用"检测和治疗"策略。相反，建议如下[1]。

　　• 幽门螺杆菌感染的诊断应基于组织病理学（幽门螺杆菌阳性胃炎）加上至少 1 个其他活检为基础的阳性检查，或培养阳性。

　　• 停用质子泵抑制剂（proton pump inhibitor，PPI）至少 2 周后，停用抗菌药物 4 周后，检测幽门螺杆菌。

　　• 对于患有胃溃疡或十二指肠溃疡的儿童，应进行幽门螺杆菌检查。如果发现幽门螺杆菌感染，应建议治疗，并确定根除。

　　• 幽门螺杆菌感染的诊断测试不应作为儿童缺铁性贫血的调查基本测试的一部分，对于难治性缺铁性贫血患儿，在排除其他原因的情况下，可以考虑采用内镜检测幽门螺杆菌。

　　• 在有功能性腹痛的儿童中不应该进行幽门螺杆菌感染诊断检测。

　　• 在调查身材矮小的原因时，不应进行幽门螺杆菌感染的诊断测试。

　　美国血液学会（American Society of Hematology，ASH）2011 年的指南建议对患有 cITP 的儿童不要进行幽门螺杆菌的常规检测[2]。

　　治疗[1]：治疗方案详见表 3.13 和表 3.14。推荐对患有消化性溃疡病、胃黏膜相关淋巴组织淋巴瘤或早期胃癌的感染患者进行治疗。如果在不明原因和难治性缺铁性贫血的儿童中发现幽门螺杆菌感染，可考虑进行治疗。此外，如果感染与 cITP 有关，ESPGHAN/NASPGHAN 和 ASH 指南均建议根除幽门螺杆菌[1][2]。在缺乏临床或内镜证据的消化性溃疡疾病的情况下，对于患有幽门螺杆菌感染的患者，除非患者处于高危组或胃癌发生率较高的地区，否则不建议治疗。坚持是根除治疗成功的关键。

　　所有推荐的治疗方案包括 PPI 和阿莫西林。甲硝唑、克拉霉素和/或铋剂的添加是根据患者以前的治疗经验或已知对克拉霉素和甲硝唑的敏感性。据报道，耐药菌株（特别是克拉霉素耐药株）的流行以及三联疗法失败的增加，提示需要以铋剂为基础的四联疗法（即 3 种抗生素和铋剂）和更长的疗程（14d）来根除幽门螺杆菌。许多治疗方案已经被评估并被批准用于成人，这些方案在儿科患者中的安全性和有效性还没有确定。目前还没有证据支持使用益生菌来减少药物的不良反应或改善幽门螺杆菌的根除率。青霉素过敏患者的选择有限。

---

①　Jones NL，Koletzko S，Goodman K，et al；ESPGHAN，NASPGHAN. Joint ESPGHAN/NASPGHAN guidelines for the management of *Helicobacter pylori* in children and adolescents（update 2016）. *J Pediatr Gastroenterol Nutr*. 2017；64（6）：991-1003

②　Neunert C，Lim W，Crowther M，Cohen A，Solberg L Jr，Crowther MA. The American Society of Hematology 2011 evidence-based guideline for immune thrombocytopenia. *Blood*. 2011；117（16）：4190-4207

表 3.13　幽门螺杆菌感染一线治疗的推荐方案 [a,b]

幽门螺杆菌对抗菌药物的敏感性	一线治疗的建议
对克拉霉素敏感,对甲硝唑敏感	PPI+ 阿莫西林 + 克拉霉素 14d[c]
对克拉霉素耐药,对甲硝唑敏感	PPI+ 阿莫西林 + 甲硝唑 14d 或以铋剂为基础的治疗,详见"敏感性不清楚"一栏
对克拉霉素敏感,对甲硝唑耐药	PPI+ 阿莫西林 + 克拉霉素 14d
对克拉霉素、甲硝唑耐药(双重耐药)	<8 岁:PPI+ 阿莫西林 + 甲硝唑 + 铋剂 14d ≥8 岁:PPI+ 四环素 + 甲硝唑 + 铋剂 14d
敏感性不清楚	<8 岁:PPI+ 阿莫西林 + 甲硝唑 + 铋剂 14d ≥8 岁:PPI+ 四环素 + 甲硝唑 + 铋剂 14d

注:PPI,质子泵抑制剂。

[a] 改编自 Jones NL,Koletzko S,Goodman K,et al;ESPGHAN,NASPGHAN. Joint ESPGHAN/NASPGHAN guidelines for the management of *Helicobacter pylori* in children and adolescents(update 2016). *J Pediatr Gastroenterol Nutr.* 2017;64(6):991-1003。

[b] 参考欧洲儿科胃肠病、肝病和营养学会,以及北美儿科胃肠病、肝病和营养学会(ESPGHAN/NASPGHAN)抗生素给药联合指南。

[c] 序贯治疗 10d(PPI+ 阿莫西林 5d,PPI+ 克拉霉素 + 甲硝唑 5d)同样有效,但有暴露于 3 种不同抗生素的缺点。

表 3.14　治疗失败的儿科患者的补救疗法 [a,b]

最初的抗菌药物敏感性	过去的治疗方案	建议补救治疗
对克拉霉素敏感,对甲硝唑敏感	PPI+ 阿莫西林 + 克拉霉素 PPI+ 阿莫西林 + 甲硝唑	PPI+ 阿莫西林 + 甲硝唑 PPI+ 阿莫西林 + 克拉霉素
对克拉霉素敏感,对甲硝唑敏感	序贯治疗(见表 3.13 表注 c)	考虑进行第二次内镜检查,并使用定制治疗 14d 或采用表 3.13 中的双重耐药治疗
对克拉霉素耐药	PPI+ 阿莫西林 + 甲硝唑	采用表 3.13 中的双重耐药治疗
对甲硝唑耐药	PPI+ 阿莫西林 + 克拉霉素	考虑进行第二次内镜检查,并使用定制治疗 14d 或采用表 3.13 中的双重耐药治疗
敏感性不清楚	PPI+ 阿莫西林 + 克拉霉素 或 PPI+ 阿莫西林 + 甲硝唑 或序贯治疗(见表 3.13 表注 c)	考虑进行第二次内镜检查以评估二次抗菌药物敏感性,或采用表 3.13 中的双重耐药治疗

[a] 改编自 Jones NL,Koletzko S,Goodman K,et al;ESPGHAN,NASPGHAN. Joint ESPGHAN/NASPGHAN guidelines for the management of *Helicobacter pylori* in children and adolescents(update 2016). *J Pediatr Gastroenterol Nutr.* 2017;64(6):991-1003。

[b] 参考欧洲儿科胃肠病、肝病和营养学会,以及北美儿科胃肠病、肝病和营养学会(ESPGHAN/NASPGHAN)抗生素给药联合指南。

初始治疗

- 初始治疗幽门螺杆菌感染的患者,治疗方案的选择最好以患者个体的易感性为指导。
- 具体治疗方案见表 3.13。
- 初始治疗完成后 4~6 周应进行呼气试验或粪便检查,以记录机体清除情况;临床症状的缓解并不是根除成功的标志。

补救治疗

- 治疗后前 12 个月内的感染可能是既往感染复发。五年内的再感染率可能高达 50%。

与成人相比,儿童的补救治疗选择较少。

- 管理和治疗方案详见表 3.14。
- 补救治疗完成后 4~6 周,应进行呼气或粪便检查,以记录机体清除情况。

住院患者隔离:建议采取标准的预防措施。

控制措施:对胃镜进行消毒,防止病菌在患者之间传播。

沙粒病毒引起的出血热 ①

临床表现:沙粒病毒可导致几种出血热综合征。沙粒病毒分为两组,即西半球或塔卡里伯病毒组和东半球或淋巴细胞脉络丛脑膜炎病毒(lymphocytic choriomeningitis virus,LCMV)/拉沙病毒组。LCMV 在其他章节中讨论。与沙粒病毒相关的疾病范围从无症状或轻度、急性、发热性感染到以血管渗漏、休克和多器官功能障碍为突出特征的严重疾病。发热、乏力、不适、头痛、关节痛、肌痛、结膜充血、眶后疼痛、面部潮红、食欲减退、呕吐、腹泻和腹痛是所有感染的常见早期症状。血小板减少、白细胞减少、瘀点、全身淋巴结病和脑病通常出现在阿根廷出血热、玻利维亚出血热和委内瑞拉出血热中,渗出性咽炎常出现在拉沙热中。黏膜出血通常发生在严重的情况下,是血管损伤、凝血功能障碍、血小板减少和血小板功能障碍的结果。然而,只有三分之一的拉沙热患者有出血表现。蛋白尿是常见的,但肾功能衰竭是不常见的。血清中天冬氨酸转氨酶(aspartate aminotransferase,AST)浓度升高,可预示拉沙热的严重或可能致命的结果。患有这些感染的病情较严重的患者在发病后 7~9d 出现休克。拉沙热患者可出现上呼吸道和下呼吸道症状。脑病体征,如震颤、意识改变和癫痫发作,可见于南美出血热和严重的拉沙热病例中。据报道,30% 的拉沙热恢复期患者有一过性或永久性耳聋。拉沙热的总病死率为所有感染的 1%~20%,但在住院患者中病死率最高(15%~50%);南美出血热的病死率为 10%~35%,卢约病毒出血热的病死率为 80%(来自少数患者的估算)。孕妇病死率(约 80%)和自然流产风险高得多,受感染母亲的胎儿病死率为 95%。幸存患者发病后 10~15d 症状消失。

病原学:哺乳动物沙粒病毒是一种带包膜的、双片段的单链 RNA 病毒。东半球沙粒病毒包括引起淋巴细胞脉络丛脑膜炎的 LCMV、西非和南非的拉沙病毒(拉沙出血热)和卢约病毒(卢约出血热)。西半球的沙粒病毒包括鸠宁病毒(阿根廷出血热)、马丘波病毒(玻利维亚出血热)、萨比亚病毒(巴西出血热)、瓜纳里托病毒(委内瑞拉出血热)和查帕雷病毒(查帕雷出血热)。白水河病毒是北美一种罕见的人类疾病病因。在北美人身上发现了塔米埃米病毒抗体,但临床疾病尚未得到证实。其他几种沙粒病毒仅从东西半球的啮齿动物宿主中发现。

流行病学:沙粒病毒通过与特定的啮齿动物宿主结合而在自然界中长期存在,并在其中产生慢性病毒血症和病毒尿。感染的主要途径是吸入和直接接触这些持续受感染的啮齿动物带有尿液和唾液分泌物的黏膜和皮肤(如通过割伤、抓伤或擦伤)。进食被啮齿动物粪便污染的食物也可能导致疾病传播。所有沙粒病毒均以气溶胶形式具有传染性,在未采取保护措施的接触后或通过飞沫可在社区或医院环境中发生人际传播。沙粒病毒在感染后可在尿液和精液中排泄数周。引起出血热的沙粒病毒应该被认为对实验室中接触任何这些病毒的人具有高度危险性。由拉沙病毒、马丘波病毒、鸠宁病毒和萨比亚病毒引起的实验室获得性感

---

① 未包括淋巴细胞性脉络丛脑膜炎病毒,该部分在第 350 页

染已有记录和报道。作为宿主的特定啮齿动物的地理分布和栖息地在很大程度上决定了地方性感染的地区和面临风险的种群。在阿根廷获得疫苗之前,每年在阿根廷大草原的农业工人和居民中发生数百例阿根廷出血热病例;阿根廷出血热疫苗没有在美国获得许可。1962 年至 1964 年,玻利维亚出血热流行于小城镇,从那时起,农村的零星疾病活动仍在继续。委内瑞拉出血热最早于 1989 年发现,发生在委内瑞拉中北部农村地区。拉沙热在西非大部分地区流行,那里的啮齿动物宿主与人类生活在一起,每年导致数千例感染。据报道,美国和西欧有去过西非的人感染了拉沙热。

这些出血热的**潜伏期**为 6~21d。

诊断方法:在疾病急性期可以通过 RT-PCR 检测出病毒核酸。这些病毒可从急性患者的血液以及死后获得的各种组织中分离,但只有在生物安全 4 级(biosafety level-4,BSL-4)条件下才应尝试分离。在急性标本和死后组织中可以用 EIA 法检测到病毒抗原。通过免疫荧光抗体或酶联免疫吸附试验,在疾病急性阶段血清中存在病毒特异性 IgM 抗体,但在快速死亡病例中可能检测不到。IgG 抗体反应延迟。通过对尸检得到的福尔马林固定组织进行免疫组织化学染色,可以进行回顾性诊断。

治疗:静脉注射利巴韦林可显著降低严重拉沙热患者的病死率,特别是如果他们在发病第一周得到早期治疗。对于阿根廷出血热综合征,在症状出现后的头 8d 内,输入规定剂量的中和抗体的免疫血浆是标准的特异性治疗,并可将病死率降低到 1%~2%。静脉注射利巴韦林已成功终止萨比亚病毒实验室感染,并用于治疗玻利维亚出血热患者和唯一已知的卢约病毒感染幸存者。在阿根廷出血热综合征出现后 8d 或更长时间开始使用利巴韦林并不能降低病死率。在疾病早期开始的利巴韦林治疗是否在阿根廷出血热综合征治疗中起作用仍有待观察。精准的液体和电解质平衡是支持治疗的一个重要方面。

住院患者隔离:除了标准的预防措施外,对于所有由沙粒病毒引起的出血热,建议采取接触和飞沫预防措施,包括在患病期间认真预防针刺伤害和认真处理临床标本。对于咳嗽明显或病情严重的患者,建议使用负压通气室,进入室内的人员应佩戴口罩、护目镜等个人防护用品。在进行产生气溶胶的操作(如插管或气道抽吸)时,应使用负压室。在出血热病毒被用作生物恐怖主义武器的情况下,CDC 对在美国医院接受埃博拉病毒疾病调查的患者提出的感染预防建议也适用[1]。

控制措施:

暴露人群的保护。除非感染患者的血液、排泄物或分泌物直接污染,否则不需要对暴露者采取具体措施。如果发生了这种污染,建议每天记录两次体温,持续 21d。发热或感染症状的报告是静脉注射利巴韦林治疗拉沙热、玻利维亚出血热、萨比亚病毒或卢约病毒感染的适应证。没有证据支持利巴韦林用于拉沙热的接触后预防。

免疫预防。鸠宁减毒活疫苗可预防阿根廷出血热,也可能预防玻利维亚出血热。该疫苗对成人的不良反应最小,在 4 岁及以上儿童的有限安全性研究中也得到了类似的结果。这种疫苗在美国还没有。目前在西非正在开发各种拉沙热疫苗并进行早期临床试验。

---

[1]　Centers for Disease Control and Prevention. Infection Prevention and Control Recommendations for Hospitalized Patients Under Investigation(PUIs)for Ebola Virus Disease(EVD)in U.S. Hospitals. Atlanta,GA:Centers for Disease Control and Prevention;2018

环境控制。在玻利维亚出血热以城镇为基础暴发的疫情中,事实证明啮齿动物控制是成功的。区域啮齿动物控制对于控制阿根廷出血热或委内瑞拉出血热是不实际的。密集的啮齿动物防治工作降低了家庭周围拉沙病毒感染率,但啮齿动物最终会重新侵入人类住所,感染仍发生在农村地区。

报告。由于存在卫生保健相关传播的风险,应联系当地卫生部门,以获得有关疑似病例管理和诊断的具体建议。根据美国国务院和领土流行病学家的指导方针,拉沙热和新世界沙粒病毒出血热在美国是可报告的。

布尼亚病毒引起的出血热 [①]

临床表现:布尼亚病毒是节肢动物或啮齿动物传播的感染,经常导致严重的发热性疾病,涉及多个系统,并可能与高发病率和病死率相关。

- **肾综合征出血热(HFRS)**是一种复杂、多相的疾病,以血管功能不稳定和不同程度的肾功能不全为特征。发热、潮红、结膜充血、头痛、视力模糊、腹痛和腰痛,然后是低血压、少尿,再是多尿。瘀点是常见的,但更严重的出血表现是罕见的。也可以发生休克和急性肾功能不全。

- **克里米亚-刚果出血热(Crimean-Congo hemorrhagic fever,CCHF)**是一种以肝炎和出血性表现为特征的多系统疾病。发热、头痛和肌痛之后出现面部充血的弥漫性毛细血管渗漏综合征、结膜炎、黄疸性肝炎、蛋白尿,以及与皮肤和黏膜上的瘀点和紫癜相关的弥散性血管内凝血。低血压危象常发生在消化道、鼻、口或子宫出血后。

- **裂谷热(rift valley fever,RVF)**在大多数情况下是一种自限性、表现恒定的发热性疾病。然而,在 8%~10% 的病例中,会出现伴有休克和黄疸性肝炎的出血热、脑炎或视网膜炎。

病原学:布尼亚病毒目包括分节的单链 RNA 病毒,其地理分布取决于其载体或宿主。出血热综合征与 3 个科的病毒有关,包括汉坦病毒科(西半球汉坦病毒)、内罗病毒科(CCHF 病毒)和白细病毒科(RVF 病毒)。东半球汉坦病毒(汉坦病毒、汉城病毒、多布拉伐病毒和普马拉病毒)引起 HFRS,西半球汉坦病毒(辛诺柏病毒和相关病毒)引起汉坦病毒肺综合征。

流行病学:这些疾病的流行病学主要是其宿主和媒介的分布和行为所定。除汉坦病毒科外,所有科均与节肢动物病媒有关。汉坦病毒感染是通过接触从老鼠尿液、唾液或粪便中游离出的病毒,吸入被污染的筑巢材料的灰尘中的病毒,或被感染的老鼠咬伤而传播的。

典型的 HFRS 发生在亚洲和欧洲大部分地区,每年多达 10 万例。该疾病重症病例分别由亚洲和欧洲农村地区的汉坦病毒和多布拉伐病毒引起;在西欧,普马拉病毒与轻症(流行性肾病)有关。汉城病毒与挪威褐鼠(鼠类)密切相关,在世界范围内传播,可导致严重程度不同的疾病。在美国,老鼠爱好者中也有这样的案例。从未报告过 HFRS 的人传人病例。1%~15% 的病例出现死亡,这取决于病毒种类和治疗水平。

CCHF 发生在撒哈拉以南非洲大部分地区、中东、中国西北部、印度次大陆部分地区、乌克兰、俄罗斯、格鲁吉亚、亚美尼亚、中亚和东南欧。CCHF 病毒通过硬蜱传播,偶尔通过接触被屠宰的带病毒的牲畜和野生动物传播。CCHF 的卫生保健相关传播比较常见且危害较大。住

[①]　未包括汉坦病毒肺综合征,该部分在第 250 页

院患者的病死率为 9%~50%。

RVF 在非洲撒哈拉以南地区、埃及、沙特阿拉伯和也门都有大规模暴发。RVF 病毒是通过蚊媒传播,也可通过接触感染的流产组织或新鲜屠宰的受感染牲畜直接传播给人类。尚未报告人与人之间的传播,但存在实验室获得感染的病例。总体病死率为 1%~2%,但据报道,住院患者的病死率高达 30%。

CCHF 和 RVF 的**潜伏期**为 2~10d;HFRS 的**潜伏期**通常较长,从 7d 到 42d 不等。

诊断方法:血液和/或组织的病毒培养、急性期定量逆转录聚合酶链反应(qRT-PCR)和血清学检测可帮助诊断(表 3.15)。根据 EIA 法证明,配对血清标本中 IgM 或 IgG 滴度增加,是具有诊断意义的;中和抗体试验可提供更明确的病毒株特异性信息,但很少使用。CCHF 和 RVF 恢复期通常出现血清 IgM 和 IgG 病毒特异性抗体,但在快速死亡的 CCHF 病例中可能不存在。在 HFRS 中,IgM 和 IgG 抗体通常在发病时或 48h 内可检测到,此时进行病毒分离和 qRT-PCR 检测已为时过晚。通过福尔马林固定组织的免疫组织化学染色可以进行回顾性诊断。

表 3.15　对布尼亚病毒引起的出血热进行的诊断方法

实验诊断	肾综合征出血热	克里米亚-刚果出血热	裂谷热
血液或组织的病毒培养	否(患病时通常未检测到)	是(生物安全等级 4,即最高级)	是(生物安全等级 4,即最高级)
急性期病毒 qRT-PCR	是,但通常不做	是	是
IgM 和 IgG 血清学	是(发病时或 48h 内)	是(在恢复早期可检测到,但在致命病例中可能没有检测到)	是(在恢复早期可检出)

治疗:HFRS 患者发病后 4d 内静脉给予利巴韦林,可有效减少肾功能障碍、血管不稳定和病死率。然而,静脉注射利巴韦林在美国无法在商业上获得,只能从生产商通过一项试验性新药协议获得。HFRS 的支持性治疗应包括休克治疗,液体平衡监测,透析治疗肾功能衰竭并发症,少尿期高血压的控制,以及早期发现可能的心肌衰竭并给予适当的治疗。

在 CCHF 病程早期口服和静脉注射利巴韦林与轻症有关,但没有进行对照研究。CCHF 暴露后预防性给予利巴韦林也可能有效。

在 2000 年沙特阿拉伯 RVF 暴发期间,由于在接受利巴韦林治疗的患者中观察到更多的脑炎(在 RVF 患者中超过预期),在确诊疾病患者中进行的利巴韦林临床试验被停止。在延迟治疗后,在仓鼠、小鼠和大鼠的实验数据报告相同类型的结果。因此,RVF 患者应避免使用利巴韦林。

住院患者隔离:除了标准的预防措施外,接触和飞沫的预防措施,包括仔细预防针刺伤害和管理临床标本等,在 CCHF 患者患病期间适用。在某些情况下,当患者接受刺激咳嗽和促进气溶胶生成的操作时,可能需要空气隔离。对于 RVF 和 HFRS,应遵循标准预防措施。

控制措施:

保护暴露人群。直接接触 CCHF 患者血液或其他分泌物的人应密切观察 21d,每天监测发热情况。在发病初期应考虑立即静脉注射利巴韦林进行治疗。利巴韦林作为 CCHF 暴露后预防也可能有效。

环境。对于 HFRS,实验室鼠群监测、社区宠物鼠群监测和城市鼠类控制可有效控制鼠传

HFRS。**对于 CCHF**,在其流行的国家,用于控制蜱虫的杀蛛剂一般效益有限,但应在牲畜饲养环境中使用。个人防护措施(如物理除蜱和穿带有苄氯菊酯喷雾剂的防护服)可能对高危人群(农民、兽医、屠宰场工人)有效。**对于 RVF**,定期对家畜进行免疫接种应该对限制或预防 RVF 暴发和保护人类产生作用。一些牲畜疫苗目前正在流行地区使用。个人防护服(喷有苄氯菊酯喷雾剂)和驱虫剂可能对高危人群(农民、兽医、屠宰场工人)有效。蚊虫控制措施很难实施。

免疫预防。目前在欧洲或美国还没有批准用于人类对抗布尼亚病毒引起的出血热的疫苗。在一些亚洲国家,目前正在使用针对 HFRS 的灭活疫苗。

报告。由于存在与卫生保健相关的传播和诊断与其他出血性疾病相混淆的风险,对于任何疑似病毒性出血性疾病的诊断,应及时报告。

丝状病毒引起的出血热:埃博拉病毒和马尔堡病毒

临床表现:埃博拉病毒和马尔堡病毒感染的数据主要来自成人。人们对埃博拉病毒病(Ebola virus disease,EVD)的了解比马尔堡病毒病更多,尽管已知引起人类疾病的这两种丝状病毒特征比较类似。从历史上看,儿童 EVD 感染的总体发病率低于成人。然而,儿科病死率很高,儿童年龄越小病死率越高。症状从轻微到严重;重症感染人群的病死率从 25% 到 90% 不等。经过 8~10d(2~21d)的典型潜伏期后,儿童和成人开始出现非特异性体征和症状,包括发热、严重头痛、肌痛、疲劳、腹痛和乏力,几天后出现呕吐、腹泻,有时出现不明原因的出血或出血斑。2014 年至 2016 年西非埃博拉疫情的数据表明,儿童的潜伏期可能比成人短。这是自 1976 年发现该病毒以来最大的一次疫情。呼吸系统症状在儿童中较常见,而中枢神经系统表现则较成人少见。大约 4~5d 后,躯干或面部可能出现短暂的斑丘疹。曾有过呃逆的报道。可能存在结膜充血或结膜下出血。白细胞减少,常伴有淋巴细胞减少,随后是中性粒细胞升高、核左移和血小板减少。肝功能紊乱时,AST 升高明显高于 ALT,代谢紊乱是常见的,包括低钾、低钠、低钙和低镁。在最严重的情况下,微血管不稳定发生在疾病的第一周结束前后。虽然凝血功能受损,但只有少数患者会出现出血性表现。最常见的出血表现为胃肠道出血,晚期有时伴有黏膜或静脉穿刺部位渗出。20% 的受感染儿童出现症状时没有发热。

在终末期,中枢神经系统表现和肾功能衰竭是常见的。在致命病例中,死亡通常发生在症状出现后 10~12d 左右,通常是由病毒或细菌引起的感染性休克和多器官系统衰竭造成的。2014 年至 2016 年埃博拉疫情中儿童死亡的相关因素是年龄 <5 岁,住院期间随时会出血,病毒载量高。

约 30% 有 EVD 的妊娠妇女出现自然流产和阴道出血。如果感染发生在妊娠晚期,妊娠妇女病死率接近 90%。埃博拉病毒可以穿过胎盘,感染病毒的妊娠妇女很可能将病毒传播给胎儿。在受感染母亲所生的婴儿中,已在羊水、胎粪、脐带和口腔拭子标本中检测到埃博拉病毒 RNA。只有 1 例活动性 EVD 的母亲所生的新生儿存活的报道。这名新生儿在出生后不久输注了从一名 EVD 幸存者中获得的单克隆抗体的治疗,并服用了抗病毒药物瑞德西韦。新生儿死亡的确切机制尚不清楚,但已在死产新生儿的羊水、胎盘组织和胎儿组织中发现了埃博拉病毒的高病毒载量。由于埃博拉病毒的持续存在,EVD 幸存者在具有免疫豁免的部位(如眼或中枢神经系统)面临疾病再次激活的风险。然而,目前疾病的复发被认为是罕见的事件。精液中病毒的长期脱落与西非几个 EVD 集群的起源有关。

病原学:丝状病毒(源自拉丁语 filo,意为丝状,指其丝样形状)是单链负义 RNA 病毒。丝状病毒科有 6 个属,但只有 2 个(马尔堡病毒和埃博拉病毒)引起人类疾病。这包括埃博拉病毒属的 6 种病毒中的 4 种,以及马尔堡病毒属的 2 种已知病毒。这些丝状病毒仅在非洲流行。

流行病学:果蝠被认为是大多数丝状病毒的动物宿主。据信,人类感染是进入洞穴、矿井和森林的栖息区域后,无意中接触了受感染的蝙蝠排泄物或唾液所致。非人灵长类动物,特别是大猩猩和黑猩猩,以及其他野生动物(如啮齿动物、小羚羊)可能因与蝙蝠接触而感染,并作为中间宿主,通过与人类的血液和体液接触(通常与狩猎和屠宰有关)将丝状病毒传播给人类。由于不明原因,丝状病毒感染往往在长时间的旱季之后暴发。

分子流行病学证据表明,大多数疫情是由野生动物单一(或极少数)传入人类造成的,其次是人际传播,几乎总是由感染控制设备和资源不足的地区的卫生保健机构助长传播。丝状病毒是所有出血热病毒中传染性最强的。在非洲社区,家庭中的 2 次发作率一般在 10%~20%。家庭接触的风险与直接身体接触有关,其他情况下很少或没有观察到传播。人与人之间的传播通常通过口腔、黏膜或非完整的皮肤接触有症状的丝状病毒病患者的血液或体液,或接触被感染的血液或体液污染的物体,通常发生在向患病的家庭成员或社区成员(社区传播)或患者(卫生保健机构内传播)提供护理的人员。

涉及触摸尸体的葬礼仪式也有关联。性传播已有记录报道,并与若干疾病集群有关。在母乳中发现埃博拉病毒,对一个 9 个月大的致命埃博拉病毒病例的基因组分析强烈表明埃博拉病毒通过母乳传播。病毒不会通过呼吸道传播。不能排除通过污染物引起的感染。如果卫生保健机构采取了严格的感染控制措施,与卫生保健相关的传播是极不可能的。丝状病毒不会通过空气、水或一般食物传播(丛林肉除外)。

与成人相比,儿童可能不太容易被家庭原发病例感染。这可能是因为他们不是一般患者的主要照顾者,以及不太可能参加葬礼仪式,包括触摸和洗涤死者的身体。向卫生部门少报儿童埃博拉病例也是可能的。

病毒血症的程度与临床状态有关。人们在严重疾病病程的后期最具传染性,特别是出现大量呕吐、腹泻和/或出血时。无症状的潜伏期不会发生疾病的人际传播。潜伏在以下部位的病毒可能会持续几个星期到几个月后临床复发,包括睾丸/精液、阴道分泌物、胎盘、羊水、母乳、唾液、中枢神经系统(特别是脑脊液)、关节、结膜、眼房(导致短暂的葡萄膜炎和其他眼部问题)。由于已证实存在性传播的风险,建议在康复后至少 12 个月或更长时间内禁欲或使用避孕套。

EVD 的潜伏期为 8~10d(范围 2~21d)。

诊断方法:对于有感染发生地区旅行史,并且 21d 内发热的人员,应考虑丝状病毒感染的诊断。由于最初的临床表现难以与更常见的发热性疾病区分,对疑似病例进行及时的实验室检测是必要的。疟疾、麻疹、伤寒、拉沙热、登革热和流行性感冒应该包括在对 21d 内从非洲返回的有症状的人的鉴别诊断中,相比丝状病毒,它们更可能是发热的原因。丝状病毒病可通过血液逆转录聚合酶链反应(RT-PCR)、酶联免疫吸附测定(enzyme-linked immunosorbent assay,ELISA)检测病毒抗原或 IgM,以及在病程早期进行病毒分离进行诊断,后者仅在生物安全 4 级条件下进行。病毒 RNA 通常可在症状出现后 3d 内通过 RT-PCR 检测到。但是,如果在症状出现后 3d 内采集血液,则需要至少间隔 48h 两次 RT-PCR 检测阴性,以排除疾病。IgM 和 IgG 抗体可在病程后期或康复后使用。死后诊断可通过皮肤、肝或脾组织的免疫组织化学染色进行。临床实验室一般不进行常规检测。

2019 年 10 月,FDA 允许销售 OraQuick 埃博拉快速抗原测试,这是一种快速诊断试剂,可在有症状的患者和最近死亡的人身上检测埃博拉病毒。这是 FDA 允许在美国销售的首个埃博拉快速检测试剂。只应在无法进行更敏感的分子检测的情况下使用。

治疗：怀疑感染丝状病毒的人应立即隔离,并应通知公共卫生部门。对丝状病毒疾病患者的管理主要是支持性的,包括口服补充电解质或静脉输液、血管加压药、血液制品、氧气、全肠外营养、镇痛药、解热药;当怀疑或确诊合并感染时,使用抗疟药和抗菌药物。血容量损失可能是巨大的(成人 10L/d),美国的一些中心报告,在管理成人患者中,使用乳酸盐林格液的效果比生理盐水更好。当使用抗生素治疗脓毒症时,基于一些肠道细菌进入丝状病毒病患者血液的证据,药物应覆盖肠道菌群。应尽可能限制使用针头和产生气溶胶的操作。

2020 年 10 月 14 日,FDA 批准了首次治疗扎伊尔型埃博拉病毒感染的成人和儿童患者药物。在品牌名称 Inmazeb 下,它由 3 个单克隆抗体的混合物组成:atoltivimab,maftivimab 和 odesivimab-ebgn。2020 年 12 月 21 日,第二种单克隆抗体疗法 ansuvimab-zykl(品牌名称为 Ebanga)获得了 FDA 批准,也可用于成人和儿童患者。目前,FDA 还没有批准针对其他丝状病毒感染的特定疗法。由于治疗方案可能会随着大量正在进行的临床试验的结果而改变,因此与 CDC 协商确定最新的治疗指南是合适的。

住院患者隔离：对于已知或疑似 EVD 的住院患者,建议采取标准的接触和飞沫预防措施。作为额外的预防措施,将患者放置在负压房间是谨慎的,但使用这种资源不应妨碍治疗,因为没有证据表明人类之间存在自然气溶胶传播。在进行产生气溶胶的操作如插管或气道抽吸时,应使用负压室。接触患者的人员应限于少数指定的工作人员和家属,并应接受丝状病毒感染控制和个人防护设备使用方面的具体指导和培训。尽管经验表明,标准的通用和接触性预防措施通常是保护性的,但病毒性出血热预防措施包括至少 2 副手套、合格的 N95 或颗粒物口罩、不渗透或防水服、面罩(如果使用 N95 口罩)、防护围裙,如果确诊或怀疑感染丝状病毒,建议穿鞋套或穿胶靴。医护人员的皮肤不应暴露,应采用伙伴制度监督个人防护装备的穿戴和脱下。所有卫生保健工作者在参与患者管理之前都应熟悉和精通穿戴和脱下个人防护装备的操作。在进行气管插管等产生气溶胶的操作时,建议使用微粒呼吸器。

AAP 发布了一份临床报告[1],为卫生保健提供者和医院提供指导,指导他们在照顾患有疑似或已证实的 EVD 或其他严重后果感染的儿童时,考虑父母在场的选择。

控制措施：

追踪接触者。目前对有可能接触埃博拉病毒的人的监测和转移是基于可能的风险程度。任何风险级别的无症状感染者至少应自我监测发热和其他埃博拉病毒感染症状。若发现发热等症状,应当及时向卫生行政部门报告。无症状接触者不应住院,但出现发热或丝状病毒病其他表现的接触者应立即隔离,直到可以排除诊断。

埃博拉病毒疫苗。2019 年 12 月 19 日,在获得欧洲药品管理局(European Medicines Agency,EMA)的有条件上市批准和世界卫生组织的资格预审后,FDA 批准了世界上首个用于预防 EVD 的埃博拉疫苗 ERVEBO。这种基于水疱性口炎平台的活病毒(sVSV-ZEBOV)疫苗已在刚果民主共和国 2018 年至 2019 年疫情中根据扩大获取协议使用,在第一线应急人员、卫生保健工作者、丧葬工作者和病例密切接触者的环形接种试验中使用。2020 年 2 月,CDC 免

---

① American Academy of Pediatrics, Committee on Infectious Diseases. Parental presence during treatment of Ebola or other highly consequential infection. *Pediatrics*. 2016;138(3):e20161891

疫实践咨询委员会建议,对有可能接触埃博拉病毒(扎伊尔型埃博拉病毒)并正在应对 EVD 暴发的 18 岁或以上的美国人口进行接触前疫苗接种,如在美国联邦指定的埃博拉治疗中心的医护人员,或生物安全级别 4 的机构的实验室人员或其他工作人员①。此外,一些实验性疫苗和被动转移的免疫球蛋白在非人灵长类动物模型中已被证明是有效的,包括在暴露后使用。

母乳喂养。 从母乳中培养出活病毒,至少有一例与母乳喂养有关的致命病例已被报告。鉴于已知的埃博拉病毒传播情况,无论母乳喂养状况如何,已严重感染埃博拉病毒的母亲的婴儿,通过与母亲密切接触感染埃博拉病毒的风险很高,整体死亡风险也很高。因此,可能感染或确诊感染埃博拉病毒的母亲不应与其婴儿密切接触(包括母乳喂养,除非没有其他喂养婴儿的方法)。没有足够的证据为母亲康复后何时恢复母乳喂养提供指导,除非她的母乳能够通过实验室检测证明不含埃博拉病毒。

旅行者。 在非必要的情况下,不建议前往发生埃博拉疫情的地区。前往埃博拉疫区的旅行者应注意卫生(如,用肥皂和水或 9∶1 漂白水洗手,使用含酒精的洗手液,避免接触血液和体液)。旅行者不应处理可能接触过感染者血液或体液的物品,如衣服、被褥、针头和医疗设备。应避免举行需要处理埃博拉死者尸体的葬礼或葬礼仪式。旅行者应避免前往非洲疫区治疗埃博拉患者的医院。美国大使馆或领事馆通常能够就应该避免的设施提供建议。回到美国后,旅行者应在 21d 内密切监测自己的健康状况,如果出现埃博拉症状,应立即就医。

环境。 避免与蝙蝠接触,主要是避免进入流行地区的洞穴和矿井,这是丝状病毒的一项重要预防措施。在丝状病毒病流行地区,人们还应避免接触血液、体液或野生动物的肉(丛林肉),特别是非人灵长类动物,以及蝙蝠、豪猪、小羚羊(一种羚羊)和其他哺乳动物。应使用注明用于无包被病毒的消毒剂。

报告。 由于存在与卫生保健相关的传播风险,应立即联系地方卫生部门,就疑似病例的确认和管理提供具体建议。在美国,埃博拉出血热和马尔堡出血热是根据美国国家委员会和地区流行病学家的指南报告的。如果怀疑是丝状病毒出血热,应联系当地卫生部门,以协助病例调查、诊断、管理和控制措施。

(王克玲 译)

甲型肝炎

临床表现: 甲型肝炎是一种急性、具有自限性的疾病,常伴有发热、身体不适、黄疸、食欲不振和恶心。甲型肝炎患者的症状和体征通常不超过 2 个月,其中 10%~15% 的患者疾病迁延或病情反复长达 6 个月。6 岁以下感染甲型肝炎病毒(hepatitis A virus,HAV)的儿童约 30% 有甲型肝炎感染症状,但这些儿童很少发生黄疸。在年长儿童和成人中,感染者通常会有持续几周的症状,且有 70% 或更多的患者伴有黄疸。急性重型肝炎的发病率很低,常见于本身有肝疾病的患者。甲型肝炎通常不会发展为慢性感染。

病原学: HAV 是一种小的、无包膜的、具有二十面体衣壳的正义 RNA 病毒,被归为微小

① Choi MJ, Cossaboom CM, Whitesell AN, et al. Use of Ebola vaccine: recommendations of the Advisory Committee on Immunization Practices, United States, 2020. *MMWR Recomm Rep.* 2021; 70(RR-1): 1-12

RNA 病毒科肝炎病毒属的一员。

流行病学：甲型肝炎的主要传播方式是人际传播，主要通过粪-口途径。在资源有限的国家，感染通常为地区性的，大部分人在 10 岁之前会感染甲型肝炎。在美国，继 2006 年普及婴儿疫苗接种之后，从 1996 年到 2011 年，甲型肝炎感染率下降了 95%。最近，甲型肝炎发病率已从 2014 年报告的 1 239 例的历史低点上升到 2018 年报告的 11 000 多例，主要与食物污染、男同性恋者以及吸毒或无家可归者有关的暴发有关。在 2017 年，19 至 35 个月大的儿童的甲型肝炎疫苗接种覆盖率（≥1 剂）为 86%。自从普及婴儿疫苗接种，由于生命早期暴露于甲型肝炎减少，40 岁及以上成人的抗 HAV 血清阳性率显著下降，导致美国成人易感染 HAV 的比例增加。目前大多数 HAV 感染病例发生在 20 岁及以上的成人中。

公认的甲型肝炎感染风险人群包括与甲型肝炎感染者有密切接触的个体、慢性肝病患者、凝血因子疾病患者、HIV 感染者、男同性恋者、使用注射与非注射吸毒者、无家可归的人、前往甲型肝炎中高度流行国家旅行或工作的人、计划在抵达后的前 60d 内与来自甲型肝炎中高度流行国家的公民密切接触的人，以及在研究实验室环境中与 HAV 感染的灵长类动物或 HAV 感染者合作的人。尽管甲型肝炎感染和暴发与食品服务机构及食品加工商、医疗保健机构、发育障碍人士机构、学校和儿童保育机构有关，但它们通常在社区中的传播。

暴发与食用生产品（如大葱）、水果（如草莓）、牡蛎和贻贝有关。水传播的疫情很少见，通常与污水污染或处理不当的水有关。

感染 HAV 的患者传染性最强是在黄疸发生前或肝酶升高前的 1~2 周，在此期间患者粪便中的病毒浓度最高。随后，传播的风险降低，在黄疸发作后 1 周内降至最低。在此后较长时间内，仍可在粪便中检测到 HAV，尤其是在新生儿和幼儿的粪便中。

潜伏期为 15~50d，平均为 28d。

诊断方法：血清学检测所用的 HAV 特异性总抗体（即 IgG 和 IgM）、抗 HAV 特异性 IgG 和 IgM 都已有商业化产品，主要用于酶免疫分析。一个单一的抗 HAV 总抗体或 IgG 检测对急性感染无诊断价值。血清抗 HAV IgM 的存在表明当前或近期发生感染，但也可能出现假阳性结果，尤其是在患者无症状的情况下。医院或相关实验室提供的大多数急性肝炎血清学检测项目通常包含抗 HAV IgM。当接种 HAV 疫苗 2 周后，达 20% 的接种者可检测到抗 HAV IgM。在大多数的感染者中，抗 HAV IgM 在发病前 5~10d 可以检测到，而在感染后 6 个月滴度下降至检测不到的浓度。但也有报道显示感染后 1 年以上仍有患者抗 HAV IgM 呈现阳性。抗 HAV IgG 出现晚于 IgM。抗 HAV IgG 或抗 HAV 总抗体（即 IgM 和 IgG）阳性和抗 HAV IgM 阴性结果表明既往感染或免疫接种。FDA 目前尚未批准甲型肝炎的 PCR 测定方法，它们可用于早期急性感染的检测，并协助解释可疑的抗 HAV IgM 结果。

治疗：支持治疗和处理并发症。

住院患者隔离：除了对使用尿布和尿失禁者的标准防护，这些预防措施要持续到症状发生后 1 周。

控制措施[①]：

一般措施。预防 HAV 感染的主要方法是改善卫生条件（如食品制作方式和水源）及个人

---

① Nelson NP，Weng MK，Hofmeister MG，et al. Prevention of hepatitis A virus infection in the United States：recommendations of the Advisory Committee on Immunization Practices，2020. *MMWR Recomm Rep.* 2020；69（RR-5）：1-38

卫生（如在使用厕所后和给儿童换尿布后洗手），暴露 14d 内接种甲型肝炎疫苗和注射免疫球蛋白可有效预防感染（表 3.16）。

表 3.16　甲型肝炎病毒暴露后预防推荐

暴露时间	年龄	推荐的预防措施
≤2 周	<12 个月	IGIM（0.1mL/kg）[a]
	12 个月至 40 岁	甲型肝炎疫苗 [b,c,d]
	>40 岁	甲型肝炎疫苗 [c,d]；考虑 IGIM
>2 周	<12 个月	无预防措施
	≥12 个月	无预防措施，但甲型肝炎疫苗可能适用于持续暴露

注：IGIM，肌内注射免疫球蛋白。
[a] 在接受 IGIM 后至少 6 个月内不应接种麻疹-流行性腮腺炎-风疹疫苗（MMR）。
[b] 免疫功能低下或慢性肝病患者也应接受 IGIM。
[c] 虽然暴露后预防需要 1 剂甲型肝炎疫苗，但应根据推荐的时间表完成 2 剂系列。
[d] 对甲型肝炎疫苗或其成分严重过敏的人应该接受 IGIM（0.1mL/kg）而不是甲型肝炎疫苗。

学校、儿童保育和工作。 儿童和在儿童保健中心工作的从事食品工作的成人，在急性感染 HAV 时，应隔离至发病后 1 周（见表 2.3）。

甲型肝炎疫苗。 在美国，被批准使用的两种灭活单抗原甲型肝炎疫苗为 Havrix 和 Vaqta。疫苗是经过细胞培养获得的，HAV 可在人成纤维细胞中适应并增殖，后从细胞裂解物中纯化，经福尔马林灭活，并吸附于氢氧化铝佐剂而得到。Vaqta 不含防腐剂。Havrix 含有 0.5% 的 2-苯氧乙醇作为防腐剂。甲型肝炎和乙型肝炎联合疫苗 Twinrix 也可用于 18 岁及以上的人群。

用法、剂量和时间表（表 3.17）。 这两种单抗原甲型肝炎疫苗允许用于 12 月龄及以上人群，有儿童和成人两种剂型，需要按计划进行 2 剂接种。儿童剂型适用于 12 个月至 18 岁的人群，成人剂型适用于 19 岁及以上的人群。甲型肝炎和乙型肝炎联合疫苗可以给 18 岁及以上的人使用，这种疫苗可以接种 3 剂或接种 3 剂后 12 月以上加强 1 次。所有含 HAV 的疫苗均

表 3.17　甲型肝炎疫苗的推荐剂量和时间

年龄	疫苗	HAV 抗原剂量	规格/mL	剂次	时间表
6~11 月龄，前往甲型肝炎流行地区	Havrix 或 Vaqta	720ELU/25U	0.5	1	前往甲型肝炎流行地区旅行的婴儿接种 1 剂，这一剂量不计入完成免疫要求；12 个月后按常规计划接种 2 剂
12 个月至 18 岁	Havrix	720ELU	0.5	2	初种、6~12 个月以后
12 个月至 18 岁	Vaqta	25U	0.5	2	初种、6~18 个月以后
≥19 岁	Havrix	1 440ELU	1.0	2	初种、6~12 个月以后
≥19 岁	Vaqta	50U	1.0	2	初种、6~18 个月以后
≥18 岁	Twinrix[a]	720ELU	1.0	3 或 4	3 剂计划：初种、1 个月、6 个月 4 剂计划：初种，7d 和 21~30d，12 个月

注：ELU，酶联免疫吸附测定单位。
[a] 乙型肝炎疫苗（Engerix-B，20μg）和甲型肝炎疫苗（Havrix，720ELU）的联合疫苗（Twinrix）已获准用于 18 岁及以上人群，分为 3 剂和 4 剂使用。对于甲型肝炎病毒暴露前后的预防，建议使用单抗原甲型肝炎疫苗，即 Havrix 或 Vaqta。

需要肌内注射给药。表3.17列出了这些疫苗的推荐剂量和接种时间表。

免疫原性。甲型肝炎疫苗具有很高的免疫原性。至少95%的健康儿童、青少年和成人在首剂接种后1个月可获得具有保护性的抗体浓度。第二次接种1个月后,99%以上的健康儿童、青少年和成人可获得具有保护性的抗体浓度。

与接种疫苗(不含抗HAV抗体)的婴儿相比,没有接种的婴儿(垂直传播被动获得抗HAV抗体)体内的抗体浓度较低。12月龄后,大多数婴儿体内已无法检测到从母体被动获得的抗HAV抗体。12月龄及以上的儿童开始接种甲型肝炎疫苗后,无论来自母体的抗HAV抗体状态如何,甲型肝炎疫苗均具有很高的免疫原性。

疗效。在双盲随机临床研究中,接种疫苗预防HAV感染的有效率达到94%~100%。

保护持续时间。经2剂接种后,儿童和成人体内可检测到的抗体可以持续至少20年。抗体下降动力学模型表明,在成人体内,具有保护作用的抗HAV抗体水平可能持续40年或更长;在儿童体内,可持续14~20年。不推荐在2剂初始免疫接种的基础上额外进行加强接种。

免疫功能低下人群的疫苗接种。因为甲型肝炎疫苗是灭活的,所以在给免疫功能低下的人接种疫苗时不需要采取特殊预防措施。根据接种疫苗时的免疫抑制水平,免疫功能低下人群(包括HIV感染者)的免疫反应可能不理想。

疫苗互换性。两种单抗原甲型肝炎疫苗有着相似的功效。在成人的研究中,相较于整个指南推荐时间表中使用相同疫苗,混合两种现有疫苗的疫苗系列的免疫原性没有差异。最好用相同的产品完成免疫方案,但如果没有相同的产品,产品的互换性是可以接受的。

与其他疫苗一起给药。研究数据表明,甲型肝炎疫苗可以与其他疫苗同时施用,但是疫苗给予时应各自使用单独的注射器,并在不同的注射部位接种。

不良事件。目前没有甲型肝炎疫苗引起严重不良反应的报道。不良反应轻微,在注射部位有局部疼痛,硬结较少见。这种疫苗既可以在大腿上注射,也可以在手臂注射,注射部位不影响局部反应的发生率。

注意事项及禁忌证。对疫苗任何成分有过敏史的人,不可使用该疫苗。发表于2014年疫苗不良事件报告系统(Vaccine Adverse Event Reporting System,VAERS)结果示,1996年1月1日至2013年4月5日,未发现孕妇或其婴儿在妊娠期接种甲型肝炎疫苗后出现任何相关的不良事件。因为疫苗含有灭活的纯化病毒颗粒,对胎儿的风险被认为是低的或不存在的。对于有甲型肝炎感染额外危险因素的妇女,建议在妊娠期间接种甲型肝炎疫苗。

接种前血清学检测。一般不建议对儿童进行接种前抗HAV抗体测试。儿童期在甲型肝炎高度流行地区生活、有疑似HAV引起黄疸性肝炎病史的人群,因其既往感染而获得免疫力的可能性很高,考虑到成本效益,可以对其进行接种前的血清学检测。

免疫接种后血清学检测。成人和儿童接种后有很高的血清阳转率,免疫接种后的抗HAV抗体检测没有必要。另外,部分对HAV有免疫力的人群抗体滴度较低,市售的抗HAV抗体测试不能检测到保护性抗体的浓度。

免疫球蛋白。暴露HAV后2周内肌内注射免疫球蛋白(Immune Globulin Intramuscular,IGIM)进行暴露后预防,这在预防症状性感染方面的有效性超过85%。作为暴露前预防给药时,0.1mL/kg的剂量可对甲型肝炎提供长达1个月的保护,0.2mL/kg的剂量可提供长达2个月的保护。表3.18和表3.16分别提供了推荐的暴露前预防和暴露后预防IGIM剂量和保护持续时间。

表 3.18 甲型肝炎病毒暴露前预防推荐(适用于甲型肝炎中高度流行国家的旅行者)[a]

年龄	推荐的预防措施	说明
<6 月龄	IGIM[b]	旅行长达 1 个月时,0.1mL/kg;长达 2 个月时,0.2mL/kg(如果风险仍然存在,此后每 2 个月重复一次,0.2mL/kg)
6~11 月龄	甲型肝炎疫苗	该剂量不计入常规 2 剂系列;在 12 个月时开始接种甲型肝炎疫苗系列
12 月龄~40 岁	甲型肝炎疫苗	免疫功能低下、慢性肝病或其他慢性疾病患者也可接受 IGIM[b,c]
>40 岁	甲型肝炎疫苗,考虑 IGIM	如果离开时间不到 2 周,免疫功能不全者、患有慢性肝疾病患者可以给予 IGIM[c],以确保最佳保护

注:IGIM,肌内注射免疫球蛋白。

[a] 12 月龄及以上的人应常规接种甲型肝炎疫苗。那些对甲型肝炎疫苗或其成分严重过敏的人应该接受 IGIM。

[b] 在接受 IGIM 后至少 6 个月内不应接种麻疹-流行性腮腺炎-风疹疫苗(MMR)。如果同时需要 MMR 和 IGIM,并且在不到 6 个月内将开始旅行,则接种 MMR。

[c] 甲型肝炎疫苗和 IGIM 应在不同肢体同时接种。

预防措施:

暴露前预防 HAV 感染(表 3.18 和表 3.17)。建议 12~23 月龄的儿童以及既往未接种过甲型肝炎疫苗的 2~18 岁儿童和青少年常规接种甲型肝炎疫苗。建议感染风险增加或患严重疾病风险的人群,或疫情期间,接种甲型肝炎疫苗。任何想要预防 HAV 的 12 月龄及以上的个体,均可以接种甲型肝炎疫苗;不需要确定特定的风险因素,即可接种甲型肝炎疫苗。表 3.17 展示了美国 FDA 许可的 HAV 疫苗、剂量和时间表。

应该常规免疫的感染 HAV 高危人群及接种效果见下方。

● **慢性肝病患者。**慢性肝病易感人群(包括但不限于丙型肝炎病毒和/或乙型肝炎病毒感染、肝硬化、脂肪肝、酒精性肝病、自身免疫性肝炎、ALT 或 AST 水平高于正常上限两倍的人群),未接种疫苗人群,等待或已接受肝移植的人群应接受免疫接种。

● **无家可归者。**与无家可归者有关的甲型肝炎疫情已在多个城市暴发。1 岁以上无家可归者,应该接种甲型肝炎疫苗。

● **前往甲型肝炎中高度流行国家**(非洲与亚洲部分地区,中美洲和南美洲,以及东欧)**旅行或工作的人**,应在出发前预防 HAV 感染(表 3.18),详情如下。

　◆ 6 至 11 个月大的婴儿应接种一剂甲型肝炎疫苗。这种与旅行相关的剂量不计入常规 2 剂系列,常规 2 剂甲型肝炎疫苗系列应在 12 个月大时开始接种。甲型肝炎疫苗不会影响麻疹-流行性腮腺炎-风疹疫苗(measles-mumps-rubella vaccine,MMR),建议 6 月龄或以上的国际旅行者使用该疫苗。

　◆ 12 个月至 40 岁的健康人应该考虑在旅行后立即接受一剂甲型肝炎疫苗,并根据常规时间表完成 2 剂系列。

　◆ 6 个月以下的婴儿和有疫苗禁忌或选择不接种疫苗的旅行者在建议预防甲型肝炎时,应在旅行前接受 IGIM。旅行时间长达 1 个月时,建议使用 1 剂 0.1mL/kg 的 IGIM;旅行时间长达 2 个月时,建议 1 剂 0.2mL/kg 的 IGIM;对于≥2 个月的旅行,应在旅行期间或婴儿接种甲型肝炎疫苗前(即≥6 月龄)每 2 个月重复一次 0.2mL/kg 的免疫球蛋白(表 3.18)。

◆ 40 岁以上的人、免疫功能低下的人以及患有慢性肝病的人在考虑旅行时应立即接种单剂甲型肝炎疫苗。2 周内旅行的人应接种初始剂量的甲型肝炎疫苗,同时可在不同的解剖注射部位注射 IGIM。甲型肝炎疫苗系列应按常规时间表完成。

● **新到国际被收养者的密切接触者** [1][2]。美国三个收养所进行的一项研究数据表明,1%~6% 新国际被收养者有急性 HAV 感染。在美国,与国际被收养者到达后 60d 内的亲密接触导致 HAV 感染的风险估计为每 100 000 个家庭有 106 例(范围为 90~819 例)。因此,所有之前未接种甲型肝炎疫苗的人都应给予免疫接种,这些人(如家庭接触或定期照看时接触)可能会与从流行性较高的国家来的被收养人,在到达美国第一个 60d 内有密切接触。甲型肝炎疫苗 2 剂方案的第一剂应尽快接种,最理想的是在被收养人到达 2 周内或更提前接种。

● **男性同性恋者**。同性发生性行为的男性中,甲型肝炎暴发已经报道多次,包括美国、加拿大、澳大利亚的市区。因此,与同性有性行为的男性(青少年和成人)应进行免疫接种。这组人群中的年长者接种前进行免疫血清学检测符合成本效益。

● **注射和非注射的吸毒者**。在美国、欧洲的许多地区,甲型肝炎在注射和非注射的吸毒者中周期性暴发。使用非法药物的青少年和成人应进行免疫接种。

● **职业暴露高危人群(如非人类灵长类动物和 HAV 研究实验室的环境中工作的人)**。在感染了甲型肝炎的非人类灵长类动物环境中工作的人员中甲型肝炎的暴发已有报道。研究 HAV 感染的灵长类动物或在 HAV 研究实验室工作的人员应进行免疫接种。

● 患有凝血因子紊乱的人不被认为有感染甲型肝炎的风险。

暴露后预防(表 3.16)。 与 IGIM 相比,将甲型肝炎疫苗用于暴露后预防具有几个优势,包括诱导主动免疫、更长的保护持续时间、易于给药以及更高的可接受性和可用性。一般而言,以前未接种甲型肝炎疫苗并曾接触 HAV 的人应在接触 14d 内尽快接种一剂单抗原甲型肝炎疫苗(预防指导和剂量见表 3.16)。对于因年龄太小或对疫苗或其成分严重过敏而不应接种甲型肝炎疫苗的人,应使用 IGIM。暴露后 2 周以上给药时,甲型肝炎疫苗或 IGIM 的效力尚未确定。没有针对患有潜在疾病的人的暴露后预防数据。

● **年龄在 12 个月及以上的健康人**。若在过去 2 周内接触过甲型肝炎且之前未完成甲型肝炎疫苗接种,应接种 1 剂单抗原甲型肝炎疫苗,并按照推荐的时间表完成 2 剂系列。除了甲型肝炎疫苗,40 岁或以上的人也可以予 IGIM(0.1mL/kg),具体取决于提供者的风险评估。

● **12 个月以下的婴儿和对甲型肝炎疫苗或其成分严重过敏的人应接受 IGIM(0.1mL/kg)。**

● **免疫功能低下或患有慢性肝病的人**应在不同的肢体同时接受一定剂量的甲型肝炎疫苗和 IGIM(0.1mL/kg)。根据推荐的时间表完成 2 剂甲型肝炎疫苗系列。

还有其他可以考虑接种甲型肝炎疫苗和 IGIM 的情况。这些人群包括以下情况。

● **感染甲型肝炎母亲的新生儿**。HAV 母婴传播和健康婴儿引起严重疾病是罕见的。如果母亲在分娩前 2 周至分娩后 1 周出现感染症状,可给婴儿注射 IGIM(0.1mL/kg)。在这种情况下,有效性还没有确定。

---

① Centers for Disease Control and Prevention. Updated recommendations from the Advisory Committee on Immunization Practices (ACIP) for use of hepatitis A vaccine in close contacts of newly arriving international adoptees. *MMWR Morb Mortal Wkly Rep*. 2009;58(36):1006-1007

② American Academy of Pediatrics,Committee on Infectious Diseases. Recommendations for administering hepatitis A vaccine to contacts of international adoptees. *Pediatrics*. 2011;128(4):803-804

- **儿童保健中心**。当儿童中发现一例或多例甲型肝炎感染,或在中心参加者的 2 个或更多家庭中确认病例时,暴露后预防应适用于所有以前未接种疫苗的工作人员和儿童保育中心或机构的参加者。在不为穿尿布的儿童提供护理的中心,暴露后预防仅可考虑用于可疑患者有可能接触的人(表 2.3)。

- **学校和非卫生保健工作环境**。学校或工作场所的甲型肝炎暴露通常不会造成感染风险,当感染源在学校或工作场所之外,不需要暴露后预防。

- **医院和其他医疗保健机构**。当遵守推荐的感染控制措施时,与卫生保健相关的甲型肝炎传播并不常见。医疗机构内的暴露后预防可根据传播风险逐案考虑。卫生保健工作者的甲型肝炎感染率并未增加。

- **同源性的食物接触与食物加工人员**。食物从业员不会因其职业而增加感染甲型肝炎的风险。大多数感染了 HAV 的食物从业人员不会将病毒传染给其他人,但是可根据传播的风险考虑是否给予暴露后预防。

(廖志梅 译)

乙型肝炎

临床表现:急性感染乙型肝炎病毒(hepatitis B virus,HBV)患者可出现临床症状或无临床症状。急性肝炎出现症状的可能性与年龄有关:年龄小于 1 岁的婴儿可能性不到 1%,1~5 岁的儿童为 5%~15%,6~30 岁的患者 30%~50% 会出现症状,关于 30 岁以上患者的资料很少。感染 HBV 的患者的临床症状和体征多种多样,包括非特异性症状的亚急性肝炎(如厌食、恶心或不适等),黄疸性肝炎和急性重型肝炎。急性 HBV 感染患者可出现丘疹性肢端皮炎、荨麻疹、红斑疹或紫癜性皮肤病变。已报道的 HBV 感染儿童中,与循环免疫复合物相关的肝外症状包括关节疼痛、关节炎、结节性多动脉炎、血小板减少、肾小球肾炎等。急性 HBV 感染根据临床症状、体征或非特异的实验结果很难同其他急性病毒性肝炎区分。

慢性 HBV 感染是指血清中至少持续 6 个月可检测出现下列任何一项:①HBV 表面抗原(hepatitis B surface antigen,HBsAg);②HBV DNA;③HBV e 抗原(hepatitis B e antigen,HBeAg)。血清中存在 HBsAg、HBV DNA 或 HBeAg 的慢性 HBV 感染者,其血清中抗 HBV 核心抗原(hepatitis B core antigen,HBcAg)IgM 可呈阴性。

急性感染发展为慢性感染的风险大小主要取决于年龄。母婴传播或生后 1 年内感染的婴儿,90% 会发展为慢性 HBV 感染;1~5 岁的儿童,25%~50% 的急性感染者可能发展为慢性感染;年长儿童和成人中,5%~10% 的急性感染者可能成为慢性 HBV 感染。急性 HBV 感染患者如果有免疫抑制或潜在的慢性疾病(如终末期肾病)会增加发展为慢性感染的风险。慢性 HBV 感染的婴儿和儿童,如果不进行治疗,约 25% 的患者过早死于 HBV 相关的肝癌或肝硬化。

根据大量的人群研究,慢性 HBV 感染未经治疗的临床病程各不相同,未经治疗的慢性 HBV 感染的临床过程可能与患病年龄、HBeAg 损失率、HBV 基因型相关。大多数儿童为无症状感染。围产期感染的儿童通常 ALT 正常或者轻微升高,轻度或轻中度的肝组织学异常,并且在最初感染后数年到数十年,可检测到 HBeAg 和高浓度的 HBV DNA(≥20 000IU/mL)。患有慢性 HBV 感染的儿童可能出现生长障碍。童年后期或青春期感染 HBV 的慢性乙型肝炎患者,通常出现急性肝病和增高的血清转氨酶。HBeAg 阳性的患者(HBeAg 阳性的慢性乙型肝炎)通常可在血清中检测出高浓度的血清 HBV DNA、HBsAg,具有较高的传染性。随着时间的推移(数年到数十年),HBeAg 在许多慢性感染的患者检测不到。这种转变往往伴随着抗 HBe 抗体的增加,血清 HBV DNA 减少和血清转氨酶浓度降低,也可能是肝疾病短期恶化的前期表现。虽然这些患者的感染呈现出无传染性的慢性感染,但肝炎仍可能随时恶化加重。如果患者的血清检测中 HBeAg 阴性但不伴有抗 HBe 抗体的增加,HBeAg 再现较常见,但也可发生抗 HBe 抗体转阴。通常认为 HBV 相关肝损伤是由免疫系统介导的,合并 HIV 感染的慢性乙型肝炎患者在抗逆转录病毒治疗后,免疫系统的恢复可激活 HBV,进而造成 HBV 相关肝脏炎症和损伤。

HBeAg 阴性的患者其肝组织学检测仍可能出现持续性肝损伤和中高浓度的 HBV DNA (HBeAg 阴性的慢性乙型肝炎)。不论 HBeAg 的状态如何,伴有肝脏炎症和纤维化的肝组织学表现的慢性 HBV 感染患者因肝衰竭死亡的危险度比没有组织学证据的患者较高。

乙型肝炎治愈标准是指 HBsAg 转阴,血清转氨酶浓度正常,HBV 表面抗体阳性。慢性感染成年患者通常 HBsAg 转阴和产生 HBV 表面抗体的速率是每年 1%~2%;在儿童时期,每年的 HBsAg 阴转率低于 1%。如果这些治愈的慢性患者出现免疫抑制,或者在接受抗肿瘤坏死因子或症状缓解的抗风湿药物(12% 的患者),治愈的慢性感染可能再次激活,在接受直接抗病毒药物的慢性 HCV 感染者(21% 的患者)中也有过报道。

病原学:HBV 是嗜肝 DNA 病毒科的一种含有双链 DNA 的直径为 42nm 的包膜病毒。该病毒颗粒的重要组成部分为含有 HBsAg 的外部的脂蛋白包膜和由 HBcAg 组成内部的核衣壳。

流行病学:HBV 通过血液或体液传播。尽管在乳汁、唾液和泪液等多种体液中都可以检测到 HBsAg,但目前认为最可能具有传染性的是血液、血清、精液、阴道分泌物、脑脊液、滑膜液、胸膜液、心包液、腹膜液以及羊膜液。慢性 HBV 感染者是主要的传染源。常见的传播方式包括皮肤和黏膜接触具有传染性的体液,共用或使用未消毒的针头、注射器或血糖检测仪,性传播,母婴传播,家庭暴露于有慢性 HBV 感染的人。当易感儿童咬患有慢性 HBV 感染的儿童时,是否获得 HBV 的风险尚未可知(见咬伤)。如果 HBsAg 阳性患儿血液进入咬人者口腔,理论上存在感染的风险,但通过这种途径的传播的报道尚未见到。在美国,由于对供血者的常规筛查以及对血液制品的严格消毒,通过输注血液和血液制品传播 HBV 很少见。

母婴传播是 HBV 极其重要的传播途径,通常发生在分娩期间的血液暴露。多数研究表明,发生在产前的宫内传播仅占不到 2%。如果不采取接触后预防措施,HBsAg 及 HBeAg 均为阳性的母亲所生的婴儿被感染 HBV 的风险高达 70%~90%;而 HBsAg 阳性,HBeAg 阴性的母亲所生的婴儿被感染的概率仅为 5%~20%。尽管采取了推荐的预防措施,但 HBV DNA 水平非常高(>200 000IU/mL)的母亲所生的婴儿仍有很高的被感染概率。

HBV 感染的发病率和传播模式在世界各地各不相同。全世界约 80% 的人生活在 HBV 感染中高风险流行区域,即慢性 HBV 感染的患病率为 2% 或以上。有史以来,新发的 HBV 患者的感染大多见于 HBV 感染高风险流行地区(HBV 感染患病率为 8% 或更高)的围产期或婴幼儿期。近年来,其中一些国家的婴儿免疫接种计划已大大降低了 HBsAg 的阳性率,但许多其他乙型肝炎流行的国家尚未实施广泛的常规出生剂量和/或儿童乙型肝炎常规免疫计划。在 HBV 中高风险流行区域(HBV 感染患病率为 2%~7%),多种传播方式(即母婴传播、家庭接触、性传播、注射药瘾者、卫生保健相关)也导致其患病率逐年增加。在低流行性(慢性 HBV 感染患病率 <2%)区域和已采用计划免疫接种的国家,新发感染常发生于未进行常规免

疫接种的年龄组。

　　在世界上慢性 HBV 感染患病率较高的地区,其重要的因素为家庭中儿童之间的相互接触传播。虽然具体的传播机制不详,但其可能的传播机制是破损的皮肤或黏膜频繁接触血性分泌物、伤口或唾液;共用生活物品,如剃刀、牙刷。HBV 可在环境中生存 7d,常用的消毒剂可以使 HBV 灭活,如家用漂白剂用水稀释为 1:10。HBV 不通过粪-口途径传播。

　　急性 HBV 感染的**潜伏期**为 45~160d,平均为 90d。

　　诊断方法:通常血清病原学检测能够有效地测出 HBsAg 及 HBeAg,血清学抗体检查也可有效地检测出 HBV 表面抗体、总 HBV 核心抗体、HBV 核心抗体 IgM、HBV e 抗体(表 3.19,图 3.2 和图 3.3)。目前,大多数实验室使用实时聚合酶链反应(PCR)测定来分析 HBV DNA,它在低水平上具有高灵敏度,定量动态范围很广。

表 3.19　乙型肝炎病毒(HBV)抗原和抗体的诊断检测

检测项目	HBV 抗原或抗体	用途
HBV 表面抗原	乙型肝炎病毒表面抗原	检测急性或慢性感染者;乙型肝炎疫苗中使用的抗原;在注射乙型肝炎疫苗后 3 周内很少能检测出
HBV 表面抗体	抗 HBsAg 抗体	HBV 感染患者治愈的标志;提示乙型肝炎疫苗接种后产生免疫力
HBV e 抗原	乙型肝炎病毒 e 抗原	乙型肝炎患者传染性增加的标志
HBV e 抗体	抗 HBeAg 抗体	乙型肝炎患者传染性减弱的标志
总 HBV 核心抗体	抗 HBcAg 抗体 [a]	急性、慢性、既往感染的标志(不会在免疫接种后存在);HBsAg 阳性母亲生出的婴儿在生后 24 个月内可检测到 HBV 核心抗体
HBV 核心抗体 IgM	抗 HBcAg 抗体 IgM	急性或近期感染 HBV 的标志(包括 HBsAg 阴性的处于窗口期的人,围产期婴幼儿 HBV 感染的检测中不可靠)

注:HBcAg,乙型肝炎病毒核心抗原;IgM,免疫球蛋白 M。

[a] 商业上还没有检测 HBcAg 的方法。

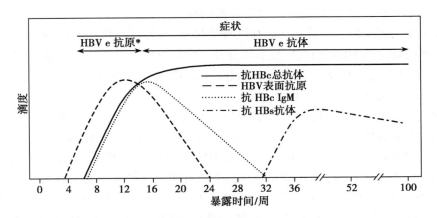

图 3.2　急性乙型肝炎病毒感染至恢复的典型血清学过程。来源:Centers for Disease Control and Prevention. Recommendations for identification and public health management of persons with chronic hepatitis B virus infection. MMWR Recomm Rep. 2008;57(RR-8):1-20

270 第 3 章 各种感染性疾病

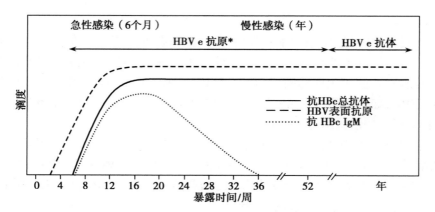

图 3.3 急性乙型肝炎病毒（HBV）感染演变为慢性 HBV 感染的典型血清学过程。来源：Centers for Disease Control and Prevention. Recommendations for identification and public health management of persons with chronic hepatitis B virus infection. MMWR Recomm Rep. 2008；57（RR-8）：1-20

HBsAg 在急性和慢性感染期间可检测到。如果 HBV 感染具有自限性，大多数患者血清中 HBsAg 在感染后几周到几个月内将消失，随后出现 HBV 表面抗体。从 HBsAg 消失到 HBV 表面抗体产生之间的时间称为感染的窗口期。在窗口期，急性感染唯一的标志是 HBV 核心抗体 IgM，其对于急性感染的诊断具有很高的特异性，但是对于围产期感染的婴儿没有意义。慢性 HBV 感染者的血液中含有 HBsAg 和总 HBV 核心抗体（见图 3.3）；在少数长期感染者中，也可检测出 HBV 表面抗体。HBV 表面抗体和总 HBV 核心抗体都存在于既往的乙型肝炎感染者中，而在接种乙型肝炎疫苗的人中，只有 HBV 表面抗体。HBeAg 及 HBV DNA 在血清中的浓度越高，患者的传染性越强。HBeAg 及 HBV DNA 的检测对于是否进行抗病毒治疗以及疗效的评估均很有意义。

乙型肝炎疫苗接种的患者可出现短暂的 HBsAg，在接种疫苗后的 24h 至 2~3 周内均可检测到 HBsAg。

治疗：对于简单急性 HBV 感染，没有特效治疗方法，急性 HBV 感染通常不需要转诊给肝炎专家，除非是进展到急性肝衰竭。在这种情况下，可使用核苷或核苷酸类似物进行治疗。急性 HBV 感染难以与 HBV 的重新激活区分开。如果有重新激活的可能，则有必要转诊给肝炎专家。乙型肝炎免疫球蛋白（hepatitis B Immune Globulin，HBIG）及类固醇皮质激素对于急性或慢性肝炎的治疗效果也不显著。

慢性乙型肝炎感染治疗的目的是防止进一步发展为肝硬化、肝衰竭以及肝细胞癌。以 HBV 核心抗体血清转化为替代终点。目前治疗的适应证包括有 HBV 持续复制的证据：持续 6 个月以上 HBV DNA 定量 >20 000IU/mL，HBeAg 为阴性；HBV DNA 定量 >2 000IU/mL，HBeAg 为阳性；血清 ALT 持续增高 6 个月以上或肝组织活检证实有慢性肝炎。肝无炎性病变、对慢性 HBV 具有免疫力的儿童（HBV DNA 阳性，但血清 ALT 浓度正常）通常不需要抗病毒治疗。治疗的疗效取决于生物学、病原学及组织学的检测。美国肝病学会和 CDC 建议对病毒载量 >200 000IU/mL 的妇女提供抗病毒治疗以防止传播给他们的孩子。

美国 FDA 已经批准 3 种核苷类似物（如恩替卡韦、拉米夫定和替比夫定）、3 种核苷酸类似物（替诺福韦、富马酸丙酚替诺福韦和阿德福韦酯）、2 种干扰素 α（干扰素 α-2b 和聚乙二醇

化干扰素 α-2a）可以治疗成人的慢性 HBV 感染。选择治疗方法的一个重要考虑因素是避免病毒发生抗药性突变。替诺福韦、富马酸丙酚替诺福韦、恩替卡韦、聚乙二醇化干扰素 α-2a 已作为成人首选的一线用药,在长期的治疗过程中降低了病毒抗药性突变的可能性。对于儿童应用这些药物,FDA 有如下规定:干扰素 α-2b,≥1 岁;恩替卡韦,≥2 岁;替诺福韦,≥2 岁;替比夫定,≥16 岁(见非 HIV 抗病毒药物)。聚乙二醇化干扰素 α-2a 未被批准用于慢性 HBV 儿童,但被批准用于治疗慢性丙型肝炎的 5 岁以上儿童。

在患儿治疗期间,建议咨询具有儿童慢性乙型肝炎专业知识的卫生保健专业人员。

住院患者隔离。急性或慢性 HBV 感染患者应用标准预防隔离措施。HBsAg 阳性母亲生出的婴儿除了标准预防隔离措施外,接触母体的血液需要戴手套,其他的隔离措施不必要。

控制措施:

乙型肝炎的免疫预防。两种类型的产品可以用于免疫预防。

HBIG[①]。HBIG 可提供短期保护作用(3~6 个月),只有在特定的暴露情况下应用。HBIG 是从高浓度 HBV 表面抗体的供者的血浆中制备的,通过放射性免疫测定,HBV 表面抗体的效价至少为 1:100 000。普通的免疫球蛋白对于暴露后预防 HBV 效果不佳,因为其中的 HBV 表面抗体效价太低。

乙型肝炎疫苗。乙型肝炎疫苗用于暴露前和暴露后的保护作用并提供长期保护。暴露前进行乙型肝炎疫苗的免疫接种是预防乙型肝炎传播最有效的手段。通过重组 DNA 技术所生产的高效、安全的乙型肝炎疫苗已在美国获得了单抗原制剂的许可,并可作为联合疫苗的组成部分。重组疫苗含有 10~40μg/mL HBsAg 蛋白,完成接种程序后可在绝大多数接种人体内产生至少 10mIU/mL 的抗 HBV 表面抗体,这可使免疫正常的接种人产生长期保护。单剂量的配方(包括儿童配方在内)不含有硫柳汞作为防腐剂。虽然重组乙型肝炎疫苗所含的 HBsAg 蛋白浓度不同,但按照表 3.20 推荐的剂量接种给免疫功能正常的婴儿、儿童、青少年及年轻的成人时,血清保护率是相等的。一种具有新型佐剂的 2 剂量单抗原乙型肝炎疫苗可用于 18 岁及以上的人群(Heplisav-B)。

按照乙型肝炎疫苗接种的时间表进行预防免疫,包括足月儿出生即开始免疫,可获得较高的血清转化率和具有保护作用的血清 HBV 表面抗体浓度(10mIU/mL 或更高)(见表 3.20)。出生时和生后 6 周之内的婴儿只能采用单抗原乙型肝炎疫苗进行免疫接种。单抗原或联合疫苗可用于完成乙型肝炎疫苗的接种系列;如果出生时接种过疫苗,则可接种含有 HBV 成分的联合疫苗来完成 4 剂疫苗系列[②]。表 1.7 提供了婴儿疫苗剂量之间最短安排时间的指南。

CDC 和 AAP 每年提供乙型肝炎常规免疫和补充免疫的推荐时间表。获得 FDA 许可的替代管理时间表见表 3.20。在低暴露风险情况下,这些替代剂量和给药计划均可以产生同等的免疫原性,并促进人们的依从性。

凡是未接种过乙型肝炎疫苗的儿童和青少年,都应根据其适应年龄的剂量和接种方式进行常规免疫接种。在选择疫苗时间表时,应考虑需要完成疫苗系列。在所有情况下,都应启

---

① Dosages recommended for postexposure prophylaxis are for products licensed in the United States. Because concentration of anti-HBs in other products may vary, different dosages may be recommended in other countries

② Centers for Disease Control and Prevention. General recommendations on immunization. Recommendations of the Advisory Committee on Immunization Practices(ACIP). *MMWR Recomm Rep.* 2011;60(RR-2):1-64

表 3.20　乙型肝炎疫苗的推荐剂量

患者	单剂量疫苗 [a]			联合疫苗		
	Recombivax HB[b] 剂量	Engerix-B[c] 剂量	Heplisav-B[d] 剂量	Pediarix[e] 剂量	Twinrix[f] 剂量	Vaxelis[g] 剂量
婴儿、儿童、年龄小于 20 岁的青少年（另有说明的除外）	5μg（0.5mL）	10μg（0.5mL）	不适用	10μg HBsAg（0.5mL）（仅用于 6 月龄至 6 岁）	不适用	10μg HBsAg（0.5mL）（仅用于 6 周龄至 4 岁）
青少年（11~15 岁）[b]	10μg（1mL）	不适用	不适用	不适用	不适用	不适用
成人（≥18 岁）			20μg（0.5mL）		20μg（1mL）	
成人（≥20 岁）	10μg（1mL）	20μg（1mL）		不适用	20μg（1mL）	
成人接受透析和其他免疫抑制	40μg（1mL）[h,i]	40μg（2mL）[i,j]	不适用	不适用	不适用	不适用

注：HBsAg，乙型肝炎病毒表面抗原；HBIG，乙型肝炎免疫球蛋白。

[a] Recombivax 和 Engerix-B 为 3 剂疫苗，接种时间安排在生后 0 个月、1 个月和 6 个月；如果使用联合疫苗，可使用 4 剂，接种时间安排在出生时、2 个月、4 个月和 6 个月；出生时接种只能用单抗原疫苗，后面可用单抗原疫苗或联合疫苗完成接种系列。

[b] 由 Merck & Co Inc 生产。使用成人配方的 Recombivax HB（10μg）为 11~15 岁的青少年提供 2 剂量方案，在 0 个月后给药，然后在 4~6 月后给药。

[c] 由 GlaxoSmithKline Biologicals 生产。FDA 也已批准该疫苗在 0 个月、1 个月、2 个月和 12 个月内按可选的 4 剂量（出生至 10 岁为 0.5mL/剂，11~19 岁为 1.0mL/剂）使用，适用于所有年龄组。0 个月、12 个月和 24 个月的接种时间表适用于 5~10 岁的儿童，剂量为 0.5mL；也适用于儿童 11~16 岁，剂量为 1.0mL，根据暴露风险可适当延长给药计划。

[d] 由 Dynavax Technologies Corporation 生产，≥18 岁人群使用 2 剂方案（0 个月、1 个月），Helisav-B 的安全性和有效性尚未验证。

[e] 白喉、破伤风类毒素及无细胞百日咳疫苗（DTaP）、脊髓灰质炎灭活疫苗（IPV）和乙型肝炎疫苗（Engerix-B 10μg）的组合被批准在 2 个月、4 个月和 6 个月大时使用（Pediarix，GlaxoSmithKline）。这种疫苗不应在出生时、6 周龄前、7 岁或以上时接种。更多信息见百日咳。

[f] 乙型肝炎疫苗（Engerix-B，20μg）和甲型肝炎疫苗（Havrix，720ELU）的联合疫苗；Twinrix 获得许可，可在 0 个月、1 个月和 6 个月时分 3 次给药，用于 18 岁及以上人群。也可以使用 4 剂量方案，在第 0 天、第 7 天和第 21~30 天给药，在 12 个月后使用加强剂量。

[g] 这是 DTaP、IPV、流感嗜血杆菌 b 型共轭体及乙型肝炎的重组疫苗，推荐 6 周龄至 4 岁儿童疫苗接种，接种时间为 2 个月、4 个月和 6 个月。不推荐用于出生接种及≥5 岁人群接种。

[h] 在 0 个月、1 个月和 6 个月时给药，为成人透析患者的特殊配方。

[i] 当对这些人群使用时，建议在 2 剂量结束后，1~2 个月进行随访血清学检测。

[j] 在 0 个月、1 个月、2 个月和 6 个月时接种的 4 剂方案，分 1 次或 2 次注射 1mL 剂量。

动免疫接种，尽管可能无法确保完成疫苗系列。

　　乙型肝炎疫苗可与其他疫苗同时施用。

　　● 疫苗的可替换性。一般来说，在免疫接种系列内适龄的乙型肝炎疫苗在不同品牌之间可以互换。在获得支持含百日咳的非细胞型乙型肝炎联合疫苗可互换的额外数据之前，在可行情况下，应该使用来自同一制造商的疫苗，至少在接种百日咳疫苗系列中前 3 个剂量应使用同一制造商的疫苗。即使以前接种的疫苗的制造商未知，或没有来自同一制造商的疫苗，

也不应推迟接种。关于 2 剂 Heplisav-B（仅许可 18 岁及以上人群使用）与其他制造商提供的
3 剂 Heplisav-B 疫苗互换时,其安全性和免疫原性效果的数据有限。

- 给药途径。乙型肝炎疫苗肌内注射给药,在婴儿的部位为大腿前外侧,儿童及成人为
三角肌区。臀部或皮内注射给药可降低免疫原性,因此任何年龄不建议使用。

- 疫苗的有效性和持续性。乙型肝炎疫苗在美国应用,使 90%~95% 的儿童和成人易
感者有效预防了 HBV 感染和临床 HBV 疾病。免疫能力完整的人具有 HBV 表面抗体浓
度≥10mIU/mL 后,疫苗接种几乎完全防止感染 HBV。对免疫应答正常的成人和儿童进行长
期研究发现,免疫记忆可以维持长达 20 年之久,并且可对有症状的急性、慢性 HBV 感染提供
保护,尽管 HBV 表面抗体浓度会随着时间而不断减低或检测不到。少数进行预防接种的免
疫功能正常的人发生感染（检测到体内存在 HBV 核心抗体、HBV DNA）,但这些感染通常是
短暂和无症状的。已接受免疫接种的人群中慢性 HBV 感染,根据记载发生在 HBV 表面抗体
浓度低于 10mIU/mL 的透析患者（如 HBsAg 阳性母亲所生的孩子）。

- 加强剂量。对于正常免疫状态的儿童和成人,不推荐常规使用乙型肝炎疫苗加强剂
量。对于血液透析患者和其他免疫功能不全的人,持续处于感染高风险情况下,需要每年检
测 HBV 表面抗体以评估是否需要加强剂量。当患者的 HBV 表面抗体浓度低于 10mIU/mL
时,应给予 1 剂加强疫苗接种。对于其他免疫功能低下的人（如 HIV 感染者、造血干细胞移植
受者和接受化学治疗的人）,是否需要加强剂量未确定。患有囊性纤维化、肝病或腹腔疾病的
儿童,如果持续有 HBV 暴露风险,应给予类似的考虑。患有腹腔疾病的儿童对乙型肝炎疫苗
的反应可能较差。

- 不良事件。成人和儿童接种者中最常见的不良事件是注射部位疼痛,据报道见于 3%~
29% 的人,1%~6% 的人出现体温升高超过 37.7℃。根据疫苗不良事件被动报告监测系统显
示,过敏反应是罕见的,仅在每 1 300 000 人中发生 1 例。由现在称为美国国家医学科学院
（National Academy of Medicine,NAM）组织的大型对照流行病学研究和综述发现[①],乙型肝炎
疫苗与婴儿猝死综合征,1 型糖尿病,癫痫发作,脑炎,自身免疫病（如血管炎）或脱髓鞘病变
（包括多发性硬化）没有明显关联。

- 妊娠或哺乳期间免疫。对于接受乙型肝炎疫苗接种的妊娠妇女,没有观察到对胎儿发
育的不良影响;由于母亲感染 HBV 可能导致严重的疾病与新生儿慢性感染,妊娠不是免疫接
种的禁忌证。哺乳期也不是免疫接种的禁忌证。Heplisav B 在妊娠期间的安全性数据尚未获
得;在获得这些数据之前,建议在妊娠期间接种其他乙型肝炎疫苗。

- 血清学检测。青少年或儿童免疫接种前不常规进行感染相关检测。测试对象主要是
过去或现在感染 HBV 风险较大的高危人群,包括妊娠妇女,HBsAg 阳性的母亲所生婴儿,
HBV 感染的高危人群,以及外籍个人。可对卫生保健人员和其他有增加或持续乙型肝炎暴露
风险的人员进行检测,以证实是否存在保护性抗体。

婴儿、儿童和青少年暴露前的普遍免疫。建议在所有婴儿、儿童和 18 岁以下青少年中普
遍接种乙型肝炎疫苗。表 3.20 提供了特定年龄疫苗的剂量。

新生儿免疫接种,基于孕产妇 HBsAg 状态:

---

① Institute of Medicine. *Adverse Effects of Vaccines:Evidence and Causality*. Washington,DC:National Academies
Press;2011

妊娠妇女的血清学筛查。所有妊娠妇女无论既往是否接种乙型肝炎疫苗,产前均需要检测 HBsAg,检测结果用于确定新生儿是否需要立即进行暴露后免疫预防。所有的妊娠妇女都应该在孕早期进行产前检测。对于 HBsAg 阴性却有感染 HBV 的高危因素或既往有临床感染 HBV 的妊娠妇女,在其入院分娩前都需要重新进行血清学检查。对于 HBsAg 阳性的妇女应该上报到当地卫生行政部门进行适当的病例管理,以确保对他们的婴儿随访,并进行性接触和家庭接触的免疫接种。

乙型肝炎疫苗的剂量和 HBIG 的使用。新生儿预防乙型肝炎建议所有婴儿在出生时接种乙型肝炎疫苗,对一些婴儿提供 HBIG,剂量取决于婴儿的出生体重和母亲的 HBsAg 状态。对于出生体重 >2 000g 的 HBsAg 阴性母亲所生的婴儿,应在出生后 24h 内接种乙型肝炎疫苗;对于出生体重 <2 000g 的婴儿,应在出院时或在出生后 1 个月(以先到者为准)接种乙型肝炎疫苗。HBsAg 阳性母亲所生的新生儿应在出生后 12h 内接种乙型肝炎疫苗联合 HBIG。图 3.4 描述了对婴儿出生体重和其母亲 HBsAg 状态未知的婴儿出生时的管理措施。

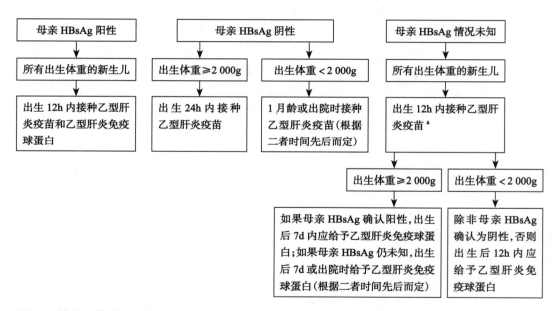

图 3.4 按出生体重和母亲 HBsAg 状况计算的乙型肝炎疫苗出生剂量。HBsAg,乙型肝炎病毒表面抗原;HBIG,乙型肝炎免疫球蛋白。来源:改编自 American Academy of Pediatrics,Committee on Infectious Diseases,Committee on Fetus and Newborn. Elimination of perinatal hepatitis b:providing the first vaccine dose within 24 hours of birth. Pediatrics. 2017;140(3):e20171870
[a] 对于出生体重小于 2 000g 的新生儿,该剂量不计入系列总剂量。

对 HBsAg 阴性的母亲和出生时 HBsAg 状态未知随后证实为阴性的母亲的新生儿进行免疫接种(表 3.20 和表 3.21)。HBsAg 阴性的母亲和最初 HBsAg 状态未知随后证实为阴性的母亲所生的婴儿应根据常规免疫程序完成乙型肝炎免疫,使用单抗原(1~2 月龄和 6~18 月龄)或联合疫苗(2、4 和 6 月龄)。第 1 次和第 2 次剂量之间最少间隔 1 个月,第 2 次和第 3 次剂量之间最少间隔 8 周,第 1 次和第 3 次剂量之间最少间隔 16 周;当使用 4 剂时,用"4 剂"代替计算中的"3 剂"。HBsAg 状态未知的母亲所生的婴儿,将作为 HBsAg 阳性母亲所生的婴儿进行管理。

表 3.21　根据母亲乙型肝炎病毒表面抗原（HBsAg）状态和
出生体重的婴儿乙型肝炎病毒（HBV）免疫预防方案 [a,b]

母亲 HBsAg 状态	单抗原疫苗		单抗原 + 联合疫苗	
	剂量	年龄	剂量	年龄
阳性	1[a]	出生（12h 以内）	1[a]（联合疫苗在出生时不可使用）	出生（12h 以内）
	HBIG[b]	出生（12h 以内）	HBIG[b]	出生（12h 以内）
	2	BW≥2 000g 时,1~2月龄；BW<2 000g 时,1 月龄	2	2 月龄
	3[c]	BW≥2 000g 时,6 月龄；BW<2 000g 时,2~3 月龄	3	4 月龄
	4（仅当 BW<2 000g 时）	6 月龄	4[d]	6 月龄（Pediarix）
未知[c]	1[a]	出生（12h 以内）BW<2 000g时,出生时（12h 以内）使用 HBIG	1[a]（联合疫苗在出生时不可使用）	出生（12h 以内）
	2	BW≥2 000g 时,1~2 月龄；当产妇状况仍然未知,BW<2 000g 时,1 月龄	2	2 月龄
	3[d]	BW≥2 000g 时,6 月龄；当母亲状况仍然未知,BW<2 000g 时,2~3 月龄	3	4 月龄
	4（只有当 BW<2 000g 且母亲的状态仍然未知时）	6 月龄	4[d]	6 月龄（Pediarix）
阴性	1[a]	BW≥2 000g 时,出生（12h 以内）；BW<2 000g 时,出院或 1 月龄	1[a]	出生（24h 以内）（联合疫苗在出生时不可使用）
	2	1~2 月龄	2	2 月龄
	3[d]	6~18 月龄	3	4 月龄
	4	不适用	4[d]	6 月龄（Pediarix）

来源：Schillie S，Vellozzi C，Reingold A，et al. Prevention of hepatitis B virus infection in the United States：recommendations of the Advisory Committee on Immunization Practices. MMWR Recomm Rep. 2018；67（RR-1）：1-31。

注：BW，出生体重；HBIG，乙型肝炎免疫球蛋白。

[a] 出生剂量应使用 Recombivax HB 或 Engerix-B。Pediarix 和 Vaxelis 不应在出生时或 6 周龄前给药。

[b] 在与疫苗不同的部位肌内注射 HBIG（0.5mL）。

[c] 母亲应在入院分娩后尽快抽血并检测 HBsAg。出生体重 <2 000g 的婴儿应在 12h 前接受 HBIG；对于出生体重 ≥2 000g 的婴儿，如果发现母亲 HBsAg 阳性，婴儿应尽快接受 HBIG，但不迟于 7d。

[d] 疫苗系列中的最后一次剂量不应在 24 周龄（164d）之前给药。

HBsAg 阳性母亲所生婴儿的管理。对于 HBsAg 阳性母亲所生的婴儿，包括体重低于 2 000g 的婴儿，应该在生后 12h 内接种初始剂量的乙型肝炎疫苗（表 3.21），同时在不同部位注射 HBIG（0.5mL）（图 3.4）。如果有其他证据表明母亲存在 HBV 感染（如存在 HBV DNA、HBeAg 阳性或已知母亲慢性感染 HBV），则应将其所生婴儿作为 HBsAg 阳性母亲所生的婴儿管理。暴露时间越长，HBIG 有效性越弱，有效时间不超过 7d。应按照表 3.21 的建议进行后续疫苗接种。出生体重低于 2 000g 的婴儿，首剂疫苗不计入 3 剂接种程序（共接种 4 剂乙型肝炎疫苗），后续 3 剂，若应用单抗原，应在 1 月龄、2~3 月龄和 6 月龄时接种，含乙型肝炎联合疫苗应在 2 月龄、4 月龄和 6 月龄时接种（表 3.21）。到 1 月龄时，临床状态稳定的早产儿，无论初始出生体重或胎龄如何，对乙型肝炎免疫应答的可能性与足月儿和较大的婴儿一样。

HBsAg 阳性母亲所生婴儿只要按程序进行乙型肝炎疫苗接种和 HBIG 注射，母乳喂养不会有感染 HBV 的额外风险。

HBsAg 阳性母亲所生婴儿的随访管理。HBsAg 阳性妇女所生婴儿应在 9~12 月龄时（通常在完成免疫后的下一次健康随访时）检测 HBsAg 及 HBV 表面抗体[1][2]。为最大限度提高发现晚发 HBV 感染的可能性，在 9 月龄前无须进行 HBsAg 和 HBV 表面抗体的检测。HBV 表面抗体滴度≥10mIU/mL 且 HBsAg 阴性的免疫接种婴儿被认为具有足够的疫苗相关保护免疫力。HBV 表面抗体浓度 <10mIU/mL 且 HBsAg 阴性的婴儿，在接种 3 剂乙型肝炎疫苗系列后应额外接种 1 剂乙型肝炎疫苗，而且在第 4 剂接种后 1~2 个月进行 HBV 表面抗体和 HBsAg 检测。接种第 4 剂疫苗后，HBV 表面抗体浓度≥10mIU/mL、HBsAg 呈阴性的婴儿同样具有足够的疫苗相关保护免疫力。然而，接种第 4 剂疫苗后，HBV 表面抗体浓度 <10mIU/mL 且 HBsAg 为阴性的婴儿应接受另外 2 剂疫苗接种，间隔至少 8 周，并且第 6 次疫苗接种后 1~2 个月测试 HBV 表面抗体和 HBsAg。对于已经完成 3 剂乙型肝炎疫苗接种，但 HBV 表面抗体未达到 10mIU/mL 以上者，另一种方案为再接种 3 剂乙型肝炎疫苗，接种间隔同第 1 次 3 剂量乙型肝炎疫苗，并在完成第 2 次 3 剂乙型肝炎疫苗接种后 1~2 个月后重新检测 HBV 表面抗体浓度。第 6 剂后 HBV 表面抗体浓度 <10mIU/mL 时，后续剂量的乙型肝炎疫苗没有相关建议。

对妊娠期间 HBsAg 状态未知或未进行 HBsAg 检测的母亲所生的婴儿的管理：

● 妊娠期未测 HBsAg 母亲所生足月儿（出生体重≥2 000g）。HBsAg 状态未知的妊娠妇女，在分娩时应尽快进行血清学检测来确定她们的 HBsAg 水平。在等待检测结果的同时，该婴儿建议被视为 HBsAg 阳性母亲所生且应在生后 12h 内接种第一剂乙型肝炎疫苗（表 3.21 和图 3.4）。如果发现母亲 HBsAg 阳性，足月婴儿应在 7d 之内尽快接受 HBIG（0.5mL）治疗并按建议完成乙型肝炎疫苗接种系列（表 3.20 和表 3.21）。如果发现母亲 HBsAg 阴性，应按照 HBsAg 阴性母亲所生足月儿的推荐剂量和计划完成乙型肝炎免疫（表 3.20）。如果母亲 HBsAg 状态仍不确定，则应在生后 7d 内注射 HBIG，并且建议看作 HBsAg 阳性母亲所生婴儿，完成乙型肝炎疫苗接种程序（表 3.21 和图 3.4）。

● 妊娠期未测 HBsAg 母亲所生婴儿（出生体重 <2 000g）。对 HBsAg 状态未知的妊娠妇女应尽快进行血清学检测。HBsAg 状态未知的母亲所生体重 <2 000g 的婴儿应在生后 12h 内接种乙型肝炎疫苗（表 3.21 和图 3.4）。由于出生体重 <2 000g 的婴儿可能对乙型肝炎疫苗的免疫原性较低，若生后 12h 内其母亲的 HBsAg 状态仍不确定，这些婴儿应接受 HBIG（0.5mL）治疗（表 3.21 和图 3.4）。这些婴儿，首剂疫苗不应计入 3 剂乙型肝炎疫苗的免疫接种系列。随后接

① Schillie S，Murphy TV，Fenlon N，et al. Update：shortened interval for postvaccination serologic testing of infants born to hepatitis B-infected mothers. *MMWR Morb Mortal Wkly Rep*. 2015；64（30）：1118-1120

② American Academy of Pediatrics，Committee on Infectious Diseases. Elimination of perinatal hepatitis B：providing the first vaccine dose within 24 hours of birth. *Pediatrics*. 2017；140（3）：e20171870

种的 3 剂疫苗(总计 4 剂乙型肝炎疫苗)根据母亲的 HBsAg 状态对出生体重 <2 000g 婴儿进行计划免疫。如果母亲是 HBsAg 阳性或母亲血清学检查仍然未知,婴儿将在 1 月龄、2~3 月龄和 6 月龄接种单抗原,或 2 月龄、4 月龄和 6 月龄接种乙型肝炎联合疫苗(表 3.20 和表 3.21)。对 HBsAg 阳性母亲所生的婴儿,应同上述两组婴儿进行血清学检测,并在必要时重新接种疫苗。

对出生时未开始免疫接种的婴儿、儿童和青少年进行常规免疫接种。血清学检查发现 HBV 感染(HBsAg 阳性)的人应该被列入高风险群体,包括出生于中高风险 HBV 流行的人(即使具有免疫性,也可能是感染后获得),注射药瘾者,男性同性恋,HBsAg 阳性人群的家庭和性接触。可在检验时注射第一剂疫苗,以便免疫工作不受延误或阻碍。被确认为 HBsAg 阳性的儿童应接受 HBV 感染的管理和监测。HBsAg 和 HBV 表面抗体阴性的人应按照表 3.20 所示的剂量和时间表进行免疫。抗体(HBV 表面抗体)与 HBsAg 的检测通常同时进行。未完成 3 剂系列乙型肝炎疫苗接种的儿童,无论 HBV 表面抗体测试结果如何,应完成 3 剂系列疫苗接种。不推荐常规免疫接种后检测。

免疫接种失效。对于免疫接种失效(如接种间隔时间长于推荐的时间表)的婴儿、儿童、青少年和成人,不管与上次接种的时间间隔多久,均可完成疫苗接种系列。

既往接种过疫苗儿童中的 HBV 表面抗体阴性。提供者在接受按年龄适当的剂量和间隔给予的乙型肝炎免疫接种后,进行 HBV 表面抗体检测并发现 HBV 表面抗体 <10mIU/mL 的儿童。儿童常规免疫接种后不建议常规进行血清学检测。如果需要确认对疫苗的反应,例如在针刺伤后,可使用单剂量疫苗,然后在 1~2 个月后进行 HBV 表面抗体测试。HBV 表面抗体≥10mIU/mL 的儿童可被认为具有足够的免疫保护。HBV 表面抗体 <10mIU/mL 的患者可以在最后一次注射后,1~2 个月再给予 2 剂乙型肝炎疫苗并进行 HBV 表面抗体试验。疫苗无应答者定义为≥6 剂乙型肝炎疫苗后 HBV 表面抗体 <10mIU/mL 的人。

特殊注意事项:

针对高危人群的注意事项:

*接受血液透析的患者。*推荐接受血液透析的易感染患者进行免疫接种。提倡在肾病早期进行免疫接种,因为在早期疾病中的应答好于晚期。对于接受血液透析的儿童,尚无特殊剂量推荐。一些专家认为接受血液透析的儿童应增加乙型肝炎疫苗接种的剂量以增加免疫原性。

*出生在慢性 HBV 感染患病率为 2% 或更高国家的人群。*来自慢性 HBV 感染患病率为 2% 或更高的国家的人们(包括移民、难民、需要帮助者和国际上被收养的儿童),无论其免疫状况如何,都应检查 HbsAg。如果发现家庭成员 HBsAg 阳性,以前未接种疫苗的家庭成员和其他家庭接触者应接种疫苗。此外,HBsAg 阳性结果在美国法定呈报。HBsAg 检测结果阳性的患者应向当地卫生部门报告并转诊进行医疗管理,以降低慢性 HBV 感染并发症的风险,并降低传播风险。

*少年拘留所和监狱囚犯。*在青少年和成人监狱中未免疫接种或免疫接种不足的人应接受免疫接种。如果停留时长不够完成免疫接种系列,也应开始进行免疫接种,并且与医疗机构建立随访机制以确保完成免疫系列。

*国际旅行者。*前往慢性 HBV 感染患病率为 2% 或更高的地区的旅行者应该接种疫苗。一般情况下,应在旅行前至少 6 个月进行乙型肝炎疫苗接种,以便能够完成 3 针剂量方案。如果在出发前不到 4 个月开始免疫接种,可选择在 0 个月、1 个月、2 个月和 12 个月接种疫苗以提供保护,前 3 个剂量需要在旅行前给药。对于将在完成批准的免疫计划之前离开的旅行者,

个体医疗保健提供者可以选择使用加速的时间表(如在第 0 天,第 7 天和第 21~30 天的剂量,以及 12 个月的加强剂)。采用未经 FDA 许可的接种方案的人也应在该系列开始后 12 个月接受剂量以促进长期免疫完成。对于 18 岁及以上的人,2 剂 Heplisav-B 方案可在 1 个月内完成,并为旅行提供便利。

HBV 表面抗体的免疫接种后测试。健康人常规免疫接种后不必常规检测 HBV 表面抗体,但是建议有下列情况时在第 3 次免疫接种后 1~2 个月进行抗体检测:①血液透析患者;②HIV 感染者;③有黏膜或破损皮肤暴露(某些卫生保健和公共安全工作者)的职业暴露风险的人;④其他免疫功能低下患者,如造血干细胞移植受者或接受化学治疗的人;⑤性伴侣为 HBsAg 阳性的人;⑥HBsAg 阳性妇女所生的婴儿和 HBsAg 未知的妇女所生婴儿(血清学检测应包括 HBsAg 和 HBV 表面抗体)。

对接种后无反应患者的管理方法。疫苗接种者如果在一次疫苗接种后,不产生血清 HBV 表面抗体反应(即≥10mIU/mL),应接受 HBsAg 测试,以排除慢性感染的可能而不是接种失败。如果 HBsAg 测试结果为阴性,可在 1~2 个月内接种单剂量乙型肝炎疫苗,然后进行 HBV 表面抗体检测。如果 HBV 表面抗体≥10mIU/mL,则无须进一步检测。如果 HBV 表面抗体 <10mIU/mL,应给予额外剂量以完成第二轮疫苗接种系列,并在最后一次接种后 1~2 个月进行 HBV 表面抗体测试。对于使用 Engerix-B 或 Recombivax HB 的 3 剂疫苗接种系列,需要额外使用 2 剂量疫苗,而对于使用 Heplisav-B 的 2 剂量疫苗系列(仅批准用于成人),需要额外使用 1 剂量疫苗。对于最近接种的 HBV 表面抗体 <10mIU/mL 的卫生保健人员,低抗体浓度更可能反映出抗体无反应,而不是抗体浓度不足,用整个第二系列(3 剂量 Engerix-B 或 Recombivax HB;2 剂量 Heplisav-B),最后一次剂量后 1~2 个月进行 HBV 表面抗体测试。Heplisav-B 可用于由不同制造商生产的初始乙型肝炎疫苗接种系列后的补种。疫苗无应答者定义为≥6 剂乙型肝炎疫苗后 HBV 表面抗体 <10mIU/mL 的人。

高危人群的护理(接触后免疫预防):

HBsAg 阳性患者的家庭接触者和性伴侣。通过产前筛查、献血者筛查、症状或其他血清学检测确定的 HBsAg 阳性人群(有急性或慢性 HBV 感染),其家庭接触者和性伴侣应进行 HBV c 抗体、HBV 表面抗体和 HBsAg 的检测,未接种疫苗且未感染者均应接种疫苗。在等待结果的同时,应在获得检查的血液后立即接种第 1 剂疫苗。慢性 HBV 患者应转诊进行临床评估,以预防感染并发症。

未明确指示对未完成免疫接种的 HBsAg 阳性患者的家庭接触者进行 HBIG 预防,除非他们有明显的可识别的暴露。

对明确接触乙型肝炎患者血液或体液的高危人群暴露后预防。对皮肤损伤(如咬伤、针刺伤、皮肤破损)或接触黏膜、血液或体液的人群进行管理之前,需要考虑暴露者接触 HBV 的情况,其 HBsAg 的状态以及 HBV 免疫接种状态(表 3.22)。如果条件允许,采集感染者的血样标本检测 HBsAg 并根据暴露者的 HBV 免疫状态和 HBV 表面抗体应答状态采取适当的预防措施(表 3.22)。CDC 免疫接种实践咨询委员会的建议中均提供了详细的卫生保健人员和其他接触或可能接触 HBsAg 阳性血液的人的管理指南 [1]。

---

[1]　Schillie S,Murphy TV,Sawyer M,et al. CDC guidance for evaluating health-care personnel for hepatitis B virus protection and for administering post exposure management. *MMWR Recomm Rep*. 2013;62(RR-10):1-19

表 3.22 非职业暴露于血液或体液后按暴露类型和疫苗接种状态的预防建议 [a,b]

暴露	治疗	
	未接种疫苗的人 [c]	曾接种疫苗的人 [d]
HBsAg 阳性来源		
家庭成员	如果有亲密接触,应考虑检测 HBsAg;如果为阴性,则接种乙型肝炎疫苗	确保完成乙型肝炎疫苗
皮肤(如咬伤或针刺)或黏膜接触 HBsAg 阳性者的血液或体液	接种乙型肝炎疫苗 +HBIG	接种乙型肝炎疫苗强化剂
HBsAg 阳性者性生活或针头共享接触	接种乙型肝炎疫苗 +HBIG	接种乙型肝炎疫苗强化剂
性侵犯/性虐待受害者(受到 HBsAg 阳性者虐待)	接种乙型肝炎疫苗 +HBIG	接种乙型肝炎疫苗强化剂
暴露于 HBsAg 状态未知的散发个体		
皮肤(如咬伤、针刺)或黏膜暴露于 HBsAg 状态未知者的血液或体液	接种乙型肝炎疫苗接种系列	不治疗
HBsAg 状态未知者性生活或针头共享接触	接种乙型肝炎疫苗接种系列	不治疗
性侵犯/性虐待受害者(受到 HBsAg 状态未知者虐待)	接种乙型肝炎疫苗接种系列	不治疗

来源:Schillie S,Vellozzi C,Reingold A,et al. Prevention of hepatitis B virus infection in the United States:recommendations of the Advisory Committee on Immunization Practices. MMWR Recomm Rep. 2018;67(1):1-31。

注:HBsAg,乙型肝炎病毒表面抗原;HBIG,乙型肝炎免疫球蛋白。

[a] 免疫预防接应尽快执行,最好在暴露 24h 内完成。关于暴露后免疫接种有效的最大间隔时间研究是有限的,但时间间隔经皮肤暴露不超过 7d,性暴露不超过 14d,应完成乙型肝炎疫苗系列的接种。

[b] 这些指南适用于非职业暴露。职业暴露指南见 Schillie S,Murphy TV,Sawyer M,et al. CDC guidance for evaluating health-care personnel for hepatitis B virus protection and for administering post exposure management. MMWR Recomm Rep. 2013;62(RR-10):1-19。

[c] 正在接种疫苗但尚未完成疫苗系列的人应完成该系列疫苗,并接受所述治疗。

[d] 有完整乙型肝炎疫苗系列记录且未接受接种后测试的人。

儿童保健:

对 HBsAg 阳性但没有行为问题或医疗风险的儿童,例如非常态攻击行为(如经常咬人),普通皮炎或出血性疾病,应该准予无限制条件的儿童保健。在这种儿童保健设施中,传播 HBV 的风险极低,而且不推荐进行常规的 HBsAg 筛查。对有行为问题和医疗风险因素的 HBsAg 阳性儿童的准入,儿科医生与儿童护理人员协商,以个人为基础进行评估。易感儿童如果咬伤了另一名 HBsAg 阳性的儿童或成人,应启动或完成乙型肝炎疫苗接种系列;在这种情况下不推荐 HBIG。

丙型肝炎

临床表现:丙型肝炎病毒(hepatitis C virus,HCV)感染的症状和体征与甲型肝炎病毒或 HBV 感染相似,难以区分。发病的急性期症状相对轻微,不易察觉,大多数感染者无临床症状。仅有不到 20% 的感染患者出现黄疸,ALT 异常总体上少于 HBV 感染者。即使没有肝疾病的生化证据,80%以上感染儿童仍持续存在 HCV 的感染。一般来说,在围产期感染的儿童中可以观察到病毒自发清除率较高,到 2 岁时,病毒清除率约为 20%。大部分慢性 HCV 感染的儿童没有临床表现。HCV 感染导致的肝衰竭是美国成人肝移植的主要适应证之一。有限的数据显示,儿童中肝硬化与肝细胞癌的发生率相对要低得多。

病原学:HCV 是一种小的单链 RNA 病毒,属于黄病毒科肝炎病毒属。HCV 至少有 7 个 HCV 基因型,50 多个亚型。基因型和亚型的分布因地理位置而异,其中基因型 1a 在美国最为常见。

流行病学:据估计,美国普通人群中 HCV 感染的患病率估计为 1.0%,相当于有 270 万(200 万~280 万)患有慢性 HCV 感染的美国人。至 20 世纪 90 年代美国各年龄人群 HCV 感染发生率呈下降趋势,并在 2006—2010 年达到最低。2010 年以后,美国报告的急性丙型肝炎病例有所增加。这种增长主要出现在有药物注射史的 20~29 岁的年轻人群中。在全球,慢性 HCV 感染率在东欧、中亚、北非和中东地区最高。

HCV 主要通过皮肤(或肠道外)暴露的方式进行传播,这可能是由于注射吸毒,针刺伤和卫生保健环境中感染控制不足。成人感染 HCV 最常见的风险因素是药物注射或男性同性恋。儿童最常见的感染途径是母婴传播。由于血清学抗体检测排除高风险捐血者和 HCV 阳性人群以及通过核酸扩增试验(NAAT)筛选血液供体方法的采用,目前美国输血后 HCV 感染估计在每 200 万输血单位出现不到 1 个病例。所有在美国商业上出售的静脉和肌内注射免疫球蛋白产品都要经过 HCV 的灭活程序,或者要被证实为 HCV RNA 检测阴性。

在公共卫生健康机构报告的急性丙型肝炎病例中,近 60% 的 HCV 感染者是共用针头或注射用具的吸毒者。最近的多中心队列研究数据表明,有三分之一的 18~30 岁的年轻毒品注射者感染了 HCV。罕见的经皮暴露者可能会感染,如卫生保健专业人员;每一次针刺传播 HCV 的暴露风险估计为 0.1%。卫生保健相关的病例已被记录在案,由于缺乏对控制感染、注射针头的处理及皮肤卫生的消毒程序严格的规定,在非临床医疗结构的新近感染者数量在不断增加。频繁直接经皮暴露者感染 HCV 的可能性也很高,例如接受血液透析治疗的患者(7%)。

固定的异性伴侣之间 HCV 的性传播极为罕见。在男性对男性的性接触中传播可发生,特别是与导致黏膜创伤的性行为、并发肛门-生殖器溃疡疾病、人类免疫缺陷病毒(HIV)血清状态阳性或使用甲基苯丙胺时发生性行为有关。HCV 已在精液、直肠分泌液和女性的生殖道中被检测到,特别是在那些同时感染了 HCV 和 HIV 的妇女中。

家庭成员间的传播并不常见,但可以发生直接或间接的经皮肤或黏膜接触血液传播。

美国妊娠妇女的血清阳性率为 1%~2%,但在一些地区更高。围产期传播的风险平均为 5%~6%,传播与分娩时或临近分娩时存在 HCV 血症有关。确切的母婴传播阶段尚未确定。美国 CDC 和美国预防服务工作组最近提出建议,所有妊娠妇女每次妊娠都应该进行 HCV 检测。宫内胎儿监测、阴道撕裂和破膜时间延长(>6h)都会增加围产期感染的风险。分娩方法对围产期感染风险没有影响。虽然在初乳中可以检测出抗 HCV 抗体和 HCV RNA,但是母乳喂养与人工喂养婴幼儿感染 HCV 的概率相似。合并 HIV 者可增加母婴传播 HCV 的风险(2 倍以上)。早期使用抗逆转录病毒治疗(ART)和控制 HIV 病毒血症可降低 HCV 传播给婴儿的风险。

所有血液中含有 HCV RNA 的人都具有传染性。

HCV 感染的**潜伏期**为 2 周至 6 个月,平均为 6~7 周。从暴露到形成病毒血症的时间一般为 2~3 周。

诊断方法 [①]：检测抗 HCV 抗体的方法有多种形式，包括酶免疫分析（EIA）、化学发光免疫测定（chemiluminescent immunoassay，CIA）和免疫层析法或快速检测。NAAT 可用于定性和定量检测 HCV RNA，用于检测是否感染 HCV 以及监测抗病毒治疗时的反应。HCV 感染的筛查通常通过血清抗 HCV 试验完成，对阳性或性质不清的 HCV 抗体试验结果，再通过 NAAT 诊断当前是否感染。FDA 批准的第三代免疫测定灵敏度达 97%，特异度超过 99%。抗 HCV 抗体可在暴露后约 8~11 周内检测到。暴露后的 15 周内和肝炎发病 5~6 周内，80% 的患者血清抗 HCV 抗体检测呈阳性。抗 HCV 抗体阳性的母亲所生新生儿可以获得母体的抗体，这种抗体可在婴儿体内持续存在 18 个月。若有可能暴露于 HCV 的临床环境，无论抗 HCV 结果如何，都应通过 NAAT 检测 HCV RNA。

FDA 推荐用于 HCV RNA 定性检测诊断的 NAAT 已经上市，并在 2013 年美国 CDC 的 HCV 检测中被推荐用于 HCV 血清学检测阳性患者的随访。在暴露于病毒后 1~2 周至肝酶异常或抗 HCV 抗体出现之前的数周内，在患者的血清或血浆可检测到 HCV RNA。在临床实践中，通常在以下情况中检测 HCV RNA：①在针刺或输血之后和血清抗体转阳之前的检测 HCV 感染；②HCV 抗体阳性的感染患者鉴定其活动性；③当来自母体抗体干扰检测结果时，用于识别婴儿早期的感染（即围产期感染）；④对抗体检测结果可能为假阴性的免疫功能严重受损或血液透析患者进行 HCV 感染筛查；⑤监测接受抗病毒治疗的患者。对标本不正确的操作、储存、污染可出现 NAAT 假阳性和假阴性的结果。测量 HCV RNA 滴度的高灵敏度的定量测定已经很大程度上取代了定性测定。HCV RNA 的定量测定和基因分型可用于确定药物治疗方案的制订以及治疗持续时间。HCV 基因分型仍然需要确定哪些直接抗病毒药物应用于个别患者。随着泛基因型直接抗病毒药物的可行性，基因型检测可能变得不那么重要。

由于围产期感染 HCV 的婴儿患丙型肝炎的风险较低，他们通常在数年内不会出现症状，而且目前在出生后的 3 年内没有可用的抗病毒方法，因此对 HCV 感染的评估可能依赖于 18 月龄时的血清学检测。对于较为少见的 HCV 感染婴儿，在血清学检测之前，每隔大约 6 个月可以进行 1 次肝酶检测以发现 18 月龄前出现肝损伤。如果对围产期暴露于 HCV 的婴幼儿 18 月龄后随访存在顾虑，即家庭不愿意等到 18 月龄再确定儿童 HCV 感染状态，或者出现可用于小婴儿的抗病毒治疗，检测 HCV RNA 的 NATT 可以在 2~6 月龄执行。无论 NAAT 检测结果如何，血清学检测应在 18 月龄时进行，以获得更明确的诊断。

治疗：确诊为 HCV 感染的患儿应转诊至儿科传染病专家或胃肠病专家进行临床监测和治疗，FDA 已经批准了许多高效的无干扰素的直接抗病毒药物方案，其中越来越多的药物已被批准用于 3 岁以下儿童（见非 HIV 抗病毒药物）。所有 3 岁及以上感染 HCV 的儿童都应接受 FDA 批准的抗病毒药物治疗。由于该领域发展迅速，美国肝病学会和美国传染病学会正在不断更新针对成人和儿童的推荐抗病毒药物治疗方法。

慢性 HCV 感染的管理。由于 HCV 相关慢性肝病患者中重型肝炎的发病率很高，所有慢性 HCV 感染患者都应接种甲型肝炎疫苗和乙型肝炎疫苗。随着年龄的增长，慢性 HCV 感染会增加肝相关疾病的发病率和病死率，包括肝硬化和原发性肝细胞癌。在儿童中，当合并 HIV 或肿瘤、铁过载或地中海贫血时，会加速儿童肝病恶化。治疗 HCV 感染的儿科医生应当警惕

---

① Centers for Disease Control and Prevention. Testing for HCV Infection：an update of guidance for clinicians and laboratorians. *MMWR Morb Mortal Wkly Rep*. 2013；62（18）：362-365

一些会加重患儿肝病的因素,如合并感染、滥用酒精以及处方和非处方药的使用,如对乙酰氨基酚和一些抗逆转录病毒的药物、中草药。慢性感染的儿童因其潜在的慢性肝病可能,应被密切关注,包括连续监测血清 ALT 浓度。

住院患者隔离:建议标准化隔离措施。

控制措施:

暴露人群的护理。

免疫预防。由于缺乏动物研究数据和临床疗效研究,不建议使用免疫球蛋白预防 HCV 感染。此外,对免疫球蛋白供者需要进行 HCV 抗体筛选,如果阳性,则筛除,因此免疫球蛋白制剂并不含抗 HCV 抗体。

母乳喂养。尚没有证据证明感染 HCV 的母亲通过母乳喂养导致 HCV 垂直传播。根据 CDC 及 AAP 的指南,孕产妇感染 HCV 不是母乳喂养的禁忌证。但需要注意 HCV 阳性的母亲如果出现乳头破裂或出血,应考虑放弃母乳喂养,直到乳头愈合。

儿童保健。未明确指出将 HCV 感染儿童排除在户外儿童保健之外。

HCV 感染的血清学检测。

一般人群检测建议。

- 18 岁或以上的个人一生中应至少进行一次检测,除非在 HCV 感染患病率 <0.1% 的环境中,在这种情况下不建议进行检测。

- 妊娠妇女(每次妊娠期间)均要检测,除非在 HCV 感染患病率 <0.1% 的环境中。

感染 HCV 的高危人群。除了上述一般人群检测建议外,建议对 HCV 感染风险增加的人和其他人群进行 HCV 检测,包括以下人群[1][2][3][4]。

- HCV 阳性母亲所生的儿童。

- 曾经注射过非法药物的人,包括多年前只注射过一次的人。

- 接受 1987 年前生产的凝血因子治疗的人群。

- 1992 年 7 月之前接受输血或实体器官移植的人。

- 接受过长期血液透析治疗的患者。

- 已知接触过 HCV 的人,如:

  ◆ 被接触到 HCV 阳性血液的针扎到的医护人员。

  ◆ 接受来自后来检测出 HCV 阳性的供者的血液或器官的患者。

- 所有 HIV 感染者(至少每年 1 次)。

- 有肝病症状或体征的患者(如肝酶检测结果异常)。

---

[1]　Centers for Disease Control and Prevention. Recommendations for the identification of chronic hepatitis C virus infection among persons born during 1945-1965. *MMWR Recomm Rep*. 2012;61(RR-4):1-32

[2]　Centers for Disease Control and Prevention. Guidelines for prevention and treatment of opportunistic infections in HIV-infected adults and adolescents:recommendations from CDC,the National Institutes of Health,and the HIV Medicine Association of the Infectious Diseases Society of America. *MMWR Recomm Rep*. 2009;58(RR-4):1-207

[3]　Panel on Opportunistic Infections in HIV-Exposed and HIV-Infected Children. Guidelines for the Prevention and Treatment of Opportunistic Infections in HIV-Exposed and HIV-Infected Children. Department of Health and Human Services

[4]　Moorman AC,de Perio MA,Goldschmidt R,et al. Testing and clinical management of health care personnel potentially exposed to hepatitis C virus—CDC guidance,United States,2020. *MMWR Recomm Rep*. 2020;69(RR-6):1-8

- 被监禁的人。
- 使用鼻内非法药物或在不正规环境中接受文身的人。
- 任何要求进行丙型肝炎检测的人,无论暴露风险如何,因为许多人可能不愿意承担污名化的风险。

　　妊娠妇女。妊娠妇女应该在每次妊娠期间进行 HCV 感染检测,除非在 HCV 感染患病率 <0.1% 的环境中。

　　HCV 感染母亲所生的儿童。感染 HCV 的妇女所生的孩子有 5%~6% 的概率感染 HCV,故应对其进行 HCV 的检测。

　　被收养者。对于需要血清学检测的特殊情况参考国际收养、难民和移民儿童传染病医学评估。

　　对 HCV 感染患者的建议。 所有被 HCV 感染的人均具有传染性,应告知其具有向他人传播的可能性。HCV 感染者应避免献血,捐赠器官、组织或精液,避免与他人共用牙刷与剃须刀。

　　建议所有 HCV 感染者避免接触食用所有有肝毒性的制剂,包括药物,且避免饮酒。所有慢性 HCV 感染者均要进行甲型肝炎疫苗和乙型肝炎疫苗接种。

　　不推荐改变感染者与固定的性伴侣之间的性行为,但是应当告知可能存在的风险以及预防传播的措施。避免多个性伴侣,并使用避孕套预防感染。尚无数据支持被感染的妇女不允许妊娠。目前不建议在妊娠期间进行 HCV 抗病毒治疗。

丁型肝炎

　　临床表现:丁型肝炎病毒(hepatitis D virus,HDV)感染只发生在急性或慢性乙型肝炎病毒(HBV)感染者中。HDV 需要 HBsAg 来进行病毒粒子的组装和分泌。HDV 感染会使原本无症状或轻微的慢性乙型肝炎转变为暴发性、更严重或快速进展的疾病。HDV 感染可以与 HBV 感染同时获得(同时感染),也可以在 HBV 感染之后获得(重叠感染)。同时感染 HDV 和 HBV 导致的急性肝病与单独 HBV 感染引起的急性肝炎症状相似,难以区分,但是合并 HDV 感染的急性肝炎进展呈急性重症肝炎的可能性高达 5%。

　　病原学:HDV 是丁型病毒属中唯一的一种,拥有人类病原体中最小的基因组。HDV 有一个环状、负义的单链 RNA 基因组和大约 70 个丁型肝炎抗原副本,其外包裹 HBsAg。

　　流行病学:HDV 感染存在于全世界各年龄阶段。在过去的 20 年里,HDV 的流行在地理上有所不同,一些地区的下降归因于长期的乙型肝炎疫苗接种计划,而另一些地区的上升则与不断变化的迁移模式有关。但是在资源有限的国家,HDV 仍然是一个重大的健康问题。至少有 8 种 HDV 基因型被描述,每一种都具有典型的地理模式,Ⅰ型 HDV 广泛分布于世界范围。HDV 可以通过受感染的血液或体液传播,如注射药物、吸毒或性接触等非肠道途径。母亲传播到新生儿是不常见的。慢性 HBV 感染患者可发生家族内传播。高流行地区包括东欧、南美洲、非洲、中亚和中东的部分地区,但在特定国家内存在相当大的异质性。在美国,HDV 感染主要发生于注射毒品者和来自流行病区的移民。

　　HDV 重叠感染的**潜伏期**为 2~8 周,若同时感染 HBV 和 HDV,**潜伏期**同 HBV 相似(为 45~160d,平均 90d)。

　　诊断方法:慢性 HBV 感染患者是感染 HDV 的高危人群。由于 HDV 对 HBV 的依赖性,在缺乏 HBV 感染标志物证据的情况下,不能诊断为丁型肝炎。应考虑对异常严重或长期肝炎患者和 HBsAg 阳性患者进行检测,如来自 HDV 感染高患病率国家(如东欧国家、地中海国家和中美洲国家)的移民、注射吸毒者、男性同性恋性交者、同时感染 HCV 或人类免疫缺陷病毒(HIV)或高危性行为者。在可以买到检测试剂的情况下,建议检测抗 HDV 抗体 IgG,作为初步筛选试验。抗 HDV 抗体在发病后几周后才出现。在有抗 HDV 抗体的人中,抗 HBcAg 抗体 IgM 的消失,提示可能在慢性 HBV 感染的基础上重叠感染 HDV。抗 HDV 抗体 IgG 存在并不能证明病毒处于活跃复制期,因此需要检测 HDV RNA 进一步协助诊断及治疗。伴有 HDV RNA 复制的患者应定期监测肝疾病的严重程度,排除肝细胞癌的发生,并进行治疗。由于抗 HDV 抗体 IgM 和丁型肝炎抗原的检测灵敏度和特异度较低,因此实用性较差。

治疗:HDV 已被证明难以治疗,而且没有被批准的治疗方法。然而,数据表明聚乙二醇化干扰素 α 对 40% 以上患者有治疗作用。临床试验显示至少 1 年的用药有持续的治疗反应,如果患者能耐受副作用,可给予更长时间的治疗。正在成人中研究的新疗法包括病毒进入抑制剂、组装抑制剂和 HBsAg 分泌抑制剂。据报道,HBV 和 HDV 同时感染致肝衰竭的患者进行了肝移植。

住院患者隔离:建议标准化隔离措施。

控制措施:建议采用与 HBV 相同的控制和预防措施。HDV 不能在没有 HBV 的情况下传播,预防 HBV 感染也可免受 HDV 感染。慢性 HBV 感染患者尤其要注意避免接触 HDV。

戊型肝炎

临床表现:戊型肝炎病毒(hepatitis E virus,HEV)感染可能没有症状,也可能导致急性疾病,症状包括黄疸、乏力、厌食、发热、腹痛和关节痛。相比儿童,这种疾病在年轻成人中更常见,并且妊娠妇女感染病情重,妊娠晚期病死率达 10%~25%。慢性 HEV 感染很少见,迄今为止,仅在较发达国家有报道,主要发生在免疫抑制的器官移植受者中。大约有将近 60% 的器官移植受者不能清除病毒,会发展成慢性肝炎,并且 10% 将发展成肝硬化。

病原学:HEV 是一种球形、无包膜单股正链 RNA 病毒。归属于戊型肝炎病毒科的正戊肝病毒属,正戊肝病毒属 A 包含 8 种基因型(基于系统发生分析),可能感染人类(HEV-1、HEV-2、HEV-3、HEV-4 和 HEV-7)、猪(HEV-3 和 HEV-4)、兔子(HEV-3)、野猪(HEV-3、HEV-4、HEV-5 和 HEV-6)、猫鼬(HEV-3)、鹿(HEV-3)、牦牛(HEV-4)和骆驼(HEV-7 和 HEV-8)。也有报告称正戊肝病毒 C 引起人类感染,这种病毒通常存在于大鼠和雪貂中。

流行病学:全球每年发生 2 000 万例 HEV 感染,导致 340 万例急性肝炎。WHO 最近的一项估计表明,2015 年有 4 400 人死于戊型肝炎。在资源有限的国家,几乎所有人都会感染 HEV,HEV 传播最常见的途径是饮用被病毒污染的水,并且经常发生大量水源传播。HEV 感染已在世界各地都有报告,包括非洲和亚洲。在发达国家,食用未煮过或未煮熟的猪肉、鹿肉、香肠以及贝类后,偶尔会发生食源性感染。人际传播少于甲型肝炎,但可有散发以及在暴发区域出现。HEV 的母婴传播,主要是 HEV-1,增加了胎儿死亡和围产期死亡率,但其对总体疾病负担的贡献似乎很小。目前尚不清楚母乳喂养是否是 HEV 传播的潜在途径;在获得进一步数据之前,应该阻止确诊感染 HEV 的母亲进行母乳喂养。

HEV 也可通过输血和血液制品传播。输血和血液制品传播主要发生在戊型肝炎疫区,其他地区也有报道。在美国,血清学研究表明 6% 的人有抗 HEV 抗体 IgG。然而,有症状的 HEV 感染在美国并不常见,通常是去流行性戊型肝炎的国家旅行人员感染了 HEV-1,然而,也有一些没有旅行史的人被诊断出患有急性戊型肝炎,对于病因不明的急性肝炎,应寻找感染的证据,戊型肝炎可能伪装成药物性肝损伤。

潜伏期为 2~10 周。

诊断方法:任何到过 HEV 感染地区旅行,或者来往于 HEV 感染的某一地区人群应该被鉴别,就算是通过甲型、乙型、丙型肝炎病毒和其他嗜肝性病毒的血清学标志为阴性的人群,只要是有症状的均应该考虑 HEV 感染。因为 HEV 抗体检测未经美国 FDA 批准,其效果并不确切,进行结果解释时应特别谨慎,尤其是没有黄疸表现或者近期未去过疫区的散发病例。明确诊断可以通过 RT-PCR 检测血清或粪便中的 RNA 病毒。因为病毒在体内循环时间相对短,所以未检测到血清中或粪便中 HEV 并不能排除感染 HEV 的可能。

治疗:支持治疗。一些个例和系列病例报告表明免疫抑制剂和/或抗病毒药物(如利巴韦林)的使用,不管是否联合干扰素 α,可能会对免疫力低下的慢性戊型肝炎患者的病毒清除有益,但是这些都未进行随机对照临床试验。

住院患者隔离:除标准预防措施外,在接触尿布和失禁患者时推荐进行接触预防措施。

控制措施:提供安全用水和改善卫生习惯是最有效的预防措施。一种安全有效的重组 HEV 疫苗已被中国药品监督管理局批准使用,但是在美国没有被批准使用。2015 年,WHO 发布了一份关于戊型肝炎疫苗发展的报告,报告指出在 16 岁以下人群或孕妇中,疫苗的免疫性、安全性尚未确定。

(郭涓　译)

单纯疱疹病毒

临床表现:

新生儿。在新生儿中,单纯疱疹病毒(herpes simplex virus,HSV)感染主要表现为累及多器官损害的全身播散型,主要在肝和肺,其中 60%~75% 的病例有中枢神经系统(central nervous system,CNS)损害;或局限性 CNS 损害,可伴或不伴皮肤、眼、口腔损害(称为 CNS 疾病);或局限于皮肤、眼和/或口腔(skin,eyes,and/or mouth,SEM)病变的皮肤黏膜损害型(称为 SEM 疾病)。大约 25% 感染 HSV 的新生儿为全身播散型,30% 为 CNS 疾病,45% 表现为 SEM 疾病。HSV-1 和 HSV-2 均可引起新生儿 HSV 疾病任何这些表现。在没有皮肤损伤的情况下,高度怀疑新生儿 HSV 感染的诊断具有挑战性。80% 以上的 SEM 疾病新生儿会出现皮肤疱疹;若没有皮肤疱疹,病变则主要局限于眼部或口腔黏膜。近三分之二全身播散性型或 CNS 疾病的新生儿有皮肤损伤,但这些皮肤损害不一定在疾病初期出现。当新生儿出现血培养阴性脓毒症、严重的肝功能障碍、消耗性凝血功能障碍或可疑的病毒性肺炎,尤其是出血性肺炎时,需要考虑全身播散性感染。当新生儿(尤其是出生后 3 周内)所处社区无肠道病毒流行,但临床表现为发热、水疱疹、脑脊液异常(尤其是出现癫痫发作或一年中所在社区不存在肠道病毒流行),应考虑 HSV 感染。无症状 HSV 感染在年龄较大的儿童中常见,但新生儿很少发生。复发性皮损在幸存的婴儿中很常见,约 50% 的幸存者常在完成静脉使用阿昔洛韦初始治疗后 1~2 周内发生。

HSV 感染可以在出生到大约 6 周内的任何时间出现临床表现,但几乎所有受感染的婴儿在出生后第一个月内都会出现临床症状。患有播散性疾病和 SEM 疾病的婴儿发病年龄较早,通常在出生后第一周和第二周出现。患有 CNS 疾病的婴儿通常在出生后第二周和第三周之间出现疾病。

　　儿童(不包括新生儿期)及青少年。 多数初次感染 HSV 的儿童(除外新生儿期)是无症状的。龈口炎是儿童 HSV 感染最常见的临床表现,常常由 HSV-1 引起,其特征为发热、易激惹、痛性下颌下腺炎、牙龈及口腔黏膜溃疡,通常伴口周疱疹。

　　生殖器疱疹特征是男性或女性生殖器、会阴或肛周皮肤区域的水疱或溃疡性病变。生殖器疱疹通常由 HSV-2 引起,直到最近 20 年,由于青少年和年轻人口交行为增加,HSV-1 引起的生殖器疱疹占美国所有病例的一半以上。由于大多原发性生殖器疱疹感染为无症状的,它们很难被感染者发现或被医疗机构诊断出来。

　　在免疫功能低下的患者中,可能会出现严重的局部病变和少见的伴有全身水疱性皮肤病变和内脏受累的播散性 HSV 感染。

　　在初次感染后,HSV 会进入潜伏状态,终生存在。潜伏病毒的重新激活多是无症状的。当出现症状,复发的 HSV-1 临床表现为分布在口唇周围的单个或成簇水疱,一般在唇线上(通常被称为"唇疱疹"或"发热水疱");有症状复发的生殖器疱疹表现为阴茎、阴囊、会阴部、宫颈、臀部、肛周、大腿及背侧等部位的疱疹性损害。在免疫缺陷患者中,生殖器 HSV-2 复发更频繁,持续时间更长。早期复发部位出现烧灼感或瘙痒可能是复发的先兆,早期识别 HSV 复发有助于及早抗病毒治疗。

　　在原发或复发性 HSV 感染均可发生结膜炎和角膜炎。此外,HSV 可引起急性视网膜坏死和葡萄膜炎。

　　疱疹性湿疹可在感染 HSV 的特应性皮炎患者中发展,并且很难与控制不佳的特应性皮炎区分开来。检查可能会发现皮肤穿孔糜烂、出血性结痂和/或水疱性病变,也可能发生由细菌重叠感染引起的脓疱病变。疱疹性瘭疽是由手指远端的单个或多个水疱病变组成。如果摔跤手感染 HSV-1,他们可能会患上角斗士疱疹。HSV 感染可能是其他皮肤表现(如多形性红斑)的诱发因素,而 HSV 的反复激活则将引起反复发作的多形性红斑。

　　除新生儿以外,儿童、青少年和成人均因原发或复发的 HSV-1 发生单纯疱疹病毒性脑炎(herpes simplex virus encephalitis,HSE)。约五分之一的 HSE 病例发生在儿童。HSE 通常表现为发热、意识状态改变、性格改变、癫痫和局灶性神经系统改变。脑炎常常起病急,进展迅速,如不治疗可导致昏迷和死亡。HSE 通常累及颞叶,头颅 MRI 对于发现病变较为敏感。脑脊液细胞数多,淋巴细胞增多为主,脑脊液中有红细胞预示 HSV 感染可能性(出血性脑炎),但由于 HSE 的诊断越来越及时(常在进展为出血性脑炎前即可诊断),目前已很少发现这一现象。

　　HSV 感染也可以表现为轻度、自限性的无菌性脑膜炎。这类脑膜炎通常与 HSV-2 感染有关。HSV 也可引起特殊类型的 CNS 表现,包括贝尔麻痹、非典型疼痛综合征、三叉神经痛、上行性脊髓炎、横贯性脊髓炎、传染病后脑脊髓炎和复发脑膜炎。

　　病原学:HSV 是大型的、有包膜的双链 DNA 病毒。和水痘病毒一样,它属于疱疹病毒科,是疱疹病毒甲亚科。存在两种不同的 HSV 类型,即 HSV-1 和 HSV-2。HSV-1 感染主要发生在面部和腰部以上的皮肤感染,然而,越来越多的生殖器疱疹病例是由 HSV-1 感染。HSV-2 主要侵犯生殖器和腰部以下皮肤,常见于性活动活跃的青少年和成人。HSV-1、HSV-2 均可引起新生儿疱疹性疾病。HSV-1 和 HSV-2 初次感染后潜伏于机体内,定期激活导致疾病复发,出现症状或无症状的病毒传播。生殖器 HSV-2 感染比生殖器 HSV-1 感染更容易复发。

　　流行病学:原发或复发感染有症状或无症状患者均具有传染性。

　　新生儿。 在过去 20 年,美国新生儿 HSV 感染在每 2 000 例活产儿中发生 1 例,新生儿感染 HSV 多数为分娩时经受感染母亲产道获得,但也可通过破损或完整的羊膜上行感染。其他不常见的新生儿感染来源是产后传播,感染源来自父母、兄弟及其他照料者,通过非生殖器感染传播,如口、手等;或在犹太割礼后,割礼师用口吮吸婴儿割礼后生殖器,为其止血,导致 HSV 由割礼者的口中传播到婴儿阴茎;或引起先天性畸形的宫内感染。

据估计,母亲患原发性生殖器疱疹,新生儿出生时通过产道获得 HSV 感染的风险达25%~60%。相比之下,在妊娠的前半段或更早时期,母亲患复发性疱疹排泌病毒导致新生儿感染的风险降至不到2%。超过 3/4 感染 HSV 的新生儿,其母亲在妊娠前及妊娠期间没有感染生殖器疱疹的病史和临床表现。因此,缺乏母亲生殖器 HSV 感染病史并不能排除新生儿 HSV 疾病的诊断。

儿童(不包括新生儿期)及青少年。 原发龈口炎或生殖器疱疹的患者病毒排泌时间通常可长达 1 周以上,少数为数周;复发症状性感染患者病毒排泌时间较短,通常 3~4d。口腔或生殖器疱疹间歇性无症状再激活很常见,这种情况可能伴随终生。有症状的原发感染患者病毒排泌最多,无症状的复发性感染者病毒排泌最少。

已经报道了几种易患 HSE 的单基因缺陷,迄今为止表征主要涉及 Toll 样受体 3(toll-like receptor 3,TLR3)通路,包括 TLR3 本身或下游信号转导通路(UNC93B1、TRIF/TICAM1、TRAF、TBK1)的缺陷或先天或 1 型干扰素的缺陷通路(IFN-α/β、IFN-λ、STAT1、IRF3)。

除了新生儿以外,HSV 感染的**潜伏期**为 2d 至 2 周。

诊断方法: HSV 易于在细胞培养基中生长。有专门的病毒采样管,可以将病毒运输至当地或区域内的实验室进行培养。通常在接种后 1~3d 观察到典型的 HSV 感染所致的细胞病变。培养确诊的方法包括荧光抗体染色,酶免疫分析(EIA)和单层分类培养。持续培养 5d 检测病毒为阴性时继续培养仍可能为阴性。如果要进行抗病毒药敏研究,则需要通过培养分离病毒。

应用聚合酶链反应(PCR)测定检测新生儿 CNS 感染(新生儿 HSV CNS 疾病)和年龄较大的儿童和成人 HSE 脑脊液中 HSV DNA,是 CNS HSV 受累的首选诊断方法。在部分 HSE 病例中,脑脊液 PCR 检测可产生阴性结果,尤其是在病程早期。高度怀疑 HSV CNS 疾病但重复脑脊液 PCR 检测结果为阴性的疑难病例中,进行脑组织活检的组织学检查和病毒培养标本是确认 HSE 诊断最明确的方法。脑脊液 HSV 抗体的检测也有助于 HSE 患者诊断。脑脊液病毒培养常常是阴性的。

对于新生儿 HSV 感染的诊断,应从每位患者取得下列标本:①从口腔、鼻咽、结膜和肛门拭子标本("表面标本")进行 HSV 培养(如有)或 PCR 检测(可以每个部位使用单独的拭子,或从结膜开始使用单个拭子);②皮肤水疱标本用于 HSV 培养(如有)或 PCR 检测;③脑脊液 HSV 的 PCR 检测;④全血标本中 HSV 的 PCR 检测;⑤全血检测丙氨酸转氨酶(ALT)。PCR 检测新生儿皮肤和黏膜标本的特点尚未见报道。出生后超过 12~24h 的婴儿采集的样本出现阳性培养,则表明婴儿发生 HSV 感染,因此有进展为新生儿 HSV 疾病的风险,而不仅仅是产时暴露后的污染。与任何 PCR 检测一样,PCR 检测可能发生假阴性和假阳性结果。新生儿感染 HSV 疾病后出现的三种临床表现(全身播散型、CNS 疾病、SEM 疾病)均可能伴有病毒血症,因此全血 PCR 检测结果阳性并不意味着婴儿为全身播散型 HSV,并不能采用结果来确定疾病程度和治疗时间。同样,没有数据支持使用血的 PCR 检测可用于监控患者对治疗的反应。也可采用快速诊断技术,例如水疱刮屑的直接荧光抗体染色或 EIA 方法检测 HSV 抗原。与病毒培养相比,这些技术特异度高,但灵敏度低。

对于生殖器破损,HSV 细胞培养和 PCR 检测可作为首选检测手段。病毒培养的灵敏度低,特别是对于复发性病变,随着破损的愈合,灵敏度迅速下降。HSV DNA-PCR 检测更敏感,并越来越多地在很多机构中使用。由于病毒排泌呈间歇性的特征,生殖器破损处病毒培养或 PCR 检测未检测到 HSV,并不能表明没有 HSV 感染。

HSV 的各类型特异性抗体在感染的最初几周内产生并无限期持续存在。大约 20% 的 HSV-2 首发患者在 10d 内出现血清转化,采用特异性酶联免疫吸附试验,血清转化的中位时间为 21d。95% 以上的人在感染后 12 周内血清转化。虽然特异的 HSV-2 抗体通常提示之前的肛门与生殖器感染,但是 HSV-1 抗体的出现并不能确切区分口唇和肛门生殖器的感染,因为在某些人群中初始的生殖器感染和几乎所有初始的口唇感染是 HSV-1 造成的。血清学检查对新生儿无效。因缺乏经济可行的 IgM 检测方法,HSV-1 或 HSV-2 的 IgM 检测没有用。

治疗:针对不同类型的 HSV 感染推荐了全身给药的抗病毒药物治疗剂量及治疗的疗程。常见药物有更昔洛韦、伐昔洛韦、泛昔洛韦,见非 HIV 抗病毒药物治疗;对于不能吞咽大药丸的儿科患者,药品包装中提供了制备具有 28d 冷藏保质期的复方伐昔洛韦混悬液的说明。

新生儿。胃肠外用药阿昔洛韦是治疗新生儿 HSV 感染的首选药物。阿昔洛韦的治疗剂量为 $60mg/(kg \cdot d)$,分 3 次使用(每次 20mg/kg),对于 SEM 疾病,需要持续静脉治疗 14d,而对于 CNS 疾病或全身播散性型疾病者,则至少连续用药 21d。所有涉及 CNS 的婴儿都应该在即将治疗结束时再做一次腰椎穿刺,检测脑脊液的 HSV-DNA 是否转阴;在少数的情况下,PCR 结果在 21d 的疗程接近结束时仍为阳性,静脉注射阿昔洛韦应再给药 1 周,在延长的疗程接近结束时重复进行脑脊液 PCR 检测,如果仍为阳性,则再进行 1 周的肠外用药治疗。除非脑脊液 PCR 检测结果为 HSV DNA 呈阴性,否则不应停止肠道外抗病毒治疗。这些病例需要咨询儿科传染病专家。

存活下来的 HSV 感染的新生儿,不论任何分型(全身播散型,CNS 或 SEM)在急性期肠外治疗结束后都应持续 6 个月口服阿昔洛韦,1 剂 $300mg/m^2$,每天 3 次,随着患儿生长发育,可每月对阿昔洛韦的剂量进行调整。在阿昔洛韦治疗使用后的第 2 周和第 4 周时需要检测中性粒细胞绝对计数,然后在治疗期间每月评估 1 次中性粒细胞数。长期或高剂量的抗病毒治疗并不能进一步改善神经发育结果。在小婴儿的治疗中,尚未有伐昔洛韦超过 5d 的研究,故伐昔洛韦并不能作为该年龄组患儿的常规抗病毒用药。

所有患有 HSV 的新生儿,无论疾病如何分类,都应进行眼科检查和神经影像学检查以确定基础脑部解剖结构;MRI 是最敏感的成像方式,但可能需要镇静剂,因此头部 CT 或超声检查是可接受的替代方法。除肠外抗病毒治疗外,对出现 HSV 感染眼部损害的婴儿(包括结膜拭子样本的病毒学检测结果阳性),可以进行局部眼科药物(1% 曲氟尿苷或 0.15% 更昔洛韦),并应由眼科医生参与新生儿急性眼部 HSV 疾病的管理和治疗。在美国不推荐使用旧的局部抗病毒药物阿糖腺苷和碘脱氧尿苷进行眼部治疗。

生殖器感染。

原发感染。口服阿昔洛韦治疗可缩短病程和病毒排泌时间。伐昔洛韦和泛昔洛韦似乎并不比阿昔洛韦更有效,但具有给药频率较低的优点。静脉注射阿昔洛韦适用于需要住院治疗的严重或复杂的原发感染患者。原发性疱疹性病变的治疗不会影响随后的复发频率或复发严重程度。表 4.10 描述了原发性生殖器 HSV 感染的抗病毒药物剂量,见非 HIV 抗病毒药物。

复发感染。复发性生殖器疱疹的抗病毒治疗可以采用间歇性疗法以改善或缩短病变的持续时间,也可以作为抑制性治疗持续给药以降低复发频率。许多患者从抗病毒治疗中受益,因此治疗方案应与复发感染的患者一同讨论。阿昔洛韦、伐昔洛韦和泛昔洛韦已被批准用于治疗具有免疫功能的成人生殖器疱疹。阿昔洛韦或伐昔洛韦最常用于首发生殖器疱疹或严重复发性疱疹的妊娠妇女,对严重的原发 HSV 感染的妊娠妇女应静脉注射阿昔洛韦。用于复发性生殖器 HSV 感染的抗病毒药物间歇性疗法或抑制性治疗见表 4.10。

皮肤黏膜。

免疫缺陷的宿主。静脉注射阿昔洛韦对治疗皮肤黏膜的 HSV 感染是有效的。已从接受长期阿昔洛韦治疗的免疫缺陷患者体内分离得到阿昔洛韦耐药的 HSV 株。膦甲酸钠是阿昔洛韦耐药株 HSV 分离株的首选药物。

正常免疫功能的宿主。阿昔洛韦治疗免疫功能正常的宿主原发或复发的非生殖器皮肤黏膜 HSV 感染的有效性数据有限。口服阿昔洛韦对少数患有原发性龈口炎儿童疗效明显,对于成人复发疱疹性唇炎疗效不明显。也可以考虑泛昔洛韦或伐昔洛韦进行治疗。用于间歇性和抑制性治疗复发口唇 HSV 感染的抗病毒药物见表 4.10。

其他部位的 HSV 感染。

CNS。CNS HSV 感染的患者需要接受静脉注射阿昔洛韦治疗 21d。尚未充分研究在人群中使用皮质醇类药物,因此不常规推荐使用。

眼部。眼部病变的治疗应咨询眼科医生。一些局部用药如 1% 曲氟尿苷和 0.15% 更昔洛韦已证明对表浅角膜炎有效。疑似 HSV 结膜炎患者在没有抗病毒的情况下,禁忌外用糖皮质激素。然而,眼科医生会选择糖皮质激素联合抗病毒药物治疗局部侵袭性感染。对于复发眼部病变儿童,口服阿昔洛韦抑制治疗可能有效,需要服用数月或数年。

住院患者隔离:除了标准的预防措施,还应遵循以下建议。

感染 HSV 新生儿。感染 HSV 的新生儿应接受住院治疗,如果存在皮肤黏膜损害,应给予接触隔离。

分娩过程暴露于 HSV 的新生儿。存在活动的 HSV 生殖器病变的妊娠妇女分娩的新生儿应在潜伏期内采取接触隔离预防措施。母亲有生殖器疱疹复发病史但分娩时无生殖器病变所生的新生儿感染 HSV 的风险较低,不需要进行特殊的预防措施。"新生儿感染的预防"中详细介绍了生殖器 HSV 感染妇女所生新生儿的具体管理方法。

产后感染 HSV 的妇女。告知处于 HSV 感染活动期的妇女在照顾婴儿前后注意手卫生的重要性。患疱疹性唇炎或口炎母亲在接触她的婴儿时应戴一次性外科口罩,直至损害结痂。在病变清除前,母亲不应亲吻或用鼻爱抚她的新生儿,其他皮肤部位的疱疹性病变也应该避免和婴幼儿接触。

如果目前乳房无病变且身体其他部位的病变被遮盖,可进行母乳喂养。

皮肤黏膜感染 HSV 的儿童。严重的皮肤黏膜 HSV 感染的儿童应进行接触隔离。局部病变复发患者应进行标准管理预防措施。

CNS 感染 HSV 的患者。感染局限于 CNS 的患者应进行标准预防措施。

控制措施:

新生儿感染的预防。

在妊娠期间。美国妇产科医师协会建议,患有活动性、复发性生殖器疱疹的女性在妊娠 36 周或以上时应接受抗病毒抑制治疗。然而也有报道称,接受抗病毒预防治疗的产妇所生的婴儿会出现 HSV 感染。

对母亲分娩时有活动的生殖器病变的新生儿护理。新生儿在分娩过程中感染 HSV 的风险与母体 HSV 的类型的有关(表 3.23);与复发性感染的妇女相比,原发性生殖器 HSV 感染的妇女在分娩时将病毒传播给新生儿的可能性高出 10~30 倍。随着血清学检测的商业化应用,可以可靠地区分特殊类型的 HSV 抗体,有利于完善有活动的生殖器 HSV 病变孕妇所生无症状新生儿的管理。AAP 提出一种用于评估和管理活动性生殖器 HSV 病变孕妇经阴道或剖宫产分娩的无症状新生儿的新流程(图3.5和图3.6)[1]。这些流程是一种管理这些新生儿的方法,但这种方法不适用于无法通过 PCR 方式检测 HSV DNA 或进行特异性血清学检测的医院。如果在评估流程中的任何时刻,婴儿出现了可能表明新生儿 HSV 疾病症状(如发热,体温过低,嗜睡,易怒,水疱性皮疹,癫痫),应进行全面的诊断评估,并应开始静脉注射阿昔洛韦治疗。在应用这一流程时,产科医生和儿科医生将需要与诊断实验室密切合作,以确保可以进行血清学和病毒学检查,并且周转时间是可接受的。在上述情况不可能实现时,这种流程详细介绍的方法可能很有限,甚至没有适用性。

表 3.23　按生殖器 HSV 类型和母体特异性血清学检测结果对母亲感染分类 [a]

母亲感染类型	生殖道病变 PCR/培养	母亲 HSV-1 和 HSV-2 特异性 IgG 状态
首次原发感染	均阳性	均阴性
首次非原发感染	HSV-1 阳性	HSV-1 阴性和 HSV-2 阳性
	HSV-2 阳性	HSV-1 阳性和 HSV-2 阴性
可疑首次感染(原发或非原发)	HSV-1 阳性或 HSV-2 阳性	不可用
	阴性或不可用 [b]	HSV-1 阴性和/或 HSV-2 阴性,或不可用
复发感染	HSV-1 阳性	HSV-1 阳性
	HSV-2 阳性	HSV-2 阳性

注:HSV,单纯疱疹病毒;PCR,聚合酶链反应;IgG,免疫球蛋白 G。
[a] 用于没有生殖 HSV 感染临床病史的妇女。
[b] 当生殖器病变严重怀疑 HSV 时,从保守地遵循新生儿管理流程的目的出发,临床判断应取代病毒学检测结果。相反,如果生殖器病变不太可能是由 HSV 引起的,并且 PCR 检测结果/培养结果为阴性,那么不推荐遵循保守的新生儿 HSV 评估和管理。

对母亲有生殖器疱疹病史,但分娩时没有活动的生殖器病变的新生儿护理。如果新生儿的母亲有已知的复发感染,但是分娩时没有生殖器病变,那就观察新生儿的感染症状,如皮肤疱疹、呼吸窘迫、惊厥或脓毒症的迹象,但是不在出生后 12~24h 内采样做病毒培养,也不胃肠外给予阿昔洛韦。在出生后 6 周,对父母或者监护人进行有关新生儿 HSV 感染的症状和体征的教育是必要的。

被感染的卫生保健人员。与患儿接触的患有唇疱疹的卫生保健人员需要注意遮盖疱疹病变部位,不要用手接触病变部位,并遵守手卫生政策。只要遵守手卫生政策,患有生殖器疱疹的卫生保健人员不太可能传播 HSV。如果患有活动性疱疹性甲沟炎,那么卫生保健人员不应护理新生儿或者免疫功能不全的患者,在护理其他患者时应该戴手套并注意保持手部卫生。

---

① Kimberlin DW,Baley J;American Academy of Pediatrics,Committee on Infectious Diseases. Guidance on management of asymptomatic neonates born to women with active genital herpes lesions. *Pediatrics*. 2013;131(2):e635-e646

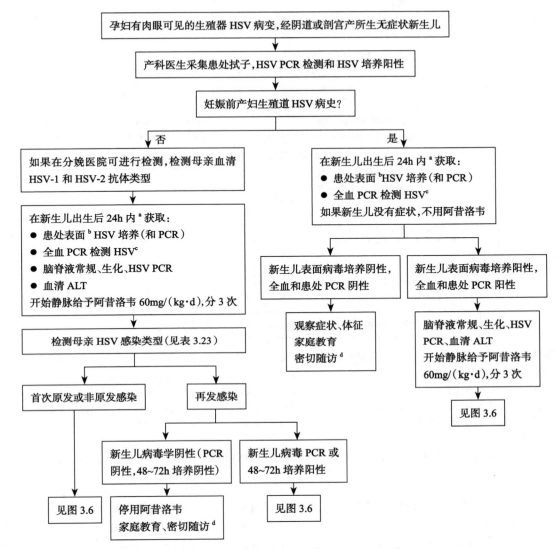

图 3.5 患有活动性生殖器疱疹的孕妇经阴道或剖宫产所生无症状新生儿评估方法。来源：Kimberlin DW，Baley J；American Academy of Pediatrics，Committee on Infectious Diseases. Guidance on management of asymptomatic neonates born to women with active genital herpes lesions. *Pediatrics*. 2013；131（2）：e635-e646

注：以上评估方法仅适用于具有 PCR 和血清学特异性抗体检测能力且检测周转时间特别短的医院。如果不具备，这种评估方式可能受限或不适用。

[a] 当患儿已出现 HSV 感染的症状和体征，在生后 24h 之内需要进行评估和治疗。对于破损时间长（>4~6h）、早产（≤37 周）的新生儿，需要考虑是否立即评估和治疗。

[b] 结膜、嘴唇、鼻咽、直肠、头皮电极部位（如果存在）。

[c] 全血进行 HSV 的 PCR 检测并不是为了区分 HSV 感染的类别。

[d] 对于病毒培养 48h 和 PCR 检测均阴性的新生儿，如果满足其他出院要求（可快速到达医院、可进行家庭检测），可准许回家。不满足以上要求的新生儿，住院直至病毒培养阴性，或细胞培养 96h 后为阴性。

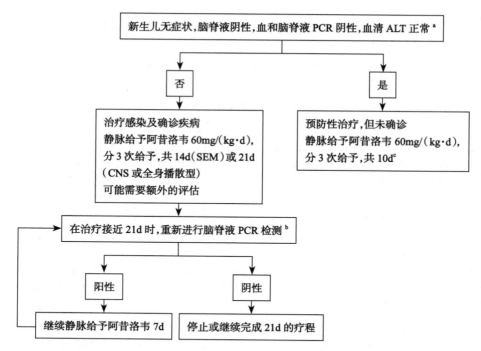

图 3.6　对患有活动的生殖器疱疹的女性经阴道或剖宫产后的无症状新生儿治疗方法。来源：Kimberlin DW，Baley J；American Academy of Pediatrics，Committee on Infectious Diseases. Guidance on management of asymptomatic neonates born to women with active genital herpes lesions. *Pediatrics*. 2013；131（2）：e635-e646
[a] 新生儿血清 ALT 可能因其他非感染原因升高（如分娩相关灌注），在该评估中，对于存在 HSV 暴露史的新生儿，如果血清 ALT 比正常上限多两倍以上，则提示可能发生新生儿全身播散型 HSV 感染。
[b] 有 CNS 感染证据，即开始治疗。
[c] 预先接受 10d 阿昔洛韦抗病毒治疗的婴儿随后不应接受口服阿昔洛韦治疗，因为 HSV 暴露未进展为疾病或感染。

被感染的家庭成员和其他与新生儿密切接触者。对于患有皮肤疱疹或口腔病变（如口炎，疱疹性唇炎或疱疹性甲沟炎）的家族成员，应该告知其有传染病毒给其他人的风险，并建议其与感染 HSV 的卫生保健人员管理相同措施，避免其病变与新生儿接触，患有活动性唇疱疹时避免亲吻或者用鼻尖抚摸新生儿，患有疱疹性甲沟炎时避免接触新生儿。

大面积皮炎患者的护理。患有口唇疱疹者避免亲吻皮炎患者，患有疱疹性甲沟炎者避免接触皮炎患者。

幼儿园或者学校患有皮肤黏膜感染儿童的护理。在幼儿园或者学校的儿童中口腔 HSV 感染很普遍，大部分感染没有症状，在没有临床表现的情况下通过唾液传播。有龈口炎（即原发感染）的儿童，对口腔分泌物无法控制，应该被隔离护理，不包括反复感染唇疱疹的儿童。如果身体的其他部位存在 HSV 病变，那么去学校的时候，就需要用绷带或者合适的衣物覆盖住疱疹（如果可行）。其他的控制措施包括避免通过接触物品导致呼吸道分泌物的接触，清洗和消毒口腔接触的玩具，奶嘴，以及唾液接触的器具。

摔跤手和橄榄球运动员的 HSV 感染 [①]。HSV-1 已被确定为摔跤手（角斗士疱疹）和橄榄球

---

① Davies HD，Jackson MA；American Academy of Pediatrics，Committee on Infectious Diseases. Infectious Diseases Associated With Organized Sports and Outbreak Control. *Pediatrics*. 2017；140（4）：e20172477

运动员（橄榄球疱疹）暴发皮肤感染的主要病因之一。这在美国影响了达 2.6% 的高中摔跤手和 7.6% 的大学摔跤手。在疫情暴发期间，据记录多达 34% 的高中摔跤手被感染。最主要的危险因素是和竞争对手直接接触皮肤损伤的伤口。

禁止患有原发性角斗士疱疹和橄榄球疱疹的运动员参加比赛 3~8d，可以控制 90% 以上的暴发感染。在症状出现后 24h 内给予伐昔洛韦（500mg，每日 1 次，连续 7d），被证明可以缩短患复发性角斗士疱疹的青少年和成人摔跤运动员的病变中病毒清除的时间（通过 PCR 检测 HSV 的方式）。接受伐昔洛韦治疗的摔跤手应注意补水重要性，尽量减少肾毒性可能。通过以下的措施减少传播：①训练和比赛前，应由一位熟知皮肤黏膜感染表现（如 HSV 感染、带状疱疹、脓疱病）的工作人员检查摔跤手和橄榄球运动员身体暴露部位皮肤和嘴唇及眼周围黏膜感染情况，是否有水疱或溃疡病变；②患有以上病变的运动员不能参加训练和比赛，直至病变部位结痂或者医生的书面证明宣布感染不具有传染性；③用配制好的漂白液（3.8L 水加四分之一杯的漂白液）清洁摔跤垫每天至少 1 次，一次 15s，最好在比赛之间进行清洁。有复发性角斗士疱疹、橄榄球疱疹或唇疱疹病史的运动员，应考虑应用抑制性抗病毒治疗，再次告知并指导关于保持良好的补水的重要性，以避免发生肾毒性。

（杨星星 杨燕飞 译   唐兰芳   许志飞 校）

组织胞浆菌病

临床表现：荚膜组织胞浆菌感染的人群中只有不到 5% 的人会出现症状。临床表现根据病变部位（肺或全身播散器官），持续时间（急性、亚急性或慢性），以及表现形式（原发或再激活）来分类。大多数有症状的患者是急性肺组织胞浆菌病，这是一种自限性疾病，其特征是发热、寒战、干咳和全身不适。影像学表现包括弥漫性间质改变或网点状肺浸润以及肺门或纵隔淋巴结病变。大部分患者在症状发生后 2~3 周自然恢复。

暴露在大量的分生孢子下会导致更严重的肺部感染，伴有高热、低氧血症、弥漫网点状浸润、急性呼吸窘迫综合征（ARDS）。纵隔受累是肺组织胞浆菌病的罕见并发症，包括纵隔淋巴结炎，在儿童可侵蚀呼吸道。炎症综合征（心包炎和风湿病综合征）也会产生。结节性红斑可以在青少年和成人发生。在创伤后原发皮肤感染较罕见。慢性空洞性肺组织胞浆菌病在儿童中极为罕见。

进展性播散型组织胞浆菌病（progressive disseminated histoplasmosis，PDH）可以发生在健康的婴儿或者小于 2 岁的儿童，或患有原发性或获得性细胞免疫功能障碍的儿童。它可在急性感染后快速进展或者呈一种慢性、缓缓进展的状态。儿童 PDH 早期临床表现包括长期发热、生长迟缓以及肝脾肿大。如果未治疗，会逐渐出现营养不良、弥漫性腺病、肺炎、黏膜溃疡、全血细胞减少症、弥散性血管内凝血病和胃肠道出血。成人 PDH 往往发生在免疫缺陷的人群（HIV/获得性免疫缺陷综合征、实体器官移植、血液恶性肿瘤、生物反应调节剂包括肿瘤坏死因子拮抗剂）。在 5%~25% 的慢性患者中有 CNS 受累，慢性 PDH 常常发生于免疫抑制的成人，临床表现有长期发热、盗汗、体重减轻、疲劳；体征包括肝脾肿大，黏膜溃疡，肾上腺功能不全，全血细胞减少症。临床医生应警惕正在接受肿瘤坏死因子-α 拮抗剂和抗风湿药物的患者中发生播散型流行性真菌病的风险。

病原学：组织胞浆菌株有 7 个分株，是一种双相型、区域流行的真菌，在室温下培养为菌丝相，但是在 37℃培养转换为酵母相。

流行病学：荚膜组织胞浆菌存在于世界大部分地方（包括非洲、美洲、亚洲和欧洲），在美国东部和中部（尤其是密西西比河，俄亥俄州和密苏里河谷），中美洲，南美洲最北端，以及阿根廷盛行。而荚膜组织胞浆菌杜波氏变种仅在非洲中部和西部发现。

通常是吸入由土壤翻动而气化的分生孢子而致感染，土壤被蝙蝠粪便或鸟粪污染时更易发生。散发感染发生在接触到受污染的土地后。在有地方病、娱乐和职业活动的地方，例如在空心树上玩耍、洞穴探险、施工、挖掘、拆除、耕作和清理受污染的建筑物，都与组织胞浆菌病暴发相关。人与人之间可能通过移植受感染的器官、垂直传播、接触皮损等方式传播。既往感染可产生局部免疫力，再感染可以发生，但需要更大的菌量。

潜伏期是可变的，但通常是 1~3 周。

诊断方法：用定量酶免疫分析法检测血清、尿液、支气管肺泡灌洗液或脑脊液中的荚膜组织胞浆菌的多糖抗原是首选的检测方法。对于进展性播散型感染而言，抗原检测是最敏感的方式。尿抗原检测和血清抗原检测的结合增加了抗原检测的可能性。检测结果在急性自限性肺部感染早期常呈短暂阳性。阴性结果并不能排除感染。如果结果开始是阳性，抗原测试对于监测治疗效果有帮助，并可识别复发或再感染。交叉反应可能会发生在感染双相型真菌病（如芽孢菌病、球孢子菌病、副球孢子菌病、孢子丝菌病、非洲紧急菌病和篮状菌病）的患者中发生，临床和流行病学情况可以帮助区分这些感染。

抗体检测也可以使用，尤其对亚急性或慢性肺病患者和 CNS 受累的患者有效。补体结合和免疫扩散方法同样可用。对于定居在流行地区或有旅行史的患者而言，菌丝相补体滴度有 4 倍的增加，或者任意试验单次滴度≥1∶32，是疾病活动或近期感染强有力的证据。交叉反应抗体最常见于芽孢菌和球孢子菌。免疫扩散试验是一种定性方法，比补体结合试验更特异，但灵敏度稍低。它检测荚膜组织胞浆菌中的 H 和 M 糖蛋白。M 带一般随着急性感染发展起来，一般出现于感染后 6 周，常在慢性组织胞浆菌病中存在，并在感染消退后持续数月至数年。H 带不太常见，可以说罕见，和 M 带不共存，是慢性或严重急性组织胞浆菌病的指征。免疫扩散测定的灵敏度约80%，但比补体结合测定特异度更高。目前通常与补体结合试验联合使用。

培养是确诊的方法。来自骨髓、血液、痰和组织样本的荚膜组织胞浆菌在标准真菌培养基上培养至菌丝体（霉菌）期，培养基包括沙氏葡萄糖琼脂或马铃薯葡萄糖琼脂，培养温度为25~30℃，培养 1~6 周。可以通过使用富集培养基的方法将原始菌落转换至酵母期，富集培养基包括脑心浸出液血琼脂，温度 35~37℃。经 35~37℃的脑心浸出液血琼脂培养基上多次传代，将菌丝体期的微生物转换为酵母期微生物，可证实培养基上生长的微生物为荚膜组织胞浆菌。血液和骨髓菌群更推荐使用裂解离心法。荚膜组织胞浆菌的 DNA 探针可用于快速分离培养鉴定。在实验室中工作应小心，因为处于霉菌期时，荚膜组织胞浆菌可能会向空气中释放大量有感染性的分生孢子。

当血液、骨髓、支气管肺泡灌洗液标本经瑞特或吉姆萨染色证实存在典型的胞内酵母，且临床表现、流行病学和其他实验室研究结果相吻合时，强烈支持组织胞浆菌病的诊断。

治疗：免疫正常的儿童，如果患无并发症的轻中度急性肺组织胞浆菌病可能不需要抗真菌治疗，因为感染常常是自限性的。但是，如果患者在 4 周内没有改善，则应给予伊曲康唑 6~12 周。

对于所有形式的播散性组织胞浆菌病都应该治疗，可能为急性（快速起始和快速进展，通常为免疫功能低下的患者），也可能为慢性（进展较慢，通常为免疫功能正常的患者）。对于急性严重的肺部感染，建议使用两性霉素 B 的脂质制剂（表 4.7）进行治疗。如果出现严重的呼吸系统并发症,可考虑在治疗的前 1~2 周内使用甲泼尼龙,但应仅与抗真菌药一起使用。

如果 1~2 周内临床改善,建议将伊曲康唑再使用 12 周。大多数专家认为伊曲康唑优于其他霉菌敏感的唑类;当用于成人时,伊曲康唑比氟康唑更有效,副作用更少,诱导耐药的可能性更小。伊曲康唑的血清谷浓度应为 1~2μg/mL。在使用数日后,应检查药物浓度,以确保可充分作用的药物量。高压液相色谱法测定伊曲康唑及其生物活性羟基伊曲康唑代谢产物,在评估药物水平时应考虑其总量。

所有慢性肺组织胞浆菌病(如进展型肺空洞)患者都应该治疗。轻、中度病例应给予伊曲康唑治疗 1~2 年。严重病例最初需要应用两性霉素 B 的脂质制剂,紧接着给予伊曲康唑治疗,疗程同上。

感染导致的纵隔病变和炎症病变一般不需要抗真菌治疗,但是纵隔淋巴结炎造成支气管、食管或其他纵隔结构阻塞时,短期使用糖皮质激素可能有效。在这种情况下,可同时加用伊曲康唑持续治疗 6~12 周。抗真菌治疗对不伴有肉芽肿性炎的纵隔结构致密纤维化无效,严重病例可能需要外科干预。非甾体抗炎药(吲哚美辛)治疗可能对心包炎和风湿病有效。

对于婴儿或儿童中、重度 PDH,应选择两性霉素 B 的脂质制剂,并且通常至少使用 2 周。患者大部分的临床症状改善和血清组织胞浆菌抗原浓度下降后,改为口服伊曲康唑治疗至少 12 个月。患有原发性免疫缺陷、无法逆转的获得性免疫缺陷综合征、经过规范治疗而复发的患者可能需要终生抑制治疗。对于那些患轻、中度 PDH 的患者,建议使用伊曲康唑治疗 12 个月。完成 PDH 治疗后,推荐监测尿抗原浓度 12 个月。稳定、低浓度和有下降趋势的尿抗原,且不伴有活动性感染的迹象,可能不需要延长或恢复治疗。

住院患者隔离:建议使用标准预防措施。

控制措施:在暴发时,需要对常见的感染源进行调查。应避免接触鸟类和蝙蝠粪便大量积聚的土壤和灰尘,尤其是免疫功能不全的人,包括接受肿瘤坏死因子拮抗剂或抗风湿药物的个体。如果暴露是不可避免的,应通过使用呼吸道保护装置(如 N95 口罩)、手套和一次性衣物将风险降至最低。尽管在大多数情况下 N95 口罩是足够的,但在菌量极其高的环境中,建议使用带有高效微粒空气过滤器的全动力空气净化呼吸器。

可疑受组织胞浆菌污染的区域应予以处理,可能被鸟类或蝙蝠粪便污染的旧建筑或废弃建筑物,拆迁前应用水浸透,以减少拆除过程中孢子的雾化。

钩虫感染(十二指肠钩虫和美洲钩虫)

临床表现:钩虫感染者通常无症状。最常见的临床表现是成虫附着于小肠黏膜的部位直接失血导致缺铁。在热带发展中国家,慢性钩虫感染是中重度小细胞低色素性贫血的常见原因,重症感染可引起低蛋白水肿。儿童慢性钩虫感染可能导致生长发育迟缓、认知缺陷、发育延迟。接触被污染的土壤后,最初幼虫通过皮肤侵入,通常累及脚部。会引起刺痛或烧灼感,并伴随有持续 1~2 周的瘙痒、丘疹和水疱("地痒")。与幼虫迁移有关的肺炎(Löffler 样综合征)很少见,通常较轻,除了严重的感染。感染后 4~6 周可出现腹部绞痛、恶心、腹泻和嗜酸性粒细胞增多症。在初次感染后 10~12 周会发生与钩虫感染相关的贫血,长期中度或重度钩虫感染可发生严重的缺铁性贫血。十二指肠钩虫经口感染后不久,临床表现会出现咽痒、声音嘶哑、恶心和呕吐。

病原学:尽管十二指肠钩虫也在一些地区引起感染,但美洲钩虫是全世界钩虫感染的主要原因。锡兰钩虫是一种人畜共患（如狗和猫）的钩虫，越来越多地被认为是人类感染钩虫的主要原因，特别是在亚洲。混合感染也很常见。除了锡兰钩虫，这些蛔虫（线虫）都有相似的生命周期。当丝状幼虫穿透皮肤并在真皮层上部迁移时，其他动物钩虫物种（巴西钩虫、犬钩虫、窄头钩虫），也会引起皮肤幼虫迁移，尽管它们通常不会进一步发展或引起全身感染（犬种例外，犬种偶尔会迁移到肠道并引起嗜酸细胞性小肠炎），但会引起强烈的瘙痒感。

流行病学：钩虫是仅次于蛔虫的第二常见的人类蠕虫感染。它在世界各地都有分布，但最突出的是在农村、热带和亚热带地区，那里的土壤有利于微生物发育，人类粪便污染是常见的。美洲钩虫主要分布在西半球、撒哈拉以南非洲、东南亚和许多太平洋岛屿中。十二指肠钩虫是地中海、亚洲北部以及南美洲部分地区的优势物种。在亚洲，澳大利亚，一些太平洋岛屿，南非和马达加斯加发现了锡兰钩虫。幼虫和卵适合在疏松、有沙、潮湿、阴暗、通风良好和温暖的土壤中生存（最佳温度23~33℃）。钩虫卵随粪便排出，在土壤孵育1~2d发育成杆状蚴，这些幼虫在土壤中5~7d内发育成感染性丝状蚴，且可存活3~4周。经由皮肤接触感染性幼虫后即发生感染。十二指肠钩虫可以经口感染或通过母乳传播。未经治疗的感染者可以携带蠕虫5年或更长时间。

从暴露到非皮肤症状发生的**潜伏期**是4~12周。感染后约5至8周，虫卵出现在粪便中。

诊断方法：粪便显微镜检查观察钩虫卵可以确诊。盐水溶液或碘化钾浸透粪便直接涂片能够诊断重度钩虫感染，轻度感染需要浓缩技术。量化技术（如Kato-Katz、Beaver直接涂片或Stoll虫卵计数技术）对确诊临床感染、疗效的判定都是有意义的。粪便镜检不是很敏感，可能需要多个样本来检测感染；一些专家建议，当高度怀疑感染时，应使用浓缩技术检查至少3个连续样本。粪便聚合酶链反应正在成为一种敏感和特异的诊断技术，但尚未广泛使用。狗或猫钩虫的短暂皮肤感染所致皮肤幼虫移行症可做临床诊断。

治疗：推荐使用阿苯达唑、甲苯达唑和双羟萘酸噻嘧啶是治疗钩虫感染的有效备选方案，只有甲苯达唑被FDA批准用于该适应证。阿苯达唑必须与食物一起服用，高脂肪食物增加口服生物利用度。双羟萘酸噻嘧啶混悬液可与牛奶或果汁混合使用。对1岁以下儿童的研究表明，阿苯达唑可以安全用于该人群。再治疗适用于持续性或复发性感染。在解决相关的缺铁性贫血时，包括铁在内的营养补充很重要。严重受影响的儿童可能需要输血。

住院患者隔离：建议仅使用标准预防措施，没有出现直接的人际传播。

控制措施：在感染流行地区处理粪便来防止土壤污染是必要的措施，治疗所有已知的感染者及筛选高危人群（儿童和农业工作者）可以帮助减少环境污染。穿鞋可以防止钩虫感染；如果其他身体表面与土壤接触，感染风险仍然存在。提倡针对学龄前儿童和学龄儿童的定期驱虫治疗，以预防与严重肠道蠕虫感染相关的发病。某些移民到美国的人群（如难民）在前往美国之前接受了经验性阿苯达唑治疗，以治疗包括钩虫在内的土壤传播的蠕虫。

（廖志梅 译　许志飞 校）

人类疱疹病毒6型（包括玫瑰疹）和7型

临床表现：人类疱疹病毒（human herpesvirus，HHV）6型和7型包含3个不同的病毒种类，即HHV-6B、HHV-6A和HHV-7。许多感染是无症状的，但HHV-6B原发感染的儿童，大约20%临床表现为玫瑰疹（幼儿急疹），无皮疹或局部体征的非特异性发热性疾病。急性HHV-

6B 感染常伴有颈部和特征性的枕后淋巴结肿大、消化道或呼吸道症状、鼓膜炎。发热通常是高热(体温大于 39.5℃),持续 3~7d。急诊就诊的 6~12 个月发热儿童,20% 患者是由于 HHV-6B 感染。玫瑰疹为红色斑丘疹,热退出现,持续数小时到几天。热性惊厥,有时可导致惊厥持续状态,是原发 HHV-6B 感染最常见的并发症,也是儿童住院治疗的原因。大约 10%~15% 原发性 HHV-6B 感染的患儿出现热性惊厥,多见于 6~18 个月的儿童。报告的其他神经系统表现有前囟膨隆、脑病或脑炎,后者在日本婴儿发病远高于美国或欧洲。肝功能损害被报道为 HHV-6B 感染中罕见表现。HHV-6A 和 HHV-6B 先天感染(见于约 1% 的新生婴儿)通常无症状。与 HHV-6B 相反,HHV-6A 病毒的原发感染没有与任何已知的疾病有关联。

　　HHV-7 感染发生的临床症状不如 HHV-6B 明确。大多数 HHV-7 原发感染是无症状或轻微且无特异性。一些初期的感染可呈现典型的玫瑰疹,二次出疹或玫瑰疹复发病例。在原发感染 HHV-7 期间,可由发热引起惊厥。

　　感染后,HHV-6A、HHV-6B 和 HHV-7 处于潜伏状态,并可重新激活。在健康的人体内再次激活的临床情况和表现尚不清楚。与 HHV-6B 再激活相关的疾病主要发生在实体器官和造血干细胞移植的受者中。与实体器官和造血干细胞移受者中 HHV-6B 再激活相关临床表现包括发热、皮疹、肝炎、骨髓抑制、急性移植物抗宿主病、移植物排斥、肺炎、谵妄、脑炎。其中最具特点的是移植后出现急性边缘系统脑炎,这是一种与 CNS 的 HHV-6B 再激活相关的特殊综合征,特征为顺行性遗忘、癫痫发作、失眠、意识模糊和抗利尿激素分泌失调综合征。接受脐血移植的患者发生移植后急性边缘系统脑炎的风险增加,这种并发症导致显著的发病率和病死率。在免疫功能低下的宿主中,已报道与 HHV-7 再激活相关的少数 CNS 症状病例,但 HHV-7 临床报道频率远低于 HHV-6B 再激活。

　　病原学:HHV-6B、HHV-6A 和 HHV-7 是嗜淋巴细胞病毒,疱疹病毒属,β 疱疹病毒亚科,与巨细胞病毒亲缘关系最近;与所有人类疱疹病毒一样,它们在初次感染后终生潜伏。2012 年 HHV-6A 和 HHV-6B 被认为不同种属,而不是相同种属的变体。已知 HHV 数量增加到 9 种。

　　流行病学:HHV-6B 和 HHV-7 可致全球儿童普遍感染,人类是唯一已知的天然宿主。几乎所有儿童在 2 岁前感染 HHV-6B,可能由健康家庭成员或其他密切接触者的上呼吸道分泌物中无症状排泌的传染性病毒引起。出生时的婴儿血液中存在母源性病毒特异性抗体,可提供短暂的部分保护。随着出生后第一年母体抗体浓度下降,感染率迅速增加,在 6~24 月龄达高峰。在原发感染的急性期,可从外周血单核细胞分离到 HHV-6B 和 HHV-7,部分儿童的唾液中分离到 HHV-7。随后通过聚合酶链反应(PCR)终生可能检测到身体的多个部位病毒 DNA,包括血液中单核细胞、唾液腺、肺、皮肤和 CNS。感染一年四季都会发生,无季节性。很少发现二次感染病例。偶有幼儿急疹暴发的报道。

　　在原发性 HHV-6B 感染过程中,几种基因突变与严重的 CNS 疾病有关,包括 *RandBP2*、*POLG*、肉碱棕榈酰基转移酶 2 基因突变。

　　通过脐带血中 HHV-6A 或 HHV-6B 的 DNA 检测,约 1% 的新生儿发生先天性 HHV 感染。大多数先天性感染是母系、父系染色体整合的 HHV-6(chromosomally integrated HHV-6,ciHHV-6)种系传代所致,这是人类病毒先天性感染的一种独特传播机制。经胎盘的 HHV-6 感染也可能由母体 HHV-6 再感染或再激活而产生,或由母亲 ciHHV-6 再激活发生。尚未在母乳中鉴定出 HHV-6。先天性感染通常无症状,ciHHV-6 的临床意义尚不完全清楚。然而,ciHHV-6 在严重免疫功能低下的宿主中的再激活是可能的,并可能与疾病有关。

通常儿童 HHV-7 感染比 HHV-6B 感染发生晚。成人 HHV-7 血清阳性率近 85%，大于 75% 健康成人的唾液标本中存在 HHV-7 感染。年幼儿童感染 HHV-7 可能是由于接触健康携带者的呼吸道分泌物。已经在母乳、外周血单核细胞、宫颈分泌物和身体的其他部位检测到 HHV-7 DNA。尚未证实先天性 HHV-7 感染。

HHV-6B 的平均**潜伏期**是 9~10d，而 HHV-7 的**潜伏期**未知。

诊断方法：已经开展了多种用于检测 HHV-6 和 HHV-7 的方法，有些是市售的，但由于实验室诊断 HHV-6 或 HHV-7 通常不影响临床治疗（严重免疫功能不全者感染除外），这些检测方法在临床实践中应用有限。

实验室通过检测血液、脑脊液标本、其他体液或组织标本的病毒 DNA，提供 HHV-6A、HHV-6B 和 HHV-7 感染的诊断检测。但通过 PCR 测序检测 HHV-6A、HHV-6B 和 HHV-7，不能区分是新发感染、既往感染病毒持续存在、HHV-6 的染色体整合。至少有一个多重 PCR 诊断方法被设计用于检测脑脊液（FDA 批准）中的脑膜炎和脑炎病原体，该试剂盒将 HHV-6 作为其目标病原体之一；然而，考虑到出现 ciHHV-6 的可能性（1%），产生阳性的脑脊液 PCR 结果，当没有其他证据提示脑炎时，应谨慎判读阳性结果。定量 PCR 检测已用于监测免疫功能低下患者病毒再激活的抗病毒治疗有效性。

如果全血、组织、体液的 HHV-6 DNA PCR 检测结果均阳性，则支持 HHV-6 染色体整合，通常高病毒负荷（如在全血 1×10^6 拷贝，即白细胞计数正常情况下每个白细胞约 1 个 HHV-6 DNA 拷贝）。也可使用微滴数字 PCR 或定量比较全血样本中的病毒 DNA 拷贝数与人细胞拷贝数来鉴定 ciHHV-6。ciHHV-6 通过检测父母双方的全血来观察其中一方是否具有高病毒载量，并通过在研究环境中检测毛囊中的 HHV-6 DNA 来证实。

包括免疫荧光抗体、中和法、免疫印迹法、酶免疫分析（enzyme immunoassay，EIA）在内的血清学试验通常难以解释。单独血清抗体浓度 4 倍升高不能表明新发感染，因为再次激活及其他病毒的感染（尤其是 β 疱疹病毒感染）也可以使其滴度增加。然而，由阴性转为阳性的血清转化是婴儿和幼儿近期原发感染的有力证据。血清学检查可能有利于流行病学研究。特异性 IgM 抗体检测对诊断近期感染并不可靠，因为 HHV-6 和 HHV-7 的 IgM 抗体在原发感染的儿童并不总是可检测到，而这些抗体也可能存在于一些既往感染的无症状患者中。这些抗体测定不能区分 HHV-6A 和 HHV-6B。此外，既往感染 HHV-6B 的儿童原发 HHV-7 感染，由于抗原交叉反应或出现新的 HHV-7 感染对 HHV-6B 再次激活时 HHV-6 抗体滴度升高，容易混淆。低亲和力 HHV-6 或 HHV-7 抗体与随后高亲和力抗体的检测已被用于鉴定近期的原发感染。

治疗：支持治疗，使用更昔洛韦（包括缬更昔洛韦）或膦甲酸钠可能对免疫功能缺陷者 HHV-6 或 HHV-7 感染的治疗有益。推荐用于治疗造血干细胞和实体器官移植患者的 HHV-6 脑炎，可能出现抗病毒耐药性。不建议在移植过程中常规监测血液中 HHV-6 和 HHV-7 DNA 水平。据报道，HHV-6 和 HHV-7 与免疫功能正常宿主的各种其他临床综合征相关，包括多发性硬化、药物超敏反应和导致不孕的子宫感染。这些相关性均未被普遍认识，不建议治疗与这些综合征相关的 HHV-6 或 HHV-7。

住院患者隔离：建议标准预防措施。

控制措施：无。

（郭娟娟　杨燕飞 译　唐兰芳　许志飞 校）

人类疱疹病毒 8 型

临床表现： 人类疱疹病毒 8 型（HHV-8），也被称为卡波西肉瘤相关疱疹病毒（Kaposi sarcoma-associated herpesvirus，KSHV），与卡波西肉瘤（Kaposi sarcoma，KS）、原发性渗出性淋巴瘤、多中心型卡斯尔曼病（multicentric Castleman disease，MCD），及卡波西肉瘤疱疹病毒相关炎性细胞因子综合征（Kaposi sarcoma herpesvirus-associated inflammatory cytokine syndrome，KICS）发病密切相关。HHV-8 也是噬血细胞性淋巴组织细胞增生症（hemophagocytic lymphohistiocytosis，HLH）的诱因之一。在有地方病的区域内，免疫力正常的儿童非特异性原发感染综合征包括发热和斑丘疹，往往伴随上呼吸道感染的征象。在免疫功能缺陷的人群中，原发感染表现出更多严重的临床症状，包括全血细胞减少、发热、皮疹、淋巴结肿大、脾大、腹泻、关节痛、播散性疾病和/或 KS。在非洲局部地区，HHV-8 感染属于地方流行病，无论有无感染人类免疫缺陷病毒（human immunodeficiency virus，HIV）的儿童，KS 都是频繁发生的侵袭性恶性肿瘤。临床表现各不相同，但年幼儿童常表现为明显（>2cm）、硬而无压痛的淋巴结病，伴有血细胞减少（显著贫血和血小板减少），且常无成人常见的特征性皮肤病变或"木质"水肿。在美国，KS 在儿童中很少见。KS 最常见于控制较差的艾滋病患者中。可能发生免疫重建炎症综合征（immune reconstitution inflammatory syndrome，IRIS）-KS，最常见于从 HHV-8 流行国家收养的 HIV 阳性儿童。在器官移植和少数骨髓移植受者中，KS 是癌症相关死亡的一个重要原因。原发性渗出性淋巴瘤在儿童中罕见。MCD 在免疫健全和免疫缺陷的青少年中均有所报道，但 HHV-8 感染所导致的 MCD 的比例尚不清楚。

病原学： HHV-8 是疱疹病毒科，也是丙型疱疹病毒亚科和细长病毒属的成员，是一种 DNA 病毒，与疱疹病毒松鼠猴属及 EB 病毒密切相关。

流行病学： 在非洲地区、亚马逊盆地、地中海和中东地区疾病多发，血清阳性率为 30%~80%。在美国、欧洲的北部和中部和亚洲的大部分地区也有报道，血清阳性率一般小于 5%。然而在特定的地理区域，在 HIV 感染、注射吸毒的成人和青少年或相关的高危人群，以及一些来自流行地区（包括东欧国家）的收养儿童，血清阳性率更高。

在流行地区，HHV-8 感染常发生在青春期之前，很可能通过亲密接触的飞沫传播，特别是母亲和兄弟姐妹。通常通过感染者的唾液排泌病毒，而且可以终生潜伏在外周血单核细胞和淋巴组织内。在非地方性感染的地区，性传播是主要的传播途径，尤其常发生于男性同性恋。来自地方病感染地区的研究表明，输血可能会导致传播，但在美国尚无相关证据。感染者捐赠的器官，可导致器官移植受者 HHV-8 感染。HHV-8 血清阳性的母亲所生的婴儿血中可检测到 HHV-8 DNA，但垂直传播似乎很少见。病毒 DNA 已经在母乳中被检测到，但是通过母乳传播还没有被证实。

HHV-8 的**潜伏期**未知。

诊断方法： 可用 HHV-8 核酸扩增试验和血清学检测。PCR 测试可用于外周血、体腔渗出液和组织活检标本。当怀疑是 KS 时，经组织学证实的活组织检查是金标准。外周血标本中 HHV-8 的 PCR 检测已被用于识别 HHV-8 相关疾病的恶化，主要是 MCD 和 KICS（尤其在这两种疾病中病毒处于高拷贝数）。然而，在无症状感染者外周血中也能检测到 HHV-8 的 DNA，相反，HHV-8 感染者可能没有活动性病毒血症。

目前可用来检测 HHV-8 抗体的血清学方法包括免疫荧光抗体（immunofluorescence antibody，IFA）、酶免疫分析（EIA）和重组 HHV-8 蛋白质的免疫印迹方法，免疫荧光测定使用最多。这些血清学检测方法可以判断潜伏感染还是裂解性感染，但每种方法都有准确性或便利性的挑战，因此限制了对急性期临床疾病的诊断及治疗。

治疗：流行的 KS（在 HIV 阳性儿童中的 KS）应根据临床分期同时进行 HIV 抗逆转录病毒治疗和化学治疗（简称化疗）。回顾性队列研究和体外试验表明，抗逆转录病毒疗法可能抑制 HHV-8 的复制。对于会导致明显液体或组织负荷的疾病（原发性渗出性淋巴瘤），最广泛使用的治疗方式是化疗。移植性 KS 的治疗可能受益于减少免疫抑制治疗和使用西罗莫司代替他克莫司作为抑制剂。

几种抗病毒药物可以在体外抑制 HHV-8。在针对该感染的抗病毒药物的唯一随机试验中，更昔洛韦显示能抑制 HHV-8 复制。有病例报告提示更昔洛韦、缬更昔洛韦、更昔洛韦联合齐多夫定、西多福韦和膦甲酸钠的治疗 HHV-8 疗效。伐昔洛韦和泛昔洛韦也可减少 HHV-8 的复制。抗病毒治疗可能在治疗活跃、溶解性 HHV-8 复制相关的疾病，特别是 MCD 和 KICS 方面发挥更重要的作用，但仍有待证实。

住院患者隔离：建议标准预防措施。

控制措施：尽管没有预防 HHV-8 传播的标准指南，避免接触唾液的行为习惯是有效的。

人类免疫缺陷病毒感染 [①]

临床表现：人类免疫缺陷病毒（HIV）感染可引起各种各样的临床表现。在美国，1 型人类免疫缺陷病毒（HIV-1）比 2 型人类免疫缺陷病毒（HIV-2）更为常见。若无特殊说明，本章讲述的都是 HIV-1 感染。获得性免疫缺陷综合征（acquired immunodeficiency syndrome，AIDS）（简称艾滋病）是 HIV 感染的晚期阶段，美国 CDC 对儿童、青少年和成人制定了特定的标准。

50%~90% 的青少年和成人感染 HIV 后的最初几周内出现急性逆转录病毒综合征，其特征表现为非特异性单核细胞增多症样症状，包括发热、不适、淋巴结肿大和皮疹。

未经治疗的儿科 HIV 感染的早期表现包括不明原因的发热，全身淋巴结肿大，肝脾肿大，发育停滞，口腔和尿布区域长期反复的念珠菌感染，反复腹泻，腮腺炎，肝炎，CNS 疾病（如脑病、反射亢进、肌张力过高、松软、发育迟缓），淋巴细胞性间质性肺炎，反复侵袭性细菌感染以及其他机会性感染（如病毒、寄生虫和真菌）[②]。

在抗逆转录病毒治疗（ART）时期，所有的机会性感染大幅度降低。在美国的 ART 前期，儿童最常见的机会性感染病原体是侵袭性荚膜细菌、耶氏肺孢子虫（以前称卡氏肺孢菌）、水痘-带状疱疹病毒、巨细胞病毒、单纯疱疹病毒、鸟分枝杆菌复合群、新型隐球菌以及念珠菌属。比较少见的机会性感染病原体包括 EB 病毒、结核分枝杆菌、隐孢子虫、囊等孢球虫（以前称等孢子虫）、其他的肠道致病菌、曲霉菌和刚地弓形虫。

---

① For a complete listing of current policy statements from the American Academy of Pediatrics regarding human immunodeficiency virus and acquired immunodeficiency syndrome

② Panel on Opportunistic Infections in HIV-Exposed and HIV-Infected Children. Guidelines for the Prevention and Treatment of Opportunistic Infections in HIV-Exposed and HIV-Infected Children. Department of Health and Human Services

免疫重建炎性综合征（IRIS）是一种反常的临床症状恶化现象，常见于严重的免疫抑制患者开始进行 ART 后不久，局部和/或全身症状是继发于细胞免疫修复过程中的一种炎症反应。既往感染分枝杆菌（包括结核分枝杆菌）、接种卡介苗（bacille Calmette-Guérin，BCG）、疱疹病毒和真菌（包括隐球菌）的患者易诱发 IRIS。

HIV 感染的儿童发生恶性肿瘤的相对少见，但与免疫功能正常的儿童相比，平滑肌肉瘤和伯基特淋巴瘤（包括发生在 CNS）在 HIV 感染的儿童中更常见。在美国儿童中，由 HHV-8 感染引起的卡波西肉瘤罕见，但在从撒哈拉沙漠以南的非洲国家移民过来的 HIV 感染儿童中有过报道。在 ART 期间，HIV 感染的儿童恶性肿瘤的发病率已经有所下降。

病原学：HIV-1 和 HIV-2 是属于逆转录病毒科且能引起细胞病变的慢病毒（慢病毒属），HIV 有三种不同的基因组，即 M（主要组）、O（外围组）和 N（新组）。世界上主要流行的是 M 组病毒，由 8 种基因亚型或分支组成，命名为 A~K，每种都有不同的地理分布。

HIV-2 是引起艾滋病的第二类病毒，主要见于西非。HIV-2 感染病程缓慢，进展为艾滋病的时间较 HIV-1 长。在临床上，准确诊断 HIV-2 很重要，因为 HIV-2 对非核苷类逆转录酶抑制剂（nonnucleoside reverse transcriptase inhibitor，NNRTI）和融合抑制剂恩夫韦肽具有耐药性。

流行病学：人类是 HIV-1 和 HIV-2 目前所知的唯一宿主。即使无法检测到血浆病毒载量，但潜伏病毒长期存在于外周血单核细胞、脑细胞、骨髓和生殖道。仅血液、精液、子宫颈阴道分泌物及人乳汁与 HIV 感染传播具有相关性。

已经确定的 HIV 传播途径包括性接触（阴交、肛交或口交），皮肤血液暴露（来自被污染的针头或其他尖锐的器械），黏膜暴露于被污染的血液或其他体液，在妊娠期、分娩期及产后（包括母乳喂养）造成的母婴传播，以及输入被污染的血液制品。在美国已报道 HIV 感染的看护人给他们的小孩喂食带血的咀嚼食物、受损皮肤接触含有血液的体液而可能发生 HIV 传播的病例。由于高效的筛查试验和方案，在美国，从 1985 年以后，输血、成分血、凝血因子作为 HIV 传播的因素基本已经消除。自 20 世纪 90 年代中期，儿童艾滋病病例报道的数量明显减少，主要原因是阻断了母婴传播和 HIV 感染的儿童广泛获得 ART。

在美国，没有进行母乳喂养的情况下，未经治疗的 HIV 感染妇女所生的婴儿感染 HIV 的风险大约为 25%，其中大多数的传播发生在分娩期。虽然在所有范围内的母体病毒载量都可观察到传播，但母亲病毒载量仍是发生 HIV 母婴传播的关键因素。目前美国指南推荐，对病毒载量≥1 000 拷贝/mL 的 HIV 感染妇女（不论其妊娠期间是否使用 ART）及临近分娩而病毒载量未知的妇女，妊娠满 38 周后，在分娩前和胎膜破裂前行剖宫产。

在美国，婴儿的 HIV 感染率在明显下降。在 13~24 岁的青少年和年轻人中，HIV 新发感染率总体也在下降，但在该年龄组中，与男性发生性关系的年轻男性发病率正在上升。青少年中的 HIV 感染在少数民族或族裔青年中不成比例，主要是由于性暴露。

潜伏期：在美国，未治疗的经母婴传播感染 HIV 的婴幼儿和儿童通常开始出现临床症状的年龄大概在 12~18 月龄 [1]，然而，部分 HIV 感染婴儿在生后的前几个月发病，而有一些超过 5 年也无相关症状，极少数直至青春期早期仍未发病。

青少年和成人感染 HIV 后的 7~14d 发生急性逆转录病毒综合征，持续 5~7d。虽然很多人

---

[1]　Centers for Disease Control and Prevention. HIV Surveillance Report, 2017；Vol 29. Atlanta，GA：Centers for Disease Control and Prevention；November 2018

被问到的时候,能回忆之前的病毒性疾病,但只有少数患者因急性逆转录病毒综合征需要就医。

诊断方法:

血清学试验。免疫检测被广泛应用于血清 HIV 抗体或 p24 抗原的初步检测及 HIV 抗体检测。FDA 批准用于诊断艾滋病的血清学试验包括如下。

- 检测 HIV-1 和 HIV-2 抗体以及 HIV-1 p24 抗原的抗原/抗体联合免疫检测:推荐用于初步检测。

- 检测 IgM 的 HIV-1 和 HIV-2 免疫分析法(第三代抗体检测):初步检测的替代方法。

- 区分 HIV-1 和 HIV-2 抗体的 HIV-1 和 HIV-2 抗体鉴别免疫分析法(HIV-1/HIV-2 试验):推荐用于补充确诊试验。

- HIV-1 免疫印迹和 HIV-1 间接免疫荧光抗体检测(第一代检测):补充确诊试验的替代方法。

- HIV-1 和 HIV-2 抗体(每项有单独结果)以及 p24 抗原(第五代检测):FDA 批准进行初步 HIV 筛选。但不作为确诊试验。

2018 年,美国 CDC 的 HIV 实验室检测算法推荐先进行 FDA 批准的 HIV-1/HIV-2 抗原/抗体联合免疫检测(第四代检测),抗原/抗体免疫检测结果具有反应性的标本应进行 FDA 批准的 HIV-1/HIV-2 抗体鉴别试验。在初始的抗原/抗体免疫检测上有反应性,而 HIV-1/HIV-2 抗体鉴别免疫分析无反应或反应性不确定的标本,应进行 FDA 批准的 HIV-1 核酸扩增试验(NAAT)。如疑似急性期 HIV 感染或艾滋病晚期,需要进行病毒学检测,这是因为这些人群的抗体检测结果常为假阴性。

核酸扩增试验。血浆 HIV DNA 或者 RNA 测定已经用于诊断 HIV 感染。DNA 聚合酶链反应(PCR)能够检测外周血单核细胞中 1~10 个拷贝前病毒 DNA,可用于 HIV 感染定性诊断。FDA 也批准了 RNA 定性检测用于诊断,其利用转录介导的扩增技术(transcription mediated amplification,TMA)可以检测到每毫升 100 个 RNA 拷贝。FDA 批准的定量 RNA 的 PCR(病毒载量)检测结果可作为疾病进展的预测指标,并用于检测 ART 期间的病毒载量变化。

HIV-2 检测。目前经 FDA 批准的大多数 HIV 免疫检测法可以检测但不能鉴别 HIV-1 和 HIV-2 抗体。对可能感染 HIV-2 的患者进行血清检测时,告知实验室是很重要的,以便使用 FDA 批准的 HIV-1/HIV-2 抗体鉴别试验。FDA 批准的用于病毒载量检测和定量的 NAAT 是针对 HIV-1 的,无法检测 HIV-2。

围产期和产后获得性感染的诊断。HIV 感染的母亲所生的孩子被动获得了母亲体内的抗体,故抗体检测对诊断 18 个月以下的儿童感染没有意义,除非检测结果为阴性。因此,在生后的前 18 个月,HIV-1 感染的实验室诊断是基于 HIV NAAT(表 3.24)。对于 18~24 月龄及以上的儿童,HIV 抗体检测可用于诊断。尽管血清学转换的年龄中位数为 13.9 月龄,但 14% 的婴儿 18 月龄后仍呈阳性,4.3% 在 21 月龄后仍呈阳性,1.2% 在 24 月龄后仍呈阳性。

在目前的诊断指南中,同样推荐 HIV-1 RNA 或 DNA NAAT 用于婴儿感染的诊断。由于 DNA PCR 检测细胞中的前病毒 DNA,而 HIV RNA 试验检测血浆中的病毒 RNA,因此在病毒载量非常低的婴儿中,DNA 检测可能更加敏感。然而,研究表明,用于诊断婴儿 HIV-1 感染的 RNA 和 DNA NAAT 也有类似的结果,因此目前建议,在这种情况两种检测方法都可以使用。HIV-1 RNA 试验可在出生第 1 周检测出 25%~58% 的感染婴儿,1 月龄时增加至 89%,2~3 月龄时达 90%~100%。在 HIV 暴露的婴儿中,只有低水平病毒拷贝数的患儿 HIV RNA 检测可能出现假阳性结果。

表 3.24　HIV 感染的实验室诊断 [a]

检测	注解
HIV DNA PCR 或 RNA PCR	18~24 月龄以下婴儿和儿童 HIV 感染的首选诊断试验；可用于 2 周龄的新生儿，并具有高灵敏度和特异度；外周血单核细胞进行 DNA 检测；血浆进行 RNA 检测
HIV p24 抗原	灵敏度低，生后 1 个月内易出现假阳性结果，结果不稳定；不推荐
ICD p24 抗原	检测结果阴性不能排除感染；不推荐
HIV 培养	价格昂贵，不易成功，培养时间需要 4 周；不推荐

注：HIV，人类免疫缺陷病毒；ICD，免疫复合物分离；PCR，聚合酶链反应。
[a] 改编自 Read JS；American Academy of Pediatrics，Committee on Pediatric AIDS. Diagnosis of HIV-1 infection in children younger than 18 months in the United States，Pediatrics. 2007；120（6）：e1547-e1562（Reaffirmed April 2010）。

　　对于 HIV 暴露的婴儿，推荐在 14~21d 的新生儿中采用 HIV DNA 或 RNA 检测作为诊断试验，若结果呈阴性，1~2 个月及 4~6 个月时再重复检测。如果一个婴儿 2 个不同时间点的 2 份独立样本 DNA 或 RNA NAAT 结果呈阳性，则考虑 HIV 感染。对于围产期 HIV 传播风险较高的婴儿，建议在出生时和出生后 8~10 周（即停止抗逆转录病毒预防治疗后的 2~4 周）进行额外的病毒学诊断检测（图 3.7）。如果在出生后不久进行检测，则不能使用脐带血，因为有可能受到母体的血液污染。如果发现被感染，患儿应立即从新生儿抗逆转录病毒预防转为 ART。

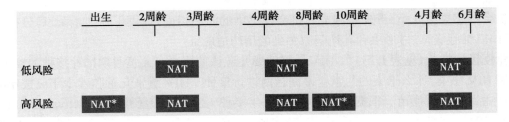

图 3.7　根据 HIV 暴露的婴儿围产期传播风险推荐的病毒学检测时间表。来源：Spach DH. Preventing Perinatal HIV Transmission. Seattle，WA：National HIV Curriculum，Infectious Diseases Education and Assessment，University of Washington
注：① NAT，核酸扩增试验（正文缩写为 NAAT）。
② 低风险指在妊娠期间接受标准抗逆转录病毒治疗（ART）的母亲所生的婴儿，并伴有持续的病毒抑制（通常定义为超灵敏的检测方法确定 HIV RNA 水平低于检测阈值以下），而与母亲的依从性无关。
③ 高风险指 HIV 感染的妇女所生婴儿，且母亲未接受产前检查，未接受产前或产时抗逆转录病毒治疗（ARV），仅在分娩时接受 ARV 药物，开始 ART 在妊娠后期（妊娠中晚期或晚期），在妊娠期间被诊断为急性 HIV 感染，或临近分娩时检测到 HIV 病毒载量，包括接受联合 ARV 药物但未能持续病毒抑制的。
* 对于高危婴儿，在出生时和停止 ARV 预防治疗后 2~4 周（即出生后 8~10 周）应考虑进行额外的病毒学诊断检测。

　　在采用 2 种 HIV DNA 或 RNA 检测结果阴性的 HIV 暴露儿童中，许多临床医生证实在 18~24 月龄儿童的 HIV 检测中存在抗体缺失（即被动获得的母传抗体的丢失，或"血清学转换"）。一些临床医生要求更严格，即 6 个月后检测获得 2 次抗体阴性血液样本且至少间隔 1 个月，才能被认为是未感染 HIV。

　　青少年 HIV 检测。AAP 建议对所有 15 岁或以上的青少年进行 HIV 常规筛查，至少在医疗机构筛查一次。在初步筛查后，存在高感染风险（如性行为活跃）的青年，至少每年复查一次，如果感染风险极高（男男性接触者、活跃的注射药瘾者、变性青年，有感染 HIV 的性伴侣或注射药瘾者,用性行为换取毒品或金钱的人,已经诊断或需要进行检测的其他性传播感染的人),每 3~6 个月复查一次 [①]。可以使用任何经 FDA 批准的 HIV 抗体测试。一旦测试结果为阳性,立即转介至 HIV 专家,以确定诊断并进行管理。建议对所有性传播感染(STI)诊所的患者和在其他临床情形中寻求性传播感染治疗的患者进行 HIV 检测,并应将其作为常规检查。

如疑似急性逆转录病毒综合征,应通过抗原/抗体免疫分析法或 HIV RNA NAAT 结合抗体试验进行紧急评估。如果免疫测定结果为阴性或者不确定,则应使用 NAAT 进行 HIV RNA 检测。临床医生不能想当然地认为一份阴性 HIV 抗体检测结果的实验室报告就表示对急性 HIV 感染者已经进行了必要的 RNA 筛查。HIV 家庭检测试剂盒只检测 HIV 抗体,故不能发现急性 HIV 感染。

治疗:

ART。对于 HIV 感染婴儿、儿童和青少年的照料,建议咨询儿科 HIV 感染专家。

ART 疗法是针对 HIV 感染的儿科患者,HIV 感染确诊后应尽快使用。青少年的初始治疗通常遵循成人的治疗指南,强烈建议所有 HIV 感染的青少年或成人,无论 CD4[+] T 淋巴细胞计数如何,只要药物准备就绪,即可开始治疗。一般来说,推荐用于 ARV 治疗的 HIV 感染者至少需要 3 种有活性药物的 ARV。建议在开始治疗前进行 AVR 耐药性测试(病毒基因分型)。将病毒抑制到无法检测的水平是理想的目标。如果有证据(病毒学、免疫学或临床)显示疾病进展,药物毒性或不耐受,发生耐药,或有数据表明可能有更好的方案,则应考虑改变 AVR 治疗方案。

机会性感染。 儿童、青少年和成人机会性感染的防治指南,提供了肺孢子菌,鸟分枝杆菌复合群、巨细胞病毒、弓形虫和其他病原感染的用药适应证。

免疫接种推荐(见表 1.15) [②]。 HIV 暴露的婴儿应该使用所有儿童时期推荐接种的疫苗,如果证实 HIV 感染,那么感染的儿童应遵循指南进行接种。HIV 感染儿童和青少年应按年龄尽早接种适当的灭活疫苗。根据最新推荐,应每年接种 1 次灭活流感疫苗(inactivated influenza vaccine,IIV)。3 剂人乳头瘤病毒疫苗、破伤风类毒素、减毒白喉类毒素、无细胞百日咳疫苗(Tdap)、脑膜炎球菌结合疫苗等均适用于 HIV 感染的青少年。

麻疹-流行性腮腺炎-风疹(measles-mumps-rubella,MMR)活疫苗和单价水痘疫苗适用于没有严重免疫抑制的无症状 HIV 感染儿童和青少年(即 1~13 岁的儿童,CD4[+] T 淋巴细胞百分比≥15%;青少年≥14 岁,CD4[+] T 淋巴细胞计数≥2×10^8/L)。免疫功能严重受损的 HIV 感染的婴儿、儿童、青少年和年轻人(如 1~13 岁儿童,CD4[+] T 淋巴细胞百分比 <15%;青少年≥14 岁,CD4[+] T 淋巴细胞计数 <2×10^8/L)不应接种麻疹病毒疫苗,因为已有疫苗相关肺炎的报道。任何 HIV 感染的婴儿,无论免疫抑制程度如何,均不能接种四价麻疹-流行性腮腺炎-风疹-水痘(measles-mumps-rubella-varicella,MMRV)疫苗,因为对这一人群还缺乏安全数据。

HIV 暴露和 HIV 感染的婴儿可以接种轮状病毒疫苗而无须考虑 CD4[+] T 淋巴细胞计数。

所有 HIV 感染儿童生后满 24 个月,都应接受 23 价肺炎球菌多糖疫苗,并且与上一次肺炎球菌结合疫苗至少间隔 8 周。

---

① Hsu KK,Rakhmanina NY;American Academy of Pediatrics,Committee on Pediatric AIDS. Clinical report:Adolescents and young adults:the pediatrician's role in HIV testing and pre-and post-exposure HIV prophylaxis. *Pediatrics*. 2021;In press

② Rubin LG,Levin MJ,Ljungman P,et al. 2013 IDSA clinical practice guideline for vaccination of the immunocompromised host. *Clin Infect Dis*. 2014;58(3):309-318

5 岁及以上未接种 Hib 疫苗的 HIV 感染儿童应接种 1 剂 Hib 疫苗（表 3.12）。

2 月龄及以上的 HIV 感染婴儿和儿童应接受一系列适合年龄的脑膜炎球菌 ACWY 结合疫苗（meningococcal ACWY conjugate vaccine，MenACWY）[①]。接种的所有剂次都应使用相同的疫苗。然而，如果先前使用的疫苗制剂未知或无法获得，系列疫苗可由与年龄和制剂合适的任何脑膜炎球菌 ACWY 结合疫苗完成。虽然目前还没有关于 HIV 感染者脑膜炎球菌结合疫苗互换性的数据，但来自健康青少年的一项事后研究的有限数据表明，先前对 MenACWY-D 进行的免疫不会对 MenACWY-CRM 的安全性和免疫原性产生不利影响。对于 2~23 月龄的 HIV 感染的婴儿，只能使用 MenACWY-CRM（Menveo），因为 MenACWY-D（Menactra）会干扰对肺炎球菌结合疫苗的免疫反应。而 MenACWY-TT（MenQuadfi）禁用于 2 岁以下儿童。

未感染 HIV 儿童居住在有 HIV 感染者的家庭。有一个成人或儿童感染了 HIV 的家庭其他成员可以接种 MMR 疫苗，因为这些疫苗病毒不会发生人与人的传播。为了减少有症状 HIV 感染者的流行性感冒传播风险，所有年龄≥6 月龄的家庭成员应每年接种一次流感疫苗。建议 HIV 感染者的兄弟姐妹和照顾他们的成人易感者接种水痘疫苗，预防野生型水痘-带状疱疹病毒的感染，这种感染可造成免疫功能低下的宿主发生严重的疾病。水痘疫苗病毒从具有免疫力的宿主传播给互相接触的家庭成员是不多见的。

HIV 感染儿童暴露后的被动免疫。

• 麻疹[②]。接触麻疹的 HIV 感染儿童需要根据基础免疫状况和麻疹疫苗接种史进行预防。有免疫血清学证据的，没有或中度免疫抑制的接受 ART 初期治疗后接种 2 剂麻疹疫苗的 HIV 感染儿童应被视为免疫者，不需要额外的措施来预防麻疹。无症状，轻度或中度免疫功能低下的 HIV 感染者在没有麻疹免疫证据的情况下，无论免疫状况如何，均应接受 0.5mL/kg（最大 15mL）的 IGIM。免疫功能严重受损的患者［如 HIV 感染的人，CD4+ T 淋巴细胞百分比 <15%（所有年龄段）或者 CD4+ T 淋巴细胞计数 <2×10^8/L（>5 岁），无论是否接种疫苗，以及接受 ART 之后未接种 MMR 疫苗］，接触麻疹后应接受静脉注射免疫球蛋白（Immune Globulin Intravenous，IGIV）预防，400mg/kg，因为他们可能不受疫苗保护。一些专家认为所有 HIV 感染者都需要 IGIV 预防，无论免疫状况或 MMR 疫苗史。接受了 IGIV 的儿童如在 3 周内发生麻疹暴露则不再需要额外的被动免疫。

• 破伤风。伴有严重免疫抑制的 HIV 感染儿童，证实伤口分类有破伤风倾向的（见表 3.68）应注射破伤风免疫球蛋白。

• 水痘。既往无水痘病史或缺乏对水痘免疫证据的 HIV 感染儿童，与水痘-带状疱疹病毒患者密切接触后，如有条件应注射水痘-带状疱疹免疫球蛋白，理想情况下在 96h 内完成，但 10d 内仍可能有效。另一种水痘-带状疱疹免疫球蛋白的被动免疫为 IGIV，400mg/kg，在暴露后的 10d 内使用 1 次。接受了 IGIV 的儿童在 3 周内发生水痘暴露则不再需要额外的被动免疫。

① Centers for Disease Control and Prevention. Recommendations for use of meningococcal conjugate vaccines in HIV-infected persons—Advisory Committee on Immunization Practices, 2016. *MMWR Morb Mortal Wkly Rep.* 2016；65（43）：1189-1194

② Centers for Disease Control and Prevention. Prevention of measles, rubella, congenital rubella syndrome, and mumps, 2013 summary：recommendations of the Advisory Committee on Immunization Practices（ACIP）. *MMWR Recomm Rep.* 2013；62（RR-4）：1-34

住院患者隔离：所有卫生保健专业人员应遵循标准化的预防措施，无论是疑似或确诊 HIV 的患者。

控制措施：在美国，HIV 是一种全国法定的传染病。

孕产妇 ARV 治疗与母婴传播预防。

被感染母亲管理。无论是为了治疗自身 HIV 感染还是为了防止 HIV 的母婴传播，HIV 感染的妊娠妇女都应该使用 ART 方案。治疗的目标是在妊娠期间和分娩后获得持续的病毒抑制。理想情况下，妊娠妇女在妊娠期应检测是否存在 ARV 耐药性再开始实施这一治疗方案，但不应因等待耐药检测结果而推迟 ART 启动时间，尤其是在妊娠后期才做这些决策时。无须考虑产前治疗方案或分娩方式，HIV RNA 拷贝数可检测到或者拷贝数未知的 HIV 感染妇女分娩时应静脉滴注齐多夫定。在不能静脉给药的情况下，可以考虑口服给药。妊娠妇女已经接受了不含齐多夫定的治疗方案，如果病毒载量处于抑制期，则无须改变其 ART 方案。

在博茨瓦纳，发现妊娠前使用多替拉韦治疗（第二代整合酶抑制剂）的妇女，与不含多替拉韦治疗方案的相比，发生婴儿神经管缺陷的风险略有增加。在妊娠期间开始使用多替拉韦的妇女中，没有发现婴儿神经管缺陷的风险增加。由于更新的数据显示，与使用多替拉韦相关的神经管缺陷增加的风险很小，而且由于多替拉韦具有每日给药一次和产生快速、持久的病毒载量抑制的优势，多替拉韦仍被推荐作为整个妊娠期首选的 ARV 药物。

暴露婴儿的管理。新生儿出生后应该尽快洗澡和清理来自母体的分泌物（特别是血性分泌物），同时尽快开始 ARV 预防，最好在生后 6~12h 内。图 3.8 和图 3.9 分别显示了美国低风险和高风险围产期传播，新生儿的评估和预防性治疗的管理方案。

新生儿科医生应了解母亲 HIV 感染状态，以便完成对新生儿适当的护理和随访。应尽可能将 HIV 感染的母亲及其婴儿转诊到提供妇女和儿童 HIV 相关服务的医疗场所。

母乳喂养。通过母乳喂养传播 HIV 占全球 HIV 母婴传播的 1/3~1/2，在妊娠晚期或产后感染 HIV 的母亲中更有可能发生。在资源有限的地区，WHO 建议 HIV 感染的妇女仅在婴儿出生后的前 6 个月对其进行母乳喂养，因为与配方奶喂养相关的婴儿发病率太高，而且可能无法获得母乳的安全替代品。在美国，依然推荐 HIV 感染的妇女所生的婴儿使用替代（配方奶）喂养。

由于社会和文化因素，HIV 感染的妊娠妇女可能被迫或选择母乳喂养。因此，医务工作者与 HIV 感染妇女保持沟通渠道畅通是至关重要的。如果母亲在咨询后仍选择了母乳喂养，医生必须意识到这一点，以便制订适当的管理计划，包括鼓励母亲和婴儿在母乳喂养期间长期使用抗逆转录病毒药物，预防婴儿母乳喂养传播，纯母乳喂养 6 个月后引入辅食，经常检测孕产妇病毒载量及进行婴儿 HIV 感染的检测。

未感染 HIV 但已知有 HIV 感染的性伴侣或双性伴侣或活跃的注射吸毒的妇女，应告知她们具有获得 HIV 感染及经母乳传播 HIV 给婴儿的潜在风险。建议这些妇女使用避孕套，并在母乳喂养期间经常进行 HIV 检测（如每 1~3 个月一次），以发现潜在的母亲 HIV 血清阳转。如果在与 HIV 感染的伴侣性交时出现避孕套破裂，建议妇女立即进行 HIV 检测，并在避孕套破裂后 72h 内开始 HIV 暴露后预防治疗。对持续存在 HIV 感染高风险的哺乳妇女也可提供暴露前预防治疗，并经常进行临床检测。

嚼喂食物。在美国，已经报道了看护者咀嚼食物后喂给婴儿可能传播 HIV，建议询问 HIV 感染的看护人员是否有这种行为，并建议不要给婴儿咀嚼喂养。

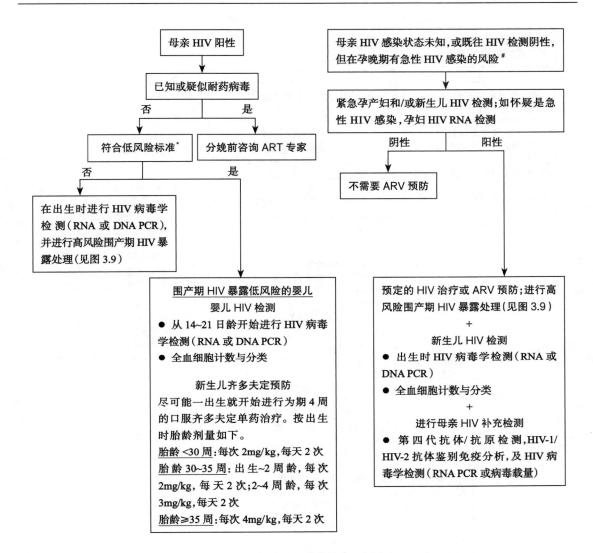

图 3.8 低风险围产期 HIV 暴露后的新生儿检测和预防建议[*]。来源：Algorithm adapted by Paul Spearman, Rana Chakraborty and Athena Kourtis from Management of Infants Born to Women with HIV Infection, in Recommendations for the Use of Antiretroviral Drugs in Pregnant Women with HIV Infection and Interventions to Reduce Perinatal HIV Transmission in the United States

注：ART，抗逆转录病毒治疗。

* 低风险标准：HIV 感染的母亲在整个妊娠期或孕早期/孕中期接受了抗逆转录病毒治疗，并证实母亲在临近分娩时（4~6 周内）HIV RNA<50 拷贝/mL，且抗逆转录病毒治疗的依从性好，且母亲在妊娠期间没有原发或急性 HIV 感染。

母亲有以下情况：已证实的性传播感染，无保护措施的性行为，有 HIV 的伴侣，多伴侣，或静脉吸毒。既往 HIV 检测呈阴性在孕晚期有血清阳转的风险。

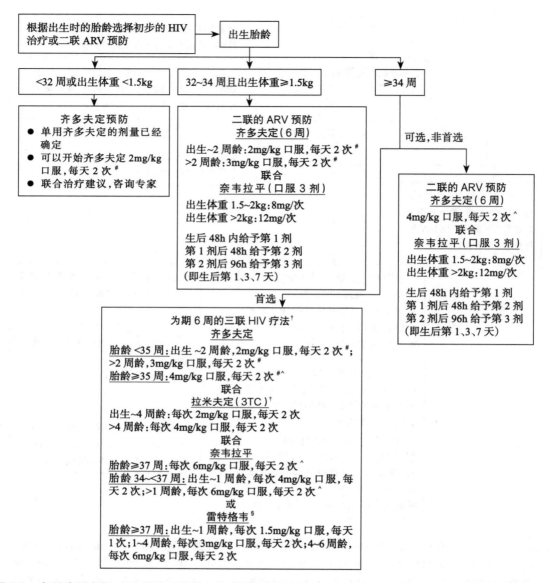

图 3.9　高风险围产期 HIV 暴露后的新生儿检测和预防建议 *。来源：Algorithm adapted by Paul Spearman，Rana Chakraborty and Athena Kourtis from Management of Infants Born to Women with HIV Infection，in Recommendations for the Use of Antiretroviral Drugs in Pregnant Women with HIV Infection and Interventions to Reduce Perinatal HIV Transmission in the United States

* 高风险标准：母亲分娩前和分娩时未接受抗逆转录病毒药物治疗（ARV）；或母亲仅分娩时接受 ARV；或母亲分娩前和分娩时接受了 ARV，但临近分娩还没病毒抑制（HIV RNA<50 拷贝 /mL），尤其经阴道分娩；或母亲在妊娠期或哺乳期急性或原发 HIV 感染，在这种情况下，应停止母乳喂养。

对于不能耐受口服药物的新生儿，静脉注射齐多夫定，剂量为口服的 75%，同时保持相同的给药间隔时间。

† 围产期 HIV 暴露风险较高的所有婴儿都应在出生时进行 HIV RNA 或 DNA PCR 检测。如果新生儿出生时 HIV 病毒学检测呈阴性，有些专家将在 2 周后停用拉米夫定和奈韦拉平，并完成为期 6 周的齐多夫定单药预防治疗。

^ 如果婴儿证实 HIV 感染，可能需要改变 ARV 的剂量（如齐多夫定和奈韦拉平）和优化抗逆转录病毒治疗方案。

§ 如果母亲在分娩前 2~24h 服用了雷特格韦，新生儿的第 1 剂雷特格韦应推迟到出生后 24~48h，应尽快开始使用其他的抗逆转录病毒药物。如果胎龄 <37 周，不要使用雷特格韦。

体育机构中的 HIV。运动员和体育项目的工作人员在某些体育运动中可能会发生血液暴露。AAP 已经制订预防 HIV 和其他血源性病原体在体育机构中传播的建议。

性虐待。一旦证实或怀疑遭到性虐待,受害儿童应进行 HIV 抗体检测做初步评估,并在 6 周和 3 个月时复测。事件发生后,应尽快对 HIV 感染的犯罪者进行血清学评估。应为受害儿童和家庭提供咨询服务。

预防 HIV 经性行为传播。节制的性行为是预防 HIV 性传播唯一切实可靠的方法。安全的性行为包括对所有的性生活使用安全套(包括阴交、肛交和口交),通过减少接触含有 HIV 的体液而显著降低 HIV 的传播。采用 ART 抑制血液中 HIV 病毒载量水平至检测阈值以下可减少 96% 的单阳家庭夫妻间传播。

持续使用抗逆转录病毒药物(替诺福韦加恩曲他滨)暴露前预防可将 HIV 性传播风险减少 99%。在注射药瘾者中,如果持续服用,暴露前预防可将 HIV 感染的风险至少减少 74%。如果没有持续服用,暴露前预防的有效性会明显降低。FDA 已批准暴露前预防措施也用于青少年。AAP 建议,对有 HIV 感染高风险的青少年应常规提供 HIV 暴露前预防措施[1]。

以 ARV 为基药的阴道杀菌剂(1% 替诺福韦凝胶)和带有 ARV 涂层的阴道环减少了正常女性 HIV 的感染率。在非洲国家进行的临床试验数据也提供了证据,证实包皮环切术可使未感染的异性恋男性 HIV 感染率降低 38%~66% 超过 24 个月。

性或其他非职业接触 HIV 的暴露后预防。对于可能发生非职业(即社区)HIV 暴露者,在决定给他们提供 ARV 前必须衡量潜在的利益和风险。在这种情况下,决定是否需要 ARV 预防治疗应取决于以下因素:HIV 感染或污染来源的概率、特殊暴露造成 HIV 传播的可能性、暴露与开始治疗之间的间隔时间、用药方案的预期不良反应等。

在社区中发生针刺伤造成 HIV 传播的风险低于 0.3%,这是一个估计的概率,包括在医疗保健机构已知的 HIV 污染针头的穿刺伤造成的 HIV 传播。婴儿或儿童在针刺伤或性虐待后感染 HIV 的实际风险尚不清楚,到目前为止,尚未证实意外发生的非职业性针刺伤(在社区中发现的针状物)造成 HIV 传播。据估计,每次肛交性行为的 HIV 感染风险是 138/10 000,而阴交性行为的风险是 8/10 000。

如果传播的风险低(如未知的非职业来源的药物注射针头导致的微小针刺伤)或暴露后超过 72h 寻求医疗帮助的,一般不应使用 ARV。感染风险高、干预及时、依从性好的暴露后预防效益最大。向有经验的儿科 HIV 医疗保健专业人员咨询至关重要。AAP 建议对高危性暴露的青少年提供 HIV 暴露后的预防措施[1]。

HIV 职业暴露的暴露后预防。CDC 已经出版发行了用于职业暴露后预防的指南,一旦暴露应立即开始预防治疗,并且在 72h 内实施最为有效。

(向 容 译 单庆文 校)

---

[1] Hsu KK, Rakhmanina NY; American Academy of Pediatrics, Committee on Pediatric AIDS. Clinical report: Adolescents and young adults: the pediatrician's role in HIV testing and pre-and post-exposure HIV prophylaxis. *Pediatrics*. 2021; In press

人乳头瘤病毒

临床表现：大多数人乳头瘤病毒（human papillomaviruses，HPV）感染是亚临床的，90% 在 2 年内自发消退。然而，持续的 HPV 感染可引起皮肤和黏膜的良性上皮增生（疣）以及肛门生殖道和头颈部的癌症。HPV 可分为皮肤和黏膜类型。皮肤类型引起常见的皮肤疣、跖疣、扁平疣和线状（丝状）疣。这些皮肤疣是良性的。某些黏膜类型（低风险）与黏膜的疣或乳头状瘤相关，包括上呼吸道和肛门生殖器、口腔、鼻腔和结膜区域。其他黏膜类型（高风险）与癌前病变和癌症相关，包括宫颈癌、肛门生殖器癌和口咽癌。

常见的**皮肤疣**是圆顶形的，具有锥形突起，使表面具有粗糙的外观。皮肤疣通常是无痛且多发的，通常发生在手上以及指甲周围或下方。当小的真皮血管血栓形成时，疣中会出现黑点。

足底疣通常比其他部位的疣大，并且可能不会突出皮肤表面很多。走路时疼痛很明显，有明显的角化过度，有时会出现黑点。

扁平疣（"青少年疣"）通常存在于儿童和青少年的面部和四肢。扁平疣通常是小的，多个的，并且平顶，很少表现出乳头状瘤病，并且很少引起疼痛。面部和颈部出现**丝状疣**。

肛门生殖器疣，也称为**尖锐湿疣**，是一种皮肤色的疣，具有丘疹、扁平或菜花样表面，大小从几毫米到几厘米不等。这些疣通常成群出现。在男性中，这些疣可能出现在阴茎，阴囊或肛门或肛周区域。在女性中，这些病变可能发生在外阴、肛门或肛周区域，而在阴道或子宫颈中较少发生。疣通常是无痛的，尽管它们可能引起瘙痒、灼热、局部疼痛或出血。

由 HPV 引起的**侵袭性癌**包括子宫颈、阴道、外阴、阴茎、肛门和口咽（喉咙后部、舌根和扁桃体）。宫颈癌是女性中最常见的 HPV 引起的癌症，而口咽癌是男性中最常见的 HPV 引起的癌症。肛门生殖器**低度鳞状上皮内病变**（low-grade squamous intraepithelial lesions，LSIL）可由低危型或高危型 HPV 的持续感染引起，而**高危鳞状上皮内病变**（high-grade squamous intraepithelial lesions，HSIL）可由持续感染高危 HPV 型引起。在子宫颈中，HSIL 通常表明存在**宫颈上皮内瘤变**（cervical intraepithelial neoplasia，CIN）2 级或 3 级，这是癌前病变。通过细胞学检查（Papanicolaou［Pap］检测）和/或临床 HPV 检测进行常规筛查发现这些病变，诊断需要组织活检。宫颈腺癌前病变、**原位腺癌**（adenocarcinoma in situ，AIS），也可由高危 HPV 型持续感染引起。

复发性呼吸道乳头状瘤病是一种罕见病症，其特征是喉部或上呼吸道其他区域复发的乳头状瘤。复发性呼吸道乳头状瘤病在 18 岁之前发生，与成人发病相比，多为青少年发病。青少年复发性呼吸道乳头状瘤病被认为是由母亲分娩时将 6 型或 11 型 HPV 垂直传播给婴儿引起，并且最常于 2~5 岁时表现为声音变化（例如声音嘶哑）、喘鸣或异常哭声确诊。呼吸道乳头状瘤可导致幼儿呼吸道阻塞，常需反复手术治疗。

疣状表皮发育不良是一种罕见的遗传性疾病，被认为是细胞介导的免疫缺陷的结果，导致对某些 HPV 类型的异常易感性并表现为慢性皮肤病变和皮肤癌。病变可能类似扁平疣或覆盖躯干和上肢的色素斑。大多数出现在生命的第一个 10 年，但恶性转化，发生在 30%~60% 的受影响人群，通常延迟到成年。

病原学：HPV 是乳头状病毒科的小型无包膜双链 DNA 病毒，可根据 DNA 序列变异分为多种类型。不同类型显示不同的特定组织倾向性。6 型和 11 型引起尖锐湿疣、复发性呼吸道乳头状瘤病和结膜乳头状瘤,但很少见于癌症;它们被称为低危型。高危型(16 型、18 型、31 型、35 型、39 型、45 型、51 型、52 型、56 型、58 型、59 型、66 型和 68 型,均纳入临床人乳头状瘤病毒测试),可导致低度宫颈细胞异常和作为癌前病变的高度宫颈细胞异常和肛门生殖器癌症。在 99% 的宫颈癌前病变和 90% 的浸润性宫颈癌中检测到高危 HPV 类型。全世界大约50% 的宫颈癌可归因于 16 型 HPV,70% 可归因于 16 型和 18 型。大多数其他 HPV 相关癌症-肛门生殖器癌症(外阴、阴道、阴茎、肛门)和口咽癌可归因于 HPV16 型。虽然高风险 HPV感染被认为是常见的,但不足以导致癌症,因为绝大多数 HPV 感染者不会患上癌症。患有某些免疫缺陷症的人,例如 HIV 感染或细胞免疫缺陷,患癌前病变或癌症的风险更大。

　　流行病学:几乎所有的成年人在他们的一生中都会感染某种类型的人乳头瘤病毒。在美国,HPV 感染 7 900 万例,年发病 1 400 万例。普通手足疣的 HPV 类型与黏膜类型有很大不同。

　　在学龄儿童中,手部和足部的疣是常见的,其患病率高达 50%。通过偶然接触可以获得,并且通过轻微的皮肤创伤促进。自动接种可导致病变扩散。细胞免疫功能受损的人(特别是那些经历过移植或感染艾滋病毒的人)皮肤疣的严重程度和常常广泛出现表明 T 淋巴细胞免疫的改变可能会减弱感染的清除。

　　生殖器 HPV 感染主要通过皮肤与皮肤的接触传播,通常通过性交和生殖器其他密切接触。在美国女性中,感染率最高的是 20~24 岁的人群。大多数感染是亚临床的,并在 2 年内自发清除。癌症是一种罕见的感染结果,通常需要数十年持续感染高危 HPV 类型。在美国,每年有近 31 000 例癌症可归因的 HPV。在美国,宫颈癌每年约有 12 000 例新病例和 4 000 例死亡。HPV 也是大多数外阴、阴道、阴茎和肛门癌和 70% 的口咽癌原因。

　　在分娩期间,HPV 感染很少通过产道或非生殖器部位传染给孩子。当在儿童发现肛门生殖器疣时,当没有新生儿垂直传播的可能性,必须考虑性虐待。

　　HPV 感染症状的**潜伏期**估计为 3 个月至数年。

　　诊断方法:大多数皮肤和肛门生殖器疣可以通过临床检查来诊断。HPV 的血清学检测不能为临床决策提供信息,也无法商业化。多个专业学会已经制定了常规宫颈癌筛查指南。这些指南指导进行细胞学筛查(巴氏涂片试验)的时间间隔、何时应添加 HPV 临床试验("cotesting"),以及何时应进行阴道镜的活检。外阴、阴道、阴茎和肛门病变可以通过视觉检查来识别,有时使用放大镜;在某些情况下,使用细胞学筛查并对可疑病灶进行活组织检查,但在这些部位没有推荐用于癌症的常规筛查。对于所有肛门生殖器病变,根据组织学发现进行诊断。呼吸道乳头状瘤的诊断是通过内镜检查和活组织检查确定。

　　尽管细胞学和组织学变化可能提示 HPV,但这些发现并不能诊断 HPV。HPV 感染的检测基于病毒核酸(DNA 或 RNA)的检测。高危 HPV 的临床检测可与巴氏试验相结合,用于30 岁或 30 岁以上妇女的宫颈癌筛查,以及 21 岁以上女性巴氏试验可疑异常的分检(意义不明的非典型鳞状细胞[atypical squamous cells of undetermined significance, ASCUS])。将 HPV检测添加到巴氏试验中的好处是,对于高危 HPV 型,使用巴氏试验的假阴性结果降低,对于高风险 HPV 类型的检测结果为阴性,允许更长的时间间隔(例如 5 年)进行常规巴氏试验筛查。以前,在没有 HPV 测试的情况下,相对高的假阴性率导致进行频繁的连续巴氏试验以确保没有遗漏病变。

许多 HPV DNA 或 mRNA 检测和基因分型测定已被美国 FDA 批准在美国使用。液基细胞学收集和运输试剂盒允许在同一样本上进行巴氏涂片细胞学检查和 HPV 检测与基因分型。这些试验的临床应用存在差异,包括它们是否可以作为初始独立检测(即不进行宫颈细胞学检查)或初级筛查;不推荐 21 岁以下的女性或男性使用。

治疗[①]:没有针对 HPV 的治疗。治疗可直接针对 HPV 引起的病变。

大约 30% 的**非生殖器疣**和**生殖器疣**在 6 个月内消退。大多数治疗皮肤疣的方法是使用化学或物理的方法破坏感染的上皮细胞,包括用液氮冷冻疗法、激光或手术除去疣,应用水杨酸产品或应用局部免疫调节剂。对于儿童广泛的扁平疣,维 A 酸的日常治疗是有用的。治疗时应注意避免有害美容效果。对难治性疣进行系统性治疗(包括西咪替丁)已经取得了不同程度的成功。

生殖器疣的治疗特点为患者应用或提供者管理。干预措施包括消融/切除治疗或局部抗增殖或免疫调节药物。口腔疣可通过冷冻疗法,电烙术或手术切除除去。

许多用于治疗疣的药物尚未在儿童中进行安全性和有效性测试,有些在妊娠期是禁忌的。

尽管大多数形式的治疗都是成功的,因为初期治疗是切除疣。但治疗不能消除周围组织中的 HPV 感染。复发是常见的,可能归因于再次激活而不是再感染。生殖器疣治疗期间和治疗后的随访可能是有利的,因为治疗可能导致局部症状或不良反应。

在子宫颈(HSIL、AIS)或生殖道其他地方发现的**癌前病变**可能需要切除或破坏。宫颈病变的治疗会造成巨大的经济、情感和生殖方面的不良影响,包括较高的早产风险。侵入性宫颈癌和其他肛门生殖器和鼻咽癌的管理需要专科医师,并应根据目前的指南进行。

呼吸道乳头状瘤病难以治疗,最好由经验丰富的耳鼻喉科医师进行治疗。局部复发很常见,并且需要反复手术切除来缓解气道阻塞。呼吸道乳头状瘤从喉部延伸或扩散到气管、支气管或肺实质中是罕见的,但可导致发病率和死亡率增加;恶变很少发生。病灶内干扰素、口服吲哚-3-甲醇、光动力疗法和病灶内西多福韦已被用作研究性治疗,由于缺乏使用这些干预措施的足够的对照试验,因此很难得出有关疗效的结论。

住院患者的隔离:建议采取标准预防措施。

控制措施和接触暴露的人:如果在儿童中发现肛门生殖器疣,应考虑性虐待。如果在青春期前的儿童中发现肛门生殖器疣,应向相应的当地机构报告疑似儿童性虐待。

接种疫苗可以预防某些 HPV 感染(见下文)。戒除性行为,延迟初次性行为,并尽量减少性伴侣的终生数量是降低肛门生殖器 HPV 感染引起的疾病风险的其他方式。当感染区域被避孕套覆盖或保护时,持续和正确使用乳胶避孕套可以降低肛门生殖器 HPV 感染的风险。使用乳胶避孕套与生殖器疣和子宫颈癌的风险降低有关。具有生殖器 HPV 感染史的患者的传染程度和持续时间尚不清楚。生殖器疣的患者应该避免与新伴侣发生性关系。通知他们目前的性伴侣,他们也可能从肛门生殖器疣或其他性传播感染的临床评估中受益。

虽然呼吸道乳头状瘤病被认为是在通过产道的过程中由 HPV6 型和 11 型的传递引起的,但这种情况也发生在剖宫产出生的婴儿中。由于剖宫产的预防价值尚不明确,因此不应仅仅

---

① Centers for Disease Control and Prevention. Sexually transmitted infections treatment guidelines, 2021. *MMWR Recomm Rep*. 2021;in press

为了防止 HPV 向新生儿传播而进行剖宫产。

宫颈癌筛查。接受 HPV 疫苗接种的妇女应继续定期进行宫颈癌筛查。HPV 疫苗不一定能提供针对与宫颈癌发展相关的所有 HPV 类型的保护,也不一定改变疫苗接种前存在的感染过程。一些专业组织提供宫颈癌筛查指导,包括美国妇产科学院、美国癌症协会和美国预防服务工作组。这些组织建议所有健康女性在 21 岁时开始进行巴氏试验,不论性生活史如何。最近诊断为 HIV 感染的女性青少年应在诊断时进行宫颈巴氏涂片检查,并在接下来的 6~12个月内再次检查。已进行器官移植或正在接受长期皮质类固醇治疗的性欲活跃的女性青少年也应进行类似的宫颈巴氏涂片检查筛查。如果在 21 岁之前开始进行细胞学筛查,那么有巴氏试验结果异常的患者应该由熟悉宫颈非典型增生知识的医师管理。

HPV 疫苗。FDA 批准三种 HPV 疫苗在美国使用。一种四价疫苗(4vHPV,6 型、11 型、16 型和 18 型,Gardasil[Merck & Co Inc,Whitehouse Station,NJ])于 2006 年获 FDA 批准用于 9~26 岁的女性和 2009 年批准适用于 9~26 岁的男性。二价疫苗(2vHPV,16 型和 18 型,Cervarix[GlaxoSmithKline Biologicals,Rixensart,Belgium])于 2009 年获得许可,用于 10~25岁的女性。一种 9 价 HPV 疫苗[9vHPV,6 型、11 型、16 型、18 型、31 型、33 型、45 型、52 型和58 型,Gardasil 9(Merck & Co Inc,Whitehouse Station,NJ)]2014 年获 FDA 批准适用于 9~26岁的女性和男性。虽然 4vHPV 和 2vHPV 仍然被许可使用,但它们不再在美国销售,只留下9vHPV 作为唯一可用的产品。

免疫原性。超过 97% 的健康疫苗接种者在接种疫苗后会产生针对 HPV 疫苗类型的抗体。与 16~26 岁的女性和男性相比,年龄在 9~15 岁的青春期女性和男性的抗体滴度更高。

所有 HPV 疫苗的抗体滴度随时间降低,但到 18~24 个月趋于稳定。分别在 4vHPV 和2vHPV 疫苗接种后 8 年和 10 年进行的随访研究显示,保护作用没有减弱。然而令人不安的是,抗体滴度的临床意义尚不清楚,因为尚未确定血清学相关的保护作用。对所有 3 种 HPV疫苗的研究发现,对于 9~14 岁的患者,间隔 6~12 个月给予 2 次剂量后的抗体滴度与给予16~26 岁的女性的 3 次剂量相似,其中有效的年龄组在临床试验中得到证实。

疗效。4vHPV 和 2vHPV 在 15 岁或 16~25 岁或 26 岁女性的临床试验中已被证明对预防与 HPV16 型和 18 型相关的宫颈癌前病变非常有效。4vHPV 已被证明在 16~26 岁的女性和男性的临床试验中预防与 HPV6 型和 11 型相关的生殖器疣非常有效。4vHPV 也被证明在预防 16~26 岁男性的肛门癌前病变方面非常有效。9vHPV 已在临床试验中显示,对九价产品中的其他 5 种 HPV 类型(31 型、33 型、45 型、52 型和 58 型)提供 97% 的保护,并且对四价产品中的 4 种 HPV 类型(6 型、11 型、16 型和 18 型)具有好的免疫原性。HPV 疫苗尚未被证实对现有 HPV 感染或疾病具有治疗效果,并且不提供针对免疫前获得的 HPV 感染进展的保护。因此,在大多数人通过性接触暴露于 HPV 之前接种 HPV 疫苗是最有效的。

在早期采用和高摄入 HPV 疫苗的国家,接种疫苗的人群队列中的癌前病变率明显下降。4vHPV 免疫组群中生殖器疣的发病率降低了 90%。考虑到 HPV 肿瘤发生的自然历史,评估HPV 疫苗接种对肛门生殖器和口咽癌的全面影响可能需要数十年时间。在美国,疫苗型 HPV的患病率在 2006 年接种疫苗计划后的前 6 年内在 14~19 岁的女孩中下降了约 60%;在生殖器疣和宫颈癌前病变中也观察到患病率下降。

正在进行长期随访研究以确定所有 HPV 疫苗的疗效持续时间。

疫苗建议 [1][2]。美国儿科学会（AAP）和 CDC 的免疫实践咨询委员会（ACIP）建议对女性和男性进行常规 HPV 疫苗接种。AAP 建议在 9~12 岁（最适合的年龄）接受和完成疫苗接种。ACIP 建议在 11 岁或 12 岁时开始该系列疫苗接种，并声明可以从 9 岁开始接种疫苗。当 HPV 疫苗在 9 岁或 10 岁开始时，其他青少年疫苗（例如 MenACWY 和 Tdap）仍建议仅在 11~12 岁时使用。

鼓励供应商推荐使用 HPV 疫苗，就像他们做所有其他常规的儿童和青少年疫苗一样。研究表明，父母受到儿科医师强烈推荐和个人推荐的影响。临床医师错过了预防癌症和死亡的机会，因为临床医师将 HPV 疫苗作为性传播感染疫苗，而不是癌症预防疫苗，或者征求父母对 HPV 疫苗的意见，而不是按常规要求宣布疫苗接种。

还建议对未接种疫苗的 26 岁以下的女性和 21 岁以下的男性接种 HPV 疫苗。22~26 岁的男性可接受免疫接种。

建议男性与男性性接触者（包括男性同性恋或双性恋者或打算与男性发生性关系的男性）和变性人以及 26 岁以下免疫功能低下的人进行 HPV 疫苗接种。

在美国，没有 HPV 疫苗被许可用于 26 岁以上的人群。

剂量和给药。 HPV 疫苗注射剂量为 2 次或 3 次，每次 0.5ml，肌内注射，最好在三角肌内接种。

- 对于在 15 岁前开始接种疫苗的人，建议接种 2 剂 HPV 疫苗，第 2 剂在第一次接种后 6~12 个月内进行（最少间隔 5 个月）。
- 对于在 15 岁生日或之后开始接种疫苗的人，建议接种 3 剂 HPV 疫苗。在 3 剂方案中，第 2 剂应在第一次注射后至少 1~2 个月（最少间隔 4 周），第 3 剂应在第一次注射后 6 个月，（最少间隔首次给药后 5 个月，第二次给药后 12 周）。
- 在短于建议的最小间隔后施用的疫苗剂量应在另一个最小间隔过去后重复进行。
- 接种了足够的疫苗的人：
  - 在 15 岁生日前开始接种疫苗的人，按推荐的接种时间表（0 个月、6~12 个月）接种任何 HPV 疫苗（9vHPV、4vHPV 或 2vHPV），或 3 剂任何 HPV 疫苗按推荐给药时间（0 个月、1~2 个月、6 个月）。
  - 在 15 岁或 15 岁以后开始接种疫苗的人，并按推荐的接种时间表（0 个月、1~2 个月、6 个月）接种了 3 剂 HPV 疫苗（9vHPV、4vHPV 或 2vHPV）。
- 如果疫苗计划中断，不需要重新启动疫苗系列。
- 9vHPV 可用于完成以 4vHPV 或 2vHPV 开始的系列。
- 对于之前完成 4vHPV 或 2vHPV 疫苗接种系列的人，没有关于 9vHPV 的额外疫苗接种的建议。
- 过去 HPV 暴露或当前 HPV 感染或疾病的证据，例如巴氏试验结果异常，宫颈病变，肛门生殖器疣或 HPV DNA 阳性检测结果，都不是 HPV 免疫的禁忌证。建议年龄段的男性和女

---

[1]　American Academy of Pediatrics, Committee on Infectious Diseases. HPV vaccine recommendations. *Pediatrics*. 2012;129(3):602-605

[2]　Meites E, Szilagyi PG, Chesson HW, Unger ER, Romero JR, Markowitz LE. Human papillomavirus vaccination for adults: updated recommendations of the Advisory Committee on Immunization Practices. *MMWR Morb Mortal Wkly Rep*. 2019; 68(32):698-702

性仍应接种 HPV 疫苗,以防止任何尚未获得的 HPV 类型。

- HPV 疫苗有单剂量小瓶和预装注射器,不含抗菌剂或防腐剂。
- HPV 疫苗应储存在 2~8℃（36~46℉）,不要冷冻。
- HPV 疫苗可与任何活疫苗或灭活疫苗同时接种。

针对特殊人群的建议。 HPV 疫苗不是活疫苗,可用于感染(包括艾滋病毒)、疾病或药物导致的免疫功能低下的推荐年龄组人群。免疫功能低下人群的免疫反应和疫苗效果可能会小于免疫能力强的人。对于 9~26 岁的免疫功能低下者(包括可能降低细胞或体液介导免疫的原发性或继发性免疫功能低下者,如 B 淋巴细胞抗体缺乏、T 淋巴细胞完全或部分缺陷、HIV 感染、恶性肿瘤、移植、自身免疫性疾病或免疫抑制治疗),建议使用 3 剂 HPV 疫苗。目前正在对免疫功能低下人群(包括 HIV 感染者)的疗效持续时间和免疫原性进行持续评估。

患有无脾、哮喘、慢性肉芽肿病、慢性肝病、慢性肺病、慢性肾病、中枢神经系统解剖屏障缺陷(例如人工耳蜗)、补体缺乏症、糖尿病、心脏病或镰状细胞的 15 岁以下儿童应该接种 2 剂 HPV 疫苗计划,而不是 3 剂 HPV 疫苗计划。

遭受性虐待或性侵犯的儿童被认为面临后续不安全和无保护性交的风险更大,并且发生这些行为的年龄比未受虐待的儿童更早。对于有性虐待或性侵犯史的儿童,HPV 疫苗接种系列应在 9 岁时开始。

疫苗不良事件、预防措施和禁忌证。 在每种 HPV 疫苗的临床试验中,超过 15 000 人的研究表明没有严重的安全性问题。美国已经分发了超过 9 000 万剂 HPV 疫苗。注射部位的不适或疼痛、发红和肿胀是最常报告的局部不良事件。HPV 疫苗接种后的全身症状可能包括头痛、发热、恶心、头晕和疲劳/乏力。在接种了推荐的疫苗(包括 HPV 疫苗)后,在青少年中已报告晕厥(昏厥)。HPV 疫苗可以给患有轻微急性疾病的人应用。

- 中度或重度急性疾病患者的免疫接种应推迟到病情好转后。
- HPV 疫苗禁用于对任何疫苗成分有直接过敏史的人群;9vHPV 在酵母中产生,不应给予任何严重酵母过敏的人。
- 建议不要在妊娠期间使用 HPV 疫苗。医疗保健专业人员应询问性活跃患者的妊娠情况,但在开始免疫接种系列之前不需要进行妊娠试验。如果疫苗接种者妊娠,应延迟随后的剂量直至她不再妊娠。如果在妊娠期间无意中给予剂量,则不需要干预。迄今为止的数据显示,没有任何 HPV 疫苗对妊娠结局产生不良影响的证据。医疗保健专业人员可以致电 1-800-986-8999 联系制造商,报告接受 9vHPV 的妊娠妇女。疾病控制和预防中心将继续通过向 VAERS 报告和通过疫苗安全数据链路的研究来监测妊娠结果(参见疫苗不良事件报告系统,疫苗安全数据链接项目)。
- 疫苗接种者,特别是在为青少年接种疫苗时,应在接种疫苗后观察患者(患者就座或躺下)15 分钟以减少他们晕倒时受伤的风险。如果出现晕厥,应观察患者直至症状消退。
- 9vHPV 可以用于哺乳期妇女接种。

（魏林 安彩霞 译 唐兰芳 校）

流行性感冒

临床表现: 流行性感冒(简称流感)疾病通常以突然发热开始,常伴有干咳、畏寒或寒战、弥漫性肌痛、头痛等不适。随后,呼吸道症状变得更加突出,包括喉咙痛、鼻塞、鼻炎和咳嗽。较少见的是,腹痛、恶心、呕吐和腹泻与流感疾病有关。在一些儿童中,流感可以表现为一种上呼吸道疾病或一种很少有呼吸道症状的发热性疾病。在婴儿中,流感可产生一种非特异性的脓毒症样疾病表现。在婴儿和幼儿中,流感可导致中耳炎、呼吸困难、百日咳样疾病、毛细支气管炎或肺炎。流感继发的急性肌炎可表现为小腿压痛和拒绝行走。

　　虽然大多数流感儿童在患病 3~7d 后完全恢复,但即使是以前健康的儿童也可能发生并发症,与流感相关的神经系统并发症从高热惊厥到严重的脑病和伴有癫痫持续状态的脑炎,甚至导致神经系统后遗症或死亡。现在一种非常罕见的疾病瑞氏综合征就与流感感染和在疾病期间使用阿司匹林治疗有关。患有流感或疑似流感的儿童不应服用阿司匹林,患有需要长期阿司匹林或含水杨酸药物治疗疾病(包括幼年型特发性关节炎或川崎病)的儿童,应被认为发生流感并发症的风险增加。已有报道死于流感相关心肌炎。侵袭性继发感染或合并感染金黄色葡萄球菌[包括耐甲氧西林金黄色葡萄球菌(methicillin-resistant Staphylococcus aureus,MRSA)]、肺炎链球菌、A 族链球菌或其他细菌性病原体,可导致严重的疾病和死亡。

　　病因学:流感病毒是 3 属或 3 型(甲、乙、丙)的正黏病毒。每年的流行病是由甲型和乙型流感病毒引起的,甲型和乙型流感病毒的抗原都包括在季节性流感疫苗中。丙型流感病毒可引起儿童散发的轻度流感样疾病。流感疫苗中不包括丙型抗原。甲型流感病毒根据其表面抗原、血凝素(hemagglutinin,HA)和神经氨酸酶(neuraminidase,NA)被分为若干亚型。这些病毒亚型的例子包括 H1N1 和 H3N2 甲型流感病毒。对这些不同抗原的特异性抗体,特别是对血凝素的抗体,是免疫的重要决定因素。

　　一种导致甲型或乙型流感病毒的 HA 或 NA 表面蛋白变化的微小抗原变异被称为抗原漂移。抗原漂移持续发生导致甲型和乙型流感病毒的新毒株,从而导致季节性流行。

　　一种导致含有独特 HA 和/或 NA 的新亚型的主要抗原变异被称为抗原转变。当新的病毒亚型可以感染人类并以持续的方式在人与人之间有效传播时,可能导致大流行,因为人类对新出现的流感毒株很少或几乎没有免疫力。抗原转变仅发生在甲型流感病毒中,并在 20 世纪到 21 世纪产生了 4 次流感大流行,最近的一次是在 2009 年。与以前的抗原转变一样,2009 年甲型流感病毒(H1N1)毒株在随后的流感季节取代了以前流行的季节性甲型流感病毒(H1N1)毒株。

　　所有年龄段的人类都可能偶尔感染猪或禽源的甲型流感病毒。禽流感病毒中最值得注意的是 1997 年在中国香港出现的 H5N1,以及 2013 年在中国首次发现的 H7N9,这两种病毒都导致严重疾病和高病死率。自 2017 年以来,H7N9 被认为是最高潜在大流行风险的流感病毒。

　　流行病学:流感在人与人之间传播,主要通过密切接触传染源和感染者的大颗粒分泌物的飞沫传播(如咳嗽或打喷嚏),因为飞沫通常只传播很短的距离。另一种传播方式是接触来自被飞沫污染的手或表面的流感病毒,病毒可停留 24h,并从手转移到面部的黏膜表面。也可能通过感染个体附近的小颗粒气溶胶进行空气传播。流感具有高度传染性。患者可能在症状出现前 24h 就具有传染性。鼻分泌物中的病毒脱落通常在疾病的前 3d 达到高峰,在 7d 内停止,但在幼儿和免疫缺陷患者中可能会延长(10d 或更长时间)。

　　美国的流感活动可以在 10 月到 5 月的任何时候发生,但最常见的是在 12 月到 2 月之间达到高峰。季节性流行病可持续 8~12 周或更长时间。在一个社区中,2 种或 3 种流感病毒毒株的传播可能与流感季节的延长有关,并可能产生双峰式的活动高峰。

在美国,每年季节性流感流行估计 930 万至 4 500 万例疾病、14 万至 81 万例住院治疗以及 12 000 至 61 000 例呼吸系统和循环系统疾病死亡有关。美国 CDC 估计,每个季节平均有 8%(3%~11%)的美国人口会出现有症状的流感疾病,这取决于流行的毒株。在社区流感暴发期间,流感发病率最高的是儿童,约 10%~40%,特别是学龄儿童。二次传播到成人和其他儿童的家庭是常见的。

5 岁以下儿童的住院率很高,与 65 岁及以上人群的住院率相似。由于方法论和流感季节严重程度的不同,研究显示发病率不同(每 10 万人口中有 190~480 人),但 2 岁以下儿童的住院风险始终明显高于年龄较大的儿童。住院率和并发症主要是由于支气管炎和肺炎,特别是在有风险因素的儿童,包括慢性肺疾病(如哮喘)、神经功能及神经发育障碍、血流动力学不稳定的心脏病、肥胖、免疫抑制、代谢性疾病(如糖尿病)和血红蛋白病(如镰状细胞病)患者。然而,因流感住院的所有儿童中,有 40%~50% 没有已知的潜在疾病,且几乎一半死于流感的儿童没有潜在的高危疾病。在慢性病儿童和以前健康的儿童中,每年报告的流感相关死亡人数通常是 35~188 人,在某些季节报告的人数较高。

潜伏期通常为 1~4d,平均为 2d。

诊断方法:当预期结果会影响临床管理时,应进行流感检测(如告知决定是否启动抗病毒治疗或抗生素,是否进行其他诊断检测,或实施感染预防和控制措施)。检测的决定与当地流感活动水平、对流感的临床怀疑以及商用流感检测的灵敏度和特异度有关(表 3.25)。这些方法包括流感病毒 RNA 或核酸检测的快速分子检测、逆转录聚合酶链反应(RT-PCR)单倍或多重检测、实时或其他基于 RNA 的检测、用于抗原检测的免疫荧光检测(DFA 或 IFA)、基于抗原检测的快速流感诊断试验、快速细胞培养(壳瓶培养)和用于病毒分离的病毒组织细胞培养(常规)。流感检测的最佳选择取决于临床情况。

表 3.25　流感诊断试验总结

流感诊断试验	方法	实用性	常规处理时间	灵敏度	检测类型
快速流感诊断试验(RIDT)[a]	抗原检测	广泛	<15min	10%~70%	A 和 B
快速分子诊断[b]	RNA 或核酸检测	广泛	15~30min	86%~100%	A 和 B
核酸扩增试验(RT-PCR 等分子诊断方法)[c]	RNA 或核酸检测	有限	1~8h	86%~100%	A 和 B
直接和间接免疫荧光抗体测定[c]	抗原检测	广泛	1~4h	70%~100%	A 和 B
快速细胞培养(壳瓶和细胞混合物)[c]	病毒分离	有限	1~3d	100%	A 和 B
组织细胞培养[c]	病毒分离	有限	3~10d	100%	A 和 B

注:RT-PCR,逆转录聚合酶链反应,可以是单倍或多重、实时和其他基于 RNA 的分析。
[a] 大多数快速流感诊断试验都不强求执行临床实验室改进修正案(CLIA)。
[b] 根据标本的不同,部分快速流感分子诊断不强求执行 CLIA。
[c] 并非不强求执行 CLIA。需要实验室专业知识。

任何流感检测的灵敏度和特异度因所使用的检测类型、从发病到采集标本的时间、采集的标本的质量、标本的来源以及标本的处理和加工而异,包括从标本采集到检测的时间。为了在门诊或住院环境中诊断流感,应在发病后尽快进行检测,因为病毒脱落的数量会随着疾病的进展而迅速减少。鼻咽拭子标本在检测流感病毒的上呼吸道标本中产量最高。中鼻甲鼻拭子或冲洗标本也可接受。用鼻和咽拭子标本进行联合检测可增加对流感病毒的检测量(特别是优于单独的咽拭子标本)。与非棉拭子相比,使用棉签可能提高流感病毒的检测。对于接受机械通气的呼吸衰竭患者,包括上呼吸道标本流感检测结果阴性的患者,应采集气管内抽吸液或支气管肺泡灌洗液标本。非呼吸道标本,如血液、血浆、血清、脑脊液、尿液和粪便,不应用于流感的常规诊断。流感检测的结果应在临床结果和当地社区流感活动的背景下进行适当的解释,因为流行的流感病毒的患病率会影响这些流感筛查试验的阳性和阴性预测值。假阳性结果更有可能发生在流感活动度较低的时期,假阴性结果更有可能发生在流感活动高峰时期。

治疗:在美国,三类具有不同作用机制的抗病毒药物目前被批准用于治疗或预防流感感染。其中两种药物用于流感疾病的临床治疗,包括 3 种神经氨酸酶抑制剂类药物(口服奥司他韦、吸入扎那米韦和静脉注射帕拉米韦)和 1 种帽依赖性核酸内切酶抑制剂类药物(口服玛巴洛沙韦)。表 3.26 总结了这些抗病毒药物的使用指南。

表 3.26　治疗流感的抗病毒药物 [a]

药物	病毒	用法	治疗适应证	化学预防适应证	不良反应
奥司他韦	A 和 B	每日口服两次,连续 5d	出生或以上 [b]	3 个月或以上	恶心、呕吐、头痛;皮肤反应
扎那米韦	A 和 B	每天吸入两次,连续 5d	7 岁或以上	5 岁或以上	支气管痉挛,皮肤反应
帕拉米韦	A 和 B[c]	单剂量静脉注射	2 岁或以上	不建议	腹泻、皮肤反应
玛巴洛沙韦 [d]	A 和 B	单剂量口服	5 岁或以上,体重≥40kg	不建议	恶心、呕吐、腹泻

[a] 表 4.10 提供了批准用于治疗和预防流感的药物的推荐剂量。
[b] 被 FDA 批准用于仅 2 周的儿童。鉴于现有的药代动力学数据和有限的安全性数据,AAP 认为奥司他韦可以用于治疗足月和早产儿的流感,因为治疗的好处可能超过其可能的风险。
[c] 帕拉米韦的疗效是基于临床试验,其中主要的是甲型流感病毒类型;登记了有限数量的感染乙型流感病毒的受试者。
[d] 长效核酸内切酶抑制剂的作用机制与神经氨酸酶抑制剂不同。与奥司他韦相比,报告的对乙型流感的活性更强。

　　奥司他韦仍然是治疗甲型和乙型流感的首选抗病毒药物。FDA 已经批准奥司他韦用于 2 周龄儿童的流感治疗。然而,鉴于现有的药代动力学和安全性数据,奥司他韦可用于治疗足月和早产儿的流感,因为治疗的好处可能超过治疗的潜在风险。

　　吸入扎那米韦是年龄较大的儿童可接受的替代方法。静脉注射帕拉米韦已被批准用于 2 岁及以上的人群。口服巴洛沙韦被批准用于 5 岁及以上的人群。表 4.10 提供了批准用于治疗和预防流感的药物的推荐剂量。

　　在过去的几个季节中,在检测的流感病毒样本中,对奥司他韦和扎那米韦的耐药率不到 1%。据报道,日本对巴洛沙韦的敏感性降低,其使用情况更为普遍,美国正在进行流行流感病毒的耐药率监测。每年,美国对流感的治疗或化学预防的选择将取决于流感毒株的耐药模式。

　　无论流感疫苗接种状况如何,都应尽早向以下个人提供抗病毒治疗。

- 任何疑似或确诊患有流感疾病的住院儿童,无论症状持续时间如何。

- 任何因流感而患有严重、复杂或进行性疾病的门诊或住院儿童,无论症状持续时间如何或是否存在高危情况。
- 具有流感并发症高风险因素的任何严重程度的流感病毒感染儿童,无论症状持续时间如何。

对以下个人可考虑进行抗病毒治疗。

- 任何既往健康、有症状但无流感并发症高风险的门诊患者,如果能在发病 48h 内开始治疗。
- 疑似或确诊患有流感疾病的儿童,其兄弟姐妹或家庭接触者年龄小于 6 个月,或有易患流感并发症的高危疾病。

患有严重流感的儿童应仔细评估是否可能同时感染可能需要抗生素治疗的细菌性病原体(如金黄色葡萄球菌或肺炎链球菌)。

奥司他韦最常见的副作用是恶心和呕吐。几乎都是来自日本的上市后报告指出,儿童患者使用奥司他韦会导致自残和精神错乱,但其他数据表明,这些事件可能与流感疾病本身有关,而不是抗病毒治疗。FDA 对对照临床试验数据和持续监测进行的审查并没有建立奥司他韦(或任何流感抗病毒药物)与神经或精神事件之间的联系。扎那米韦的使用与支气管痉挛有关,不推荐用于患有潜在的反应性气道疾病的患者。巴洛沙韦最常见的副作用是恶心、呕吐和腹泻。

用对乙酰氨基酚或其他适当的含非水杨酸盐的解热剂控制发热对一些儿童可能很重要,因为发热和其他流感症状可能会加剧潜在的慢性疾病。患有流感的儿童和青少年不应服用阿司匹林或任何含水杨酸盐的产品,因为他们有患瑞氏综合征的潜在风险。

住院患者隔离:除标准预防措施外,还建议对期间因流感或流感样疾病住院的儿童采取飞沫隔离预防措施。

控制措施:

流感疫苗所有 6 个月及以上的人都应每年接种流感疫苗。有两种类型的流感疫苗可供选择,即灭活流感疫苗(inactivated influenza vaccine,IIV),不含活病毒,通过肌内注射,以及流感减毒活疫苗(live attenuated influenza vaccine,LAIV),作为鼻喷雾剂。所有的流感疫苗都是用相同的病毒株配制出来的。在根据南半球和/或北半球前一季的流感传播情况,预计即将到来的流感季节及主要的流感病毒株基础上,流感病毒株选择的季节性疫苗可能每年都会改变,自 2019 年至 2020 年季节以来,美国提供的所有儿童流感疫苗都是四价疫苗,包括 2 株甲型流感病毒株和 2 株乙型流感病毒株。在美国,除 1 种基于细胞的灭活疫苗外,所有获得许可的儿童疫苗都是鸡蛋中培养的病毒制造的(基于鸡蛋)。经许可的儿童流感疫苗的年龄适应证和剂量各不相同(图 3.10)。FDA 批准的许可流感疫苗配方为 6~36 月龄的儿童提供,标准剂量为每剂 0.5mL(表 3.27)。AAP 不偏好任何类型的疫苗(IIV 或 LAIV)或配方。

一种以细胞为基础的佐剂疫苗已被批准用于 6 月龄或以上的儿童,该疫苗旨在大流行时预防 H5N1;如果出现这种大流行,将推荐使用。

9 岁及以上的儿童每年只需要一剂流感疫苗,无论是否有流感免疫接种史。6 个月至 8 岁的首次接受流感疫苗或在即将到来的流感季节前只接受过一剂疫苗的儿童,应接受至少间隔 4 周接种的两剂流感疫苗。对于需要两剂剂量的儿童,不应因获得任何一种剂量的特定产品而推迟接种疫苗。任何可用的、适合年龄的疫苗都可以使用。对疾病的保护在第二次接种后 1 至 2 周内实现。

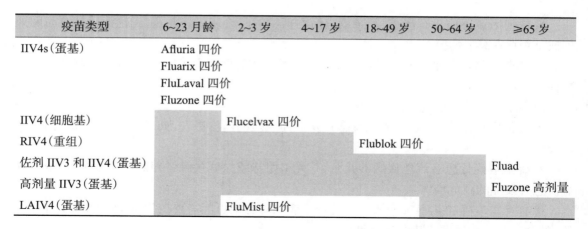

图 3.10　根据 FDA 许可的年龄指示，美国现有的流感疫苗

　　6 至 35 个月大的儿童可接受 0.25mL 或 0.5mL 剂量的任何经许可的、适合年龄的灭活流感疫苗（表 3.27）。对于这个年龄段，没有任何产品优于另一种产品。36 个月（3 岁）及以上的儿童应接受 0.5mL 剂量的任何可用的、获得许可的、适合年龄的灭活疫苗[①]。

　　流感疫苗可以与其他活疫苗和灭活疫苗同时接种。在一次就诊期间获得推荐的儿童疫苗，将有利于保护儿童免受许多传染病的影响，并尽量减少父母、照顾者和儿童必须就诊的次数。

表 3.27　按年龄划分的流感疫苗接种剂量时间表 [a]

年龄	剂量/mL[b]	剂次	方式[c]
6~35 月龄	0.25	1~2[d]	肌内注射（Afluria）
	0.5	1~2[d]	肌内注射（Fluzone，Fluarix，FluLaval，Afluria）
3~8 岁	0.5	1~2[d]	肌内注射
9~17 岁	0.5	1	肌内注射
18 岁及以上	0.5	1	肌内注射
2~49 岁（健康状态）	0.2	1~2[d]	鼻内给予[e]

　　[a] 制造商包括 Sanofi Pasteur（Fluzone 四价裂解病毒疫苗适用于 6 月龄及以上，Fluzone 高剂量三价裂解病毒疫苗适用于 65 岁及以上，Flublok 四价重组疫苗适用于 18 岁及以上），Seqirus（Afluria 四价裂解病毒疫苗适用于 6 个月及以上，Flucelvax 四价细胞疫苗适用于 2 岁及以上，Fluad 佐剂三价疫苗适用于 65 岁及以上），GlaxoSmithKline Biologicals（Fluarix 四价和 FluLaval 四价裂解病毒疫苗适用于 6 月龄及以上）。

　　[b] 来自 Grohskopf LA，Alyanak E，Broder KR，et al. Prevention and Control of Seasonal Influenza with Vaccines：Recommendations of the Advisory Committee on Immunization Practices—United States，2020-21 Influenza Season. MMWR Recomm Rep. 2020；69（RR-8）：1-24。剂量是近年来推荐的剂量。请参阅每年产品通告，以确保为每种可用的配方提供适当的剂量。

　　[c] 对于成人和年龄较大的儿童，推荐的免疫接种部位是三角肌。对于婴幼儿，首选的部位是大腿的前外侧。

　　[d] 对于首次接种流感疫苗的 9 岁以下儿童，建议至少间隔 4 周接种两剂疫苗。

　　[e] 制造商为 AstraZeneca（Flumist 四价流感减毒活疫苗适用于 2~49 岁的健康人群）。

---

　　①　American Academy of Pediatrics，Committee on Infectious Diseases. Recommendations for prevention and control of influenza in children，2020-2021. *Pediatrics*. 2020；146（4）：e2020024588

流感免疫建议[1][2]。所有 6 月龄及以上的人都应每年接种流感疫苗。流感疫苗应在流感季节开始前接种,最好是在 10 月底前接种,或在 ACIP 年度建议中规定的时间接种。供应商应该持续提供疫苗,直到疫苗到期日(通常是 6 月 30 日,标志着流感季节的结束),因为流感传播是不可预测的。应该特别强调具有发生流感并发症风险增加相关因素的所有儿童和青少年应接种疫苗,包括以下。

- 年龄 <5 岁,特别是 <2 岁,无论是否存在潜在的内科疾病。
- 慢性肺疾病(包括哮喘和囊性纤维化)、血流动力学不稳定的心血管疾病(单独高血压除外)、肾病、肝病、血液病(包括镰状细胞病和其他血红蛋白病)或代谢疾病(包括糖尿病)。
- 可归因于任何原因的免疫抑制,包括药物或 HIV 感染引起的免疫抑制。
- 神经和神经发育状况(包括大脑、脊髓、周围神经和肌肉疾病,如脑瘫、癫痫、卒中、智力残疾、中度至重度生长发育迟滞、肌营养不良或脊髓损伤)。
- 影响呼吸功能或分泌物处理的情况(包括气管切开和机械通气)。
- 在流感季节妊娠或产后的妇女。
- 长期接受阿司匹林治疗或含水杨酸盐的药物(包括川崎病和风湿病)的患者,这是由于其患瑞氏综合征的风险增加。
- 美国印第安人/阿拉斯加原住民。
- 极端肥胖。

注意事项。在接受免疫抑制化疗的儿童中,接种流感疫苗可能会比免疫能力强的儿童形成较弱的免疫应答。对于接受化疗的恶性肿瘤患者,接种的最佳时间是在停止化疗后 3 周以上,且外周粒细胞和淋巴细胞计数大于 1.0×10^9/L。不再接受化疗的儿童通常有足够的血清转化率。

患有血流动力学不稳定心脏病的儿童发生流感并发症的风险增高。这些儿童对 IIV 的免疫应答和安全性与健康儿童相当。

每天或每隔一天服用一次皮质类固醇似乎对流感疫苗的抗体反应影响很小。长期服用高剂量糖皮质激素(如,体重 10kg 或以上的儿童服用 2mg/d 或更大剂量的泼尼松,或等效的其他皮质类固醇)可能会削弱抗体反应。流感免疫接种可在接受高剂量糖皮质激素期间暂时推迟,前提是推迟接种不应影响流感季节开始前进行接种。

母乳喂养。母乳喂养并不是流感免疫接种的禁忌证。如果妊娠期间没有接种疫苗,应尽量为所有在流感季节进行母乳喂养的妇女接种疫苗。

围产期和产后预防流感。已有策略可减少出生住院期间母亲传染给新生儿的可能性。

高危患者密切接触者。对 5 岁以下或具有高危因素并有流感密切接触史的儿童进行免疫接种是一项重要战略,以确保这些儿童可能受益于疫苗接种的充分保护。

医护人员。AAP 支持针对所有医护人员的强制性年度免疫计划,因为医护人员经常在临

① American Academy of Pediatrics, Committee on Infectious Diseases. Recommendations for prevention and control of influenza in children, 2020-2021. *Pediatrics*. 2020; 146(4): e2020024588

② Centers for Disease Control and Prevention. Prevention and control of seasonal influenza with vaccines: recommendations of the Advisory Committee on Immunization Practices(ACIP)—United States, 2017-2018 influenza season. *MMWR Recomm Rep*. 2017; 66(RR-2): 1-20

床环境中接触流感疾病高危患者[①]。

反应、副作用和禁忌证。 IIV 给药后最常见的反应是局部注射部位的疼痛和压痛。大约 10%~35% 的 2 岁以下儿童可能在免疫接种后 24h 内出现发热,但在年龄较大的儿童和成人中很少出现发热。IIV 后可能出现轻微的全身症状,如恶心、嗜睡、头痛、肌痛和寒战。LAIV 可能导致鼻塞、鼻漏和咽喉痛,以及喘息,特别是在年幼的儿童和患有潜在反应性气道疾病者。接种任何流感疫苗后出现的过敏反应是流感疫苗接种的禁忌证。在接种过任何前一剂流感疫苗后出现过敏反应的儿童,应由过敏专科医生进行评估,以确定未来接种疫苗是否合适。伴或不伴发热的轻微疾病,都不是使用流感疫苗的禁忌证,包括轻度上呼吸道感染症状或过敏性鼻炎的儿童。对于中重度发热性疾病(如高热、活动性感染、需要住院治疗)的儿童,根据临床医生的判断,应推迟疫苗接种,直到疾病缓解。同样,儿童的鼻塞会明显阻碍疫苗进入鼻咽黏膜,应推迟 LAIV 疫苗接种,直到问题解决,或应接种 IIV,因为鼻塞不会影响疫苗的输送。LAIV 禁忌用于免疫功能低下的宿主和孕妇,以及有脾功能不全或中枢神经系统解剖屏障缺陷(如人工耳蜗植入、先天性内耳发育不良、持续性脑脊液与鼻/口咽联通)的患者(见表 1.15)。

尽管大多数流感疫苗是在鸡蛋中生产的,并且含有可测量的鸡蛋蛋白,但任何严重程度的鸡蛋过敏的接种者都能很好地耐受。对于 IIV 或 LAIV 的鸡蛋过敏者,不需要采取特别预防措施,因为鸡蛋过敏者的过敏率并不高于非鸡蛋过敏者或其他普遍推荐的疫苗。喜欢接受非基于鸡蛋疫苗的患者可以接种适合年龄的重组或基于细胞的疫苗。

流感疫苗接种后的吉兰-巴雷综合征(Guillain-Barré syndrome,GBS)病史被认为是使用流感疫苗的一种注意事项。关于接种季节性流感疫苗后发生 GBS 风险的数据是可变的,而且在不同季节中一直不一致。GBS 非常罕见,特别是在儿童中,而且缺乏儿童接种流感疫苗后发生 GBS 的风险的数据。不接种疫苗的决定应权衡好与流感相关疾病的潜在发病率和病死率。

化学预防。 使用流感抗病毒药物的化学预防不应被认为是免疫接种的替代品。如果没有禁忌证,则应始终提供流感疫苗,即使是流感病毒已开始在社区流行之后。提供者应告知抗病毒化学预防的接受者,流感的风险降低了,但在服药时仍然存在,当药物停用时,对流感的易感性恢复。化学预防不是 IIV 免疫的禁忌证,也不干扰对 IIV 的免疫应答。化学预防不应与 LAIV 免疫接种同时使用,因为抗病毒药物会干扰 LAIV。在药物半衰期的基础上,审慎地假设在以下时期可能发生干扰:①奥司他韦和扎那米韦,LAIV 前 48h 至 LAIV 后 2 周;②帕拉米韦,LAIV 前 5d 至之后 2 周;③巴洛沙韦,从 LAIV 前 17d 到 LAIV 后 2 周。不建议对 3 个月以下的婴儿进行化学预防,除非情况被判定为危急,因为该年龄组的安全性和有效性数据有限。

(周虹均 译 单庆文 校)

川崎病

临床表现: 川崎病是一种中动脉的血管炎,具有发热及符合以下临床标准的患者能诊断该病,包括双侧非渗出性的球结膜充血;口腔及咽部充血,草莓舌,口唇充血、皲裂;全身多形性红斑样皮疹,可为麻疹样、斑丘疹、猩红热样或类似的多形红斑,常在腹股沟处出现;四肢末

---

① Bernstein HH;Starke JR;and the American Academy of Pediatrics,Committee on Infectious Diseases. Policy statement:influenza immunization for all health care personnel:keep it mandatory. *Pediatrics*. 2015;136(4):809-818

端改变,包括掌跖红斑、硬化,有时会有疼痛,手足硬肿,常在发热后 10~14d 出现甲周脱皮;急性非化脓性颈前淋巴结肿大,常为单侧,至少一个淋巴结直径≥1.5cm。

发热≥5d,且伴随上述 5 项主要临床表现中 4 项及以上者,即可诊断典型(或完全)川崎病。如果出现几个其他原因无法解释的主要特征,临床医生应该在发热 5d 前进行鉴别诊断时考虑川崎病。个别临床表现可能出现又自行消退,而不是所有临床表现同时出现。面对一个因持续发热而就诊的患者,询问之前有无出现相关临床表现非常重要。

因发热和单侧颈部肿块(被误诊为细菌性淋巴结或咽部感染)的患者就诊时,有时会延误正确诊断。区分这类病例的临床和影像学特征就是化脓,川崎病通常是不会出现化脓的。川崎病有时会合并上呼吸道病毒感染,即使确认是病毒感染,也不应该延误川崎病的治疗。(一种例外是腺病毒感染出现发热、渗出性结膜炎和咽炎,极不可能是川崎病。)

以下皮肤黏膜表现或实验室检查提示其他疾病而不是川崎病:大疱、水疱或瘀斑性皮疹,口腔溃疡,渗出性咽结膜炎,全身淋巴结肿大或脾肿大,或白细胞减少/淋巴细胞比例明显增高。既往感染过严重急性呼吸综合征冠状病毒 2(severe acute respiratory syndrome coronavirus 2,SARS-CoV-2)及造成 2020 年初始全球大流行的 COVID-19 病毒会增加儿童患多系统炎症综合征(multisystem inflammatory syndrome in children,MIS-C)的可能性,导致儿童出现疑似川崎病的症状。虽然 MIS-C 的特征与川崎病重叠,但 MIS-C 的症状范围更广。MIS-C 患者的年龄一般在 7 岁以上,来自非洲或西班牙,炎症标志物会更高。超过 80% 的 MIS-C 患者出现异常的心脏损伤,表现为高浓度的肌钙蛋白和脑钠肽,而其他患者会出现心律失常、左心室功能障碍、异常的冠状动脉扩张或动脉瘤。

对于缺乏所有主要临床标准的不明原因发热患儿,应考虑不完全川崎病的诊断。当考虑诊断不完全川崎病时,也要寻找支持的实验室数据和超声心动图数据。2017 年美国心脏协会(American Heart Association,AHA)出版了针对川崎病的诊断、治疗及长期管理更新的指南[1]。图 3.11 提供了怀疑不完全川崎病的诊断及治疗原则。对于婴儿(尤其是 6 个月以下),应保持对川崎病的高度怀疑,因为与年龄较大的儿童相比,婴儿表现不完全、诊断延迟和发展为冠状动脉瘤的风险更高。对于 12 个月以下的婴儿,如果出现长时间不明原因的发热,伴或不伴无菌性脑膜炎,有全身性炎症反应的证据,即使少于 2 种川崎病的特征性表现,也应考虑川崎病。川崎病的其他表现形式包括婴儿和年长儿童未被证实为感染的类休克综合征,以及考虑为颈部细菌性淋巴结炎或咽旁-咽后蜂窝织炎,但适当抗生素治疗无效。

任何一个发热患者如果出现冠状动脉瘤或冠状动脉明显扩张(Z 评分≥2.5),应该做出川崎病的假设性诊断。早期超声心动图结果常正常,并不能排除川崎病的诊断,但对怀疑不完全川崎病患儿的评估是有用的。在一项研究中,病程 10d 内就出现超声心动图异常(Z 评分≥2.5)的川崎病患儿,其中 80% 最终发展成冠状动脉疾病。

川崎病其他临床表现包括激惹、腹痛、腹泻和呕吐。其他检查及实验室发现包括无菌性脓尿的尿道炎(70% 病例),轻度前葡萄膜炎(80%),轻度血清转氨酶升高(50%),关节痛或关

① McCrindle BW,Rowley AH,Newburger JW,et al;American Heart Association Rheumatic Fever,Endocarditis,and Kawasaki Disease Committee of the Council on Cardiovascular Disease in the Young;Council on Cardiovascular and Stroke Nursing;Council on Cardiovascular Surgery and Anesthesia;and Council on Epidemiology and Prevention. Diagnosis,treatment,and long-term management of Kawasaki disease:a scientific statement for health professionals from the American Heart Association. *Circulation*. Published online March 29,2017

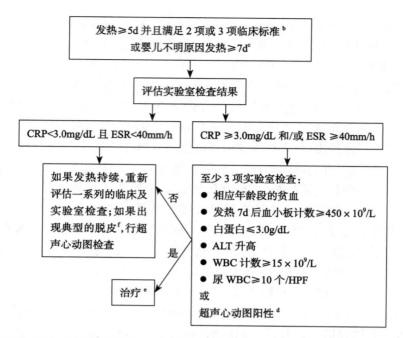

注:CRP,C 反应蛋白;ESR,红细胞沉降率;ALT,丙氨酸转氨酶;WBC,白细胞计数;HPF,高倍镜视野。
[a] 诊断缺乏"金标准",该流程图不能作为证据,只是代表专家委员会的意见。任何时候需要帮助都可以咨询专家。
[b] 川崎病的临床表现见正文。
[c] 6 个月以下婴儿最可能表现为长时间发热,没有川崎病的其他临床表现;这些婴儿发生冠状动脉异常的风险特别高。
[d] 针对这个流程图,超声心动图阳性需要满足以下 3 个条件中任何一个:左前降支冠状动脉或右冠状动脉 Z 评分≥2.5;观察到冠状动脉瘤;或至少有 3 个其他提示特征,包括左心室功能下降,二尖瓣反流,心包积液,或左前降支冠状动脉或右冠状动脉 Z 评分为 2~2.5。
[e] 发热 10d 内开始治疗。发热 10d 后的治疗适应证见正文。
[f] 典型的脱皮从手指或脚趾的甲床部位开始。

图 3.11　怀疑不完全川崎病的评估 [a]

节炎(10%~20%),明显激惹伴有脑脊液细胞增多(40%),胆囊积液(<10%),至少 1mm 以上的心包积液(<5%),表现为充血性心力衰竭的心肌炎(<5%),以及脑神经麻痹(<1%)。经常发现持续静息状态下的心动过速及高心排血量,心脏第三心音呈奔马律。川崎病的急性期会出现腹股沟区细小脱屑(芬克征)。先前卡介苗接种处可出现红肿、溃疡。川崎病出现急性休克是罕见的。由于消耗性凝血功能障碍,这些患儿经常会出现显著的血小板减少及红细胞沉降率(erythrocyte sedimentation rate,ESR)下降,在这种情况下须排除 A 组链球菌或金黄色葡萄球菌中毒休克综合征。

未经治疗的川崎病平均发热时间是 10d,但也可持续 2 周或更长。热退后,患儿在低活力状态下可持续厌食和/或激惹 2~3 周。在这期间,手指、脚趾、手、足可能会出现糠状脱皮。指甲有时会在数月后出现横穿线(博氏线)。该病在美国的复发率大约为 1%~2%,平均在第一次发病后 1.5 年。亚洲居民及太平洋岛民的复发率为 3.5%。

冠状动脉异常是川崎病的严重后遗症,20%~25% 的未治疗患儿会发生。发展成冠状动脉异常的高危因素为男性、年龄 <12 月龄或 >8 岁、发热 >10d、白细胞计数 >15×10⁹/L、高的中性粒细胞百分比（>80%）与计数、低血红蛋白浓度（<100g/L）、低白蛋白血症、低钠血症或血小板减少，以及使用完 IGIV 后持续发热或 36h 后再次出现发热。冠状动脉瘤大多数会在发病 1~4 周出现，极少在发病 6 周后出现。巨大动脉瘤（内直径≥8mm）可高度预测长期并发症。其他中动脉（如髂动脉、股动脉、肾动脉和腋动脉）发生动脉瘤是不常见的，而且在没有出现明显冠状动脉异常的情况下一般不会发生。除了冠状动脉疾病，可发生包括心包炎、心肌炎、心内膜炎的心脏炎以及二尖瓣、主动脉瓣反流，或两者均可发生。当热退后心脏炎一般也会消退。

对于冠状动脉只有轻度扩张的儿童，常在发病 6~8 周内冠状动脉会缩回原来大小。通过超声心动图发现近 50% 冠状动脉瘤（但只有小部分巨大动脉瘤）会在 1~2 年内缩回正常内径大小，然而这个过程会导致血管腔狭窄或顺应性下降、血管壁纤维化，或两者都出现。

目前美国和日本川崎病的病死率不到 0.2%。死亡的主要原因是心肌梗死，是血栓或进行性血管狭窄导致血管闭塞引起的。急性期 6 周内相对病死率最高，但心肌梗死和猝死可发生在急性期后数月至数年。目前尚无证据表明川崎病血管炎易诱发早期冠状动脉粥样硬化疾病。

病原学：病因不明。流行病学及临床特征表明感染和/或环境因素导致或诱发遗传易感人群。1967 年，川崎富作（Tomisaku Kawasaki）博士在日本期刊《过敏》（Arerugi）上发表了一篇具有里程碑意义的论文，题为"儿童急性发热性皮肤黏膜综合征伴淋巴结受累、手指和脚趾特异性脱皮"。这种病现在被称为川崎病，尽管他自己没有使用这个术语。川崎富作在 2020 年 6 月 5 日去世，享年 95 岁。

流行病学：在美国，发病高峰年龄为 6~24 月龄。50% 的患者年龄小于 2 岁，80% 的患者年龄小于 5 岁；8 岁以上儿童不常发病，但是极少病例发生在成人。如果被延误至发病 10d 后才开始治疗（IGIV），冠状动脉异常的发生率会增高。男女患病比例接近 1.5∶1。在美国，估计每年会发生 4 000~5 500 例病例，亚洲血统的儿童发病率最高。川崎病最先在日本发现，是当地一种地方病出现流行暴发时被公众所认识。更多病例，包括群体性发病，出现在冬春季节。尽管川崎病患儿同胞间患病概率是普通人群的十倍，而且 50% 以上的同胞会在先证病例病程 10d 内发病，但极少证据表明人际传播或共同传染源传播该疾病。

该病的**潜伏期**不明确。

诊断方法：无特异性诊断方法。确诊需要满足上述临床标准，且排除了其他可能的疾病，如葡萄球菌或链球菌毒素介导的疾病，药物反应（如 Stevens-Johnson 综合征），MIS-C，麻疹病毒、腺病毒、EB 病毒、细小病毒 B19 或肠道病毒感染，立克次体疹，钩端螺旋体病，全身型幼年型特发性关节炎和反应性关节炎。通过分子检测识别出呼吸道病毒感染，并不能排除已经符合诊断标准的婴儿和儿童诊断川崎病。发病 2 周内 ESR、血清 C 反应蛋白（C-reactive protein，CRP）明显升高及发病 10~21d 血小板计数增多（>450×10⁹/L）均是常见的实验室检查特点。ESR 和血小板计数常在 6~8 周内恢复正常，而 CRP 恢复更快。

治疗：急性期治疗的目的是减少心肌和冠状动脉壁的炎症反应及提供支持疗法。一旦确定诊断或高度怀疑该病，就应开始治疗。一旦过了急性期，治疗的主要目的是预防冠状动脉血栓形成。

静脉给予免疫球蛋白。单剂量 IGIV，2g/kg，静脉给药时间持续 10~12h，大约 85% 的患儿可以更快地退热及降低其他临床和实验室的急性炎症指标，并已证明可将早期超声心动图正常的患儿发展成冠状动脉瘤的风险从 17% 降低至 4%。IGIV 加阿司匹林是首选治疗,不管是否已经出现冠状动脉异常,都应在明确诊断或强烈怀疑且不太可能有其他诊断时立即开始,尽管及时使用 IGIV 和阿司匹林治疗,尽管在冠状动脉出现异常前开始治疗,仍有 2%~4% 患者发展成冠状动脉瘤。

对发病超过 10d 或已出现动脉瘤后才开始的治疗,疗效尚未得到充分的评价。但是,对发热 10d 后才诊断(如没有更早做出诊断)且伴有持续性炎症表现(如 ESR 增快或 CRP≥3.0mg/dL)及发热或冠状动脉内径 Z 评分 >2.5 的患者,也应使用 IGIV 和阿司匹林治疗。

IGIV 的输液反应(发热、寒战、低血压)并不常见。偶尔,严重的库姆斯试验阳性溶血性贫血可使 IGIV 治疗复杂化,尤其是 AB 血型患者,常在输注 IGIV 后 5~10d 内出现。使用 IGIV 会导致无菌性脑膜炎,但消退快,不会有神经系统后遗症。IGIV 会导致 ESR 增加,因此,在使用 IGIV 后 ESR 不是一个监测疾病活动度的有用指标;CRP 不会受 IGIV 输注影响,可继续作为评估指标。

尽管单独使用阿司匹林未能降低冠状动脉异常的风险,阿司匹林仍可用于抗炎(大剂量)和抗血栓(小剂量)。一旦诊断明确,阿司匹林可以和 IGIV 同时给药,剂量方面各国指南不同,日本和西欧临床医生经常使用 30~50mg/(kg·d),而美国临床医生使用 80~100mg/(kg·d),分 4 次口服。没有证据表明哪种剂量更有效。处于急性期的川崎病患儿对阿司匹林的吸收会降低,清除会增加,很难达到治疗的血药浓度。一般情况下,没有必要监测阿司匹林的血药浓度。大剂量阿司匹林通常用药至患儿热退后 48~72h。小剂量阿司匹林[3~5mg/(kg·d),单次口服,最大量 81~325mg/d]一直用药至发病后 6~8 周随访超声心动图正常,如果超声心动图出现冠状动脉异常则要无限期地继续用药。一般情况下,冠状动脉瘤的患儿在服用阿司匹林治疗期间应避免服用布洛芬,因为布洛芬和其他非甾体抗炎药已知或潜在影响环氧化酶途径,可以干扰乙酰水杨酸用以阻止血栓形成的抗血小板聚集作用。因为患有流行性感冒或水痘的患儿服用水杨酸类药物,理论上有发生瑞氏综合征的风险,所以应告知正在接受阿司匹林治疗的患儿家长,如果患儿出现相应症状或暴露于上述疾病中的任何一种,应立即到儿科医生处就诊。一旦确诊为川崎病,患儿及其接触的 6 月龄以上的家人应根据季节变换接种流感疫苗。接受阿司匹林治疗的儿童应该接种灭活流感疫苗(而不是减毒活疫苗)。

以下是 2017 年 AHA 共识[①]:①甲泼尼龙单剂量冲击加 IGIV 不应该作为川崎病患者常规主要治疗;②皮质类固醇的长期使用[如泼尼松龙 2mg/(kg·d),每 8 小时静脉给药直至退热,接着使用口服皮质类固醇直至 CRP 正常,2~3 周内逐渐减量]以及 IGIV 和阿司匹林可能被认为是高风险急性期川崎病的治疗措施,这种高风险患者在治疗前已被确认。

接受 IGIV 2g/kg 及阿司匹林治疗的患者,大约有 30% 在完成 IGIV 输注的初始 36h 内仍有发热,这并不意味着治疗的失败。然而,10%~20% 已治疗的患者在完成 IGIV 输注 36h 后

---

① For further information on the diagnosis and management of Kawasaki disease, see McCrindle BW, Rowley AH, Newburger JW, et al; American Heart Association Rheumatic Fever, Endocarditis, and Kawasaki Disease Committee of the Council on Cardiovascular Disease in the Young; Council on Cardiovascular and Stroke Nursing; Council on Cardiovascular Surgery and Anesthesia; and Council on Epidemiology and Prevention. Diagnosis, treatment, and long-term management of Kawasaki disease: a scientific statement for health professionals from the American Heart Association. *Circulation*. Published online March 29, 2017

出现再发热或持续发热,称为 IGIV 耐药。在这种情况下,需要重新评估川崎病的诊断。如果川崎病仍是最可能的诊断,通常重新给予 IGIV 2g/kg 以及继续大剂量阿司匹林治疗。数个小型病例分析和观察性研究已经描述 IGIV 耐药川崎病患儿注射单剂英夫利西单抗或各种方案的皮质类固醇,可改善症状,没有不良事件出现。冠状动脉预后改变与不同治疗方法有关的证据是有限的。

对使用第二剂量 IGIV、英夫利西单抗或一个疗程的皮质类固醇无效的难治性川崎病患者的管理包括使用环孢素、其他免疫调节治疗或血浆置换,但应在咨询川崎病专家后进行[①]。

在怀疑川崎病时应行超声心动图检查,确诊后冠状动脉正常的患儿 2 周和 6~8 周分别复查超声心动图作为初步评估。冠状动脉异常的患儿必须密切随访超声心动图。有高危因素的患儿,例如用首剂 IVIG 后持续发热和再次发热,或冠状动脉基线异常,或小年龄的患儿,可能需要更频繁的超声心动图复查,以指导是否需要其他额外的治疗。同时这段时间需要评估患儿是否有心律失常、充血性心力衰竭和瓣膜反流。对具有明显心脏异常的患儿的护理,应配备一名在川崎病治疗和儿童冠状动脉超声心动图研究方面具有丰富经验的小儿心脏病学专家。

川崎病的长期管理应根据冠状动脉病变的程度而定。对于尚不需要抗凝治疗的持续中等扩大的冠状动脉瘤,推荐氯吡格雷 0.2~1mg/(kg·d)联合长期小剂量阿司匹林对抗腺苷二磷酸(adenosine diphosphate,ADP)介导的血小板活化。

发展成巨大冠状动脉瘤(管腔直径≥8mm,或在儿童中更大,在婴儿中根据相对体表面积可能更小,Z 评分≥10)常需要额外的抗凝治疗,例如华法林或低分子量肝素,以预防血栓形成。AHA 已经对冠状动脉瘤患儿标准化全身抗凝和复查超声心动图的频率提出了建议[②]。

接受 IGIV 2g/kg 治疗的川崎病患儿应推迟 11 个月接种麻疹疫苗和水痘疫苗,因为可能会干扰产生充分的免疫应答(见表 1.11)。如果在这个阶段暴露麻疹和水痘的风险高,那就应该接种麻疹和水痘疫苗,在 IGIV 给药 11 个月后重复接种该疫苗。在服用阿司匹林期间避免接种水痘减毒活疫苗,因为担心出现理论上的瑞氏综合征。如果患儿服用小剂量阿司匹林同时水痘暴露的风险高,或者阿司匹林的治疗已超过 11 个月,应该权衡疫苗接种的好处及理论上出现瑞氏综合征的风险。通常,在这种情况下应该接种水痘疫苗,不应该中断儿童期灭活疫苗的接种计划。

住院患者隔离:按标准预防措施。

控制措施:无。

(刘金仪 译　单庆文 校)

---

① For further information on the diagnosis and management of Kawasaki disease, see McCrindle BW, Rowley AH, Newburger JW, et al; American Heart Association Rheumatic Fever, Endocarditis, and Kawasaki Disease Committee of the Council on Cardiovascular Disease in the Young; Council on Cardiovascular and Stroke Nursing; Council on Cardiovascular Surgery and Anesthesia; and Council on Epidemiology and Prevention. Diagnosis, treatment, and long-term management of Kawasaki disease: a scientific statement for health professionals from the American Heart Association. *Circulation*. Published online March 29, 2017

② Giglia TM, Massicotte MP, Tweddell JS, et al. Prevention and treatment of thrombosis in pediatric and congenital heart disease: a scientific statement from the American Heart Association. American Heart Association Congenital Heart Defects Committee of the Council on Cardiovascular Disease in the Young, Council on Cardiovascular and Stroke Nursing, Council on Epidemiology and Prevention, and Stroke Council. *Circulation*. 2013; 128(24): 2622-2703

金格杆菌感染

临床表现：由金格杆菌引起的最常见的感染是化脓性关节炎、骨髓炎和菌血症。金格杆菌引起的其他感染包括关节盘炎、心内膜炎（金格杆菌属于 HACEK 细菌群）、脑膜炎、眼部感染以及肺炎。绝大多数金格杆菌感染发生在 6~48 月龄儿童，大部分病例发生在 2 岁以内儿童。

金格杆菌是 4 岁以内儿童骨骼感染最主要的病原菌。金格杆菌化脓性关节炎一般累及单侧关节，最常见于膝关节、髋关节和踝关节。金格杆菌骨髓炎最常累及股骨和胫骨，也常累及手、足小关节。与其他病原菌引起的免疫功能正常儿童化脓性关节炎和骨髓炎的临床表现相比，金格杆菌引起的骨骼感染较为轻微，进展较为隐蔽，在许多病例中表现为亚急性起病。发展成慢性或长期后遗症罕见，然而，也有金格杆菌感染引起 Brodie 骨脓肿的报道。

金格杆菌菌血症可发生在平素健康的幼儿或既往有慢性疾病的儿童。金格杆菌菌血症的儿童表现为发热，常合并呼吸道症状或消化道疾病。

病原学：金格杆菌是一种革兰氏阴性、有荚膜的微生物，属于奈瑟菌科。它是一种苛养、兼性厌氧、β 溶血性球杆菌，成对或两端锥形的短链出现，经常抵抗脱色，有时会被误认为革兰氏阳性菌。

流行病学：金格杆菌常寄居在人类咽后部。相比年长儿童或成人，这种微生物常定植于年幼儿童，且可在托儿中心的儿童之间传播，偶尔会导致聚集发病。感染的发生可能与之前或伴随的手足口病、疱疹性龈口炎或非特异性上呼吸道感染的病毒感染相关。

从定植开始的**潜伏期**是不好界定的。

诊断方法：金格杆菌可从血液、关节液、骨、脑脊液、呼吸道分泌物和其他体液或组织中分离出来。由金格杆菌引起的化脓性关节炎或骨髓炎患者的血培养常呈阴性。其在有氧条件伴高浓度二氧化碳的环境中生长较好。在常规使用的固体培养基上很难分离出金格杆菌。因此，从疑似金格杆菌感染患者分离出的关节液和骨提取物应该同时接种在固体培养基及有氧血培养基上，培养 5~7d 得到最大恢复。一旦在培养基上恢复生长，标准的生化试剂可以很容易识别这种微生物，或者细菌的细胞成分质谱分析可能用于快速识别。年幼儿存在骨骼感染但培养阴性时，如果可能，常规的实时聚合酶链反应（PCR）可明显提高金格杆菌的阳性检出率。目前美国 FDA 尚未批准 PCR 方法检测金格杆菌，这种检测只在专门的实验室开展。

治疗：金格杆菌通常对青霉素类和头孢菌素类药物高度敏感，而对苯唑西林的体外敏感性相对较低。几乎所有分离株对氨基糖苷类、大环内酯类、四环素类和氟喹诺酮类敏感。40%~100% 的分离株对克林霉素耐药，几乎所有分离株对糖肽类抗生素（如万古霉素）和甲氧苄啶耐药（尽管大多数菌株对复方磺胺甲噁唑敏感）。在美国和其他国家的部分地区，偶尔分离出的菌株可产生 TEM-1 β-内酰胺酶，导致对青霉素和氨苄西林的低水平耐药性。TEM-1 β-内酰胺酶对 β-内酰胺酶抑制剂敏感，对第二代、第三代头孢菌素缺乏活性。

对于疑似金格杆菌骨关节感染的儿童，推荐使用氨苄西林-舒巴坦或第一或第二代头孢菌素（最终治疗方案可在明确分离株是否产生 β-内酰胺酶后确定）。对于侵入性或严重的感染（如心内膜炎），应考虑使用第三代头孢菌素，如果排除了 β-内酰胺酶产生，则应考虑氨苄西林加氨基糖苷类治疗。

住院患者隔离：推荐标准的预防措施。

控制措施：无。尽管多个国家的托儿所已经报道出现小规模病例聚集，但在病例接触者中使用抗生素预防并不是标准的方法。在疾病暴发时使用过预防性治疗，如果在幼儿密切接触者中发现不止一例病例，应该寻求公共卫生的建议。

（刘金仪 译 单庆文 校）

嗜肺军团菌感染

临床表现：军团菌病主要涉及两种在临床和流行病学截然不同的疾病，即军团病和庞蒂亚克热。军团病表现为肺炎时，其特征有发热、咳嗽，伴或不伴胸痛以及进行性呼吸窘迫。军团病可伴有寒战、肌痛，消化道、中枢神经系统和肾脏的表现。总体（包括成人）的病死率约为10%。庞蒂亚克热是源于宿主对细菌的炎症反应而产生的一种突发、自限性、类似流感（发热、肌痛、头痛、虚弱）、症状轻微的发热性疾病。目前已经报道军团菌种引起的颈部淋巴结炎，并可能产生一种临床类似于非结核分枝杆菌感染的综合征。其他肺外感染也有报道，包括心内膜炎、移植物感染、关节感染和伤口感染。

病原学：军团菌是一种苛养的、微小的、革兰氏阴性、需氧的杆菌，在 BCYE 培养基中生长繁殖。它们构成军团菌科的一个属，超过 60 种菌种，其中至少有 20 种菌种与人类疾病有关，但是在美国引起感染的最常见菌种是嗜肺军团菌，其分离的菌株大部分属于血清 1 型。军团菌在水源中繁殖的最适温度是 25~42℃，然而超出这个温度范围也是可以复活的。

流行病学：军团病是通过吸入被军团菌污染的雾化水而发病。较少情况下，可通过吸入含有军团菌的水进行传播。目前只报道 1 例可能是人与人之间的传播引起。疫情暴发通常发生在具有复杂供水系统的高楼或建筑物，如酒店、度假村、长期疗养机构、医院及游轮。最可能的感染源包括来自淋浴喷头、冷却塔（大型建筑中央空调系统的部件）、热水浴缸、装饰喷泉及加湿器中含有军团菌的雾化水。医院内感染可能与热水供应系统受污染有关。住院患者住院期间或出院后出现肺炎，鉴别诊断要考虑军团病。大多数军团病病例是散发的，但它们可能与未被识别的暴发或聚集有关。军团病在老年人（50 岁或以上）、男性、吸烟者，免疫力低下、恶性肿瘤或慢性疾患者中更常见。儿童感染很罕见，可能没有症状或症状轻微难以发现，其中军团菌感染引起肺炎的病例不超过 1%。患有恶性肿瘤、重症联合免疫缺陷、慢性肉芽肿病、器官移植、终末期肾病、潜在肺部疾病以及接受全身糖皮质激素或其他免疫抑制剂治疗的儿童可导致危重病例的发生。新生儿中发生医院感染相关的军团菌病例，包括重症或死亡病例，与军团菌污染的水源有关（如加湿器）。水中分娩的新生儿（如使用分娩池或热水浴缸）出生后会发生严重和致命感染。

军团病的**潜伏期**最常见为 2~10d，平均为 5~6d，但很少出现长达 26d 的情况。庞蒂亚克热的**潜伏期**一般为 1~3d，但也可短至 4h。

诊断方法：当怀疑患者患有军团病时，应同时做下呼吸道标本培养和尿液抗原检测。将下呼吸道分泌物、肺组织、胸腔积液或其他常规无菌体液标本接种于补充的 BCYE 培养基，使军团菌恢复生长，可提供明确的感染依据，但培养的敏感性有赖于实验室的条件。标本应同时涂布于补充的非选择性 BCYE 和含有适当抗菌药物的选择性 BCYE 培养基上，在 35~37℃中培养 14d。常通过 L-半胱氨酸生长依赖，随后与特殊荧光素标记的嗜肺军团菌抗体染色来鉴别可疑菌落。培养是一种重要的诊断工具,因为它可以区分所有的军团菌种和嗜肺军团菌血清群。临床和环境分离株的比较遗传分析可用于暴发调查。

市售免疫测定法检测尿中军团菌脂多糖抗原具有高度特异性。该试验只检测嗜肺军团菌血清 1 型,因此需要其他检测方法来检测其他嗜肺军团菌血清组和其他军团菌种。尿抗原试验的灵敏度取决于所使用的检测方法和疾病的严重程度。

已经开展了以种属特异性聚合酶链反应(PCR)为基础的检测方法,用于检测下呼吸道分泌物以及血液中的军团菌 DNA。有一种市售的 PCR 检测方法,采用多重核酸形式检测下呼吸道标本中的嗜肺军团菌。

很少使用直接免疫荧光法来直接检测下呼吸道标本中的军团菌,因为这种检测方法的特异度取决于技术员的水平,而且灵敏度低于培养及尿液免疫分析。

血清 IgM 抗体检测对诊断无效,单效价≥1:256 的阳性预测值很低,不能提供急性感染的确切证据。间接免疫荧光抗体(IFA)检测抗体滴度四倍增高,可证实近期感染。然而,这种血清学结果对治疗决策没有作用,因为恢复期抗体滴度要 3~4 周才升高(这种升高可能持续 8~12 周)。几种革兰氏阴性菌(包括假单胞菌、脆弱拟杆菌及空肠弯曲菌)产生的抗体均可使 IFA 检测结果呈假阳性。

由于军团菌相对惰性的生化性质,生化检测系统无助于鉴别培养中的军团菌。然而,细胞成分质谱分析法可作为一种快速鉴别方法。

治疗:军团病患者应接受抗菌药物治疗。建议静脉给予阿奇霉素或左氧氟沙星(或其他呼吸系统氟喹诺酮类药物)。一旦临床情况改善,可改为口服治疗。多西环素是一种替代药物;然而,长链军团菌通常具有耐药性(在澳大利亚和新西兰等一些地理区域很常见)。阿奇霉素治疗时间为 5~10d,其他药物为 14~21d,免疫功能低下或病情严重者疗程更长。

不推荐庞蒂亚克热患者使用抗生素,因为该病是源于宿主的炎症反应(不是细菌复制),因此是自限性的。

住院患者隔离:建议采取标准预防措施。

控制措施:在有大型或复杂供水系统的建筑物中,预防军团病最有效的策略是制订和实施供水管理方案[①]。供水管理方案确定危险条件,并采取措施,最大限度地减少供水系统中军团菌和其他水生病原体的风险。所有建筑供水系统应保持足够的消毒剂水平。医院应将热水保持在规范允许的最高温度,最好存储在 60℃或更高的温度,最低出水温度为 51℃;警惕避免烫伤。并保持冷水温度低于 20℃,以减少水传播的军团菌生长。即使只出现一例实验室确诊的军团病病例,也应考虑进行流行病学和环境调查。开展移植项目(实质器官和造血干细胞)的医院应对军团病保持高度警惕,使用无菌水对雾化装置进行灌装和终端冲洗,并对移植病房的饮用水系统定期进行军团菌的培养。有些医院可能会对医院饮水系统的水样进行定期的常规培养以检测军团菌。

对于紧急消毒,可以使用过度加热(至 71~77℃或更高)和/或加氯消毒或定点使用净水器。为预防卫生保健相关病例的发生,供应饮用水的长期净化措施有铜银离子化、加氯、一氯铵或二氧化氯以及紫外线。

---

① American Society of Heating, Refrigerating and Air-Conditioning Engineers. Legionellosis: risk management for building water systems. ANSI/ASHRAE standard 188-2018. Atlanta, GA: ASHRAE; 2018

在美国,军团菌感染是法定传染病。

(刘金仪 译 单庆文 校)

利什曼病

临床表现:

皮肤利什曼病。 在受感染的雌性白蛉(译者注:又称沙蝇)(长 2~3mm)叮咬后,寄生虫在单核吞噬细胞内定植,形成红色斑丘疹。这些红色斑丘疹通常慢慢扩大为一个结节,然后变成边缘坚硬隆起的溃疡。溃疡可能会发展为干燥型,也可能发展为表面上被分泌物覆盖的湿润型。不过,病变可以结节或丘疹形式持续存在,可以单个或多个。病变通常出现在身体的暴露部位(如面部和四肢),并且可能伴随卫星病灶、孢子丝菌病样结节和局部淋巴结肿大。病损自发缓解可能需要数周至数年(一定程度上取决于利什曼原虫种类),常常会形成一个平的萎缩性瘢痕。

黏膜利什曼病。 黏膜利什曼病传统上是指西半球皮肤感染的转移性后遗症,由寄生虫从皮肤传播到鼻-口咽/喉黏膜引起,这种利什曼病通常是由维纳尼亚亚属中的物种引起的(面部皮肤损伤局部扩展所致的黏膜受累具有不同的病理生理特征)。黏膜病通常在原始皮肤病变愈合后数月至数年在临床上变得明显,可同时注意到黏膜和皮肤病变,并且有些患者已经有亚临床皮肤感染。未经治疗的黏膜利什曼病可进一步导致黏膜溃疡性破坏(如鼻中隔穿孔)和面部损害。

内脏利什曼病/黑热病。 在被感染的白蛉叮咬皮肤后,寄生虫会遍布单核吞噬细胞系统(即脾、肝和骨髓中的巨噬细胞),在叮咬部位没有或只有极少的皮肤损伤。临床表现包括发热、体重减轻、肝脾肿大、全血细胞减少(贫血、白细胞减少和血小板减少)、低白蛋白血症和高丙种球蛋白血症。据报道,噬血细胞综合征是内脏利什曼病的并发症。外周淋巴结病在东非(如南苏丹)很常见。南亚(印度次大陆)的一些患者皮肤变成灰白色,这种表现产生了印地语术语黑热病(kala-azar),即"黑病"。未经治疗的晚期内脏利什曼病几乎总是致命的,要么直接由疾病引起,要么由继发性细菌感染或出血等并发症引起。内脏感染可以是无症状的,或几乎没有症状。潜伏的内脏感染可以在暴露数年至数十年后人群免疫功能低下时发病,例如同时感染 HIV 或免疫抑制/免疫调节治疗。一些患者在内脏利什曼病治疗期间或治疗后发展为黑热病后皮肤利什曼病(post-kala-azar dermal leishmaniasis,PKDL)。

黑热病后皮肤利什曼病(PKDL)。 PKDL 是一种皮肤病,通常为内脏利什曼病明显成功治愈后发展而来的后遗症。在印度次大陆变异中,多形性皮损(斑疹/斑丘疹共存)很普遍,而苏丹变异为丘疹或结节性皮损。

病原学: 在人类宿主中,利什曼原虫属是单核吞噬细胞的专性胞内原虫。它们与锥虫属共同构成锥虫科。已知大约有 20 种利什曼原虫(利什曼原虫和维纳尼亚亚属)感染人类。皮肤利什曼病通常由东半球种属热带利什曼原虫、大利什曼原虫、埃塞俄比亚利什曼原虫和西半球种属墨西哥利什曼原虫、亚马逊利什曼原虫、巴西利什曼原虫(维纳尼亚)、巴拿马利什曼原虫、圭亚那利什曼原虫和秘鲁利什曼原虫引起。黏膜利什曼病通常由维纳尼亚亚属引起(尤其是巴西利什曼,但也包括巴拿马利什曼和圭亚那利什曼)。大多数内脏利什曼病是由杜氏利什曼原虫和婴儿利什曼原虫(恰氏利什曼原虫是其同义词)感染所致。杜氏利什曼原虫和婴儿利什曼原虫也可引起皮肤和黏膜利什曼病,但这些生物引起的典型皮肤利什曼病患者很少发生内脏利什曼病。最近,加勒比、加纳和泰国报道了利什曼原虫复合体感染导致皮肤和内脏新发病灶。据报道,在印度次大陆和苏丹,PKDL 主要是由杜氏利什曼原虫引起。

流行病学: 在大多数情况下,利什曼病是一种人兽共患病,宿主是哺乳动物,如啮齿动物或狗。一些传播方式是人源性的,受感染的人是南亚(或东非)的杜氏利什曼原虫和热带利什曼原虫的主要或唯一宿主。先天性和肠外传播(如共用针头、输血)也有报道。

利什曼病已在热带、亚热带和南欧的 90 多个国家流行。内脏利什曼病(每年 50 000~90 000 例新病例)见于东半球的局部地区,亚洲部分地区(特别是南亚、西南亚和中亚),非洲(特别是东非),中东和南欧,西半球(特别是巴西)。世界上大多数(>95%)的内脏利什曼病病例发生在 10 个国家:孟加拉国、巴西、中国、埃塞俄比亚、印度、肯尼亚、尼泊尔、索马里、南苏丹和苏丹。

皮肤利什曼病更常见(每年新增 60 万~100 万例)。大约 90% 的皮肤利什曼病发生在美洲、地中海盆地、中东部分地区和中亚。2017 年,7 个国家(阿富汗、阿尔及利亚、巴西、哥伦比亚、伊朗、伊拉克和叙利亚)占新增病例的 95%。得克萨斯州和俄克拉何马州偶尔会出现皮肤利什曼病。总的来说,美国发现的利什曼病病例的地理分布反映了旅游和移民的模式。

PKDL 主要局限于黑热病流行的 2 个地区,即印度次大陆(印度、尼泊尔、斯里兰卡和孟加拉国)和东非(主要是苏丹),但病例报告来自中国、伊拉克和伊朗。在印度次大陆,内脏利什曼病的传播是人源性传播,而在苏丹则是动物源性和人源性传播;因此,推测 PKDL 患者是印度次大陆内脏利什曼病宿主。印度次大陆的年轻人受影响更大,苏丹的儿童受影响更大。

各种类型的利什曼病的**潜伏期**从数周到数年不等。皮肤利什曼病原发性皮肤损伤通常在暴露的几周内出现。内脏感染的**潜伏期**通常约为 2~6 个月。在苏丹,PKDL 在治疗后 6 个月内发病,但在印度,可以在内脏利什曼病治愈后几十年发病。

诊断方法: 通过光学显微镜检测吉姆萨、苏木精-伊红或其他染色剂染色的涂片,通过体外培养(可在参考实验室实现)或者越来越多地通过分子方法(通过 PCR 检测寄生虫 DNA)检测感染组织(如吸出物、涂片或组织切片)中的寄生虫(无鞭毛阶段)来获得明确诊断。据报道,后者比显微镜或培养更敏感。在皮肤和黏膜疾病中,可以通过 3mm 穿刺活检、病灶刮片或针吸病灶的隆起的非坏死边缘(活体组织检查)或病灶溃疡基底获得组织。在内脏利什曼病中,尽管脾脏针吸的灵敏度最高(约 95%),但该过程可能引起危及生命的出血;骨髓抽吸更安全,通常更受欢迎。其他潜在的标本来源包括肝脏、淋巴结,以及一些患者(如同时感染 HIV 的患者)的全血或血清。鉴定利什曼原虫种属(如通过培养的寄生虫同工酶分析或分子方法)可以影响预后,并影响治疗决定。血清学检查通常对评估皮肤利什曼病的潜在病例没有帮助,但可以为内脏或黏膜利什曼病的诊断提供支持性证据,特别是当患者具有免疫能力。rK39 免疫层析测定法已获得 FDA 批准,可用于内脏利什曼病的推定诊断,并且可商用。

治疗: 2016 年由美国传染病学会、美国热带医学和卫生学会发布的指南提供了详细的诊断和治疗方法[①]。患有内脏或黏膜利什曼病的患者,始终需要全身性抗利什曼原虫药治疗,并非所有皮肤利什曼病的患者都需要接受治疗或需要全身治疗。治疗反应可能不同,这不仅指对于不同的利什曼原虫种属,而且不同地理区域的相同物种疗效也不同,因此推荐个体化治疗。两性霉素 B 脂质体被 FDA 批准用于治疗内脏利什曼病。口服制剂米替福新被批准用于

---

① Aronson N,Herwaldt BL,Libman M,et al. Diagnosis and treatment of leishmaniasis:clinical practice guidelines by the Infectious Diseases Society of America(IDSA) and the American Society of Tropical Medicine and Hygiene(ASTMH). *Clin Infect Dis*. 2016;63(12):e202-e264

治疗皮肤、黏膜和内脏利什曼病；FDA 批准的适应证仅限于特定利什曼原虫引起的感染，以及年龄至少 12 岁，体重至少 30kg，在治疗过程中及治疗后 5 个月内未妊娠或未哺乳的患者。

住院患者隔离：推荐标准预防。

控制措施：对于旅行者来说，用于预防利什曼病的疫苗及药物是不存在的，最好的方法是避免白蛉叮咬。为了降低被咬的风险，旅行者应该采取以下措施。

- 尽可能待在精心筛选的或有空调的区域，避免户外活动，尤其是从黄昏到黎明，因为这段时间白蛉最活跃。
- 当外出时，穿上长袖衬衫、长裤及袜子。
- 在暴露的皮肤上及袖子和裤腿的末端按照说明书使用驱虫剂。最有效的驱虫剂是那些含有 N,N-二乙基间甲苯甲酰胺（diethyl-meta-toluamide，DEET）的驱虫剂。
- 在旅行前的几天，用含有扑灭司林的杀虫剂喷洒衣服并使其干燥。杀虫剂应在衣服洗涤 5 次后重新使用。扑灭司林绝不能应用于皮肤。
- 在生活和睡觉的地方喷洒杀虫剂。
- 如果不睡在精心筛选和有空调的地方，应该使用蚊帐及床垫。如果可能的话，应使用已经浸泡或喷洒含拟除虫菊酯的杀虫剂的蚊帐。如果蚊帐不洗，杀虫剂的疗效可以持续好几个月。因为白蛉比蚊子更小，能够穿越更小的洞，所以，如果蚊帐没有浸渍，则需要细网（在炎热的天气中可能会不舒服）作为有效的物理屏障来抵御白蛉。
- 在旅行前应购买蚊帐，以及含有 DEET 的驱虫剂和扑灭司林。
- 预防利什曼病的其他考虑因素包括对感染者进行早期有效治疗，特别是那些感染了存在有效媒介的人源性传播寄生虫的人；治疗患有内脏利什曼病的孕妇（以防止潜在的先天性传播）。血液制品的白细胞减少过滤可能会降低通过输血获得内脏利什曼病的风险。

（栗金亮　译　唐兰芳　校）

麻风病

临床表现：麻风病（又称汉森病）是一种可治愈的感染性疾病，可累及皮肤、周围神经、上呼吸道黏膜。麻风病的临床表现形式反映了麻风分枝杆菌细胞免疫应答，进而反映了病变的数量、大小、结构和杆菌含量。该生物对周围神经有独特的趋向性，所有形式的麻风病均表现为神经受累。麻风皮肤病变多种多样，可表现为黄斑部色素减退或红斑性麻醉性病变、斑块变色、鳞片状斑块、边界清晰的中央透明斑块、无痛性溃疡或结节。麻风皮损通常不疼不痒，缺乏对热、触摸和疼痛的感觉。但在其他方面，可能很难与其他常见的疾病区别开来。它们可能会有睫毛脱落（睫毛和眉毛的脱落）。虽然麻风引起的神经损伤是不可逆转的，但早期诊断和药物治疗可以预防这些后遗症。

麻风表现的范围可以深入到广泛的临床和组织病理学。在美国，应用 Ridley-Jopling 分类对患者病变的组织病理学特征和肉芽组织结构进行分类：结核样型麻风，界线类偏结核样型麻风，界线类型麻风，界线类偏瘤型麻风，瘤型麻风。世界卫生组织对无法进行病理检查和诊断的情况提出的简化方案完全是基于临床皮肤检查。在这种方案下，麻风是根据皮肤检查中所见的皮肤斑块数量进行分类的，分为少菌型（1~5 个病灶，通常为结核型或界线类偏结核样型麻风）或多菌型（>5 个病灶，通常为界线类型麻风、界线类偏瘤型麻风、瘤型麻风）。结核样谱系中的患者具有活跃的细胞介导免疫,对麻风分枝杆菌的抗体反应低,并且很少有包含少量杆菌的界限清楚的病变。麻风谱系病例具有高抗体反应,对麻风分枝杆菌几乎没有细胞介导的免疫,并且有些扩散的病变通常含有大量杆菌。

麻风病的严重后果是由免疫反应和神经感觉缺失所造成,导致反复且不易识别的创伤、溃疡、骨折和骨吸收。麻风病是世界性传染病中导致永久残疾的主要原因之一。眼部受累,尤其是角膜受累时,应该由眼科医生进行检查。任何存在皮肤感觉消退或缺失,皮疹或皮肤斑块患者,尤其是对一般治疗无效并且曾于麻风流行地区居住或可能与犰狳有过接触的患者,都要考虑麻风病的诊断。

麻风反应。急性临床症状加重反映了免疫平衡的突然变化,这在最初治疗的几年里较为常见,但也可以发生在未经治疗的患者。其主要表现两种类型。1 型(反向反应)主要是见于界线类偏结核型和界线类瘤型的麻风病,它是有效的细胞免疫突然增加的结果,主要表现是在受损的皮肤和神经病变处有急性压痛和肿胀并伴有新的病损,可发生溃疡,但很少有发热及全身中毒症状。2 型(麻风结节性红斑)发生在交界型和瘤型,它是一种全身性炎症反应,可以出现柔软的红色皮疹或结节,类似于结节性红斑,伴有高热、转移性多关节痛、淋巴结和脾脏肿胀疼痛、虹膜睫状体炎,少数伴有肾炎。

病原学:麻风病是由麻风分枝杆菌引起的。麻风分枝杆菌是一种细胞内专性抗酸杆菌,革兰氏染色有不同的结果,标准的齐-内染色呈弱抗酸性,最好是用菲特染色确认。麻风分枝杆菌尚未在体外培养成功。麻风分枝杆菌是目前已知的唯一感染周围神经施万细胞的细菌,周围神经抗酸杆菌是麻风病的致病因子。一种新的基因变异体弥漫型麻风分枝杆菌(*Mycobacterium lepromatosis*)也被认为是麻风病的原因,但这种生物体的特征尚未明确。

流行病学:麻风病被认为是一种被忽视的热带疾病,在热带和亚热带地区最为流行。它的传染性不强。目前已明确几个与麻风分枝杆菌易感相关的人类基因,少数人似乎在遗传上对这种感染易感。因此,麻风病患者的配偶不容易患麻风病,但未经治疗的麻风病患者的家庭接触者,如亲生父母、子女、兄弟姐妹,感染麻风病的风险增加。

目前认为,通过与受感染者长期密切接触的传播方式最为有效,未经治疗的病例或潜伏期亚临床感染的个人可能通过呼吸道飞沫进行传播。九带犰狳是已知的唯一的麻风分枝杆菌的非人类宿主,在美国南部也有人兽共患的报道。在中美洲和南美洲,主要是阿根廷和巴西,有九带犰狳和六带犰狳感染麻风分枝杆菌的报告。此外,不列颠群岛的红松鼠也可能携带麻风分枝杆菌。HIV 感染的患者似乎没有增加感染麻风分枝杆菌的风险。HIV 感染和麻风病共存时,在艾滋病治疗期间,由于发生免疫重建炎症综合征,麻风病的症状可进一步恶化。与其他慢性传染病一样,麻风病的发病越来越多地与当地老年人使用抗炎自身免疫治疗和免疫衰老有关。

自 1894 年以来,美国共记录了 14 029 例麻风病病例。目前约有 6 500 名麻风病患者生活在美国,其中 3 500 人正在接受积极的医学治疗。美国报告的大多数麻风病病例发生在得克萨斯州、加利福尼亚州和夏威夷的居民中,或者发生在麻风病流行国家的移民和其他人中。世界上超过 65% 的麻风病患者居住在南亚和东南亚,主要是印度。其他流行程度较高的地区包括安哥拉、巴西、中非共和国、刚果民主共和国、马达加斯加、莫桑比克、马绍尔群岛共和国、南苏丹、密克罗尼西亚联邦和坦桑尼亚联合共和国。

其**潜伏期**通常为 3~5 年,但可能为 1~20 年。发病的平均年龄因人群的地方性而异。所有年龄段的人都易患此病。

　　诊断方法:目前尚无诊断试验或方法检测亚临床麻风,由有经验的病理学家进行皮肤组织病理活检是确定诊断的最佳方法,皮肤组织病理活检是麻风病分类的基础。抗酸杆菌可在麻风(多菌型)患者的皮损的缝隙涂片或活检标本中发现,但很少在少菌结核样型和不确定型(第一个皮损伴有轻微感觉减弱)的患者中可见。NHDP[National Hansen's Disease(Leprosy)Program]还提供麻风分枝杆菌和麻风病的聚合酶链反应检测,以及与耐药性相关的基因突变的分子检测,以及基于单核苷酸多态和其他基因组元素的菌株分型。结核菌素皮肤试验和 γ 干扰素释放试验不用于诊断麻风病。

　　治疗:麻风病是可以治愈的。麻风病的治疗应咨询麻风专家。预防永久性神经损伤和残疾是一项重要的治疗和护理目标,需要对患者进行教育和提高其自我意识。

　　NHDP 推荐的治疗方案如下。

　　多菌型麻风病(6 块以上):

　　① 氨苯砜,1mg/kg,口服,持续 24 个月。最大剂量 100mg/d,持续 24 个月。

　　② 利福平,10mg/kg,口服,为期 24 个月。每日 600mg,儿童剂量。

　　③ 氯法齐明,可以通过 NHDP 获得,克拉霉素能代替氯法齐明供儿童使用,为期 24 个月。

　　少菌型麻风病(1~5 块):

　　① 氨苯砜,1~2mg/kg,口服,每 24 小时 1 次。最大剂量 100mg/d,为期 12 个月。

　　② 利福平,10~20mg/(kg·d),口服,每 12 小时 1 次,最大剂量 600mg/d,口服 12 个月。

　　麻风病患者对其他人的传染性在开始标准的多种药物治疗后的几天内就会停止。用 1 种以上的抗菌药物治疗麻风病是非常重要的,以减少耐药菌的产生。成人使用氨苯砜、利福平和氯法齐明治疗。儿童的方案和剂量应该在 NHDP 的帮助下选择。这 3 种药物均有耐药性的记录,但很少出现。在开始抗菌治疗之前,患者应该接受葡萄糖-6-磷酸脱氢酶缺乏症检测,完整记录血细胞计数和血清转氨酶的基线结果,应该评估有无肺结核感染,尤其是对于 HIV 感染的患者。在治疗活动性麻风时,这一考虑对于避免单用利福平治疗活动性结核病是非常重要的。

　　麻风反应的治疗是复杂的,应该寻求专家的指导。应积极治疗麻风反应,以防止周围神经损害。对于短期治疗及抢救情况,可以使用泼尼松 1mg/(kg·d)口服治疗。长期使用泼尼松应加入甲氨蝶呤等免疫抑制剂。麻风结节性红斑可用沙利度胺(100~400mg/d,共 4d)治疗。沙利度胺是在严格监督下使用的。沙利度胺不能用于 12 岁以下的儿童。大多数患者都可以在门诊治疗,部分患者可能需要手术和理疗等康复措施。

　　所有麻风患者都应该了解神经炎的症状和体征,并提醒他们立即报告这些症状,以便进行皮质类固醇治疗。由于这种疾病的社会和心理影响,患者应该接受心理咨询。

　　在完成联合化疗后,复发是罕见的(0.01%~0.14%);新的皮肤损害表现通常是由于 1 型迟发反应。复发通常是由于对药物敏感的微生物再激活。复发的患者需要另一疗程的联合治疗。

　　住院患者隔离:需要标准的预防措施,隔离不是必需的。许多患者因既往感染麻风而产生严重的抑郁。

　　控制措施:应对家庭接触者进行及时检查,但不应对无症状接触者进行长期随访。不推荐使用化学预防。目前还没有疫苗被批准在美国使用。据报道,单一卡介苗(BCG)免疫对麻风病的保护率为 28%~60%,在巴西,BCG 被用作药物治疗的辅助手段。然而,接种 BCG 也可能在潜伏感染的亚临床感染者中引发麻风病。药物和免疫联合治疗的效果尚不清楚。

钩端螺旋体病

临床表现：钩端螺旋体病是一种有多种临床表现的急性发热性疾病。这种疾病严重程度不同，有的无症状或亚临床症状，有的表现为自限性全身性疾病（约 90%），甚至危及生命，部分伴有黄疸、肾衰竭（少尿或非少尿）、心肌炎、出血（尤其是肺）和难治性休克。典型的临床表现分两个阶段，急性败血症阶段（通常持续 1 周）血中存在钩端螺旋体，然后是免疫介导的第二阶段，通常此阶段对抗菌药不敏感。尽管其严重程度不同，急性期多表现为非特异性的症状，包括发热、寒战、头痛、恶心、呕吐和皮疹。最典型的临床表现为非化脓性眼结膜充血（发生在 28%~99% 患者）和小腿及腰椎部位肌肉压痛（发生在 40%~97% 患者）。与疾病最初阶段相比，免疫期的表现更加多变和温和。免疫期的标志是无菌性脑膜炎，葡萄膜炎较晚发现（疾病开始后 4~8 个月）。支持性治疗在这一阶段是合适的。此阶段严重的临床表现包括黄疸和肾功能不全（Weil 综合征）、肺出血、心律失常或循环衰竭。血钾异常或者血镁异常都需要积极管理。重症患者的病死率达 5%~15%。但合并肺出血综合征的患者病死率可超过 50%。

病原学：钩端螺旋体病是由钩端螺旋体属的致病性钩端螺旋体所引起。钩端螺旋体按种属分类可以细分为超过 300 多个不同抗原的血清型及与抗原亲缘关系相关的血清组。目前，通过 DNA-DNA 杂交技术、16S 核糖体基因、全基因组测序确定的基因组特异性分类，可以分 23 种，包括致病性（10 种）、中间体性（5 种）、腐物寄生性（即非致病性，8 种）。新命名法将这些生物划分为两种，一种是由所有致病菌株组成的臂细螺旋体，另外一种是由环境中发现的所有腐生斑点组成的双曲钩端螺旋体。所有的钩端螺旋体都是紧密盘绕的螺旋体，同时其为专性需氧微生物，最佳的生长温度为 28~30℃。

流行病学：钩端螺旋体病是全球最重要的人兽共患病之一。不论是资源丰富还是资源匮乏的国家，不论是农村还是城市，都受其影响。据估计全球每年有 100 多万人受到感染（95% 置信区间为 434 000~1 750 000），每年约有 58 900 人死亡（95% 置信区间为 23 800~95 900）。钩端螺旋体的宿主包括多种野生和家养动物，主要是啮齿动物、狗、家畜（牛、猪）和马，这些动物可能多年无症状。在温暖的气候条件下，从动物尿液中排出的钩端螺旋体可能在潮湿的土壤或水中存活数周至数月。人类通常通过黏膜表面（尤其是结膜）或磨损的皮肤与尿液污染的环境（如土壤和水）接触而感染钩端螺旋体。感染也可通过直接接触受感染的动物或其组织、尿液或其他体液而获得。流行病与季节性洪水和自然灾害有关，包括飓风和季风。热带和亚热带地方性高流行地区的人口在日常生活活动中可能会遇到钩端螺旋体。屠宰场工人、下水道工人、矿工、兽医、农民和军人易被感染。娱乐暴露和聚集性疾病与探险旅行、包括铁人三项在内的体育赛事以及在受污染的水中涉水、游泳或划船有关，特别是在洪水或暴雨之后。常见的病史包括在这类活动中头部浸入水中或吞咽水。但人与人的传播途径目前还没有确切的依据。

潜伏期通常为 5~14d，波动范围为 2~30d。

诊断方法：钩端螺旋体病的临床特征和常规实验室检查结果不明确，所以对其诊断需要保持高度怀疑。在疾病的早期败血症阶段（第一周），可以从血液中分离出钩端螺旋体；在出现症状后约一周的尿液样本中亦可分离出钩端螺旋体；而出现脑膜炎临床症状时，可从脑脊液中分离出钩端螺旋体。专门的培养基是必需的，但在大多数临床实验室中并不常规提供。在接种后 1 周内,可从自动化系统中使用的血液培养瓶中将钩端螺旋体生物传代到特定的钩端螺旋体半固体培养基(即 EMJH 培养基)上。但是,分离病原体较困难,需要长达 16 周的培养,每周进行暗室显微镜观察并且避免污染。培养诊断灵敏度低。分离的钩端螺旋体可以通过使用凝集抗血清的血清学方法或最近的分子方法进行鉴定。

为了便于诊断,应经常获得血清标本,并建议配对急性期和恢复期血清,最好间隔 10~14d 收集。抗体在发病后 5~7d 内产生,但抗体滴度的增加可能在发病后 10d 以上才能发现,特别是如果早期开始进行抗菌治疗。

抗体可以通过商业上可用的免疫分析方法来测量,其中大多数是基于腐生生物双曲钩端螺旋体的声波。根据不同钩端螺旋体物种的地区差异,这些检测方法具有不同的灵敏度。在地方性高的人群中,背景反应性需要建立区域相关的诊断标准,并建立诊断滴度与背景滴度的对比。抗体滴度的增加在某些患者可能是短暂的、延迟的或者缺失的,这可能与抗生素的使用、细菌毒性、个体的免疫遗传学或者其他未知因素有关。显微凝集试验是血清学检测的"金标准",仅在相关实验室开展,急性期和恢复期标本之间的血清转化是诊断性的。

免疫组织化学和免疫荧光技术可以检测感染组织中钩端螺旋体抗原。聚合酶链反应检测临床标本中钩端螺旋体 DNA 的方法已经开发出来,但只对急性期标本以及偶尔恢复期尿液敏感,钩端螺旋体 DNA 可在发病的前 7d 在全血中检测到,灵敏度在第 1 天至第 4 天最高;钩端螺旋体 DNA 可在发病 7d 后在尿液中检测到,在没有抗菌治疗的情况下可能会持续数周至数月。在有脑膜炎临床症状的患者的脑脊液中也可以检测到钩端螺旋体 DNA。

治疗:在症状出现后尽快开始抗菌治疗。对于严重感染需要住院治疗的患者,首选药物是静脉注射青霉素,在病程 7d 内应用青霉素可以有效地缩短发热时间。青霉素可缩短全身症状的持续时间和相关实验室异常检查结果的持续时间,并可预防钩端螺旋体尿的发生。在青霉素开始治疗后可能出现赫氏反应(一种伴随头痛、肌痛和持续不到 24h 的临床症状加重的急性发热反应)。对于重度钩端螺旋体病,随机对照临床试验已证明,注射用头孢噻肟、头孢曲松和多西环素与青霉素具有相同的疗效。在轻型患者,已证实口服多西环素可缩短病程和减少钩端螺旋体病的发生。多西环素可短期口服(即 21d 或更少),不需要考虑患者的年龄。氨苄西林和阿莫西林也可用于治疗轻度疾病。在临床试验中,已证实阿奇霉素和多西环素有相同的疗效。病情重的患者还需要适当的营养支持治疗,包括补充液体和电解质,少尿性肾功能不全患者需要及时透析。肺出血综合征患者可能需要机械通气来改善临床结局。

住院患者隔离:除了标准的预防措施,与尿液接触时还要做到接触预防。

控制措施:

• 家畜、狗和马的免疫接种可以预防由疫苗中含有的血清感染引起的临床疾病。然而,免疫接种可能不能防止钩端螺旋体在动物尿液中排出,从而污染人类可能接触的环境。

• 在已知有地方性感染的地区,啮齿动物控制项目可能有益。

• 在可能受到污染的淡水中,应避免游泳、浸泡和吞咽水。

• 职业暴露者应穿戴防护服、靴子和手套,从而降低风险。

• 对于成年人,口服多西环素 200mg,每周 1 次,这或许可以有效预防临床疾病,并适用于有短期暴露的高危人群,但也可能仍无法阻止感染的发生,不良胃肠道事件也常见。然而,儿童预防性使用多西环素的指征尚未确定。

(谷强 译　唐兰芳 校)

单核细胞性李斯特菌感染（李斯特菌病）

临床表现：李斯特菌病是由单核细胞性李斯特菌引起的相对罕见但严重的侵袭性感染。李斯特菌病主要为食源性传播，并且该病（尤其是有严重表现的）最常发生在孕妇及其胎儿或新生儿，老年人以及有潜在疾病或治疗导致细胞介导免疫功能受损的人群中（如器官移植、血液系统恶性肿瘤、使用皮质类固醇或抗肿瘤坏死因子试剂引起免疫抑制，或获得性免疫缺陷综合征）。孕期感染可导致自然流产、胎儿死亡、早产和新生儿疾病或死亡。在孕妇中，感染可以是无症状的，或与非特异性发热性疾病相关，伴有肌痛、背痛以及偶尔的胃肠道症状。胎儿感染通常是由母体菌血症后的胎盘传播引起的。吸入感染的羊水和母亲产道定植菌的上行性感染被认为是新生儿感染李斯特菌的其他机制。大约 65% 感染李斯特菌的孕妇在新生儿诊断为李斯特菌病之前会出现前驱疾病。分娩期间的羊膜炎，羊水的褐色污染或无症状的围产期感染都可能发生。

新生儿可出现早发或者晚发疾病。早产、肺炎和败血症在早发性疾病（第 1 周内）中很常见，病死率为 14%~56%。严重新生儿感染可发生一种红斑性皮疹，带有小而苍白的丘疹，组织学特征为肉芽肿，称为 "肉芽肿性婴儿败血症"。晚发性感染发生于足月分娩后 8~30d，常导致脑膜炎，病死率约为 25%。晚发性感染可能是胎儿在通过产道的过程中获得该生物体，或很少情况下是从环境中获得。卫生保健相关的托儿所暴发也已有报道。

新生儿期或孕期外侵袭性李斯特菌病的临床特征是菌血症和脑膜炎，伴或不伴脑实质受累，少见脑脓肿或心内膜炎。单核细胞性李斯特菌也可导致健康青少年和年轻人的脑脊髓炎（脑干脑炎）。由大量李斯特菌污染的食物引起的发热性胃肠炎暴发也有报道。

病原学：单核细胞性李斯特菌是一种在细胞内繁殖的兼性厌氧、非孢子形成、非分枝、运动的革兰氏阳性杆菌。它与其他 5 个传统种和几个新命名的种统一被归入李斯特科。有机体在血琼脂上容易生长并导致不完全的溶血。单核细胞性李斯特菌血清型 1/2a,4b 和 1/2b 在冰箱温度（4~10℃）下生长良好。

流行病学：在美国，单核细胞性李斯特菌每年导致约 1 000 例侵袭性病例，其中 15% 的病例与妊娠有关，孕妇感染的可能性是其他人的 10 倍。该病病死率为 15%~20%，老年人和免疫功能低下者（包括新生儿）的病死率更高。腐生生物广泛分布在环境中，是反刍动物疾病的重要原因。食源性传播导致其在人类的暴发和散在感染。通常被认定的食物包括熟食、即食肉类（特别是家禽）、未经高温消毒的牛奶 [①]、软奶酪，包括墨西哥风味的奶酪。大约 25% 的全球暴发可归因于传统上与单核细胞性李斯特菌来源无关的食物，例如冰激凌以及新鲜和冷冻的水果和蔬菜。李斯特菌病是一种相对罕见的食源性疾病（在美国已报道的食源性疾病中占比不足 1%），但在所有食源性疾病中的病死率却是最高的，并且占了死亡相关的食源性疾病的20%。20 世纪 90 年代美国监管机构开始对加工食品中的单核细胞性李斯特菌实施严格的筛查，并且随着更好的检测方法可用于识别受污染的食品，美国李斯特菌病的发病率大幅下降。估计有 1%~5% 的健康、无症状的成年人的粪便携带单核细胞性李斯特菌。

---

① American Academy of Pediatrics, Committee on Infectious Diseases and Committee on Nutrition. Consumption of raw or unpasteurized milk and milk products by pregnant women and children. *Pediatrics*. 2014; 133（1）: 175-179

对于侵袭性疾病,妊娠相关病例的**潜伏期**(2~4 周或偶尔更长)比非妊娠相关的病例(1~14d)长。摄入大量病原菌后的自限性、发热性胃肠炎的潜伏期为 24h,疾病通常持续 2~3d。

诊断方法:单核细胞性李斯特菌可以很容易地从血液、脑脊液、胎粪、胎盘或胎儿组织标本、羊水和其他感染组织标本(包括关节、胸膜或腹膜液)培养的血琼脂中提取。从包括粪便在内的非无菌身体部位的临床标本中提取病原体的尝试应包括使用选择性培养基。胎粪的革兰氏染色、胎盘组织、早发性感染的皮疹活检标本或感染患者的脑脊液可以证实该微生物。这些生物可以是革兰氏染色不确定的,可以类似于白喉杆菌、球菌或双球菌。实验室错误鉴定该微生物并不罕见,当从血液或脑脊液中分离出"白喉样"物时应始终警惕单核细胞性李斯特菌的可能性。

已经有许多实验室衍生的聚合酶链反应(PCR)检测方法被报道用于检测血液和脑脊液中的单核细胞性李斯特菌。至少有一种检测脑膜炎和脑炎脑脊液中病原体的被 FDA 批准的多重 PCR 诊断面板将单核细胞性李斯特菌作为其靶标生物之一。然而,为此目的使用 PCR 的临床数据有限,还应进行脑脊液的平行培养以进行药敏试验和分子鉴定,特别是对于暴发性疾病的检测。

治疗:目前尚未确定李斯特菌病的药物选择和治疗持续时间的对照试验。对于严重感染,建议使用适合脑膜炎剂量的氨苄西林和第二种药物联合治疗。氨基糖苷类(通常是庆大霉素)通常被用作联合治疗中的第二种药物。成人病案报道支持的可选的第二种药物为细胞内活性药物[如复方磺胺甲噁唑(2 个月以下婴儿禁用)、氟喹诺酮类药物、利奈唑胺或利福平]。如果使用庆大霉素的替代品,应确认敏感性,因为偶尔会有李斯特菌对复方磺胺甲噁唑、氟喹诺酮类、利奈唑胺或利福平耐药的报道。青霉素过敏患者可行青霉素脱敏或使用复方磺胺甲噁唑或氟喹诺酮类,这两种药物均已成功用于李斯特菌脑膜炎和脑脓肿的单药治疗。目前也有万古霉素治疗失败的报道。头孢菌素对单核细胞性李斯特菌没有活性。

对于没有中枢神经系统感染的菌血症,建议治疗 14d。对于单核细胞性李斯特菌脑膜炎,大多数专家建议治疗 3~4 周。心内膜炎或脑实质感染(脑炎、脑干脑炎、脑脓肿)患者需要更长的疗程。铁可以增强单核细胞性李斯特菌的致病性;在李斯特菌病治疗完成之前,应避免补铁。在预期的疗程快结束时,可以进行脑影像学检查以确定脑实质受累程度,以及病程复杂的新生儿和免疫低下的患者是否需要延长疗程。

住院患者隔离:推荐标准预防。

控制措施:

● 孕期感染的抗菌治疗可防止胎儿或围产期感染及避免由此造成的后果。

● 新生儿李斯特菌病是否使连续妊娠复杂化几乎是未知的,不建议对有围产期李斯特菌病病史的母亲进行产时抗菌治疗。

● 表 3.28 提供了预防食源性李斯特菌病的一般和具体建议。

● 作为获得性免疫缺陷综合征患者、移植受者或其他长期服用大剂量糖皮质激素的患者的肺孢子菌预防药物,复方磺胺甲噁唑可有效预防李斯特菌病。

● 在美国,李斯特菌病是法定传染病,应及时向当地卫生部门报告病例,以便早期识别和控制同源疫情。临床分离株应转送到公共卫生实验室进行分子分型。

表 3.28　预防食源性李斯特菌病的建议

一般建议：

洗涤和处理食物
- 在进食、切割或烹饪之前,在流动的自来水下彻底冲洗水果和蔬菜等原料。即使物品要削皮,仍应先洗净
- 用干净的刷子擦洗硬的农产品,如瓜类和黄瓜
- 用干净的布或纸巾擦干产品
- 将未煮熟的肉类和家禽与蔬菜、熟食和即食食品分开

保持厨房和环境更清洁、更安全
- 处理和准备未煮熟的食物后,洗手,清洗菜刀、台面和砧板
- 请注意,单核细胞性李斯特菌可以在冰箱中的食物中生长。使用温度计(如冰箱温度计)检查冰箱内的温度。冰箱温度应为 4.4℃或更低,冷冻温度应为 -17.8℃或更低
- 立即清理冰箱里的所有溢出物,尤其是热狗及午餐肉类、生肉和生禽肉
- 用热水和肥皂水清洁冰箱的内壁和隔板,然后冲洗

彻底煮熟肉和家禽
- 彻底烹煮来自动物的生食物,例如牛肉、猪肉或家禽,并将其置于安全的内部温度

安全储存食物
- 尽快使用预煮或即食食物。请勿在超过使用期限的情况下将产品存放在冰箱中。按照美国农业部冰箱储存时间指南:
  - 热狗——存储包装已开口的食物不超过 1 周,在冰箱中存储未开封的包装不超过 2 周
  - 午餐和熟食肉类——存储密封、未开封的包装不超过 2 周,在冰箱中存放打开的包裹和在当地熟食店切片的肉类不超过 3~5d
- 将剩菜分在浅容器中,以促进快速、均匀地冷却。用气密盖子盖住或用塑料包装或铝箔包裹,并在 3~4d 内使用

选择更安全食品
- 不要喝生牛奶(未经高温消毒的)[a],不要吃含有未经高温消毒的牛奶的食物

除了上面列出的建议之外,面向风险较高的人(如孕妇、免疫系统较弱的人和老年人)的建议：

肉类
- 不要吃热狗、午餐肉、冷盘、其他熟食肉类,或发酵或干的香肠,除非它们被加热到内部温度 73.9℃,或者在上菜前蒸热
- 避免从其他食物、器具和食物制品表面上的热狗和午餐肉包装中取出液体,并在处理热狗、午餐肉和熟食肉类后洗手
- 注意标签。不要从熟食店或肉类柜台或商店的冷藏区吃冷冻肉酱。不需要冷藏的食物,如罐装或耐储存的肉酱,可以安全食用,打开后冷藏

软奶酪
- 不要吃软奶酪,如白奶酪、新鲜奶酪、布里干酪、卡蒙贝尔奶酪、蓝纹或红砂糖奶酪。除非它标有“用巴氏杀菌牛奶制成”
- 请注意,用巴氏杀菌牛奶制成的墨西哥风味奶酪,如新鲜奶酪,可能在制作奶酪的过程中受到了污染,导致李斯特菌感染

海鲜
- 不要吃冷藏熏制海鲜,除非它已经煮熟,如砂锅,或者是罐装或稳定的产品
- 不要吃冷藏的熏制海鲜,如鲑鱼、鳟鱼、白鱼、鳕鱼、金枪鱼和鲭鱼。这些鱼通常可以在冰箱区找到,或者在杂货店和熟食店的海鲜和熟食柜台上出售。罐头和耐存储的金枪鱼、鲑鱼和其他鱼类产品不被认为有引起李斯特菌病的风险

食用瓜的安全提示
- 消费者和食品制作者应在处理任何整个甜瓜(如哈密瓜、西瓜或蜜露)之前和之后用温水和肥皂洗手至少 20s
- 在自来水下用干净的刷子擦洗甜瓜(如哈密瓜)的表面,然后用干净的布或纸巾擦干,然后切割。每次使用后,请确保擦洗刷已经消毒,以避免在甜瓜之间传播细菌
- 及时食用或冷藏切好的甜瓜。将切好的甜瓜冷藏至 4.4℃及以下环境(最好是 0~1.1℃),不超过 7d
- 在室温下放置超过 4h 的切好的甜瓜,应丢弃

---

[a] American Academy of Pediatrics, Committee on Infectious Diseases and Committee on Nutrition. Consumption of raw or unpasteurized milk and milk products by pregnant women and children. *Pediatrics*. 2014;133(1):175-179。

（栗金亮　译　唐兰芳　校）

莱姆病[①]（伯氏疏螺旋体感染）

临床表现：莱姆病的临床表现可分为 3 个阶段，包括局限性早期，播散性早期，以及晚期。局限性早期病变主要特点是在最近蜱叮咬的部位出现特征性的游走性红斑。游走性红斑是儿童莱姆病最常见的表现。游走性红斑初起为红色斑疹或丘疹，通常在数天至数周内扩展形成一个大的、环状的红斑病变，红斑直径可扩大为≥5cm，有时红斑中央局部皮肤正常。病变通常是不痛不痒的。局部游走性红斑的大小和形状可有很大不同，病变可能有紫色变，或中心有水疱性或坏死区域，可与蜂窝织炎混淆。经典的"靶心"外观与同心环在少数情况下出现。将红斑迁移与蜱虫叮咬引起的局部过敏反应区分开的因素有红斑大小（≥5cm）、逐渐扩展、瘙痒减少和发病较慢。局限性早期常有发热、全身乏力、头痛、轻度颈项强直、肌肉痛和关节痛，但不包括关节肿胀或积液，常伴有游走性红斑。发热会出现但不普遍，一般为轻度。

在早期播散性疾病中，感染蜱咬伤数周后可出现多发游走性红斑病变，与原发性病变相似，但通常比原发病灶小。播散期（可能伴或不伴皮疹）可有其他表现，包括脑神经麻痹（尤其是脑神经Ⅶ）、淋巴细胞性脑膜炎（通常伴有脑神经病变或视盘水肿）和神经根炎。心脏炎通常表现为不同程度的房室传导阻滞，可危及生命。在播散期也可出现全身症状，如发热、关节痛、肌痛、头痛、疲劳。

早期莱姆病患者可同时感染宫本疏螺旋体，巴贝斯虫病和无形体病的病原体。这些诊断应在出现高热或血清学指标不正常或对莱姆病的治疗没有预期反应的患者中进行。此外，患有莱姆病的患者在美国被咬可能会感染波瓦生病毒；如果在欧洲感染，可能会同时感染森林脑炎病毒。

晚期莱姆病发生在疾病早期未得到治疗的患者中，最常见的临床表现是儿童莱姆关节炎，它是一种非炎症性关节炎，通常影响少数大关节，尤其是膝关节。虽然关节痛可以发生在莱姆病的任何阶段，但存在关节肿胀和滑膜液标本存在白细胞的客观依据。大多数关节炎病例发生时没有早期病史（包括游走性红斑）或既往治疗。与化脓性关节炎相比，莱姆关节炎往往表现为关节肿胀，与疼痛或残疾不呈比例，并伴有较低的外周血中性粒细胞计数和 ESR。渗出可能是间歇性的，一次持续数周，然后随着后来的发生而消失。多发性神经病变、脑病和脑炎是罕见的晚期表现。在疾病的早期阶段使用抗菌药物治疗的儿童很少出现晚期症状。

其他临床表现包括眼病，如结膜炎、视神经炎、角膜炎、葡萄膜炎。

莱姆病被认为不会产生先天性感染综合征。母亲莱姆病与妊娠异常或伯氏疏螺旋体引起的先天性疾病之间没有因果关系。没有证据证实莱姆病可以通过母乳传播。

病原学：在美国，狭义上讲莱姆病是由伯氏疏螺旋体引起的，很少由最近发现的马氏疏螺旋体（*Borrelia mayonii*）感染。在欧亚大陆，伯氏疏螺旋体、阿氏疏螺旋体（*Borrelia afzelii*）和伽氏疏螺旋体（*Borrelia garinii*）会引起疏螺旋体病。疏螺旋体是螺旋体科的成员，螺旋体科也包括密螺旋体。

[①]　Lantos PM，Rumbaugh J，Bockenstedt LK，et al. Clinical practice guidelines by the Infectious Diseases Society of America（IDSA），American Academy of Neurology（AAN），and American College of Rheumatology（ACR）：2020 Guidelines for the prevention，diagnosis and treatment of Lyme disease. Clin Infect Dis. Published online November 30，2020

流行病学：2017 年，美国报告了 29 513 例莱姆病确诊病例，但由于漏报，实际病例数量可能高出 10 倍。莱姆病主要发生在美国两个不同的地理区域，80% 以上的病例发生在新英格兰和大西洋中部各州东部，远至南部的弗吉尼亚州。这种疾病也发生在中西部上段，特别是威斯康星州和明尼苏达州，但发病率较低。地理范围并不是一成不变的，自 2000 年以来，东部和中西部各州的地理范围大幅扩大。在西海岸，特别是加利福尼亚州北部，也会发生低水平的传播。美国病例的发生与受感染的蜱媒的分布（东部和中西部的肩突硬蜱和西部的太平洋硬蜱）和感染频率有关。在南部各州，肩突硬蜱比东北部各州更稀有；那些存在的蜱通常不以水库的哺乳动物为食。由于不同的觅食习性，它们也不太可能咬人。从没有已知流行传播的州报告的病例可能是从流行州输入的，或者可能是血清检测结果假阳性或被误解为阳性而造成的误诊。晚期症状，如关节炎，可能发生在暴露后的几个月，这突出了疫区旅行史的重要性。

莱姆病的早期局限性和早期播散性病例大多数发生在 4~10 月份，超过 50% 的病例发生在 6 月份和 7 月份。所有年龄段的人都可能会受到影响，但在美国发病率最高的是 5~9 岁的儿童和 55~69 岁的成人。

东南部和中南部州已报道一种类似于游走性红斑的皮疹，被称为"南部蜱虫皮疹相关性疾病"（southern tick-associated rash illness，STARI），这种疾病并没有地方性伯氏疏螺旋体感染。这种情况的病因仍然未知。STARI 是由美洲钝眼蜱叮咬产生的，这种蜱在美国南部各州大量存在。从生物学上讲，它无法传播伯氏疏螺旋体。除出现游走性红斑外，STARI 患者还可以出现躯体症状。然而，STARI 并没有受到莱姆病任何播散性并发症的困扰。STARI 的最佳治疗目前尚不明确。

马氏疏螺旋体是一种新发现的物种，其在中西部的少数患者中发现，症状与莱姆病相似。感染马氏疏螺旋体的患者可以使用以下描述的两步骤血清学检测法对莱姆病检测呈现阳性，治疗莱姆病的方法对其有效。

莱姆病主要在加拿大东部、欧洲、苏联国家、中国、蒙古和日本流行。在欧洲，主要蜱媒是蓖籽硬蜱，在亚洲则是全沟硬蜱。莱姆病的临床表现与在美国的临床表现有所不同。特别是欧洲莱姆病，可引起皮肤病变、肢端皮炎、慢性萎缩性皮炎，更容易导致神经性疾病，而关节炎少见。这是因为欧洲莱姆病螺旋体具有不同的基因型。

美国莱姆病从蜱叮咬到出现单个或多个游走性红斑皮损的**潜伏期**为 3~32d，中位数为 11d。没有接受抗菌治疗的人在被蜱叮咬几个月后，可能会出现关节炎等晚期症状。

诊断方法：莱姆病的诊断首先建立在对有可能地理接触史的人群，达成临床疾病的一致性认识。在莱姆病的早期阶段，诊断最好是通过识别特征性的皮疹，即典型的游走性红斑，不推荐使用血清学检查。虽然游走性红斑不完全是莱姆病特有的，但它具有高度的特异性。在莱姆病流行地区，绝大多数游走性红斑发生的原因是伯氏疏螺旋体感染。目前的诊断方法基于血清学检查，但早期感染时灵敏度较低。对于单发性游走性红斑病变的儿童，血清学检查的阳性率低于 1/2，不建议进行诊断性检查。对于有 1 个或 1 个以上游走性红斑且无皮肤外表现的患者，应根据莱姆病的临床诊断而不经血清学检查进行治疗。

莱姆病的皮肤外表现有广泛的鉴别诊断。皮肤外表现的诊断包括晚期莱姆病，需要典型的临床表现、合理的地理暴露和阳性血清学检查结果。

莱姆病的标准检查方法是一种两步骤血清学检测法。初始筛选试验使用酶联免疫吸附测定（ELISA 或 EIA）或免疫荧光抗体（IFA）试验来识别针对全细胞超声抗原、肽抗原或伯氏疏螺旋体重组抗原。应注意的是，临床实验室对这项测试的描述有所不同。它可以被描述为"莱姆病 ELISA"、"莱姆病抗体筛查"、"莱姆病总抗体"或"莱姆病 IgG/IgM"。如果第一次检测结果为阳性或可疑，许多商业实验室提供 EIA/IFA，能对免疫印迹进行反映。虽然最初的 EIA 或 IFA 测试结果可以定量报告，但其唯一的重要性是将结果分类为阴性、可疑或阳性。

如果初次 EIA 结果为阴性，患者被认为是血清阴性，不需要进行进一步的检测。如果结果是可疑或阳性，则需要进行第二级测试以确认结果。第二级检测有两种选择：①免疫印迹，这是标准的二级检测算法；②已被 FDA 明确批准用作第二级验证性检测的环评检测，这是改进的二级检测算法。

两步骤血清学检测提高了检测的特异度。假阳性结果的部分原因是伯氏疏螺旋体的抗原成分不是该物种所特有的。对其他螺旋体感染、正常口腔菌群中的螺旋体、其他急性感染和某些自身免疫性疾病产生的抗体可能发生交叉反应。在有地方性感染的地区，以前可能发生有血清转换的亚临床感染，血清阳性患者的症状可能是巧合的。活动性莱姆病患者几乎总是有客观的感染体征，如游走性红斑、面神经麻痹、关节炎。非特异性症状通常伴随这些特定的体征，但几乎从来不是莱姆病的唯一证据。对于没有莱姆病症状或体征和可信的地理暴露的儿童，不应进行莱姆病的血清学检测。

如果最初的 EIA 或 IFA 测试结果为阴性，或者没有事先的 EIA 或 IFA 测试，则不应进行免疫印迹测试，因为如果单独进行免疫印迹测试，免疫印迹的特异度会降低。免疫印迹试验检测是否存在针对伯氏疏螺旋体特异性抗原的抗体，包括 3 种螺旋体抗原（23kDa/24kDa、39kDa、41kDa 多肽）的 IgM 抗体和 10 种螺旋体抗原（18kDa、23kDa /24kDa、28kDa、30kDa、39kDa、41kDa、45kDa、60kDa、66kDa 和 93kDa 多肽）的 IgG 抗体。虽然一些临床实验室报告了 13 条抗体带并描述了每条带的阴性或阳性，但阳性免疫印迹结果被定义为至少存在 2 条或 5 条 IgG 带。尽管存在 4 条或更少的条带，医生必须注意不要将阳性条带误解为阳性检测结果或将结果解释为阳性。值得注意的是，30%~50% 的健康人体内存在着鞭毛蛋白 IgG 抗体。

IgM 免疫印迹阳性结果可能是假阳性。IgM 检测仅对症状出现后 4 周内的患者有效。对于出现症状超过 4 周或症状与晚期莱姆病一致的患者，应忽略 IgM 免疫印迹结果，因为假阳性的 IgM 检测结果很常见，而且大多数未经治疗的播散性莱姆病患者在症状第 4 周时将会出现 IgG 阳性结果。

梅毒或其他螺旋体疾病患者的伯氏疏螺旋体的莱姆病检测结果难以解释，建议向传染病专家咨询。理论上免疫缺陷会影响血清学检测结果，但有报道称，尽管存在各种免疫损害情况，感染患者仍能产生抗疏螺旋体抗体，抗体检测结果呈阳性。目前，FDA 还没有批准伯氏疏螺旋体的 PCR 检测。对莱姆关节炎患者的关节液进行 PCR 检测通常会产生阳性结果，并可为莱姆关节炎的诊断提供信息。血液的 PCR 分析的作用还没有得到很好的确定；在莱姆病的早期和晚期，测试结果通常是阴性的，不推荐常规使用。对神经莱姆病患者的脑脊液样本进行 PCR 检测不能用于排除这一诊断。

一些接受抗菌药物治疗的早期莱姆病患者不会产生可检测到的伯氏疏螺旋体抗体；他们是治愈的，没有晚期疾病的风险。在接受早期莱姆病治疗的患者中，抗体的产生并不意味着尚未治愈或存在持续性感染。未出现抗体的持续感染（"血清阴性莱姆病"）尚未得到证实。大多数早期播散性疾病患者和几乎所有晚期疾病患者都有针对伯氏疏螺旋体的抗体。一旦这种抗体产生,它们可能会持续多年。抗体检测不应重复,也不应用于评估治疗的成功与否。

在独立检测的基础上,许多莱姆病检测被发现无效,或者非特异性,无法排除假阳性结果。其中包括伯氏疏螺旋体的检测、CD57检测、新的培养技术和与标准两步骤检测法不同的抗体检测。虽然这些诊断可以从临床实验室获得,但它们没有经过FDA的批准,也不是莱姆病的合适诊断方法。

目前的证据表明,感染马氏疏螺旋体的患者与感染伯氏疏螺旋体的患者有相似的血清学反应。两步骤检测法可预期对马氏疏螺旋体感染患者有阳性结果。

治疗: 美国传染病学会已发布了评估、治疗和预防莱姆病的指南[①]。儿童的治疗也应遵循表3.29的内容。非特异性症状或无症状而血清学阳性的患者不鼓励应用抗菌药物治疗。此外,不推荐通过其他给药途径给药或使用表3.29中以外的抗菌药物使用疗程。另外,也不推荐出版没有充分的验证研究和同行评审的科学文献或使用其他替代的诊断或治疗方法。医生已成功用莱姆病的治疗方案治疗马氏疏螺旋体感染患者。

表3.29　小儿莱姆病的推荐治疗

疾病分类	药物和剂量
游走性红斑(单发或多发)(任何年龄)	多西环素,4.4mg/(kg·d),分2次口服(最大200mg/d),应用10d 或阿莫西林,50mg/(kg·d),分3次口服(最大为1.5g/d),应用14d 或头孢呋辛,30mg/(kg·d),分2次口服(最大1g/d),应用14d **或**对于不能口服β-内酰胺类或多西环素的患者,阿奇霉素10mg/(kg·d)口服,每日1次,持续7d
孤立性面瘫	多西环素,4.4mg/(kg·d),分2次口服(最大200mg/d),应用14d[a]
关节炎	用于早期局限性病变的口服制剂,应用28d[b]
第一疗程后持续的关节炎	重复使用第一疗程发作性关节炎的口服药物,应用28d[b] **或**头孢曲松钠,50~75mg/kg,IV,每日1次(最大2g/d),持续14~28d
房室传导阻滞或心肌炎	用于早期局限性疾病的口服制剂,持续14d(范围14~21d) **或**头孢曲松钠,50~75mg/kg,IV,每日1次(最大2g/d),持续14d(住院患者14~21d);当患者病情稳定或出院时,可以用口服药物(用于早期局限性疾病)替代,完成14~21d的疗程
脑膜炎	多西环素,4.4mg/(kg·d),分1次或2次口服(最大200mg/d),应用14d **或**头孢曲松钠,50~75mg/kg,IV,每日1次(最大2g/d),持续14d

注:IV,静脉注射。
[a] 不应使用糖皮质激素。使用阿莫西林治疗儿童面瘫的研究尚未开展。治疗对缓解面神经麻痹无效,其目的是预防晚期疾病。
[b] 对8岁以下儿童使用多西环素超过21d的安全性数据有限。

游走性红斑(单发或者多发)。 多西环素、阿莫西林、头孢呋辛可用于治疗任何年龄出现游走性红斑的儿童。阿奇霉素在美国通常被认为是治疗游走性红斑的二线药物,但对该药

---

① Lantos PM,Rumbaugh J,Bockenstedt LK,et al. Clinical practice guidelines by the Infectious Diseases Society of America(IDSA),American Academy of Neurology(AAN),and American College of Rheumatology(ACR):2020 Guidelines for the prevention,diagnosis and treatment of Lyme disease. Clin Infect Dis. Published online November 30,2020

物的疗效还需要进一步研究。选择口服抗菌药物治疗游走性红斑应基于以下考虑因素：出现神经系统疾病（多西环素是首选药物），药物过敏，副作用，服药频率（多西环素和头孢呋辛每天两次，阿莫西林每天三次），最大限度地减少阳光暴露的能力（光敏可能与多西环素的使用有关），与嗜吞噬细胞无形体或类埃立克体（对 β-内酰胺类药物都不敏感）同时感染的可能性，以及当不容易将金黄色葡萄球菌蜂窝织炎与游走性红斑区分开来时（多西环素对大多数甲氧西林敏感株和耐甲氧西林金黄色葡萄球菌有效）。如果使用多西环素，游走性红斑应该口服治疗 10d，如果使用阿莫西林或头孢呋辛，口服治疗 14d。由于 STARI 可能与早期莱姆病难以区分，而且关于适当治疗的问题仍然存在，一些医生用与莱姆病相同的口服抗菌药物治疗 STARI。游走性红斑的治疗开始的几天内皮损就会消失，而且几乎可以预防晚期莱姆病的发展。

播散性早期（皮肤外）疾病。 口服抗菌药物对大多数播散性莱姆病是适当和有效的。多西环素是治疗任何年龄段的伯氏疏螺旋体引起的面神经麻痹的首选药物。脑神经麻痹的治疗目的是减少晚期疾病的风险，治疗对面瘫的消退没有影响。阿莫西林尚未被充分研究用于治疗儿童面神经麻痹，也不太可能达到中枢神经系统的治疗水平。

越来越多的证据表明，口服多西环素对莱姆脑膜炎的治疗是有效的，可以作为住院和注射用头孢曲松治疗儿童的替代方案，用于病情良好儿童的门诊治疗。对于颈项强直和其他脑膜炎症状的儿童，不能排除细菌性脑膜炎（非螺旋体）的可能性，建议进行腰椎穿刺。神经系统治疗疗程达 14d。

播散性晚期疾病。 患有莱姆关节炎的儿童接受口服抗菌药物治疗 28d。因此，8 岁以下的患儿应该使用除多西环素外的口服药（如阿莫西林）（表 3.29）。对于 8 岁以上的患者，可以使用包括多西环素在内的任何口服药物。

对治疗有部分反应的莱姆关节炎患者的治疗方案尚不确定。应考虑用药依从性、治疗前症状持续时间、滑膜增生程度与关节肿胀程度、费用和患者喜好。当患者滑膜增殖与关节肿胀相比是适度的，或者当患者在考虑静脉治疗之前更喜欢口服治疗时，第二次 28d 的口服疗程是合理的。无反应或轻微反应或关节炎恶化的患者可接受 14~28d 的头孢曲松非肠道治疗。

大约 10%~15% 的莱姆关节炎患者会发展为持续滑膜炎，可能持续数月到数年。病理生理学的理论包括自身免疫对非活细菌清除缓慢导致炎症的迁延。误诊也应该考虑在内（即在血清出现的莱姆病抗体来自以前的感染或另外一种疾病的交叉反应）。莱姆病持续性滑膜炎称为 "抗生素难治性莱姆关节炎"，是一种与人类白细胞抗原（human leucocyte antigen，HLA）密切相关的现象。反复治疗的持续性滑膜炎患者最初应使用非甾体抗炎药治疗。更严重的病例应转诊给风湿病专家，甲氨蝶呤已成功用于某些病例。关节镜下滑膜切除术仅用于那些残疾或难治性病例。

持续的治疗后症状。 一些患者在接受莱姆病的标准治疗后症状持续存在。然而，目前还不清楚这种现象是莱姆病独有的，还是其他系统疾病恢复期的普遍现象。持续的难治性伯氏疏螺旋体感染（"慢性莱姆病"）目前尚无科学依据。莱姆病后症状持续患者通常采用治疗后逐渐恢复。

多项双盲、随机、安慰剂对照试验发现，对于持续的治疗后症状患者，使用额外的抗菌药物进行再治疗并无益处,还可能造成伤害[1][2][3][4]。坚决反对在莱姆病标准治疗后出现莱姆病治疗后症状的患者中给予额外的抗菌治疗。

再次治疗适用于伯氏疏螺旋体引起的继发性急性感染。妊娠时四环素是禁忌。多西环素在妊娠期间还没有被充分研究以提出其使用的建议。否则,治疗方法和对未妊娠人群的推荐是一样的。

住院患者隔离:推荐标准的预防措施。

控制措施:莱姆病是美国法定报告的疾病。

蜱虫。参考预防蚊媒和蜱媒感染章节。

药物预防。在高流行地区(美国东北沿海),30%~50% 的硬蜱是伯氏螺旋体的宿主,被蜱叮咬后莱姆病的总体风险不高于 3%。被高危鹿蜱叮咬后(皮肤附着时间 >72h)在高流行地区的感染风险可能为 25%。在短暂接触后(皮肤附着时间 <36h)风险极低(如 1 只没有吸血的鹿蜱)。检测蜱虫感染的预测价值很低,不推荐使用。

在成人和较大儿童(≥12 岁)中进行了多西环素预防的研究。在高流行地区,单次预防性 200mg 多西环素(体重不足 45kg 的儿童为 4.4mg/kg)可用于任何年龄的儿童,以降低被硬蜱咬伤后患者患上莱姆病的风险。当蜱虫饱食时(根据接触史,蜱虫附着至少 36h)预防措施的益处可能大于风险,并且可以在蜱被清除后 72h 内开始预防。阿莫西林的预防研究还不够充分,但它可能需要比多西环素更长的疗程,因为它的半衰期较短,不推荐使用。目前尚无临床资料支持对无形体病、埃立克体病、巴贝斯虫病、落基山斑点热进行专门的抗生素预防。

献血。到目前为止,还没有记录在案的伯氏疏螺旋体通过输血传播的病例,但由于螺旋体血症发生在莱姆病的早期,活动性疾病的患者不应献血。接受过莱姆病治疗的患者可以考虑献血。

疫苗。1998 年,FDA 批准了一种莱姆病疫苗,适用于 15 至 70 岁的人群,但在 2002 年被撤回,主要原因是销售不佳,以及公众对不良反应的未经证实的担忧。在欧洲进行的一项新疫苗的 I/II 期试验发现,该疫苗具有免疫原性,没有安全问题。

(谷强 译　唐兰芳 校)

淋巴丝虫病

临床表现:淋巴丝虫病由班氏丝虫、马来丝虫、帝汶丝虫感染引起。成虫引起淋巴管扩张和功能障碍,最终出现下肢、阴囊、手臂淋巴水肿。反复继发细菌感染者淋巴水肿容易迅速进

[1] Feder HM, Johnson BJ, O'Connell S, et al; Ad Hoc International Lyme Disease Group. A critical appraisal of "chronic Lyme disease." *N Engl J Med.* 2007;357(14):1422-1430

[2] Lantos PM, Rumbaugh J, Bockenstedt LK, et al. Clinical practice guidelines by the Infectious Diseases Society of America (IDSA), American Academy of Neurology (AAN), and American College of Rheumatology (ACR): 2020 Guidelines for the prevention, diagnosis and treatment of Lyme disease. *Clin Infect Dis.* Published online November 30, 2020

[3] Berende A, ter Hofstede HJ, Vos FJ, et al. Randomized trial of longer-term therapy for symptoms attributed to Lyme disease. *N Engl J Med.* 2016;374(13):1209-1220

[4] Marzec NS, Nelson C, Waldron PR, et al. Serious bacterial infections acquired during treatment of patients given a diagnosis of chronic Lyme disease—United States. *MMWR Morb Mortal Wkly Rep.* 2017;66(23):607-609

展,进而发展为更严重的象皮肿。感染常发生在流行区的幼儿中,但在小于 20 岁的人群中偶尔发生如鞘膜积液和淋巴水肿的慢性感染。大多数丝虫感染没有任何临床表现,常常引起亚临床淋巴管扩张和功能障碍。淋巴结病是儿童淋巴丝虫病最常见的临床表现,多见于腹股沟淋巴结、股淋巴结和腋窝淋巴结。急性炎症反应可以从受影响的淋巴管的远端(逆行)淋巴结进展,部位通常在四肢,同时伴随轻微的全身症状(如头痛、发热)。青春期后的男性受累器官常常是阴囊内的淋巴管,因此由垂死或死亡的成虫所致的炎症可表现为精索炎、附睾炎或睾丸炎,在炎症部位可触及肉芽肿结节。班氏丝虫感染者常可出现乳糜尿,热带性肺嗜酸性粒细胞浸润症在淋巴丝虫病中较为罕见,主要表现为咳嗽、发热、嗜酸性粒细胞明显增高及血清 IgE 水平升高。

病原学: 丝虫病由以下 3 种丝虫引起,包括班氏丝虫、马来丝虫、帝汶丝虫。

流行病学: 该病由受感染的蚊虫叮咬后传播,包括库蚊属、伊蚊属、按蚊属和曼蚊属。班氏丝虫在海地、多米尼加、圭亚那、巴西东北部、撒哈拉以南、北非以及亚洲多地被发现,经印度穿过印尼群岛延伸到西太平洋群岛,班氏丝虫是此区域内引起淋巴丝虫病最常见的虫种,人类是其终末宿主。马来丝虫大多生活在东南亚和印度部分地区,而帝汶丝虫仅在印尼群岛东部的部分岛屿发现。活的成虫释放微丝蚴到血液中,成虫平均寿命为 5~8 年,且再感染率很高,微丝蚴可存活于患者血液中数十年,个别微丝蚴平均寿命仅 3~12 个月。微丝蚴可在人与人间通过血液传播,但成虫不会。

该病**潜伏期**长短不一,从感染期幼虫侵入人体到微丝蚴出现在血液中需要 3~12 个月,主要取决于感染的虫种。

诊断方法: 诊断要求存在流行病学高危因素及实验室结果(微丝蚴或抗体的鉴定)。尽管根据寄生虫和地理位置描述了微丝蚴血症的周期性变化,但通常可在夜间(晚上 10 点至凌晨 4 点)获得的血涂片上用显微镜检测微丝蚴,可通过在活组织检查中获得的组织样本或吉姆萨染色液中观察一般形态、大小以及在是否存在鞘来鉴定成虫或微丝蚴。酶联免疫吸附试验可作为辅助诊断方法之一,但与其他蠕虫抗体有交叉反应。PCR 检测可以检测流体和组织中的寄生虫特异性 DNA,具有高灵敏度和特异度,但尚未被 FDA 批准。超声检查可用于检测成虫。患有淋巴水肿的患者可能不再有微丝蚴或抗丝虫抗体。

治疗: 消灭成虫是治疗的主要目的。乙胺嗪既可杀灭血液中的微丝蚴也可杀灭成虫,是淋巴丝虫病的首选药物。乙胺嗪禁用于有盘尾丝虫病和罗阿丝虫病患者,因为其可增加患者皮肤或眼受累和严重不良反应的可能性。乙胺嗪与危及生命的不良事件(包括脑病和肾衰竭)有关,特别是循环中微丝蚴浓度 $>8 \times 10^9/L$ 的人群,因此乙胺嗪的使用也应在具有治疗淋巴丝虫病经验的热带医学专家指导下进行。伊维菌素能有效清除班氏丝虫的微丝蚴,但是对成虫无效。阿苯达唑已被证实具有杀微生物活性。在治疗微丝蚴血症中,乙胺嗪联合阿苯达唑或伊维菌素联合阿苯达唑比任何单一用药更有效,也是全球淋巴丝虫病治疗的基础。多西环素是一种针对马来丝虫成虫内共生菌(细胞内立克次体样细菌)的药物,被证实也是大型杀菌剂,已与乙胺嗪联合使用。

抗丝虫化学治疗在逆转或稳定早期淋巴水肿方面效果有限。部分研究证实多西环素可以降低淋巴水肿的严重程度,复合减压物理疗法可有效治疗淋巴水肿,需要注意感染部位充分消毒。起始于膀胱的乳糜尿可采用电灼疗法,而起始于肾脏的乳糜尿常常不能被纠正。早期诊断、治疗细菌感染(尤其是链球菌和葡萄球菌感染),正确处理皮肤破损和真菌感染在治疗淋巴丝虫病的过程中至关重要。对于鞘膜积液,可以考虑手术治疗。

住院患者隔离:推荐标准预防措施。

控制措施:在每年大规模使用乙胺嗪和阿苯达唑(全世界除非洲以外的地方性感染地区)或阿苯达唑和伊维菌素的基础上制订相关控制措施,以减少或可能消除传播。经杀虫剂处理的蚊帐的使用也已证明可减少传播。目前还没有针对淋巴丝虫病的疫苗。

(胡章雪 译　唐兰芳 校)

淋巴细胞性脉络丛脑膜炎病毒

临床表现:大约 1/3 的儿童和成人感染淋巴细胞性脉络丛脑膜炎病毒(lymphocytic choriomeningitis virus,LCMV)后没有症状。感染后的症状轻重差异很大,包括发热、乏力、眶后痛、畏光、厌食和恶心,咽喉痛、关节痛、关节炎和睾丸炎也可能发生,这些初始症状持续数天,最长可达 3 周,也可出现白细胞减少、淋巴细胞减少、血小板减少,乳酸脱氢酶和天冬氨酸转氨酶升高。双相发热常见于此类患者。无症状期过后,约一半的患者出现涉及神经系统的第二期症状,从无菌性脑膜炎到严重的脑炎均可以出现,横贯性脊髓炎、听神经性耳聋、吉兰-巴雷综合征和脑积水也被报道过,但其因果关系有待建立。已有报道神经系统外的疾病,包括心肌炎和皮炎。LCMV 很少引起病毒性出血综合征的发生。因器官移植发生的 LCMV 感染可以导致包含多器官衰竭的致死性播散性感染。

由于该病诊断试验并不太开展,目前该病的患病率尚不明确。发病的季节性同样不确定。然而,由于其他导致无菌性脑膜炎的病原体常在夏季流行,LCMV 可能在冬季无菌性脑膜炎占较大比例。恢复期可能需要数周,可伴有虚弱、认知功能减退、头痛、关节痛等症状。一般来说,这种感染恢复后不会遗留后遗症。当出现以下症状时,怀疑可能出现 LCMV 感染:①秋冬季节出现的无菌性脑膜炎或脑炎;②发热后可有短暂的缓解,随即出现神经系统症状;③脑脊液检查发现淋巴细胞增多和葡萄糖减少。

妊娠期 LCMV 感染可以导致自发性流产。先天性感染可以导致严重异常,包括脑积水,脉络膜视网膜炎,颅内钙化,小脑畸形和精神发育迟缓。考虑宫内感染弓形虫、风疹病毒、巨细胞病毒、单纯疱疹病毒、肠道病毒、双埃可病毒、寨卡病毒、登革病毒、梅毒螺旋体、细小病毒 B19 感染的同时,应将先天性 LCMV 感染纳入鉴别诊断。伴随免疫功能异常和器官移植患者可能经历严重或致死性感染,特别是器官移植供体感染 LCMV 时。

病原学:LCMV 是一种单链 RNA 病毒,属于沙粒病毒科(因在电镜下形似沙粒而得名)。

流行病学:LCMV 感染是一种家鼠的慢性感染。被感染的老鼠通常无症状,而病毒可以从尿液和体液中排出。此外,宠物仓鼠、实验大鼠、豚鼠以及金仓鼠可以是人类感染的来源。人类主要通过吸入由啮齿动物排出的尿液、血液、粪便、鼻咽分泌物产生的带病毒的气溶胶而感染,其他少见的感染途径有通过结膜、其他黏膜或进食、隐匿的切口等进入人体。淋巴细胞性脉络丛脑膜炎常常发生在青年人。人类之间的传播主要发生在母胎和接受没有诊断出的急性 LCMV 感染供体的器官移植者之间。很多该病毒感染的病例出现在器官移植之后,其中一个例子甚至可以追溯到器官移植供体购买了宠物仓鼠。也有一些实验室获得性淋巴细胞性脉络丛脑膜炎发生,主要是通过接触被污染的组织培养液和感染实验鼠后出现。

淋巴细胞性脉络丛脑膜炎**潜伏期**通常是 6~13d,偶尔长达 3 周。

诊断方法：在伴随中枢神经系统症状的患者，脑脊液检查中单核细胞通常增多，可有30~8 000个，同时可能出现低糖或蛋白轻度增加。LCMV可在急性期感染病例的脑脊液中被分离出来，在严重的播散性感染病例，血液、尿液和鼻咽分泌物样本也可以检测出来。通过参考或来自商业实验室的RT-PCR测定，可用于急性期血清和神经系统期脑脊液检测，但没有获得美国FDA批准。通过酶免疫分析和中和试验，从急性期到恢复期的血清样本能够检测到血清抗体滴度增加。血清或脑脊液中检测到病毒特异性IgM具有诊断意义。在先天性感染患者，后遗症期出现症状就应当被怀疑，血清学检测有助于诊断。对于免疫抑制的患者，血清转化需要数周时间，尸体解剖后免疫组织化学法可以用于回顾性诊断。

治疗：支持疗法。有限的资料显示，利巴韦林在免疫抑制的感染患者可能是有效的，但是利巴韦林也没有被FDA批准用于控制该病毒。

住院患者隔离：推荐用标准预防。

控制措施：有效的措施是在动物或食物储存区避免鼠患。这种病毒可以被宿主持续排出体外，因此一些措施可以用于监测实验或待售大鼠的感染。宠物鼠和野鼠也应当被考虑作为感染人群的来源之一[①]。尽管来自宠物鼠的这种病毒感染的可能性很低，孕母应当避免暴露于野鼠或者宠物鼠以及它们的气溶胶性分泌物，同时也应当避免在实验室工作。尽量减少此种病毒感染风险的指南可参见人兽共患病[②]。

（胡章雪　译　唐兰芳　校）

疟疾

临床表现：典型表现为周期性的高热、寒战、出汗、头痛，其他的症状包括恶心、呕吐、腹泻、咳嗽、呼吸急促、关节肌肉酸痛、腹背部疼痛。贫血和血小板减少，以及溶血引起的面色苍白和黄疸，在重症病例中很常见。在疟疾流行地区，肝脾肿大常见于感染儿童中，但成年人和未感染者也可能出现。重症常发生于未经感染无获得性免疫力的人群、幼儿，尤其是初产妇或免疫功能不全的人群。

感染恶性疟原虫（可自然感染人类的五种疟原虫中的一种）是潜在致死性的，通常表现为没有局部症状的非特异性发热。病情严重时（任一种疟原虫均可导致，但大部分为恶性疟原虫感染）可出现以下临床综合征，这些综合征均为临床急症，如不及时治疗可能致命。

- 脑型疟疾：以精神状态改变为特征，表现为一系列神经系统症状和体征，包括癫痫大发作、颅内压增高的征象（神志不清、昏睡或昏迷），甚至死亡。

- 严重贫血：由红细胞生成障碍、高寄生虫血症、溶血、受感染红细胞阻塞毛细血管、凝血功能障碍、与脾功能亢进相关的感染红细胞溶血引起。报道过使用青蒿素衍生物治疗重症疟疾后出现晚发性溶血性贫血。

- 低血糖：可伴有代谢性酸中毒、严重的寄生虫血症所致的低血压；它也可能是奎宁或奎

---

① Centers for Disease Control and Prevention. Update：interim guidance for minimizing risk for human lymphocytic choriomeningitis virus infection associated with pet rodents. *MMWR Morb Mortal Wkly Rep.* 2005；54（32）：799-801

② Centers for Disease Control and Prevention. Update：interim guidance for minimizing risk for human lymphocytic choriomeningitis virus infection associated with pet rodents. *MMWR Morb Mortal Wkly Rep.* 2005；54（32）：799-801

尼丁引起高胰岛素血症的结果。

- 肾衰竭：由急性肾小管坏死导致（8 岁以下儿童少见）。
- 呼吸衰竭：不伴有肺水肿。
- 异常出血：可伴有血红蛋白尿。由血小板减少、溶血反应增大或弥漫性凝血功能障碍引起。
- 黄疸：继发于受感染的血细胞溶血、凝血功能障碍和/或肝功能障碍。
- 代谢性酸中毒：通常归因于乳酸酸中毒、低血容量、肝功能不全和肾功能受损。
- 血压下降和休克：与低体温和肾上腺皮质功能不全相关。

间日疟原虫和卵形疟原虫导致的症状包括：

- 急性寄生虫血症导致的贫血。
- 伴有脾破裂风险的脾功能亢进。
- 间日疟原虫可能导致严重的血小板减少症。
- 感染复发，由于寄生虫潜伏于肝脏，在首次感染后 3~5 年内可出现病情复发。
- 严重甚至致命的间日疟原虫感染。

三日疟原虫感染导致的症状包括：

- 慢性无症状的寄生虫血症，首次感染后可持续数年。
- 肾病综合征，由免疫复合物在肾脏沉积所致。

诺氏疟原虫是一种非人灵长类的疟疾寄生虫，也可寄生于人类。感染诺氏疟原虫的人常常被误诊为相对较温和的三日疟原虫感染。感染诺氏疟原虫后，寄生虫在机体内迅速繁殖并造成严重的寄生虫血症，从而导致病情加重。病情严重的诺氏疟原虫感染的患者应给予高强度的治疗，以防出现肝肾衰竭，甚至死亡。

在疟疾流行地区，虽然初产妇感染风险较大，但由围产期传播引起的先天性疟疾却不常见。大多数先天性疟疾患者是被间日疟原虫和恶性疟原虫感染而致病的，三日疟原虫和卵形疟原虫感染比例低于 20%。症状表现可类似于新生儿脓毒症，包括发热以及非特异性症状，如拒奶、易激惹和嗜睡。

病原学：疟原虫属包括红细胞内寄生的一类寄生虫，可感染哺乳动物类、鸟类和爬行类动物类。疟原虫属中有 5 类可感染人类，包括恶性疟原虫、间日疟原虫、卵形疟原虫、三日疟原虫和诺氏疟原虫。多种疟原虫的混合感染已有记录。

流行病学：疟疾好发于热带地区，由雌性疟蚊叮咬而感染。全球约一半的人口生活在可能传播疟疾的地区。2017 年全球报道了感染病例和死亡病例。据报道，2017 年全世界有 2.19 亿人感染疟疾，43.5 万人死亡，其中约 10% 是死亡概率高的重症疟疾病例。死亡病例中大部分为 5 岁以下儿童。感染疟疾会对妊娠妇女和胎儿造成严重的危害，尤其是在地方性感染地区的初产妇，可能会导致自发性流产、死胎和低体重儿。

对于前往撒哈拉以南非洲、巴布亚新几内亚、所罗门群岛和瓦努阿图的旅行者来说，疟疾风险最高，但风险可变；在印度次大陆处于中等水平，在东南亚和拉丁美洲大部分地区的风险较低。在疟疾已被消除的地区，仍存在复燃的可能。气候变化也可能影响疟疾流行的地理范围。疟疾在气候温和地区更易传播，包括美国有按蚊的地区。

2016 年美国所报道的 2 078 例病例中大部分都是经境外感染而传播[1]。疟疾少见的传播形式包括宫内传播、输血、使用了受感染的针头或注射器。

间日疟原虫和恶性疟原虫是全球最常见的疟原虫种类。间日疟原虫流行于印度次大陆和中美洲,恶性疟原虫则流行于非洲、巴布亚新几内亚和伊斯帕尼奥拉岛(海地和多米尼加共和国)。间日疟原虫和恶性疟原虫在南亚、东南亚、大洋洲、南美洲是最流行的疟原虫类型。三日疟原虫相对少见但分布广泛。卵形疟原虫在西非最常见,在其他区域也有报道。已有来自东南亚某些国家的人感染诺氏疟原虫的病例报道,特别是婆罗洲、马来西亚、菲律宾、泰国、缅甸、新加坡和柬埔寨。

间日疟原虫和卵形疟原虫感染后因持续存在的肝脏感染可能出现复发。当恶性疟原虫和三日疟原虫感染后因持续的低浓度寄生虫血症引起复发,如治疗不完全或抗疟原虫药物耐药抵抗清除疟原虫,感染就会复发。无症状的寄生虫血症可发生在具有部分免疫力的个体中。

恶性疟原虫和间日疟原虫在疟疾流行地区的耐药性一直在演变,通常与人群中特定药物的使用呈正比。耐氯喹的恶性疟原虫的传播可以追溯到 20 世纪 60 年代。印度尼西亚、巴布亚新几内亚、所罗门群岛、缅甸、印度和圭亚那都报告了抗氯喹的间日疟。耐磺胺多辛乙胺嘧啶的恶性疟原虫也分布在整个非洲和其他流行地区,耐甲氟喹疟原虫在缅甸、老挝、泰国、柬埔寨和越南都有记载。相同地区也报道了对青蒿素化合物的耐药性。

疟疾的**潜伏期**(到症状出现的时间)通常在被感染蚊子叮咬后的 7d 到约 30d,恶性疟原虫最短,三日疟原虫最长。恶性疟原虫预防疗程中途停药可能会使潜伏期延后数周至数月,间日疟原虫和卵形疟原虫复发可能发生在最初感染数月后。

诊断方法:利用显微镜在患者血液涂片中找到疟原虫是一直以来确诊的"金标准"。近来有越来越多的快速检测血液中特定疟疾抗原的方法。建议快速诊断检测与常规显微镜检查同时进行,以提供患者治疗所需的进一步信息,如携带寄生虫的红细胞的百分比。快速诊断检测的阳性和阴性结果都应通过显微镜检查确认,因为快速诊断法可能无法检测到低水平寄生虫血症(即假阴性结果),或出现假阳性结果,可能也不能准确检出混合感染。薄或厚的血涂片都应该检查,因为厚血涂片允许血液聚集,这样更方便发现密度比较低的寄生虫,而薄血涂片用于对疟原虫的分类和确定感染寄生虫红细胞的比例。如果初始查找疟原虫的血涂片是阴性的,也不能完全排除诊断,应在 72h 内每 12~24 小时重复采血复查,最好至少进行 3 次涂片。

确定和鉴别血涂片上疟原虫的种类对治疗具有指导意义。除了找到疟原虫以外还有以下几种方法:血清学检测在流行病学调查中具有初筛意义,但在其他方面通常帮助不大。PCR 是确定疟疾种类的最有用方法。快速检测法对于检测 3 种相对少见的疟原虫类型如卵形疟原虫、三日疟原虫和诺氏疟原虫的灵敏度是有限的。

治疗:疟疾治疗的选择主要基于感染的疟原虫种类、可能的耐药药物和疾病的严重程度。在寄生虫感染药物章节提出了疟疾治疗的适当方法。重症疟疾(主要是考虑恶性疟原虫感染)是指达到以下标准中的 1 条或 1 条以上,包括寄生虫血症超过 5% 的红细胞感染,有中枢神经

[1] Centers for Disease Control and Prevention. Malaria surveillance—United States, 2014. *MMWR Surveill Summ.* 2017; 66(SS-12):1-24

系统受累的征象或其靶器官受累,需要输血的严重贫血,休克,酸中毒,异常出血和/或低血糖。重症疟疾患者需要给予重症监护和静脉注射青蒿琥酯的胃肠外治疗。美国已不再提供静脉注射奎尼丁。可连续监测血涂片以确定红细胞感染寄生虫的百分比,以评估治疗效果。最近对现有文献的回顾表明,对于器官功能衰竭的终末期患者,换血并无效果。

在美国,对于严重疟疾患者[①]或在尝试后仍无法忍受口服药物的疟疾患者,静脉注射青蒿琥酯是首选治疗。

住院患者隔离:推荐使用标准预防措施。

控制措施:疟疾在美国是一种法定传染病。目前没有预防疟疾的疫苗,有效的预防措施包括控制疟蚊、预防被疟蚊叮咬、治疗感染人群以及对到过疟疾流行区的旅客进行药物预防。首先应避免与疟蚊接触,尤其是黄昏到黎明(因为大部分雌性疟蚊有夜行性叮咬的习性)这一时间段;使用浸过杀虫剂的蚊帐、穿上保护性衣物也是有效的办法,并且应该被作为首选。

旅客在疟疾流行区域的药物预防[②]。目前美国用于预防疟疾的药物包括氯喹、甲氟喹、多西环素、阿托伐醌—氯胍、伯氨喹和他非诺喹。表 3.30 详细说明了这些药物用于预防疟疾的用途。

表 3.30   用于预防疟疾的药物 [a]

地区	药物	剂量	时间	不良反应和禁忌证	其他注意事项
仅氯喹敏感区域	氯喹或羟氯喹	氯喹剂量:5mg/kg 碱(8.3mg/kg 盐),口服,每周 1 次,最大成人剂量 300mg 碱 羟氯喹剂量:5mg/kg 碱(6.5mg/kg 盐),口服,每周 1 次,最多 310mg 碱	旅行前 1~2 周开始到离开后 4 周,每周 1 次	最常见的不良反应:胃肠道紊乱、头痛、头晕、视力模糊、瘙痒、失眠 可加重银屑病	随餐服用
仅限甲氟喹敏感区域	甲氟喹	≤9kg:4.6mg/kg 碱(5mg/kg 盐),每周 1 次 >9~19kg:片剂,每周 1 次 >19~30kg:1/2 片,每周 1 次 >30~45kg:片剂,每周 1 次 >45kg:1 片,每周 1 次 每片含有 228mg 碱(250mg 盐)	旅行前开始时间≥2 周,然后每周在同一天开始,每一周结束 1 次,至离开区域后 4 周 旅行前 2~3 周开始有助于评估耐受性	最常见的不良反应:胃肠道紊乱、头痛、失眠、多梦、视觉障碍、焦虑、头晕等 禁忌于已知对药物敏感的旅行者,以及有活动史或最近病史的抑郁症、焦虑症、精神病、精神分裂症、其他主要精神疾病或癫痫发作者 不可用于有心脏传导缺陷的患者	黑框警告神经性反应(头晕,前庭神经问题,耳鸣)和精神性(焦虑,偏执,抑郁,幻觉)的副作用可随时在药物使用过程中出现,并可能在停药后持续数月至数年。必须给患者得到 FDA 药物指南后使用 可在妊娠期服用

---

① Centers for Disease Control and Prevention. Notice to readers: new medication for severe malaria available under an investigational new drug protocol. *MMWR Morb Mortal Wkly Rep.* 2007;56(30):769-770

② For further information on prevention of malaria in travelers, see the biennial publication of the US Public Health Service, *Health Information for International Travel*, 2014. Atlanta, GA: US Department of Health and Human Services, Public Health Service, Centers for Disease Control and Prevention, National Center for Infectious Diseases, Division of Global Migration and Quarantine; 2014. Oxford University Press

续表

地区	药物	剂量	时间	不良反应和禁忌证	其他注意事项
所有区域	多西环素	2.2mg/kg,最大成人剂量 100mg/d	旅行前 1~2d 开始,全程每天服用,至离开后 4 周许可使用 4 个月,但可安全使用 2 年	最常见的不良反应:光敏性、胃肠道紊乱不推荐妊娠妇女或 8 岁以下儿童使用,因为预防期超过 21d	随餐服用也可对抗立克次体和钩端螺旋体(徒步旅行者、露营者、淡水游泳者)开始使用多西环素前口服伤寒疫苗
所有区域	阿托伐醌—氯胍	儿童片剂,62.5mg 阿托伐醌和 25mg 盐酸氯胍 5~8kg:1/2 片 >8~10kg:3/4 片 >10~20kg:1 片 >20~30kg:2 片 >30~40kg:3 片 >40kg:1 片成人片剂(250mg 阿托伐醌/100mg 氯胍)	在旅行前 1~2d 开始,在整个旅行期间每天服用,至离开区域后 7d	最常见的不良反应:腹痛、恶心、呕吐、头痛肌酐清除率 <30mL/min 者不使用;不建议 <5kg 的婴儿,妊娠妇女或给 <5kg 婴儿哺乳的妇女使用	随餐服用一般耐受性良好氯胍可增加华法林的作用;可能需要调整剂量
到所有地区的短期旅行(<6 个月)	伯氨喹	0.5mg/kg 碱(0.8mg/kg 盐),最多为成人剂量30mg 碱(52.6mg 盐)	在旅行前 1~2d 开始,在整个旅行期间每天服用,至离开区域后 7d	G6PD 缺乏者及妊娠妇女禁用除非婴儿 G6PD 水平正常,否则不应给哺乳期妇女服用	用药前检测 G6PD 缺乏症也用于推定治疗(即终末预防)降低间日/恶性疟原虫或卵形疟原虫复发的风险
到所有地区的短期旅行(<6 个月)	他非诺喹	负荷剂量:200mg,每日一次,出发前连续服用 3d 维持方案(在疟疾传播地区):200mg,每周一次 结束剂量:200mg,最后一次给药后 7d 再服药	旅行前 3d 开始,旅行期间每周服用一次,回来后一周服用一次	G6PD 缺乏者及妊娠妇女禁用除非婴儿 G6PD 水平正常,否则不应给哺乳期妇女服用	用药前检测 G6PD 缺乏症被批准用于 18 岁及以上的预防治疗(以及 16 岁及以上患者的抗复发治疗)也用于推定治疗(即终末预防)降低间日/恶性疟原虫或卵形疟原虫复发的风险(不同配方和不同用药方案)

注:G6PD,葡萄糖-6-磷酸脱氢酶。
[a] 没有药物是 100% 有效的。应始终将化学预防与个人防护措施结合起来。

可以根据目的地感染疟疾的风险和当地流行的耐药性来制定适当的药物预防准则。旅客应详细审查旅行行程,并将其与某一特定国家内疟疾传播地点的信息进行比较,以确定是否在该国疟疾流行地区旅行,以及该地区是否有抗疟药物耐药性的报道。需要考虑的其他因素包括患者的其他身体状况(包括妊娠)、正在服用的药物(用于评估潜在的药物相互作用)、药物成本和潜在的不良反应。儿童的预防适应证与成人相同。儿童药物剂量应该根据体重计算,儿童剂量不能超过成人。用于预防疟疾的药物大多是耐受良好的,但也可出现副作用。出现轻微副作用时不需要停药或调整剂量。提供预防疟疾药物的人员应告知旅行者如何处理轻度不良反应以及严重不良反应。

药物预防应该在到达疟疾流行区之前就开始。

妊娠期和哺乳期的预防。妊娠期疟疾对母亲和胎儿都有较高风险。疟疾可能会增加妊娠期不良后果的风险,包括流产、早产,甚至死胎。因为后果严重再加上没有完全有效的药物预防措施,妊娠或准备妊娠的妇女应该尽量避免接触疫区。

前往未报告耐氯喹疟疾的地区旅行的妇女可以服用氯喹预防。使用推荐剂量的氯喹时,对胎儿没有有害影响。因此,妊娠或者哺乳期妇女使用氯喹预防疟疾并不是禁忌证。

美国 CDC 建议,当不可避免地暴露于耐氯喹的恶性疟原虫时,在整个妊娠期都需要使用甲氟喹预防。当不可避免地接触耐氯喹的恶性疟原虫时,哺乳期母亲可使用甲氟喹,或对体重超过 5kg 的婴儿使用阿托伐醌—氯胍进行预防。由于胎儿的葡萄糖-6-磷酸脱氢酶(glucose-6-phosphate dehydrogenase, G6PD)状态未知,伯氨喹和他非诺喹在妊娠期是禁忌的。

旅行过程中对疟疾进行评估。去到疟疾流行区如果出现发热,应该立即向医生寻求帮助。在疟疾发病早期可以较快得到控制,延误治疗可能出现严重甚至致死的后果。

服用阿托伐醌—氯胍作为预防药物的旅行者,如果患上疟疾,则不应服用阿托伐醌—氯胍进行治疗,而应使用适当的替代抗疟方案。应告知旅行者在离开疫区 3 个月内出现任何发热或流感样症状时,都应该立即进行医学评估,包括血涂片来排除疟疾。

预防疟疾复发。目前没有确定减少间日疟原虫或卵形疟原虫感染复发风险的方法。抗复发治疗可与有症状感染的治疗同时或长期停留疫区离开后提供。推定治疗,也称为终末预防,在暴露期结束时或之后立即使用一种药物,以防止由休眠子引起的疟疾复发或延迟发作的临床表现。伯氨喹和他非诺喹(适用于 16 岁及以上的患者)均被批准用于预防间日疟的复发。两者都可用于预防卵形疟复发,但他非诺喹未被 FDA 批准用于这种用途。在使用伯氨喹和他非诺喹之前,必须使用定量试验来筛查 G6PD 缺乏症,因为这两种药物都可能导致 G6PD 缺乏症患者的溶血。

个人保护措施。所有去到疟疾可能流行的区域的旅行者都应该使用个人保护措施,包括:①睡觉时使用浸过杀虫剂的蚊帐;②在黄昏和夜晚待在屏蔽良好的或空调区域;③穿着保护性衣物,最好经过扑灭司林处理;④使用驱蚊剂。为了增强效果,大部分杀虫剂需要重复。

(田代印 译　唐兰芳 校)

麻疹

临床表现:麻疹是一种病毒感染性疾病,以发热、咳嗽、鼻炎、结膜炎为特征,其次是开始于面部并向躯干和四肢离心扩散的斑丘疹。在前驱期,可能会出现口腔黏膜斑(Koplik 斑)。麻疹的并发症包括中耳炎、支气管肺炎、喉气管支气管炎和腹泻,多见于婴幼儿和免疫力低下的患者。急性脑炎的发生率约为 1/1 000,可造成患者永久性的脑损害,在美国条件落后的地区,患者出现呼吸和神经系统并发症,最终可导致死亡,报道的病死率为 1‰~3‰。在年龄小于 5 岁的儿童、妊娠妇女和免疫功能不全的儿童,包括患有白血病、HIV 感染和严重营养不良

（包括维生素 A 缺乏）的儿童中，病死率将增加。免疫功能不全的患者不会出现特征性的皮疹。

麻疹包涵体脑炎（measles inclusion body encephalitis，MIBE）是一种少见的麻疹感染的表现，通常在麻疹感染后 1 年内出现。亚急性起病，数周至数月出现进行性神经功能障碍。亚急性硬化性全脑炎（subacute sclerosing panencephalitis，SSPE）是一种少见的脑组织退行性变疾病，以行为能力和智能减退、肌阵挛为特征，多发生在野生型麻疹感染后 7~11 年，发病率为 4/100 000~11/100 000，在小于 2 岁的儿童中发病率更高。在最近的一些研究中发现，麻疹患者中 SSPE 的发病率高达约 1/1 000，2 岁以下儿童最多。最近几项研究表明，麻疹病毒影响淋巴细胞，使得患有麻疹的儿童对其他病原体免疫反应长期减弱，病死率增加，此为麻疹预防如此重要的一个原因。

病原学：麻疹病毒是一种 RNA 病毒，只有一种血清型，被归为副黏病毒科的麻疹病毒属。

流行病学：人类是麻疹病毒的唯一自然宿主。麻疹可通过具有传染性的飞沫或空气直接传播。麻疹是具有高度传染性的传染病之一，密切接触人群的发病率为 90%。人群的免疫力至少需要 95% 才能阻止持续传播。在亚热带地区，感染的高峰时期通常是冬末到春季。在美国的麻疹流行区，大部分感染病例都为学龄前期以及较小的学龄期儿童，极少部分在 20 岁前都是易感的。在美国，由于常规麻疹疫苗接种年龄为 12~15 个月，麻疹更常发生在 1 岁以下的婴儿和未接种疫苗的大年龄青少年和成人中。婴儿易感性的产生主要在经胎盘从母体获得的麻疹抗体几近消失时，与保护力有限有关。从 1963 年麻疹疫苗获得许可开始，美国就开始了儿童和青少年的免疫接种计划，该计划使麻疹的发病率下降约 99% 以上，并且 2000 年宣布该计划还有效阻止了流行性传播。

1989—1991 年，美国麻疹发病率上升是与学龄前儿童，特别是城市地区学龄前儿童免疫接种率较低以及首次疫苗接种失败有关。此后，随着对学龄前期儿童疫苗接种的加强和对儿童采用麻疹、流行性腮腺炎和风疹三联疫苗进行常规二次预防，麻疹的发病率降至极低水平（小于 1/1 000 000）。不幸的是，在过去十年中，麻疹病例和暴发的数量不断增加。这些病例中大部分与从麻疹流行国家（如西欧）的输入有关，并在未接种疫苗的人群中传播，其中包括拒绝接种疫苗的儿童。

控制全球感染及消除区域麻疹的努力仍在持续，2000 年至 2017 年期间，全球麻疹死亡人数减少了 80%，截至 2018 年底，全球 89% 的儿童在两岁前接种了 1 剂麻疹疫苗。所有加入了世界卫生组织的地区均已制订了到 2020 年消除麻疹的目标，其中包括为所有儿童接种第二剂含麻疹的疫苗。

年龄在 12 个月或 12 个月以上接受过 1 剂疫苗的人中，约 7% 发生对疫苗接种反应不足（即初次接种失效）。在接种过疫苗的麻疹病例中，大多数都是由于初次疫苗接种失败，但部分病例可能由于接种后免疫力衰减（如二次免疫失败），首次免疫失败是对儿童或者高危成人常规进行二次免疫的主要原因。

感染野生型麻疹病毒的患者在出疹前 4d 到出疹后 4d 都有传染性。免疫功能不全的患者呼吸道分泌物中病毒残留的时间更长，这些病毒具有传染性，这会使患者病程延长。但合并 SSPE 的患者是没有传染性的。

潜伏期是暴露于麻疹传染源后的 8~12d。在家系研究中，从先证者出现皮疹到继发者出现皮疹的时间平均 14d，范围是 7~21d。1976—1983 年，84 例合并 SSPE 患者的平均潜伏期是 10.8 年。

诊断方法：麻疹病毒感染可通过以下方式确认。①通过逆转录聚合酶链反应（RT-PCR）检测麻疹病毒 RNA；②检测麻疹病毒特异性的 IgM；③配对的急性期和恢复期血清样本中（收集间隔至少 10d），麻疹 IgG 抗体浓度 4 倍增加；④在细胞培养中分离出麻疹病毒。酶联免疫法检测血清 IgM 已成为确诊病例的首选方法，但随着发病率的降低，IgM 检测的阳性预测值也随之降低。因此，检测血液，咽部、鼻腔和后鼻咽拭子标本，支气管灌洗标本，或尿液标本（呼吸道标本是首选标本，取样超过一个部位可能会增加灵敏度）中的病毒 RNA 在病例确诊中起着越来越重要的作用。任何怀疑感染麻疹的患者，均应获取血清和咽拭子样本。此外，同时取得尿液样本是最理想的，因为三个部位取样将增加确诊的可能性。在细胞培养中分离麻疹病毒不推荐用于常规病例确认，因为分离可能需要 2 周才能完成。但是，病毒分离对于监测流行的麻疹病毒的遗传学特性是非常重要的。

麻疹 IgM 检测的灵敏度因标本采集时间、患者免疫状况和检测方法的不同而不同。高达 20% 的 IgM 检测结果可能在皮疹发病后的前 72h 出现假阴性结果。如果麻疹 IgM 检测结果为阴性，且患者全身皮疹持续时间超过 72h，则应重复麻疹 IgM 试验。麻疹 IgM 可在未免疫的人皮疹发病后至少 1 个月内检测到，但在接种 1 次或 2 次疫苗的人中可能不存在或仅短暂出现。因此，不应该用 IgM 抗体阴性的结果排除已免疫人群的诊断。

RT-PCR 检测病毒 RNA 提供了一种相对快速、灵敏的病例确诊方法。因为病毒的释放会在发生皮疹之后下降，所以在皮疹发生后尽快收集 RNA 检测样本非常重要。标本的采集时间和质量对 RT-PCR 检测结果有很大的影响，因此不能将阴性结果作为排除麻疹病例的唯一标准。收集用于病毒分子检测的样品的另一个优点是这些样品也可用于病毒的基因分型，这对帮助识别输入和传播的模式很重要。

有发热出疹的患者，如果麻疹 IgM 抗体阴性，麻疹的 RT-PCR 检测结果亦为阴性，还应使用同样的标本进行风疹检测。

治疗：目前还没有特殊的抗病毒疗法。实验证实麻疹病毒对利巴韦林敏感，可以通过静脉和气道雾化等途径给予利巴韦林治疗严重感染或免疫功能不全的麻疹患儿。但是，由于没有对照试验，美国 FDA 还没有认可使用利巴韦林治疗麻疹。

维生素 A。世界卫生组织目前推荐，无论在哪个国家都可使用维生素 A 治疗儿童麻疹，且很多美国专家认为，在美国，无论住院状况如何，所有麻疹患儿均应使用维生素 A。一些资源有限的国家认为，使用维生素 A 治疗麻疹可以降低患病率和病死率。研究发现，美国麻疹患儿的维生素 A 水平降低，病情严重的患儿中维生素 A 水平更低。但是维生素 A 的浓度并不影响麻疹管理方法，没有必要测量。用维生素 A 治疗麻疹建议每天 1 次，连用 2d（即诊断后立即服用，第二天重复），剂量如下。

- ≥12 个月儿童使用 200 000IU ［60 000μg 视黄醇活性当量（retinol activity equivalent，RAE）］。
- 6~11 个月婴儿使用 100 000IU（30 000μg RAE）。
- <6 个月婴儿使用 50 000IU（15 000μg RAE）。
- 有临床症状的维生素 A 缺乏患儿应该在此之后继续治疗 2~6 周。

即使在麻疹通常不严重的国家，也应该给予所有患有严重麻疹的儿童（如需要住院）维生素 A 的补充。在美国，有胃肠外和口服的维生素 A 剂型。

住院患者隔离：除标准预防外，对健康儿童隔离至出疹后 4d，而免疫功能不全患者需要全程进行空气隔离。暴露的易感个人应从第一次暴露后第 5 天起至最后一次暴露后第 21 天采取空气隔离(呼吸道隔离)[1]。

控制措施：

麻疹免疫的证据[2]。麻疹免疫证据包括以下任何一项。

① 有麻疹病毒活疫苗的适龄疫苗接种记录。

◆ 学龄前儿童：1 岁生日后接种 1 剂。

◆ 学龄儿童：2 剂；第 1 剂在 1 岁生日后接种，第 2 剂至少在第一次注射后 28d 接种。

② 基于实验室证据。

③ 实验室确诊患病。

④ 1957 年以前出生。

保护暴露人群。表 3.31 和表 3.32 分别总结了疫苗和免疫球蛋白(IG)预防暴露后非免疫功能低下及未妊娠人群以及免疫功能低下及妊娠人群的情况。

接种疫苗。有研究指出，如在暴露于麻疹传染源后 72h 内为易感人群接种麻疹疫苗，可对部分患者起到保护或疾病减轻作用。所有被暴露个体中适合接种麻疹疫苗但还没接种或只接种过 1 剂疫苗(第二次麻疹疫苗接种可在第一次麻疹疫苗接种后 28d 进行)的人都应考虑接种麻疹疫苗。如果暴露没有导致感染，那么接种的疫苗可以预防今后的麻疹感染。在学校和儿童看护中心，接种疫苗是预防麻疹暴发的有效措施，在美国既往麻疹流行中发现，对 1 岁及以上，甚至 6 个月婴儿进行麻疹疫苗接种亦可取得较好效果。

使用免疫球蛋白(IG)。IG 可以在暴露后 6d 内通过肌内注射(IGIM)或静脉注射(IGIV)来预防或改善没有麻疹免疫力患者的麻疹症状。IGIM 的推荐剂量为 0.50mL/kg(按体积计最大剂量为 15mL)。IGIV 是为没有麻疹免疫力的妊娠妇女和严重免疫缺陷的宿主推荐的 IG 制剂，不论免疫或疫苗接种情况如何，下列患儿均建议使用免疫球蛋白：严重原发性免疫缺陷患者；接受造血干细胞移植的患者，直到所有免疫抑制治疗结束后至少 12 个月，已发展为移植物抗宿主病的患者还需要更长的时间；接受 ALL 治疗的患者，在免疫抑制化疗结束后至少 6 个月内或之前；接受过实体器官移植的患者；感染 HIV 的免疫受到严重抑制者；以及母亲在妊娠期间接受生物反应调节剂治疗的 12 月龄以下的患者。建议这些人群使用 IGIV，因为他们可能更容易患重症麻疹和并发症，同时体重 >30kg 患者使用 IGIM 的剂量将低于推荐剂量。对于已定期接受 IGIV 治疗的患者，常规剂量 400mg/kg 应足以在注射后 3 周内对麻疹暴露者进行预防保护。对于常规接受免疫球蛋白皮下治疗(Immune Globulin Subcutaneous,IGSC)患者，在麻疹暴露前连续 2 周至少 200mg/kg 的剂量就足够了。对于在 1 岁以后接种了 1 剂疫苗的家庭或其他麻疹患者密切接触者，不需要使用 IG，除非他们的免疫功能严重受损(如前定义)。

对于曾在暴露后接受 IGIM 以减轻或预防麻疹的儿童，如果年龄大于 12 个月，接种麻疹疫苗(如果没有禁忌证)应在 IGIM 注射后 6 个月后进行。使用 IGIV 或其他生物制剂后接种麻疹疫苗的间隔时间不同(见表 1.11)。

① Centers for Disease Control and Prevention. Immunization of health-care personnel：recommendations of the Advisory Committee on Immunization Practices(ACIP). *MMWR Recomm Rep.* 2011；60(RR-7)：1-45

② Centers for Disease Control and Prevention. Prevention of measles，rubella，congenital rubella syndrome，and mumps，2013 summary：recommendations of the Advisory Committee on Immunization Practices(ACIP). *MMWR Recomm Rep.* 2013；62(RR-4)：1-34

表 3.31　非免疫功能低下及未妊娠人群的麻疹暴露后预防（PEP）

年龄范围	麻疹免疫状态 [a]	PEP 类型（取决于初始暴露后的时间）		
		≤3d	4~6d	>6d
所有年龄	免疫（IgG 阳性，2 剂 MMR 疫苗，或 1957 年之前出生 [b]）	● 若暴露者可证明具有免疫力，则无 PEP 指征		
<6 个月	无免疫（由于年龄）	● 肌内注射免疫球蛋白（IMIG）[c,d] ● 最后一次接触后居家隔离 [e] 28d		● 无 PEP 指征（为时已晚）[f] ● 最后一次接触后居家隔离 [e] 21d
6~11 个月	无免疫（由于年龄）	● 接种 MMR 疫苗（MMR 疫苗优于 IG） ● 无需隔离	● 肌内注射免疫球蛋白（IMIG）[c,d] ● 最后一次接触后居家隔离 [e] 28d	● 无 PEP 指征（为时已晚）[f] ● 最后一次接触后居家隔离 [e] 21d
≥12 个月	无免疫（0 剂 MMR 疫苗或 IgG 阴性）	● 接种 MMR 疫苗 ● 无需隔离 [b]	● 无 PEP 指征（为时已晚）[f] ● 最后一次接触后居家隔离 [e] 21d，然后接种 MMR 疫苗以防未来接触	
≥12 个月	接种 1 剂 MMR 疫苗 [b]	● 如果距最后一剂活疫苗≥28d，则给予第二剂 MMR 疫苗 ● 无需隔离	确诊/疑似病例的家庭成员： ● 获取 IgG 滴度以确定免疫力。在等待结果期间居家隔离 [e]；如果 IgG 阴性，则在最后一次接触后隔离 21d（PEP 为时已晚）[f] 不是确诊/疑似病例的家庭成员： ● 1~3 岁：因为接种了 1 剂 MMR，所以不太可能患病 ● 年龄≥4 岁：因为接种了 1 剂 MMR，所以不太可能患病，并给予第 2 次 MMR 以防未来暴露	
成人	未知的麻疹免疫状态	● 接种 MMR 疫苗 ● 无需隔离 [b]	确诊/疑似病例的家庭成员： ● 检测 IgG 滴度以确定免疫力。在等待结果期间居家隔离 [e]，如果 IgG 阴性，则在最后一次接触后隔离 21d（PEP 为时已晚）[f] 不是确诊/疑似病例的家庭成员： 是否在有儿童（日托/学校）或医疗机构中工作？ ● 是：检测 IgG 滴度以确定免疫力。在等待结果期间居家隔离 [e]；如果 IgG 阴性，则在最后一次接触后隔离 21d（PEP 为时已晚）[f] ● 否：自行至相关机构检测麻疹 IgG 滴度 [f]	

[a] 所有接触过麻疹的人都必须被告知他们的接触情况，无论他们是否对麻疹有免疫力。

[b] 1957 年以前出生或 1 剂 MMR 不应被认为对确诊麻疹病例的家庭成员或接触过麻疹的保健工作者足够；没有记录到麻疹 IgG 滴度阳性或 2 剂 MMR 剂量的，则认为他们具有未知的免疫力。对无免疫能力的医护人员进行为期 21d 的强制休假，即使他们得到了 MMR PEP。

[c] 对于接受 IG 的人群，给予指导。

[d] 小于 12 月龄的婴儿肌内注射 IG 剂量为 0.5mL/kg（最大剂量 15mL）。MMR 或水痘疫苗的接种必须推迟到肌内注射 IG 后 6 个月，静脉注射 IG 后 8 个月。

[e] 在进行居家隔离时，应确保接触者的所有家庭成员都对麻疹免疫。IG 可将潜伏期延长至 28d。

[f] 对于未接受 PEP 的人群，给予指导。

表 3.32　免疫功能低下及妊娠人群的麻疹暴露后预防（PEP）

类别	年龄范围	麻疹免疫状态[a]	PEP 类型（取决于初始暴露后的时间）		
			≤3d	4~6d	>6d
严重免疫功能低下[b]	<12 个月	无论麻疹免疫状态如何，都需要 IG	● 肌内注射免疫球蛋白（IMIG）[c,d] ● 最后一次接触后居家隔离[e]28d		● 无 PEP 指征（为时已晚）[f] ● 最后一次接触后居家隔离[e]21d
	≥12 个月		● 静脉注射免疫球蛋白（IVIG）[c,d] ● 最后一次接触后居家隔离[e]28d		
妊娠	不适用	免疫（Ig 阳性或 2 剂 MMR 疫苗）	● 无 PEP 指征[f]		
		非免疫（IgG 阴性）	● 静脉注射免疫球蛋白（IVIG）[c,d] ● 最后一次接触后居家隔离[e]28d		● 无 PEP 指征（为时已晚）[f] ● 最后一次接触后居家隔离[e]21d
		未知免疫	● 检测麻疹 IgG 滴度来确定免疫状态		● 无 PEP 指征（为时已晚）[f] ● 最后一次接触后居家隔离[e]21d

[a] 所有接触麻疹的人都必须被告知他们的接触情况，无论他们是否有麻疹免疫力的证据。

[b] 免疫功能低下者的管理可能具有挑战性，可能需要提供者根据免疫功能低下的情况或药物做出个体化决定。
严重免疫功能低下的情况（根据 ACIP 和 IDSA）包括：
● 严重的原发性免疫缺陷
● 骨髓移植直至完成所有免疫抑制治疗后≥12 个月，对于已发展为移植物抗宿主病的患者，可能需要更长的时间
● 在完成免疫抑制化疗后≥6 个月内接受急性淋巴细胞白血病（ALL）的治疗
● 癌症化疗[*]
● 实体器官移植后[*]
● 每天接受剂量≥20mg（或体重 <10kg 的患者每天接受剂量 >2mg/kg）泼尼松或等效药物的皮质类固醇治疗≥14d
● 接受某些生物免疫调节剂，例如肿瘤坏死因子-α 阻滞剂和利妥昔单抗[*]
● 造血干细胞移植后，高水平免疫抑制的持续时间是高度可变的，并且取决于移植的类型（同种异体较自体时间长）、供体类型和干细胞来源，以及移植后并发症，例如移植物抗宿主病及其治疗[*]
● 患有严重免疫抑制的艾滋病或 HIV 感染，定义为 CD4[+] T 细胞比例 <15%（所有年龄）或 CD4[+] T 细胞计数 <200×10⁶/L（年龄 >5 岁）
低水平免疫抑制：在没有公布的低水平免疫抑制暴露者指南的情况下，考虑评估对麻疹的推定免疫力（麻疹 IgG 阳性或 2 剂 MMR 疫苗）以确定是否需要 PEP。如果不能免疫麻疹，则将 PEP 作为 MMR（若没有禁忌并且在初次接触后 72h 内）。如果 MMR 有禁忌证，或者 MMR（初次接触后第 4~6 天）为时已晚，则考虑静脉注射 IG[e]，并在最后一次接触后 28d 进行居家隔离。如果因为太晚而没有给予 PEP，则在最后一次接触后居家隔离 21d。

[c] 对于接受 IG 的人群，给予指导。

[d] 12 月龄以下婴儿的肌内注射 IG 剂量为 0.5mL/kg（最大剂量 15mL）。对麻疹没有免疫力的孕妇和免疫功能低下者的静脉注射 IG 剂量为 400mg/kg。MMR 或水痘疫苗的接种必须分别推迟到肌内注射和静脉注射 IG 后 6 个月和 8 个月。

[e] 实施居家隔离时，确保接触者的所有家庭成员都对麻疹免疫。IG 将潜伏期延长至 28d。

[f] 对于未接受 PEP 的人群，给予指导。

[*] 来自 Centers for Disease Control and Prevention. Prevention of measles, rubella, congenital rubella syndrome, and mumps, 2013. MMWR Recomm Rep. 2013；62（RR-4）：1-34；and Rubin LG, Levin MJ, Ljungman P, et al. 2013 IDSA Clinical practice guideline for vaccination of the immunocompromised host. *Clin Infect Dis.* 2014；58（3）：e44-e100.

HIV 感染[①]。HIV 儿童在暴露于麻疹后应根据目前的免疫状态和疫苗接种史进行预防。他们的血清学检测提示已经对麻疹有免疫力或已经接种了 2 剂麻疹疫苗,在联合抗逆转录病毒治疗(ART)开始后,无或中度免疫抑制患者应该被认为是有免疫力的,此时不需要使用任何其他方法来再次预防。在没有麻疹免疫证据的情况下,轻度或中度免疫受损的 HIV 感染者,无论免疫状态如何,均应接受 IGIM,剂量为 0.5mL/kg(最多 15mL)。严重免疫缺陷者(包括 CD4[+] T 淋巴细胞百分比 <15% 所有年龄或 CD4[+] T 淋巴细胞计数 <200×10⁶/L 的 5 岁以上 HIV 感染者,无论其免疫接种状况如何,和开始 cART 治疗后未接种 MMR 疫苗者)接触麻疹后,无论疫苗接种情况如何,都应该接受 IGIV 的预防,剂量为 400mg/kg。一些专家认为应包括所有 HIV 感染者,不管他们的免疫状况或有无 MMR 疫苗接种史,因为他们需要 IGIV 的预防。在暴露前 3 周内接受过 IGIV 治疗的感染 HIV 的儿童不需要其他的被动免疫。

卫生保健人员。为了降低卫生保健人员的感染,应该建立完善的接种程序,以确保所有在卫生保健部门工作的工作者或志愿者(包括学生)对麻疹具有免疫力。

麻疹疫苗建议。见表 3.33。

表 3.33 麻疹疫苗接种推荐指南[a]

类别	推荐指南
无接种史、未患过麻疹的 12~15 月龄儿童	推荐在 12~15 个月接种 MMR 或 MMRV 疫苗;第 2 剂至少在首次接种 MMR 疫苗后 28d(或接种 MMRV 疫苗后 90d)再接种,通常建议在 4~6 岁接种
在流行区域[b] 或在跨国旅程前的 6~11 月龄儿童	采用 MMR 疫苗接种,但是这一剂不能视为有效,在 1 岁后接种的 2 剂才算有效。第 1 剂应该在 12~15 个月接种,第 2 剂应该至少间隔 28d 接种,通常建议在 4~6 岁接种。小于 12 月龄的儿童不应接种 MMRV 疫苗
在 1 岁以上接种过 1 剂麻疹疫苗的幼儿园、初中、高中的学生	接种第 2 剂
在 1 岁以上接种过 1 剂麻疹疫苗的大学和大专院校的学生	接种第 2 剂
在 1 岁前有接种史	不能视为有效,应接种 2 剂
在 1963—1967 年接种过灭活的或不明类型的麻疹疫苗	不能视为有效,应接种 2 剂
接种过高度灭活或者不明类型的疫苗,同时使用 IG	不能视为有效,应接种 2 剂
对鸡蛋过敏	接种,很可能没反应
新霉素过敏	接种,很可能没反应
对新霉素或明胶严重的过敏反应	避免接种
肺结核	接种;如果患者的结核没有治疗过,在接种前开始抗结核治疗
麻疹暴露	依据情况接种和/或使用 IG

[①] Centers for Disease Control and Prevention. Prevention of measles, rubella, congenital rubella syndrome, and mumps, 2013 summary: recommendations of the Advisory Committee on Immunization Practices(ACIP). *MMWR Recomm Rep.* 2013; 62(RR-4):1-34

续表

类别	推荐指南
感染 HIV	除外严重的免疫抑制,其他都应接种 2 剂;在暴露后,应根据免疫抑制程度和麻疹疫苗史使用 IG
有抽搐的发作史或家族史	接种,告知父母接种会轻微增加抽搐发作的风险
在接受 IG 或血液制品治疗时	在适当的间期接种(见表 1.13)

注:MMR,麻疹-流行性腮腺炎-风疹疫苗;MMRV,麻疹-流行性腮腺炎-风疹-水痘疫苗;IG,免疫球蛋白;HIV,人类免疫缺陷病毒。

^a 参考正文中 MMRV 疫苗使用建议。

^b 参考暴发控制。

MMR 疫苗的使用。在美国,唯一被批准的麻疹疫苗是通过鸡胚胎细胞培养的活的减毒疫苗。资源有限的国家如果可以根据世界卫生组织提出的标准进行疫苗接种,那么也可以达到美国的疫苗接种水平。美国现在的很多混合疫苗剂型也含有麻疹疫苗,包括麻疹-流行性腮腺炎-风疹(MMR)疫苗和麻疹-流行性腮腺炎-风疹-水痘(MMRV)疫苗。单一抗原的麻疹疫苗在美国已经没有了。0.5mL 的麻疹疫苗可以皮下注射。含有麻疹疫苗的混合疫苗可以与其他的疫苗用不同的注射器在不同的部位同时注射。

接种疫苗后,95% 的儿童会在 12 个月时出现麻疹病毒抗体,98% 的儿童会在 15 个月时出现麻疹病毒抗体。大部分人在接种一次疫苗后就可以终身免疫,但少数接种疫苗的人群(≤5%)在若干年后可能会失去保护作用。对于麻疹消除,需要 2 剂疫苗。超过 99% 的人在间隔 28d 以上接种过两次疫苗,第一次接种一般在 1 岁时或 1 岁后,第一次接种后就可能会出现麻疹抗体。第二次接种是为那些未能对第一次麻疹疫苗做出免疫反应的人提供保护,因此,不是加强免疫。已经有免疫力的人群再次接种疫苗是没有副作用的,有免疫力的人不会携带和传播麻疹疫苗中的病毒。

不当的储存疫苗可能会导致接种失败。自 1979 年以来,麻疹疫苗中添加了一种稳定剂,使它对高温有更强的抵抗力。在储存 MMR 和 MMRV 疫苗时需要认真阅读产品的标签。MMRV 疫苗必须保存在 $-50 \sim -15$℃的环境温度中。

常规免疫年龄。MMR 疫苗一般在 12~15 月龄接种。首次接种的延误可能是美国 1989—1991 年出现麻疹大型暴发的原因。第二次接种应该在入学时(4~6 岁),两次接种时间至少间隔 28d。对于只接种过一次的所有学龄期儿童(小学、初中、高中),包括 11~12 岁的青少年,都应该进行第二次接种。如果儿童在 12 月龄前就接种了第 1 剂疫苗,这 1 剂不被计入有效的剂数,那么应该在 12~15 月龄接种第 2 剂,两次接种时间至少间隔 28d 以上。

MMRV 疫苗的使用 [①]。

● MMRV 疫苗可以刺激 12 个月至 12 岁的儿童产生针对麻疹、流行性腮腺炎、风疹和水痘的抗体。MMRV 疫苗不适用于这个年龄段之外的人。推荐使用 MMRV 疫苗作为第一剂预防。

● HIV 感染的儿童不应接种 MMRV 疫苗,这是因为缺乏 HIV 感染儿童四价疫苗的安全

---

① Centers for Disease Control and Prevention. Use of combination measles,mumps,rubella,and varicella vaccine: recommendations of the Advisory Committee on Immunization Practices(ACIP). *MMWR Recomm Rep.* 2010;59(RR-3):1-12

性数据。

- 在 12~15 月龄或者在 4~6 岁之前或之间，MMRV 疫苗可以与其他疫苗同时使用。
- 两次麻疹疫苗接种的时间至少要间隔 28d，包括含有麻疹疫苗的混合疫苗，如 MMR 疫苗，MMRV 疫苗。但是，MMRV 接种建议的间期至少为 90d。

大专和其他非高中教育机构。大专和其他教育机构应该要求所有入学新生都提供对麻疹具有免疫力的证据。除非有禁忌证，不能出具相关证明的学生应该在入学时接种一次 MMR 疫苗，在 28d 后再进行第二次接种。

麻疹暴发时的免疫。在出现麻疹暴发时，应向所有的暴露人群或者对麻疹没有免疫力的人群提供 MMR 疫苗。在婴儿出现群体性暴发时，MMR 疫苗已被证明是有效的，可以推荐 6~11 个月大的婴儿接种。在 1 岁前接种的疫苗不能算作 2 剂接种的第 1 剂。

跨国旅行。人们在出国旅行（美国以外的任何国家）前应该接种麻疹疫苗。6~11 个月的婴幼儿应该至少在出发两周前接种 1 剂 MMR 疫苗，然后在 12~15 个月（至少在首次接种麻疹疫苗后 28d）接种第 2 剂含麻疹疫苗，并且在 4~6 岁再接种第 3 剂。1 岁以上以及接种过 1 剂疫苗的成人去到麻疹流行区时，应该在离开前接种第 2 剂疫苗，但是要保证 2 剂接种时间至少相差 28d。

国际领养。美国相关部门要求≥10 岁的被领养儿童在进入美国前接种 MMR 疫苗。但是，根据美国移民法关于进入美国前疫苗接种的规定，<10 岁的国际领养儿童在入境前可不用接种。被领养儿童的父母需要签署一份弃权书，说明当他们的孩子到美国后他们愿意遵守美国疫苗接种指南。

卫生保健人员 [1]。工作在卫生健康部门的人应该出具适当的证明来证明他们对麻疹有免疫力，包括：①接种过 2 剂活的麻疹病毒疫苗的证明文件，并且接种第 1 剂时年龄大于 12 个月，在接种第 1 剂至少 28d 后再接种第 2 剂；②证明对麻疹有免疫力或既往患过麻疹的实验室证据；③在 1957 年前出生的人员参考卫生保健人员。1957 年前出生的卫生保健人员不能保证对麻疹免疫，因此，卫生机构应考虑为 1957 年之前出生的未接种疫苗的缺乏免疫实验室证据证明存在免疫力的人员以适当间隔接种 2 剂 MMR 疫苗。关于麻疹暴发的处理建议可以参考暴发控制章节。

不良事件。通常在接种 MMR 疫苗后 6~12d，有 5%~15% 的人会出现发热，常常 39.4℃或者更高的发热，一般持续 1~2d，也可持续 5d，大部分人表现为无症状的发热。约 5% 的人在接种后出现短暂的皮疹。发热和/或发生皮疹的接种者不认为具有传染性。1/（3 000~4 000）在接种 MMR 疫苗后 5~12d 可能出现高热惊厥。在接种含有麻疹的疫苗，尤其是 MMR 后，1/（22 000~40 000）的人出现短暂的血小板减少。目前没有证据证明在已经对这些病有免疫力的人再次接种疫苗会增加不良事件的发生率。数据显示，只有当人们没有对 MMR 中的病毒产生免疫力时才容易出现副作用。因此，在第二次接种 MMR 疫苗后出现的不良反应的发生率应该低于第一次，因为大部分人在第一次接种后会出现麻疹抗体。

采用 MMRV 疫苗接种和 MMR 与水痘分别接种时，儿童局部和全身副作用的发生率基本一致。但是，首次接种 MMRV 后出现体温≥38.9℃的概率明显高于 MMR 与水痘分别接种

① Centers for Disease Control and Prevention. Immunization of health-care personnel: recommendations of the Advisory Committee on Immunization Practices（ACIP）. *MMWR Recomm Rep*. 2011；60（RR-07）：1-45

的概率(前者为 22%,后者为 15%)。在 12~23 个月大时接种了第一剂 MMRV 疫苗的儿童中,每 1 100~1 400 人中有 1 例发生高热惊厥;在同一次就诊时分别接种了第一剂 MMR 和水痘疫苗的儿童中,每 2 500~3 000 人中有 1 例发生高热惊厥。高热惊厥的风险期为疫苗接种后的 5~12d。单独使用 MMRV 代替 MMR 和单价水痘疫苗的好处在于,四价产品可以减少 1 次注射次数。在 12~15 个月大时可选择接种 MMRV 或单独的 MMR 和水痘疫苗,儿科医生应告知父母或其他监护人疫苗选择的风险和好处。48 月龄及以上的第一剂麻疹、流行性腮腺炎、风疹和水痘疫苗和任何年龄(15 个月到 12 岁)的第二剂疫苗,通常优先使用 MMRV 疫苗,而不是单独注射 MMR 和水痘疫苗,以尽量减少注射次数。

接种疫苗后脑炎和脑病并发症的发生率小于 1/1 000 000。在美国,接种麻疹疫苗后出现脑炎和脑病的发生率应该低于目前统计得到的发生率,因为部分接种疫苗后出现严重的神经症状,即使目前与疫苗接种无关,但也把它归结为疫苗接种的并发症。多项研究反驳了孤独症或炎症性肠病与 MMR 疫苗接种的因果关系。

注意和禁忌证。

*发热性疾病。*儿童出现轻微不适,如上呼吸道感染,这种情况是可以接种的。发热不是接种疫苗的禁忌证,但如果合并其他症状且提示一些更严重的疾病,疫苗应推迟至疾病康复后接种。

*过敏反应。*超敏反应是比较少见的,包括在接种局部出现水疱、光圈或皮疹。这些反应被认为与疫苗中含有的新霉素、明胶或其他成分有关。过敏反应也比较少见,麻疹疫苗是在鸡胚胎细胞培养基中生产的,并不含有大量的蛋清蛋白(卵白蛋白)的交叉反应蛋白。对鸡蛋过敏的儿童出现麻疹疫苗(包括 MMR 和 MMRV 疫苗)过敏的风险很低。而且对鸡或羽毛过敏的人对疫苗过敏的风险也不会增加。儿童对鸡蛋的皮肤试验不能预测他们对 MMR 疫苗的反应,在接种 MMR 或其他含麻疹疫苗前不推荐常规进行该项检测。

在接种第 1 剂麻疹疫苗后,如出现严重的超敏反应,应该按以下处理:①检测是否出现麻疹抗体,如果已有免疫力则不需接种第二次;②在第二次接种时应该接受评估和必要的皮肤试验。

*血小板减少症。*MMR 疫苗在接种后 2 个月内可导致罕见的血小板减少症,一般会在接种后 2~3 周出现短暂的血小板聚集。查阅一些病例报告后发现,既往出现过血小板减少,尤其是上次接种 MMR 后出现短暂血小板减少的人,在接种麻疹疫苗后出现血小板减少的风险可能会高于一般人。对这类儿童进行麻疹接种前,应该评估他们首次接种后是否具有免疫力、对比接种疫苗后的益处以及出现血小板减少的风险。第一次接种时出现血小板减少的风险要高于第二次接种时。目前还没有报道在接种 MMR 疫苗后出现血小板减少最终导致出血或者死亡等严重并发症的病例。

目前关于 IG 及其他血液制品的管理。根据 IG 剂量不同,IG 可以在麻疹免疫的不同时期使用。IG 或血液制品与麻疹免疫使用的间隔时间见表 1.11。如果麻疹疫苗接种与 IG 或血液制品的间隔时间不足并且有暴露风险,儿童应该在最佳时期或之后(至少与上次接种间隔 28d)再次接种,除非已经产生麻疹特异性抗体。

MMR 疫苗应至少在计划使用 IG、输血或其他血液制品前 2 周接种,因为理论上抗体可以中和减毒活疫苗并干扰免疫。如果在必须在注射 MMR 或 MMRV 疫苗后的 14d 内使用 IG,应在表 1.11 中规定的间隔后再注射这些疫苗。

肺结核。在麻疹疫苗接种前不一定都要行结核菌素皮肤试验。对于没有治疗过的结核感染,应该在 MMR 疫苗接种前开始抗结核治疗。除非有需要,结核菌素皮肤试验可在接种前任何时间或当天进行,否则应该推迟 4~6 周,因为麻疹疫苗免疫反应可能会在短期内掩盖结核菌素皮肤试验的反应。麻疹疫苗接种对干扰素 γ 释放试验(interferon gamma release assay,IGRA)特性的影响尚未确定,应遵循与结核菌素皮肤试验相同的预防措施。

免疫功能不全。免疫功能不全的患者合并有严重的病毒感染时,不能接种活的麻疹病毒疫苗(不包括 HIV 感染者,除非他们有严重的免疫抑制)。免疫功能不全患者可以通过对其易患病的亲密接触者进行免疫而降低暴露风险。接种过麻疹疫苗的人不会传播传染性的麻疹疫苗病毒。免疫缺陷和免疫抑制的患者在暴露于麻疹时应根据既往接种情况处理。必要时,儿童在使用生物效应调节剂(如肿瘤坏死因子)治疗前应接种麻疹疫苗,在移植前,理想情况是使用 2 剂。无论免疫或接种状况如何,严重免疫缺陷的易患病儿童在暴露于麻疹后应该使用 IG 预防(表 3.31 和表 3.32)。

皮质类固醇。对于已经使用大剂量皮质类固醇(体重 >10kg 的儿童给予剂量大于 2mg/kg 或大于 20mg/d 的泼尼松及其类似物)治疗 14d 以上,或其他免疫功能不全的人,接种麻疹疫苗的间隔时间至少为 1 个月。一般来说,吸入性皮质类固醇不会导致免疫抑制,故不是接种麻疹疫苗的禁忌证。

HIV 感染[①]。对于年龄大于 12 个月的感染 HIV,并且没有麻疹免疫的证据,没有严重免疫抑制证据的所有患者,应按正常人标准进行麻疹疫苗(采用 MMR 疫苗)接种,因为 HIV 患者感染麻疹后非常严重,甚至可导致死亡。为了疫苗接种,重度免疫抑制在 1~13 岁的儿童中定义为 CD4$^+$ T 淋巴细胞百分比 <15%,在年龄大于 14 岁的青少年中定义为 CD4$^+$ T 淋巴细胞计数 <200 × 10^6/L。严重免疫缺陷的 HIV 感染的婴儿、儿童、青少年和年轻人不应接受含有麻疹的疫苗。MMRV 疫苗均不应接种于任何感染 HIV 病毒的婴儿,因为在这个群体中缺乏安全评估数据。第 1 剂 MMR 疫苗应在 12~15 月龄接种,第 2 剂应在 4~6 岁,或尽早在第 1 剂后 28d 内接种。初诊 HIV 感染的儿童、青少年和成人,如果没有麻疹免疫的证据,应在确诊后尽快完成 MMR 疫苗的 2 次接种计划,除非他们有严重免疫抑制的证据。围产期感染 HIV 病毒并在开始 ART 之前接种过麻疹疫苗的群体,应视为未接种疫苗,并应在 ART 起效后,重新注射 2 剂 MMR 疫苗,除非他们现在有其他可接受的麻疹免疫证据。无麻疹疫苗免疫证据的 HIV 患者的所有家庭成员都应该接种 2 剂 MMR 疫苗。麻疹病毒是终身免疫的,如果 HIV 患者的亲属均对麻疹病毒具有免疫力,那么 HIV 患者患上麻疹的风险将很小。

抽搐发作的个人史或家族史。有抽搐发作史或家族史的儿童在接种前应该向其父母或监护人说明在接种麻疹疫苗后出现抽搐的风险会轻微升高。平时在服用抗癫痫药物的儿童在接种后也应该继续治疗。

妊娠。妊娠妇女禁止接种含有麻疹病毒的疫苗。妇女在接种 MMR 疫苗后至少 28d 内不宜妊娠,这是为了避免理论上的胎儿感染,禁止对已经妊娠或即将妊娠的妇女接种任何活的病毒疫苗;但还没有在妊娠期间意外接种的妇女的数据证实这一理论风险。在为青少年和年轻人接种麻疹疫苗的建议中,采取的预防措施包括询问妇女是否妊娠,以排除正在妊娠的妇

① Rubin LG, Levin MJ, Ljungman P, et al. 2013 IDSA clinical practice guideline for vaccination of the immunecompromised host. *Clin Infect Dis.* 2014;58(3):309-318

女,并向其她们解释理论上的风险。不需要在疫苗接种前进行妊娠检测。

暴发控制。任何疑似的麻疹病例都应该立即向当地卫生健康部门上报,首先必须努力获取能够确定麻疹的实验室证据(包括获取样本以进行病毒检测),尤其是对某个社区内患病的第一人。接下来应该迅速对有暴露风险或已经暴露过的并且不能提供对麻疹具有免疫力的证据(包括接种的日期)的人群进行接种以预防麻疹传播。没有接种过疫苗的人,包括因疾病免除接种的人群,应该在最后一例麻疹患者出疹后 21d 以上才能去学校、儿童看护中心和卫生保健机构。

学校和儿童看护中心。儿童看护中心、中学、大学和其他高教机构出现麻疹暴发时,所有学生及其兄弟姐妹以及在 1957 年之后出生的人,如果不能提供对麻疹具有免疫力的证据,都应该接种疫苗。在人们按照暴发控制程序接种第 2 剂或者没有免疫力的人接种第 1 剂麻疹疫苗后,可以立即返回学校或儿童看护中心。

卫生保健部门。如果在医院服务的区域或者在医院内发生麻疹暴发,所有的员工、志愿者,如果不能提供对麻疹具有免疫力的实验室证据,就应该接种 2 剂 MMR 疫苗。因为一些在 1957 年前出生的卫生保健人员已经在卫生保健部门感染过麻疹,推荐接种 2 剂 MMR 疫苗是针对这年龄段的人中对麻疹没有免疫力的人。在暴发期间,不建议在免疫前进行血清学检测,因为需要快速免疫才能阻止疾病的传播。没有免疫力的卫生保健人员,无论他们在暴露后是否接种过疫苗或者接受 IG,在暴露后的第 5~21 天内应避免接触患者。感染的卫生保健人员应该在出疹后 4d 内避免接触患者。

(田代印 译　唐兰芳 校)

脑膜炎球菌感染

临床表现:脑膜炎球菌的侵袭性感染常常导致败血症(占 35%~40%)和/或脑膜炎(约占 50%),细菌性肺炎较少见(小于 9%),很少有幼儿有隐性菌血症。脑膜炎球菌感染通常为隐性感染,且症状不典型,但典型的败血症(脑膜炎球菌血症)常表现为突然发病,并伴有发热、寒战、乏力、肌肉酸痛、四肢疼痛以及虚脱,最初可能是斑疹、斑丘疹,但在几个小时内通常会变成瘀点、瘀斑,甚至紫癜。病毒感染或其他细菌性病原体引起的严重脓毒症也会发生类似的皮疹。在暴发性病例中,如果得不到恰当的治疗,在几小时内便会出现紫癜、肢体缺血、凝血功能障碍、肺水肿、休克、昏迷,甚至死亡。脑膜炎球菌性脑膜炎的症状和体征与肺炎球菌性脑膜炎难以鉴别。在脑膜炎球菌性脑膜炎的危急重症病例中,颅内压的增高尤为显著。侵入性感染可并发关节炎、心肌炎、心包炎以及眼内炎,非侵入性脑膜炎球菌感染(如结膜炎和尿道炎)也会发生。脑膜炎双球菌所致疾病的总体病死率约为 15%,且在青春期晚期和成人中更高。死亡的临床预测因素包括昏迷、低血压、白细胞减少和血小板减少。发生自限性感染后炎症综合征的病例不到 10%,通常发生在脑膜炎球菌感染至少 4d 后,并伴有发热、关节炎或血管炎,而虹膜炎、巩膜炎、结膜炎、心包炎和多发性浆膜炎则相对少见。

脑膜炎球菌性疾病的并发症发生率高达 19%,包括听力损害、神经功能障碍、截肢和皮肤瘢痕。此外,患者可能会出现轻微的神经系统长期缺陷,例如学业不良、行为问题和注意障碍。

病原学:脑膜炎球菌是革兰氏阴性双球菌,有 12 种确定的血清型。

流行病学：1 岁以下婴儿中脑膜炎球菌病的发病率最高,其次是 1 岁的儿童和青少年以及 16~20 岁的年轻人。家庭成员密切接触所致感染的发病率是普通人群发病率的 500~800 倍。美国该病主要在冬季流行,通常在流感暴发后的 2~3 周内,高峰季节为 1~3 月。补体成分缺乏的患者(如 C3、C5~C9、备解素、因子 H 或因子 D 缺乏),以及解剖上和功能上无脾或者使用依库珠单抗治疗的患者受侵袭性脑膜炎球菌感染和反复感染的风险更大。青少年和青年中,病原体在上呼吸道无症状定植很常见,这为其传播提供了源头,并通过人与人的呼吸道飞沫和密切接触传播。受到感染的人群在注射有效抗生素治疗后 24h 内,一直具有传染性。

美国脑膜炎球菌血清型的分布在过去 20 年里有所改变。目前的大多数病例为血清型 B,其次是血清型 C、W、Y 和未分型的脑膜炎球菌。血清型分布在不同年龄、地区和时期各不相同。青少年和青年病例中,85% 以上由血清型 B、C、Y 或 W 引起,因此多可用现有疫苗预防。婴幼儿以及 60 个月以下的儿童,约 2/3 的病例由血清型 B 引起。

从 20 世纪初开始,侵袭性脑膜炎球菌病的年发病率逐渐下降。在 2017 年期间,美国出现了 350 例病例(发病率为 0.11/100 000)。自 2005 年将 ACWY 脑膜炎球菌疫苗纳入 11 至 12 岁儿童常规免疫计划以及 2010 年建议满 16 岁时使用增强疫苗,美国病例数开始减少。下降的原因推测与流感疫苗接种增加、携带率减少,以及在学龄期和青少年中接种脑膜炎球菌结合疫苗有关,但也可能与人群对与疫苗接种无关的脑膜炎球菌菌株的免疫力的提升和危险生活习惯的改变(如减少青少年和年轻人吸烟,避免吸二手烟)相关。

菌株 A、B、C、Y、W 和 X 是全世界范围内最常见的引起侵袭性感染的菌株。血清型 A 最先流行于撒哈拉以南的非洲,并在美国以外的地区流行。2010 年 12 月,在撒哈拉沙漠以南的非洲开始出现的"脑膜炎带"引入了 A 型脑膜炎球菌结合疫苗,其广泛使用使 A 型脑膜炎球菌病显著减少。最近脑膜炎带的暴发与 C、W 和 X 血清型有关。近年来在欧洲、澳大利亚和南美,脑膜炎球菌病的发生率为(0.3~2)/100 000。B、C、W 和 Y 血清型最常见。

绝大部分脑膜炎球菌感染是散发的,与暴发流行的相关性低于 10%。暴发流行发生在社区或机构,包括儿童保健中心、学院、大学和军队新兵训练营。许多 B 型脑膜炎球菌病在大学校园内发生,在男同性恋中已经报道过 C 型脑膜炎球菌感染。

潜伏期一般为 1~10d,通常小于 4d。

诊断方法：凡是怀疑侵袭性脑膜炎球菌感染的患者都需要行血培养和脑脊液培养。一些患者的瘀斑和紫癜破损处刮取物、滑膜液以及其他常规无菌体液培养的结果是阳性。用于培养的样品应用羊血和巧克力琼脂,在 35~37℃的温度和 5%CO_2 的潮湿环境中培养。瘀斑或紫癜破损处刮取物、脑脊液和全血白细胞层进行革兰氏染色可显示革兰氏阴性双球菌。因为脑膜炎球菌可能是鼻咽区常驻细菌之一,所以从该区分离出脑膜炎球菌对疾病诊断毫无意义。对临床样本进行脑膜炎球菌血清型特异性 PCR 检测,尤其是在获得样本培养前,对接受过抗菌药物治疗的患者尤为有用。在美国,商业化的多重 PCR 分析检测血清群 A、B、C、W、X 和 Y 具有良好的灵敏度和特异度。20 多年前发明的抗原检测法,主要是通过乳胶凝集试验检测脑脊液中的脑膜炎球菌多糖类型。考虑到该方法的灵敏度和特异度,目前该方法已不再常用。

表 3.34 提供了侵袭性脑膜炎球菌感染需要监测的病例定义,血清学分型和其他特征,如全基因组测序,都是实用的流行病学工具,一般用于可疑暴发病例的病原与侵入性菌株的一致性检验。

表 3.34　侵袭性脑膜炎球菌病的监测病例定义

确诊病例

临床症状符合的病例,且在正常情况下无菌部位可分离出脑膜炎球菌,如:

- 血液
- 脑脊髓液
- 滑膜液
- 胸膜液
- 心包液
- 从瘀斑或紫癜区的皮肤刮取物分离

或者

使用经过验证的 PCR 方法从正常无菌的身体部位(如血液或脑脊液)获得脑膜炎球菌特异性核酸

疑似病例

临床症状符合的病例,并有以下任一阳性结果:抗原检测或甲醛溶液固定组织的免疫组织化学检测结果阳性,或是血液、脑脊液无菌培养阴性但 PCR 阳性者

可疑病例

- 临床症状符合的病例,并在任一无菌体液中检测到革兰氏阳性双球菌,如脑脊液、滑膜液和瘀斑或瘀点处刮取物
- 临床暴发性紫癜,血培养结果阴性

治疗:脑膜炎球菌感染要优先处理脑膜炎球菌血症引起的休克以及脑膜炎重症患者的颅内压升高。对可疑脑膜炎球菌感染患者的经验性治疗包括头孢噻肟或头孢曲松。一旦病原学诊断明确,可用头孢噻肟、头孢曲松、青霉素或氨苄西林进行治疗。5~7d 的抗菌治疗已足够疗程。最近在美国检测到可产生 β-内酰胺酶的菌株,故在改用青霉素或氨苄西林治疗之前,应确定脑膜炎球菌分离产物是否对青霉素敏感[1]。头孢曲松 1 个剂量单位就对清除鼻咽部的病灶有效。对于青霉素严重过敏的患者,可以谨慎使用美罗培南,因为成人青霉素过敏的交叉反应率非常低。对于脑膜炎球菌血症的患者,早期快速补液和早期应用缩血管药物以及通气支持可降低病死率。使用非甾体抗炎药治疗与脑膜炎球菌相关的感染后,炎症综合征通常有效。医生应评估疾病风险,如潜在的补体成分缺陷。一些研究报道,高达 10%~50% 的脑膜炎球菌病患者存在潜在的补体缺乏症,尽管美国最近无相应数据报道。

脑膜炎球菌感染引起的感染后炎症综合征需要应用非甾体抗炎药。医生应评估患者的身体状况使用药物是否会增加疾病风险,例如潜在补体成分缺陷。

住院患者隔离:除了标准预防流程之外,飞沫传播的预防应延续至开始应用有效的抗菌药物治疗 24h 之后。

控制措施:

易感人群的保护。

暴露后药物预防。无论免疫水平如何,无论是地方性感染还是在暴发流行区域,所有与侵袭性脑膜炎球菌感染患者密切接触(包括家庭接触)过的人(表 3.35)都有高风险,都应该立即接受药物预防。即使近距离接触者已接种过脑膜炎球菌疫苗,也应提供药物预防措施。关于其他接触者是否需要接受药物预防,需要根据所接触感染患者分泌物的侵袭性感染危险度来评估。此时不推荐用咽喉部和鼻咽部样本培养,因为这些部位的培养对指导药物的预防无使用价值。

---

[1]　McNamara LA, Potts C, Blain AE, et al. Detection of ciprofloxacin-resistant, β-lactamase-producing *Neisseria meningitidis* serogroup Y isolates—United States, 2019-2020. *MMWR Morb Mortal Wkly Rep.* 2020;69(24):735-739

表 3.35   侵袭性脑膜炎球菌病接触者的风险

高风险:使用药物预防(密切接触者)
- 家庭接触者
- 儿童保健中心或幼儿园内接触发病 7d 内的感染者
- 发病前 7d 任何时间里,通过接吻、共用牙刷和餐具与首发患者分泌物直接接触者,标记密切接触者
- 发病前 7d 或开始有效抗菌治疗后 24h 内进行过口对口人工呼吸、无防护的气管内插管者
- 发病前 7d 内经常与首发患者住在一起

低风险:不推荐药物预防
- 偶然接触:没有直接与首发患者口腔分泌物直接接触的人(如学校或工作场所)
- 间接接触:只与高风险接触者有过一次接触,没有直接与首发患者接触的人
- 没有直接暴露于患者口腔分泌物的医护人员

在暴发流行或发病群体中
- 除了高危人群,普通人群应用药物预防,应该与当地卫生健康部门协商后应用

表 3.34 提供了侵袭性脑膜炎球菌病的监测病例定义。表 3.35 提供了侵袭性脑膜炎球菌病接触者的预防建议,表 3.36 提供了推荐的预防方案。不推荐医护人员进行常规预防,如果在患者开始抗生素治疗之前或治疗开始之后 24h 内,提示他们暴露于患者呼吸道分泌物,如无防护的口对口人工呼吸,气管插管或吸痰,则要进行常规预防。药物预防最好在首发病例确诊的 24h 之内,暴露 2 周后再预防则毫无意义。如果侵袭性脑膜炎球菌感染治疗中使用头孢曲松和头孢噻肟以外的抗生素(这两种都可以清除鼻咽部病灶),患儿应该在出院之前接受药物预防根除鼻咽部的脑膜炎球菌。

表 3.36   侵袭性脑膜炎球菌感染的高危人群的预防用药推荐

婴儿、儿童、成人年龄段	剂量	持续时间	有效性/%	注意事项
利福平 [a]				
<1 月龄	每次 5mg/kg,口服,q12h	2d		小于 1 月龄的婴儿用药需要与专家讨论
≥1 月龄	每次 15~20mg/kg(最大剂量 600mg),口服,q12h	2d	90~95	可以干扰口服避孕药和抗凝药物的药效,可引起癫痫发作,可使晶状体软化变浊
头孢曲松				
<15 岁	125mg,肌内注射	1 剂	90~95	用 1% 利多卡因稀释可减少注射部位的疼痛
≥15 岁	250mg,肌内注射	1 剂	90~95	用 1% 利多卡因稀释可减少注射部位的疼痛
环丙沙星 [a,b]				
≥1 个月	20mg/kg(最大剂量 500mg),口服	1 剂	90~95	
阿奇霉素	10mg/kg(最大剂量 500mg)	1 剂	90	非常规使用;在一篇研究中阿奇霉素在消除鼻咽部脑膜炎球菌方面与利福平等效

[a] 妊娠妇女禁用。

[b] 仅用于社区不能鉴别的耐氟喹诺酮类脑膜炎球菌菌株。

在过去的 15 年中发现了耐环丙沙星的脑膜炎球菌菌株[1][2]，如果发现环丙沙星耐药，这些地区不能再应用环丙沙星进行药物预防。应监测预防脑膜炎球菌分离株失败情况和抗菌药物耐药情况，为脑膜炎球菌预防建议提供信息。

预防接种免疫后暴露。介于二次感染病例可在首发病例发病数周后再次出现，例如一种血清型被脑膜炎球菌疫苗预防后再次暴发流行时，脑膜炎球菌疫苗是继药物预防后的补救手段。对于控制脑膜炎球菌血清型（A、C、Y 和 W）的暴发流行，成人选用优选疫苗，2 月龄及以上的小儿选用脑膜炎球菌结合疫苗。美国 CDC 免疫实践咨询委员会建议，在 B 型脑膜炎球菌疾病暴发期间，10 岁及以上的人群中应使用 2 种经许可的 B 型血清疫苗中的任何一种，所有均应使用足量的相同疫苗。

应用依库珠单抗进行免疫预防。2008—2016 年，美国有 16 例经依库珠单抗免疫预防者患脑膜炎球菌病的病例，其中 11 例由未分型的脑膜炎球菌引起。14 名患者在疾病发作前有已注射至少 1 个剂量单位脑膜炎球菌疫苗的记录。建议医务人员在使用依库珠单抗预防的同时，接受 MenACWY 和 MenB 疫苗的接种。还应考虑在依库珠单抗免疫预防时间使用抗菌药物的预防（通常是青霉素预防），直到依库珠单抗停止使用后确保免疫功能恢复正常，以降低脑膜炎球菌感染的风险。

脑膜炎球菌疫苗。 在美国，有 3 种被认可的脑膜炎球菌疫苗，帮助儿童和成人预防脑膜炎球菌血清型 A、C、W 和 Y（MenACWY），以及有 2 种被认可的帮助 10~25 岁人群预防脑膜炎球菌血清型 B（MenB）的脑膜炎球菌疫苗。3 种 MenACWY 疫苗均为蛋白结合疫苗，而 2 种 MenB 疫苗则是采用 2 种不同技术生产的基础蛋白质疫苗。表 3.37 和表 3.38 提供了关于脑膜炎球菌疫苗的建议。

血清型 A、C、W 和 Y 疫苗。 脑膜炎球菌 A、C、W、Y 类多糖、破伤风类毒素结合疫苗（MenACWY-D）可用于 9 个月至 55 岁人群，而脑膜炎球菌 A、C、W 和 Y 寡糖、白喉 CRM_{197} 结合疫苗（MenACWY-CRM）可用于 2 个月至 55 岁人群。脑膜炎球菌双联疫苗都是 0.5mL 肌内注射。在主要系列中的给药剂量因产品、年龄和潜在疾病风险而异，脑膜炎球菌联合疫苗推荐使用方法如下（表 3.37 和表 3.38）[3]。

- 青少年应该在 11~12 岁的卫生保健调查时接受常规免疫，并且登记免疫水平和其他预防保健服务（表 3.37）。对于 11~12 岁已经接种过的青少年，推荐在 16 岁追加免疫剂量。

- 在 13~15 岁时接种第一剂的青少年应在 16~18 岁时接种加强剂；加强剂量可以在任何时候给药，只要两次给药之间至少保持 8 周的间隔。

- 16 岁以后首次接种疫苗的青少年无须追加免疫接种，除非有高危因素存在（表 3.38）。

- 19~21 岁的人在 16 岁生日后未接种疫苗，可以接种一次 MenACWY 疫苗作为补充疫苗接种的一部分。

- 儿童计划免疫中，不推荐 2 个月至 10 岁的儿童注射脑膜炎球菌联合疫苗，因为接种疫

---

① Centers for Disease Control and Prevention. Emergence of fluoroquinolone-resistant *Neisseria meningitidis*—Minnesota and North Dakota, 2007-2008. *MMWR Morb Mortal Wkly Rep.* 2008；57（7）：173-175

② McNamara LA, Potts C, Blain AE, et al. Detection of ciprofloxacin-resistant, β-lactamase-producing Neisseria meningitidis serogroup Y isolates—United States, 2019-2020. *MMWR Morb Mortal Wkly Rep.* 2020；69（24）：735-739

③ Mbaeyi SA, Bozio CH, Duffy J, et al. Meningococcal vaccination：recommendations of the Advisory Committee on Immunization Practices, United States, 2020. *MMWR Recomm Rep.* 2020；69（RR-9）：1-41

苗可预防的感染比例低；在 59 个月以下的儿童中，约有 2/3 的疾病是由 B 血清型引起的，而 MenB 疫苗在美国并不被批准在该年龄段使用。

- 侵袭性脑膜炎球菌感染的高危人群（表 3.38）应该从 2 个月大时开始接种脑膜炎球菌联合疫苗。表 3.38 还详细说明了三种 MenACWY 疫苗在这些高危人群中的剂量建议。

- 由于侵袭性肺炎球菌疾病的风险高，功能性或解剖性脾功能不全或 HIV 感染的儿童 2 岁之前不应接种 MenACWY-D 疫苗，以免干扰对 13 价肺炎球菌结合疫苗（PCV13）的免疫应答；只能使用 MenACWY-CRM（表 3.38）。

- 接种白喉和破伤风类毒素和无细胞百日咳（DTaP）疫苗后 30d 内接种 MenACWY-D，会干扰四种脑膜炎球菌血清型的免疫应答。因此，MenACWY-D 应在 DTaP 之前或同时给药。或者使用 Menveo 或 MenQuadfi（如果≥2 岁）。

表 3.37   儿童和成人注射脑膜炎球菌疫苗用法推荐

年龄段	疫苗	应用情况
MenACWY 疫苗		
2 个月~10 岁	MenACWY-D[a]（Menactra，Sanofi Pasteur）或 MenACWY-CRM[b]（Menveo，GSK）或 MenACWY-TT[c]（MenQuadfi，Sanofi Pasteur）	非常规应用；对高风险者使用，使用建议见表 3.38
11~21 岁	MenACWY-D 或 MenACWY-CRM 或 MenACWY-TT	首剂量：11~18 岁，第一剂在 11~12 岁和第二剂在 16 岁 19~21 岁，非常规使用，但对于 16 岁后没有注射者可追加免疫 后续剂量：对于首次免疫在 16 岁以前的青少年用 1 个单位
MenB 疫苗		
10~15 岁	MenB-FHbp[d]（Trumenba，Pfizer，Inc）或 MenB-4C[e]（Bexsero，GSK）	非常规应用；对高风险者使用，使用建议见表 3.38
16~23 岁	MenB-FHbp 或 MenB-4C	基于临床决策（以前称为 B 级推荐）；首选年龄 16~18 岁使用 2 个剂量单位给药 对于 MenB-4C，首先使用 1 个剂量单位，然后≥1 个月后使用 2 个剂量单位 对于 MenB-FHbp，首先使用 1 个剂量单位，然后在 6 个月后使用 2 个剂量单位。在 B 血清型脑膜炎球菌暴发中，分别在 0 个月、1 个月、2 个月和 6 个月时接种 3 个剂量单位疫苗 对高风险者使用，使用建议见表 3.38

[a] 此两种疫苗用于婴儿尚处于研究中；MCV4-CRM 和 MCV2/Hib（MenHibrix）分别于 2 个月、4 个月、6 个月、12 个月和 15 个月时接种。

[b] 目前只认可用于 2~55 岁的人群。

[c] 目前只认可用于 2 岁及以上的人群。

[d] 目前只认可用于 10~25 岁的人群。

[e] 目前只认可用于 10~25 岁的人群。

表 3.38　侵袭性脑膜炎球菌感染高风险儿童的免疫计划接种推荐表 [a]

年龄段	分组	首次接种	追加剂量
MenACWY 疫苗			
2~23 月龄	有以下情况者： ● 持续存在补体缺陷 ● 解剖上或功能上无脾 ● HIV 感染 ● 到过或定居于脑膜炎球菌感染高发地区或地方性流行区域 ● 在疫苗免疫血清组引起的暴发性流行社区	在 2 个月、4 个月、6 个月和 12 个月时使用 4 剂 MenACWY-CRM（Menveo） 在 7~23 个月的幼儿开始接种疫苗，以 2 个剂量单位使用 MenACWY-CRM，第 2 剂给药时间在 2 岁，或至少首次给药后 3 个月后 MenACWY-D（Menactra）不应在小于 2 岁的无脾或 HIV 感染儿童中使用，以避免干扰对肺炎球菌结合疫苗（PCV）系列的免疫反应 >9 月龄儿童因补体缺乏风险增加，旅行或暴发，MenACWY-D 可以作为第 2 剂在 9 和 12 个月接种（每 3 个月为界） MenACWY-TT（MenQuadfi）在小于 2 岁儿童中未被批准，不应使用	高风险人群及首次接种 ● 2 个月至 6 岁：首次接种免疫后 3 年追加 1 个剂量单位。后续接种每 5 年重复 1 次 [b]
≥2 岁 [d]	有以下情况者： ● 持续存在补体缺陷 ● 解剖上或功能上无脾 ● HIV 感染	2 个剂量单位的 MenACWY-CRM 或 MenACWY-D[c]，间隔 8~12 周 接种 PCV 至少 4 周后使用 MenACWY-D（Menactra）	● 2 个月至 6 岁：首次接种免疫后 3 年追加 1 个剂量单位。后续接种每 5 年重复 1 次 [b]
≥2 岁 [d]	有以下情况者： ● 在疫苗免疫血清组引起的暴发性流行社区 ● 有脑膜炎球菌病高流行地区或国家旅居史 ● 常规暴露于脑膜炎球菌分离株的实验室工作人员	1 个剂量单位的 MenACWY-CRM 或 MenACWY-D[c] 或 MenACWY-TT	● ≥7 岁：首次接种免疫后 5 年追加 1 个剂量单位。后续接种每 5 年重复 1 次 [b]
MenB 疫苗			
≥10 岁 [e]	有以下情况者： ● 持续存在补体缺陷 ● 解剖上或功能上无脾 ● 因 B 血清型脑膜炎球菌疾病暴发而处于高风险 ● 常规暴露于脑膜炎球菌分离株的实验室工作人员	MenB-4C 2 剂量系列，间隔 1 个月 或者 MenB-FHbp 的 3 剂量系列，第 2 剂和第 3 剂量在初始剂量后 1~2 个月和 6 个月给药	高风险亚组 ● 未出现暴发：首次接种 MenB 疫苗 1 年后 [f]，后续接种每 2~3 年重复 1 次 [b] ● 出现暴发：首次接种 MenB 疫苗 1 年后再次接种 [f]（卫生保健人员也可间隔≥6 个月）

[a] 包括持续存在补体缺陷（如 C5~C9、备解素、H 因子、D 因子）的患儿，解剖上或功能上无脾的患儿；到过或定居于脑膜炎球菌感染高发地区或地方性流行区域的儿童，以及在疫苗免疫血清组引起的暴发性流行社区里的儿童。

[b] 脑膜炎球菌感染高危儿童。

[c] 在为 4~6 岁儿童接种 MenACWY-D 和 DTaP 时，应优先考虑同时接种这两种疫苗或在接种 DTaP 前接种 MenACWY-D，因为在 Daptacel 接种 1 个月后接种 MenACWY-D 已被证明会降低脑膜炎球菌对 MenACWY-D 的抗体反应。

或者，也可以使用其他两种 MenACWY 疫苗中的一种。

[d] 在美国已不再提供脑膜炎球菌多糖疫苗。

[e] 根据免疫实践咨询委员会的建议，25 岁以上、罹患 B 型脑膜炎球菌疾病风险较高的人群可以接种 MenB 疫苗（不优先选择 MenB 疫苗、但整个系列应使用同一种疫苗）。

[f] 强化免疫应使用与初免系列相同的 MenB 疫苗。

B 血清型脑膜炎球菌疫苗。MenB-FHbp 是基于表面暴露的脂蛋白,及因子 H 结合蛋白(factor H binding protein,FHbp)。它可以用 2 个剂量单位或 3 个剂量单位(分别于 0 个月和 6 个月,或 0 个月、1~2 个月和 6 个月)给药,具体取决于疾病的危险因素和暴发情况(表 3.37 和表 3.38)。

MenB-4C 包含 4 种抗原成分,分别是 FHbp 融合蛋白、奈瑟菌黏附素 A(Neisserial adhesin A,NadA)、奈瑟菌肝素结合抗原(Neisserial heparin binding antigen,NHBA)融合蛋白及外膜囊泡。它以 2 个剂量单位给药(0 个月、1 个月)(表 3.37 和表 3.38)。

在美国,关于获得许可的各年龄组中的疫苗最终的临床效果以及每种疫苗的保护力资料有限。两种 B 型脑膜炎球菌疫苗亚型之间的免疫原性和覆盖范围差异尚不完全清楚。B 型脑膜炎球菌疫苗的使用建议如下(表 3.37 和表 3.38)。

- ≥10 岁患脑膜炎球菌感染风险较高的人群应接种 B 型脑膜炎球菌疫苗,并在疫苗接种过程中均使用相同的疫苗(表 3.38)。疫苗接种可能会进一步激活补体,因此,接种疫苗后,患有补体缺陷的患者可能会出现原有基础疾病的症状,例如溶血。

- 基于共享的临床决策,16~23 岁的人群可使用 MenB 疫苗系列(在提供者与患者关系和联合决策的背景下决定),建议接种年龄为 16~18 岁(表 3.37)。它可以与其他疫苗在不同的注射部位同时接种。

依库珠单抗治疗期间的免疫接种[1]。使用补体抑制剂(如依库珠单抗及其长效衍生物瑞武丽珠单抗阻断 C5)可使脑膜炎球菌疾病的风险显著增加。依库珠单抗的使用使得脑膜炎球菌病的发病率增加约 2 000 倍。使用依库珠单抗和瑞武丽珠单抗者应同时接种 MenACWY 和 MenB 疫苗。这些单克隆抗体抑制了末端补体激活,患者即使在接种疫苗后产生了抗体,仍有患侵袭性脑膜炎球菌病的风险。因此还应考虑单抗治疗期间进行抗感染治疗(常使用青霉素),直到停止单克隆抗体治疗后免疫能力恢复,从而降低潜在脑膜炎球菌病的风险。

再次免疫或追加剂量。脑膜炎球菌感染的持续高危人群中,接种过脑膜炎球菌结合疫苗(MenACWY 或 MenB)的儿童应该再次增强免疫(表 3.38)。如果儿童因暴发或流行而接种 MenACWY 疫苗,他或她接种时仍需要青春期接种时的剂量。对于 MenB 疫苗,再次接种加强针时应与初次接种时使用的 MenB 疫苗一致。

暴发期间的免疫接种。在暴发期间,病例发病后几周或更长时间可能出现其他病例,因此,当由脑膜炎球菌疫苗预防的血清型出现暴发时,建议接种脑膜炎球菌疫苗。为了控制疫苗预防血清型(A、C、Y 或 W)引起的脑膜炎暴发流行,2 月龄及以上人群应首选脑膜炎球菌结合疫苗。美国 CDC 免疫实践咨询委员会建议,在 B 型脑膜炎球菌病暴发期间,对于在 10 岁及以上的人群中由 B 血清型引起的脑膜炎球菌疾病暴发,可以使用两种许可的 B 型血清组疫苗中的任何一种,使用剂量相同。

不良反应。四价脑膜炎球菌结合疫苗接种后,常见不良反应包括注射部位疼痛、红斑及肿胀、头痛、乏力、过敏。MenB 疫苗接种后观察到类似的不良反应,但更为常见,且可能更为严重,肌痛常见。晕厥可在任何疫苗接种后发生,并且在青少年和年轻人中最为常见。青少

---

[1] Mbaeyi SA,Bozio CH,Duffy J,et al. Meningococcal vaccination:recommendations of the Advisory Committee on Immunization Practices,United States,2020. *MMWR Recomm Rep*. 2020;69(RR-9):1-41

年应在疫苗接种期间就座或躺下。在疫苗接种后坐下或躺下至少 15min,这样可避免许多晕厥发作和继发性伤害。如果发生晕厥,应观察患者直至症状缓解[①]。接种疫苗后的晕厥不是后续剂量的禁忌证。

妊娠期妇女。如有需要,孕妇和哺乳期妇女应接种 MenACWY 疫苗。由于妊娠期 MenB 疫苗接种的可用数据有限,应推迟接种 MenB 疫苗,除非是高风险孕妇,且咨询专业孕期保健人员认为接种疫苗的好处超过其潜在风险后,可考虑接种。

报告。见表 3.40。及时上报可早期进行密切接触者药物预防,确认和控制暴发流行以及特殊血清型,并及时采取适当的预防措施。

咨询及公共宣教。一旦发现侵袭性脑膜炎球菌感染病例,内科医生要及时提供脑膜炎球菌感染的准确信息,评估出家族传染风险,确认与感染者接触过的人,做好预防工作,并联系当地卫生部门。一些专家建议检测侵袭性脑膜炎感染患者的补体是否缺乏,可以通过便宜的 CH50 和 AH50 测试完成筛选。如果发现特定的补体缺乏,2 月龄及以上的患者应该接种脑膜炎球菌联合疫苗,10 岁及以上的患者应该接种 MenB 疫苗。应该评估患者及其父母再感染侵袭性脑膜炎球菌的风险以及发热时立即进行医学评估的需要。应将侵袭性感染的风险告知服用单抗或伴有其他补体缺陷的患者。公共健康问题,如是否需要大规模接种疫苗,应该咨询当地卫生部门。在合适的情况下,与当地卫生部门合作,尽早提供相关信息给学校、其他高危社会团体和媒体,这样能帮助减少公众恐慌,减少不必要的调解消耗。

(田代印 译 唐兰芳 校)

人偏肺病毒

临床症状:人偏肺病毒(human metapneumovirus,hMPV)可引起各年龄组急性呼吸道感染,该病毒是引起婴儿细支气管炎的主要病因之一,它还可在儿童中引起肺炎、哮喘急性发作、喉炎、上呼吸道感染伴急性中耳炎,均可伴有发热。与其他呼吸道病毒感染相似,hMPV 感染可继发细菌性肺炎。hMPV 还与成人慢性阻塞性肺疾病(chronic obstructive pulmonary disease,COPD)和肺炎的急性加重相关。健康儿童感染 hMPV 后通常症状较轻,但部分病情较重,需要住院治疗。hMPV 感染免疫抑制人群可导致严重疾患,造血干细胞移植或肺移植患者因 hMPV 感染而死亡的病例已有报道。早产儿和有潜在心肺疾病的患儿是 hMPV 感染后导致严重疾患的高危人群。胎龄 <32 周的早产儿感染 hMPV 住院风险更高,病情常更严重,需要更长的住院时间和更多的氧气供给。不仅是在婴儿期,早产儿在后续各发育阶段均易患各种严重疾病。人一生中可反复多次感染该病毒,但既往健康无基础疾病者常症状轻微甚至无明显临床表现。

病原学:hMPV 是有包膜的单链负性 RNA 病毒,属副黏病毒科中的偏肺病毒属。根据融合蛋白(F)和黏附蛋白(G)表面糖蛋白的序列差异,hMPV 分为 2 个主要抗原谱系,每个谱系又有 2 个分支(分别为 A1、A2、B1、B2)。这些来自不同谱系的病毒每年都在不同人群中同时传播。

---

① Centers for Disease Control and Prevention. Syncope after vaccination—United States, January 2005-July 2007. *MMWR Morb Mortal Wkly Rep.* 2008;57(17):457-460

流行病学：人类是唯一的传染源。通过直接或密切接触被污染的分泌物传播。也有报道通过医疗活动感染的病例。

hMPV感染每年流行时期在冬末和早春,气候温和的时候。与呼吸道合胞病毒(respiratory syncytial virus,RSV)流行季节部分重叠,但通常比RSV晚1~2个月。散发病例全年可见。在健康婴儿,排病毒的时间常持续1~2周。排病毒时间明显延长(数周到数月不等)可出现在严重免疫缺陷的患者。

血清学研究提示,几乎所有儿童在5岁以前至少感染过一次hMPV。总体来看,5岁以下因hMPV感染住院的患儿比例较RSV感染低,但与流感病毒和副流感病毒3感染相当,大量研究表明,在住院或门急诊就诊的下呼吸道感染患儿中,有5%~15%能检出hMPV。与hMPV感染相关的总年住院率在出生后的第一年最高,但发生在整个儿童时期。在婴儿中,住院的高峰年龄为6~12月龄(RSV为2~3月龄)。也可与RSV及其他呼吸道病毒同时感染。

hMPV感染后的**潜伏期**通常为3~7d。

诊断方法：逆转录聚合酶链反应(RT-PCR)可用于hMPV的诊断。有几种商品化的用于检测hMPV的RT-PCR试剂盒已被美国FDA批准使用。这些试剂盒可单测hMPV,亦可用于hMPV和其他多种呼吸道病原体的检测。hMPV在细胞培养中较难分离获得。一些实验室可检测呼吸道标本的直接荧光抗体(DFA),检测的灵敏度为85%。通过血清标本检测证实hMPV感染的方法目前仅限于科研。

治疗：以支持治疗为主。体外研究和动物模型表明,利巴韦林和免疫球蛋白静脉注射有抗hMPV的作用。有报道称这些疗法可用于人类,但没有可控的临床数据来评估该疗法的获益,因此不推荐常规使用。对于hMPV感染所致无并发症的细支气管炎或肺炎的住院婴幼儿,不建议使用抗生素,除非有证据表明合并细菌感染[①]。对婴儿细支气管炎的其他管理建议见AAP的细支气管炎指南。

住院患者隔离：除了标准预防之外,在患病期间对hMPV相关疾病的患者还建议接触隔离。对于免疫功能缺陷患儿,由于从呼吸道分泌物中排出病毒的时间可能会延长,应延长这部分患儿接触隔离时间。

控制措施：hMPV感染相关的卫生保健措施取决于严格接触隔离。hMPV感染者接触过的其他患者、同事、家庭成员可能难以觉察自己被传染,因为接触感染可能症状轻微。

预防措施包括在可能接触hMPV的地方(如儿童保健中心)设置限制区,并在所有机构强调手卫生,包括家里,尤其是与有呼吸道感染的高危儿童接触时。

(田代印　译　唐兰芳　校)

微孢子虫感染

临床表现：微孢子虫感染可为无症状感染。患者肠道感染症状有水样非血性腹泻,通常不伴发热,可发生腹绞痛。肠道感染症状,如持续性腹泻,最多见于免疫功能不全者,例如器官移植受者和被HIV感染伴低CD4[+]T淋巴细胞计数($<100\times10^6$/L)的患者。并发症包括营养

---

① American Academy of Pediatrics,Subcommittee on Diagnosis and Management of Bronchiolitis. Clinical practice guideline:the diagnosis,management,and prevention of bronchiolitis. *Pediatrics*. 2014;134(5):e1474-e1502

不良、体重减轻和生长发育落后。不同的感染性微孢子虫可能导致不同的临床表现,包括眼部、胆道系统、脑、呼吸系统、肌肉和泌尿生殖系统受累(表 3.39)。慢性感染在免疫力正常人群中极少见。

表 3.39　微孢子虫感染的临床表现

微孢子虫种类	临床表现
按蚊微孢子虫(*Anncaliia algerae*)	肌炎,眼部感染,肌炎,蜂窝织炎
水泡安卡尼亚孢虫(*Anncaliia vesicularum*)	肌炎
康氏短粒虫(*Anncaliia connori*)	播散性感染
兔脑孢子虫(*Encephalitozoon cuniculi*)	呼吸道和泌尿生殖道感染,播散性感染
海伦脑炎微孢子虫(*Encephalitozoon hellem*)	角膜感染
肠脑炎微孢子虫(*Encephalitozoon intestinalis*)	消化道感染,播散到眼部、泌尿生殖道和呼吸道
比氏肠孢子虫(*Enterocytozoon bieneusi*)	腹泻,非结石性胆囊炎
微孢子虫(非洲微孢子虫,锡兰微孢子虫)	眼部感染
孢子虫(眼孢子虫)	眼部感染
匹里虫(*Pleistophora*)	肌炎
害人气管普孢虫(*Trachipleistophora anthropophthera*)	播散性感染,脑炎,眼部感染
人气管普孢虫(*Trachipleistophora hominis*)	肌炎,鼻窦炎,脑炎,眼部感染
管孢食蝗微粒子虫(*Tubulinosema acridophagus*)	播散性感染,肌炎
角膜条微孢子虫(*Vittaforma corneae*)	眼部感染,尿路感染

病原学:微孢子虫是专性胞内的产芽孢微生物,属于真菌。目前已鉴定出约 200 个属的 1 400 多个种,其中至少有 15 种报告涉及人类感染(表 3.39)。比氏肠孢子虫和肠脑炎微孢子虫是人类最常见的病原体,可引起 HIV 患者慢性腹泻。

流行病学:大多数微孢子感染是通过从口腔食入孢子来传播的。微孢子虫芽孢通常存在于地表水,且在城市供水和地下水中已发现可感染人类的菌株。孢子可以在环境中存活很长时间。一些研究表明,微孢子虫芽孢可通过水源发生传播。已有记录表明在器官移植中受者可因供者来源而发生感染。人与人之间也可通过粪-口途径发生传播。芽孢也在其他体液中被检测到,但它们在传播中的作用是未知的。现有数据表明存在人兽共患传播的可能性。

潜伏期不详。

诊断方法:胃肠道微孢子虫感染可以通过显微镜下在粪便或活检标本中找到孢子确诊。实验室应引起注意,常规的卵和寄生虫检查通常检测不到微孢子虫孢子,因此对微孢子虫应进行特定染色。微孢子虫芽孢也可在甲醛溶液固定的粪便标本或经变色素染色法(一种改进的三色染色法)染色的十二指肠吸出物中,被经验丰富的显微镜专家检测和检验出来。荧光技术(包括钙氟或真菌荧光)也可用于检测粪便或在组织切片中识别该生物。透射电子显微镜和分子生物学技术可帮助明确该生物的分类以及种类。用细胞培养分离筛选微孢子虫不同种属的方法已经建立。但血清学检测的价值尚未被证实。

治疗:对于控制任何微孢子虫的感染,免疫功能的恢复是至关重要的。有效的抗逆转录病毒治疗是对 HIV 感染者进行抗感染的第一步,即使不针对微孢子虫进行特殊治疗也能缓解症状。阿苯达唑是微孢子虫所致感染的首选药物,但对于比氏肠孢子虫及角膜条微孢子虫感染,烟曲霉素可能更有效。研究表明,阿苯达唑可以安全用于1岁儿童。因烟曲霉素具有显著骨髓毒性,终止治疗后易反复腹泻,目前美国并无用于全身治疗的烟曲霉素。上述这些疗法都没有在微孢子虫感染的儿童身上进行研究。据报道,局部使用伏立康唑(1%)和氟喹诺酮类药物对治疗微孢子虫眼部感染有效,但还需要更多的研究支持。对营养不良和脱水的支持治疗也是必要的。抗动力类药可能有助于治疗慢性腹泻。

住院患者隔离:除了标准预防措施,在病程中对于使用尿不湿和尿失禁的儿童建议采取接触预防措施。

控制措施:在 HIV 感染者和其他免疫功能不全患者中,注意手卫生,饮用瓶装水或煮沸的水以及避免使用未去皮的水果和蔬菜,这样可减少感染机会。在预防微孢子虫病方面,总体来讲并没有特别有效的化学预防方案,但建议持续治疗作为 HIV 感染个体的二级预防,直到免疫重建。

（田代印 译　唐兰芳 校）

传染性软疣

临床表现:传染性软疣是一种作用于皮肤的无全身表现的良性病毒感染。通常表现为1~20颗离散的、直径2~5mm、肉色或透明的圆顶状丘疹,有些可伴中央凹陷。病变常发生于躯干、面部和四肢,很少为全身性。传染性软疣是一种自限性表皮感染,个别病变通常会在6~12个月自行消退,但有的患者可能需要长达3~4年才能完全消失。病变周围湿疹反应环绕(软疣皮炎)很常见。患有特应性皮炎和免疫功能低下的人,包括 HIV 感染和先天性 DOCK8 缺乏症或 CARD11 突变的患者,往往有更大范围和更长时间的出疹,且难以治疗。

病原学:传染性软疣病毒(molluscum contagiosum virus,MCV)是痘病毒科软疣病毒属的唯一成员。可以分化为不同 DNA 亚型,发病机制中亚型的特异性可能并不重要。其他痘病毒包括天花、猴痘和牛痘。

流行病学:人类是唯一已知的病毒来源,可通过直接接触传播,划伤,刮伤,包括性接触或污染物传播。垂直传播与新生儿接触传染性软疣感染相关。病变也可以通过自体接种传播。一般其传染性较低,偶有暴发流行,包括在儿童保育中心的暴发。该病毒的传染时期未知。

潜伏期一般为2~7周,但也可长达6个月。

诊断方法:临床诊断通常可从脐丘疹的外观特征判断。从病灶中央挤压出的细胞经瑞特染色或吉姆萨染色后,可揭露胞质内包涵体的特征。电子显微镜检查这些细胞可识别出典型的痘病毒微粒。这种病毒在培养基中不易生长。血清学检测未能常规用于临床。如果鉴别诊断仍存在不确定性(如疣目、毛发上皮瘤、结节性硬化症),可在某些参考中心通过聚合酶链反应行核酸检测。青少年和青壮年伴有生殖器接触传染性软疣的,应该与其他性传播疾病作鉴别检验。

治疗:对于儿童和青少年传染性软疣,没有统一的干预管理。年长的生殖器病变者应当治疗,以防止通过性接触传播。非生殖器病变的治疗有时是出于美容的目的。健康人的典型病程是自限性的,不一定需要治疗。然而,以下情况治疗可考虑治疗,包括减轻不适感(包括痒感），减少自体接种，对密切接触者限制病毒的传播，影响到相貌及外观，以及预防继发感染。

对病灶的物理消融是最快速有效的治疗传染性软疣的手段，可用形式包括刮除术、液氮冷冻疗法、电干燥法和化学药剂所致的局部炎症反应（足叶草酯/优可洛、维 A 酸、斑蝥素、25%~50% 的三氯醋酸、液态苯酚、硝酸银、碘酊或氢氧化钾）。但是任何这些物理疗法的大部分有用数据都是零星的报道，而随机对照试验通常受限于小样本量，且均未被美国 FDA 批准。需要治疗时，最推荐冷冻疗法、刮除术或斑蝥素。这些操作要求有经验的医生操作，操作后可致疼痛、刺激感、色素沉着和瘢痕形成。因为物理消融病灶产生疼痛，所以需要适当的局部麻醉，特别是在幼儿中。

西多福韦是一种胞嘧啶核苷酸类似物，具有对抗传染性软疣的体外活性；已有报道在伴严重病变的免疫功能不全的成人中静脉给药治疗成功的案例。但是，西多福韦适合应用于极端情况的患者，因为全身应用西多福韦有潜在的致癌性和已知的毒性（神经毒性，肾毒性）。已在成人和儿科案例中报道以联合手段局部应用西多福韦治疗成功，其中大多数是免疫功能不全者。儿童单独生殖器病变通常不会后天通过性传播，也不一定表示性虐待，因为其他方式的直接接触病毒（包括自体接种）也可导致生殖器病变。

住院患者隔离：推荐标准预防。

控制措施：现没有对单个患者的防治措施。对于暴发病例，常见于热带地区，限制直接面对面地接触和公用可能受污染的污染物，如毛巾和床上用品，可减少传播。传染性软疣接触预防不应该阻止孩子参加儿童保育、上学或在公共泳池游泳。儿童护理不需要覆盖损伤部位，但如果可以，局部病灶应以透气敷料覆盖，然后用包扎带和胶带覆盖，不应以服装遮盖，尤其是参与运动时[①]。儿童进入游泳池时可用防水绷带覆盖病变。

（田代印　译　唐兰芳　校）

卡他莫拉菌感染

临床表现：卡他莫拉菌感染常见于急性中耳炎、分泌性中耳炎和鼻窦炎。卡他莫拉菌所致急性中耳炎主要发生在小婴儿，且常常在混合感染患儿的中耳和鼻窦中检出。自 13 价肺炎球菌结合疫苗（13-valent pneumococcal conjugate vaccine，PCV13）上市以后，在接受鼓膜穿刺术的儿童中，似乎有更大比例的急性中耳炎儿童检出卡他莫拉菌；然而，尚不清楚这意味着卡他莫拉菌感染病例增加了或肺炎球菌病例减少了。卡他莫拉菌可在免疫功能正常的婴儿和幼儿中引起肺炎，伴有或不伴有菌血症，但更常见于慢性肺病或宿主免疫功能受损的儿童，如白血病伴中性粒细胞减少或先天性免疫缺陷。在免疫功能低下的儿童中，通常未能发现明显感染病灶。其他临床表现包括低血压，伴或不伴与脑膜炎球菌血症类似的皮疹，新生儿脑膜炎，局部感染，如眶隔前蜂窝织炎、细菌性气管炎、尿道炎、骨髓炎或化脓性关节炎。不常见的临床症状包括心内膜炎、腹膜炎、分流相关性脑室炎和乳突炎。在使用经鼻部器械（鼻胃管、鼻饲管或经鼻气管插管）的住院儿童中，已报告了医院获得性卡他莫拉菌血症；这些病例的感染包括肺炎或支气管炎。目前还有其他与卫生保健相关的卡他莫拉菌暴发的报道。

---

① 　Davies HH, Jackson MA, Rice SG; American Academy of Pediatrics, Committee on Infectious Diseases. Infectious diseases associated with organized sports and outbreak control. *Pediatrics*. 2017；140（4）：e20172477

病原学：卡他莫拉菌是一种革兰氏阴性需氧双球菌。

流行病学：卡他莫拉菌是人上呼吸道正常菌群的一种。2/3 的儿童在生后 1 年内存在该菌定植。传播方式为直接接触受污染的呼吸道分泌物或飞沫传播。感染最常见于婴幼儿，但也可发生在免疫功能低下的所有年龄组。感染者和带菌儿童的持续携带时间，以及可传染期不详。最近的研究表明，卡他莫拉菌早期定植与稳定微生物群和低风险反复呼吸道感染有关。

诊断方法：这种微生物可以在血液或巧克力琼脂培养基上，在空气或二氧化碳增加的条件下培养后分离得到。在革兰氏染色中，莫拉菌属于短而圆胖的革兰氏阴性杆菌，通常成对或短链出现，过氧化氢酶和细胞色素氧化酶大多呈阳性。用 PCR 检测卡他莫拉菌的方法仍在完善中，目前仅用于科学研究。

治疗：与其他引起急性中耳炎的常见病原体不同，几乎所有莫拉菌属菌株都产生 β-内酰胺酶并对阿莫西林耐药。卡他莫拉菌通常对氨苄西林-舒巴坦（和阿莫西林-克拉维酸）、第二代或第三代头孢菌素、复方磺胺甲噁唑、大环内酯类和氟喹诺酮类药物敏感。经验性治疗和最终确定的治疗方案取决于疾病的严重程度、感染类型、患者的免疫能力和分离物的敏感性。该菌对克林霉素、万古霉素和苯唑西林具有耐药性。在亚洲报告了大环内酯类耐药菌株，而美国或西欧很少发现耐药菌株。

住院患者隔离：推荐标准预防。

控制措施：无。

（田代印 译　唐兰芳 校）

流行性腮腺炎

临床表现：流行性腮腺炎是以一个或多个唾液腺肿大为特点，常表现为腮腺肿大的一种系统性疾病。在未接种腮腺炎疫苗人群中，约 1/5 感染者无明显临床症状；尽管接种疫苗人群中无症状感染率不详，但通常腮腺炎症状较轻，且较少发生并发症。睾丸炎是最常见的并发症，在未接种疫苗和接种疫苗的青春期后期男性中出现此并发症的概率分别为 30% 和 6%。约一半的腮腺炎睾丸炎患者可出现睾丸萎缩。超过 50% 的腮腺炎患者有脑脊液细胞增多症，但只有不到 1% 的感染者出现病毒性脑膜炎症状。其他较少见的并发症包括卵巢炎、胰腺炎、脑炎、听力损伤（暂时性或永久性）、关节炎、甲状腺炎、乳腺炎、肾小球肾炎、心肌炎、心内膜弹力纤维增生症、血小板减少症、小脑共济失调及横贯性脊髓炎。研究发现，在腮腺炎患者明显康复数周至数月后可出现对侧腮腺炎。在未开展免疫规划的情况下，流行性腮腺炎通常发生在儿童时期。成人感染则更有可能出现并发症。尽管流行性腮腺炎病毒可以通过胎盘，但没有证据表明这种传播会导致先天性畸形。

病原学：流行性腮腺炎病毒是副黏病毒科风疹病毒属，是有 12 个基因型的 RNA 病毒。该属还包括人类副流感病毒 2 型和 4 型。腮腺炎的其他感染原因包括 EB 病毒、巨细胞病毒、副流感病毒 1 型及 3 型、甲型流感病毒、肠道病毒、淋巴细胞性脉络丛脑膜炎病毒、人类免疫缺陷病毒（HIV）、非结核分枝杆菌、革兰氏阳性菌以及革兰氏阴性菌感染。

流行病学：流行性腮腺炎发生在世界各地，人类是唯一已知的自然宿主。该病毒通过接触传染性呼吸道分泌物和唾液传播。腮腺炎病毒是腮腺炎流行的唯一已知原因。从历史上看，流行性腮腺炎发病率高峰期发生在每年 1~5 月，10 岁以下儿童最易发病。腮腺炎疫苗于

1967 年在美国获得许可,1977 年纳入儿童常规免疫接种计划中。1989 年美国实施麻疹控制推荐的 2 剂麻腮风(measles,mumps,and rubella,MMR)疫苗后,流行性腮腺炎发病率进一步下降至极低水平,1999 年发病率降至 0.1/10 万。2000—2005 年,每年报告的病例低于 300 例。然而此后腮腺炎报告病例数呈上升趋势,其中 2006 年、2016—2017 年(每年数超过 6 000 例)及 2019 年(超过 3 000 例)病例数达到高峰。这几年中大多数病例发生在高校青年人群及之前接种过 2 剂 MMR 疫苗的人群。

潜伏期通常为 16~18d,但症状可能在暴露后 12~25d 内出现。最强传染期为发病的前几天。建议隔离期为腮腺开始肿胀后 5d。从肿胀前的 7d 至肿胀后 9d 均可从唾液中检测出病毒。腮腺炎发病后 14d,尿液和精液中可分离出腮腺炎病毒。

诊断方法:对于腮腺炎、睾丸炎或卵巢炎患者,无论是否接种过疫苗,若无其他明显病因,应进行腮腺炎病毒确诊检测。流行性腮腺炎可以通过定量逆转录聚合酶链反应(RT-qPCR)测定法检测颊黏膜拭子(腮腺管渗出物),咽喉或口腔拭子,尿液或脑脊液标本中的腮腺炎病毒核酸确诊。在采集颊黏膜拭子前应先按摩腮腺 30s。流行性腮腺炎病毒可通过标准或快速分离和鉴定技术,在各种细胞类型的细胞培养皿中进行分离。然而 RT-qPCR 法是确诊腮腺炎病毒感染的首选检测方法。对于有相应临床症状表现但未能通过 RT-PCR 分离出腮腺炎病毒的患者,并不能排除腮腺炎可能。接种过疫苗的人群排病毒的时间及数量均会减少。

检测流行性腮腺炎特异性 IgM、IgG 血清转化或急性和恢复期血清流行性腮腺炎 IgG 抗体效价显著升高可辅助诊断流行性腮腺炎,但这些血清学检测法不可作为流行性腮腺炎的确诊方式。在既往接种疫苗的腮腺炎患者中,可只短暂或延迟出现 IgM 反应,甚至检测不到 IgM。在腮腺炎发作后 3~10d 采集血清可提高 IgM 检测率。出现临床症状但 IgM 结果阴性,并不排除流行性腮腺炎。接种过疫苗的患者,不推荐采集急性期和恢复期血清样本以证明 IgG 滴度 4 倍升高,因为出现症状时 IgG 滴度可能已经升高,以至于无法检测到 IgG 滴度升高 4 倍。

为了在最近接种过疫苗的具有典型腮腺炎临床症状的人中区分野生型腮腺炎病毒和疫苗病毒,有必要获取颊黏膜/口腔拭子样本进行基因分型。血清学检测无法区分接触疫苗和接触野生型腮腺炎病毒。

治疗:支持治疗。

住院患者隔离:除了标准预防措施,建议在腮腺肿胀发作后 5d 内采取呼吸道飞沫隔离措施。

控制措施:在美国,流行性腮腺炎是一种法定传染病。

流行性腮腺炎的免疫证据[1]。对流行性腮腺炎产生免疫的推断证据包括以下任何一项:

① 使用含有流行性腮腺炎病毒的活疫苗进行适龄疫苗接种的记录。

- ◆ 学龄前儿童:出生 1 岁后 1 剂。
- ◆ 学龄儿童(1~12 年级)和高危成人(如医护人员、国际旅游者、高等教育机构学生):1 周岁后 2 剂,2 剂之间至少间隔 28d。

---

① Centers for Disease Control and Prevention. Prevention of measles,rubella,congenital rubella syndrome,and mumps,2013 summary:recommendations of the Advisory Committee on Immunization Practices(ACIP).*MMWR Recomm Rep*. 2013;62(RR-4):1-34

◆ 非高危成人:1 剂。

② 实验室免疫学证据(注意,尽管腮腺炎特异性 IgG 可视为先前接种过腮腺炎疫苗或感染过腮腺炎病毒的证据,大多数情况下也可作为具有免疫力的证据,如就业或学校疫苗要求,但它并不代表一定不会患流行性腮腺炎)。

③ 疾病的实验室确诊。

④ 在 1957 年之前出生(注意,任何年龄阶段的医务人员均视为不具有免疫力,除非他们接受了 2 次间隔至少 28d 的免疫接种或具有免疫力的血清学证据)。

学校和儿童保健。儿童和年轻人应从腮腺炎肿大开始隔离 5d。学校应当根据当地公共卫生系统提供的信息,仔细考虑排除没有免疫接种证据和拒绝免疫接种的学生对学校造成的影响和存在潜在传播的危险,控制出现暴发流行。未接种流行性腮腺炎疫苗的学生需要隔离直至最后一例流行性腮腺炎病例发病后 26d,处于隔离期的学生在接种疫苗后可立即返校上学。

保护暴露人群。暴露人群接种腮腺炎疫苗还没有被证实能有效预防感染或降低感染的严重程度。然而,无免疫学证据的人群在暴露流行性腮腺炎后仍应接种麻腮风(MMR)疫苗[12 个月至 12 岁的儿童可选用麻疹-流行性腮腺炎-风疹-水痘(measles,mumps,rubella,and varicella,MMRV)疫苗],因为免疫接种将对随后的暴露提供保护。在潜伏期进行免疫接种不会增加不良事件的风险。免疫球蛋白(immune globulin,IG)制剂对腮腺炎暴露后预防无效。

暴发期间,所有人群均需要及时接种疫苗(根据年龄接种 1 剂或 2 剂)。任何年龄阶段的医务人员均不视为具有免疫力,除非他们接受了 2 次间隔至少 28d 的疫苗接种或具有免疫力的血清学证据。公共卫生机构可建议患腮腺炎高危人群接种额外剂量的 MMR 疫苗,以加强对流行性腮腺炎和相关并发症的预防(接种过 1 剂的人接种第 2 剂,已接种 2 剂疫苗的人接种第 3 剂)。除接种 2 剂 MMR 疫苗的其他免疫力证据的人若属于高风险群体,也需要再接种 1 剂疫苗。公共卫生系统需要及时通知高风险人群接种疫苗。通过主动及被动监测,暂未发现任何接种第三剂疫苗的短期安全问题。

流行性腮腺炎疫苗。自 1967 年以来,含有 Jeryl-Lynn 菌株的流行性腮腺炎减毒活疫苗已经在美国被许可使用。皮下注射 0.5mL MMR(适用于 12 月龄及以上人群)或 MMRV 疫苗(适用于 12 月龄至 12 岁的儿童)。单价流行性腮腺炎疫苗在美国已不再使用。

接种疫苗的建议。

● 首剂 MMR 或 MMRV 疫苗应该在 12~15 月龄的幼儿中接种,4~6 岁时接种第 2 剂 MMR 或 MMRV 疫苗。若第 2 剂 MMR 或 MMRV 疫苗在 4 岁之前接种,则需要与第 1 剂至少间隔 28d。因既往感染或免疫而对一种或多种病毒有免疫力的人,接种 MMR 或 MMRV 疫苗仍是无害的。

● 除非有腮腺炎免疫的证据,否则应进行免疫接种。足够的免疫接种是指学龄儿童和高危成人(即卫生保健人员、高等教育机构的学生和国际旅行者)接种 2 剂含流行性腮腺炎疫苗(两次间隔≥28d)。因为流行性腮腺炎在全世界大多数地区流行,除非他们有免疫的证据,否则年龄在 12 个月或 12 个月以上的人应该在开始旅行前接种 2 剂 MMR 疫苗。不满 12 个月的婴儿在旅行之前无须接种流行性腮腺炎疫苗,但是如果他们需要接种麻疹疫苗,可以在 6 月龄时开始接受 MMR 疫苗接种。如果在 12 月龄前接种了一剂流行性腮腺炎疫苗,该剂量不计入所需剂量,并且从 12~15 月龄开始需要额外接种 2 剂,两次之间至少间隔 28d。

- 流行性腮腺炎暴发期间,被公共卫生当局确定为患流行性腮腺炎高风险人群,若既往接种过 2 剂疫苗,则应接种第 3 剂 MMR 疫苗(适龄儿童可接种 MMRV 疫苗)。有证据表明对腮腺炎有推定免疫力的人,除了接种 2 剂疫苗外,如果他们属于高危人群,也应接种一剂 MMR 疫苗(或 MMRV,如果年龄合适)。对于在暴发前已经接受 3 剂或更多剂的人,不建议再增加剂量。
- 1957 年以前出生的卫生保健人员应接种 2 剂 MMR 疫苗,除非他们有免疫或疾病的实验室证据。
- 流行性腮腺炎联合疫苗可以和其他疫苗使用单独的注射器,在不同的部位同时接种。
- 美国许多州要求初中和高等教育机构入学提供相关疫苗接种材料,此举可最大限度提高疫苗接种率。

不良反应。美国获得许可的 MMR 或 MMRV 疫苗中与流行性腮腺炎疫苗的组成部分相关的不良反应是很少的。可能会发生睾丸炎、腮腺炎和低热。在疫苗接种后,偶见一些暂时性反应,包括神经性聋、无菌性脑膜炎、脑炎、皮疹、皮肤瘙痒和紫癜;然而,其因果关系尚未确定。过敏反应也较罕见。接种 MMR 或 MMRV 疫苗后出现的其他反应可能与疫苗的其他成分有关。

与第 1 剂相比,第 2 剂 MMR 或 MMRV 疫苗与反应发生率的增加无关。

注意事项和禁忌证。如果使用 MMRV 疫苗,见麻疹,风疹和水痘-带状疱疹感染。

发热性疾病。患有轻症疾病的儿童,如上呼吸道感染,可以进行免疫接种。发热不是免疫接种的禁忌证。但是,如果其他症状表明有更严重的疾病,在患儿康复之前不应接种疫苗。

变态反应。超敏反应极少发生,而且通常不严重,包括接种部位的风团、潮红或荨麻疹。这些反应已归因于疫苗配方中微量的新霉素、明胶或一些其他成分。

全身性过敏反应十分罕见。MMR 和 MMRV 疫苗在鸡胚细胞中培养生产,但不含大量的蛋清(卵清蛋白)交叉反应蛋白质。因此,对鸡蛋过敏的儿童发生过敏反应的风险较低。儿童蛋类过敏的皮肤测试不能预测对 MMR 或 MMRV 疫苗的反应,因此在接种疫苗之前不需要进行皮肤测试。对鸡肉或羽毛过敏的患者,对疫苗发生反应的风险并无增加。对明胶或局部或全身注射的新霉素有过敏反应的人,应仅在可控制过敏反应的环境下,并咨询过敏专科医生或免疫学家后,接种腮腺炎疫苗。然而,新霉素过敏最常表现为接触性皮炎,这不是流行性腮腺炎疫苗接种的禁忌证。

近期应用免疫球蛋白(IG)。在接受特殊血液制品或 IG 后,MMR 或 MMRV 疫苗的接种应推迟 3~11 个月(表 1.11)。MMR 疫苗应在使用 IG、输血或其他血液制品至少 2 周前接种,因为理论上讲,其中的抗体有可能将中和疫苗病毒,干扰预防接种成功。如果 IG 必须在 MMR 或 MMRV 接种后 14d 内给药,则应在表 1.11 中规定的间隔时间后重新接种疫苗。

免疫力改变。免疫缺陷疾病患者和那些接受免疫抑制治疗或将在近 4 周内接受这样治疗的患者,包括全身使用大剂量皮质类固醇、烷化剂、抗代谢药、放射治疗或其他免疫功能不全的患者,不应该接受 MMR 减毒活疫苗或 MMRV 疫苗接种。

感染 HIV 但免疫功能未严重受损者除外。MMR 活疫苗可用于无症状的 HIV 感染且不存在严重免疫抑制的儿童和青少年。就疫苗接种而言,严重免疫抑制是指 1~13 岁的儿童 CD4$^+$T 淋巴细胞比例 <15%,≥14 岁的青少年 CD4$^+$T 淋巴细胞计数 <200×10^6/L。免疫系统严重受损的感染 HIV 的婴儿、儿童、青少年和年轻人不应接种含麻疹病毒的疫苗。四价

MMRV 疫苗不应用于任何感染 HIV 的婴儿，无论其免疫抑制程度如何，因为该人群缺乏安全数据。

对密切接触的易感者（即家庭成员）进行免疫，可降低其感染腮腺炎的风险。疫苗接种者不会传播腮腺炎疫苗病毒。

停止免疫抑制疗法的患者，至少 3 个月后才能接种 MMR 疫苗（除外接受皮质类固醇治疗者）。这个理论基于 3 个月内免疫系统已经恢复和原发疾病得到缓解和控制。然而，间隔时间可以随免疫抑制治疗的强度及类型、放射治疗、基础病和其他因素影响而变化，因此，在免疫抑制治疗停止后，对于何时能进行安全有效的 MMR 接种，推荐一个安全有效的时间间隔通常是不可能的。

糖皮质激素。每日接受 ≥2mg/kg 泼尼松或同等剂量药物的儿童，或体重在 10kg 或以上，接受 ≥20mg/d 泼尼松治疗，治疗时间持续 14d 或更长时间的非免疫缺陷的患儿，推荐在停药 4 周后才能接受活病毒疫苗。

妊娠。接种腮腺炎疫苗后 4 周内应避免妊娠，这理论上与活病毒疫苗相关的风险有关。易感的育龄期年轻女性如已知妊娠不应接种流行性腮腺炎疫苗。然而，在妊娠期间接种流行性腮腺炎疫苗与先天性畸形无关。

（魏林　安彩霞 译　唐兰芳 校）

肺炎支原体和其他支原体感染

临床表现：肺炎支原体是儿童上下呼吸道感染的常见原因，包括咽炎、急性支气管炎和肺炎。急性中耳炎并不常见。大疱性鼓膜炎曾被认为是支原体感染引起的，现在已知与其他病原体一起发生。鼻窦炎和喉炎是罕见的。症状多种多样，包括咳嗽，乏力，发热，偶尔也会出现头痛。由肺炎支原体引起的急性支气管炎和上呼吸道疾病通常是轻微的，并且是自限性的。约 25% 受感染的学龄儿童发展为肺炎，咳嗽、全身症状出现几天后，体格检查可闻及肺部啰音。咳嗽从最初干性咳嗽发展为湿性咳嗽，持续 3~4 周，并伴有喘息。大约 10% 肺炎支原体感染儿童会出现皮疹，最常见的是斑丘疹。影像学表现多变，可发生双侧弥漫性浸润或局灶性异常，如实变、积液或肺门淋巴结肿大。

支原体感染的其他表现包括神经系统疾病（如无菌性脑膜炎、脑炎、急性播散性脑脊髓炎、小脑共济失调、横贯性脊髓炎和周围神经病变）、心肌炎及心包炎、关节炎、结节性红斑、多形性黏膜皮疹（包括典型和非典型 Stevens-Johnson 综合征）、溶血性贫血、血小板减少性紫癜和噬血细胞综合征。可发生伴有胸腔积液的严重肺炎，特别是患有镰状细胞病、唐氏综合征、免疫缺陷和慢性心肺疾病的患者。肺炎支原体感染与急性胸痛综合征和镰状细胞病有关，也与哮喘的恶化有关。

其他几种支原体可定植于人的黏膜表面而引起儿童疾病。在新生儿和儿童（免疫功能正常和免疫功能低下）均有人型支原体感染的报道。腹腔内脓肿、化脓性关节炎、心内膜炎、肺炎、脑膜脑炎、脑脓肿和手术伤口感染均有人型支原体的报道。

病原学：支原体，包括肺炎支原体，是一种缺乏细胞壁的多形性微生物。它们都属于支原体科，后者包括支原体属和脲原体属。

流行病学：支原体在动物和植物中普遍存在，但肺炎支原体仅在人类中引起疾病。肺炎支原体在与有症状的人密切接触时通过呼吸道飞沫传播。在医院、军事基地、学院、夏令营均有感染暴发。偶有肺炎支原体引起呼吸机相关性肺炎。肺炎支原体是学龄儿童和年轻人肺炎的主要原因,但却是 5 岁以下儿童社区获得性肺炎(community-acquired pneumonia,CAP)的罕见病因。在美国,每年估计有 200 万人感染肺炎支原体。总体而言,大约 10%~20% 的 CAP 被认为是由肺炎支原体引起的。感染发生在世界各地,任何季节和所有地理环境中。在家庭研究中,大约 30% 的家庭接触者发展为肺炎。感染后的无症状携带可能持续数周至数月。感染后的免疫力持续时间不长。

潜伏期通常为 2~3 周(范围 1~4 周),这可能导致长时间的暴发。

诊断方法:核酸扩增试验(NAAT),包括肺炎支原体的聚合酶链反应(PCR)试验,可商购获得,并且越来越多地取代其他试验,因为对呼吸道标本(鼻腔冲洗液、鼻咽拭子和咽拭子,痰、肺泡灌洗液)进行 PCR 检测是快速的,灵敏度和特异度为 80%~100%,并且在疾病早期产生阳性结果。美国 FDA 批准了几种用于诊断的化验方法,包括单独针对肺炎支原体的检测和同时针对其他呼吸道病原体的多重检测。在具有典型临床表现的患者中,通过 NAAT 或培养鉴定出肺炎支原体能表明其存在因果关系。然而,将非典型临床疾病归因于肺炎支原体是有问题的,因为在急性感染后,肺炎支原体仍可以在呼吸道内定植数周(即使在适当的抗菌治疗后),而且在 3 个月到 16 岁无症状儿童中有 17%~25% 通过 PCR 检测到。体液的肺炎支原体 PCR 测定可在参考实验室获得,并且在诊断上有帮助。

使用免疫荧光和酶免疫分析进行血清学检测肺炎支原体特异性 IgM 和 IgG 抗体可商购获得。在症状出现后的前 7d 内通常无法检测到 IgM 抗体。虽然 IgM 抗体的存在可能表明近期的肺炎支原体感染,但是会出现假阳性检测结果,并且抗体在血清中持续数月,可能不表示当前的感染。在反复肺炎支原体感染的年龄较大的儿童和成人中,IgM 抗体可能不会升高。血清学诊断的最佳方法是在急性和恢复期血清标本之间抗体滴度增加 4 倍或更多。补体结合试验的结果应谨慎解释,因为该试验比免疫荧光测定法或酶免疫分析法的灵敏度和特异度都低。血清冷凝素滴度的测量价值有限,因为肺炎支原体肺炎患者中只有 50%~75% 的患者存在 ≥1:64 的滴度,而呼吸道病毒感染期间非特异性地存在较低的滴度。

使用光学显微镜观察细胞壁特异性染色(如革兰氏染色)不能看到支原体生物。肺炎支原体和人型支原体可以生长在特殊的浓缩肉汤和琼脂培养基中,如 SP4 或市售的混合液体肉汤/琼脂斜面培养基。然而,大多数临床实验室缺乏进行培养隔离的能力;培养和鉴定可能需要超过 21d。世界上只有少数实验室能够培养生殖支原体,而且没有血清学检测,所以目前只有核酸检测可用于诊断。目前至少有一种检测方法被 FDA 批准,并且能够评估与大环内酯类耐药相关的突变的存在。

支原体相关中枢神经系统疾病的诊断是具有挑战性的,一是由于支原体相关性中枢神经系统疾病可能不是支原体直接入侵的结果,二是目前没有可靠的单一脑脊液检测来确诊。

治疗:支原体感染是学龄前儿童社区获得性肺炎(CAP)的少见原因。对于肺炎支原体引起的下呼吸道疾病的非住院儿童,抗菌治疗的益处的证据是有限的。一些数据表明适当的抗菌治疗对住院儿童有益。对于患有 CAP 的学龄前儿童,不建议使用抗菌治疗,因为绝大多数病例由病毒性病原体引起[1]。没有证据表明用抗菌药物治疗肺炎支原体感染的其他可能表现

---

[1] Bradley JS,Byington CL,Shah SS,et al. The management of community-acquired pneumonia in infants and children older than 3 months of age:clinical practice guidelines by the Pediatric Infectious Diseases Society and the Infectious Diseases Society of America. *Clin Infect Dis*. 2011;53(1):e25-e76

（如上呼吸道感染）可以改变病程。然而，尽管缺乏研究，但治疗严重的肺外感染（如中枢神经系统疾病或化脓性关节炎）伴有免疫功能低下的患者是合理的，并有望缩短疾病的持续时间以及减轻严重程度。

由于支原体缺乏细胞壁，因此它们本身对 β-内酰胺类药物具有耐药性。大环内酯类（包括阿奇霉素、克拉霉素和红霉素）是学龄期儿童肺炎支原体肺炎的首选抗菌药物，尤其是在中重度感染和具有基础疾病（如镰状细胞病）的患者中。氟喹诺酮类抗生素和多西环素是对肺炎支原体敏感的其他两类抗生素。在美国，大环内酯类耐药菌株越来越普遍（目前在5% 到 15% 之间）。一些研究表明，大环内酯类耐药的支原体 CAP 患儿，应用氟喹诺酮类药物治疗可以缩短发热和住院时间，但其他研究没有发现差异。大多数由肺炎支原体引起的CAP 是一种相对轻微、自限性的疾病，但对于严重的感染，有效的抗生素治疗可能更为重要，特别是在存在合并感染的情况下。肺炎的抗菌药物疗程通常为 7~10d，但阿奇霉素通常为5d。

人型支原体通常对红霉素和阿奇霉素具有耐药性，但对克林霉素、四环素和氟喹诺酮类药物有不同程度的敏感性。与肺炎支原体一样，生殖支原体在体外对大环内酯类、四环素和氟喹诺酮类敏感，但由于未知原因，四环素在治疗非淋球菌性尿道炎时通常不能表现出临床疗效。生殖支原体对大环内酯类的耐药性在世界范围内不断增加，目前可能达到 40% 以上。不幸的是，在肺炎支原体中未观察到的对氟喹诺酮类药物的耐药性，在生殖支原体中正在增加，使其治疗越来越成问题。新型抗生素来法莫林（lefamulin）对生殖支原体具有良好的体外活性，但尚未在儿童中进行研究。

住院患者隔离：除了标准预防措施外，建议对有症状的携带者预防飞沫传播。

控制措施：提倡手卫生可以减少呼吸道病原体的家庭传播。

在密切接触者中预防性应用四环素或阿奇霉素，已被证明可以减少家庭和公共机构的传播。然而，不常规推荐对无症状的接触者进行抗菌药物预防，因为大多数继发感染症状较轻，并且为自限性。大环内酯类或四环素可以在感染肺炎支原体风险较高的人群中应用，如与急性支原体肺炎患者密切接触的患有镰状细胞病的儿童。

（魏林　安彩霞　译）

诺卡菌病

临床表现：免疫功能正常的儿童在有皮肤损伤的情况下接触污染土壤后，可出现典型的皮肤性或皮肤淋巴性病变，表现为脓疱或溃疡性损害。深层组织感染可能发生在创伤性土壤污染的伤口之后。而侵袭性疾病（肺部疾病，可能存在传染性）最常见于免疫功能低下患者。高危人群包括慢性肉芽肿病、慢性阻塞性肺疾病（chronic obstructive pulmonary disease，COPD）、人类免疫缺陷病毒（HIV）感染、需要长期系统性皮质类固醇/免疫抑制治疗的疾病、实体器官或骨髓移植、自身免疫性疾病或接受肿瘤坏死因子抑制剂治疗的患者。肺部疾病一般表现为可发生空洞的圆形结节性浸润，感染可能是急性、亚急性或慢性。最常见的临床症状包括发热、咳嗽、胸痛、寒战和头痛。还可经血行播散至脑组织（形成单发或多发脓肿）、皮肤（脓疱、脓皮病、脓疮、足菌肿），偶尔可引起其他器官系统损伤。从患有囊性纤维化的患者的呼吸道标本中找到诺卡菌，但这些病原体在这些患者中的临床意义尚不清楚。

病原学:诺卡菌是革兰氏阳性需氧菌,为不运动胞内菌,属于放线菌目丝状细菌。诺卡菌的细胞壁含有分枝菌酸,因此可以使用特殊染色技术和光学显微镜将其描述为"耐酸"或"部分耐酸"。

流行病学:诺卡菌属是全球普遍存在的环境腐生菌,生活在土壤、有机物和水中。诺卡菌引起的感染通常是由于吸入土壤或灰尘颗粒或创伤部位接触污染土壤的环境暴露。

在美国,人类临床来源报道的最普遍的物种是星形诺卡菌、皮疽诺卡菌、环孢诺卡菌和脓肿诺卡菌。原发性皮肤感染和足菌肿最常与巴西诺卡菌有关。其他不太常见的致病物种包括短链诺卡菌、中耳诺卡菌、假丝核诺卡菌、南非诺卡菌复合物和兽医诺卡菌。

尚未发现人际间、动物到人之间的传播。

潜伏期不明确。

诊断方法:从临床标本中分离出诺卡菌可能需要延长孵育期,因为它们生长缓慢。来自无菌部位的标本可以直接接种到固体培养基上,例如绵羊血、巧克力、脑心灌注液、沙氏葡萄糖琼脂和缓冲木炭酵母提取物(buffered charcoal yeast extract,BCYE)琼脂。来自有菌或污染部位(如组织或痰液)的标本应接种到选择性培养基上,如 Thayer Martin 或含有万古霉素的 BCYE,最少孵育 3 周。如果要求实验室在最佳生长温度下(25~35℃),在合适的液体培养基中,进行最多 4 周的培养,可以提高组织中诺卡菌的检出率。对痰液、体液或珠状的脓液进行涂片染色,通过改良的 Kinyoun 方法显示为弱革兰氏阳性和部分耐酸的分枝杆菌,可以提示诊断。由于难以解释抗酸染色,建议使用阳性和阴性染色对照。推荐采用 Brown-Brenn 组织革兰氏染色法和 Grocot-Gomori 甲基麻黄碱银染色方法来显示组织标本中的微生物。用药敏试验准确鉴定诺卡菌大大加强了抗菌药物治疗的准确性,从而增加了有利于患者治疗结果的可能性。由于表型性状的变异性以及生物在商业生化测试培养基上生长的困难,通过分子方法实现了准确的鉴定。基质辅助激光解吸电离-飞行时间(MALDI-TOF)质谱法已成为鉴定诺卡菌分离物的一种成熟方法。其他互补方法包括全长或近全长(约 1 440bp)序列的 16S rRNA 基因序列分析和全基因组分析。除了用于确定巴西诺卡菌足菌肿抗体存在的 ELISA 试验外,诺卡菌的血清学检测毫无用处。鉴于这些微生物有感染中枢神经系统的倾向,即使已经进行了非局部神经系统检查,一些专家仍建议对肺部病变患者进行脑脊液检查和/或神经影像学检查。

治疗:快速准确鉴定诺卡菌分离株以及抗菌药物敏感性检测是成功治疗诺卡菌病的重要工具。诺卡菌属对多种药物具有内在耐药性。临床和实验室标准研究所推荐的抗菌药物敏感性测试很复杂,通常需要专业或参考实验室。此类检测应指导治疗,当患者无法耐受磺胺类药物或磺胺类药物治疗失败,推荐用于患有侵袭性疾病患者的所有菌株。

复方磺胺甲噁唑(trimethoprim-sulfamethoxazole,TMP-SMX)或单独的磺胺类药物(如磺胺异噁唑或磺胺甲噁唑)是轻度感染的首选药物。应避免使用磺胺嘧啶等尿可溶性低的磺胺类药物。某些诺卡菌(皮疽诺卡菌、星形诺卡菌和中耳诺卡菌)可能表现出对 TMP-SMX 的耐药性。如果感染对 TMP-SMX 无反应,可考虑使用亚胺培南、美罗培南和氟喹诺酮类药物。具有特定诺卡菌覆盖的其他药物包括克拉霉素(星形诺卡菌)和阿莫西林-克拉维酸钾(巴西诺卡菌和脓肿诺卡菌)。利奈唑胺对所有诺卡菌物种具有极好的活性。许多这些药物在治疗诺卡菌病方面缺乏儿科数据。具有淋巴细胞疾病的免疫功能正常的患者通常在单药治疗 6~12 周后起反应。

对于患有严重疾病(肺部感染、播散性疾病或中枢神经系统受累)的患者,建议使用联合药物治疗。联合治疗也推荐用于免疫受损宿主的感染。初始联合治疗应包括亚胺培南(对巴西诺卡菌的一些菌株有耐药性)、阿米卡星和 TMP-SMX。利奈唑胺、头孢曲松或头孢噻肟(对一些皮疽诺卡菌、南非诺卡菌和中耳诺卡菌等菌株有耐药性)、美罗培南或米诺环素是替代药物。免疫功能低下的患者和患有严重疾病的患者应该治疗 6~12 个月,并且由于复发倾向,应在临床治愈后至少治疗 3 个月。患有 HIV 感染的患者可能需要更长时间的治疗,并且应该终生考虑抑制性治疗。患有中枢神经系统疾病的患者应进行持续的神经影像学监测。

脓肿的引流是有益的,并且建议去除被感染的异物(如中心静脉导管)。

住院患者隔离:建议采取标准预防措施。

控制措施:免疫系统减弱的人在与土壤接触时应注意遮盖皮肤。TMP-SMX 每周给予 3 次可预防肺孢子菌,但通常对预防诺卡菌病无效。

诺如病毒和札幌病毒感染

临床表现:突发呕吐和/或水样便,伴有腹部绞痛和恶心,是诺如病毒和札幌病毒胃肠炎的特征。症状通常持续 24~72h。也可有更长的病程,特别是在老年人、幼儿和住院患者中。诺如病毒病也被认为是免疫功能低下患者发生慢性胃肠炎的可能原因之一。全身症状包括发热、肌痛、不适、厌食、头痛,可伴随胃肠道症状。

病原学:诺如病毒和札幌病毒是杯状病毒科的 23~40nm 无包膜单链 RNA 病毒。诺如病毒具有遗传多样性,来自基因组Ⅰ和Ⅱ的病毒导致了人类的大多数感染。在过去 15 年里,基因组Ⅱ基因型的 4 种病毒占全球暴发病例的 50% 以上。札幌病毒基因组Ⅰ、Ⅱ、Ⅳ和Ⅴ在人类中引起急性胃肠炎,其症状与诺如病毒难以区分。目前已发现至少 17 种不同的札幌病毒基因型。

流行病学:诺如病毒每年导致每 15 名美国居民中有 1 人生病,56 000~71 000 人住院,570~800 人死亡,主要是幼儿和老年人。由于轮状病毒疫苗的成功,诺如病毒已成为美国儿科病毒性胃肠炎的主要病原体,引起散发病例和暴发。札幌病毒感染的暴发相对罕见,但其在 5 岁以下儿童中的流行率为 3% 至 17%。

高发病率的暴发往往发生在半封闭的环境,例如长期护理机构、学校和游轮。通过粪-口途径或呕吐物-口服途径,通过直接人传人或接触受污染的食物或水,或通过接触被诺如病毒污染的表面然后接触口唇进行传播。共同来源的暴发常常被描述在摄入冰、贝类和各种即食食品(包括沙拉、浆果和烘焙产品)后,通常被受感染的食品处理者污染。有研究证明可以通过呕吐物传播,一些暴发与暴露于受污染的表面和呕吐物气溶胶有关。诺如病毒的无症状感染者在所有年龄组中都很常见,其中儿童的患病率最高。

大多数诺如病毒菌株与组织血型抗原结合,这些抗原在肠上皮细胞上表达,并受到岩藻糖基转移酶 2(fucosyltransferase 2,FUT2)基因的调控。具有功能性 FUT2 基因的个体被称为"分泌者",而非分泌者的 FUT2 中有一个单点突变,这使他们对大多数诺如病毒感染不敏感。

诺如病毒和札幌病毒的**潜伏期**均为 12~48h。病毒排出可在症状出现之前开始,在暴露后几天达到峰值,并且可持续 4 周或更长时间。在免疫功能低下的宿主中,长时间排出(>6 个月)

已被报道。感染全年发生，但在 1 年中较冷的月份更常见。

诊断方法：分子诊断方法，如实时定量逆转录聚合酶链反应（real-time quantitative reverse transcriptase polymerase chain reaction，RT-qPCR）是检测诺如病毒和札幌病毒最敏感的检测方法。FDA 批准了几种胃肠道病原体多重核酸的检测方法，其中大多数包括诺如病毒检测，一些包括札幌病毒检测。在儿童中，检测结果的解释可能因合并感染其他肠道病原体而复杂化。

美国公共卫生实验室采用 RT-qPCR 检测粪便中的诺如病毒和札幌病毒 RNA。诺如病毒和札幌病毒都可以通过对衣壳基因相对小的区域进行 Sanger 测序，然后参考样本进行基因分型。

治疗：支持疗法包括口服或静脉补液，以维持液体和电解质的平衡。

住院患者隔离：除了标准的预防措施外，对于诺如病毒感染引起的急性胃肠炎的疑似病例，建议采取接触隔离，直至症状缓解后 48h。

控制措施：适当的手卫生是预防诺如病毒和札幌病毒感染和控制传播的最重要方法。减少手上存在的病毒的最佳方法是用流动水和（普通或抗菌）肥皂液彻底洗手。与诺如病毒或札幌病毒感染的患者接触后，用肥皂和流动水洗手比使用含酒精的洗手液更有效地减少传播。

一些因素有利于诺如病毒的传播，包括低感染剂量、大量病毒颗粒排出、长时间排毒以及病毒在环境中的持久性。通过控制腹泻的标准措施可以减少感染的传播，例如教育儿童护理提供者和食物处理人员（除外生病且症状停止后至少 2d 的相关人员）如何控制感染，保持物体表面和食物准备区域的清洁，使用适当的消毒剂（主要是次氯酸钠/氯漂白剂），并如前所述进行适当的手卫生。如果在暴发期间可以识别传播源（如污染的食物或水），那么阻断传播的具体干预措施可能是有效的。

婴儿和儿童只有在满足以下条件时才可以送往儿童护理中心：粪便被解在尿布中，或当接受过上厕所训练的儿童不再出现使用厕所意外事故，即使大便不成形但排便频率不超过正常频率 2 次时。

盘尾丝虫病

临床表现：该疾病涉及皮肤、皮下组织、淋巴管和眼。最初感染后 6~12 个月，可以出现含有雄性和雌性蠕虫的皮下无痛性结节，直径可达几厘米。在非洲的患者中，结节往往出现在下躯干、骨盆和下肢；而在中南美洲的患者中，结节更多地位于上半身（头和躯干），但也可能发生在四肢。蠕虫成熟之后，受精的雌虫产生一种称为微丝蚴的胚胎微丝蚴，可迁移到真皮层，可能会导致丘疹性皮炎。瘙痒通常非常剧烈，可以造成感染区域的皮肤剥脱。经过数年后，皮肤苔藓样变，出现色素变浅或过度沉着。微丝蚴可侵入眼部，导致角膜、虹膜、睫状体、视网膜、脉络膜和视神经炎症。如果不及时治疗，可导致视力损伤和失明。旋盘尾丝虫感染与癫痫的发展有关。

病原学：旋盘尾丝虫是一种丝状线虫。

流行病学：旋盘尾丝虫没有显著的动物或环境宿主。具有传染性的幼虫通过黑蝇叮咬，人类就会被感染。黑蝇繁殖于水流湍急的溪流和河流（因此人们常称这种疾病为"河盲症"）。

该病主要发生在非洲近赤道的位置,但在委内瑞拉、巴西和也门发现了少量病例。住在病媒滋生场所附近的人群中患病率最高。该感染不能通过人际接触、输血或母乳喂养传播,不会发生先天性传播。

从幼虫感染到皮肤中微丝蚴的**潜伏期**通常为 12~18 个月,但可长达 3 年。

诊断方法:对表皮和真皮上部(通常取自髂嵴后区)的 1~2mm 活检标本进行直接显微镜检查可以发现微丝蚴。血液中无法检测微丝蚴。在切除的结节中通过切片、染色可发现成虫。裂隙灯检查眼前房可以发现活动的微丝蚴或"雪花"样角膜病变。嗜酸性粒细胞增多是常见的。

治疗:伊维菌素和莫西菌素(微丝蚴杀灭剂)可用于治疗盘尾丝虫病。莫西菌素于 2018 年被 FDA 批准用于 12 岁及以上患者,其单次口服剂量疗效优于单剂量伊维菌素,但重复剂量的安全性和有效性尚未被研究。治疗可以减少发生皮炎和严重的眼部疾病的风险,但不能杀灭成虫(能存活 10 年以上),因此不能治愈本病。每 6 至 12 个月口服一次伊维菌素,直到无症状。伊维菌素对体重小于 15kg 的儿童和孕妇的安全性尚未确定。治疗的不良反应是由微丝蚴的死亡引起的,可包括皮疹、水肿、发热、肌痛,很少出现哮喘加重和低血压。这种反应在皮肤微丝蚴负荷较高的人群中更为常见,而在没有再次接触病原体并经过反复治疗的患者中少见。伊维菌素和莫西菌素应谨慎用于妊娠患者(C 类药物)、中枢神经系统疾病患者,以及高水平的循环微丝蚴(上午 10 点至下午 2 点使用吉姆萨染色厚血涂片诊断)患者的治疗。治疗高水平循环微丝蚴血症的患者很少会导致致命的脑病。对于盘尾丝虫和微丝蚴同时感染的人,转诊至熟悉治疗这些感染的专家。应用伊维菌素时通常可以进行母乳喂养。由于在母体治疗后的母乳中发现低剂量的药物含量,一些专家建议将母体治疗推迟到婴儿 7d 大时,但应考虑风险获益比。

多西环素(100~200mg/d)6 周疗法可损耗盘尾丝虫生存所必需的内共生类立克次体来杀死成虫。多西环素可以在任何年龄短期使用(如 21d 或更短),但是治疗盘尾丝虫所需的治疗时间较长,且存在伊维菌素的替代治疗,不建议小于 8 岁的儿童服用多西环素。多西环素可用于 8 岁及以上的儿童和非妊娠成人,以避免需要多年的伊维菌素治疗。多西环素治疗可在伊维菌素/莫西菌素治疗后 1 周开始;对于没有症状的患者,可以予多西环素 6 周疗法,然后给予一剂伊维菌素/莫西菌素。没有关于同时治疗的安全性的研究。

微丝蚴杀灭剂乙胺嗪(diethylcarbamazine,DEC)禁用于治疗盘尾丝虫病,因为它可能引起不良的眼部反应。结节可以通过外科手术切除,但并不是所有的结节都可以在临床上检测到或通过手术切除。

住院患者隔离:建议采取标准预防措施。

控制措施:驱虫剂和防护服(长袖和裤子)可以减少白天被黑蝇叮咬的风险。用杀虫剂处理病媒繁殖对控制黑蝇种群是有效的。然而,对病媒繁殖场的控制在很大程度上已被全社区的大量伊维菌素管理计划所取代。由世界卫生组织牵头的一项非常成功的全球倡议已经向患有盘尾丝虫病的社区安全地分发了数亿次伊维菌素治疗(由药物制造商捐赠)

由于这些计划,发病率及传播在美洲已基本消失(大多数大规模治疗方案现已停止),并在整个非洲显著减少。

(魏林　安彩霞 译)

副球孢子菌病

临床表现：主要发生在成人中（90%~95% 的病例），其初始感染部位是肺部。临床模式包括亚临床感染或现症感染，可为急性-亚急性（青少年型）或慢性（成人型）。在成人和青少年中，诸如发热、不适、厌食和体重减轻等全身症状是常见的。在急性-亚急性（青少年型），最初的肺部感染通常是无症状的，其表现与感染传播至单核-吞噬细胞系统有关，导致淋巴结肿大，以及肝、脾和骨髓受累。皮肤损伤经常被观察到，通常位于面部、颈部和躯干上。累及骨骼、关节和黏膜较少见。肿大的淋巴结偶尔会聚结并形成脓肿或瘘管。慢性（成人型）可以局限于肺部，也可以播散。在一半的病例中观察到口腔黏膜病变。皮肤受累很常见，但发生的比例比急性-亚急性患者的少。感染在引起疾病前可能会潜伏数年。

病原学：巴西副球孢子菌是一种热双形真菌，含有酵母菌和菌丝体（霉菌）。巴西副球孢子菌包含 4 个不同的系统发育谱系（S1、PS2、PS3 和 PS4）。另一个新种——丝状拟小孢子虫，也引起副球孢子菌病。

流行病学：感染发生在拉丁美洲，从墨西哥到阿根廷，80% 的病例发生在巴西。天然宿主不详，但目前猜测为土壤，因为大多数病例与农业工作有关。传播方式不明，但很可能是通过吸入受污染的土壤或灰尘而发生的；人与人之间的传播不会发生。犰狳是已知的巴西副球孢子菌的宿主。

潜伏期变化很大，从 1 个月到几十年不等。在流行地区以外的确诊病例，明确是否有拉丁美洲旅居史是很重要的。

诊断方法：通过真菌成分的可视化得到证实。在痰液、支气管肺泡灌洗标本、溃疡刮屑、病变或组织活检标本中，可以看到圆形、多芽的酵母细胞，具有独特的"驾驶盘"外观。几种处理方法，包括湿法或 KOH 湿法制剂、苏木精-伊红染色、嗜银或过碘酸希夫染色的组织学染色，足以显示真菌成分。在最丰富的培养基上可以培养出巴西副球孢子菌的菌丝体形态，包括 37℃ 的血琼脂和 25~30℃ 的真菌类或沙氏葡萄糖琼脂。培养应至少持续 6 周。它的外观不明显，确认需要转化为酵母相或 DNA 序列测定。补体固定和免疫扩散可用于抗体检测；半定量免疫扩散是首选的检测方法，是流行地区最广泛的检测方法。

治疗：伊曲康唑口服是病情较轻或局部感染的首选治疗，口服溶液优于胶囊。伏立康唑可能与伊曲康唑一样有效，但尚未得到广泛的研究。艾莎康唑对成人有效，但没有关于副球孢子菌病的儿科数据。药物剂量见表 4.8。延长治疗 9~18 个月是必要的，以减少复发率，而患有严重疾病的儿童可能需要更长的疗程。

口服复方磺胺甲噁唑是一种较差的替代方案，必须持续治疗 2 年或更长时间，以减少复发的风险。这发生在 10% 到 15% 的最佳治疗患者中。一般不推荐使用酮康唑和氟康唑。两性霉素 B 一般只用于严重副球孢子菌病的初始治疗（2~4 周），静脉注射复方磺胺甲噁唑是另一种选择。最初通过静脉注射治疗的儿童可以在观察到临床改善后转向口服治疗，通常是在 3~6 周后。

通过补体固定或半定量免疫扩散进行的连续血清学检测有助于监测对治疗的反应。预期的反应是，经过 1~3 个月的治疗后，滴度逐渐下降，并持续多年甚至终生保持低滴度稳定。

住院患者隔离：建议采取标准预防措施。
控制措施：无。

（魏林 译　安彩霞 校）

肺吸虫病

临床表现：肺吸虫病主要有两种形式。一种是引起原发性肺病伴有或不伴有肺外表现，这主要归因于卫氏并殖吸虫（*Paragonimus westermani*）、异盘并殖吸虫（*Paragonimus heterotremus*）、非洲并殖吸虫（*Paragonimus africanus*）、双侧宫并殖吸虫（*Paragonimus uterobilateralis*）和猫肺并殖吸虫（*Paragonimus kellicotti*）。另一种是异常迁移的幼虫引起的肺外疾病，有时会导致类似于犬弓形虫引起的内脏幼虫移行症，可归因于其他种类的并殖吸虫属，最著名的是斯氏并殖吸虫（*Paragonimus skrjabini*），其中人类是偶然的宿主。

肺部感染大多无症状或症状轻微，但可能与慢性咳嗽和呼吸困难有关，通常发病隐匿。虫体在肺部的迁移过程中，移行性浸润可以在连续成像中被注意到。严重的侵袭会导致咳嗽发作，由于有色素的并殖吸虫卵和含铁血黄素的存在，常常会产生带有血色的痰，咯血可能很严重。可发生嗜酸性胸腔积液、气胸、支气管扩张和肺纤维化伴杵状畸形。

肺外表现累及肝、脾、腹腔、肠壁、腹腔内淋巴结、皮肤或中枢神经系统，并伴有脑膜脑炎、癫痫发作和由成年吸虫侵入大脑引起的占位性肿瘤。脑肺吸虫病是最常见的肺外表现，多常见于儿童。肺外肺吸虫病也与内含幼虫的迁移性皮下结节有关。症状多于 5 年后消退，但也可持续长达 20 年。

病原学：肺吸虫病是由肺吸虫（又称并殖吸虫）引起的寄生虫病。在亚洲，经典的肺吸虫病是由卫氏并殖吸虫和异盘并殖吸虫的成虫和虫卵致病。在非洲，非洲并殖吸虫、双侧宫并殖吸虫的成虫和虫卵致病，而在北美洲，特有物种是猫肺并殖吸虫。它寄生于水貂、负鼠和其他动物身上，并可能导致人类感染。卫氏并殖吸虫的成年吸虫长达 12mm，宽 7mm，遍布整个亚洲。在日本、韩国、中国部分地区，三倍体单性生殖形式的卫氏并殖吸虫更大，产生更多的卵，并引发更大的疾病。异盘并殖吸虫发生在东南亚和中国的邻近地区。

肺外肺吸虫病（即内脏幼虫移行症）是由斯氏并殖吸虫和宫崎并殖吸虫的幼虫引起的。幼虫很少在受感染的人体组织中成熟。斯氏并殖吸虫发生在中国，而宫崎并殖吸虫发生在日本。墨西哥并殖吸虫（*Paragonimus mexicanus*）和厄瓜多尔并殖吸虫（*Paragonimus ecuadoriensis*）发生在墨西哥、哥斯达黎加、厄瓜多尔和秘鲁。

流行病学：当食用生的或未煮熟的含有幼虫（囊尾蚴）的淡水蟹或小龙虾时，就会发生传播。在美国中西部的皮划艇或野营旅行中，许多病例与进食生的或未煮熟的小龙虾有关，也与在河中接触河水有关。在北美，疾病也是由进口蟹体内存在的卫氏并殖吸虫引起的。另一种不常见的传播方式是人类通过摄入转续宿主的肉而感染，最常见的是摄入包含并殖吸虫幼虫的生猪肉（通常来自野猪）而感染（报道日本有发生）。在内脏幼虫移行症中，人类是斯氏并殖吸虫和宫崎并殖吸虫的偶然宿主。这些吸虫不能在人类体内成熟，因此不会产生卵子。并殖吸虫感染多种其他哺乳动物，例如犬科动物、鼬类、猫科动物和啮齿动物，它们是动物宿主。

潜伏期是可变的。摄入卫氏并殖吸虫囊蚴后大约 8 周开始产卵。

诊断方法：对于不明原因的发热、咳嗽、嗜酸性粒细胞增多症、胸腔积液或其他因生食或未煮熟小龙虾而出现胸片异常的患者,应考虑肺吸虫病。对粪便、痰液、胸腔积液、脑脊液和其他组织标本的镜检可发现卵子。基于卫氏并殖吸虫抗原的免疫印迹血清学抗体测试可在美国 CDC 获得,有良好的灵敏度和特异度;在通过治疗,感染被治愈后,免疫印迹检测的抗体浓度缓慢降低。痰中的夏科-莱登晶体和嗜酸性粒细胞是有用的诊断元素。外周血嗜酸性粒细胞增多也是其特征。胸部 X 线表现可能正常,或可能与结核病或恶性肿瘤患者的 X 线表现相似。

治疗:2 日吡喹酮疗法是首选,并且与高治愈率相关,可从停止产卵和肺部病灶影像学表现消失得到证实。该药对一些肺外表现也有效。对于不能服用吡喹酮(如对其过敏)的患者的替代药物是三氯苯达唑,给予 1 剂或 2 剂。三氯苯达唑是一种窄谱驱虫药,具有抗片吸虫属和并殖吸虫属活性。2019 年 2 月,FDA 批准三氯苯达唑用于治疗人片吸虫感染;它没有被 FDA 批准用于肺吸虫病。对于患有中枢神经系统肺吸虫病的患者,除了吡喹酮之外,短程类固醇可能有益于减少与死亡的吸虫相关的炎症反应。可能还需要其他的支持性治疗,包括抗癫痫药和分流器的放置。

住院患者隔离:建议采取标准预防措施。

控制措施:螃蟹和小龙虾应在至少 63℃的温度下烹饪数分钟。同样,野猪肉应煮熟后再食用(内部温度至少为 71℃)。控制动物宿主不具有可行性。

(魏林 译　安彩霞 校)

副流感病毒感染

临床表现:副流感病毒(parainfluenza virus,PIV)是喉气管支气管炎的主要原因,可能导致细支气管炎和肺炎以及上呼吸道感染[1]。PIV 1 型(PIV1)和 PIV 2 型(PIV2)是喉气管支气管炎最常见的病原体。PIV 3 型(PIV3)最常见于婴幼儿的细支气管炎和肺炎。PIV 4 型(PIV4)感染的特征不明确,但与轻度上呼吸道感染以及下呼吸道感染有关。纵向研究表明,包括 PIV 在内的病毒引起的上呼吸道感染可与急性中耳炎相关,后者通常是混合性病毒-细菌感染。PIV 很少从患有腮腺炎,心肌炎,无菌性脑膜炎,脑炎或吉兰-巴雷综合征和高热惊厥的患者中分离出来。PIV 感染可加剧儿童和成人慢性肺病和哮喘的症状。在患有免疫缺陷和接受造血干细胞移植的儿童中,PIV 可引起持续排毒的难治性感染,伴有病毒传播的严重甚至致命的肺炎,最常见是 PIV3 感染所致。PIV 感染不能提供完全的保护性免疫力,因此,所有血清型和任何年龄都可能发生再感染,但再感染通常是轻微的,仅限于上呼吸道。

病原学:PIV 是属于副黏病毒科的包膜单股负链 RNA 病毒。已经鉴定出 4 种不同的抗原类型可感染人类,即 1 型、2 型、3 型和 4 型(有 4A 和 4B 两个亚型)。PIV1 和 PIV3 属于呼吸病毒属,PIV2 和 PIV4 属于腮腺病毒属。

流行病学:PIV 在人与人之间通过直接接触及飞沫传播。PIV 感染可能是散发性或与急性呼吸道疾病的暴发有关。在温带地区,感染的季节性模式是独特、可预测和周期性的。不同的血清型具有不同的流行病学模式。PIV1 往往会在每隔 1 年的秋天产生呼吸道疾病的暴

---

[1]　American Academy of Pediatrics,Subcommittee on Diagnosis and Management of Bronchiolitis. Clinical practice guideline:the diagnosis,management,and prevention of bronchiolitis. *Pediatrics.* 2014;134(5):e1474-e1502

发,通常是喉炎。秋季喉炎病例数量的大幅增加通常表明 PIV1 暴发。PIV2 也可能在秋季引起呼吸道疾病的暴发,但 PIV2 暴发往往不那么严重,不规则,并且不太常见。PIV3 是地方性的,通常在温带气候的春季和夏季显著,但经常持续到秋季,特别是在没有 PIV1 或 PIV2 的秋季暴发的年份。PIV4 季节性模式的特征并不明显,但最近的一项研究表明,PIV4 的感染全年流行,在秋季和冬季达到高峰。

原发感染的年龄因血清型而异。所有类型的原发感染通常在 5 岁之前发生。PIV3 感染更常发生在婴儿,并且是该年龄组中细支气管炎和肺炎的常见原因。到 12 月龄时,50% 的婴儿已经感染了 PIV3。1~5 岁的感染通常与 PIV1、PIV2(PIV1 较多见)相关。PIV4 的感染更常发生在学龄前儿童。

免疫功能正常的原发性 PIV 感染儿童,可在临床症状出现前 1 周或症状消失后 1~3 周传播病毒。免疫缺陷人群可出现严重的下呼吸道疾病,传播病毒时间延长,在这些患者中,感染可能会扩散。

潜伏期为 2~6d。

诊断方法:逆转录聚合酶链反应(RT-PCR)检测是检测和鉴别 PIV 的首选诊断方法,已成为临床实践中的标准方法。许多基于多重 PCR 的呼吸道病原体检测包括 PIV,但 PIV4 较少被包括在内。PIV 可以从鼻咽分泌物细胞培养物中分离,通常在培养接种后 4~7d 内分离。血清学诊断基于急性和恢复期血清标本之间的抗体滴度显著增加,但由于结果延迟和感染可能不总是伴随显著的同型抗体反应,用处有限。

治疗:尚无特异性抗病毒治疗。外消旋肾上腺素气雾剂通常用于严重的喉气管支气管炎住院患者,以减少气道阻塞。已证实注射、口服及雾化皮质类固醇可减轻中度至重度喉气管支气管炎患者症状的严重程度,以及减少住院时间。口服皮质类固醇对于患有不太严重的喉气管支气管炎的门诊患者也是有效的。管理措施是支持治疗。

抗菌药物应用于继发性细菌感染。患有严重肺炎的免疫功能低下患者使用利巴韦林(通常是吸入),同时或不同时使用免疫球蛋白静脉注射(IGIV)已有过报道。然而,缺乏对照研究,不推荐常规使用。

住院患者隔离:除了标准预防措施外,建议在疾病期间患有 PIV 的住院婴幼儿给予接触隔离。在确定特定病原体之前,如果考虑感染流感病毒或腺病毒,则需要采取接触和飞沫防护措施。在免疫功能低下的患者中,由于可能长时间病毒排出,应延长接触隔离的时间。

控制措施:应遵循适当的呼吸道卫生和咳嗽礼仪。暴露于 PIV 感染者(包括其他患者、工作人员和家庭成员),可能因症状轻微无法识别。在发现呼吸道感染时,某些情况下(如幼儿中心、疗养院)应采取额外的感染控制措施。

(魏林 译　安彩霞 校)

寄生虫病

寄生虫是全世界各种不同地理位置发病和死亡最常见的原因之一。在热带和亚热带以外,寄生虫病在旅行者、移民和免疫力低下的人群中很常见。弓蛔虫病常见于美国南部。疟疾感染发生在疟疾持续传播地区的旅行者中,当返回的旅行者出现发热时应考虑该病。某些寄生虫病,如美洲锥虫病、神经囊尾蚴病、血吸虫病和类圆线虫病,具有较长的潜伏期,常见于地方性感染地区的移民。临床医生需要了解这些感染可能在哪里获得,它们的临床表现,诊断方法,以及如何预防感染。表 3.40 提供了一些不常见的寄生虫病的详细信息。

表 3.40　其他地区不覆盖的寄生虫病 [a]

疾病	可能获得感染的地区	终宿主	中间宿主	人感染模式	实验室诊断方法	引起人类疾病的寄生虫形式	临床表现
广州管圆线虫(嗜神经性疾病)	广泛分布于热带地区,特别是太平洋岛屿以及东南亚、中美洲、南美洲、加勒比地区和美国	老鼠	蜗牛和蛞蝓	食用烹饪不当的受感染的软体动物或被含有幼虫的软体动物分泌物污染的食物;可能有其他模式	脑脊液中的嗜酸性粒细胞;偶见脑脊液中幼虫;血清学检测或脑脊液聚合酶链反应(未商业化)	幼虫	嗜酸性粒细胞性脑膜炎,外周性嗜酸性粒细胞增多
粪管圆线虫(胃肠道疾病)	中美洲和南美洲	啮齿动物	蜗牛和蛞蝓	食用未煮熟的受感染的软体动物或被含有幼虫的软体动物的分泌物污染的食物	组织中幼虫和虫卵的鉴定;没有商业化的血清学鉴定	幼虫	腹痛、恶心、呕吐、腹泻(可能类似阑尾炎),嗜酸性粒细胞增多
异尖线虫病	世界各地,最常见的是吃生鱼片的地方	海洋哺乳动物	某些咸水鱼,鱿鱼和章鱼	生吃或食用未煮熟的受感染的海鱼、鱿鱼或章鱼	内镜检查或组织活检中发现恢复的幼虫;可进行血清学检测	幼虫	腹痛,恶心,呕吐,腹泻
肠道毛细线虫病(菲律宾毛细线虫)	菲律宾、泰国	人类,吃鱼的鸟	鱼	食用未煮熟的受感染的鱼	粪便中的虫卵和小肠活检中的寄生虫	幼虫和成熟蠕虫	腹痛,腹泻,呕吐,体重减轻
华支睾吸虫、麝猫后睾吸虫病、黄吸虫(肝吸虫)	东亚,东欧,俄罗斯	人类,猫,狗,其他哺乳动物	某些淡水蜗牛	生吃或食用未煮熟的受感染的淡水鱼、螃蟹、小龙虾	粪便或十二指肠液中的虫卵;血清学检测尚无商业产品	幼虫、成熟吸虫	腹痛;肝胆疾病;胆管癌
龙线虫病(几内亚蠕虫)	焦点在非洲;全球根除工作接近实现,2019 年全球只有 54 例病例	人	甲壳类(桡足类)	饮用水中有被感染的桡足类动物	识别皮下组织中出现的幼虫或成虫;有血清学检查,但没有必要	成年雌虫	出现蛔虫;炎症反应;全身和局部水疱或溃疡

续表

疾病	可能获得感染的地区	终宿主	中间宿主	人感染模式	实验室诊断方法	引起人类疾病的寄生虫形式	临床表现
片形吸虫病(肝吸虫;肝片吸虫)	在世界范围内;主要是热带地区	最重要的是绵羊和牛;其他的反刍动物	蜗牛	吃生的淡水植物(如豆瓣菜)或被幼虫污染的外饮用水	粪便、十二指肠液或胆汁中的虫卵;血清学检测;外科标本检验	幼虫和成熟吸虫	腹痛、恶心、呕吐;肝胆疾病
姜片虫病(肠道吸虫;布氏姜片吸虫)	东亚	人类,猪狗	某些淡水蜗牛,植物	吃未煮熟的受感染的植物	粪便或十二指肠液中的虫卵或蠕虫;血清学检测	幼虫和成熟吸虫	腹泻,便秘,呕吐,厌食,面部和腿部水肿,腹水

ª 关于推荐的药物治疗,见寄生虫感染药物。

　　治疗建议可能因专家意见而异,并且许多常用药物没有被批准用于特定寄生虫感染或特定年龄组。应该咨询具有专业知识的专家或多种来源,特别是当对寄生虫或推荐用于治疗的药物不熟悉时。

(魏林 译　安彩霞 校)

人类双埃可病毒感染

　　临床表现:双埃可病毒(parechovirus,PeV)主要在婴幼儿中致病,与肠道病毒、播散型单纯疱疹病毒或细菌感染有类似的临床表现,通常表现为发热、皮疹(斑丘疹和/或弥漫性红斑或红皮病,通常伴有手掌和足底红斑,有时仅限于手部和足部)、脓毒症样综合征(常伴有白细胞减少),伴或不伴中枢神经系统表现,例如脑膜炎(通常很少或没有脑脊液细胞增多)、脑炎、癫痫以及呼吸暂停,这些通常伴有脑部影像学异常,主要影响白质,可导致远期神经发育的相关后遗症。PeV 感染(特别是 PeV-A3 型)较严重,可引起包括脓毒症、肝炎、凝血功能障碍、心肌炎、肺炎和/或脑膜脑炎等疾病并伴有长期的后遗症,甚至死亡。年长的婴幼儿感染 PeV 后与呼吸系统、胃肠道疾病(尽管因果关系尚未得到一致的确定)和其他各种不常见的临床表现有关,如急性弛缓性瘫痪、急性播散型脑脊髓炎、肌痛、肌炎、疱疹性咽峡炎、手足口病、婴儿猝死综合征和噬血细胞综合征。

　　病原学:PeV 是微小病毒科中一种微小、无包膜的正链 RNA 病毒。双埃可病毒属包含 4 个种,从 A 到 D。双埃可病毒 A(之前被命名为人类双埃可病毒)至少包括 19 种分型(被命名为 1~19),是目前已知的唯一一种导致人类疾病的双埃可病毒。PeV-A1 型和 PeV-A2 型以前分别被认为是埃可病毒 22 型和 23 型。PeV-A1 型和 PeV-A3 型与疾病关系最密切。

　　流行病学:尽管已经证明不同 PeV 物种在许多动物宿主中存在动物传染病,人类是 PeV 的主要宿主。全世界范围内均存在 PeV-A 感染的报道。血清流行病学研究表明,PeV-A 感染通常发生在儿童早期。在一些研究中,大多数学龄儿童都有先前感染的血清学证据,但是血清阳性率似乎存在地理区域和 PeV-A 感染类型的差异。总的来说,PeV-A1 和 PeV-A3 是儿童期最常被报告的感染类型,并且倾向于感染儿童数年之久。PeV 感染经常是无症状的。有症状的感染最常见于 <2 岁的儿童,而最严重的疾病发生于婴儿期和小年龄儿童(尤其是感染了 PeV-A3 的 <6 月龄的婴儿),年龄较大的儿童和成人的感染不常见。

病毒通过粪-口途径、呼吸道传播,传染源为有症状感染者或无症状感染者。基于非常早期新生儿病例的报告,也可能发生宫内感染。特定的 PeV-A 类型可能在一年中任何季节传播,但某些类型(如 PeV-A3)在夏季和秋季更常见。多种 PeV-A 类型可以在一段时间内进行社区传播,导致社区感染的暴发。流行病学观察研究提示家庭传播,新生儿科健康照护时的传播和儿童医院病房的传播都有报道。上呼吸道可持续排泄病毒 1~3 周,粪便中病毒排泄时间为 2 周至 6 个月,病毒的排泄可能在没有疾病表现的情况下发生。

PeV 感染的**潜伏期**尚不明确。

诊断方法:逆转录聚合酶链反应(RT-PCR)是目前检测 PeV 的最佳诊断方法。部分检测可能无法获得所有 PeV-A 分型。肠道病毒 RT-PCR 将无法检测到 PeV,反之亦然。RT-PCR 的检测 PeV 样本包括粪便、咽拭子标本、鼻咽抽吸物、气管分泌物、脑脊液和血液。多重 PCR 检测可用于鉴定脑膜炎和脑炎患者脑脊液中许多细菌和病毒,包括 PeV。关于该检测相关的临床数据有限。与肠道病毒一样,呼吸道及消化道可以长期排泄 PeV,因此检测结果阳性不一定代表当前的侵袭性疾病是由 PeV 引起的。病毒培养有效,但病毒培养的灵敏度相对于 PCR 检测较低,而且需要多个细胞系,可能需要几天到数周时间,并且某些类型无法在培养基中生长。PeV 的类型可以通过核酸扩增后部分或全部衣壳序列鉴定。血清学检测已经用于研究,但应用于临床诊断仍缺乏经济可行性。

治疗:目前还没有针对 PeV 感染的特异治疗方法。静脉注射免疫球蛋白(IGIV)已被报道用于治疗重症新生儿 PeV 感染。

住院患者隔离:除了标准预防措施外,应对 PeV 患病期间的婴幼儿实施接触隔离。对受感染的新生儿进行隔离可能是控制医院、托儿所疫情的有效方法。

控制措施:手卫生和环境清洁对于减少 PeV 在家庭和机构中的传播非常重要。

细小病毒 B19

临床表现:细小病毒 B19 感染常表现为传染性红斑(erythema infectiosum,EI)或第五种病。此类疾病常表现为轻微全身症状后出现特征性皮疹,15%~30% 患者会出现发热。面部皮疹常表现为深红色的"巴掌脸",常伴有口周苍白。躯干部常出现对称的斑点样、花边样、常伴痒感的皮疹,向周围扩散至手臂、臀部和大腿。皮疹的密度波动较大,可随环境的变化(温度、阳光暴露)而复发,并且这种复发可持续几周甚至几个月。在特征性皮疹出现前 7~10d,会出现短暂、轻微、非特异的一过性病程,包括发热、不适、肌痛、头痛等症状。不足 10% 的感染儿童可能发生关节痛和关节炎,但在成人中,尤其是成年女性,关节痛和关节炎较常见。儿童患者膝盖多受累,而成人则普遍出现对称性多关节病,常累及双膝关节、指关节及其他关节。

细小病毒 B19 也可引起无症状感染或亚临床感染。其他临床表现(表 3.41)包括无皮疹的轻微呼吸道症状、非典型性 EI[此类皮疹可能像风疹、瘀斑、丘疹紫癜性"手套和短袜"样综合征(papular-purpuric gloves-and-socks syndrome,PPGSS)(疼痛伴瘙痒性丘疹、皮肤出现瘀点、手脚出现紫癜且常伴有发热和黏膜疹)]、多关节病综合征(成人关节痛、关节炎但无 EI 其他临床表现);免疫缺陷患者(接受免疫抑制剂治疗、HIV 感染)则出现慢性红系发育不全伴严重贫血;溶血性贫血患者出现持续 7~10d 的再生障碍危象(如镰状细胞贫血和自身免疫性溶血性贫血)。对于其他血红蛋白浓度较低的儿童,包括出血和严重贫血,细小病毒 B19 感染通常不会导致再生障碍危象,但可能导致贫血恢复期延长。短暂再生障碍危象可有发热、不适和肌痛等前驱症状,但无发疹。此外,细小病毒 B19 感染常会引起血小板、淋巴细胞和中性粒细胞计数减少。在少见病例中,细小病毒 B19 感染与儿童和年轻的成人的急性肝炎、心肌炎、脑病、噬血细胞综合征有关。妊娠期细小病毒 B19 感染可导致胎儿水肿、宫内生长受限、孤立性胸膜积液和心包积液,甚至死胎,但细小病毒 B19 并未被证实会引起先天畸形。妊娠期感染导致胎儿死亡的风险为 2%~6%。妊娠前半程死胎风险较高。

表 3.41　人类细小病毒 B19 感染的临床表现

症状	常见人群
传染性红斑(第五种病)	免疫正常儿童
多关节病综合征	免疫正常的成人(女性常见)
慢性贫血/纯红细胞再生障碍	免疫功能低下的人群
短暂性再生障碍危象	溶血性贫血的人群(如镰状细胞贫血)
胎儿水肿/先天性贫血	胎儿(妊娠期的前 20 周)
瘀斑,丘疹紫癜性"手套和短袜"样综合征(PPGSS)	免疫正常的儿童和年轻人

病原学:细小病毒 B19 属于细小病毒科,红病毒属。它是一种小型、无包被的单链 DNA 病毒。该病毒有三种不同的基因型,但没有证据表明三种之间存在病毒学或疾病特征的差异。细小病毒 B19 在人类红细胞前体中复制,这是病毒感染机体后出现临床表现的原因。细小 B19 相关性红细胞再生障碍与胱天蛋白酶介导的红细胞前体凋亡有关。

流行病学:细小病毒 B19 在世界范围内广泛流行,且被认为是人类感染的常见原因,人类是已知的唯一宿主。传播模式包括通过呼吸道分泌物传播,皮肤接触血液或血液制品传播和垂直传播。细小病毒 B19 感染普遍存在,EI 可零星发生或者在冬末早春期间学校暴发出现。易感家庭成员之间的二次传播是常见的,在一些研究中,约 50% 的易感接触者发生感染。学校的传播概率相对较小,但是病毒感染可成为学校和儿童保育人员的职业风险,约 20% 的易感接触者被感染。儿童的抗体血清阳性率通常是 5%~10%。在大部分社区中,约 50% 的青年人和 90% 以上的老年人抗体血清反应为阳性。

潜伏期即从感染细小病毒 B19 到出现初始症状(皮疹或再生障碍危象),通常是 4~14d,最长可至 21d。血清和呼吸道分泌物中存在高滴度细小病毒 B19 DNA 的时间提示,在皮疹出现前,EI 患者具有传染性,在皮疹和/或关节症状出现后,不太可能具有传染性。相反,再生障碍危象的患者在症状出现前至出现症状后至少 1 周都具有感染性。PPGSS 症状常伴随病毒血症,可发生于抗体免疫应答之前,受累患者可考虑具有传染性。

诊断方法:对于免疫力正常的宿主,检测血清细小病毒 B19 IgM 抗体是诊断急性或复发性细小病毒 B19 相关皮疹疾病的首选方法。IgM 阳性说明之前 2~3 个月存在感染。基于免疫检测结果,超过 90% 的 EI 发疹期的患者和短暂再生障碍危象的患者病程第 3 天 IgM 抗体会出现阳性。血清 IgG 抗体约出现在 EI 病程的第 2 天并且可持续终身,因此 IgG 阳性并不能说明存在急性感染。但是检测的灵敏度和特异度存在差异,尤其是 IgM 抗体。

对于免疫缺陷患者,血清 IgM 和 IgG 检测不可靠。对于免疫缺陷患者短暂再生危象或慢性感染,应用 PCR 检测到较高滴度的病毒 DNA 是最佳方法。此类患者血浆中细小病毒 DNA 拷贝数通常超过 1×10^6/mL。目前 FDA 尚未批准任何用于定量或定性检测细小病毒 B19 DNA 的 PCR 检测,但一些特定的商业和参考实验室、部分大型医院的实验室可开展此类检测。根据世界卫生组织(WHO)细小病毒 B19 DNA 核酸检测标准,化验结果采用每毫升国际单位(IU/mL),以便在各种分析中进行直接比较。当 PCR 检测未探测所有 3 种基因型时,可出现假阴性结果。PCR 技术可以在急性病毒血症后的数月甚至数年后检测到低水平的细小病毒 B19 DNA,因此检测结果阳性不一定表明急性感染。低水平的细小病毒 B19 DNA 也可以通过 PCR 在组织(皮肤、心脏、肝、骨髓)中检测到,与活动性疾病无关。定性 PCR 可用于羊水,作为诊断胎儿水肿的辅助手段。细小病毒 B19 不能在标准细胞培养物中增殖。

治疗:对于大部分患者,只需要支持治疗。患有再生障碍危象的患者需要进行输血支持治疗。对于免疫缺陷患者,静脉注射免疫球蛋白通常有效并得到认可,但最佳的给药方案和治疗时间尚未确定。如果可能,应尝试减少应用免疫抑制。目前还没有被批准用于治疗细小病毒 B19 的特异性抗病毒药物。部分妊娠期间感染细小病毒 B19 并发胎儿水肿的病例已经通过子宫内胎儿输血成功得到救治。

住院患者隔离:除常规的预防之外,对于患再生障碍危象的住院患儿,出现 PPGSS 的患儿或者住院期间患有慢性感染和贫血的免疫抑制患者,推荐采取飞沫传播预防。对于暂时性再生障碍或红细胞危象的患者,这些预防措施应当维持 7d 或者直到网织红细胞计数从抑制到恢复至 2%。由宫内感染细小病毒 B19 所致水肿的新生儿,如果其水肿在出生时消退,则不需要进行隔离。

妊娠的医护人员应该被告知他们的胎儿受到细小病毒 B19 感染的潜在风险,以及采取预防措施可能降低此类风险(如注意严格的感染控制程序)。

控制措施:

● 在家或工作场所接触儿童的妇女(如教师、儿童照护者)存在较高的感染细小病毒 B19 的风险。然而,鉴于细小病毒 B19 感染的高流行率,对胎儿的不良影响发生率低,以及避免育儿或课堂教学可以降低但不能消除接触风险的事实,不推荐将妊娠女性排除在可能发生 EI 的工作场所之外。育龄期女性可以考虑定期检测血清细小病毒 B19 IgG 抗体,以确定其对病毒的易感性。

● 当妊娠期妇女发现她们已经与处于 EI 潜伏期内的儿童或者与患再生障碍危象的儿童接触时,应当向她们解释被感染的潜在风险相对低。美国妇产科医师协会建议,暴露于细小病毒 B19 的妊娠妇女应进行血清学检测以确定易感性和寻找急性细小病毒 B19 感染的可能证据[①]。已被证实存在急性细小病毒 B19 感染的妊娠女性应由其产科医生密切监测(如连续超声检查)。怀疑或证实宫内细小病毒 B19 感染的妊娠妇女,羊水和胎儿组织应被视为具有传染性,如果有暴露风险,应在标准预防外采取额外的接触预防措施。

● 患 EI 的儿童可以去托儿所或者学校进行学习,这是因为一旦皮疹出现,他们将不再具有传染性。

---

① American College of Obstetricians and Gynecologists. Cytomegalovirus, parvovirus B19, varicella zoster, and toxoplasmosis in pregnancy. Practice Bulletin No. 151. *Obstet Gynecol*. 2015;125(6):1510-1525

- 应用常规感染控制方法（包括注意手卫生），可能会降低细小病毒 B19 的传播水平。
- FDA 发布了核酸扩增试验指南，以降低血浆制品传播细小病毒 B19 的风险。其目标是识别和避免使用含有高水平病毒的血浆制品。细小病毒 B19 的病毒载量不应超过 10^4 IU/mL。

巴斯德菌感染

临床表现：被猫、狗或其他家养或野生动物抓伤或咬伤后出现的蜂窝织炎是最常见的临床表现。抓伤或咬伤后 24h 内出现典型的蜂窝织炎，包括肿胀、红斑、压痛、伤口处浆液性或脓性渗出。可出现局部淋巴结炎、畏寒和发热症状。最常见的局部并发症是脓肿和腱鞘炎，但是化脓性关节炎和骨髓炎也有报道。其他不常由动物咬伤导致的少见的临床表现包括败血症、中枢神经系统感染（脑膜炎最常见，然而也有脑脓肿和硬膜下脓肿的报道）、眼部感染（如结膜炎、角膜溃疡、眼内炎）、心内膜炎、呼吸道感染（如肺炎、肺脓肿、脓胸、会厌炎）、阑尾炎、肝脓肿、腹膜炎和尿路感染。患有肝疾病，实体器官移植或潜在宿主防御异常的患者更容易发生多杀巴斯德菌血症。

病原学：巴斯德菌属是巴斯德菌科 4 个人类病原体属之一，其他属是放线杆菌属，凝聚杆菌属和嗜血杆菌属。巴斯德菌属是不动的兼性厌氧革兰氏阴性球杆菌，过氧化氢酶和氧化酶阳性，主要在呼吸道定植的一种动物病原体。感染人类的最常见病原体是多杀巴斯德菌。人类大部分感染由以下菌种或者亚种引起，包括多杀巴斯德菌、犬巴斯德菌、口巴斯德菌和达可马巴斯德菌。

流行病学：巴斯德菌种类在世界范围内分布。它们定植于 70%~90% 的猫和 25%~50% 的狗以及其他野生和家养动物的上呼吸道中。传播最常发生于猫或狗咬伤、抓伤或舔舐的伤口。受感染的猫咬伤比狗咬伤更容易感染巴斯德菌。动物经呼吸道传播给人类非常少见，可以明确相当一部分感染病例中并不存在动物接触史。已经证实，人与人之间传播可见于母亲传播给新生儿，水平传播常发生于被定植的人通过被污染的血液制品进行传播。

感染潜伏期在 24h 以内。

诊断方法：从无菌部位（如血液，关节液，脑脊液，胸膜渗出液或者化脓性淋巴结组织）检测出巴斯德菌种可被诊断为全身感染。从浅表部位分离的微生物，例如动物咬伤后皮肤破损处的引流液，必须在分离出其他潜在病原体的情况下分析，但有可能会发生混合感染。巴斯德菌培养条件苛刻，但可在临床实验室中常用的几种培养基上培养，包括含 5% 羊血的胰蛋白酶大豆消化琼脂和巧克力琼脂，温度为 35~37℃，且不能增加二氧化碳的浓度。尽管它们在形态上类似于其他几种微生物，但实验室鉴定到属水平通常并不困难，但种和亚种鉴别相对困难。较新的实验室方法，包括 16S rRNA 基因的 PCR 扩增后测序，利用基质辅助激光解吸电离-飞行时间（MALDI-TOF）质谱技术鉴定细胞成分显著提高鉴定水平。

治疗：所选择的治疗药物是青霉素。青霉素耐药比较少见，但是已经发现产 β-内酰胺酶的菌株。其他有效的口服药物有氨苄西林、阿莫西林、阿莫西林-克拉维酸、头孢呋辛、头孢克肟、头孢泊肟、多西环素和氟喹诺酮类。静脉第三代头孢菌素注射剂，包括头孢曲松和头孢噻肟，体外活性极佳。口服和静脉抗葡萄球菌青霉素及第一代头孢菌素（包括头孢氨苄）活性不强，不建议使用。巴斯德菌通常对万古霉素、克林霉素和红霉素存在耐药。对 β-内酰胺类药物过敏的患者可考虑应用阿奇霉素、复方磺胺甲噁唑或者氟喹诺酮类，但是这些药物的临床应用经验尚未成熟。对疑似多微生物感染的咬伤,可口服阿莫西林-克拉维酸进行治疗;对于严重感染者,可考虑静脉注射氨苄西林-舒巴坦或者给予哌拉西林-他唑巴坦。对于局部感染,治疗通常持续 7~10d。对于严重的感染,治疗通常持续 10~14d。对于骨骼和关节感染,抗感染需要治疗维持 4~6 周。伤口引流或清创术可能是必要的。

住院患者隔离:建议常规的隔离措施。

控制措施:尽量避免接触动物并进行关于适当接触家畜的防护教育,这对于预防巴斯德菌感染是十分有效的。被动物咬伤和抓伤的伤口,需要迅速进行冲洗、清理和清创处理。咬伤后儿童预防性抗生素的使用取决于宿主因素和动物咬伤口的类型,并对狂犬病暴露风险和破伤风免疫接种情况进行评估。具体操作参照表 2.9。

头虱病 [1]

临床表现:头虱感染的最常见症状是皮肤瘙痒,但许多儿童头虱感染可无临床症状。可在头发上检测到成虫虱(2~3mm 长,棕褐色至灰白色,六条腿上都有爪子)或卵(伪装成头发颜色)以及幼虫(空蛋壳、白色),耳后和靠近颈后部的地方更显著。继发性细菌感染会导致脱皮和结痂,且通常与局部淋巴结炎相关。头虱通常将卵产在离头皮 1~2mm 的毛干上。头发每月生长 1cm,因此可以通过幼虫距头皮的距离来估算感染持续时间。

病原学:人头虱即头虱。幼虫和成虫均以人血为生。

流行病学:在美国,头虱感染最常见于参加儿童托育所、学前教育和小学的儿童。头虱感染并不是卫生水平低下的标志。所有社会经济群体均可受到波及和影响。头虱感染并不受头发长度、毛发质地或者使用洗发水洗头次数的影响。头虱并不是健康受到威胁的信号,头虱并不传播任何疾病。头虱只能爬行,因此头虱病主要通过受感染的人群直接头对头接触传播。通过接触私人物品如梳子、发刷、运动装备和帽子进行传播的情况尚不多见。头虱离开头皮后在室温下存活少于 1d,其虫卵通常在 1 周内死亡,虫卵在较头皮温度明显低的室温下不能孵化。

从产卵开始至第一龄幼虫孵化的孵化期通常约为 1 周(6~9d)。头虱成熟至成虫阶段的时间约为 7d。此后,成雌虫交配后可产卵。

诊断方法:可以通过裸眼识别虫卵,若虫和成虱;也可以通过使用放大镜,皮肤镜(皮表透光显微镜)或传统显微镜明确诊断。幼虫和成虫具有避光特性且快速移动至暗区。使用水、油或护发素可能会"减慢"虱子的运动。用齿密梳子梳理头发可能会进一步提高诊断水平,缩短检测时间。从头皮屑、管型毛发(可沿着毛干轻松滑下的一层囊状细胞)、脱落细胞群、外毛屑和受真菌感染的头发中区分幼虫的过程非常关键。发现虱卵牢固地附着在离毛干基部 1/4 英寸的范围内,表明一个人已经感染了虱卵,但是因为虱卵即使在孵化后或死亡后仍牢固地附着在头发上,它们的存在(特别是距离头皮大于 1cm)并不是活动性虱卵感染的确凿迹象。

治疗:推荐对存在活动性感染的患者进行治疗。许多有效的除虱剂可用于治疗头虱感染(表 3.42)。费用和推荐年龄因产品而异。除虱剂的使用安全性是关注的主要问题,因为感

---

[1]　Devore CD, Schutze GE; American Academy of Pediatrics, Committee on School Health and Committee on Infectious Diseases. Clinical report: head lice. *Pediatrics*. 2015; 135(5): e1355-e1365

染本身只会给人体造成轻微的伤害。当担心存在活动性感染时,需要在指导下谨慎使用除虱剂。应当仔细阅读如何恰当使用药物的说明书。不应过量使用,也不常规推荐联合用药。如果药物进入儿童的眼睛,应该立刻用清水冲洗。避免皮肤接触除虱剂。局部应用除虱剂后,应在水槽上冲洗头发,而不是在淋浴或沐浴时冲洗,应使用温水而不是热水,以减少血管扩张引起的皮肤吸收。使用非处方 1% 的扑灭司林或者使用除虫菊酯联合胡椒基丁醚药物同时进行治疗,这两类药物安全性均良好。然而,在美国已有对这些药物耐受的相关报道,医护人员应注意耐药的地域。关于这些药物相关的信息列在表 3.42 和寄生虫感染药物一节。药物的残余效应可能会杀灭从卵中孵化出来的若虫,没有 100% 杀卵的药物。如果虫卵在初始治疗时已经孵化,在生产新卵之前,可能需要再治疗一次,但不同的产品再治疗的时间间隔可能不同。目前关于热疗或通过封闭剂(如凡士林、橄榄油、黄油或含脂肪的蛋黄酱)窒息头虱有效性的相关数据不足。

表 3.42　用于头虱治疗的除虱剂

产品	商标名	推荐年龄范围	再治疗间隔(如需要)	可用性
1% 扑灭司林	多个品牌	≥2 月龄	9~10d	非处方
除虫菊酯 + 胡椒基丁醚	Rid	≥24 月龄	9~10d	非处方
0.5% 马拉硫磷	Ovide	≥2 岁(2~6 岁儿童使用安全性目前仍未验证)	7~9d(初次使用后再次看到虱子)	处方
多杀菌素 0.9% 混悬液	Natroba	≥6 月龄	7d(初次使用后再次看到虱子)	处方
Abametapir 0.74% 洗剂	Xeglyze	≥6 月龄	单次使用	处方
伊维菌素 0.5% 洗剂	Sklice	≥6 月龄	单次使用	非处方
伊维菌素(口服)	Stromectol	任何年龄(如果体重 >15kg)	9~10d	处方

- **扑灭司林(1%)洗剂**。1% 扑灭司林洗剂无需处方。首先用非调理洗发水清洗感染的头发和头皮,然后擦干。然后将扑灭司林涂于头皮和全部湿发并持续 10min,然后用水冲洗掉。扑灭司林具有较低的毒性作用,并且非常有效。尽管残留的扑灭司林旨在杀死新生的若虫,许多专家建议初次治疗后 9~10d 进行第二次治疗,特别是如果在第一次治疗后 1 周内已经洗头或发现有活虱。

- **含除虫菊酯洗发水**。除虫菊酯是从菊花中提取的天然提取物,由胡椒基丁醚配制而成,作为洗发水或摩丝制剂的配方而无需处方。该产品适用于干发,需要浸透头皮和整根头发,保持 10min 后用水冲洗掉。除虫菊酯没有残留活性。第一次使用后 9~10d 需要再次使用以杀死新孵化的虱子。对菊花或豚草过敏的孩子禁用除虫菊酯类产品。

- **马拉硫磷(0.5%)洗剂**。这种有机磷酸盐杀虫剂同时具有杀成虱和部分杀虫卵的作用,仅以处方药的形式销售洗剂制品。马拉硫磷可充分涂抹在干发上,需要使头皮和整根头发浸透,然后自然干燥,在 8~12h 后通过冲洗头发将其去除。该产品初次使用后仍然看到活虱可以在 7~9d 后重新使用。由于酒精含量高,此类洗剂高度易燃;因此,洗剂或涂有洗剂的头发勿暴露于点燃的香烟(在头发护理过程中不要在周围吸烟),明火或电热源(如吹风机或烫发钳)。马拉硫磷乳液的安全性和有效性尚未在 6 岁以下的儿童中评估;专家建议最小用于 24

月龄以上的儿童。FDA 目前尚未对 <6 岁儿童使用此类产品的安全性和有效性进行验证。

- **多杀菌素悬浮液（0.9%）。**多杀菌素是一种新的神经毒素，来源于刺糖多孢菌。多杀菌素悬浮液含有苯甲醇，并且具有杀虫作用。将悬浮液以足够的量涂在干发上，使头皮和整个头发浸透，静置 10min 后用水冲洗。如果仍然看到活虱，则在 7d 进行第二次治疗。本产品不得用于 6 月龄以下的婴儿，因为全身吸收可能导致苯甲醇毒性。

- **Abametapir（0.74%）洗剂。**Abametapir 抑制金属蛋白酶，此酶对于虫卵发育和头虱存活至关重要。Abametapir 包含苯甲醇，可杀虫卵。将洗剂以足够的量涂在干发上，使头皮和整个头发浸透，静置 10min 后用温水冲洗。仅推荐单次使用。此产品禁用于小于 6 月龄的婴儿，因为全身吸收可能导致苯甲醇毒性。

- **伊维菌素洗剂（0.5%）。**伊维菌素干扰无脊椎动物的神经和肌肉细胞的功能。它被广泛用作驱虫药。伊维菌素洗剂不能杀灭虫卵，但可以阻止新孵化的头虱（若虫）存活。将洗剂以足够的量涂于干发上，将头皮和整根头发全部浸润并维持 10min，然后用水冲洗。此制剂单剂涂抹于干发后对绝大多数患者有效，可用于≥6 月龄以上的儿童。

- **口服伊维菌素。**如果虱子进食时血液中存在足够的浓度，伊维菌素可能会对去除头虱有效。口服单次剂量为 200μg/kg 或 400μg/kg，在 9~10d 后给予第 2 剂。与较低剂量相比，高剂量治疗失败率更低。伊维菌素不宜用于体重低于 15kg 儿童，因为它透过血-脑屏障后会阻止必需的神经传递，年幼的孩子药物不良反应的风险较高。

- **林丹（Lindane）。**虽然 FDA 批准林丹用于治疗头虱，但 AAP 考虑其毒性，不再建议将林丹用作头虱的治疗。

因为除虱剂可以在使用后很短时间内杀死头虱，如果在治疗后 24h 或更长时间后的头皮检查中发现活虱子，则表明没有正确使用除虱剂，或在治疗后孵化了虱子，或再感染，或对治疗耐药。在这种情况下，除非使用方法不当，否则建议按上述规定的时间间隔和治疗寄生虫感染的药物选择另一种除虱剂重新治疗（除外单次使用的局部用伊维菌素）。

由应用局部治疗药物所致的皮肤炎症反应，可引起发痒或头皮轻度烧灼感，此类症状可在灭虱后持续数天，这两种症状并不是再次治疗的原因。局部应用类固醇药物和口服抗组胺药物可能对缓解这些症状有效。

使用除虱剂治疗成功后，手动去除若虫有助于减少诊断的干扰，并减少自我再感染和社交不适。为此目的设计了细齿梳，但是梳理头发的工作比梳子的类型更重要。勿使用诸如醋之类的产品来帮助去若虫，因为它们可能会干扰除虱剂的有效性。

住院患者隔离：除常规隔离之外，在使用合适除虱剂治疗患者之前，提倡进行接触隔离。

控制措施：检查家庭成员和其他密切接触者，一旦感染，及时进行治疗。对感染患者的配偶和家庭成员及其接触者，应同时进行预防治疗，即使配偶没有观察到活虱。不提倡对其他未感染的人群进行预防治疗。不应将有头虱感染的儿童从学校驱逐或更早送回家，因为头虱在教室内的感染率很低（表 2.3）。应当告知受感染（至少 1 只爬行虱）儿童的父母，他们的孩子需要接受治疗。若仅出现幼虫，则不是治疗的适应证。

"无幼虫"政策则要求在返回托儿所或者学校之前，清除儿童身上的幼虫，此类政策不应被提倡。远离头皮的幼虫较容易被发现，但这不重要。不推荐教室或学校范围内常规筛查虱子，因为这不是降低学校虱子发病率的准确或经济有效的方法。但是，如果孩子出现症状，受过头虱感染诊断教育的父母可以定期检查他们自己的孩子头上是否有头虱。

根除感染通常不需要补充措施。仅有很少一部分头虱通过共用帽子、衣服、梳子或者被褥等物品进行传播。对这些物品进行特殊处理通常是无效的，不应该因为害怕头虱而拒绝戴防护帽。如果希望预防，可以对感染患者治疗前 2d 内使用过的旧帽子、被褥、衣服和毛巾等进行洗衣机热水清洗和通过热风循环进行干燥，因为头虱和虱卵暴露于温度高于 54.4℃ 的环境中 5min 即可被杀灭。刷子和梳子可浸没于热水中（至少 54.4℃）5~10min。用吸尘器清扫家具和地板可以去除被感染的人的头发上可能附着的活卵。灭虱喷雾剂没有必要，也不应该使用。不需要治疗狗、猫或其他宠物，因为它们不会传播人类头虱。

体虱病

临床表现：体虱病患者由于强烈瘙痒就医，夜间尤其明显。被体虱咬伤后，表现为小的红斑、丘疹和脱皮，主要位于躯干部。严重的咬伤区域（主要位于躯体中段，如腰部、腹股沟、大腿上部）周围皮肤增厚和脱色。由抓挠引起的继发性细菌感染（脓皮病）很常见。

病原学：人体虱即体虱，幼虫和成虫以人类血液为食。

流行病学：体虱一般流行于群居状态且不经常沐浴（至少每周 1 次）和更换衣物的人群（难民，战争或者自然灾害受难者，流浪者）。在这种环境下，体虱能够通过直接接触或者接触污染的衣物或被褥快速传播。体虱生活在感染者的衣物和被褥中，在靠近衣物接缝的部位进行产卵，然后移动至皮肤处以血液为食。体虱离开血源后，在室温下的存活时间长达 5~7d。与头虱和阴虱不同的是，体虱是公认的疾病传播媒介（如流行性斑疹伤寒、战壕热、流行性回归热以及杆菌性血管瘤病）。

从产卵至第一个幼虫孵化的**潜伏期**为 1~2 周，此过程依赖于周围的环境温度。孵化后 9~19d 体虱成熟并具备繁殖能力，该过程取决于睡眠时受感染衣物是否被去除。

诊断方法：如果怀疑体虱感染，应该检查衣服的接缝处是否有卵，幼虫和成虫（2~4mm）。虫卵和虱子可能通过肉眼观察到，但需要使用放大镜、皮肤镜（皮表透光显微镜）或传统显微镜确诊。身体上的成虫和幼虫很少见，因为它们一般隐藏在衣物中。

治疗：治疗方法包括提升卫生水平，包括经常洗澡（至少每周 1 次），换洗干净衣物和被褥。污染的物品丢弃或用热水经洗衣机清洗后再用热风系统经烘干机烘干，或干洗后密封在塑料袋中储存 2 周或用热熨斗熨烫。54.4℃ 以上的温度持续 5min 可以杀灭体虱和虫卵。若每周有条件用足够的温度洗涤衣物和被褥，则通常不使用除虱剂。有较多体毛的患者则需要应用除虱剂进行全身治疗，因为体虱和虫卵可能会黏附在体毛上。推荐用药同体虱。

住院患者隔离：除常规隔离措施，提倡进行接触隔离，并且应持续到患者的衣服和床上用品已经被有效清理。

控制措施：控制体虱感染最重要的环节是换洗衣物。对密切接触者进行检查和适当治疗。用化学杀虫剂熏蒸或喷粉有时对控制和预防某些由体虱传播的疾病（流行性斑疹伤寒）是必要的。

阴虱病

临床表现：肛门生殖器区域瘙痒是阴虱感染的常见症状。成年虱子（长 1~2mm，扁平，棕褐色至灰白色,6 条腿中有 4 条的末端是像螃蟹一样的爪子)、卵(与头发颜色匹配)和幼虫(空蛋壳,白色)可在毛发上被发现,尤其是毛发和皮肤连接处。寄生虫多见于会阴部,但是感染部位可累及其他粗的体毛,如睫毛,眉毛,胡须,腋毛,腿毛,肛周区域,头皮(少见)。重度阴虱感染的指征是胸部、腹部或大腿出现蓝色或者暗蓝灰色斑点(斑疹)。

病原学:阴虱病即阴虱感染。幼虫和成虫以人类血液为食。阴虱对健康没有危害,也不传播任何疾病。

流行病学:阴虱感染在青少年和青年群体中广泛流行,通常经性接触传播。也可通过污染物品(如床品、毛巾、共享衣物)进行传播。儿童睫毛或者眉毛上的阴虱感染(可能是儿童身体上仅有的粗毛发的区域)可能是遭受性虐待的证据。有阴虱感染的患者需要检查是否存在其他性传播疾病。动物不会得阴虱或传播阴虱。

从产卵至孵化第一幼虫的**潜伏期**为 6~10d。孵化后 2~3 周,成虫阴虱可具备繁殖能力。在适宜的环境下,成虫阴虱离开宿主后可以生存长达 48h。其卵在合适的条件下可成活 10d。

诊断方法:肉眼可识别阴虱卵、幼虫和成虫,但识别成虫相对困难,除非成虫最近进食过血液。可使用放大镜、传统显微镜或皮肤镜(皮表透光显微镜)检查毛发主干来诊断阴虱。阴虱由于数量少可能很难找到,而且爬行速度不如头虱和体虱快。如果未见到虱子爬行,会阴区发现幼虫,则强烈提示感染,应予以治疗。

治疗[①]:检查身体所有粗毛发的区域,寻求阴虱感染证据。可用手清除阴虱成虫和其卵,或者剃除毛发直接清除感染(即使受感染的区域毛发被剃除后,仍需要使用局部除虱剂)。检查、去除或治疗睫毛上或睫毛附近的虱子时应小心细致。推荐治疗包括扑灭司林 1% 乳膏(可涂抹于感染区域,10min 后清洗掉)或除虫菊酯 + 胡椒基丁醚(可涂抹于感染区域,10min 后清洗掉)。据报道,对扑灭司林和除虫菊酯的耐药性不断增加并广泛存在。如果症状持续,应在1 周后进行评估。如果发现虱子或在毛皮连接处观察到虫卵,再治疗可能是必要的。如果上述推荐治疗方法未产生效果,建议使用马拉硫磷(0.5% 洗剂涂抹于感染区域,8~12h 后清洗掉)或口服伊维菌素(250μg/kg,7~14d 后重复服用)。

应检查被感染者是否存在其他性传播感染。睫毛或眉毛上存在阴虱的儿童应立即进行性虐待评估。

住院患者隔离:除常规隔离之外,应用适量除虱剂治愈患者之前,提倡进行接触隔离。

控制措施:虱子具有高度传染性,患者前一个月内的所有性接触者均应予以治疗。在患者和其性伴侣感染治愈之前,应建议患者避免进行性接触。床品、衣服需要被净化,然后重新检查来排除持续感染。因为成虱和卵在高于 54.4℃的温度下暴露 5min 就可以被杀死,所以需要使用洗衣机清洗床上用品、毛巾和衣服,之后用烘干机热风烘干。不可洗的衣服和物品可以干洗,然后密封在塑料袋中储存 2 周。

盆腔炎

临床表现:盆腔炎(pelvic inflammatory disease,PID)是一组女性上生殖系统感染性疾病,

① Centers for Disease Control and Prevention. Sexually transmitted infections treatment guidelines,2021. *MMWR Recomm Rep.* 2021;in press

包括子宫内膜炎、子宫旁组织炎、输卵管炎、卵巢炎、输卵管卵巢脓肿、盆腔腹膜炎。急性 PID 由于症状和体征的广泛差异而难以诊断。急性 PID 的症状包括单侧或双侧下腹部或盆腔疼痛、发热、呕吐、异常阴道分泌物、不规则阴道出血、性交疼痛。症状的严重程度差异很大，从无疼痛到严重疼痛不等。患者偶尔会出现右上腹疼痛，这是由肝周炎导致腹膜粘连引起的（Fitz-Hugh-Curtis 综合征）。由于患者和/或医疗保健专业人员未识别轻度或非特异性症状和体征的含义，很多 PID 都没有明确诊断和治疗。亚临床 PID 被定义为上生殖道存在炎症，但无急性 PID 的症状和体征，越来越多的证据表明，这在 PID 病例中占比很高。在临床明显的 PID 和亚临床 PID，生殖道内发生炎症，损坏输卵管或周围结构并形成瘢痕。当育龄期女性表现为轻度或非特异性症状时，临床医生需要高度警惕 PID，尤其是当年轻女性无法提供完整或准确的性生活史时。

检查结果差异很大，但可能包括口腔温度 >38.3℃、下腹部压痛（伴或不伴腹膜体征）、异常的宫颈或阴道分泌物、宫颈横向移动时压痛、子宫压痛、单侧或双侧附件压痛和附件充盈。脓尿（尿液镜检存在白细胞），阴道液盐水镜检存在大量白细胞，红细胞沉降率升高，C 反应蛋白升高和/或经腹部或经阴道超声检查提示附件肿块是支持诊断 PID 的发现。

PID 的并发症包括肝周炎（Fitz-Hugh-Curtis 综合征）和输卵管卵巢脓肿/复合体形成。远期后遗症包括约 10%~20% 女性患者因输卵管瘢痕而不育，9% 的异位妊娠，18% 的慢性盆腔痛。可能会增加不育风险的因素包括诊断延迟、抗感染治疗延迟、感染时年龄小、衣原体感染、复发性 PID 和经腹腔镜确定为严重感染。

任何患有 PID 的青春期前女孩都需要接受性虐待评估。

病原学：淋病奈瑟球菌和沙眼衣原体是最常见的与 PID 相关的病原体，而近期研究显示，不足一半的 PID 存在这些病原体感染的证据。已从 PID 女性患者上生殖菌群中分离出许多其他病原体，包括厌氧菌（如普雷沃菌属）、阴道加德纳菌、流感嗜血杆菌、无乳链球菌、革兰氏阴性肠球菌、巨细胞病毒、人型支原体和解脲支原体。因此，由多种微生物感染导致 PID 是常见的。但是，超过一半病例在常规下生殖道拭子标本中未确认出任何微生物（如宫颈或阴道标本）。在一些研究中，生殖支原体也与 PID 的病因学有关，但女性生殖支原体的自然史仍不清楚。PID 也可能继发于腹膜炎的其他原因，如破裂的阑尾炎。

流行病学：虽然许多与高危性行为和性传播感染（STI）有关的问题在青少年和成人中都很常见，但由于行为和生理上的倾向，这些问题在青少年中往往更为严重。青少年和年轻妇女有更高的风险获得 STI 和 PID，这是由行为因素引起的，例如避孕药使用不一致，冲洗过多，当前和终生的性伴侣数量增加，以及饮用酒精和其他可能在性生活中影响判断力的物质。乳胶避孕套可能会降低 PID 的风险。青少年和成年女性也增加 STI 的生物学易感性。宫颈异位通过将柱状上皮暴露于潜在的感染性接种物而增加衣原体感染和淋病的风险。

PID 的**潜伏期**尚未明确。

诊断方法 [①]：CDC 推荐的临床诊断标准和 PID 的经验性治疗列于表 3.43。急性 PID 的症状和体征变化较大，因而诊断困难。许多患有 PID 的女性仅有轻微或非特异的症状，甚至没有症状，因此 PID 的诊断通常基于不确定的临床表现。相较于腹腔镜检查，症状性 PID 的临

[①]　Centers for Disease Control and Prevention. Sexually transmitted infections treatment guidelines, 2021. *MMWR Recomm Rep*. 2021；in press

床诊断对输卵管炎的阳性预测值为 65%~90%，没有任何单一症状、体征、实验室或影像学检查结果对于诊断急性 PID 有足够的灵敏度和特异度。由于诊断的困难和对育龄期女性潜在的危害，医生应该将临床诊断 PID 的标准放得较低。

表 3.43　盆腔炎（PID）的临床诊断标准和经验性治疗 [a]

最低标准

如果性生活活跃的年轻女性和其他具有 STI 风险的女性出现盆腔或下腹部疼痛，且未发现其他导致疾病的原因，在盆腔检查中存在以下最低标准中的一项或多项，应开始 PID 的经验性治疗：

- 子宫压痛

或

- 附件压痛

或

- 宫颈举痛

以下这些**附加标准**可用于增强最低标准的特异性以支持 PID 的诊断：

- 口腔温度高于 38.3℃
- 异常宫颈黏液脓性分泌物或宫颈易碎
- 在阴道分泌物的盐水显微镜下观察到大量白细胞
- 红细胞沉降率升高
- C 反应蛋白升高
- 支持淋病奈瑟球菌或沙眼衣原体宫颈感染的实验室结果

大多数患有 PID 的女性存在宫颈黏液脓性分泌物，或在阴道分泌物的盐水显微镜下观察到大量白细胞（湿片）。如果子宫颈分泌物看起来正常，并且阴道分泌物湿片中未发现白细胞，则不太可能诊断为 PID，应寻找其他引起疼痛的原因。阴道分泌物湿片可以检测伴随感染的存在（如细菌性阴道病和滴虫病）

[a] 来自 Centers for Disease Control and Prevention. Sexually transmitted infections treatment guidelines, 2021. *MMWR Recomm Rep*. 2021。

应从所有疑似 PID 的患者获得宫颈或阴道拭子样本，并对沙眼衣原体和淋病奈瑟球菌进行核酸扩增试验（NAAT）。从子宫颈或阴道收集拭子标本用于培养淋病奈瑟球菌，并进行药敏试验。诊断 PID 最特异的标准包括子宫内膜活检发现子宫内膜炎的组织病理学证据，经阴道超声或 MRI 显示增厚的、充满液体的管道，伴或不伴游离的盆腔液体，或输卵管卵巢复合物，或多普勒超声提示盆腔感染（如输卵管充血），或腹腔镜的检查结果与 PID 一致。在某些情况下，一些更广泛的程序对于诊断评估可能是必要的。子宫内膜活检可能需要应用于一些经腹腔镜探查后未发现输卵管炎的患者，因为对于部分女性，子宫内膜炎是 PID 的唯一征象。除了确定子宫颈阴道分泌物中是否存在白细胞外，湿片有助于诊断或排除常见的滴虫或细菌性阴道病。同时需要做人类免疫缺陷病毒（HIV）和梅毒血清学检查，对于正在接受 PID 疾病评估的患者，必须始终评估同时存在早孕的可能性。

治疗 [①]：性活跃的青少年或年轻女性发现下腹部疼痛，双合诊时表现出子宫、附件或宫颈举痛的情况，且未找到其他原因，应进行 PID 治疗。为了最大限度减少感染加重和随后的不孕症的风险，应在临床诊断后立刻开始治疗，无论 STI 测试结果如何，都应完成临床治疗。

对于轻度至中度 PID 的女性，临床病程、复发率、慢性盆腔痛及不孕不育发生率在门诊和

[①] Centers for Disease Control and Prevention. Sexually transmitted infections treatment guidelines, 2021. *MMWR Recomm Rep*. 2021; in press

住院的患者中无差异。决定患有急性 PID 的青少年和年轻女性是否住院需要基于医生的判断以及患者是否符合以下标准:

- 无法排除是否需要紧急手术(如阑尾炎)
- 患有输卵管卵巢脓肿
- 妊娠
- 病情重,恶心和呕吐,或高热
- 无法遵循或不能接受门诊治疗方案
- 口服抗菌药物治疗无效

无论是住院治疗还是门诊治疗,选择的抗菌方案应经验性并广谱覆盖最常见的病原体,包括淋病奈瑟球菌和沙眼衣原体,即使在下生殖道标本中未发现这些病原体。如果淋病奈瑟球菌培养阳性,药敏结果可以指导后续治疗。如果出现了耐喹诺酮的淋病奈瑟球菌或无法评估药敏结果(如仅 NAAT 可用),推荐咨询一位传染病专家。

表 4.4 列出了 CDC 推荐住院患者治疗所使用的静脉抗生素方案,以及推荐门诊患者所使用的肌内注射/口服方案。对于一开始按表 4.4 中所列静脉治疗方案治疗的住院患者,应根据临床经验过渡到口服治疗,一般是在临床表现好转后 24~48h 开始。对于患有输卵管卵巢脓肿的女性,建议住院观察至少 24h。

肌内注射/口服治疗(表 4.4)可用于门诊轻至中度严重急性 PID 患者的初始治疗,因为使用肌内注射/口服治疗方案的临床结果同使用静脉治疗方案的临床结果相似。如果使用肌内注射/口服治疗 72h 内仍未见明显好转,需要重新对诊断进行评估以及使用静脉治疗。通常而言,初始治疗后 3d 内临床表现可好转(如退热,腹痛和反跳痛减轻,子宫压痛、附件压痛和宫颈举痛减轻)。如果门诊患者使用肌内注射/口服治疗,住院患者 72h 内无临床表现好转,需要评估抗生素治疗方案,以及推荐使用其他诊断方法(如考虑使用诊断性腹腔镜评估是否存在其他疾病)。

如果一位佩戴宫内节育器(intrauterine device,IUD)的青少年或青年女性被诊断为 PID,IUD 不需要被移除。然而这位患者需要积极随访,如果在初始治疗后 48~72h 无临床表现好转,可能需要移除 IUD。

住院患者隔离:常规推荐的隔离措施。

控制措施[1][2]:

- 所有诊断为衣原体或淋病奈瑟球菌性 PID 的女性,应该在治疗后 3 个月重新评估,无论她们的性伴侣是否接受治疗。如果在 3 个月时无法进行重新评估,这些女性应该在接受治疗后 12 个月内,无论何时前往医院就诊时进行重新评估。

- PID 患者的临床表现出现前 60d 内的男性伴侣,应进行关于衣原体和淋病奈瑟球菌的评估、检测和经验性治疗,无论女性患者是否找到 PID 的病因或分离出病原体。如果女性患者最后一次性交时间距离出现症状或诊断时大于 60d,应治疗最近期的性伴侣。

---

① Centers for Disease Control and Prevention. Recommendations for partner services programs for HIV infection, syphilis, gonorrhea, and chlamydial infection. *MMWR Recomm Rep.* 2008;57(RR-9):1-63

② Centers for Disease Control and Prevention. Sexually transmitted infections treatment guidelines, 2021. *MMWR Recomm Rep.* 2021; in press

● 为了使疾病传播力降至最低,女性患者应该在完成治疗疗程、症状完全缓解、性伴侣获得足够的治疗前避免发生性行为。

● 应鼓励患者及其性伴侣坚持且正确使用避孕套。

● 应筛查患者的其他 STI,包括 HIV。

● 未免疫或未完全免疫的患者应完成人乳头瘤病毒和乙型肝炎病毒系列接种。

● PID 的诊断为青少年提供了关于预防 STI 的教育契机,包括禁欲、持续使用保护措施、疫苗接种和定期进行 STI 筛查的重要性。

百日咳

临床表现:百日咳发病初期常表现为类似于普通感冒(卡他期)的轻度上呼吸道感染症状,然后进展为咳嗽,且通常出现阵发性咳嗽(痉咳期),以在一次呼气过程中接连不断的咳嗽后伴一次吸气性"吼声"(喘息)为特征,往往伴随呕吐。几乎不出现或仅轻度发热。数周至数月后,症状逐渐消失(恢复期)。免疫接种的儿童和成人的咳嗽可为典型到非常轻微。典型的百日咳感染持续时间为 6~10 周。百日咳在青少年和成人群体中所致的并发症包括晕厥、体重下降、失眠、大小便失禁、肋骨骨折以及肺炎;在成人中并发症可随年龄的增长而增加。百日咳最严重的时期出现在出生后 6 个月内,尤其在早产儿和未进行免疫接种的婴儿较明显。年龄小于 6 个月的婴儿所患疾病并不典型,卡他期较短,随后可出现呃逆、喘息、心动过缓或者窒息(67%)等早期表现,无哮鸣音,恢复期较长。百日咳能够引起患者猝死。发生于婴儿的并发症包括肺炎(23%)、肺动脉高压,以及与严重咳嗽有关的并发症,如结膜出血、疝、低氧血症。严重咳嗽也可导致癫痫发作(2%)、脑病(<0.5%)、呼吸暂停和死亡。美国超过 1/2 的百日咳患儿需住院治疗。年龄在 2 个月以内的婴儿病死率约为 1.6%,年龄在 2~11 个月的婴儿病死率低于 1.2%。妊娠期间的母亲免疫接种和婴儿部分接种百日咳疫苗可降低小婴儿的发病率和病死率。

病原学:百日咳是由对环境挑剔的革兰氏阴性多形菌,即百日咳鲍特菌引起,其他引起人类散发的长期咳嗽的鲍特菌种的病原体还包括副百日咳鲍特菌、支气管败血鲍特菌(犬窝咳的病原菌)、霍氏鲍特菌。

流行病学:人类是唯一确定的百日咳鲍特菌宿主。疾病主要通过与患者密切接触时咳嗽或打喷嚏产生的大量呼吸道飞沫进行传播。全年均可发病,夏末秋初是发病高峰期。感染或者免疫接种无法获得终身免疫。无细胞百日咳疫苗应用于计划免疫后,免疫力下降成为学龄儿童、青少年和成人病例增加的主要原因。此外,在妊娠期间未接种百白破三联疫苗(Tdap)的母亲的母体免疫力下降会导致经胎盘传输的抗体浓度较低和非常小的婴儿百日咳的发病率增加。百日咳的发病率是周期性的,在 2000 年至 2016 年期间有所增加。百日咳具有高度传染性。80% 易感的家庭成员与有症状的婴儿接触后可感染百日咳鲍特菌,这些接触者的症状从轻微到典型百日咳不等。咳嗽的兄弟姐妹和成人是小婴儿感染百日咳的重要病源。感染人群在卡他期至阵发性咳嗽开始后第 3 周或有效的抗生素治疗后 5d 内最具有传染性。影响传染性持续时间的因素包括年龄、免疫状态或者既往感染和合理的抗菌治疗方案。

潜伏期是 7~10d,范围为 5~21d。

诊断方法:细菌培养是之前实验室诊断百日咳的"金标准",但是其灵敏度并不高,目前已很大程度上被核酸扩增试验（NAAT）取代。细菌培养要求采集适量的鼻咽部样本。可通过应用抽吸、聚酯纤维、人造纤维拭子或者海藻酸钙拭子进行采集。样本在被运输至实验室时不允许变得干燥。细菌培养阴性可见于以下情况，包括先前进行过免疫接种的人群，已经进行抗菌治疗的人群，咳嗽开始后2周以上，未采集到标本或未对标本进行恰当处理。

被FDA批准的NAAT，包括聚合酶链反应（PCR）检测，可独立检测百日咳鲍特菌或作为多重检测的一部分，具有经济可行的特点，并且灵敏度更高，获得检测结果所需时间更短，目前已成为检测百日咳鲍特菌最常用的实验室方法。PCR检测要求使用涤纶拭子或者进行鼻咽部灌洗或抽吸来采集足量的鼻咽部样本。海藻酸钙可抑制PCR，所以不能用于PCR检测。PCR检测技术在咳嗽的前3周灵敏度最高，如果使用抗菌药物治疗超过5d，PCR检测可能价值有限。百日咳的PCR检测方法并不标准化，检测的诊断效用上有所不同。大多数PCR检测仅针对百日咳鲍特菌，以及不常见的霍氏鲍特菌和支气管败血鲍特菌的某些菌株中发现的多拷贝插入基因序列（IS 481）。需要多个DNA靶序列来区分临床相关的鲍特菌属。

血清学检测对百日咳感染诊断可能有帮助，特别是在疾病的晚期进行检测，但不太常用。FDA并未明确批准任何商业化试剂盒作为疾病诊断用途。如果近期没有免疫接种，咳嗽2~8周后，抗百日咳毒素的血清IgG水平升高，则说明近期存在百日咳鲍特菌感染。对于单个血清标本，抗百日咳毒素的单抗IgG滴度达到100IU/mL甚至更高时（使用常规血清参考值作为对照）是有价值的。基于世界卫生组织对百日咳病例的定义，双份阳性血清学结果也可诊断。IgA和IgM检测缺乏足够的灵敏度和特异度，因此不用于百日咳的诊断。不建议进行直接荧光抗体（DFA）检测。

淋巴细胞计数增多引起的白细胞计数升高提示婴儿和低龄儿童存在百日咳鲍特菌感染，但是患百日咳的老年患者可无此现象。对于部分婴儿，该指标可能只是轻度异常。白细胞数明显升高与小婴儿预后不良有关。

治疗：卡他期应用抗菌药物可缓解疾病。如果临床明确提示百日咳，或存在严重疾病风险或并发症风险的患者（如婴儿），则应在检验结果出来之前进行抗菌治疗。5d疗程的阿奇霉素是治疗和暴露后预防的首选药物（表3.44）。阵发性咳嗽症状出现后，抗菌药物对于缩短病程无明显效果，但可以限制微生物传播给其他人。百日咳鲍特菌对大环内酯类抗菌药物耐受曾有过报道，但在美国较少见。青霉素和第一代、第二代头孢菌素对百日咳鲍特菌无效。

表3.44　对患百日咳的婴儿、儿童、青少年和成人的抗菌药物治疗和暴露后预防 [a]

年龄	推荐药物			替代药物
	阿奇霉素	红霉素	克拉霉素	复方磺胺甲噁唑
<1月龄	10mg/（kg·d），每日单次服用，共服5d [b,c]	40mg/（kg·d），每日分成4次服用，共服14d	不推荐	2月龄以内禁用
1~5月龄	10mg/（kg·d），每日单次服用，共服5d [b]	40mg/（kg·d），每日分成4次服用，共服14d	15mg/（kg·d），每日分成2次服用，共服7d	2月龄及以上儿童：TMP，8mg/（kg·d），SMX，40mg/（kg·d），每日分成2次服用，共服14d

续表

| 年龄 | 推荐药物 | | | 替代药物 |
	阿奇霉素	红霉素	克拉霉素	复方磺胺甲噁唑
6 月龄或以上的儿童	第 1 天单剂量 10mg/kg（最大量 500mg）。第 2~5 天，单剂量 5mg/（kg·d）（最大量 250mg/d）[b,d]	40mg/（kg·d），每日分成 4 次服用，共服 7~14d（最大量 2g/d）	15mg/（kg·d），每日分成 2 次服用，共服 7d（最大量 1g/d）	2 月龄及以上：TMP，8mg/（kg·d），SMX，40mg/（kg·d），每日分成 2 次服用，共服 14d
青少年和成人	第 1 天单剂量 500mg，然后第 2~5 天单剂量 250mg[b,d]	2g/d，每日分成 4 次服用，共服 7~14d	1g/d，每日分成 2 次服用，共服 7d	TMP，320mg/d，SMX，1 600mg/d，每日分成 2 次服用，共服 14d

注：TMP，甲氧苄啶；SMX，即磺胺甲噁唑。

[a] Centers for Disease Control and Prevention. Recommended antimicrobial agents for the treatment and postexposure prophylaxis of pertussis：2005 CDC guidelines. MMWR Recomm Rep. 2005；54（RR-14）：1-16。

[b] QT 间期延长和某些心律失常的患者应谨慎使用阿奇霉素。

[c] 该年龄段的最佳药物选择，因为红霉素相关的特发性肥厚性幽门狭窄发生风险高。

[d] 暴露后预防或治疗的 3d 阿奇霉素疗程尚未得到验证，因此不建议使用。

出生后 6 周内口服红霉素和阿奇霉素可增加婴儿肥厚性幽门狭窄（infantile hypertrophic pyloric stenosis，IHPS）的风险，但阿奇霉素仍是小婴儿治疗或预防百日咳的首选药物。

复方磺胺甲噁唑可作为不能耐受大环内酯类药物或者感染大环内酯类药物耐药的菌株的 2 月龄以上的患儿备选治疗药物，但是关于复方磺胺甲噁唑治疗百日咳的疗效评估的相关研究有限。

患百日咳的小婴儿出现呼吸衰竭的风险高，常因窒息或继发性细菌性肺炎而诱发，并有心肺衰竭和死于严重肺动脉高压的风险。提示百日咳患儿需要住院治疗的疾病特征包括呼吸窘迫、无法喂养、发绀、窒息、抽搐。某些专家认为 <4 月龄本身就是百日咳患儿或疑似百日咳感染患儿住院的指征。住院后，患有百日咳的小婴儿应该被安放在特殊的病房，使用特殊的仪器，以便及早发现并发症和开展急救工作。据报道，对进行性肺动脉高压和淋巴细胞计数显著升高的婴儿，换血或白细胞分离术可以挽救生命。

有关副百日咳鲍特菌的抗生素治疗临床效果的数据有限，所以治疗决策应基于临床判断，尤其要注意可能增加重症副百日咳鲍特菌疾病风险的特殊人群，包括婴儿、老年人和免疫功能低下者。有限的数据表明，副百日咳鲍特菌对抗菌药物的敏感性低于百日咳鲍特菌，但也有研究表明，大环内酯类抗生素、复方磺胺甲噁唑和环丙沙星通常对副百日咳鲍特菌有效。支气管败血鲍特菌对大环内酯类抗生素天然耐药。

住院患者隔离：除常规隔离之外，未给予适当抗菌药物治疗的，从咳嗽发作开始需要进行呼吸道隔离 21d，如果开始有效治疗，则从治疗开始后进行呼吸道隔离 5d。

控制措施：百日咳是美国的一种法定传染病。

关注暴露人群。在所有环境中与百日咳感染者密切接触的个人应在与感染者最后一次接触后密切监测呼吸道症状 21d。应评估咳嗽的密切接触者。在儿童护理机构（包括照顾者和儿童）、学校（教师和学生）和卫生保健机构的人员如果确诊百日咳，应避免前往护理机构、学校或卫生机构，直到完成推荐的 5d 抗菌治疗疗程。未经治疗的患者在咳嗽开始 21d 内，不得前往上述机构。

　　家庭成员和其他密切接触群体。未进行免疫接种或免疫接种不足的密切接触人群,应当首先进行百日咳预防接种,或尽可能持续使用计划表中推荐的、与发病年龄相适应的产品进行预防治疗。免疫接种包括为 7~9 岁未接种百白破三联疫苗的儿童超说明书使用接种破伤风类毒素疫苗,白喉减毒疫苗和无细胞百日咳疫苗(表 3.45)。

表 3.45　美国批准的破伤风类毒素、白喉类毒素、无细胞百日咳
组分疫苗(百白破疫苗)的成分及推荐用量 [a]

药品名	制造商	推荐用量
DTaP(Infanrix)	GlaxoSmithKline Biologicals	5 次接种,6 周龄至 6 岁儿童
DTaP(Daptacel)	Sanofi Pasteur	5 次接种,6 周龄至 6 岁儿童
DTaP-hepatitis B-IPV (Pediarix)	GlaxoSmithKline Biologicals	6 周龄至 6 岁儿童完成前 3 次接种,分别在出生后 2 个月、4 个月、6 个月。然后在 7 岁前完成剩余 2 次接种
DTaP-IPV/Hib(Pentacel)	Sanofi Pasteur	6 周龄~4 岁儿童完成前 4 次接种,分别在出生后 2 个月,4 个月,6 个月,15~18 个月接种,然后在 7 岁前完成剩余 1 次接种
DTaP-IPV-hepatitis B-Hib (Vaxelis)	Merck/Sanofi Pasteur	6 周龄~4 岁儿童完成前 3 次接种,分别在出生后 2 个月,4 个月,6 个月接种,然后在 7 岁前完成剩余 2 次接种
DTaP-IPV(Kinrix)	GlaxoSmithKline Biologicals	4~6 岁儿童需要加强第 5 次接种 DTaP 剂量与第 4 次 IPV 接种剂量
DTaP-IPV(Quadracel)	Sanofi Pasteur	4~6 岁儿童需要加强第 5 次接种 DTaP 剂量与第 4 次 IPV 接种剂量
Tdap(Boostrix)	GlaxoSmithKline Biologicals	11~12 岁青少年 1 次接种,可用于代替 Td
Tdap(Adacel)	Sanofi Pasteur	11~12 岁青少年 1 次接种,可用于代替 Td

　　注:DTaP 指关于白喉、破伤风类毒素和无细胞百日咳疫苗的儿科处方;FHA,丝状血凝素;Hib,流感嗜血杆菌 b 型疫苗;IPV,灭活脊髓灰质炎病毒;PT,白喉类毒素;Td,破伤风和与减毒白喉类毒素(针对 7 岁及以上青少年及成人);Tdap,破伤风类毒素、减毒白喉类毒素、无细胞百日咳疫苗的青少年/成人处方。

　　[a] 推荐的 DTaP 接种时间表是出生后第 2 个月、4 个月、6 个月,第 15~18 个月,4~6 岁分别接种。如果距离第 3 次接种已足 6 个月,那么第 4 次接种最早可在 12 月龄时。如果在 4 周岁及以上进行的第 4 次接种,那么就没必要进行第 5 次接种。请参考制造商有关适应证与已列出疫苗使用的详细产品说明。

　　无论免疫状况如何,所有家庭接触者和其他密切接触者,包括儿童护理机构中的儿童,均推荐进行暴露后预防(postexposure prophylaxis,PEP)。如果考虑到为非家庭成员接触者,且暴露量不明,如果接触者本身处于高风险或接触者的家庭中有成员为严重百日咳疾病的高危人群(如小婴儿、妊娠女性、与婴儿接触的人),推荐进行 PEP。如果已为咳嗽症状出现 21d 后,PEP 的作用可能有限,但仍需要考虑为高危接触者的家庭成员提供 PEP。PEP 药物的种类,剂量,持续时间与百日咳的治疗用药相同(表 3.44)。目前不推荐对暴露于副百日咳鲍特菌的人群进行预防治疗。

　　儿童保健机构群体。提倡对家庭成员和其他密切接触人群进行百日咳疫苗接种和药物预防。在已知的百日咳暴露的情况下,有症状的儿童和儿童保健提供者应被隔离,等待医生评估。

学校群体。不推荐大规模学生应用PEP,特别是在社区广泛传播的情况下,但可以考虑在特殊情况时使用。当密切接触与家庭接触类似或当百日咳在接触者中会导致严重的医疗后果时,需要PEP。控制学校群体中的百日咳的传播,关注密切接触者的免疫状态,有指征时需要接种适当的疫苗。应告知父母和老师感染百日咳的可能性。在医生评估之前,应考虑隔离接触咳嗽21d内患者的接触者。

卫生保健机构群体[①]。卫生保健机构应努力使所有医疗保健专业人员接种百白破三联疫苗。当对百日咳患者进行检查时,所有医疗保健专业人员应该注意呼吸道隔离。与百日咳患者接触的人群应当由感染控制工作人员对其进行暴露后评估随访。对于接种百白破三联疫苗的医疗保健专业人员进行PEP的必要性尚无定论。一些进行过免疫接种的医疗保健专业人员依然有一定风险感染百日咳鲍特菌。

CDC提倡以下方案。

● 提倡针对所有暴露于百日咳感染环境中,以及有可能接触有严重百日咳高危因素的患者(如住院的新生儿和孕妇)的医疗保健专业人员进行PEP(包括已经接种过百白破三联疫苗的群体)。其他暴露医疗保健专业人员可接受PEP或在暴露后21d内每日进行监测,以及出现百日咳症状和体征时立刻开始治疗。

● 对其他被定义为密切接触者的人群(患者,监护者)或者与患者接触的高风险人群或患百日咳的医疗保健专业人员应接受药物预防(以及提到的接种免疫),具体药物预防与家庭接触群体药物预防一致(表3.44)。

● 医疗保健专业人员出现百日咳症状(或未接受PEP的医疗保健专业人员暴露于百日咳感染环境中21d内出现咳嗽症状)应当暂离工作岗位进行隔离,使用抗菌治疗前5d为隔离时间。出现百日咳症状且没有接受抗菌治疗的医疗保健专业人员,应暂离工作岗位,进行隔离;隔离时间为咳嗽症状出现后持续21d。在此期间,使用呼吸面具并不能起到充分的保护效果。

免疫接种。

疫苗产品。1997年,无细胞百日咳组分的百白破疫苗(DTaP)完全替代了先前使用过的白喉、破伤风和全细胞百日咳疫苗(DTwP或DTP)。美国将所有百日咳疫苗与白喉和破伤风类毒素联合应用,这两种疫苗都不含有作为防腐剂的硫柳汞。DTaP产品可以配置成包含其他疫苗成分的联合疫苗。青少年和成人配方(即Tdap疫苗),相较于DTaP,包含较少的白喉类毒素以及一些破伤风抗原。

使用剂量和途径。DTaP或Tdap肌内注射剂量为0.5mL/次。不主张单次或多次接种减量百日咳疫苗。

无细胞百日咳疫苗互换性。交替应用不同厂家的DTaP疫苗的安全性、免疫原性和有效性数据不足。若先前使用的DTap疫苗型号不确定或先前应用的疫苗型号不容易获得,此时可应用任何医药监督部门批准使用的疫苗系列。在注射Tdap疫苗时,不需要选择之前使用的DTap疫苗生产厂家相同的产品。

关于儿童常规免疫接种DTaP的建议。推荐在入学前接种5剂百日咳疫苗。第1次接种可以提早至出生后6周,另外2次每间隔2个月进行接种。主张在15~18个月接种第4次,

① Centers for Disease Control and Prevention. Immunization of health-care personnel. Recommendations of the Advisory Committee on Immunization Practices(ACIP). *MMWR Recomm Rep*. 2011;60(RR-07):1-45

在入学前(4~6岁)接种第5次五联疫苗接种。第4次接种可以提早至12月龄时接种,前提是距第3次接种超过6个月以上。若第4次接种时间推迟到4岁之后,则不主张进行第5次接种。

其他的相关建议如下。

- 可同时给予DTaP和所有其他推荐使用的疫苗。不同种类的疫苗不允许混合在同一注射器中,除非是FDA批准的联合注射疫苗。

- 对于小于7岁的儿童,误用Tdap代替了DTap的第1剂、第2剂或第3剂,则均不算作有效剂量;DTap应在可行的情况下尽快接种。

- 对于小于7岁的儿童,误用Tdap代替了DTap的第4剂、第5剂量,可算作DTap有效剂量。

- 在社区百日咳暴发期间,公共卫生部门推荐可在6周龄开始进行免疫接种,而第2次和第3次接种疫苗的间隔可缩短至4周。

- 在美国境外已经开始但未完成DTwP初次免疫接种计划的7岁以内的儿童,应当接种DTaP以便完成百日咳免疫接种计划。

- DTaP并未被批准或主张用于7岁或以上人群的免疫接种。

联合疫苗。几种含有百日咳鲍特菌的联合疫苗可被批准使用(见表3.45),在存在疫苗任何成分的适应证且无禁忌证时均可使用联合疫苗。

特殊情况下,7岁以内儿童进行计划性百日咳免疫接种的相关建议。

- 对于百日咳疫苗计划免疫接种次数不足,但已按计划接种适量白喉和破伤风类毒素疫苗的儿童,应当继续接种DTaP,以完成所推荐的百日咳免疫接种计划。

- 白喉和破伤风类毒素(如DT、DTaP和DTwP)的总剂量在7周岁前不得超过6剂。

- 尽管百日咳鲍特菌感染可预防再感染,但这种免疫力的持续时间并不确定。对于既往有百日咳感染的患者,应接种适合其年龄的DTaP剂量或Tdap剂量,以按期完成标准或补充免疫程序。感染后可以直接接种。

医疗记录。应标出已推迟接种百日咳疫苗的儿童,故应当定期对此类儿童的免疫状态进行评估以确保其免疫接种顺利进行。

7岁以内儿童进行DTaP接种后的不良反应。

- 局部反应和发热。对DTaP的反应可在免疫后数小时内发生,并在48h内自发消退而无后遗症,最常见的反应包括红肿、硬结、注射区域压痛、嗜睡。较少见的反应包括激惹、厌食、呕吐、哭闹和轻至中度发热。

- 肢体肿胀。据报道,在接种第4剂和第5剂DTaP后,2%~3%的疫苗接种者整个大腿或上臂出现肿胀。尽管大腿肿胀可能会影响行走,但是大部分儿童的活动并不受限;症状可自行消除,不留后遗症。这并不是继续接种DTaP,Tdap或Td疫苗的禁忌证。

- 美国国家医学科学院(National Academy of Medicine,NAM)基于病例报道发表的一篇综述显示,接种包含破伤风类毒素的疫苗与臂丛神经炎之间可能存在微妙的因果关系。然而其发生率不详。臂丛神经炎被列入美国免疫损伤补偿计划的疫苗损伤内。

- 其他反应。百日咳免疫接种所致严重过敏反应很少见,一过性荨麻疹偶有发生,但除非疫苗接种后即刻发生(如数分钟内出现),否则不太可能是过敏所致(IgE介导的)。

- 癫痫。相较于DTwP,未观察到DTaP接种后癫痫发生率增加。但CDC疫苗安全数据链项目已观察到在 DTaP 接种同时注射无活性的流感疫苗可导致高热惊厥发生率轻微增加。然而,无论是美国 CDC 免疫实践咨询委员会还是 AAP,均不建议分开接种这两种疫苗。

- 低张力低反应发作(hypotonic-hyporesponsive episode,HHE)。接种 DTaP 后的 HHE 发生率明显少于接种 DTwP 后,并且这不是后续接种的禁忌证。

DTaP 接种的禁忌证和注意事项。

DTaP 和 Tdap 接种的禁忌证如下。

- 对 1 剂的 DTaP 或 Tdap 或对一种疫苗成分(DT 或 Td)产生严重过敏反应(如全身性过敏)是 DTaP,Tdap,DT 或 Td 的禁忌证。由于破伤风疫苗接种的重要性,有全身性过敏反应的人应转诊过敏专科医生,以确定他们是否对破伤风类毒素有特定的过敏反应,以及是否可对破伤风类毒素脱敏。

- 在接种 1 剂的白喉、破伤风类毒素和百日咳疫苗(DTwP、DTaP 或 Tdap)7d 内出现不能归因于其他可确定原因的脑病(如昏迷、意识水平下降或长时间癫痫发作),是接种含百日咳成份的疫苗的禁忌证。

DTaP 和 Tdap 接种的注意事项如下。

- 在接种 1 剂含有破伤风类毒素的疫苗后 6 周内出现吉兰-巴雷综合征,须谨慎接种后续的 DTaP、Tdap、DT 或 Td。

- 进行性神经系统障碍是暂时推迟 DTaP 或 Tdap 免疫的一个原因,减少对临床病程发生的变化的原因的混淆。如果在出生后第 1 年内推迟,则无须接种 DT,因为在美国,1 岁以下儿童患白喉或破伤风的风险很低。如果在 1 岁后延迟接种,应该重新审视 DTaP 接种的决定,但应按照推荐时间表完成 DT 免疫。

关于青少年常规接种 Tdap 的建议 [1][2]。11 岁及以上的青少年可接种单剂量 Tdap 来替代 Td,以便进行加强免疫来对抗破伤风、白喉和百日咳。Tdap 接种的最佳年龄为 11~12 岁。

- 已经接种 Td 而未接种 Tdap 的青少年应当接种单剂量 Tdap 来对抗百日咳鲍特菌感染,无论何时接种过 Td。

- 如果条件允许,提倡同时进行 Tdap 和所有其他推荐疫苗的接种。

- 在 7 岁及以上人群中,误用 DTaP 代替 Tdap,则被视为 Tdap 的有效剂量。

针对 7 岁前未完成 DTaP 接种计划,7 岁及以上进行 Tdap 计划免疫的儿童的相关建议 [2]。

- 7 岁前未完成 DTaP 接种计划的 7~10 岁儿童群体或免疫接种史不详的儿童群体应当至少进行 1 剂 Tdap 接种。如果需要进一步补充接种破伤风和白喉类毒素,则可以使用 Td 或 Tdap。理想的接种计划是 Tdap 接种完毕后 2 个月和 6~12 个月进行 Td 或 Tdap 接种(如果需要的话)。

- 7~9 岁儿童因任何理由接种 Tdap 或 DTap,需要在 11~12 岁接种青春期 Tdap 加强针。

- 10 岁的儿童因任何理由接种 1 剂 Tdap 或 DTap,可算作青春期 Tdap 加强针。

---

[1]　Centers for Disease Control and Prevention. Prevention of pertussis,tetanus,and diphtheria with vaccines in the United States:recommendations of the Advisory Committee on Immunization Practices,2018. *MMWR Morb Mortal Wkly Rep*. 2018;67 (2):1-44

[2]　Havers FP,Moro PL,Hunter P,Hariri S,Bernstein H. Use of tetanus toxoid,reduced diphtheria toxoid,and acellular pertussis vaccines:updated recommendations of the Advisory Committee on Immunization Practices—United States,2019. *MMWR Morb Mortal Wkly Rep*. 2020;69(3):77-83

在特殊情况下,青少年和成人进行 Tdap 免疫接种的相关建议。

尽管百日咳给社区带来了负担,但 CDC 分析认为,常规接种第 2 剂疫苗对总体发病率的影响有限。然而,重复注射 Tdap 通常具有良好的耐受性,无论之前是否接受过 Tdap,Td 或 Tdap 均可用于 7 岁及以上人群的补种免疫、每 10 年 1 次的常规破伤风-白喉加强免疫和创伤后的免疫预防。

下面将描述使用 Tdap 的特殊情况,或超说明书重复使用 Tdap。

Tdap 在妊娠期的使用[1]。产前保健的提供者应为所有妊娠妇女制订 Tdap 接种计划。考虑到新生儿是严重或致死性百日咳的高危人群,为了保护婴儿,ACIP 建议,不论母亲以前是否接种过 Tdap 或患过百日咳,在每次妊娠期间都需要接种 1 剂 Tdap。母亲免疫接种可通过胎盘传递抗体,这可以为小婴儿提供部分保护力。尽管 Tdap 可以在妊娠期间的任何时间进行接种,目前的证据表明,在妊娠 27~36 周的免疫接种可最大限度地将抗体传输给婴儿。以前未接种 Tdap 及妊娠期间未接种 Tdap 的妇女,应在产后立即接种 Tdap。曾经接种过 Tdap 的妇女,不推荐产后接种。

新生儿的保护,即茧策略。每次妊娠期间接种 Tdap 是保护婴儿在出生后几个月免受百日咳感染的首选策略。此外,AAP、CDC、美国妇产科医师协会和美国家庭医生学会推荐主张实行"茧策略",即对婴儿周围的人进行免疫接种来帮助保护婴儿免受百日咳感染的侵害。这一战略可为小婴儿提供间接保护,减少百日咳鲍特菌传播和后续出现临床症状的可能性。在儿科诊所对父母和成年家庭成员进行接种,能够增加该群体的免疫接种覆盖率[1]。

- 对 7 岁以下且接种不足的儿童群体进行 DTap 接种。对 7 岁及以上免疫功能不全的儿童群体进行 Tdap 接种。
- 最好在与婴儿密切接触前至少 2 周的时候,进行单剂量 Tdap 的接种。Tdap 和 Td 之间不存在最短时间间隔。
- 对出现咳嗽症状并与新生儿密切接触的人群进行调查和管理,同时考虑对可能存在百日咳接触感染的新生儿给予阿奇霉素预防治疗。

特殊情况。

- 伤口处理[2]。如果之前接种含破伤风类毒素的疫苗超过 5 年,需要再次注射 1 针含破伤风类毒素的疫苗。如果一个 11 岁及以上的患者需要接种含破伤风类毒素的疫苗,如果之前未接种过 Tdap 或 Tdap 接种史不详,则推荐接种 Tdap。如果妊娠女性需要接种含破伤风类毒素的疫苗,应使用 Tdap。如果未妊娠的女性需要接种含破伤风类毒素的疫苗,有之前 Tdap 接种的证明,Td 或 Tdap 均可。
- 妊娠期破伤风疫苗的加强免疫。若在妊娠期间需要进行 Td 加强免疫,例如据上次 Td 接种已有 10 年以上,应接种 Tdap,最佳接种时间为妊娠期第 27~36 周。
- 破伤风疫苗接种不明或未完成破伤风疫苗接种的妊娠妇女。为确保孕产妇和新生儿

---

① Lessin HR;Edwards KM;American Academy of Pediatrics,Committee on Practice and Ambulatory Medicine,Committee on Infectious Diseases. Immunizing parents and other close family contacts in the pediatric office setting. *Pediatrics*. 2012;129(2):e247-e253

② Havers FP,Moro PL,Hunter P,Hariri S,Bernstein H. Use of tetanus toxoid,reduced diphtheria toxoid,and acellular pertussis vaccines:updated recommendations of the Advisory Committee on Immunization Practices—United States,2019. *MMWR Morb Mortal Wkly Rep*. 2020;69(3):77-83

免受破伤风,对未进行破伤风免疫接种的妊娠妇女,在妊娠期接种 3 剂含破伤风类毒素疫苗。推荐接种计划为 0 周、4 周和 6~12 个月,在此计划中,应至少包含 1 剂 Tdap,最佳接种时间为妊娠期第 27~36 周,此计划可使用 Td 或 Tdap。

医疗保健专业人员。 CDC 主张对先前未接种 Tdap 的医疗保健专业人员进行单剂量 Tdap 接种。Tdap 与先前接种的 Td 之间不存在最小接种间隔期。

在某些情况下(如记录在案的医疗保健机构中的传播),医疗保健专业人员可以考虑再次接种 Tdap。在这种情况下,Tdap 不能替代感染预防和控制措施,还应包括对暴露的医疗保健专业人员进行暴露后抗菌预防。与婴儿或妊娠妇女一起工作的医疗保健专业人员应优先进行疫苗接种。

医院和急救机构应当为医疗保健专业人员提供 Tadp,最大限度提高疫苗接种率(如开展关于免疫接种的教育工作或者实行强制免疫接种计划,接种方便,并免费提供疫苗)。

关于成人接种 Tdap 的建议。 美国 CDC 建议,对于以前未接种过 Tdap 的任何年龄的成人,主张接种单剂量的 Tdap,Tdap 与先前接种 Td 之间不存在最小接种间隔期。

接种 Tdap 后的不良反应。 青少年和成人接种 Tdap 后通常出现轻微的局部不良反应。全身不良反应也较常见,通常是轻微的(如,3%~14% 出现发热,40%~44% 出现头痛,27%~37% 出现乏力)。上市后数据显示这些不良反应的发生率和严重程度几乎与接种 Td 后出现的不良反应相同。

青少年和成人群体接种 Tdap 的禁忌证、注意事项及延期接种。 接种疫苗后对疫苗任何成分发生的过敏反应都是 Tdap 的禁忌证。对于乳胶过敏的人,应参考包装说明书上的乳胶含量。

在接种破伤风类毒素疫苗后 6 周内发生吉兰-巴雷综合征的病史,是进行 Tdap 接种前需要注意的事项。如果决定继续接种破伤风类毒素疫苗,则首选 Tdap。对于 10 年内因接种包含破伤风或白喉类毒素疫苗而出现阿蒂斯反应史的人群,将延期至接种满 10 年后再进行 Tdap 或 Td 接种。

蛲虫感染

临床表现: 尽管一些患者无临床症状,但蛲虫感染(蛲虫病)可引起肛门瘙痒,外阴瘙痒少见。肛周瘙痒可以严重到引起睡眠紊乱。抓挠引起的局部表皮脱落可导致细菌的继发感染。阑尾腔内可发现蛲虫,有时这些腔内寄生虫与急性阑尾炎的症状相关,但也可在偶然原因切除的组织学正常的阑尾中观察到。会阴部成虫的异常迁移可引发尿道炎、阴道炎、输卵管炎、盆腔腹膜炎。尽管通常并未观察到外周嗜酸性粒细胞增多,但是已有嗜酸性粒细胞性小肠结肠炎的报道。许多临床观察表明,夜间磨牙、体重下降、遗尿均由蛲虫感染所致,但是其中因果关系尚未明确。

病原学: 蛲虫属于线虫。

流行病学: 蛲虫病在世界范围内流行,呈家族性聚集。在学龄前儿童,学龄儿童,感染儿童的主要照护人和收容所的人群中具有较高流行率,据估计,美国有 4 000 万人感染蛲虫,在一些年龄组和社区中的患病率为 20%~30%。

初始感染发生在进食被污染的食物,或接触手、衣物、床品以及其他被虫卵污染的物品。

其他传播方式包括人际传播或性传播。在小肠内虫卵孵化并释放幼虫,成虫通常定植在盲肠、阑尾、升结肠。成年雄虫在交配后很快死亡。妊娠的雌虫通常在夜间宿主休息后移动至肛周附近产卵,这些卵在6~8h内成熟。雌虫寿命可高达100d。雌虫和卵可引起肛周严重瘙痒,当这块区域被搔刮时,虫卵可附着在手上和在指甲下,当手掌被放置在口中,引起自体循环感染。只要雌性线虫在肛周皮肤产卵,患者就具有传染性。室内环境中,虫卵的传染性通常可持续2周。人类是唯一确定的自然宿主。宠物不是感染的宿主。

从误食虫卵至妊娠雌虫迁移到肛周区域的**潜伏期**为2~6周或者更久。

诊断方法:蛲虫感染可通过经典的纤维素胶带("胶带试验")试验或市售的蛲虫浆试验来诊断的,这种试验是一种一面涂有黏合剂的透明塑料浆,在夜间或晨起沐浴前将其按压在两侧肛周。然后将其按压在载玻片上,用显微镜观察虫卵。虫卵大小为(50~60)μm×(20~30)μm,一面扁平,呈现出"豆状"的外观。在不同的3天分别进行试验,使得单次试验50%的阳性率提高至约90%的阳性率。白色、长8~13mm的雌性成虫也可以在会阴区检出。粪便检查的价值有限,因为在粪便中很少发现蛲虫或虫卵。外周嗜酸性粒细胞增多和IgE升高不常见,由于蛲虫侵袭性较低,即使存在,也不能据此诊断蛲虫感染。

治疗:治疗蛲虫感染可选择以下几种药物(见寄生虫感染药物),包括非处方药双羟萘酸噻嘧啶、阿苯达唑和甲苯咪唑。在美国,阿苯达唑和甲苯咪唑的价格远高于双羟萘酸噻嘧啶。阿苯达唑近期未被FDA批准用于蛲虫治疗。这些药物对虫卵或者处于生长阶段的幼虫的疗效并不完全,因此建议每种药物单剂给药,并在2周内重复1次。在2岁以下的儿童,使用这些药物的经验有限,属于超说明书用药,在给予药物之前,要充分考虑使用这些药物的风险和益处。伊维菌素已被证明是部分有效的,但对于体重<15kg的儿童和妊娠女性的安全性尚未被证实。即使给予有效的治疗,再感染仍然很常见,应考虑对所有家庭成员进行治疗。可以使用与治疗第一次感染相同的方法治疗再感染。蛲虫感染所致的阴道炎具有自限性,不需要进行单独治疗。"脉冲"治疗,每14天使用1剂的甲苯达唑,为期16周,已用于有多次复发的难治性病例。反复蛲虫感染可导致其他感染,如犬复孔绦虫,可通过粪便虫卵和寄生虫分析诊断,并使用吡喹酮治疗(表4.11),也可导致妄想性寄生虫病。

住院患者隔离:建议采取常规隔离。

控制措施:团体托儿所和学校儿童的蛲虫感染控制较为困难,因为再感染率高。在社会事业机构中,集体同步治疗,并且在2周时重复治疗是非常有效的。注意卫生,如在早上沐浴清除虫卵,提高手卫生的频率,剪指甲,这些都对减少自体感染和持续传播有效。谨慎处理感染儿童的床单和内衣,避免抖动(防止虫卵传播至空气中)并尽快进行清洗。

(王韧健 谢利剑 译   唐兰芳 校)

花斑糠疹(花斑癣)

临床表现:花斑糠疹(曾称花斑癣)是一种常见的浅表性酵母感染皮肤病,其特征为多尺寸、椭圆形、片状斑状病变,通常分布于躯干上部、手臂近端区域和颈部。儿童的病变常累及面部。病变可见色素减退或色素沉着(呈浅黄褐色或棕色),且同一个人身上这两种类型的病变可以共存。病灶在夏季不会晒黑,冬季相对深,因此称为花斑癣。易与这种疾病混淆的常见病包括白色糠疹、炎症后色素减退、白癜风、黄褐斑、脂溢性皮炎、玫瑰糠疹、苔藓样糠疹、遗传性泛发性色素异常症和二期梅毒的皮肤病表现。

病原学：花斑癣的致病原是糠秕马拉色菌，这是一种脂质依赖性酵母菌，在酵母期存在于健康皮肤上，只有菌丝大量生长时才会引起临床病灶。湿热条件和含脂质的皮脂腺分泌物会促进菌丝过度生长。

流行病学：花斑糠疹在全球都有发生，但在热带和亚热带地区更为普遍。多发于青少年和年轻人，也可发生于青春期前的儿童和婴幼儿。

花斑糠疹的**潜伏期**尚不明确。

诊断方法：通过对称分布的少量鳞屑斑疹和上背部、胸部密集出现的不同颜色斑块来大致诊断。临床医生用拇指和食指去延展皮肤时会"诱发鳞屑"，即在患处表面会见到白色鳞屑，当松开患处时仍然可见。另一种诱发鳞屑的方法是用一个手术刀刀片或显微镜的载玻片刮擦受累皮肤，病变部位会再次出现灰白、细小的鳞屑。在伍德灯发出的紫外线下病变区域呈黄绿色荧光。将皮肤碎屑用氢氧化钾制成湿片，可以观察到短菌丝和酵母菌簇（外观像"意大利面条和肉丸"）。因为这种酵母菌是皮肤的常见菌群，所以取自皮肤表面的真菌培养没有诊断价值。为了能在实验室中培养出真菌，取自脓疱（如果存在毛囊炎）或无菌部位的样本应置于富含橄榄油或其他长链脂肪酸的培养基中。

治疗：多种局部和全身药物均有效。对于不复杂的病例，大多数专家建议开始使用局部药物治疗。最具成本效益的治疗方法是二硫化硒洗发液和克霉唑乳膏。二硫化硒洗发液使用 3~7d，每天涂抹 1 次，每次 5~10min，然后冲洗干净。局部唑类药物治疗（如克霉唑乳膏），每日 2 次，持续 2~3 周。由于洗发水有类似硫磺的气味，可引起患者不适，以及治疗的皮肤范围和治疗时间的延长，患者依从性都会降低。其他有效的外用药物包括酮康唑、环吡酮胺、益康唑、奥昔康唑、联苯苄唑、咪康唑、克霉唑、特比萘芬，以及吡硫翁锌洗发水。洗发香波更容易分散，尤其是在湿润的皮肤上，并且可能会增加依从性。

停止治疗后的复发率可能为 60%~80%，有时采用预防性治疗以减少复发。减少复发的超说明书方案包括每周或每月使用上述洗发水/乳液。必须向患者家属说明，受影响部位色素恢复如前可能需要数月。

如发生耐药或广泛受累，可考虑全身用药。药物包括氟康唑、酮康唑、伊曲康唑和普拉康唑，这些未被 FDA 批准用于治疗花斑糠疹。连续数天或数周口服比单次口服更有效。氟康唑（推荐使用）每周 300mg，2~4 周；酮康唑每日 200mg，持续 10d。虽然口服药物可能比外用药物更容易使用，但它们不一定更有效，并可能有严重的副作用。在几项研究中，局部治疗似乎等同于或优于全身治疗。使用口服药物可能发生药物相互作用。必须考虑对接受全身治疗的患者进行肝毒性监测，特别是当患者接受多个疗程的治疗时。

住院患者隔离：建议采取标准预防措施。

控制措施：引起花斑糠疹的病原体是共生的，存在于正常皮肤，感染者应及时治疗。

（杨光　译）

鼠疫

临床表现：自然获得鼠疫最常表现为腺鼠疫，伴有急性发热和区域淋巴结疼痛肿胀（腹股沟淋巴结炎）。淋巴结炎最常见于腹股沟区，但也可出现在腋下或颈部区域。败血性鼠疫

（低血压、急性呼吸窘迫、紫癜性皮损、血管内凝血、器官功能衰竭）或肺炎性鼠疫（咳嗽、发热、呼吸困难和咯血）不太常见，脑膜、咽、眼或胃肠道鼠疫较为罕见。所有鼠疫的特点都是突然出现发热、寒战、头痛、全身乏力。有时患者出现轻度淋巴结炎或突出的胃肠道症状，可能会误导正确的诊断。如果不及时治疗，鼠疫往往会发展为暴发性脓毒症伴有肾衰竭，急性呼吸窘迫综合征，血流动力学不稳定，弥散性血管内凝血，四肢远端坏死和死亡。鼠疫被称为黑死病。

病原学：鼠疫的病原体是鼠疫耶尔森菌，它是一种多形性两极染色的革兰氏阴性球杆菌。

流行病学：鼠疫是一种人畜共患传染病，主要存在于啮齿动物及其跳蚤中。人类是偶发性宿主，通常由啮齿动物或少数其他动物携带的跳蚤叮咬感染，或与感染组织直接接触传染，宿主会出现腹股沟炎或败血症。继发肺鼠疫是发自未经治疗的腺鼠疫或败血性鼠疫患者肺部鼠疫耶尔森菌的血行传播性疾病。原发性肺鼠疫是由于吸入患肺鼠疫的人体或动物的呼吸道飞沫而发病。只有肺炎型鼠疫可以人对人传播。鼠疫在世界范围内发生，地方性疫源地鼠疫发生于亚洲、非洲和美洲的部分地区。报道的大多数人类鼠疫病例来自农村和欠发达地区，主要是孤立病例或局地集群。在美国，鼠疫在西部各州流行，大多数病例来自新墨西哥州、科罗拉多州、亚利桑那州和加利福尼亚州[①]。在没有鼠疫流行的州中发现的病例都有在上述地方的旅居史。

腺鼠疫的**潜伏期**为 2~8d，原发性肺鼠疫为 1~6d。

诊断方法：鼠疫一般通过培养血液、腹股沟淋巴结炎吸出物、痰或其他临床标本中的鼠疫耶尔森菌来确诊。采用魏森染色或瑞氏/吉姆萨染色观察，菌体的外观出现双极性（安全别针）。如果血液、腹股沟淋巴结炎吸出物、痰或其他临床标本的直接涂片或培养基的荧光抗体试验结果显示阳性，则确诊为鼠疫耶尔森菌感染。如果未患过鼠疫且未接受免疫接种的患者经被动血凝分析或酶免疫分析的血清学检测结果为阳性，那么也确诊为鼠疫耶尔森菌感染。血清转化的定义是相隔至少 2 周获得的标本血清抗体滴度相差 4 倍，这也可确诊为鼠疫。某些参考实验室或公共卫生实验室可提供用于快速诊断鼠疫耶尔森菌的 PCR 测定和免疫组织化学染色。如果鼠疫流行地区的实验室能力有限，WHO 建议使用快速试纸（免疫试纸条）测试腹股沟淋巴结炎吸出物或痰标本，以单克隆抗体来检测 F1 抗原，从而诊断鼠疫。发现疑似鼠疫耶尔森菌菌株应立即报告给卫生部门。

治疗：获得诊断标本后，对于疑似鼠疫的患者，应立即开始适当的抗生素治疗。儿科治疗建议如下[②]。

● 对于自然获得的原发性腺鼠疫或没有发生继发性肺炎和败血症的咽鼠疫，以及早期/轻度原发性肺鼠疫或败血性鼠疫，建议使用庆大霉素、链霉素、环丙沙星或左氧氟沙星进行单药治疗。

● 多西环素是治疗自然获得性腺鼠疫或咽鼠疫的一线选择，以及自然获得性肺鼠疫的二线治疗。

① Kwit N, Nelson C, Kugeler K, et al. Human plague—United States, 2015. *MMWR Morb Mortal Wkly Rep*. 2015; 64 (33): 918-919

② Nelson CA, Meaney-Delman D, Fleck-Derderian S, Cooley KM, Yu PA, Mead P. Antimicrobial treatment and prophylaxis of plague: recommendations for naturally acquired infections and bioterrorism response. *MMWR Morb Mortal Wkly Rep*. 2021; in press

● 对于自然获得性原发性腺鼠疫伴大腹股沟病或自然获得性中重度败血性鼠疫或肺鼠疫患者的初始治疗,建议使用 2 种不同抗菌类别进行双重治疗。推荐的药物是上文列出的药物。

● CDC 鼠疫指南中推荐了肺鼠疫、败血性鼠疫、腺鼠疫或咽鼠疫的替代抗生素。

● 对于自然获得性鼠疫性脑膜炎,应将氯霉素添加到患者现有的治疗方案中。如果没有氯霉素,可在治疗方案中加入莫西沙星或左氧氟沙星。

● 对于生物恐怖主义相关的鼠疫,所有患者均应使用两类不同抗菌药物的双重疗法,直到明确菌株对哪种药物敏感。

在分娩时或分娩前后感染鼠疫的孕妇,如果出现症状,应使用前 3 项列出的抗菌药物进行治疗。如果新生儿无症状,但母亲未接受治疗或近期才开始治疗,婴儿应接受抗菌预防治疗,抗菌药物选择与"保护暴露人群"中列出的抗生素相同。如果新生儿无症状,并且母亲已经得到充分治疗且病情正在改善,则可以对婴儿进行观察。

抗菌治疗的持续时间为 10~14d;对于持续发热或其他相关体征或症状的患者,治疗持续时间可以延长。可能需要腹股沟淋巴结炎脓肿引流,引流时使用的器材具有传染性。

住院患者隔离:对于鼠疫患者,建议采取标准预防措施。对于疑似肺鼠疫患者,应立即采取预防呼吸道飞沫传播的措施,并持续至有效抗菌治疗 48h 后。

控制措施:

保护暴露人群。暴露于已知或疑似鼠疫源的人员,如鼠疫耶尔森菌感染的跳蚤或感染的组织,在暴露 6d 内应接受预防性抗生素,发热超过 38.5℃或出现其他症状时,应向医生报告。与肺鼠疫患者有密切接触(距离少于 2m)的人员应接受抗生素预防性给药,但不建议对无症状者进行隔离。经肺传播一般发生在疾病末期患者出现略血时,因而护理人员和医疗保健专业人员属于高风险人群。对于 8 岁及以上人群,建议使用多西环素或环丙沙星治疗。对于 8 岁以下的儿童,可选用多西环素、四环素、氯霉素、环丙沙星或复方磺胺甲噁唑作为替代药物(见四环素和氟喹诺酮类)。同时应权衡预防性治疗的效益-风险比。末次暴露时间后,采用一般治疗剂量进行预防治疗 7d。

母乳喂养。没有报道称鼠疫耶尔森菌的传播与母乳喂养有关。鼠疫耶尔森菌通过母乳传播的风险很低。患有腺鼠疫或败血性鼠疫或在接触鼠疫耶尔森菌后采取了抗菌预防措施的母亲,如需要可以继续母乳喂养婴儿。如果患有肺鼠疫的母亲正在接受抗菌治疗,且其婴儿正在接受抗菌治疗或接触后的预防性治疗,则可以继续母乳喂养。由于肺鼠疫存在人际传播的风险,患有原发性或继发性肺鼠疫的母亲,如果其婴儿未接受抗菌治疗或预防治疗,那么在母亲接受抗菌治疗≥48h 并有临床改善之前,应避免直接母乳喂养。母亲挤出的乳汁可以喂养婴儿。

其他措施。地方卫生部门应立即报告人患鼠疫的任何疑似病例。公众应学习并了解有关鼠疫的危险因素、疾病预防措施、感染的体征和症状。生活在鼠疫流行地区的人应认识到消除住宅附近啮齿动物的食物来源和藏身地的重要性,认识到狗和猫也会携带鼠疫感染的鼠蚤进入周边环境,应控制跳蚤和限制宠物,并避免与病死动物接触。其他预防措施包括监控啮齿动物种群,使用杀虫剂和驱虫剂。监测表明,动物鼠疫流行病发生时,卫生部门应开展防治虫鼠措施。啮齿动物控制措施应该提前执行或与杀虫剂同时进行。

疫苗。目前美国还没有获得许可使用的疫苗。目前正在评估基于重组融合蛋白 F1 和低钙反应性 V 抗原(low-calcium response V,LcrV)的新疫苗。

(杨光　译)

肺孢子菌感染

临床表现：婴幼儿和儿童表现为典型的亚急性弥漫性肺炎综合征，伴有呼吸困难、呼吸急促、血氧饱和度下降、干咳和发热。然而，这些体征的轻重和症状多变，某些免疫功能不全的儿童和成人起病是急性和暴发性的。胸部 X 线片常提示为双侧弥漫性间质性或肺泡疾病；非典型的影像学表现可能包括大叶性、粟粒状、空洞、结节性病变。多数肺孢子菌肺炎患儿会出现缺氧，伴随动脉血氧分压降低。免疫功能不全患者接受治疗后的病死率为 5%~40%，不治疗的病死率接近 100%。

病原学：肺孢子虫属的命名是逐步形成的。人类肺孢子虫被称为肺孢子菌（*Pneumocystis jirovecii*），而为人熟知的缩写 PCP（最初为 *Pneumocystis carinii* pneumonia）仍然在临床医生中广泛使用。肺孢子菌是一种非典型真菌，其多个形态学和生物学特征与原生动物具有相似性，包括对一些抗原生动物的药物敏感，但对大多数抗真菌药有耐药性。此外，该生物体有 2 个不同的形态学状态，包括直径 5~7μm 的囊，有多达 8 个囊内小体，以及更小的 1~5μm 直径的滋养体或营养形态。

流行病学：肺孢子虫种属普遍存在于世界各地的哺乳动物体内，特别是啮齿动物，并对呼吸道上皮细胞有趋向性的增长。从小鼠、大鼠和雪貂中收集到的肺孢子虫菌株具有遗传学差异，与人类肺孢子菌的遗传学也有差异。感染具有物种特异性，并不明确是否会发生跨物种感染。无症状的人类感染发生于幼年时期，超过 85% 的健康儿童在 20 月龄时获得抗体。在资源有限的国家或在饥荒时期，肺孢子菌肺炎（PCP）以流行病发生，主要感染营养不良的婴儿和儿童，有时也发生于早产儿。在发达国家，PCP 几乎完全发生于免疫功能不全伴有细胞免疫缺陷的人群，尤其是患有 HIV 感染、器官移植术后免疫抑制治疗或恶性肿瘤治疗的人群，以及先天性免疫缺陷综合征的儿童。虽然有效预防和抗逆转录病毒疗法可降低发生频率，但是对于围产期获得性 HIV 感染的婴儿和儿童，PCP 仍然是最常见的严重机会性感染之一。疾病可在任何年龄发作，但出生第 1 个月罕有发生，PCP 最常发生于 HIV 感染儿童出生后的第 1 年，3~6 月龄是发病高峰期。疾病传播方式尚不清楚。动物研究已证实，动物与动物之间是通过空气传播；证据表明，人与人之间也是空气传播。也有证据表明存在垂直传播。虽然免疫抑制的潜伏性感染再激活可以解释 2 岁后的发病现象，但是 PCP 动物模型不支持潜伏期的存在。获得性免疫缺陷综合征（AIDS）患者出现多样 PCP 体征，这表明它是再感染而不是复发。对于癌症患者，这种疾病可以在缓解期或复发期发生。传染周期尚不清楚。

潜伏期仍未知，但从发生 PCP 的移植受者表明，暴露于临床显性感染后其中位潜伏时间为 53d。

诊断方法：PCP 的确诊方法是在肺组织或呼吸道分泌物标本中检出该微生物。最敏感的和特异的诊断程序包括开胸肺活检（open lung biopsy，OLB），或年龄较大儿童的经支气管活检（transbronchial biopsy，TBB）。然而，年龄较大的儿童和青少年中，可以采用支气管肺泡灌洗，吸出痰液进行支气管镜检，插管伴随气管吸引术的创伤小，对含大量肺孢子虫生物体的 HIV 感染患者特别敏感。六亚甲基四胺银、甲苯胺蓝 O、钙荧光白和荧光素标记的单克隆抗体是识别肺孢子菌厚壁囊的有效染色剂。用吉姆萨染色剂、改良的瑞氏-吉姆萨染色剂和荧光标记的单克隆抗体染色剂可识别囊外滋养体形态。所有显微镜方法的灵敏度取决于实验室技术人员的技能。已证实,PCR 分析可用于检测肺孢子菌感染,即使是非侵入性菌株也可检测,如口腔冲洗液或咳出痰,灵敏度好,但目前还没有获得美国 FDA 批准的肺孢子菌 PCR 检测。由于高度敏感的 PCR 检测可能检测到这些微生物的定植,因此此类检测的结果必须结合临床表现进行解释。

有限的数据表明,作为美国 FDA 批准的侵袭性真菌感染的检测,血清 1,3-β-D-葡聚糖可能是一个潜在的肺孢子菌感染的标志物。该化合物是微生物囊肿期细胞壁的组成部分,在感染肺孢子菌的患者血清中浓度较高;然而,大多数其他真菌也在感染过程中分泌这种化合物,因此必须结合临床表现进行分析。

治疗[①]:首选药物是复方磺胺甲噁唑(TMP-SMX),通常静脉给药。未出现消化不良或腹泻的轻症患者,或对初步静脉治疗临床反应较好的患者,可以保留口服治疗方案。治疗周期为 21d。HIV 感染儿童的 TMP-SMX 不良反应(如皮疹、粒细胞减少、贫血、血小板减少、肾毒性、肝炎、恶心、呕吐和腹泻)发生率比非 HIV 感染患者更高。大多数轻微不良反应不需要停止治疗。至少有一半的患者出现更严重的反应(不包括过敏性休克),需要中断治疗,如果不良反应缓解后再次尝试 TMP-SMX,会出现耐受性。

对于不耐受 TMP-SMX,或患有危重疾病但 TMP-SMX 治疗 5~7d 后无反应的儿童和成人,静脉内喷他脒(pentamidine)可作为替代药物使用。静脉内喷他脒对 PCP 成人患者的治疗效果与 TMP-SMX 类似。喷他脒的不良反应发生率高,包括胰腺炎、糖尿病、肾毒性、电解质紊乱、低血糖、高血糖、低血压、心律失常、发热和中性粒细胞减少症。如果去羟肌苷(didanosine)使用者需要用喷他脒,由于两者有重叠毒性,去羟肌苷应在喷他脒治疗完成 1 周后使用。

口服阿托伐醌可用于治疗不耐受 TMP-SMX 的成人轻、中度 PCP。儿童使用阿托伐醌的临床经验有限。阿托伐醌的不良反应仅限于皮疹、恶心、腹泻等。其他可用于成人的药物包括克林霉素及伯氨喹(不良反应有皮疹、恶心、腹泻),氨苯砜及甲氧苄啶(与中性粒细胞减少、贫血、血小板减少、高铁血红蛋白血症、皮疹和转氨酶升高有关)和曲美沙特(trimetrexate)与亚叶酸。儿童使用这些药物组合的经验有限。

对于 AIDS 患者,应在急性感染治疗结束时开始预防治疗。预防应持续到 $CD4^+$ T 淋巴细胞计数和百分比超过预防指定值(表 3.47)6 个月后;如果抗逆转录病毒治疗后 $CD4^+$ T 淋巴细胞不超过这些阈值,则应终身预防。

根据对成人和儿童的研究,建议对中重度 PCP 患者使用一个疗程的皮质类固醇(定义为室内空气中动脉血氧分压小于 70mmHg 或动脉肺泡梯度≥35mmHg)。治疗期间口服泼尼松的推荐计划剂量见表 3.46。在感染 HIV 的儿童中已报告与其他病原体(如巨细胞病毒或肺炎链球菌)合并感染。双重感染的儿童可能病情加重。

表 3.46　肺孢子菌肺炎治疗的口服泼尼松剂量

年龄/岁	第 1~5 天	第 6~10 天	第 11~21 天
<13	每次 1mg/kg,每日 2 次	每次 0.5mg/kg,每日 2 次	每次 0.5mg/kg,每日 1 次
≥13	40mg,每日 2 次	40mg,每日 1 次	20mg,每日 1 次

---

① Panel on Opportunistic Infections in HIV-Exposed and HIV-Infected Children. Guidelines for the Prevention and Treatment of Opportunistic Infections in HIV-Exposed and HIV-Infected Children. Department of Health and Human Services

药物预防：预防性药物对一些高危人群预防 PCP 非常有效。对于有显著免疫抑制的患者，包括 HIV 感染的人群和原发性或获得性细胞介导免疫缺陷人群，可在 PCP 首次发作后使用预防疗法。

对于 HIV 感染的儿童，PCP 的风险与免疫抑制的严重程度和不同年龄 CD4⁺ T 淋巴细胞计数和百分比有关。由于 HIV 感染婴儿的 CD4⁺ T 淋巴细胞计数和百分比会迅速下降，所有 HIV 感染母亲所生的不能确定 HIV 感染状态的婴儿，建议在 4~6 周龄时开始 PCP 预防治疗，一直持续到 12 月龄，除非推测或确定排除 HIV 诊断，这种情况下，应停止预防治疗（表 3.47）。HIV 感染或 HIV 状态尚不确定的儿童应在 1 岁前采取预防治疗。

表 3.47　暴露于人类免疫缺陷病毒（HIV）的婴儿和儿童的肺孢子菌肺炎（PCP）
预防建议方法（按年龄和 HIV 感染情况）[a]

年龄和 HIV 感染情况	PCP 预防法[b]
出生 4~6 周，HIV 暴露或 HIV 感染	无预防
4~6 周至 12 月龄	
HIV 感染或可疑	预防
推定或确定排除 HIV 感染[c]	无预防
1~5 岁，HIV 感染	预防，如果 CD4⁺T 淋巴细胞计数低于 500×10^6/L 或百分比小于 15%[d]
6 岁及以上，HIV 感染	预防，如果 CD4⁺T 淋巴细胞计数低于 200×10^6/L 或百分比小于 15%[d]

[a] Panel on Opportunistic Infections in HIV-Exposed and HIV-Infected Children. Guidelines for the Prevention and Treatment of Opportunistic Infections in HIV-Exposed and HIV-Infected Children. Department of Health and Human Services。

[b] PCP 儿童应该接受终身（"二级"）PCP 预防，除非/直到他们的 CD4⁺ 淋巴细胞计数和百分比达到并保持特定年龄段的指定值，即大于严重免疫抑制阈值（免疫 3 类）至少 6 个月。

[c] 未母乳喂养的 HIV 暴露婴儿，如果没有阳性的病毒学检测结果或其他实验室或 HIV 感染的临床证据，根据 2 次阴性病毒学检测结果（1 次在 2 周及以上开展，1 次在 4 周及以上开展），或 8 周及以上开展的 1 次阴性病毒学检测结果，或在 6 个月以上的 1 次阴性 HIV 抗体测试结果，则可推定排除 HIV 感染。如果出现 2 个阴性病毒学检测结果，1 个在 4 周龄或以上进行，1 个在 4 月龄及以上进行，或 6 月龄及以上获得的 2 个独立样本 HIV 抗体测试结果均呈阴性，则可明确排除 HIV 感染。

[d] 对于存在 PCP 风险的儿童，如 CD4⁺ 淋巴细胞计数或百分比迅速下降，或临床类别 C 状态的 HIV 感染儿童，应考虑开展预防治疗。

对于 12 月龄或以上的 HIV 感染儿童，以下情况应该继续开展 PCP 预防：①1~5 岁儿童，CD4⁺ T 淋巴细胞计数 $<500 \times 10^6$/L 或 CD4⁺ T 淋巴细胞百分比 <15%；②6 岁或以上的儿童，CD4⁺ T 淋巴细胞计数 $<200 \times 10^6$/L 或 CD4⁺ T 淋巴细胞百分比 <15%（见表 3.30 和表 3.47）。对于 12 个月或 12 个月以上的 HIV 感染儿童，如果在接受联合抗逆转录病毒治疗超过 6 个月后，以下参数已连续持续超过 3 个月，则应考虑停止 PCP 预防措施：③1~5 岁儿童，CD4⁺ T 淋巴细胞计数 $\geqslant 500 \times 10^6$/L 或 CD4⁺ T 淋巴细胞百分比 $\geqslant 15\%$；④6 岁及以上儿童 CD4⁺ T 淋巴细胞计数 $\geqslant 200 \times 10^6$/L 或 CD4⁺ T 淋巴细胞百分比 $\geqslant 15\%$。

1 岁以上未接受五氯酚预防性治疗的 1 岁以上 HIV 感染儿童（如先前未被确定为感染的儿童或其 PCP 预防性治疗停止的儿童），如果其 CD4⁺ 淋巴细胞计数和百分比达到 PCP 预防启动的目标值，则应开始或恢复预防（表 3.47）。

对于 AIDS 患者，预防应在急性感染的治疗结束时开始，并应持续到 CD4⁺ T 淋巴细胞计数和百分比超过指定的需要预防的值（表 3.47）后 6 个月；如果 CD4⁺ T 淋巴细胞细胞在抗逆转录病毒治疗中不超过这些阈值,则应持续到终生。

对于出现以下情况的儿童,建议应采取 PCP 预防治疗,包括接受造血干细胞移植(hematopoietic stem cell transplant,HSCT)[1]或实体器官移植的儿童,患血液系统恶性肿瘤(如白血病或淋巴瘤)和一些非血液系统恶性肿瘤的儿童,严重细胞介导免疫缺陷儿童,包括接受促肾上腺皮质激素治疗婴儿痉挛症的儿童,以及免疫抑制和以往有 PCP 发展的儿童。一般来说,对于这些不同的免疫功能不全人群,PCP 风险随化学治疗、其他免疫抑制治疗的强度和持续时间、中性粒细胞减少,以及与免疫抑制病毒(如巨细胞病毒)合并感染的增加而增加,给定环境下类似患者的 PCP 比率增加。因此,PCP 预防的建议持续时间因人而异。异体 HSCT 受者的指导原则建议,植入开始时进行 PCP 预防(如果植入延期,则在植入之前启动),自体 HSCT 患者给药至少 6 个月,在异体移植受者中给药至少 1 年,尤其适用于匹配不相合或半相合的器官移植,用抗胸腺细胞球蛋白(antithymocyte globulin,ATG)或阿仑单抗耗竭了移植物的 T 淋巴细胞的情况。对于接受持续或强化免疫抑制治疗(如泼尼松或环孢素),或有慢性移植物抗宿主疾病的儿童,PCP 预防应持续 6 个月以上。接受实体器官移植患者的 PCP 预防指导原则不太明确,一般而言,建议所有实体器官移植患者在移植后至少 6~12 个月内进行 PCP 预防,甚至应考虑更长的时间。对于肺和小肠移植患者,以及任何有 PCP 感染史或慢性巨细胞病毒病史的移植患者,可能需要终身预防。

对所有免疫功能不全的患者,PCP 预防的建议药物治疗方案是口服 TMP-SMX,每周连用 3d(表 3.48)。另外,TMP-SMX 可以每日给药,每周 7d。对于 TMP-SMX 不耐受的患者,可选择口服阿托伐醌或氨苯砜作为替代药物。阿托伐醌有效且安全,但价格昂贵。氨苯砜有效且便宜,但副作用比阿托伐醌更严重。对于不耐受 TMP-SMX、阿托伐醌或氨苯砜的儿童,建议使用雾化喷他脒。静脉内喷他脒已批准使用,但比其他疗法的毒性大,因此不建议用于预防。有潜在预防作用的其他药物,包括乙胺嘧啶加氨苯砜加亚叶酸或乙胺嘧啶-磺胺多辛。成人和儿童中这些药物用于此适应证的经验有限。仅在建议方案不耐受或由于其他原因不能使用的情况下,考虑使用这些药物。

住院患者隔离: 建议采取标准预防措施。一些专家建议,由于理论上有传播风险的 PCP 患者不应与其他免疫功能受损的患者共处一室,尤其是未接受 PCP 预防的患者。数据不足以支持这一建议作为标准做法。

控制措施: 对感染患者进行适当治疗和对免疫功能受损患者进行预防是唯一可用的控制手段。感染 HIV 的儿童、青少年和成年人的详细指南已由卫生与公众服务部发布[2][3]。

---

[1]　Center for International Blood and Marrow Research;National Marrow Donor program;European Blood and Marrow Transplant Group;American Society of Blood and Marrow Transplantation;Canadian Blood and Marrow Transplant Group;Infectious Diseases Society of America;Society for Healthcare Epidemiology of America;Association of Medical Microbiology and Infectious Disease Canada;Centers for Disease Control and Prevention. Guidelines for preventing infectious complications among hematopoietic cell transplant recipients:a global perspective. *Biol Blood Marrow Transplant*. 2009;15(10):1143-1238

[2]　Panel on Opportunistic Infections in HIV-Exposed and HIV-Infected Children. Guidelines for the Prevention and Treatment of Opportunistic Infections in HIV-Exposed and HIV-Infected Children. Department of Health and Human Services

[3]　Panel on Opportunistic Infections in Adults and Adolescents with HIV. Guidelines for the Prevention and Treatment of Opportunistic Infections in Adults and Adolescents with HIV:Recommendations from the Centers for Disease Control and Prevention,the National Institutes of Health,and the HIV Medicine Association of the Infectious Diseases Society of America

表 3.48　4 周龄及以上儿童预防 PCP 的药物疗法 [a]

每日推荐剂量：

复方磺胺甲噁唑 [甲氧苄啶 5~10mg/（kg·d），磺胺甲噁唑 25~50mg/（kg·d），口服]，总剂量不超过 320mg 甲氧苄啶和 1 600mg 磺胺甲噁唑

可接受的剂量间隔和时间表：

- 每天分 2 次给药，每周连续 3d 或隔天给药
- 每天分 2 次给药，每周连续 2d 或隔天给药
- 每天 1 次总剂量，每周连续给药 7d

复方磺胺甲噁唑不能耐受的替代方案：

- **氨苯砜（1 月龄或以上儿童）**

2mg/kg（最大 100mg），口服，每日 1 次；或 4mg/kg（最大 200mg），口服，每周 1 次

- **雾化吸入喷他脒（5 岁或以上儿童）**

300mg，通过 Respirgard II 喷雾器每月吸入 1 次

- **阿托伐醌**

△ 1~3 月龄和 24 月龄~12 岁的儿童：30mg/kg（最大 1 500mg），口服，每日 1 次

△ 4~24 月龄儿童：45mg/kg（最大 1 500mg），口服，每日 1 次

△ 12 岁以上儿童：1 500mg，口服，每日 1 次

[a] Panel on Opportunistic Infections in HIV-Exposed and HIV-Infected Children. Guidelines for the Prevention and Treatment of Opportunistic Infections in HIV-Exposed and HIV-Infected Children. Department of Health and Human Services。

（杨光　译）

脊髓灰质炎病毒感染

临床表现：易感儿童中约 70% 的脊髓灰质炎病毒感染是无症状的。大约 25% 的感染者会出现低热和喉咙痛等非特异性症状。1%~5% 的患者在非特异症状缓解几天后出现无菌性脑膜炎，有时出现感觉异常。小于 1% 的感染患者会发生不对称的急性弛缓性瘫痪与受累肢体无反射，约三分之二的急性运动神经元疾病患者会发生其他运动神经元麻痹（麻痹性脊髓灰质炎）。典型的麻痹性脊髓灰质炎始于一种以发热、喉咙痛、头痛、恶心、便秘和/或持续数天的乏力为特征的轻微不适，然后是 1~3d 的无症状期，随后迅速出现麻痹。一般来说，麻痹是不对称的，对近端肌肉的影响大于对远端肌肉的影响。脑神经受累（延髓性脊髓灰质炎）、膈肌和肋间肌麻痹可导致需要辅助通气的呼吸功能受损。感觉通常不受损。脑脊液表现为病毒性脑膜炎的特点，以淋巴细胞为主的轻度细胞增多。

儿童时期感染麻痹性脊髓灰质炎，在 15~40 年后可能发展为非感染性脊髓灰质炎后综合征（postpolio syndrome，PS）。PS 的特点是缓慢和不可逆的进行性无力，最有可能发生于原有感染过程中涉及的肌肉群。常见的表现为肌肉和关节疼痛。PS 的患病率和发病率尚不清楚。研究估计，脊髓灰质炎幸存者的 PS 发生率为 25%~40%。

病原学：脊髓灰质炎病毒属于微小 RNA 病毒科肠道病毒属，肠道病毒 C 种，包括 3 种血清型。它们是无包膜、阳性的单链 RNA 病毒，它们在液体环境中高度稳定。急性麻痹主要由天然（野生）脊髓灰质炎病毒引起，由口服脊髓灰质炎疫苗（oral poliovirus vaccine，OPV）引起的情况很罕见。OPV 相关的疫苗相关性麻痹性脊髓灰质炎（vaccine-associated paralytic poliomyelitis，VAPP）病例可能发生于疫苗接种者或其密切接触者，或者可能与循环流行疫苗

衍生脊髓灰质炎病毒(circulating vaccine-derived poliovirus,cVDPV)相关,cVDPV 是一种在群体免疫力缺乏的情况下持续人际传播的结果,已获得与自然发生的脊髓灰质炎病毒无法区分的毒力特性。患有原发性 B 淋巴细胞免疫缺陷的人,无论是 VAPP 还是疫苗病毒引起的慢性感染的风险都在增加。随着世界卫生组织全球根除脊髓灰质炎行动的不断进展,由疫苗相关病毒(VAPP 和 cVDPV)引起的麻痹性疾病病例已经多于由野生脊髓灰质炎病毒引起的病例。

流行病学:人类是脊髓灰质炎病毒的唯一自然宿主。通过接触粪便和/或呼吸道分泌物传播。感染多发于婴幼儿和生活卫生条件差的低龄儿童。在温带气候区,脊髓灰质炎病毒感染常发于夏季和秋季;在热带地区,发病的季节性规律不明显。

美国报道的最后一例由本土获得的野生型脊髓灰质炎病毒引起的脊髓灰质炎病例出现在 1979 年,暴发于未免疫接种人群,有 10 例麻痹病例。自 1986 年以来,唯一一例麻痹性脊髓灰质炎病例是 1993 年转运到美国进行医疗照顾的一名儿童。自 1986 年以来,在美国发现的所有其他病例,都是 OPV 的接种者或与他们接触的人员发生的 VAPP。1980—1997 年,美国平均每年报道 8 例 VAPP 病例。自从 1997 年美国的免疫政策由 OPV 转变为连续接种脊髓灰质炎灭活疫苗(inactivated poliovirus vaccine,IPV),1998 年和 1999 年的 VAPP 病例报告减少。2000 年基本上执行了全民 IPV 接种之后美国不再出现 VAPP 病例。

美国本土野生型脊髓灰质炎病毒株的流行在几十年前就已经停止了。成功开展全球根除计划后,输入野生型脊髓灰质炎病毒的接触风险降低。在 3 种脊髓灰质炎病毒血清型中,2 型野生脊髓灰质炎病毒已由全球认证委员会宣布在全球根除,最后一例自然发生病例于 1999 年在印度发现。自 2012 年以来未发现 3 型野生脊髓灰质炎病毒病例,这表明该类型病毒也可能被根除。目前,1 型脊髓灰质炎病毒导致所有可归因于野生脊髓灰质炎病毒的脊髓灰质炎病例。由于 2 型脊髓灰质炎病毒的唯一病源与疫苗使用有关,全世界于 2016 年 4 月 1 日从三价口服脊髓灰质炎疫苗(trivalent OPV,tOPV)转向二价口服脊髓灰质炎疫苗(bivalent OPV,bOPV),从而终止了所有使用 2 型脊髓灰质炎活疫苗的常规免疫。同样,在疫苗发生这种变化后,仅存的 2 型感染风险将来自疫苗制造商和实验室。因此,全球已开始将所有 2 型脊髓灰质炎病毒传染性和潜在传染性材料纳入官方认可的基本设施。

脊髓灰质炎病毒在出现临床症状前后短时间内的传染性最高,此时病毒存在于咽喉部,且粪便中含量高。发病后,病毒仍存在于咽喉 1~2 周,在排泄的粪便中存在 3~6 周。只要病毒存在于粪便排泄物中,患者就可能有传染性。OPV 接种者,病毒存在于咽喉 1~2 周,并通过粪便排泄几个星期,但在极少数情况下,也可能排泄 2 个月以上。免疫功能不全且具有显著 B 淋巴细胞功能缺陷的患者,病毒排出周期超过 25 年。

非麻痹性脊髓灰质炎的**潜伏期**为 3~6d。麻痹性脊髓灰质炎的麻痹发病**潜伏期**一般为 7~21d(范围 3~35d)。

诊断方法:通过细胞培养分离脊髓灰质炎病毒,可在咽和粪便标本中检测到脊髓灰质炎病毒,尿液中很少能检测到病毒,脑脊液中更少检测到。从脑脊液中分离出细胞培养物的灵敏度相对低,这可能是由于病毒载量低、存在中和抗体以及脑脊液容量不足无法达到最佳培养效果。粪便和咽拭子标本在细胞培养中最有可能培养出病毒。

确认脊髓灰质炎病毒疾病的首选诊断试验是尽早获得粪便标本和咽拭子标本的病毒培养。目前有针对脑脊液中肠道病毒的 FDA 批准的核酸扩增试验(NAAT),以及至少一种检测肠道病毒还有一些其他导致脑膜炎或脑炎的细菌和病毒的多重检测方法。这些常用的肠道病毒分子检测可以检测脊髓灰质炎病毒,但无法将脊髓灰质炎病毒与其他肠道病毒区分开来,因此,不足以证明脊髓灰质炎病毒是疾病的病因。在这些情况下,将需要进行额外的病毒检测,以确认对脊髓灰质炎相关疾病的诊断。由于人群免疫水平高,急性和恢复期血清学检测结果可能很难解释。

实时逆转录聚合酶链反应(RT-PCR)检测通常具有与细胞培养相近或更好的灵敏度,而且更有可能在脑脊液中识别脊髓灰质炎病毒。应尽早在疑似麻痹性脊髓灰质炎患者中分离至少间隔 24h 的两份或两份以上粪便和咽拭子标本,用于肠道病毒分离或 RT-PCR 检测,最好在症状出现后 14d 内分离。脊髓灰质炎病毒可间歇性排泄,单次阴性检测结果不能排除感染的可能。

采用中和试验对以往在细胞培养中分离的脊髓灰质炎病毒进行鉴定和分型。分子方法已在很大程度上取代了中和法,用于鉴定和分型,以区分野生型和疫苗样病毒株。

由于 OPV 已不在美国使用,接触疫苗血清型脊髓灰质炎病毒的机会微乎其微。因此,如果在美国出现脊髓灰质炎病毒菌株,应将该菌株及时报告给卫生部门,并通过卫生部门送往 CDC 做进一步检测。麻痹性脊髓灰质炎和检测到脊髓灰质炎病毒是美国应上报的情况。

治疗:支持性疗法。

住院患者隔离:除了标准预防措施外,婴幼儿住院时间应采取接触防护措施。

控制措施:

婴幼儿和儿童的免疫接种。

疫苗。有 2 种类型的脊髓灰质炎病毒疫苗,分别是 IPV,胃肠外给药(皮下或肌内),以及活的 OPV,口服给药。IPV 是美国使用的唯一脊髓灰质炎病毒疫苗。IPV 包含绿猴肾细胞中生长的 3 种脊髓灰质炎病毒,并用甲醛灭活。IPV 也可以与其他儿童疫苗组合使用(见表 1.12)。截至 2016 年 5 月 16 日,包含 1 型和 3 型脊髓灰质炎病毒血清型的二价口服脊髓灰质炎疫苗(bOPV)现已成为低收入和中等收入国家使用的主要疫苗。bOPV 是在猴肾细胞或人类二倍体细胞中产生的。

免疫原性和有效性。按照 IPV 和 OPV 建议的时间表接种,对预防脊髓灰质炎有高度免疫原性和有效性。接种 2 剂 IPV 后,95% 或以上的疫苗接种者出现 3 种血清型转换,接种 3 剂后,99%~100% 的接种者出现血清转换。免疫力可能终生有效。在暴露于活的脊髓灰质炎病毒之后,大多数 IPV 免疫的儿童将从粪便中排出病毒,但不会从口咽部排出。与未接种疫苗的人相比,粪便排泄量和持续时间有所减少。3 剂或 3 剂以上口服脊髓灰质炎病毒疫苗可诱导良好的血清抗体反应和对脊髓灰质炎病毒再感染的不同程度的肠道免疫。以前在美国使用的 3 剂口服脊髓灰质炎病毒系列疫苗可产生持续的、可能是终生的免疫。在热带国家口服 3 剂脊髓灰质炎疫苗后,血清转化率低于美国,这可能是由于其他肠道病原体干扰了疫苗株在胃肠道水平上的复制。

与其他疫苗联合给药。IPV 或 OPV 都可以与其他常规推荐的儿童疫苗同时给药。对于 IPV 与其他疫苗的联合使用(见表 1.12),以及与其他疫苗产品的联合疫苗的互换性,见百日咳、乙型肝炎、流感嗜血杆菌和肺炎链球菌疫苗。

不良反应。与使用 IPV 有关的严重不良事件极其罕见。因为 IPV 可能含有微量的链霉素、新霉素和多黏菌素 B,所以接种者的过敏反应可能是对这些抗菌药物的一种或多种过敏。

OPV 可能引起 VAPP。在美国仅使用 IPV 之前,与 OPV 有关的 VAPP 整体风险约为每

240 万剂 OPV 发生 1 例。第 1 剂后,疫苗接受者和接触者的 VAPP 发生率约为 1/750 000。

接种时间表[①]。美国建议所有婴儿和儿童使用 4 剂 IPV 作为常规免疫接种。

难民和移民儿童。难民和移民儿童应符合 CDC 疫苗接种咨询委员会对脊髓灰质炎疫苗接种的建议,其中包括用 IPV 或 tOPV 按年龄对所有 3 种脊髓灰质炎病毒亚型进行保护。一些国家在 2016 年 4 月 1 日以后的脊髓灰质炎疫苗接种行动中提供了单价口服脊髓灰质炎疫苗或 bOPV。根据美国脊髓灰质炎疫苗接种建议,只有收到 IPV 或 tOPV 的书面文件才能构成接种证明。如果 OPV 在 2016 年 4 月 1 日前实施,则 OPV 可视为 tOPV。如果 OPV 在 2016 年 4 月 1 日以后执行,除非书面文件表明是 tOPV,否则 OPV 不能算作 tOPV。对于未完全接受 tOPV 免疫的儿童,应按照以下进度完成 IPV 免疫系列接种。在没有足够的书面接种记录的情况下,建议按照美国适龄的 IPV 计划接种疫苗或重新接种疫苗。无法获得评估免疫状态的血清学检查,因此,CDC 不再推荐使用血清学检查[②]。

- 4 剂 IPV 系列的前 2 剂应在 2 月龄时(最小 6 周龄)开始,间隔 2 个月,第 3 剂建议在 6~18 月龄时给药。加强保护时,剂量间至少间隔 4 周。

- 6 月龄时的第 3 剂量具有潜在的增强作用,不会影响血清转换。

- 该系列中第 4 剂也是最后一剂应在 4 岁或以上给药,并与第 3 剂间隔至少 6 个月。

- 不管以前的给药次数是多少,IPV 系列的最后一剂应在 4 岁或以上时给药;如果第 3 剂是在 4 岁或以上时给药,且与第二次给药间隔至少 6 个月,则不需要再进行第 4 剂给药。

- 如果 IPV 在 2 月龄、4 月龄、6 月龄和 12~15 月龄时与其他疫苗一起联合给药,则需要在 4 岁或以上时给予 IPV 的第 5 剂量。第 4 剂与第 5 剂应至少间隔 6 个月。

- 如果儿童在 4~6 岁期间错过了 IPV 的第 4 剂量,则应该给予加强剂量。

WHO 推荐所有当前使用 OPV 的国家引入至少 1 剂 IPV 进入常规免疫计划,以减轻疫苗衍生脊髓灰质炎病毒 2 型脊髓灰质炎的风险,但是 OPV 仍然是全球根除脊髓灰质炎病毒的选择[③]。

不完全免疫接种的儿童。对于没有按照时间表接受建议剂量的脊髓灰质炎病毒疫苗的儿童,应接受足够剂量的 IPV,完成适合他们年龄的系列接种。

成人的疫苗建议。 由于先前的免疫接种计划,假定居住在美国的大多数成人都已接受免疫接种,在美国接触到野生型脊髓灰质炎病毒的危险性很小。然而,建议前往脊髓灰质炎感染发生地区旅行的成人接种疫苗。前往受脊髓灰质炎影响地区的旅行者应根据 CDC 的指导,在旅行前接受脊髓灰质炎疫苗接种或加强脊髓灰质炎疫苗接种。如果某个国家有持续的脊髓灰质炎流行、活跃的脊髓灰质炎暴发或有活跃的野生脊髓灰质炎病毒传播的环境证据,则认为这些国家具有活跃的野生脊髓灰质炎病毒传播。在这些国家的医疗保健机构、难民营或其他人道主义援助机构工作的旅行者可能面临特别的风险。

对于未接受免疫接种的成人,建议使用 IPV 进行初级免疫。没有接种史证明的成人应视

---

① Centers for Disease Control and Prevention. Updated recommendations of the Advisory Committee on Immunization Practices(ACIP)regarding routine poliovirus vaccination. *MMWR Morb Mortal Wkly Rep*. 2009;58(30):829-830

② Marin M, Patel M, Oberste S, Pallansch MA. Guidance for assessment of poliovirus vaccination status and vaccination of children who have received poliovirus vaccine outside the United States. *MMWR Morb Mortal Wkly Rep*. 2017;66(1):23-25

③ Orenstein WA, Seib KG; American Academy of Pediatrics, Committee on Infectious Diseases. Eradicating polio:how the world's pediatricians can help stop this crippling illness forever. *Pediatrics*. 2015;135(1):196-202

为未接种疫苗。两剂 IPV 应间隔 1~2 个月（4~8 周）接种，第三次给药是在第二次给药后 6~12 个月。如果在需要保护之前，时间不允许按照建议的时间表使用 3 剂 IPV，建议使用下列替代方案。

- 如果在 8 周或更长时间内不需要保护，则应至少间隔 4 周（如第 0 周、第 4 周和第 8 周）使用 3 剂 IPV。
- 如果 4~8 周内不需要保护，则应至少间隔 4 周（如第 0 周和第 4 周）使用 2 剂 IPV。
- 如果在 4 周内需要保护，应使用单剂量 IPV。

如果此人仍然处于较高的风险中，为完成初级免疫接种计划而剩余的 IPV 剂量应在随后按照建议的间隔给予。

其他情况的建议如下。

- 未完全免疫的成人。以前接受过不完全初级系列 OPV 或 IPV 的成人应接受剩余的所需剂量的 IPV，不论自上次接种以来的间隔时间和以前接受的疫苗类型如何。
- 暴露于野生或疫苗衍生脊髓灰质炎病毒风险增加的成人，以及此前已完成 OPV 或 IPV 初级免疫接种的成人。这些成人可以接受单剂 IPV。现有数据并不表明需要使用 IPV 进行一次以上的终生增强剂量。

旅行者还可能受到 WHO 和美国 CDC 为连续居住（4 周以上）在脊髓灰质炎病毒正在传播的国家并正在离开这些国家前往无脊髓灰质炎国家的人提出的新的脊髓灰质炎疫苗接种建议的影响[①]。

- 所有居民和长期游客（定义为持续时间超过 4 周）应在国际旅行前 4 周至 12 个月接受额外剂量的 IPV，并将剂量记录在案。
- 目前在这些国家的居民和长期游客，如果在旅行前必须提前 4 周通知，并且在过去 4 周至 12 个月内没有接种 OPV 或 IPV，应至少在出发时接种 1 剂。

接种的注意事项及禁忌。

免疫功能不全的人群。对于免疫功能不全的患者，包括患有 HIV 感染的人群、合并免疫缺陷、免疫球蛋白合成异常（即抗体缺陷综合征）、白血病、淋巴瘤或全身恶性肿瘤，还包括通过药物制剂或放射疗法接受免疫抑制治疗的人群，应接种脊髓灰质炎疫苗。免疫功能不全患者对 IPV 的保护性免疫反应还不确定。

免疫功能不全的人群或免疫状态改变、因治疗其他疾病而免疫抑制的人群，或已知 HIV 感染者的家庭接触。这些人建议使用 IPV，不能使用 OPV。如果免疫功能不全者或 HIV 感染者的家庭不经意间接种了 OPV，在免疫接种后 4~6 周，OPV 接受者应与患者尽量减少密切接触。家庭成员应该被告知最大限度减少免疫功能不全或 HIV 感染者暴露于脊髓灰质炎病毒疫苗的风险。这些行为包括与所有儿童接触后都要洗手，免疫抑制人员应避免换尿布。

妊娠。一般而言，因理论上存在风险，应避免妊娠期间接种，但没有令人信服的证据表明 IPV 在妊娠妇女及其胎儿中的不良反应会增加。如果需要立即预防脊髓灰质炎，建议接种 IPV。

---

① Centers for Disease Control and Prevention. Interim CDC guidance for polio vaccination for travel to and from countries affected by wild poliovirus. *MMWR Morb Mortal Wkly Rep.* 2014;63（27）:591-594

IPV 或包含 IPV 的抗菌药物的过敏反应。IPV 禁用于曾接种 IPV 或链霉素、新霉素或多黏菌素 B 后有过敏反应的人群。

母乳喂养。母乳喂养和轻度腹泻不是 IPV 或 OPV 接种的禁忌证。

免疫接种后不良事件报告。 应报告所有 VAPP 及其他严重不良事件。针对 IPV 和 OPV 的不良事件也要求列在可报告事件中。此外,鼓励对疫苗接种后的任何临床重大不良事件进行报告,即使该疫苗是否引起该事件存在不确定性。

个案报告及调查。 脊髓灰质炎疑似病例或分离出脊髓灰质炎病毒,均应被视为公共卫生紧急事件,并立即向卫生部门报告,随后立即进行流行病学调查。所有急性弛缓性瘫痪的鉴别诊断均应考虑脊髓灰质炎,包括吉兰-巴雷综合征、横贯性脊髓炎和急性弛缓性脊髓炎(与儿童肢体无力有关的病因不明的急性神经系统疾病[1])。如果该病程在临床上符合脊髓灰质炎,则应采集标本进行病毒学研究。如果涉及野生脊髓灰质炎病毒或疫苗衍生脊髓灰质炎病毒感染的证据,将进行深入调查,并就是否需要补充免疫、疫苗选择和其他行动作出公共卫生决定。因为绝大多数传播脊髓灰质炎病毒的人没有临床症状或症状轻微,向麻痹性脊髓灰质炎患者传播病毒的源头很难确定(如,无法确定是否接触了地方性或流行性脊髓灰质炎地区旅行的人)。因此,儿科医生在判断急性瘫痪儿童是否可能患有脊髓灰质炎时,应以临床表现为指导,并应向公共卫生部门报告疑似病例。

(杨光 译)

多瘤病毒(BK 病毒、JC 病毒和其他多瘤病毒)

临床表现: 人类 BK 病毒(BK virus,BKV)感染和 JC 病毒(JC virus,JCV)感染通常发生在儿童时期,并可能导致终生持续。免疫功能正常儿童初次感染 BKV 一般无症状。然而,由于 BKV 对泌尿生殖道上皮的趋向性,在健康儿童中偶尔可引起无症状性血尿或膀胱炎。超过 90% 的成人 BKV 血清阳性。BKV 更容易在免疫功能受损人群导致疾病,包括造血干细胞移植受者的出血性膀胱炎、肾移植受者的间质性肾炎和输尿管狭窄。免疫缺陷儿童 BKV 相关性出血性膀胱炎的主要症状是疼痛性血尿。BKV 相关性出血性膀胱炎患者可出现尿中血块和继发性梗阻性肾病。BKV 相关性肾病在肾移植受者中的发生率为 3%~8%,在其他实体器官移植受者中发生率较低。任何有同种异体移植功能减退的肾移植受者都应怀疑 BKV 相关性肾病。超过一半的 BKV 相关性肾病的移植肾患者可能会经历移植失败。

JCV 是严重免疫缺陷患者(包括 AIDS 患者、接受强烈化学治疗的患者以及接受各种单克隆抗体疗法的免疫抑制患者)发生进行性多灶性白质脑病(progressive multifocal leukoencephalopathy,PML)的原因。PML 是 JCV 诱发的唯一已知疾病,发生于约 5% 未经治疗的获得性免疫缺陷综合征(AIDS)成人患者,但罕见于 AIDS 儿童患者。PML 是一种中枢神经系统的脱髓鞘疾病,症状包括认知障碍、偏瘫、共济失调、脑神经功能障碍和失语。JCV 诱导少突胶质细胞裂解性感染是 PML 发病的主要机制。如果 T 淋巴细胞功能没有恢复,PML

---

[1] Centers for Disease Control and Prevention. Acute neurologic illness of unknown etiology in children— Colorado, August-September 2014. *MMWR Morb Mortal Wkly.* 2014;63(40):901-902

几乎是致命的。PML 是 HIV 感染者的一种 AIDS 界定疾病[1]。大多数成人感染 JCV，感染是在青春期和成年早期获得的。

迄今为止，已在人类中发现 14 种多瘤病毒，但只有少数与疾病有关，包括 BKV 和 JCV。梅克尔细胞多瘤病毒（Merkel cell polyomavirus，MCPyV）已在超过 80% 的梅克尔细胞癌中检出，这是一种罕见的皮肤神经内分泌肿瘤。棘状毛发发育不良相关性多瘤病毒（trichodysplasia spinulosa-associated polyomavirus，TSPyV）已在棘状毛发发育不全患者的组织中被发现。棘状毛发发育不全是一种罕见的滤泡性疾病，主要影响面部。KI 多瘤病毒（KI polyomavirus，KIPyV）和 WU 多瘤病毒（WU polyomavirus，WUPyV）已在呼吸道分泌物中被发现，主要与已知的呼吸道致病病毒有关。人类多瘤病毒（human polyomavirus，HPyV）6 和 7（HPyV6 和 HPyV7）可在无症状的人类皮肤中检测到。在一些肾移植受者的血清中检测到人类多瘤病毒 9（HPyV9）。最近发现的这些人类多瘤病毒的自然史、患病率和潜在致病性尚未确定。

病原学：多瘤病毒属于多瘤病毒科。BKV，JCV，WUPyV 和 KIPyV 属于乙型多瘤病毒属；MCPyV，TSPyV，HPyV9，HPyV12 和新泽西州多瘤病毒属于甲型多瘤病毒属；HPyV6，HPyV7，马拉维多瘤病毒和圣路易斯多瘤病毒属于丁型多瘤病毒属。它们是非包膜病毒，圆形双链 DNA 基因组，二十面体对称，直径为 40~50nm。多瘤病毒的生物学特性之一是维持宿主的慢性病毒感染，很少或没有症状。人类多瘤病毒感染引发的疾病在免疫缺陷人群中最为常见。

流行病学：人类是 BKV 和 JCV 已知的唯一自然宿主。BKV 和 JCV 的传播模式尚未确定，但已假定它们通过呼吸道飞沫传播或经口途径的水或食物传播。BKV 和 JCV 在人群中无处不在，BKV 感染发生在婴幼儿时期，JCV 感染主要发生在青春期和成年期。BKV 仍然存在于健康受试者的肾、胃肠道和白细胞中，3%~5% 的健康成人经尿排泄。JCV 存在于健康人的肾和大脑中。JCV 的尿排泄率随年龄的增长而增加。

诊断方法：肾活检组织检测 BKV T 抗原的免疫组织化学分析是 BKV 相关肾病诊断的"金标准"，但 PCR 是多瘤病毒快速筛查和病毒载量定量最敏感的方法。应用 PCR 对肾移植术后血浆中 BKV 病毒载量进行前瞻性监测，用于监测 BKV 相关性肾病。PCR 检测到血浆中 BKV 核酸可增加 BKV 相关性肾病的风险，尤其是当 BKV 病毒载量超过 10 000 基因组/mL 时。然而，肾移植受者尿液中常能检测出 BKV，不能预测肾移植后 BKV 相关疾病。BKV 和 JCV 均可在细胞培养中繁殖。然而，培养在实验室诊断这些病原体引起的感染中没有任何作用。抗体检测通常用于检测针对单个病毒的特定抗体的存在。

如果排除了其他泌尿道出血原因，通过临床诊断确定 BKV 相关的出血性膀胱炎。造血干细胞移植患者的尿液中常会检出 BKV（50% 以上），但 BKV 相关的出血性膀胱炎中检出 BKV 却不太常见（10%~15%）。造血干细胞移植后 BKV 的长期尿脱落和血浆中检出 BKV 与 BKV 相关出血性膀胱炎的风险增加有关。尿细胞学检查发现存在诱饵细胞（类似于肾癌细胞），表明 BKV 尿脱落。然而，诱饵细胞对 BKV 疾病的灵敏度或特异度不高。

JCV 引起的 PML 的确诊需要临床症状和发现脑部病变的 MRI 或 CT 结果，以及脑组织活检结果共同确定。通过原位杂交法、电子显微镜或免疫组织化学法识别鉴定 JCV。通过

---

[1]   Panel on Opportunistic Infections in HIV-Exposed and HIV-Infected Children. Guidelines for the Prevention and Treatment of Opportunistic Infections in HIV-Exposed and HIV-Infected Children. Department of Health and Human Services

NAAT 在脑脊液中检出 JCV DNA,可以帮助确诊 PML,这种方法可以避免脑活检。在 PML 病程早期,已经报告了 PCR 检测可能出现假阴性结果,所以临床上 PML 的怀疑度仍很高时,有必要进行重复测试。对于正在接受抗逆转录病毒疗法(ART)的 AIDS 患者,检测脑脊液中 JCV DNA 浓度可能是判断治疗 PML 是否有效的指标。

治疗: 正在进行多项评估治疗方案的研究(如西多福韦、来氟米特、细胞过继免疫治疗)。在生物组织检查证实 BKV 相关性肾病患者中,减少免疫抑制可能预防移植失败。使用氟喹诺酮类药物或静脉注射免疫球蛋白(IGIV)治疗 BKV 相关性肾病几乎没有任何益处。在 BKV 血浆病毒载量超过 10 000 基因组/mL 的肾移植患者中,降低免疫抑制已被证明可以在不增加排斥风险的情况下预防 BKV 相关肾病的发展。

多数 BKV 出血性膀胱炎患者在造血干细胞移植后只需要进行支持治疗,因为通过干细胞植入修复了免疫功能,最终可控制 BKV 的复制。严重情况下,可能需要手术治疗膀胱出血。西多福韦已用于治疗,然而缺乏关于其有效性和安全性的确切数据。

恢复免疫功能(如 AIDS 患者的联合抗逆转录病毒治疗)对 PML 患者的生存很有必要。有时使用西多福韦,但还没有证据表明它有临床改善作用。对于单克隆抗体相关的 PML 患者,血浆置换和/或免疫刺激剂(如粒细胞集落刺激因子)可能有助于改善预后。

住院患者隔离: 建议采取标准预防措施。

控制措施: 无。

(杨光 译)

朊粒病(传染性海绵状脑病)

临床表现: 朊粒病,或传染性海绵状脑病(transmissible spongiform encephalopathy,TSE)是一组罕见、进展快速、致命的人类和动物神经退行性疾病,特点是神经元变性、海绵样变性、神经胶质增生和异常错误折叠的抗蛋白酶淀粉样蛋白的累积[抗蛋白酶朊粒蛋白(PrP^{res}),羊瘙痒病朊粒蛋白(PrP^{sc}),或按世界卫生组织的建议称为 TSE 相关 PrP(PrP^{TSE})]。

人类 TSE 包括克罗伊茨费尔特-雅各布病(Creutzfeldt-Jakob disease,CJD),格斯特曼-施特劳斯勒尔-沙因克尔疾病,致死性家族性和散发性失眠,库鲁病和变异型 CJD(variant CJD,vCJD)[由牛海绵状脑病(bovine spongiform encephalopathy,BSE)引起,俗称"疯牛病"]。经典 CJD 可以是散发的(约 85% 病例)、家族性(约 15%)或医源性(病例少于 1%)。散发 CJD 最常见于老年人(美国的死亡年龄中位数为 68 岁),但也有少数 13 岁以上的青少年和年轻人发病。医源性 CJD 可发生于肌内注射来源于受污染的尸体垂体激素(生长激素和人促性腺激素)、硬脑膜移植、角膜移植以及大脑神经外科手术时使用的受污染仪器或深度电极脑电图记录仪。1996 年,英国报道了与 BSE 感染的牛组织接触而引发的 vCJD 暴发。自 2003 年年底以来,报告了 4 例输血传播 vCJD 的疑似病例——3 例为临床病例;1 例可能为无症状性输血传播 vCJD 感染,该病例在脾和淋巴结中检出 PrP^{TSE},而不是大脑。英国报告的第五例可能的医源性 vCJD 感染是一名血友病患者,患者无症状,在他的脾中发现了 PrP^{TSE},临床前 vCJD 归因于在英国用血浆衍生凝血因子分级治疗;对动物影响最大的朊粒病,包括羊瘙痒病、BSE 和北美鹿、麋鹿和驼鹿的一种慢性消耗性疾病(chronic wasting disease,CWD)。除了 vCJD,其他人类朊粒病并不能通过动物源性因素感染。

CJD 表现为一种快速发展的痴呆,导致记忆、性格和其他高级皮层功能缺陷的疾病。约三分之一的患者有小脑功能障碍,包括共济失调和构音障碍。医源性 CJD 也可表现为痴呆症伴有小脑体征。病程中至少有 80% 患者会出现肌阵挛。患者通常在数周至数月(中位时间为 4~5 个月)后死亡;10%~15% 散发型 CJD 患者能存活 1 年以上。

vCJD 与经典 CJD 区别在于发病年龄较小和早期“精神病”表现,以及其他特点,如感觉疼痛、明显的神经系统体征、延迟发病、缺乏特异性脑电图改变、病程更长。vCJD 中,神经病理学检查发现大量“鲜红”的斑块(由液泡包围)和大脑中 PrP^{TSE} 异常显著累积。此外,vCJD 患者的淋巴组织中常可检测到 PrP^{TSE}。患 vCJD 但不是经典 CJD 的人群中,很大比例患者在 T$_2$ 加权脑部 MRI 中后丘脑枕区出现高信号异常(被称为“丘脑枕征”)。

病原学:许多专家认为,造成人和动物朊粒病的感染性颗粒或朊病毒是普遍存在的正常 PrP 糖蛋白的错误折叠形式,不含核酸成分。朊病毒假说的支持者推测,在人类和动物神经元及其他许多细胞表面上发现蛋白酶敏感的宿主编码的正常细胞朊粒蛋白(PrP^C 或 PrP^{sen}),一些权威人士推测,它从自发结构转变为自我复制的致病性 PrP^{TSE} 形式,从而导致散发性 CJD 和非典型疯牛病的发生。假定构象变化由“征募”反应传播,其中异常的 PrP^{TSE} 作为模板将 PrP^C 分子转化为错误折叠的 PrP^{TSE} 分子,这些分子能沉淀在盐水洗涤剂溶液中,耐某些蛋白水解酶,并且具有高凝聚力。验证这一假设的实验存在不同的结果。

流行病学:经典型 CJD 很罕见,每年每 100 万人中发生 1~1.5 例。发病高峰年龄为 60~74 岁。家族性 CJD,与 20 号染色体上 PrP 编码基因(PrP-encoding gene,*PRNP*)的基因突变有关,发生于约 1/6 的散发型 CJD。散发型 CJD 的病例对照研究并没有发现任何一致性环境危险因素。在以前接受血液、血液成分或血浆衍生物治疗的人群中,特别是血友病 A 和 B、地中海贫血、镰状细胞病,没有观察到散发性 CJD 病例的统计显著增加,这表明输血传播经典型 CJD 的风险相对低。在受感染的母亲所生的婴儿中还没有 CJD 的报告。家族形式的朊粒病表现为常染色体显性疾病,其外显率与位于 20 号染色体上的多种 *PRNP* 突变相关。家族性 CJD 的发病比散发型 CJD 早约 10 年。

截至 2016 年 6 月,vCJD 病例总数为英国 178 例,法国 27 例,西班牙 5 例,爱尔兰 4 例,美国 4 例,荷兰 3 例,意大利 3 例,葡萄牙 2 例,加拿大 2 例,中国、日本和沙特阿拉伯各 1 例。美国 4 名患者中有 2 名,爱尔兰 4 名患者中有 2 名,法国、加拿大和中国各有 1 名患者据信在英国居住期间获得了 vCJD。美国 CDC 和加拿大卫生部得出结论,美国的一名 vCJD 患者和加拿大的另一名 vCJD 患者可能是在童年居住在沙特阿拉伯期间感染的。另一名美国患者可能是在科威特上学时感染的。一名日本患者据当局推测是在 1990 年短暂访问英国的 24d 中被感染的,当时距离 vCJD 发病还有 12 年。大多数 vCJD 患者年龄在 30 岁以下,其中一些患者是青少年。在英国 174 例原发性非医源性 vCJD 患者中,除 3 例外,其余均在 60 岁前死亡。除 14 例患者外,所有患者均在 50 岁前死亡,151 例(87%)患者在 40 岁前死亡。174 例原发性 vCJD 患者的平均死亡年龄为 27 岁。3 例医源性 vCJD 输血传播病例死亡年龄分别为 32 岁、69 岁和 75 岁。根据动物接种研究、比较 PrP 免疫印迹和流行病学调查,几乎所有 vCJD 病例都被认为是由于接触了感染疯牛病的牛的组织。值得注意的是,3 例有临床症状的患者和 1 例无神经系统疾病临床症状的患者被认为是通过输注去白红细胞感染的 vCJD,而 1 例没有临床症状的血友病患者可能是通过注射人血浆源性凝血因子感染的。

医源性 CJD 的**潜伏期**因暴露途径不同而异,范围从 14 个月到至少 42 年不等。

诊断方法:只有对受影响的脑组织进行神经病理学检查(通常在尸检时),才能确诊是否患有人类朊粒病。免疫组织化学、蛋白质印迹等免疫检测方法可用于脑组织检测。脑电图(electroencephalography,EEG)、MRI 和脑脊液检测可用于协助诊断活体患者的朊粒病。在大多数经典 CJD 患者中,脑电图上每秒 1~2 个周期的三相尖波放电特征被认为是 CJD 的特征表现。当获得连续的脑电图记录时,发现这种异常的可能性会增加。脑脊液中的两种蛋白标志物,14-3-3 和 tau 检测具有 83%~90% 的灵敏度和 78% 的特异度。这些蛋白是由于神经元死亡而在脑脊液中发现的替代物和非特异性标记物。80% 的 CJD 患者的脑脊液中都有特异的疾病标记物 PrP。目前,一些实验室应用检测微量蛋白质的复杂技术检测这种标志物。目前还没有经过批准的血液检测,但是正在开发 vCJD 的原型检测,该检测使用不锈钢粉末从全血中捕获、富集和检测疾病相关朊蛋白。最近有希望的进展是利用体内朊病毒复制过程来扩增和检测生物样本中微小数量的朊病毒。实时震动诱导转化(real-time quaking-induced conversion,RT-QuIC)技术已成功应用于脑脊液中 CJD 的临床诊断,具有较高的特异度和灵敏度。RT-QuIC 也被应用于嗅上皮刷诊断 CJD,如果得到额外验证,也可用于临床[①]。患有 *PRNP* 基因致病性突变(非正常多态性)的人的进行性神经综合征被认为是朊粒病。在引起 TSE 的朊病毒(传染性蛋白粒子)中没有检测到独特的核酸,因此无法进行 PCR 等核酸扩增研究。当其他潜在可治疗的疾病仍为鉴别诊断时,应考虑对可能患有 CJD 的患者进行脑组织活检。鼓励对大脑进行完整的尸检,以确认临床诊断,并发现 vCJD 等新出现的 CJD 形式。先进的诊断测试包括脑脊液 14-3-3、tau、PrP 测定,*PRNP* 基因测序,脑组织免疫印迹分析识别 PrP。可能含有朊病毒的临床标本,特别是含有大量传染性朊病毒的标本,包括大脑、脊髓,可能还有脑脊液,应非常谨慎地处理。朊病毒可以被显著灭活,但不能被实验室中常用的物理或化学方法完全灭活。可能受到污染的实验室废物应进行高压灭菌,然后焚烧。

治疗:目前没有治疗方法可以延缓或阻止人类朊粒病的渐进性神经退行性病变。试验性治疗正处于研究中。治疗痴呆症、痉挛、强直和病程中的癫痫发作,可选用必要的支持疗法。心理支持可以帮助患病的家庭。考虑到一些家系中的外显率已发生变化,不进展为神经退行性疾病的 *PRNP* 突变人群可存活至高龄,家族性疾病应进行遗传咨询。

住院患者隔离:建议采取标准预防措施。有证据表明,即使与 CJD 病毒感染者长时间亲密接触也不会导致疾病的传播。感染概率高的组织(如受影响人群的大脑、眼和脊髓)和与这些组织接触的仪器被认为有生物危害性;已有报道称,焚烧,彻底清洗后高温高压下长时间高压灭菌,特别是暴露于 1N 或以上浓度的氢氧化钠溶液或 5.25% 或更高的次氯酸钠溶液(未稀释的家用氯漂白剂)1h,可降低污染手术器械的感染性。经典 CJD 通过血液、乳汁、唾液、尿液或粪便进行人对人传播尚未见报道。这些体液应该用标准的感染控制程序处理,一般血液预防措施应足以防止血源性传播。

控制措施:不能通过免疫接种预防朊粒病,没有证实它存在感染的保护性免疫反应。通过使用基因重组产品,可避免尸体来源垂体激素带来的医源性 CJD。考虑到 CJD 可以通过受感染的硬脑膜和角膜移植传播,vCJD 可经输血传播,这使捐助者的选择标准必须更加严格,

---

① Orrú CD,Bongianni M,Tonoli G,et al. A test for Creutzfeldt-Jakob disease using nasal brushings [erratum in:*N Engl J Med.* 2014;371(19):1852]. *N Engl J Med.* 2014;371(6):519-295

并且改进招募方案。医疗保健专业人员应该遵循自己国家的朊粒病报告要求,任何怀疑或确诊的 CJD(如疑似医源性疾病或 vCJD)应上报。

(杨光 译)

铜绿假单胞菌感染

临床表现:铜绿假单胞菌可引起各种局部和全身感染,包括外耳道炎、乳突炎、毛囊炎、蜂窝织炎、坏疽性深脓疱、伤口感染、眼部感染、肺炎、骨髓炎、菌血症、心内膜炎、脑膜炎和尿路感染。它是医源性感染(尤其是使用侵入性装置时)、免疫功能低下儿童感染、囊性纤维化儿童肺部感染和烧伤儿童感染的常见原因。假单胞菌眼炎主要发生在早产儿中,表现为眼睑水肿和红斑,有脓性分泌物和角膜翳形成,可进展为角膜穿孔、眼内炎、脓毒症和脑膜炎。

病原学:铜绿假单胞菌是一种需氧、非发酵的革兰氏阴性杆菌,在环境中常见。该菌具有多种毒力因子,且能形成生物膜。特别是在长期定植的情况下,铜绿假单胞菌可转化为黏液样表型,例如见于囊性纤维化的患者。

流行病学:铜绿假单胞菌是一种机会致病菌,可引起免疫功能低下患者(尤其是中性粒细胞减少或粒细胞功能差的患者)、体内置管患者、烧伤或囊性纤维化患者感染。囊性纤维化患儿大多患有铜绿假单胞菌致病的慢性支气管感染,常伴有肺功能迅速下降。患有囊性纤维化的患儿可以携带铜绿假单胞菌的流行菌株。医院内获得性铜绿假单胞菌感染包括呼吸机相关性肺炎、导管相关性尿路感染和手术部位感染。社区相关感染包括"热水浴"后毛囊炎、游泳后外耳道炎、穿刺伤后骨髓炎(尤其是侵袭性的)以及注射吸毒者的心内膜炎。铜绿假单胞菌是"隐形眼镜"相关的角膜炎的一个常见病因。也见于上耳穿孔后耳廓软骨炎,支气管镜污染后的感染。铜绿假单胞菌对多种抗生素有内在的耐药性,流行菌株通常具有多重耐药性,在治疗过程中会出现耐药。该菌多产生 β-内酰胺酶、丢失外膜蛋白和多药主动外排泵。近年来,美国出现了产碳青霉烯酶的菌株(最常见的是 IMP 和 VIM)。

潜伏期根据定植/感染部位和宿主状况而定。洗浴后毛囊炎的潜伏期为遇水后数小时至数天。

诊断方法:诊断依据铜绿假单胞菌培养。分离株可以用传统的生化实验、市面上的多种生化测试系统,细菌成分光谱法或分子方法来鉴定。

治疗:

- 不同抗菌类别的经验性联合治疗(如,在抗假单胞菌 β-内酰胺类药物中加入氟喹诺酮类或氨基糖苷类药物)可用于重症脓毒症、中性粒细胞减少症、近期接受广谱 β-内酰胺类药物治疗的患者,或在抗生素耐药性高时,经验性联合治疗能增加在识别和致敏之前覆盖菌体的概率。

- 应在开始经验性治疗之前进行培养和药敏性测试,并根据药敏情况调整治疗方案。在大多数患者中,治疗可以用一种有效药物;目前不推荐对抗菌药敏感的分离株继续用联合治疗。当临床病程复杂或存在多药耐药性时,特别是在碳青霉烯类耐药的情况下,建议与传染病专家协助治疗。

- 治疗的一个重要方式是控制传染源(即去除导管和医疗装置,引流脓肿)。

- 对铜绿假单胞菌有效的抗菌药物包括哌拉西林-他唑巴坦、头孢他啶、头孢吡肟、氨曲南、环丙沙星、左氧氟沙星、美罗培南和亚胺培南-西司他汀;然而菌株易感性存在地域性。氨基糖苷类药物常用作辅助治疗(不能作为尿路感染以外的单用药)。多黏菌素(即黏菌素和多黏菌素 B)可用于高耐药菌株,但如果有较新的药物(如亚胺培南-西司他汀-利巴坦、头孢他啶-阿维巴坦或头孢洛氮烷-他唑巴坦)可用时,则不推荐多黏菌素作为一线治疗,因为与这些较新的药物相比,多黏菌素的疗效通常较低,且不良事件发生率较高。

- 囊性纤维化患儿的治疗方案应与其专家一起协商。对于已有慢性铜绿假单胞菌感染的肺部急性加重的患者,治疗要包含 2 种抗假单胞菌药物。囊性纤维化基金会建议使用吸入妥布霉素(300mg,每日两次,持续 28d)来尽早根除铜绿假单胞菌。一旦铜绿假单胞菌群建立,它可以存活数年。使用吸入性抗生素进行长期抑制治疗可以减少细菌生长。吸入性抗生素通常不适用于肺功能恶化的患者。

- 假单胞菌新生儿眼炎的治疗急切需要全身和局部治疗相结合,因为单用全身性抗生素很难渗入眼前房。当浸出物的革兰氏染色标本发现革兰氏阴性杆菌时,应予以怀疑并应通过培养确诊。建议开展眼科咨询工作。

- 治疗的持续时间应基于患者和感染部位的临床情况和细菌生长状况确定。大多数血流感染、呼吸机相关性肺炎和尿路感染可给予 7 至 14d 的抗生素治疗。

住院患者隔离:建议普通患者采取标准预防措施。针对产碳青霉烯酶的菌株,应采取接触性预防措施[①]。囊性纤维化基金会建议,无论呼吸道菌培养结果如何,除标准预防措施外,还要采取接触性预防措施,以便在住院或门诊环境中对所有囊性纤维化患者进行管理。

控制措施:囊性纤维化基金会建议,所有在囊性纤维化治疗中心的人,应减少与患者接触,包括在住院部、门诊部和公共场合。在诊疗过程中,囊性纤维化患者应在检查室外或病房外佩戴口罩。建议医生对患者和家属进行手卫生和个人卫生教育。

(杨光 译)

Q 热(贝纳柯克斯体感染)

临床表现:大约一半的急性 Q 热感染会导致症状。急性和持续(慢性)形式的 Q 热感染都可以表现为不明原因的发热。Q 热儿童通常突然发热,常伴有畏寒、头痛、乏力、咳嗽及其他非特异性全身症状。虽然儿童复发性发热性疾病持续数月都有记载,但疾病通常是自限性的。50%~80% 的儿童出现胃肠道症状,如腹泻、呕吐、腹痛、厌食。皮疹不常见,可发生于幼儿。Q 热肺炎一般表现为轻微咳嗽、呼吸困难、胸痛。胸部影像学特征具有可变性。急性 Q 热严重表现较为罕见,包括肝炎、溶血性尿毒综合征、心肌炎、心包炎、小脑炎、脑炎、脑膜炎、噬血细胞、淋巴结炎、非结石性胆囊炎和横纹肌溶解综合征。急性 Q 热期间抗心磷脂抗体的出现与成人的严重并发症有关。根据淋巴结炎的危险因素,Q 热与成年期淋巴瘤的后续发展之间联系很小。儿童罕见慢性 Q 热,但可表现为血培养阴性的心内膜炎、慢性复发性或多灶性骨髓炎或慢性肝炎。儿童持续性局部 Q 热的常见表现是骨髓炎。免疫力低下或有潜在心脏瓣膜病的儿童发生慢性 Q 热的风险可能较高。

---

① Centers for Disease Control and Prevention. Facility Guidance for Control of Carbapenem Resistant Enterobacteriaceae (CRE) November 2015 Update

病原学：贝纳柯克斯体是 Q 热的病原体（以前认为这是一种立克次体微生物），属于革兰氏阴性的细胞内细菌，属于军团菌科军团菌。贝纳柯克斯体耐热、干燥、消毒化学品，并且能在环境中生存很长时间。贝纳柯克斯体被归为变形菌的伽马亚群。贝纳柯克斯体是潜在的生物恐怖主义制剂。

流行病学：Q 热是人畜共患的感染，包括美国在内的世界各地都有报道。动物实验中，贝纳柯克斯体感染通常是无症状的。人类感染最常见的来源是农场动物（如绵羊、山羊和牛）。猫、狗、啮齿动物、有袋类动物以及其他哺乳动物和一些野生和家养的鸟类也可以作为传染源。蜱媒对维持动物和鸟类储库很重要，但是在人类传播中不重要。人类通常是通过吸入被感染动物分娩时产生的细颗粒气溶胶中贝纳柯克斯体感染，或通过吸入这些动物污染的粉尘感染，也可能通过暴露于受污染的材料，如羊毛、稻草、床上用品或洗衣房而感染。含有传染性生物体的风载粒子可以扩散相当的距离，导致没有明显动物接触的散发病例出现。未消毒的奶制品也可能包含生物体。可预测患病频率的农区存在季节性趋势，此病在恰逢早春产羔季节发生。

潜伏期通常为 14~22d，范围为 9~39d，这取决于感染病原菌的量。慢性 Q 热可在初次感染后数月或数年发病。

诊断方法：通过间接免疫荧光法（IFA）检测间隔 3~6 周的配对血清中Ⅱ期 IgG 的血清学证据是确诊急性 Q 热的诊断金标准。在恢复期，IFA 测定的单一血清Ⅱ期 IgG 高效价（≥1∶128）可作为可能感染的证据。如果Ⅰ期 IgG 抗体滴度（常≥1∶1 024）比Ⅱ期 IgG 更高，且有可识别感染灶（如心内膜炎、血管感染、骨髓炎、慢性肝炎），则可确诊为慢性 Q 热。全血或血清 PCR 检测（因为该生物体是细胞内病原体）可能在症状出现前 2 周和给药前有用。PCR 检测结果阳性可以确诊，PCR 检测结果阴性不能排除 Q 热。目前，FDA 还没有批准对贝纳柯克斯体进行 PCR 检测，而且 PCR 检测一般只能在特定的参考实验室或公共卫生实验室进行。应用免疫组织化学或 PCR 检测组织（如心脏瓣膜）中贝纳柯克斯体也可确诊慢性 Q 热。然而，多达 66% 的 Q 热引起的心内膜炎患者的 PCR 检测结果可为阴性。由于存在对实验室工作人员的潜在危害，只有在具有生物安全三级设施的特殊实验室中，才能使用专门的培养方法、胚胎卵子或动物接种，从血液中分离出贝纳柯克斯体。

治疗：急性 Q 热一般是一种自限性疾病，许多患者无需抗菌药物治疗即可痊愈。然而，早期治疗在缩短病程和症状严重程度方面是有效的，应该在所有有症状的患者中开始治疗。对于疑似患病的患者，应立即进行经验性治疗，因为在产生可量化抗体之前，实验室结果往往在发病早期呈阴性。严重感染患者选择疗程14d多西环素［口服100mg，8 岁以上儿童每天 2 次；或 4.4mg/（kg·d），口服，8 岁以下儿童每天分 2 次，最大剂量为 100mg］，也可用于急性 Q 热，无论患者年龄如何（见四环素）。8 岁以下症状轻微的儿童、妊娠妇女和对多西环素过敏的患者可使用复方磺胺甲噁唑治疗。

持续性（慢性）Q 热更难治疗，即使有适当的治疗，也会发生复发，需要重复治疗。Q 热性心内膜炎的推荐治疗方法是联合使用多西环素和羟氯喹，疗程至少为 18 个月。一些患者可能需要手术替换感染心脏瓣膜。

住院患者隔离：建议采用标准预防措施。

控制措施：在处理受感染的临产动物或它们的排泄物时，严格遵守适当的卫生习惯有助于减少在农场环境中感染的风险，确保人们不食用未经巴氏杀菌的牛奶和奶制品也是有用的。改进研究设施使用的动物群的预筛可能会降低感染的风险。涉及贝纳柯克斯体的非繁殖实验室程序推荐使用生物安全 2 级操作和设施,所有繁殖程序和受感染动物尸检推荐使用生物安全 3 级操作。在饲养绵羊和山羊的生物医疗设施中对高危工作人员进行接触期间,建议采取特殊的安全措施。针对家畜和从事高风险职业的人的疫苗已经开发出来,但尚未在美国获得许可。Q 热是应上报的疾病,所有人类病例都应当上报当地卫生部门。

(杨光 译)

狂犬病

临床表现:狂犬病毒或其他狂犬病毒属感染导致急性症状,并伴随快速进展的中枢神经系统表现,包括焦虑、神经根痛、感觉迟钝或瘙痒症、恐水症和自主神经异常。有些患者可能出现瘫痪。病情几乎总是发展到死亡。对于病因不明的急性脑部疾病或伴随吉兰-巴雷综合征表现的患儿,应注意与狂犬病相鉴别。

病原学:狂犬病毒是一种单链 RNA 病毒,属于弹状病毒科,狂犬病毒属。狂犬病毒属包含 14 种,分为 3 组。

流行病学:狂犬病流行病学研究借助单克隆抗体技术和核苷酸序列分析,确定了病毒的变异。20 世纪 50 年代以来,在美国,由于对狗开展了广泛免疫接种,以及暴露于狂犬病动物后的有效预防,人类病例数已经稳步下降。2000—2017 年,在美国报告的 49 例人狂犬病中有 34 例是在美国本土感染的。34 例美国本土感染的病例中,5 例与蝙蝠接触相关。尽管狂犬病在美国东部浣熊中分布较广,但美国只有 3 人死于浣熊狂犬病毒变种。历史上,有 2 例人类狂犬病可能是暴露于实验室中的气溶胶所致,2 例罕见的病例可能是暴露于居住着数百万只蝙蝠的洞穴所致。一些罕见的感染途径也应当被考虑,例如传播也可通过来自未确诊狂犬病的垂死患者的器官,角膜和其他组织的移植。虽然已经从被感染的患者唾液中分离出病毒,然而在美国,还没有关于人与人之间的咬伤传播狂犬病的记录。

在美国,除了夏威夷仍然是"无狂犬病"地区外,野生动物狂犬病存在于其他的 50 个州。野生动物,包括蝙蝠、浣熊、臭鼬、狐狸、郊狼、山猫和猫鼬,是美国及其领土人类和家畜狂犬病感染最重要的潜在来源。对于小型啮齿动物(松鼠、豚鼠、仓鼠、沙鼠、花栗鼠、大鼠和小鼠)和兔形目动物(兔、鼠兔和野兔),狂犬病是罕见的。狂犬病可发生在土拨鼠或其他大型啮齿动物栖息地,这些地方浣熊狂犬病也是常见的。病毒存在于唾液中,可以通过咬伤传播。罕见的情况下,可以通过唾液或其他潜在的感染物质(如神经组织)污染黏膜或皮肤传染。在全球范围内,大部分人类狂犬病病例是被狗咬伤所致。在这些地区,犬科狂犬病是地方性流行病。大多数患狂犬病的狗、猫和雪貂在出现明显症状之前,就有病毒排出。在美国,没有任何人类狂犬病病例归因于暴露后标准 10d 禁闭期内保持健康的狗、猫或雪貂。

人类狂犬病的**潜伏期**平均为 1~3 个月,但是可以从几天到几年不等。

诊断方法:感染的动物可以通过对脑组织进行病毒直接荧光抗体(DFA)试验来确诊。疑似患有狂犬病的动物应该给予安乐死并保存脑组织,从而进行适当的实验室诊断。病毒可在乳鼠或唾液、脑和其他标本组织培养液中分离,并可通过免疫荧光或免疫过氧化物酶染色鉴定病毒抗原,或通过 RT-PCR 检测核酸序列。对于人类可疑病例,可以通过尸检时对脑组织进行免疫荧光或免疫组织化学检测,或检测病毒核酸序列。目前,CDC 正在将 RT-PCR 与 DFA

同时进行,以便充分验证 RT-PCR 检测方法。生前的诊断包括颈部皮肤活检标本 DFA 检测、唾液分离病毒以及未接受免疫接种的人血清抗体(通常使用中和或间接荧光抗体方法)检测或感染患者脑脊液抗体的检测,或在唾液、皮肤或其他受累组织中检测病毒核苷酸序列。在缺乏脑组织活检标本时,对于临终患者,应用 RT-PCR 的方法在诊断狂犬病中发挥重要的作用。由于狂犬病病理生物学的独特性,没有一种检测方法足够敏感。与公共卫生当局协商有助于在收集样本之前识别与狂犬病不符的病例,并在需要进行狂犬病检测时安排适当的材料收集和运输。

治疗:尚无特效的治疗方法。一旦症状进展,无论是狂犬病疫苗还是狂犬病免疫球蛋白(Rabies Immune Globulin,RIG)都无法改善预后。镇静和强化药物干预相结合可能是有价值的辅助治疗[1]。尽管狂犬病疫苗接种计划不完善,仍有 11 人在狂犬病中存活。8 名没有接受狂犬病暴露后预防的人,在狂犬病中幸存下来。大约一半的幸存者认知正常。

住院患者隔离:建议整个病程均进行标准的隔离预防,包括面罩、护目镜、隔离衣和手套,用于可能产生飞溅或喷雾或预期会接触潜在传染性液体的过程和对患者进行护理的过程。如果患者咬伤另一个人或患者的唾液污染了开放伤口或黏膜,受累部位应用肥皂水彻底清洗,并对风险进行评估,以决定是否给予暴露后预防。

控制措施:在美国,动物狂犬病是常见的。教育孩子避免接触流浪或野生动物是最重要的。为了减少家人和宠物不慎接触可能患有狂犬病的动物,如浣熊,狐狸,郊狼,臭鼬,应该处理好户外垃圾和宠物食品,以减少吸引家畜和野生动物。同样,应该识别和遮盖烟囱和其他潜在可能使野生动物(包括蝙蝠)进入的入口。应将蝙蝠驱逐出人类生活区。应警告那些到狂犬病流行地区的国际旅行者避免接触流浪狗。如果旅行到地方性动物病感染区域,而那里的医疗保健和生物制剂又是有限的,应提前给予预防措施。

暴露风险和给予预防的决策。狂犬病的暴露是由狂犬病动物的牙齿造成的皮肤破裂,或由狂犬病动物的唾液或其他潜在传染性物质(如神经组织污染的划痕、擦伤)污染黏膜所致。对潜在接触者进行免疫接种的决定应与地方卫生部门协商,这些部门可以提供特定地区每种动物的狂犬病风险信息,并给予符合表 3.49 中的指导。

在美国,所有哺乳动物均被认为是易感的,但蝙蝠、浣熊、臭鼬、狐狸、郊狼和猫鼬比其他动物更有可能被感染[2]。根据 CDC 的建议,所有野生蝙蝠的咬伤必须考虑可能暴露于狂犬病毒。所以,一旦暴露于此类动物,必须立即进行暴露后预防,除非这些动物经试验证实没有狂犬病。如果暴露后预防已经开始,随后的试验证实暴露动物并没有患狂犬病,暴露后预防可以中止。牛、狗、猫、雪貂和其他动物偶尔会被感染。小型啮齿动物(如松鼠、仓鼠、豚鼠、沙鼠、花栗鼠、小鼠和大鼠)或兔形目动物(兔子、野兔和鼠兔)很少需要预防,因为这些动物几乎不被感染狂犬病,也不向人类传播狂犬病。当决定是否免疫预防时,必须考虑到其他因素。在喂养或处理动物时,警惕无缘由攻击可能比咬伤更提示一个动物患有狂犬病。经正确免疫接种的狗、猫和雪貂少有机会患上狂犬病。然而,在罕见的情况下,经正确免疫接种的动物也

---

① Centers for Disease Control and Prevention. Recovery of a patient from clinical rabies—California,2011.MMWR Morb Mortal Wkly Rep. 2012;61(4):61-65

② Centers for Disease Control and Prevention. Human rabies—Puerto Rico,2015. MMWR Morb Mortal Wkly Rep. 2017;65(52):1474-1476

可患上狂犬病。

建议给所有被野生哺乳食肉动物或者蝙蝠或高风险可能被感染的家畜咬伤的人群进行预防，除非实验室检测证实这些动物没有患狂犬病。CDC 免疫实践咨询委员会（Advisory Committee on Immunization Practices, ACIP）建议对狗、猫和雪貂进行 10d 的观察（如果它们健康且可以观察）[1]。如果动物出现狂犬病的临床症状，暴露者可以立即开始预防。建议对接触狂犬病动物后有开放伤口或抓伤的人群，或被狂犬病动物唾液或其他潜在感染组织（如脑组织）污染黏膜的人群进行暴露后预防。被蝙蝠咬伤或抓伤的伤口可能很小或不明显，或暴露环境可能无法清楚回忆（如熟睡或服药的人，或以前无人照看的孩子的房间里有蝙蝠，尤指不能可靠交流潜在叮咬的婴儿或幼儿）。因此，在适当的风险评估后，应当给予暴露后预防，除非对蝙蝠的快速测试提示排除狂犬病毒感染，否则与蝙蝠在同一个房间有叮咬或黏膜暴露者均应进行预防。在被已知或疑似患有狂犬病的动物咬伤后应尽快预防。

接触狂犬病患者群的风险评估。建议对报告可能感染性暴露（如咬伤、抓伤，或开放性伤口或黏膜被唾液或其他感染性物质如眼泪、脑脊液或脑组织污染）的人进行暴露后预防的风险评估。在美国，除了死于未预料到是狂犬病脑炎的供者进行组织或器官移植后的狂犬病外，还没有令人信服的接触狂犬病患者后传播狂犬病毒的记录。与感染者的偶然接触（如通过接触患者）或仅接触非感染性液体或组织（如血液或粪便）并不构成暴露，也不是预防的指征。只有在潜在传染性物质（如唾液、脑脊液或脑组织）直接接触破损皮肤或黏膜的情况下，才需要对狂犬病患者的医院接触者进行暴露后预防。在人们使用适当的防护设备的情况下，可能不会有暴露风险。

疑似狂犬病动物的处理。疑似狂犬病的狗、猫、蝙蝠或雪貂咬伤人后应该捕捉，禁闭，安乐死和检验。另外，如果狗、猫或者雪貂看上去是健康的，可以由公共卫生机构安排兽医观察 10d。如果出现狂犬病的迹象，应对该动物实施安乐死，以便将其头部取出并运送到有资质的实验室进行检查。新鲜冷冻并用干冰运输的标本比冷藏标本更好。

其他可能已经使人类暴露于狂犬病的吸血动物应立即向当地卫生部门汇报。动物的管理依赖于物种，咬伤情况及该地区狂犬病的流行病学。既往免疫的动物也不能排除安乐死和检测的必要性。野生动物狂犬病的临床表现不能很好地解释，因此疑似狂犬病的野生哺乳动物应立即实施安乐死，并对脑组织进行检测以获得狂犬病毒感染的证据。如果采用 DFA 检测脑组织，狂犬病毒感染结果是阴性的，暴露的人群不需要预防。

暴露人群的护理。

局部伤口护理。暴露后预防的近期目标是阻止病毒进入神经组织。所有病变及时彻底的局部治疗是至关重要的，因为病毒在一定时间内可能仍然局限于咬伤的部位。所有的伤口应彻底冲洗并用肥皂水清洗。目前认为季铵化合物（如苯扎氯铵）不比肥皂更有优势。也应考虑预防破伤风和控制细菌感染的必要措施。伤口可以松散缝合，但只能在应用狂犬病免疫球蛋白（RIG）后进行。对于通常也被细菌感染的严重面部伤口，在局部滴注 RIG 数小时后，通过广泛放置的单一缝合线可以获得更好的美容效果，然后在几天后进行整形手术。

预防（表 3.49）。在伤口护理完成后，最佳选择是同时使用被动免疫（RIG）和主动免疫

---

[1] Centers for Disease Control and Prevention. Human rabies prevention: United States, 2008. Recommendations of the Advisory Committee on Immunization Practices. *MMWR Recomm Rep*. 2008; 57 (RR-3): 1-28

（狂犬病疫苗）。既往已经进行完整的细胞培养疫苗免疫疗法的人群（暴露前或暴露后），已经进行其他类型的狂犬病疫苗免疫和以前检测有狂犬病毒中和抗体滴度记录的人，只需要接种疫苗。暴露后应尽快预防，理想时间是在24h内。延迟几天或者稍长可能不会损害有效性。如果有指征，应立即给予预防，不论暴露和开始治疗之间的时间间隔。在美国，只有人RIG可用于被动免疫。授权的细胞培养狂犬病疫苗应该用于主动免疫。医生可以从当地卫生部门获得专家咨询。

表 3.49　狂犬病暴露后预防指南

动物种类	动物评价和处置	暴露后预防建议
狗、猫和雪貂	健康且可以观察10d 狂犬病或可疑狂犬病 [a] 未知（逃跑）	如果动物出现狂犬病体征，应该预防 [b] 立即免疫接种和使用RIG [c] 咨询公共卫生部门寻求建议
蝙蝠、臭鼬、浣熊、土狼、狐狸、猫鼬及大多数其他肉食动物；土拨鼠	除非已知该地域没有狂犬病或者实验室检查证实动物没有感染狂犬病，否则均认为患有狂犬病 [a]	立即免疫接种和使用RIG [c]
家畜、啮齿动物或兔形目动物（兔子、野兔和鼠兔）	个体化关注	咨询公共卫生部门寻求建议；松鼠、仓鼠、天竺鼠、沙鼠、金花鼠、大鼠、小鼠和其他啮齿动物，兔、野兔和鼠兔的咬伤通常无需抗狂犬病暴露后预防

注：RIG，狂犬病免疫球蛋白。
[a] 在10d的观察期内，一旦咬伤人群的狗、猫或雪貂出现狂犬病的症状，应立即给予暴露人群RIG和疫苗的预防。动物应立即进行安乐死并检测。
[b] 动物应尽快进行安乐死和检测。不推荐保留继续观察。如果动物的免疫荧光检查结果是阴性的，则不再继续进行免疫。
[c] 见正文。

主动免疫（暴露后）。在美国，有人二倍体细胞疫苗（human diploid cell vaccine, HDCV）和纯化鸡胚细胞疫苗（purified chicken embryo cell vaccine, PCECV）（表3.50）。对于既往未接种疫苗的免疫功能正常的个体，暴露后首日（第0天）于三角肌区肌内注射1.0mL疫苗预防（婴幼儿在大腿前外侧），然后在第3天、第7天和第14天重复第一次剂量，总剂量为4剂[①]，加上第0天1剂RIG（按照体重）。对于免疫状态发生改变的人群，暴露后预防包括5剂疫苗（即第0天，第3天，第7天，第14天和第28天），加上1剂RIG。通常不需要对狂犬病疫苗接种后的血清转化进行血清学检测，但偶尔会建议免疫受损患者或偏离推荐接种计划的人群进行血清学检测。免疫反应应在给药7~14d后进行中和抗体测试。理想情况下，除非发生严重的不良反应，疫苗应以一种疫苗产品开始和结束。使用第二种产品完成该系列时，不良反应的作用或发生率尚未进行临床评估。

[①] Centers for Disease Control and Prevention. Use of a reduced (4-dose) vaccine schedule for postexposure prophylaxis to prevent human rabies: recommendations of the Advisory Committee on Immunization Practices. *MMWR Recomm Rep.* 2010; 59(RR-02): 1-9

表 3.50　美国 FDA 批准的狂犬病疫苗 [a] 及狂犬病免疫球蛋白产品

类别	产品	制造商	剂量及给药途径
人类狂犬病疫苗	人二倍体细胞疫苗（HDCV） 纯化鸡胚细胞疫苗（PCECV）	Sanofi Pasteur Novartis Vaccines and Diagnostics	1mL，IM 1mL，IM
狂犬病免疫球蛋白	Imogam Rabies-HT HyperRab S/D Kedrab	Sanofi Pasteur Grifols USA Kedrion Biopharma	20IU/kg，伤口周围浸润 [b] 20IU/kg，伤口周围浸润 [b] 20IU/kg，伤口周围浸润 [b]

注：IM，肌内注射。

[a] 狂犬病吸附疫苗（RVA）被美国批准，但已不再分发使用。

[b] 未用完的药物应行肌内注射。

应注意确保使用肌内注射疫苗。在美国，不建议使用皮内疫苗进行暴露后预防。由于成本和可用性，WHO 建议使用皮内疗法作为肌内注射的替代选择，而且在一些国家经常使用。由于在臀部接种疫苗的成人的病毒中和抗体反应有时比在三角肌注射疫苗的成人的病毒中和抗体反应要小，通常在三角肌部位使用。对于婴儿和幼儿，大腿前外侧是最合适的部位。

HDCV 和 PCECV 的不良反应及预防措施。不良反应儿童罕见。据报道，15%~25% 的成人有局部反应，如注射部位疼痛，红斑，肿胀或瘙痒，10%~20% 有轻度全身反应，如头痛、恶心、腹痛、肌痛和头晕。观察到在人类接受 HDCV 加强剂量后出现免疫复合物样反应的病例，这可能是疫苗内含有的丙内酯与人血白蛋白之间的相互作用所致。这种反应的特点是，在接种后的 2~21d，开始出现全身荨麻疹，也可出现关节痛、关节炎、血管性水肿、恶心、呕吐、发热等不适。该反应是没有生命危险的，发生于 6% 的接受暴露前加倍剂量免疫疗法的成人。该反应在初次接种 HDCV 人群中是罕见的。也有报道在初次或加倍剂量 PCECV 免疫后出现类似过敏反应。如果患者对 HDCV 有严重的过敏反应，PCECV 可以根据 HDCV 相同的时间表进行接种，反之亦然。如果接种疫苗后反应轻微，可以在下次接种疫苗前给予抗组胺药物。所有对狂犬病疫苗发生的可疑严重的、全身性、麻痹性反应或过敏反应，均应立即向疫苗不良事件报告系统报告。

在美国，虽然妊娠期狂犬病疫苗的安全性还没有经过专门研究，但是妊娠不应被视为暴露后疫苗或 RIG 使用的禁忌证。

神经组织疫苗。灭活的神经组织疫苗在美国是不许可的，而且 WHO 是不推荐的，但是在世界许多地区仍在使用。这些制剂造成 1/（2 000~8 000）的人出现神经麻痹反应。如果脑膜或神经麻痹反应出现，应停止神经组织疫苗接种。糖皮质激素只用于危及生命的反应，因为在实验性接种的动物中发现，该药物增加了狂犬病的风险。

被动免疫。为了暴露后预防，在给予第一次剂量疫苗的同时应该给予人类 RIG，从而在可能感染和疫苗诱导产生抗体间架起时间的桥梁（表 3.50）。如果不能立即获得疫苗，应立即给予 RIG，并及早开始免疫。如果不能立即获得 RIG，应立即接种疫苗。如果在初始免疫的 7d 内获得 RIG，应继续给予。如果疫苗和 RIG 均被延迟，疫苗和 RIG 都应采用，不考虑暴露和治疗之间的时间间隔是否在合理的范围内。

RIG 的推荐剂量为 20IU/kg。RIG 和疫苗不能在同一注射器中使用。如果药品充足，应用尽可能多的 RIG 渗透到伤口。剩余的 RIG 肌内注射到狂犬病疫苗注射的不同部位。如果患者有多个严重的伤口,而 RIG 不够渗透伤口,建议用生理盐水稀释到足够的量(2 倍或 3 倍),以确保所有的伤口区域渗透药液。自 2018 年以来,浓缩 RIG 产品 HyperRab 已获准在美国使用。由于儿童肌肉较小,可能需要在多个部位应用 RIG。被动抗体在某些情况下会抑制对狂犬病疫苗的反应,因此不应超过推荐剂量。对 RIG 的超敏反应很少见。

在美国境外有纯化的马 RIG,通常伴有低发生率的血清病(小于 1%)。马 RIG 的使用剂量为 40IU/kg。

既往接受免疫的人群暴露后管理。对于被认为"以前接种过疫苗"的人,不建议使用 RIG。以前接种过疫苗的人被定义为接受过 HDCV、PCECV 或狂犬病吸附疫苗(后者是美国不再提供的疫苗)的推荐暴露前或暴露后方案之一的人。接受另一种疫苗以及有记录的狂犬病毒中和滴度也是可以接受的。这些人应该接受两次 1.0mL 的 HDCV 或 PCECV 加强剂量;理想情况下,第一剂在暴露后尽快给药,第二剂在 3d 后给药。

暴露前的控制措施,包括疫苗接种。由于对 HDCV 和 PCECV 的反应相对较低,对高危群体进行暴露前免疫是可行的,包括兽医,动物驯养师,特定的实验室工作人员,去狂犬病流行地区的人群。另外,洞穴者或动物康复者可能经常暴露于蝙蝠和其他野生动物,也应给予暴露前预防。

在美国,HDCV 和 PCECV 可以肌内注射。暴露前免疫程序是 3 剂 1mL 肌内注射,分别在第 0 天、第 7 天、第 21 天或第 28 天给予。这一系列的免疫接种使所有免疫接种人群产生狂犬病毒中和抗体。因此,初次免疫后无须立即进行常规血清学抗体检测。

初次肌内给予免疫接种后,血清抗体通常持续很长时间。对于大多数健康个体,1mL 的 HDCV 或 PCECV 肌内注射给予的暴露前强化免疫会产生有效的免疫回忆应答。ACIP 推荐对于持续存在感染风险的高危人群(如狂犬病研究实验室的工作人员,狂犬病生物制品的生产工人),在 6 个月时测定狂犬病毒中和抗体滴度。对经常高危暴露的人群应大约每两年测定抗体滴度,如狂犬病诊断实验室工作人员,洞穴者,兽医和工作人员,狂犬病流行地区的动物控制和野生动物工作者,以及所有经常接触蝙蝠或其他野生动物的人群。只在维持充足抗体浓度时给予疫苗单一强化剂量。CDC 目前指定,应用快速免疫荧光抑制试验、病毒中和滴度为 1:5 或以上(大约 0.1IU/mL 或更多);WHO 指定的标准是中和抗体滴度为 0.5IU/mL 或以上。其他人群,例如到犬狂犬病常见地区旅游的人群,无需血清学检测和随访。如果在暴露前的任何时候,已经接受暴露前免疫,他们需要在第 0 天和第 3 天接受强化剂量的疫苗接种。

公共卫生。各种获批的公共卫生措施用于控制动物的狂犬病,包括对狗,猫和雪貂的免疫接种,以及对流浪狗和特定野生动物的管理[①]。在一些地区,应用口服重组狂犬病疫苗免疫动物,可降低狐狸,狼和浣熊狂犬病的流行。被患有狂犬病的动物咬伤的未接受免疫接种的狗、猫、雪貂或其他宠物,应立即实施安乐死。如果主人不愿意实施安乐死,应该将动物严格隔离 6 个月并在释放前免疫 1 个月。如果暴露的动物在 1~3 年内已经免疫,根据给予疫苗接种情况和地方性法规,动物应该被再次免疫和观察 45d。

病例报告。狂犬病的所有人类疑似病例均应及时向当地公共卫生部门报告。

(姜丽红 译)

---

①   National Association of State Public Health Veterinarians Inc. Compendium of animal rabies prevention and control, 2011. MMWR Recomm Rep. 2011;60(RR-6):1-15

鼠咬热

临床表现：鼠咬热是由念珠状链杆菌或小螺菌造成的。念珠状链杆菌感染（链杆菌热或哈佛希尔热）的临床特点是反复发热、皮疹和迁移性多关节炎。可表现为突然发热、寒战、肌肉痛、呕吐、头痛，罕见有淋巴结肿大（不像小螺菌）。皮疹呈斑丘疹，紫癜或瘀点，主要分布在四肢，包括手掌和足底，通常在发热几天内出现。皮肤病变可能变成紫癜或融合，可能会脱皮。咬伤部位通常愈合迅速，没有或有轻微炎症表现。大约有 50% 的患者出现非化脓性迁移性多关节炎或关节痛。如感染未予治疗，症状在 2 周内缓解，但发热偶尔会在数周或数月复发。并发症包括软组织和实体器官脓肿（脑、心肌）、化脓性关节炎、肺炎、心内膜炎、心肌炎、心包炎、脓毒症和脑膜炎。未经治疗的患者的病死率为 7%~13%，在幼儿中有致死病例的报告。

在小螺菌感染（鼠咬热）初始阶段，咬伤部位看上去已经愈合，随后会出现发热和咬伤部位的溃疡，变色，肿胀，疼痛（大约 1~4 周后），局部淋巴管炎和淋巴结肿大，以及红色或紫色斑块状独特皮疹。关节炎是罕见的。

病原学：导致鼠咬热的病因之一为念珠状链杆菌，它是一种微需氧，兼性厌氧，革兰氏阴性，多形性杆菌；另一种为小螺菌，它是一种小的革兰氏染色阴性、带有双极鞭毛束的螺旋菌。

流行病学：鼠咬热是一种人畜共患疾病。念珠状链杆菌或小螺菌的自然栖息地是啮齿动物的口咽和鼻咽。念珠状链杆菌是因为受到感染鼠的咬伤或抓伤，或暴露于它们的口腔分泌物（如接吻啮齿动物）而传播的，其他啮齿动物（如小鼠、沙鼠、松鼠、黄鼠狼）和以啮齿动物为食的动物，包括猫和狗，也可以传播感染。通过接触受污染的污染物（如鼠笼）而感染的报告很少。哈佛希尔热是指摄入污染了念珠状链杆菌而未经高温消毒的牛奶、水或食物后获得的感染，这可能与疾病的暴发相关。小螺菌由大鼠和小鼠的叮咬传播。在美国大多数情况下，鼠咬热为念珠状链杆菌感染，小螺菌感染主要发生在亚洲。

念珠状链杆菌的**潜伏期**通常少于 7d，但范围从 3d 到 3 周不等；小螺菌的**潜伏期**为 7~21d。

诊断方法：从血液、滑液、脓肿或咬伤部位的分泌物中分离出来的念珠状链杆菌，是一种挑剔的生长缓慢的生物。最佳生长环境是富含血液的细菌学培养基（15% 兔血液似乎是最佳的）、血清和腹水中。培养物应保存在 37℃ 的 5%~10% 二氧化碳中。如果可疑为念珠状链杆菌，培养需要 1 周。研究实验室可能会提供基于核酸扩增的检测方法。使用 16S rRNA 基因测序和基质辅助激光解吸电离-飞行时间（MALDI-TOF）质谱法提高了基于培养的实践的诊断灵敏度和特异度。

小螺菌还未在人工培养基上培养成功，但可以通过暗视野显微术在血液、病变渗出液和淋巴结湿片中看到。血液标本也可应用吉姆萨染色或瑞氏染色进行查看。

治疗：无论这两种病原体哪一种引起的鼠咬热，均可用普鲁卡因青霉素肌内注射或青霉素静脉注射 7~10d 治疗，现在在美国和其他国家，静脉给药是更为接受的途径。最初应用静脉青霉素治疗 5~7d，接着口服 7d 青霉素 V 也是有效的。氨苄西林，头孢呋辛，头孢曲松和头孢噻肟的使用经验有限。当患者对青霉素有严重的过敏或等待实验室结果中立克次体感染（如落基山斑点热）也在鉴别诊断的疾病中时，可用多西环素或链霉素替代。心内膜炎患者，应接受至少 4 周大剂量青霉素静脉注射治疗。对于严重感染（包括心内膜炎），初始治疗加入链霉素或庆大霉素可能是有益的。

住院患者隔离：推荐标准预防措施。

控制措施：暴露人群应观察症状。大鼠控制在疾病的控制中是非常重要的。经常暴露于啮齿动物的人们在处理动物时应戴手套，避免手-口接触。应定期进行手卫生，并对啮齿动物接触的表面进行消毒。

（姜丽红 译）

呼吸道合胞病毒

临床表现：呼吸道合胞病毒（respiratory syncytial virus，RSV）可引起各年龄阶段人群的急性呼吸道感染，是幼儿最常见的疾病之一。大多数 RSV 感染的婴儿出现上呼吸道症状，其中 20%~30% 第一次感染发展为下呼吸道疾病（如细支气管炎和/或肺炎）。细支气管炎的症状和体征通常以鼻炎和咳嗽开始，随后进展为呼吸急促、喘息、湿啰音、肋间隙凹陷、呻吟和鼻翼扇动，偶尔出现发热。在生后的最初几周，尤其是早产儿，RSV 感染可能会出现全身症状，如嗜睡、烦躁和喂养困难，伴有轻微的呼吸道症状。然而，即使没有其他呼吸道症状，这些婴儿也有发生呼吸暂停的风险。

大多数既往健康的患 RSV 细支气管炎的婴儿不需要住院，而大多数住院的患儿在接受支持治疗后 2~3d 即可出院。但是，1%~3% 婴儿在生后 12 个月内由于患严重 RSV 下呼吸道疾病而住院治疗，住院率最高的患儿年龄小于 6 个月。使 RSV 下呼吸道感染加重的高危因素包括早产，特别是胎龄小于 29 周；早产儿慢性肺部疾病（chronic lung disease of prematurity，CLD）（曾称支气管肺发育异常）、某些血流动力学显著改变的先天性心脏病（congenital heart disease，CHD），特别是肺动脉高压相关的疾病；某些免疫缺陷病；神经和神经肌肉疾病。与疾病严重程度相关性更有限的已确定风险因素包括低出生体重、孕期母亲吸烟、家庭中接触二手烟、特应性家族史、缺乏母乳喂养和家庭居住环境拥挤。当得到支持性护理时，病死率很低。

出生后早期的 RSV 感染和哮喘的相关性目前并不清楚。由 RSV 引起严重下呼吸道感染（如细支气管炎或肺炎）的患儿中，生命后期哮喘发生的风险增加。这种相关性也见于其他病毒感染，特别是鼻病毒。尚未解决的问题是严重感染与反应性气道疾病之间是否有因果关系，是否可归因于病毒复制和宿主反应造成的直接损害。抑或，这种关联可能反映了一种共同的基因型，表明易患与哮喘有相同解剖学或免疫学异常的同样易导致严重的病毒性下呼吸道疾病。来自两项随机、安慰剂对照试验的结果表明，为足月儿和早产儿提供 RSV 免疫预防对 3 至 6 岁时就诊的喘息、医生诊断的哮喘或肺功能没有可测量的影响。

几乎所有的儿童在出生后 24 个月内都会至少患 1 次 RSV 感染，一生中反复感染是常见的。继发感染通常比原发感染轻。在年长儿和成人，RSV 再感染仅表现为轻微的上呼吸道疾病，很少累及下呼吸道感染。但是，年长儿童和成人也可出现严重的下呼吸道感染，特别是免疫功能低下的患者、体弱多病的老年人，尤其是有心肺并发症的人。

病原学：RSV 是肺病毒科正肺病毒属的一种有包膜、非分段、负链 RNA 病毒。人类 RSV 以 2 个抗原亚组 A 和 B 存在，并且它们通常在相同的 RSV 季节共同传播。RSV 亚组与疾病严重程度之间的一致相关性尚不清楚。RSV 包膜包含 3 个表面糖蛋白，即糖蛋白 G、融合蛋白 F 和一个小的疏水蛋白（SH）。针对 F 和 G 的抗体具有保护性并且是中和抗体。G 蛋白参与病毒与细胞的附着,并有助于病毒逃避宿主免疫的能力。一旦发生病毒附着,F 蛋白使病毒能够穿透上皮细胞。与 G 蛋白相比,F 蛋白是保守的,使其成为疫苗和单克隆抗体开发的目标。

流行病学:人类是唯一的传染源。通常是通过直接或密切接触受污染的分泌物传播,当暴露于大颗粒飞沫或污染物时,传播发生的距离很短[通常小于 6ft(1ft=30.5cm)]。活性 RSV 在环境表面可以存活几小时,在手上可存活 1.5h 或更长时间。

在温带气候,RSV 的流行季节通常开始于每年的秋季并持续到早春。在家庭、幼托机构内(包括成人之间)的传播都是常见的。传播也可能发生在医疗保健环境中。病毒的排毒期限一般为 3~8d,但可能会持续更长的时间。尤其是婴幼儿和免疫受抑制的儿童,排毒时间可能会持续 3~4 周甚至更长。

潜伏期为 2~8d,4~6d 是最常见的。

诊断方法:多年以来,RSV 呼吸道疾病的实验室诊断需要细胞培养的病毒分离。虽然细胞培养的方法还在使用,但是这种方法需要特殊的实验室,在观察到特征性细胞病变(合胞体形成)需要数天的孵育时间。使用离心增强的带盖小瓶培养技术将获得结果的时间缩短至 24 至 48h。快速诊断分析,包括直接荧光抗体(DFA)分析和酶或色谱免疫分析技术,用于检测鼻咽标本中的病毒抗原,这种方法在婴幼儿通常是可靠的。由于上呼吸道排毒较少,年长儿和成人的检测灵敏度低。与所有抗原检测方法相似,在发病的高峰季节预测价值较高,但在发病率低的季节,如温带地区的夏季,更可能发生假阳性结果。

使用 RT-PCR 测定的分子诊断测试已在很大程度上取代了培养和抗原检测测定。一些商业上可用的测定被设计为多重测定,从而在单个鼻咽标本中检测多种呼吸道病毒。一些复杂的多重检测可以区分 RSV A 和 B 亚组。使用 RT-PCR 分析,多达 30% 的有症状儿童被证明存在两种或多种病毒的合并感染。目前尚不清楚同时感染一种以上病毒的有症状儿童是否会经历更严重的病程。

为了诊断 RSV 感染,很少使用急性和恢复期血清样本进行血清转换检测,并且在婴儿中这可能不可靠,因为其对 RSV 感染的免疫反应可能有限。

对于门诊就诊的大多数细支气管炎患儿,常规特异性呼吸道病毒检测对治疗影响不大,不推荐使用[1]。对于住院的细支气管炎患儿,不推荐常规检测病毒。但是,如果需要对患者进行分组,确定呼吸道感染的特定病毒病因将有助于医院感染预防工作。

治疗[1]:没有治疗方法可以缩短细支气管炎的病程,或者加快症状的缓解。患有细支气管炎的住院幼儿的管理是支持治疗,应包括补液,呼吸状况的详细临床评估,必要时上呼吸道吸痰。对于既往健康的婴儿血氧饱和度持续低于 90%,建议给予氧气吸入。经鼻持续气道正压通气和氦氧混合气已被用于细支气管炎住院婴儿的呼吸支持。只有有限的数据证实这些疗法对由 RSV 引起的细支气管炎的有效性。由于这些疗法以及插管和通气通常用于患有细支气管炎的重症或危重婴儿,因此只能在咨询重症监护或肺科专家后使用。

雾化利巴韦林治疗的早期研究表明,在小型临床试验中氧饱和度略有增加;然而,并未显示机械通气需求减少或住院时间减少。由于临床疗效证据有限,以及潜在毒性作用和高成

---

[1] Ralston SL,Lieberthal AS,Meissner HC,et al. Clinical practice guideline:the diagnosis,management,and prevention of bronchiolitis. *Pediatrics*. 2014;134(5):e1474-e1502

本,不推荐常规使用雾化利巴韦林。

α 肾上腺素能和 β 肾上腺素能药物。对于 RSV 细支气管炎患儿的喘息,不推荐常规使用 β 肾上腺素能药物,沙丁胺醇试验不再作为 RSV 细支气管炎治疗的推荐选择。证据不支持在患细支气管炎住院的儿童中使用肾上腺素雾化。也没有足够的数据推荐在门诊治疗细支气管炎的儿童中常规使用肾上腺素[1]。

糖皮质激素治疗。在细支气管炎患儿中进行的临床对照试验表明,皮质类固醇不会减少住院率,也不会缩短住院时间。糖皮质激素治疗不应用于婴幼儿和儿童 RSV 细支气管炎。

抗菌药物治疗。除非有继发细菌感染的证据,RSV 细支气管炎或肺炎婴幼儿都没有使用抗菌药物治疗的指征。患有明显病毒性下呼吸道感染(细支气管炎)的幼儿脑脊液或血液细菌感染的风险较低(<1%)。此时细菌性肺部感染和菌血症并不多见。RSV 或细菌重叠感染引起的急性中耳炎(acute otitis media,AOM)可能发生在 RSV 细支气管炎的婴儿身上。如果出现鼓膜鼓胀,可考虑口服抗菌药物治疗中耳炎[1]。

RSV 感染预防:帕利珠单抗(palivizumab)是通过重组 DNA 技术制造的人类单克隆免疫球蛋白 G1K 抗体。抗体针对位于病毒表面的融合蛋白(F)抗原决定簇,阻碍 RSV 包膜与呼吸道上皮细胞质膜融合所需的构象变化。如果没有融合,病毒不能进入细胞并且不能进行复制。

帕利珠单抗被认为可降低儿童患 RSV 下呼吸道疾病的风险,而这些儿童又是患某些严重疾病风险增加的人群。帕利珠单抗是肌内注射给药,按 15mg/kg 的剂量,每 30 天 1 次。符合帕利珠单抗预防标准的儿童应在 RSV 感染季节开始时接受第 1 剂。使用中出现严重过敏反应的患儿就不能再继续使用帕利珠单抗。

帕利珠单抗不能用于治疗 RSV 感染,因此 RSV 感染不是获准的适应证。

应用成本。帕利珠单抗预防的成本效益分析结果取决于几个假设,包括不同高危儿童组的基线 RSV 住院率、不同风险组预防接受者 RSV 住院率的降低、住院费用(避免住院节省)、细支气管炎患儿住院的阈值标准(因国家和提供者而异)、每月给药次数、接受预防措施的婴儿体重、RSV 季节严重程度的变化,以及帕利珠单抗的购买成本和管理费。独立研究人员进行的成本分析一致表明,帕利珠单抗预防的成本超过了减少住院所带来的经济利益,即使在风险最高的婴儿中也是如此。

免疫预防的开始和终止。在 2014 年 7 月至 2017 年 6 月的 3 个 RSV 感染季节中,CDC 报告 RSV 活动的中位峰值出现在 2 月初(中位在 10 月中旬开始,中位在 5 月中旬结束)。有关 RSV 传播的数据来自美国境内 10 个不同的美国卫生和公共服务部地区,并针对佛罗里达州单独报告,因为那里的 RSV 传播模式可能与其他区域和国家模式不同。在这 3 年,季节开始时间为 9 月初至 12 月初,这表明 RSV 季节开始的确定应基于当地活动情况。可以通过识别连续 2 周中 RSV RT-PCR 检测阳性率为 3% 或更高,或抗原检测阳性率为 10% 或更高的第一周来实时确定季节开始。每次 15mg/kg 的 5 个月剂量的帕利珠单抗将提供超过 6 个月的血清帕利珠单抗浓度,此值高于保护大多数婴儿的阈值,因此在美国不建议使用超过 5 个月剂量。对于在 RSV 感染季节出生的符合条件的婴儿,在 RSV 感染季节结束之前,需要少于 5 剂

---

[1]　Lieberthal AS,Carroll AE,Chonmaitree T,et al. Clinical practice guideline:the diagnosis and management of acute otitis media. *Pediatrics*. 2013;131(3):e964-e999

的剂量来提供保护(最多 5 剂)。

在美国的许多地区,在主要季节之前或之后会发生少量的 RSV 感染住院患儿,但预防的最大益处是在感染季节的高峰期,而不是 RSV 住院率较低的时候。

美国印第安/阿拉斯加本地婴儿的预防时机。阿拉斯加农村地区(尤其是Yukon Kuskokwim 三角洲地区)和印度西南部卫生系统地区的美洲印第安人/阿拉斯加土著婴儿的 RSV 住院率比其他相似年龄的美国婴儿高 3~5 倍。这些地区的美洲印第安人/阿拉斯加原住民婴儿的 RSV 住院率高与家庭居住环境拥挤和缺乏自来水管道(阿拉斯加)有关,并且与美国整体人口中的医学高危婴儿相似。根据阿拉斯加和纳瓦霍/白山阿帕奇人群 RSV 流行病学研究,特别是在偏远地区紧急空运费用可能改变成本分析,符合预防措施的婴儿的选择可能与美国其他地区不同。由于阿拉斯加 RSV 感染季节性的独特性,临床医生可能希望利用阿拉斯加产生的 RSV 实验室监测数据来帮助确定 RSV 感染季节的开始和结束,以便适当选择帕利珠单抗给药的时间。

关于其他美洲印第安人口 RSV 感染的疾病负担的信息有限。然而,对阿拉斯加原住民和纳瓦霍/白山阿帕奇人群的成本效益的当地评估可能不适用于其他美洲印第安人人群。如果当地数据支持某些美国印第安人口中 RSV 疾病的高负担,那么对于出生后第 1 年的符合预防条件的婴儿的选择,可能与美国其他地区有所不同。

高危婴幼儿预防的资格标准[1][2]。

- 患有 CLD 的早产儿:
  - 对于 CLD 的早产儿,可在出生后第 1 年的 RSV 感染季节考虑进行预防,此类患儿的定义为胎龄 <32 周,且至少在出生后的第一个 28d 内需要 >21% 的氧气。
  - 第 2 年在第二个 RSV 感染季节,建议仅对满足 CLD 的早产儿并在出生 6 个月内继续需要医疗支持(慢性皮质类固醇治疗、利尿剂治疗或补充氧气)的婴儿考虑帕利珠单抗预防。
  - 对于第 2 年不需要继续医疗支持的 CLD 婴儿,不建议进行预防。
- CHD 婴儿:
  - 最有可能从免疫预防中获益的是血流动力学显著改变的 CHD 患儿,包括正在接受药物治疗以控制充血性心力衰竭且将需要心脏外科手术的无发绀心脏病患儿和中重度肺动脉高压的患儿。
  - 关于帕利珠单抗在婴儿出生后第 1 年预防发绀性心脏病的决定,可咨询儿科心脏病专家,因为预防发绀性心脏病的益处尚不清楚。
  - 以下几组 CHD 婴儿没有增加 RSV 感染的风险,一般不应接受免疫预防。
    -患有血流动力学改变不明显的心脏病(如继发性房间隔缺损、小的室间隔缺损、肺动脉狭窄、单纯主动脉狭窄、主动脉轻度缩窄和动脉导管未闭)的婴幼儿

① American Academy of Pediatrics,Committee on Infectious Diseases,Bronchiolitis Guideline Committee. Technical report:updated guidance for palivizumab prophylaxis among infants and young children at increased risk of hospitalization for respiratory syncytial virus infection. *Pediatrics*. 2014;134(2):e620-e638

② American Academy of Pediatrics,Committee on Infectious Diseases,Bronchiolitis Guideline Committee. Policy statement:updated guidance for palivizumab prophylaxis among infants and young children at increased risk of hospitalization for respiratory syncytial virus infection. *Pediatrics*. 2014;134(2):415-420

-通过手术充分纠正病变的婴儿,除非他们继续需要药物治疗充血性心力衰竭

-未接受药物治疗的轻度心肌病婴儿

-生后第 2 年的儿童

- ◆ 在接受体外循环的外科手术后观察到帕利珠单抗的血药浓度平均降低 58%,因此对于接受预防和继续需要预防的 2 岁以下的婴儿和儿童,在心脏旁路移植术后或体外膜氧合(ECMO)结束时,应考虑术后给予帕利珠单抗(15mg/kg)。
- ◆ 在 RSV 感染季节,接受心脏移植的 2 岁以下儿童可考虑使用帕利珠单抗进行预防。

- 没有 CLD 或 CHD 的早产婴儿:
  - ◆ 对于在 RSV 感染季节开始时,年龄小于 12 个月、胎龄小于 29 周的早产儿,可考虑使用帕利珠单抗预防。
  - ◆ RSV 感染季节出生的婴儿,预防少于 5 个月剂量。
  - ◆ 对于胎龄 29 周及以上的婴儿,现有数据无法确定预防措施益处的胎龄界限。因此,不建议胎龄 29 周及以上的健康婴儿接受帕利珠单抗预防。患有 CHD、CLD 或其他疾病的胎龄 29 周及以上婴儿可接受预防。
  - ◆ 无论早产程度如何,仅根据早产史,在出生后第 2 年不推荐使用帕利珠单抗预防。

- 肺解剖性异常或神经肌肉疾病的儿童:
  - ◆ 没有前瞻性研究或基于人群的数据可以确定肺部异常或神经肌肉疾病儿童 RSV 感染住院风险增加。患有神经肌肉疾病或先天性异常的婴儿,由于咳嗽无效而影响清除上呼吸道分泌物的能力,有可能因下呼吸道感染而长期住院,因此,可考虑在他们的第 1 年给予预防。

- 免疫功能低下的儿童:
  - ◆ 没有关于接受造血干细胞移植的儿童 RSV 住院率的数据。在美国移植数据库中报道了儿童肝移植受者 RSV 疾病的风险增加。其他实体器官移植受者 RSV 住院率的数据尚未获得。人们已经观察到,在接受化学治疗的儿童或者因其他情况(包括造血器官或实体器官移植)而免疫功能受损的儿童,RSV 感染可以引起严重甚至致命的疾病,但这一队列的预防效果尚不清楚。在 RSV 感染季节,对于免疫功能严重受损的 24 个月以下儿童,可考虑采取预防措施。

- 唐氏综合征的儿童:
  - ◆ 有限的数据表明,唐氏综合征患儿 RSV 感染住院率有所增加。
  - ◆ 然而,住院率略微增加的数据不足以证明对唐氏综合征儿童常规使用预防措施的合理性,除非患有符合条件的心脏病、CLD、气道清除问题或早产(胎龄 <29 周)。

- 囊性纤维化的儿童:
  - ◆ 不建议对囊性纤维化患者(包括通过新生儿筛查诊断为囊性纤维化的新生儿)常规使用帕利珠单抗预防,除非存在其他适应证。
  - ◆ 囊性纤维化的婴儿在第 1 年有 CLD 和/或营养不良的临床证据,可考虑预防。
  - ◆ 对于有严重肺病表现(在第 1 年曾因肺部疾病恶化住院,或在稳定时期胸部 X 线或胸部 CT 结果出现异常),或相对于身长的体重小于第 10 百分位数的儿童,可考虑在第 2 年继续使用帕利珠单抗预防。

- 高危婴儿的预防措施：
  - ◆ 婴儿，特别是高危婴儿，不应暴露于烟草烟雾。烟草烟雾暴露是许多不良健康相关结果的已知危险因素，研究表明，在暴露于二手烟的住院儿童中，RSV 感染的严重程度增加。此外，吸烟可能会增加 RSV 感染后出现喘息的风险。应建议有婴儿的家庭，特别是 RSV 疾病风险增加的婴儿的家庭，控制接触烟草烟雾。
  - ◆ 与母乳喂养对许多病毒性疾病的有益作用形成鲜明对比的是，现有的数据在母乳喂养对 RSV 感染具体保护作用方面存在矛盾。根据 AAP 的建议，鼓励所有婴儿母乳喂养。
  - ◆ 高危婴儿应远离人群和无法控制接触感染者的情况。只要可行，高危婴儿在 RSV 感染季节应限制参与集体儿童护理。
  - ◆ 应该教导家长注意手卫生的重要性。
- 特殊情况：
  - ◆ 在经历突破性 RSV 感染的儿童中停用帕利珠单抗预防性治疗。
    - -如果接受帕利珠单抗每月预防的任何婴儿或幼儿经历了突破性 RSV 感染，则应停止每月预防，因为在同一季节因 RSV 感染再次住院的可能性极低（<0.5%）。
  - ◆ 卫生保健相关 RSV 预防。
    - -没有严格的数据支持在控制与卫生保健有关的疾病暴发中使用帕利珠单抗，因此不建议使用。严格遵守感染控制措施是减少卫生保健相关 RSV 疾病的基础。
    - -因 CLD、早产或 CHD 而符合预防条件的新生儿可在出院前 48~72h 或出院后立即给予第 1 剂预防。

住院患者隔离：尽管 RSV 可能通过飞沫途径传播，但直接接触受感染的呼吸道分泌物是传播最重要的决定因素，除了标准预防措施外，始终坚持接触预防措施可防止医疗机构内传播。建议在婴儿和幼儿患病期间采取这些预防措施。在免疫功能低下的患者中，由于病毒长时间脱落，应延长接触预防措施的持续时间。尽管不建议对 RSV 采取飞沫预防措施，但在可能会飞溅或喷洒任何呼吸道分泌物或标准预防措施中定义的其他体液时，有必要使用面罩和护目镜或手持面罩保护眼、鼻和口。此外，RSV 感染患者应安排在单人间或同组。

控制措施：由于受感染者、工作人员和来访者持续引入 RSV 感染的机会，医疗相关 RSV 传播的控制变得复杂。在 RSV 感染季节的高峰期，因呼吸道疾病住院的婴儿和儿童会感染 RSV，应注意接触预防措施。在社区暴发 RSV 感染期间，已证明有多种措施可降低与护理有关的传播风险，包括有症状的患者和工作人员进行分组，避免目前或最近有呼吸道感染访客的探视，不允许有呼吸道疾病或 RSV 感染的工作人员照顾易感婴儿，使用隔离衣和手套以及可能的护目镜或口罩来保护医护人员，强调与患者直接接触前后、接触患者附近的无生命物体之后的手卫生，因为接触呼吸道分泌物（酒精凝胶和抗菌洗手皂可迅速灭活 RSV）可能会污染皮肤，以及在 RSV 感染季节限制幼儿探视。

在高危婴儿中预防 RSV 的一个关键方面是对父母和其他看护人进行有关减少 RSV 暴露和传播的重要性的教育。预防措施包括在可行的情况下限制接触传染性环境（如儿童保育中心）；在所有环境中强调手卫生，包括在家中，特别是在接触出现呼吸道感染高危儿童的时期；以及限制暴露于二手烟。

（姜丽红　译）

鼻病毒感染

临床表现:鼻病毒（rhinovirus,RV）是引起普通感冒或鼻窦炎的最常见原因。典型的临床表现包括咽喉痛,鼻充血,鼻腔分泌物。分泌物在发病初期呈水样、清亮,但往往几天后变为脓性和黏液状。也可出现全身乏力、头痛、肌痛、低热、咳嗽和打喷嚏。症状在病程2~3d达到高峰,平均持续7d,有25%的患者症状可持续超过10d。在婴儿,RV也可引发中耳炎和下呼吸道感染（如细支气管炎、肺炎),60%~70%的学龄儿童哮喘急性加重与RV相关。

病原学:人类RV是小的、无包膜、单正链的RNA病毒,属于肠病毒科,分为3种（RV-A、RV-B和RV-C）。通过免疫和分子学方法,已确定160种以上RV类型。感染可产生型特异性免疫,但这种保护是暂时的。

流行病学:RV感染在人群中普遍存在。儿童平均每年会有2次RV感染,93%的人每年会有1次RV感染。普通感冒病例大约三分之二是由RV感染引起的,因此,RV比任何其他传染性病原体导致更多的人发病。它们可以作为唯一的病原体或继发性细菌感染引起鼻窦炎和中耳炎。RV感染是导致哮喘、囊性纤维化和慢性阻塞性肺疾病恶化的主要病毒原因,并且已在因喘息或肺炎住院的所有年龄段患者的下呼吸道感染中检测到。

人与人之间的传播主要是通过手上受污染的分泌物或通过大颗粒气溶胶传播。一年四季均可发生感染,但高峰是在秋季和春季。可有多种血清型同时存在,流行的血清型在人群中随季节发生变化。多种类型同时传播,并且在特定人群中流行的类型随季节而变化。感染的第2~3天,鼻咽分泌物病毒脱落最多,通常在7~10d停止。通过PCR在无症状人群中检测到的少量病毒不太可能导致传播,但是分子检测到鼻分泌物中病毒RNA可持续存在,长达30d。

潜伏期一般为2~3d。

诊断方法:RV感染是通过检测呼吸道分泌物中的病毒来诊断的,就患者管理而言,特定的病毒诊断通常在临床上没有用处。由于不同血清型之间缺乏共同的群体抗原,RV感染的血清学诊断是不切实际的。因此,逆转录聚合酶链反应（RT-PCR）检测是识别RV感染的首选方法,FDA提供并批准了几种商业检测方法。这些分析大多被设计为多重检测,检测多种病毒及某些情况下的细菌性呼吸道病原体。一般来说,这些分析不能清楚区分人类RV和肠道病毒,因为这两类病毒具有遗传相似性。考虑到RV感染的普遍性和感染后脱落的发生,即使是在有症状的患者身上检测到RV,也可能不是病因。

治疗:主要是支持治疗。对于RV感染,没有特异的抗病毒治疗。不能应用抗生素预防继发细菌感染,因为它们的使用可能会促进耐药细菌的出现,从而使细菌感染的治疗复杂化,增加抗生素相关副作用的风险（适当和审慎使用抗菌药物）。

住院患者隔离:除了标准的预防措施,在疾病过程中,对有症状的住院婴幼儿和儿童推荐飞沫预防措施。如果可能出现大量潮湿分泌物和密切接触（如婴儿),应添加接触预防措施。对于有症状的免疫受损患者,接触预防措施的持续时间应该延长,因为病毒可能长时间脱落。

控制措施:应遵守适宜的呼吸卫生和咳嗽礼仪。常规洗手液和乙醇洗手液对去除手上的RV是有效的。

（姜丽红 译）

立克次体病

立克次体病是由立克次体属(地方性斑疹伤寒、流行性斑疹伤寒和斑点热群立克次体)、东方体(恙虫病)、埃立克体(埃立克体病)、无形体(无形体病)、新埃立克体和新立克次体引起的感染。立克次体属在血清学和基因组分析的基础上进一步分为四群,包括斑疹伤寒群、斑点热群、祖先群和过渡群。

临床表现:早期症状和体征并不具特异性,通常类似病毒感染。立克次体感染有许多共同的特点。发热、皮疹(特别是斑点热群和斑疹伤寒群立克次体)、头痛、肌痛以及呼吸道症状是突出的特点。对于落基山斑点热(Rocky Mountain spotted fever,RMSF),在初发症状的3~5d 才会出现典型皮疹,大约 10% 患者在整个病程中不会出现明显的皮疹。许多立克次体病,尤其是斑点热群立克次体病、立克次体痘和恙虫病,都会出现一种或多种接种焦痂。全身小血管内皮损伤(导致微血管通透性增加)是斑点热群和斑疹伤寒群立克次体感染的主要病理特征。一些立克次体病快速进展危及生命,特别是 RMSF 和地中海斑点热。严重疾病的危险因素包括葡萄糖-6-磷酸脱氢酶缺乏症、男性和先前接触过磺胺类药物。

在自然感染后,对同一种病原体再感染的免疫力还没有得到很好的研究,但一些未经证实的信息表明,先前的感染可使免疫力至少维持 1 年。关于立克次体和埃立克体再感染的文献报道很少。

病原学:立克次体是小球菌革兰氏阴性细菌,是专性细胞内病原体,不能在无细胞培养基中生长。东方体和立克次体自由地存在于细胞质,而无形体存在于吞噬体。目前认识到人类立克次体病原体包括 20 余种立克次体,5 种埃立克体,东方体,无形体和新立克次体。由新埃立克体(*Candidatus Neoehrlichia mikurensis*)引起的蜱传新埃立克体病以啮齿动物为主要宿主,是亚洲和欧洲的一种新兴疾病。

流行病学:立克次体病的吸血节肢动物媒介包括蜱、蚤、螨和虱。除了引起流行性斑疹伤寒的立克次体,人类是立克次体病原体的偶然宿主。立克次体的生命周期通常涉及节肢动物和哺乳动物宿主,传播发生于环境或职业暴露。立克次体病发生的地理和季节环境与节肢动物媒介的生命周期、活动和分布相关。

潜伏期随生物体而变化。

其他全球立克次体斑点热感染。已经认识到由立克次体引起的许多其他流行病学上不同的蚤和蜱传播的斑点热感染。这些疾病在前往或从这些疾病流行地区返回的人以及生活在这些地区的人中具有重要意义。这些感染具有临床和病理特征,严重程度差别很大。许多在蜱虫叮咬处出现焦痂,没有皮疹。美国斑点热和其他对旅行者最重要的立克次体疾病的病原体包括以下。

- 非洲立克次体,非洲蜱咬热的病原体,在撒哈拉以南非洲、大洋洲和一些加勒比岛屿流行。
- 小蛛立克次体,立克次体痘的病原体,在美国各地散发,但经常在美国东北部,特别是纽约市报告。
- 康氏立克次体和亚种,地中海斑点热、印度蜱斑疹伤寒、以色列蜱斑疹伤寒和阿斯特拉罕斑点热的病原体,在南欧、非洲、中东和印度次大陆流行。

- 派氏立克次体,美洲焦痂相关感染的病原体。
- 立克次体 364D,在加利福尼亚引起焦痂、头痛和发热(太平洋海岸蜱传热)。

诊断方法: 发病后 7~10d,大多数患者的血清中检测出群特异性抗体,但在一些不严重的疾病(如非洲蜱咬热),通常为慢抗体反应。在急性疾病期间,血清试验的价值是有限的,在疾病的初始阶段,尽管血清检测结果是阴性的,也不能排除立克次体疾病的诊断。然而,在疾病初期和病程 2~6 周,配对的血清学检测为回顾确诊提供了良好的方法。在大多数情况下,推荐使用间接免疫荧光抗体测定,但是它不能在物种水平确定病原体。在病程的早期给予治疗,可钝化或延缓血清学反应。在疾病的急性期和给予抗菌药物治疗前,应用 PCR 方法能够检测全血或组织中立克次体。这些测试临床适用性有限,且均在研究实验室里进行。经验丰富的实验室应用免疫组织化学染色的方法对患者的皮疹或焦痂皮肤活检标本进行 PCR 检测,在病程早期可以协助诊断。与血清学检测相比,急性感染期间 PCR 分析和采集 DNA 序列提供了更准确的病原体鉴定。

治疗: 对于所有年龄组的所有患者,如果有任何立克次体病的推定证据,都需要立即开始治疗,并且当临床怀疑可能危及生命的感染,如 RMSF、埃立克体病、流行性斑疹伤寒、鼠斑疹伤寒或恙虫病。治疗应根据临床表现和流行病学数据而决定,决不能推迟到检测结果出来之后,因为在病程早期很少进行实验室确认检测。在疾病的第二周仍未得到治疗时,治疗在预防并发症方面的效果较差。对于所有年龄段,所有立克次体病(包括 RMSF 和埃立克体病)的首选药物是多西环素,疗程一般为 7~14d。

控制措施: 限制接触蜱和蜱叮咬是预防的主要手段。

几种立克次体病是美国法定传染病,包括斑点热、埃立克体病和无形体病。

(姜丽红 译)

立克次体痘

临床表现: 立克次体痘是一种伴有焦痂的发热性疾病,以躯干、面部、四肢(手掌、脚掌较少见)或口腔黏膜处广泛而相对疏散分布的红色丘疹和水疱为特征。一般在发热后 1~4d 或在受感染的家鼠螨叮咬处出现焦痂后 3~10d 开始出疹。焦痂原发区域通常有局部淋巴结肿大。如无特异性抗菌药物治疗,全身性症状约持续 7~14d,临床表现包括发热、头痛、乏力和肌肉疼痛。少见的临床表现有厌食、呕吐、结膜炎、肝炎、颈项强直和畏光。此病较落基山斑点热轻,尚无立克次体痘相关的死亡报道,但偶有病情重者需要住院治疗。

病原学: 立克次体痘由小蛛立克次体引起,小蛛立克次体是革兰氏阴性胞内杆菌,与猫立克次体以及澳洲立克次体同属过渡群,同时拥有斑点热群和斑疹伤寒群的特征。

流行病学: 在美国,小鼠(一种常见的家鼠种类)是小蛛立克次体的天然宿主。通过血红家鼠螨(一种家鼠螨)传播。在鼠患猖獗的地区,患病风险增高。任何宿主、病原体和人类共存的地方均可发生本病,但在大城市最为多见。在美国,立克次体痘主要发生于东北部大都市中心,特别是纽约市。许多其他国家也有发生,包括荷兰、克罗地亚、乌克兰、土耳其、俄罗斯、韩国、南非和墨西哥。所有年龄段均可染病。发病无明显季节特征。本病无传染性,偶可发生于共同居住环境中家鼠螨滋生的家庭或人群。

立克次体痘的**潜伏期**为 6~15d。

诊断方法：小蛛立克次体可从本病急性期血和焦痂组织活检标本的细胞培养中分离，但细胞培养并不作为常规检查。由于小蛛立克次体抗体与立氏立克次体（落基山斑点热病原体）和其他斑点热群立克次体抗体有广泛的交叉反应性，立氏立克次体抗原的间接免疫荧光抗体试验可用来检测急性期和相隔 2~6 周的恢复期双份血清标本≥4 倍的抗体滴度变化。推荐使用小蛛立克次体抗原进行更准确的血清学诊断，这仅能在专门的研究实验室中进行。发病 7~15d 后可以检测到 IgM 和 IgG 两种免疫球蛋白。甲醛溶液固定、石蜡包埋的焦痂或丘疱疹活组织标本可通过免疫组化试验检测出立克次体，但由于交叉反应性，不能明确病原体。用针对该病原菌的特定实时荧光定量 PCR 检测和测序可以确诊小蛛立克次体感染，但目前这种诊断方式未被 FDA 批准在美国使用。

治疗：多西环素是适用于各年龄段的可选药物，最短疗程为 5d。多西环素可缩短病程，症状通常在治疗开始后 12~48h 内缓解。氯霉素是一种替代药物，但有引起严重的副作用的风险且在美国没有口服制剂。由于立克次体痘是一种程度较轻且有自限性的疾病，因此氯霉素仅在罕见的病例（如对多西环素有绝对禁忌的患者）中考虑使用。未经治疗的立克次体痘通常在 2 周内缓解。

住院患者隔离：目前未有立克次体痘人际传播的报道。推荐采用标准预防。

控制措施：可在螨虫高度滋生的环境中应用残留性杀螨剂以清除媒介。啮齿动物控制措施在限制或清除立克次体痘的传播中十分重要，但实施过程必须结合杀螨剂使用以确保控制媒介。暴露人群不需要特殊处理。

（张晓波 译）

落基山斑点热

临床表现：落基山斑点热（Rocky Mountain spotted fever，RMSF）是一种通常表现为特征性皮疹的全身性小血管炎性疾病。典型症状包括发热、肌肉疼痛、头痛（在小年龄儿童中较少见）、恶心、呕吐和乏力。常伴腹痛和腹泻，可干扰诊断。皮疹通常在起病 2~4d 内出现，首先在腕部和踝部出现淡红色斑疹或斑丘疹，数小时内向近端扩展至躯干，也可累及手掌足底。皮疹是重要的诊断征象，但早期皮疹可能很淡，且在大约 10% 的病例中无皮疹出现。随着皮疹的进展，会出现瘀斑，这是小血管炎的表现，预示病情严重。迟发或不典型皮疹是误诊和预后不佳的危险因素。可能出现脑膜炎、意识状态改变和昏迷。儿童患者还会出现周围或眼睑水肿。血小板减少、肝转氨酶升高和低钠血症（20%~50% 的病例可出现血清钠离子浓度低于 130mg/dL）是常见的实验室检查异常，并随着疾病进展而加重。白细胞计数大多正常，但有可能发生白细胞减少症和贫血。病程早期即进行治疗的患者病情较轻，发热可在治疗后 48h 内缓解。若未使用适当的抗菌治疗或出现症状 5d 后开始治疗，病情可加重，可累及中枢神经系统、心血管、肺、胃肠道和肾等脏器，甚至出现弥散性血管内凝血、肢端坏死和坏疽以及休克，从而导致死亡。即使在既往健康的人群中，RMSF 病情亦可能进展迅速。未治疗的 RMSF 的病死率为 20%~80%，中位死亡时间为 8d。即使使用了适当的抗菌治疗，重症 RMSF 患者仍会发生严重的长期后遗症，包括神经性后遗症（下肢轻瘫、听力丧失、周围神经病、大小便失禁、生长发育迟滞及语言迟缓，小脑、前庭、运动功能障碍）和非神经性后遗症（肢体/指趾截肢后造成的残疾）。

病原学:立氏立克次体为本病病原体,是一种专性细胞内寄生的革兰氏阴性杆菌,属斑点热群立克次体。在哺乳动物宿主体内,其攻击目标主要是所有重要组织和器官的小血管内皮细胞。弥漫的小血管炎会导致灌注不良、梗死和通透性增加。

流行病学:立氏立克次体由一种隶属硬蜱科的蜱叮咬而向人体传播。立克次体的主要宿主是美国东部和中部的变异革蜱(美国犬蜱),以及在美国北部和西部的安得逊革蜱(落基山林蜱)。另一个新出现的宿主是犬寄生蜱,血红扇头蜱(犬棕蜱),其寄生于犬类,已在亚利桑那州和墨西哥被确认为立克次体病的携带者,且在其他地区可能也是传播媒介。蜱及其小型哺乳类宿主是该病原体的天然的储存库。在其他野生动物和狗体内发现了立氏立克次体的抗体,但它们是否为天然储存库仍不明确。狗可能与人类出现类似的症状。职业暴露或生活中接触蜱的携带者(如宠物主、驯兽员和户外活动时间多的人)感染立氏立克次体的风险增加。各年龄段人群均可被感染。本病在美国发病率最高的时期为 4~9 月,在某些地方性流行区域可全年发病。实验室获得性感染极少发生。在极少见的情况下可因输血而发生传染。RMSF 是美国最严重和常见的致死性立克次体相关疾病。

美国国家监测收集了包括 RMSF 在内的立克次体斑点热的数据。立克次体斑点热在美国很普遍,大多数病例发生在南亚特兰大、东南和中南部各州。美国西南部报告的立克次体斑点热病例数正在增加,其中大部分是 RMSF。2016 年至 2017 年,报告的立克次体斑点热病例从 4 269 例增加到 6 248 例,增加了 46%。目前还不清楚其中有多少是 RMSF。

RMSF 的**潜伏期**大约为 1 周(典型范围 3~12d)。

诊断方法[①]:RMSF 的诊断必须基于临床症状和特征,并根据随后的诊断试验确诊。不可因等待实验室检查结果或缺少蜱虫叮咬病史延误治疗,因为大约半数 RMSF 患者均未报告蜱虫叮咬史。RMSF 血清学诊断的"金标准"是间接免疫荧光抗体试验。然而,在急性期血清学实验的阴性不能用于排除该诊断。IgG 和 IgM 抗体均在起病后 7~10d 开始升高,IgM 特异度较低,IgG 相对更可靠。确诊要求在急性期(症状出现 1~2 周内)和恢复期(2~4 周后)之间血清中抗原特异性 IgG 增加 4 倍或更多。然而,急性期抗体滴度升高表明可能是既往暴露,而非急性期感染,急性期血清学检测阴性不能排除 RMSF 的诊断。在某些地区,大部分人口都可偶然发现轻度的抗体滴度升高。在其他斑点热群立克次体(包括派氏立克次体和非洲立克次体)的抗体之间可以观察到交叉反应。酶联免疫吸附法也可用于评估急性期和恢复期中抗体的存在,但在滴度变化的定量中用处不大。

立氏立克次体还可以在急性期全血、组织或血清标本中通过 PCR 法探测 DNA 片段诊断。在疾病进展期之前,立氏立克次体在全血中往往不会大量复制,因此依赖于 DNA 检测的分析可能缺乏灵敏度,阴性结果不可排除 RMSF。如果可能,应在给予多西环素前取得用于 PCR 检测的标本。还可以在活检或尸检标本中通过 PCR 检测立克次体 DNA 或免疫组织化学显示立克次体来确诊。

立氏立克次体亦可从急性期血样本或组织培养中分离,但该病原体的培养需要特殊的流程(非常规血培养),且需要在拥有至少 3 级生物安全防护措施的相关实验室进行。该病原体

---

① Biggs HM,Behravesh CB,Bradley KK,et al. Diagnosis and management of tickborne rickettsial diseases:Rocky Mountain spotted fever and other spotted fever group rickettsioses,ehrlichioses,and anaplasmosis— United States. A practical guide for health care and public health professionals. *MMWR Recomm Rep*. 2016;65(RR-2):1-44

的细胞培养必须通过分子方法确认。

治疗[1]：多西环素是各年龄段 RMSF 患者首选治疗药物。一旦怀疑即应开始治疗。如果疑似 RMSF，临床医生也应行经验性治疗。不可因为等待实验室结果确认而推迟治疗。治疗 RMSF 的多西环素剂量为 2.2mg/kg，每天 2 次，静脉注射或口服（每次最多 100mg）；成人剂量 100mg，每日 2 次。起病 5d 内开始治疗最为有效，于起病 5d 后才开始治疗将不太可能预防死亡或其他不良结局。抗菌治疗应持续至患者体温正常至少 3d、临床症状改善。通常疗程为 5~7d，在重症患者中治疗时间更长。运用多西环素以外的抗菌药物会增加疾病的病死率。氯霉素在某些文献中可作为替代治疗，然而，其使用与死亡风险增高相关。另外，使用氯霉素有严重不良事件的风险，且在美国无可用的口服制剂。在严重的多西环素过敏病例中，应咨询专科专家以讨论风险、受益和可选择的方案。

住院患者隔离：推荐采取标准预防措施。

控制措施：限制接触蜱虫和避免蜱虫叮咬是预防的主要手段。在蜱自然栖息地进行蜱虫控制较为困难。不建议针对 RMSF 预防性使用抗生素，即便针对一些明确被蜱虫叮咬但无任何症状的儿童。在美国尚未有获得许可的立式立克次体疫苗。

轮状病毒感染

临床表现：轮状病毒的临床表现会根据是否初次感染而有所不同。对大于 3 个月的患儿而言，初次感染通常是最严重的。轮状病毒感染首发症状为急性呕吐，24~48h 后出现水样腹泻；其中高达 1/3 的患者还会出现高热。症状通常持续 3~7d 并随着时间好转。中重度或长期腹泻的患者可发生脱水、电解质异常和酸中毒。某些免疫功能不全的儿童包括先天性细胞免疫缺陷或重症联合免疫缺陷（severe combined immunodeficiency，SCID）患儿以及造血干细胞或实质器官移植受者可发生严重、持续性甚至有时致命的轮状病毒性腹泻。发生轮状病毒相关惊厥的患儿脑脊液中可检测到轮状病毒 RNA。

病原学：轮状病毒是节段性非包膜双链 RNA 病毒，属呼肠孤病毒科，至少有 10 个不同的抗原组别（A~J）。A 组轮状病毒是全世界范围内人类轮状病毒腹泻的主要病原，不过 B 组及 C 组轮状病毒也和急性胃肠炎相关。过去，基因分析依据两种衣壳外蛋白的基因分型，即 VP7 糖蛋白（G）和 VP4 蛋白酶切割的血凝素（P）。现在被一种 11 基因分型系统所替代，突变 Gx-P［x］-Ix-Rx-Cx-Mx-Ax-Nx-Tx-Ex-Hx 分别提示 6 种蛋白结构的基因型（VP7，VP4，VP6，VP1，VP2，VP3）以及 6 种非结构蛋白（NSP1，NSP2，NSP3，NSP4，NSP5/6）。在轮状病毒疫苗出现之前，G1P［8］型、G2P［4］型、G3P［8］型、G4P［8］型以及 G9P［8］型是美国最流行的基因型。不过，自从 2012 年起，最常见的基因型是 G12P［8］型。

流行病学：在出现临床症状的数天前即可在感染患者的粪便中检测到高滴度的轮状病毒，并且可持续到临床症状出现至少 10d。主要通过粪-口途径传播，仅需要少量病毒（100CFU/g）即可传播。轮状病毒可在受污染的环境表面和污染物（如玩具）上存活数周至数

---

[1] Biggs HM，Behravesh CB，Bradley KK，et al. Diagnosis and management of tickborne rickettsial diseases：Rocky Mountain spotted fever and other spotted fever group rickettsioses，ehrlichioses，and anaplasmosis— United States. A practical guide for health care and public health professionals. *MMWR Recomm Rep*. 2016；65（RR-2）：1-44

月,也可导致传播。空气飞沫传播尚未得到证实,但可能在疾病传播中起次要作用。家庭和机构内传播较为常见。极个别报道水源或食物污染导致的同源性暴发流行。

在温带气候中,轮状病毒疾病在寒冷的月份最为流行。轮状病毒疫苗在北美取得许可之前,每年的流行通常在秋季,从墨西哥和美国西南部开始,然后向东蔓延,于春季到达美国东北部和加拿大。这种季节性在热带气候中不那么显著。

自从2006年和2008年轮状病毒疫苗问世以来,美国轮状病毒疾病的流行病学及其所带来的社会负担已经发生了巨大改变。在大范围使用疫苗之前,轮状病毒是低龄儿童社区获得性胃肠炎病因和幼儿卫生保健相关腹泻最常见的病因,也是托班儿童最重要的急性胃肠炎病因。自从轮状病毒疫苗在美国上市,出现了一种两年为周期的模式:在某一年的冬末或初春有一次短暂(中位数9周)的流行(如2009年、2011年、2013年、2015年、2017年),而其前后的年份流行率极低(如2008年、2010年、2012年、2014年、2016年)。自从2008年以来,全美5岁以下儿童年均轮状病毒性疾病的住院率减少了大约75%,也就是说,美国每年减少了40 000~50 000住院人次。在美国的病例对照研究中,从住院率来看,全系列的轮状病毒疫苗针对轮状病毒相关疾病的预防效果可达80%~90%。这种高效的预防成果还体现在急诊,轮状病毒相关疾病的急诊就诊率在疫苗问世之后大幅下降。疫苗问世4年后,对于全美范围内5岁以下儿童而言,大约减少了177 000住院人次,242 000急诊就诊人次以及110万门诊就诊人次。

轮状病毒感染的**潜伏期**较短,通常不超过48h。

诊断方法:依靠临床表现和非特异性的实验室检查无法诊断轮状病毒感染。已有商业化的酶免疫分析(EIA)和色谱免疫分析用于检测粪便中的A组轮状病毒抗原。由于疫苗的使用,轮状病毒疾病的流行率显著下降,与疫苗接种前相比,免疫分析的阳性预测值预计会更低,阴性预测值预计会更高。基于聚合酶链反应(PCR)的多病原体检测系统正在得到越来越多的使用,用于检测粪便中的病毒、细菌和寄生虫胃肠道病原体(包括轮状病毒)。尽管这种基于PCR的诊断系统可以提高灵敏度和在单个样本中检测多种病原体的能力,但其存在同时检测到轮状病毒或其他与当前症状不符合的潜在病原体的可能,其结果将会更为复杂难解释。经批准的轮状病毒疫苗可在免疫接种后至少10d内在粪便中检测到病毒。

治疗:目前尚无特异的抗病毒治疗。口服或胃肠外补充液体和电解质以预防和纠正脱水。口服人免疫球蛋白作为治疗免疫功能不全患儿迁延性感染的研究性治疗,发现可减少病毒排出,缩短腹泻的持续时间。

住院患者隔离:除了标准预防以外,使用尿布或大小便无法自制的儿童在患病期间应行接触预防。

控制措施:母乳喂养可减轻轮状病毒相关疾病,故应鼓励母乳喂养。

儿童保育。已有可用的一般措施,用于阻断儿童看护中心内的肠道感染。建议勤洗手,用肥皂和水清洗物体表面并进行消毒。漂白液和其他经证实具有抗轮状病毒活性的产品可用于灭活轮状病毒,并有助于预防接触环境表面导致的疾病传播。儿童保育中心应拒绝轮状病毒性腹泻的婴儿和儿童,直到大便可被尿布包裹,受过如厕训练的儿童使用厕所时不再犯错。当患儿的大便次数不超其感染前大便次数2次以上时,即便大便仍不成形,亦可回到儿童保育中心。

疫苗。在美国有两种轮状病毒疫苗取得了在儿童中的使用许可。在2006年2月,一种口服的人-牛重组五价活轮状病毒疫苗在美国取得许可,作为 3 剂的系列疫苗在美国婴儿中使用。在 2008 年 4 月,一种口服的人减毒一价活轮状病毒疫苗在美国取得许可,作为 2 剂的系列疫苗在美国婴儿中使用。两种产品在成分和使用时程上有所不同。AAP 和 CDC 未优先推荐任一种疫苗。

2010 年,在两种轮状病毒疫苗中均检出猪圆环病毒或猪圆环病毒 DNA。目前没有证据显示此病毒存在安全风险或在人体引起疾病。

美国,澳大利亚,墨西哥,巴西和加拿大的上市后检测数据显示,使用目前已上市的轮状病毒疫苗后发生肠套叠的风险有轻微升高。在美国,目前的数据提示风险为每 100 000 例接种疫苗的婴儿中,约增加 1 到 5 例肠套叠。该风险主要发生在首剂或第 2 剂接种后的 1 周内;澳大利亚的数据显示首剂后长达 21d 内均存在肠套叠的风险。在美国及世界的其他地方,轮状病毒疫苗在预防严重轮状病毒疾病中带来的收益胜过了肠套叠相关风险。家长应该被告知肠套叠的风险、早期症状和体征,如果出现这些表现,患儿应及时就诊。

美国及其他国家的上市后菌株监测显示,在腹泻儿童粪便样本中偶尔可检测到 RV5 疫苗重组病毒株。在一些报告中,重组病毒似乎也会引起腹泻病。在美国以外的地区也报道了一种 RV1 疫苗野生型重配株。

以下是目前批准上市的轮状病毒疫苗的推荐用法 [1][2] (表 3.51)。

表 3.51　轮状病毒疫苗接种的推荐时程表

推荐	RV5（RotaTeq）	RV1（Rotarix）
疫苗剂数	3	2
每剂疫苗接种的推荐年龄	生后 2 个月、4 个月和 6 个月	生后 2 个月和 4 个月
首剂接种的最小年龄	生后 6 周	生后 6 周
首剂接种的最大年龄	生后 14 周 6 天	生后 14 周 6 天
两剂间最短时间间隔	4 周	4 周
最后一剂接种的最大年龄	生后 8 个月 0 天	生后 8 个月 0 天

- 在美国,婴儿应常规接种获得许可的轮状病毒疫苗。
- 15 周龄或以上的婴儿不应进行接种。对于无意中在大于 15 周龄后接受了首剂轮状病毒疫苗的儿童,剩下的轮状病毒疫苗应该按照推荐时程表完成。
- 各剂轮状病毒疫苗应在 8 月龄之前全部接种完成。
- 轮状病毒疫苗程序应尽可能用同种产品完成接种。然而,若上剂接种的产品不可用或未知,免疫接种也不应推迟。在这种情况下,医疗保健专业人员应以可用的产品继续或完成整个程序的接种。
- 若整个系列中任一剂是 RV5 疫苗或均未知,则应给全 3 剂轮状病毒疫苗。
- 轮状病毒疫苗可与其他儿童期疫苗同时接种。

---

① American Academy of Pediatrics,Committee on Infectious Diseases. Prevention of rotavirus disease:updated guidelines for use of rotavirus vaccine. *Pediatrics*. 2009;123（5）:1412-1420

② Centers for Disease Control and Prevention. Prevention of rotavirus gastroenteritis among infants and children. Recommendations of the Advisory Committee on Immunization Practices（ACIP）. *MMWR Recomm Rep*. 2009;58（RR-2）:1-25

- 患暂时性轻度疾病的婴儿,伴或不伴低度发热,均可接种轮状病毒疫苗。
- 早产儿生后至少6周且临床状态稳定,可进行接种。早产儿应推荐与足月儿相同的时程、同样的注意事项进行接种。一些婴儿可能在疫苗接种后几周内传播轮状病毒。关于疫苗病毒在医院环境(包括新生儿重症监护病房)传播的相关研究有限,目前没有医院内传播相关报道。个别机构可考虑在住院期间,包括在新生儿重症监护病房内,按建议的时间点对符合条件的婴儿接种轮状病毒疫苗。不然的话,首剂疫苗应在符合条件的婴儿出院时接种。
- 家庭成员中有免疫功能不全者的婴儿可进行接种。高度免疫功能不全的患者应避免接触4周内接种轮状病毒疫苗婴儿的尿布。
- 家庭成员中有妊娠妇女的可以接种。
- 若婴儿在接种1剂轮状病毒疫苗后对某种疫苗成分出现严重的过敏反应,不应再予以接种。
- 已知的重症联合免疫缺陷(SCID)和肠套叠史是使用这两种轮状病毒疫苗的禁忌证。有文献报道,口服接种活轮状病毒疫苗的婴儿可发生胃肠炎,包括严重腹泻和持续排疫苗病毒,这些患儿随后被诊断出患SCID。
- 有以下情况者接种轮状病毒疫苗前应咨询专家:除SCID以外原因免疫功能受损的婴儿,如影响免疫系统的疾病(包括癌症),或使用类固醇等药物、化学治疗或放射治疗;中重度疾病,包括胃肠炎和既往存在的慢性肠道疾病。
- 在宫内暴露于母体使用的生物反应调节剂(biologic response modifier,BRM)的婴儿,在分娩后数月内体内均可检测到药物浓度,这导致在妊娠期间母体最后一次给药的12个月内,婴儿可能出现免疫抑制。关于轮状病毒疫苗在宫内暴露于母体使用的BRM的婴儿中的安全性相关报道较少。鉴于轮状病毒感染在美国很少危及生命,妊娠期间母体最后一次使用大多数BRM后的12个月内婴儿应避免接种轮状病毒疫苗。例外的BRM包括利妥昔单抗,其结构为聚乙二醇Fab片段,不会通过母胎屏障,英夫利西单抗也有相似的特质,尽管相关数据更少。若母亲妊娠期间使用了这些BRM中的任何一种,可以考虑正常接种轮状病毒疫苗。随着BRM相关数据越来越多,接种建议会发生改变,因此可以咨询儿童传染科医生。
- 针对暴露于人类免疫缺陷病毒(HIV)和感染HIV的婴儿,不论 $CD4^+$ T淋巴细胞百分比或计数,轮状病毒疫苗应根据未感染婴儿的接种时间表进行接种。如果保护的潜在好处大于不良反应的风险,则轮状病毒疫苗可用于患有其他获得性免疫功能低下疾病的婴儿。
- RV1疫苗预填充口腔施用器的尖端帽中可能含有天然橡胶乳胶,因此乳胶严重过敏的婴儿(如脊柱裂或膀胱外翻的患儿)应选择接种RV5疫苗,因为RV5的给药管不含天然橡胶。
- 轮状病毒疫苗可在使用任何血液制品(包括含抗体的血液制品)之前、之时或之后进行接种。
- 母乳喂养的婴儿应以和非母乳喂养的婴儿相同的时程进行接种。
- 若婴儿在服用疫苗时或服用疫苗后出现反流、吐出或呕吐,此剂疫苗不应重复接种。
- 若一个近期接种的婴儿因任何原因住院治疗,应遵循标准的预防措施。
- 若婴儿在完成全系列的轮状病毒疫苗接种前罹患轮状病毒胃肠炎,也应按照推荐的标准年龄和时间间隔要求开始或完成整个接种流程。

(张晓波 译)

风疹

临床表现:

后天性风疹。大多数后天性风疹患者表现为亚临床状态,大约 25%~50% 成人为无症状患者。有临床症状者通常为轻症,以全身性红色斑丘疹、淋巴结肿大和轻度发热为特征。皮疹始于面部,24h 内遍及全身,持续时间中位数为 3d。淋巴结肿大可出现在皮疹之前,通常包含耳后或枕后淋巴结,可为全身性,持续 5~8d。此外,出疹前 1~5d 可能出现结膜炎、咳嗽、头痛、鼻炎和腭部疱疹。暂时性多发性关节痛和多发性关节炎在儿童中罕见,但在青少年和成人中较常见,尤其是女性患者。并发症包括脑炎(1/6 000)和血小板减少(1/3 000)。

先天性风疹综合征。孕母妊娠期感染风疹可导致流产、死胎或一系列先天畸形[先天性风疹综合征(congenital rubella syndrome,CRS)]。CRS 最常见的畸形或表现涉及眼部(白内障、色素性视网膜病、小眼球和先天性青光眼)、心脏(动脉导管未闭、周围肺动脉狭窄)、耳部(感音神经性听力障碍)或神经性(行为障碍、脑膜脑炎、小头畸形和发育障碍)。CRS 的新生儿期表现包括生长受限、间质性肺炎、长骨放射线透度异常、肝脾肿大、血小板减少和皮肤造血病(所谓的蓝莓松饼病变)。轻症者在出生时仅有少量或无明显临床表现。先天性缺陷主要发生在母亲孕早期感染的病例中。CRS 也是孤独症不常见的病因之一。

病原学:风疹病毒是一种有包膜的正链 RNA 病毒,属于披膜病毒科。

流行病学:人类是风疹唯一的自然宿主。后天性风疹主要通过鼻咽分泌物的直接接触或飞沫传播。感染的发病高峰为晚冬和早春。产生于野生型病毒或疫苗病毒的免疫力通常可维持终生,但亦有少数再感染病例发生,这些病例极少导致 CRS。尽管志愿者研究证实在发疹前 7d 和发疹后 14d 患者鼻咽分泌物中存在风疹病毒,最具传染性的时期为发疹前数天至发疹后 7d。

先天性白内障儿童的晶状体吸取物中可持续数年检出高效价的风疹病毒,并且一小部分患有先天性风疹的婴儿继续在鼻咽分泌物和尿液中排出病毒 1 年或更长时间,并传播给易感的接触者。风疹也与 Fuchs 异色葡萄膜炎有关,有时发生在最初感染后几十年。

在风疹疫苗广泛使用之前,风疹是一个流行性疾病,以 6~9 年为一个周期流行,大部分患者为儿童。在后疫苗时代,20 世纪 70 年代中期和 80 年代主要暴发于大学校园和职业机构中未免疫接种的年轻人中。近期的暴发流行多发生于出生于在美国之外或未充分免疫接种的人群。风疹在美国的发病率已经比疫苗前时代降低了 99% 以上(表 1.1)。

美国于 2004 年确定根除风疹流行,2004—2017 年,美国共公布了 107 例风疹和 17 例 CRS,且均源于国外或来源不明。一项 1999—2004 年的全国血清学调查显示,在 6~19 岁的儿童和青少年中,血清抗体阳性率约为 95%。92% 的女性血清反应阳性,但是约 10% 的 20~49 岁的成人缺乏风疹抗体。另外,美国多项风疹和 CRS 的流行病学研究发现,血清阴性率在出生于美国外或来自疫苗覆盖率低地区的人群中更高。非美国出生女性的婴儿患 CRS 的风险最高,因为这些女性更可能对风疹易感。

2003 年,泛美卫生组织(Pan American Health Organization,PAHO)采取了一项决议,要求在 2010 年之前消除美洲的风疹和 CRS。该决议提出在常规免疫计划和补充疫苗接种活动中实现高水平的麻疹-风疹疫苗接种覆盖率,使易急性感染的人数迅速减少。此目标与加强流行病学监测同时完成。在美洲确认的最后一例流行性风疹病例由阿根廷于 2009 年 2 月诊断,最后一例 CRS 由巴西于 2009 年 8 月诊断。2015 年 4 月,PAHO 麻疹和风疹消除核查国际专家委员会宣布,美洲区域已经实现了消除风疹和 CRS 的目标。

后天性风疹的平均**潜伏期**为 17d,通常为 12~23d。风疹患者在出疹期传染性最强。

诊断方法:

风疹。风疹特异性 IgM 抗体的检出通常意味着近期的后天感染,但存在假阴性和假阳性结果,需要在参考实验室中进行额外的专门测试。大多数后天性感染病例起病后 5d 内出现 IgM 阳性。进行后天性风疹诊断时,急性期和恢复期双份血清 IgG 抗体滴度≥4 倍增高或急性期和恢复期 IgG 血清滴度之间的血清转化表明存在感染。尽可能在皮疹开始出现时收集急性血清,最好在出现症状 3d 内完成。

先天性风疹综合征(CRS)。通过在出生后的前 6 个月内检测风疹特异性 IgM 抗体,可以确诊 CRS。若生后 7~11 个月内风疹特异性 IgG 抗体血清浓度保持稳定或持续增高,也可诊断先天性风疹感染。由于常规接种麻疹-流行性腮腺炎-风疹(MMR)疫苗,1 岁以上儿童的先天性风疹诊断较为困难,血清学试验通常不是诊断性的,病毒分离虽然可确诊,但只有少数先天性感染的儿童在这个年龄段仍然可以脱落病毒。

最常用的先天性风疹感染血清学筛查方法是酶免疫分析(EIA)和乳胶凝集试验。检验报告解读有一定的挑战性。作为一般规则,对先天性和后天性风疹的疑似病例都应进行 IgM 和 IgG 抗体检测,因为这两种结果都可能有助于诊断。

类风湿因子、细小病毒 IgM 和异嗜性抗体可导致 IgM 检查的假阳性结果。使用 IgM 捕获 EIA 可以减少假阳性 IgM 结果的发生。存在高亲和力的 IgG 或 IgG 滴度未见增高可协助判断风疹 IgM 是否为假阳性。低亲和力的 IgG 和近期的原发风疹感染有关,而高亲和力的 IgG 和既往感染或再感染或之前的疫苗接种有关。

采用适当的细胞培养接种技术,咽或鼻拭子样本中分离出风疹病毒的一致性最高(尿标本一致性稍差)。对咽/鼻拭子或尿标本行实时 RT-PCR 检测风疹病毒 RNA,再行病毒株基因分型可能在诊断和分子流行病学方面有价值。大多数后天性病例在起病时通过培养或 RT-PCR 检测可以进行病毒检测,而大多数先天性病例在出生时进行病毒检测,在某些情况下可在生后 12 个月内进行病毒检测。如果怀疑是风疹,应通知实验室人员,因为风疹检测需要专门的细胞培养方法来分离和鉴定病毒。血液、尿液和白内障标本中也可检出病毒,特别是在先天性感染的儿童中。随着西半球风疹和 CRS 的成功消灭,对分离的病毒进行分子分型在确定暴发流行和散发病例的病原体方面尤为关键。

治疗:支持治疗。

住院患者隔离:除标准预防外,对后天性风疹患儿,推荐在发疹后 7d 内行飞沫防护措施。对确诊或怀疑的先天性风疹患儿应进行接触隔离直到 1 岁以后,除非年龄到 3 个月后两份相隔 1 个月获得的 2 个临床标本(如咽/鼻拭子和尿液标本)对风疹病毒呈阴性。

控制措施:

学校和儿童保育。后天性风疹患儿发疹后 7d 内不得到学校或儿童保育机构。在暴发流行期间,没有接种证据的儿童应进行免疫接种或应在疫情暴发的最后一例病例发生皮疹后 21d 后再次上学。如前文"住院患者隔离"中所述,患 CRS 的儿童具有传染性。这些患儿的看护人应注意患儿对易感妊娠接触者的潜在危害。风疹病毒是一种包膜病毒,含酒精的免洗洗手液通常对其有效。应对被潜在传染性物质污染的表面和物品进行消毒。1% 漂白剂溶液或 70% 乙醇可以有效灭活风疹病毒。

先天性感染的监控。准确的诊断和 CRS 报告在评估风疹防控方面极为重要。所有疑为风疹感染所致的出生缺陷应彻底查明。

暴露人群保护。风疹免疫的证据包括在 1 岁或之后有记录至少接种 1 剂含风疹疫苗或有免疫血清学证据。1957 年以前出生的人可以被认为是免疫的。有关风疹免疫力的文件证据对于可能妊娠的女性尤其重要。应对所有妊娠妇女进行关于风疹免疫力的产前血清学 IgG 筛查。当妊娠妇女风疹特异性抗体浓度高于测定标准阳性临界值时，可被认为具有风疹免疫力。当抗体浓度低于标准阳性临界值或模棱两可时，应在出院前接受产后即刻风疹疫苗。已接种 1 剂或 2 剂含风疹疫苗并且风疹血清 IgG 浓度不明显为阳性的育龄妇女，应再接种 1 剂麻疹-风疹疫苗（最多 3 剂），此后不再需要检测风疹免疫力的血清学证据。

当妊娠妇女暴露于风疹病毒时，应尽快获取其血标本，进行风疹抗体（IgG 和 IgM）检测。应保存一份冰冻血清标本，之后可能需要重复检测。在暴露时即检出风疹特异 IgG 抗体表明此人很可能有免疫力。若未检测到抗体，应在 2~3 周后收集第二份血标本，并与冷冻保存的第一份标本同时进行检测。若第二次检查结果为阴性，应在暴露 6 周后再收集一份血标本，也与冷冻保存的第一份标本同时进行检测。第二份和第三份标本检查结果均为阴性，表明未发生感染；第二份或第三份标本检查结果为阳性而第一份阴性（血清转化），表明近期感染。

免疫球蛋白。对暴露于风疹病毒的易感人群应用免疫球蛋白可预防临床风疹。然而，仍然有许多报道提示免疫球蛋白的使用未能成功预防先天性风疹。尽管在暴露于风疹后使用免疫球蛋白不能预防感染或病毒血症，但可能改变或抑制症状并造成一种虚假的安全感。因此，不推荐在妊娠期常规使用免疫球蛋白进行风疹暴露后预防。

疫苗。在暴露后接种活病毒风疹疫苗尚未明确证实可预防疾病。但暴露的未孕女性可进行免疫接种，即使暴露未导致感染，免疫接种也将在未来保护这些人群。对处于风疹自然潜伏期或已有免疫力的人进行接种不会导致不良反应的风险增加。

风疹疫苗[①]。在美国使用的活病毒风疹疫苗为在人二倍体细胞培养生长的 RA 27/3 病毒株。疫苗以联合疫苗（MMR 或 MMRV）形式皮下注射进行接种。此疫苗可与其他疫苗同时接种。在 12 月龄或以上接种单剂疫苗后，95% 以上的接种人群可经诱导获得风疹血清抗体。临床效果和风险研究证明，1 剂疫苗可为 90% 以上的接种人群提供临床感染和亚临床感染的长期免疫力。然而，临床（罕见）和亚临床再感染均可发生。

由于推荐对包含麻疹和腮腺炎的疫苗（MMR 疫苗）和水痘疫苗（MMRV 疫苗）进行 2 剂接种，目前对风疹疫苗也常规行 2 剂接种。这为首剂疫苗接种失败提供了额外的保障。

疫苗推荐使用。对于 12 月龄或以上的人群，推荐给予至少 1 剂减毒风疹疫苗。在美国，根据常规的麻疹、流行性腮腺炎、风疹和水痘免疫指南，风疹疫苗与麻疹、流行性腮腺炎疫苗（MMR 疫苗）或水痘疫苗（MMRV 疫苗）在儿童 12~15 月龄时联合接种，第 2 剂 MMR 或 MMRV 疫苗在 4~6 岁入学时或更早接种。未在入学时接种的人群应尽早进行第 2 剂接种，但最佳时间应不迟于 11~12 岁。

---

① Centers for Disease Control and Prevention. Prevention of measles, rubella, congenital rubella syndrome, and mumps, 2013 summary: recommendations of the Advisory Committee on Immunization Practices (ACIP). *MMWR Recomm Rep.* 2013; 62 (RR-4): 1-34

　　特别强调对高危的青春期后男性和女性行免疫接种,尤其是大学生、新兵、新移民、医疗保健专业人员、教师和儿童保育人员。1957 年或之后出生、未接种至少 1 剂疫苗或无风疹血清学免疫证据的人被认为是易感人群,应接种 MMR 疫苗。风疹感染的临床诊断不可靠,不应作为免疫的证据。

　　具体推荐用法如下。

- 青春期后女性除妊娠外,若没有风疹免疫的证据资料,应进行接种。应建议其在接种风疹疫苗后 28d 内避孕。非孕青春期后女性在免疫接种前没必要行常规血清学检查,检查可能是风疹防护的潜在妨碍,因为做此项检查需要在门诊就诊两次。

- 在每年体检、婚前和计划生育门诊、性病门诊期间,青春期后女性应评估风疹易感性,如认为易感,应行 MMR 疫苗接种。

- 应行风疹免疫的常规产前筛查。若发现易感,应于产后在院立即接种风疹疫苗。

- 风疹特异性抗体浓度高于测定标准阳性临界值的人,可被认为具有风疹学免疫证据。除育龄妇女外,血清学检测结果不明确的人应该被认为对风疹易感,除非有证据表明已接受 1 剂含风疹疫苗或随后的血清学检测结果表明风疹免疫。已接种 1 剂或 2 剂含风疹疫苗并且风疹血清 IgG 浓度不明显为阳性的育龄妇女,应额外接种 1 剂 MMR 疫苗(最多 3 剂),此后不再需要检测风疹免疫血清学。

- 母乳喂养不是产后免疫接种的禁忌。

- 所有可能接触风疹患者或照顾妊娠妇女的易感医务工作者,以及从事于教育机构或提供儿童保健服务的人,均应接种疫苗预防自身感染及传染给妊娠者[①]。

不良反应。

- 在接种 MMR 疫苗或 MMRV 疫苗的易感儿童中,5%~15% 的人在接种 6~12d 后出现发热。约 5% 的接种人群出现皮疹。普遍可出现轻度淋巴结肿大。在 12~23 月龄的幼儿中,与 MMR 疫苗和水痘疫苗在同次门诊分开接种相比,接种 MMRV 疫苗高热惊厥略微多见。

- 在接种含风疹疫苗后,大约 0.5% 的幼儿报告了关节疼痛,通常是周围小关节。关节痛和暂时性关节炎在易感青春期后女性中更为常见,其发生率分别约为 25% 和 10%。关节症状通常始于接种后 7~21d,且多为暂时性。接种后关节症状的发生率要比同年龄段自然感染后关节症状的发生率低。

- 暂时性手臂和腿部感觉异常、疼痛也有报道,但极少见。

- 中枢神经系统表现亦有报道,但未证实其与风疹疫苗的因果关系。

- MMR 疫苗或 MMRV 疫苗接种后的其他反应与疫苗的麻疹、流行性腮腺炎和水痘成分有关。

注意事项和禁忌证。

- 妊娠。妊娠妇女不应接种风疹疫苗。若无意中接种了疫苗或妊娠发生于接种后 28d 内,应向患者告知理论上对胎儿的风险。疫苗接种后 CRS 的理论最大风险为 0.2%,远低于野生风疹病毒的风险或妊娠期非 CRS 诱发的先天性缺陷的风险。在全球追踪的 2 931 例孕期接种的妇女中,3.3% 的后代有亚临床感染,没有先天性缺陷,96.7% 未感染。基于这些观察数据,妊娠期间接种风疹疫苗不作为终止妊娠的指征。

---

　　① Centers for Disease Control and Prevention. Immunization of health-care personnel:recommendations of the Advisory Committee on Immunization Practices(ACIP). *MMWR Recomm Rep.* 2011;60(RR-7):1-45

- 妊娠女性的子女。对母亲妊娠或有家庭中有其他妊娠亲密接触者的易感儿童接种疫苗不会增加风险。大部分接种者在接种 7~28d 后间断性从咽部排出少量病毒,但没有证据证明疫苗病毒可从接种儿童向他人传播。

- 发热性疾病。患轻微疾病的儿童,如上呼吸道感染,可接种疫苗。发热不是免疫接种的禁忌证。然而,若其他表现提示存在严重疾病,患儿应在痊愈后再接种疫苗。

- 近期应用免疫球蛋白。免疫球蛋白制剂干扰机体对麻疹疫苗的免疫反应,理论上也可能干扰对风疹疫苗的血清学反应。若接受抗 Rho(D)免疫球蛋白或血液制品的女性有产后接种风疹疫苗的指征,其使用间隔与应用免疫球蛋白和接种麻疹疫苗的间隔相同(表 1.11)。

- 免疫力改变。免疫功能不全患者可致病毒感染程度加重,不应接种活病毒风疹疫苗。感染人类免疫缺陷病毒(HIV)但尚无严重免疫功能缺陷者例外,这些患者可接种 MMR 疫苗预防风疹。如有可能,需要接受生物反应调节剂(如抗 TNF-α)治疗的儿童应在开始治疗前进行接种。

- 免疫功能不全患者的家庭接触者。对亲密接触的易感者接种疫苗可降低免疫力受损患者风疹暴露的风险。尽管可以从咽部分离少量疫苗病毒,但没有证据证明疫苗病毒可从接种儿童向免疫功能不全的接触者传播。关于 MMR 疫苗或 MMRV 疫苗麻疹、流行性腮腺炎和水痘成分的注意事项和禁忌证也应在接种前进行评估。

皮质类固醇。对于接受高剂量皮质类固醇(超过 2mg/kg 或 20mg/d)治疗超过 14d,并且除此之外无免疫缺陷的患者,推荐的免疫接种间隔为停用皮质类固醇后至少 4 周。

结核病。结核菌素皮肤试验不是 MMR 免疫接种的先决条件。未经治疗的结核感染患者,应先开始抗结核治疗,再接种 MMR 疫苗。如有特殊需求,结核菌素皮肤试验可在接种 MMR 疫苗的当天进行。否则,结核菌素皮肤试验应推迟 4~6 周,因为麻疹免疫可能暂时抑制结核菌素皮肤试验的反应性。

(张晓波 译)

沙门菌感染

临床表现:

非伤寒沙门菌感染。非伤寒沙门菌能引起一系列疾病,临床上从无症状的胃肠道带菌到胃肠炎、泌尿道感染、菌血症,对于镰状细胞贫血患者则可能发生脑膜炎、脑脓肿及骨髓炎的局灶性感染。与非伤寒沙门菌相关的最常见的疾病是胃肠炎,以腹泻、腹部绞痛及发热为表现,感染的部位通常是远端小肠及结肠。持续或间歇菌血症时有发生,非伤寒沙门菌血症患者中高达 10% 有局灶性感染。在美国,侵袭性沙门菌的发病率在婴儿中最高。某些非伤寒沙门菌血清型(如都柏林、猪霍乱)很少见,比起胃肠炎,它们更容易导致侵袭性感染。婴幼儿侵袭性非伤寒沙门菌表现为严重的临床疾病并伴有高病死率,在撒哈拉以南非洲的许多地区普遍存在。鼠伤寒沙门菌、肠炎沙门菌和沙门菌 I:4,[5],12:i:-(都柏林沙门菌相对较少见)是从血液和脑脊液中分离出的最常见的非伤寒沙门菌血清型。严重贫血、疟疾、人类免疫缺陷病毒(HIV)和营养不良是高病死率(10%~30%)的已知风险因素。

伤寒。伤寒沙门菌、甲型副伤寒、乙型副伤寒和罕见的丙型副伤寒能引起长期菌血症,分别称为伤寒及副伤寒,统称为肠热病。在较大年龄儿童,典型肠热病的发生通常是渐进性的,临床表现有发热、全身症状(如头痛、不适、厌食、嗜睡)、腹痛、肝肿大、脾肿大、指趾炎、玫瑰疹(存在于 30% 的患者中),可能会出现精神状况的改变和休克。心肌炎或心内膜炎很少发生。在婴幼儿,伤寒血清型的侵袭性感染可表现为轻微的不明原因的发热,伴有自限性菌血症或侵袭性感染,伴有更严重的临床症状和体征,如持续菌血症和脑膜炎。腹泻(豌豆汤样)或便秘都可以是早期症状,大约 10% 住院成人、儿童患者发生胃肠道出血。相对缓脉(脉率小于指定体温对应的正常值)在成人患者中被认为是普遍特征。在儿童中,相对缓脉既不是评估来自伤寒地方性区域发热患儿的一个有鉴别意义的症状,其本身也不是该病的特征。急性伤寒感染后转变成慢性伤寒杆菌携带者(排菌超过 1 年)的倾向与胆石症患病率相关。随年龄增长风险增加,女性多于男性,儿童慢性携带并不常见。

病原学: 沙门菌是属于肠杆菌科的革兰氏阴性杆菌。目前的分类法确认了沙门菌的两个种,即肠炎沙门菌(6 个亚种)和邦戈里沙门菌(*Salmonella bongori*)。肠炎沙门菌亚种(也称为 I 亚种)与人类和其他恒温动物的大多数感染有关,其他肠炎沙门菌亚种和邦戈里沙门菌通常是从冷血动物中分离出来的。目前已有 2 600 多种沙门菌血清型被描述。2016 年,美国最常见的人类分离株为肠炎沙门菌、新港沙门菌、鼠伤寒沙门菌、贾维亚纳沙门菌(*Salmonella Javiana*)和 I 4,[5],12:i:-。这 5 种血清型约占美国所有沙门菌感染的 45%。伤寒沙门菌与肠炎沙门菌和都柏林沙门菌都属于 O 血清型 9。其他血清型的相对患病率因国家而异。

流行病学:

非伤寒沙门菌感染。 每年,非伤寒沙门菌均是向美国食源性疾病主动监测网络报告的实验室确诊肠道疾病病例的最常见原因之一。非伤寒沙门菌感染的发病率在 4 岁以下的儿童中最高。在美国,侵袭性感染率和病死率在婴儿、老年人、血红蛋白病(包括镰状细胞病)患者和处于免疫受损状态(如恶性肿瘤、HIV 感染)患者中更高。大多数报告的病例都是散发的,但疫情广泛暴发(包括与卫生保健和机构相关的暴发)亦有报道。近年来,非伤寒沙门菌胃肠炎食源性病例的发病率没有改变。

非伤寒沙门菌的主要宿主包括鸟类、哺乳动物、爬行动物和两栖动物。在工业化国家,传播给人的主要的食物传播媒介有种子蔬菜和其他产品,包括动物源性食物,如家禽,牛肉、鸡蛋和乳制品。其他多种食品媒介(如花生酱、冷冻锅贴、婴儿配方奶粉、谷类食品和烘焙食品)涉及美国和欧洲的疫情,推测可能是由于食物接触受感染的动物产品或人类携带者而受到污染。其他传播方式包括饮用受污染的水源,密切接触感染动物(主要是雏鸟、小鸡、鸭在内的禽类;爬行或两栖类,如宠物龟、美洲蜥蜴、壁虎、松狮蜥、蜥蜴、蛇、青蛙、蟾蜍、蝾螈、火蜥蜴;啮齿动物,如仓鼠、小鼠、豚鼠;或其他哺乳动物,如刺猬)。居住在水箱或水族馆的爬行和两栖动物能使水受到细菌污染,最终传播给人类。壳的长度小于 4in(1in=2.54cm)的龟是众所周知的人类沙门菌感染的来源。由于存在该风险,FDA 已经从 1975 年起禁止这些龟类洲际的销售和分销。动物源性宠物食品及玩具、食物亦与沙门菌感染相关,尤其在婴儿中。

只要感染者排泄非伤寒沙门菌,感染传染给他人的潜在风险将持续存在。最常见的非伤寒沙门菌血清型感染 12 周后,小于 5 岁的儿童约 45% 排菌,而年长儿童和成人则为 5%,抗菌治疗能延长排菌时间。约 1% 的成人持续排沙门菌超过 1 年。

肠热病。 虽然伤寒(每年约 300~400 例)和副伤寒(每年约 100 例)在美国并不常见,但在许多资源有限的国家,尤其是亚洲,这些感染是高度流行的。因此,美国居民中的大多数伤寒感染是在国际旅行期间获得的。与非伤寒沙门菌血清型不同,肠热病血清型(伤寒、甲型副伤寒、乙型副伤寒）仅限于人类宿主，在人类宿主中，它们会引起临床和亚临床感染。人类慢性伤寒携带者（主要涉及慢性胆囊感染，偶尔涉及尿路感染）构成了地方性感染地区的长期细菌储藏池。伤寒血清型感染意味着摄入被慢性携带者或急性感染者污染的食物或水载体。

从非伤寒沙门菌感染发生率的年龄特征来看，小于 4 岁的儿童发病率最高。在美国，侵袭性感染和死亡在婴儿、老年人以及免疫抑制状态、血红蛋白病（包括镰刀细胞病）、恶性肿瘤和人类免疫缺陷病毒（HIV）感染的人群发生率较高。大多数报告的病例是散发的，但广泛的暴发也有报道，包括与卫生保健相关的单位和机构内暴发。近年来，食源性非伤寒沙门菌胃肠炎病例发生率无变化。

非伤寒沙门菌胃肠炎**潜伏期**通常为 6~48h（72h 及以上也有报道）。伤寒**潜伏期**通常是7~14d（范围 3~60d）。

诊断方法：从粪便、血液、尿液、胆汁（包括含胆汁的十二指肠液）及感染组织的培养中分离出沙门菌可以诊断。胃肠炎通过粪便培养或分子检测来诊断。无法解释的持续或严重腹泻的所有儿童均应行粪便培养，所有前往资源匮乏国家旅行后出现不明原因发热的儿童都应进行血液和粪便培养（阳性率高达 30%）。此外，对于有严重疾病风险的患者（如年龄小于 3个月、免疫功能低下或溶血性贫血的患者）以及有播散性感染、败血症或肠热病证据的患者，应考虑进行血培养。

用浓缩肉汤和多重选择琼脂平板培养基从粪便中回收沙门菌是最佳的。最终确诊需表型方法（生化分析）、包括全基因组测序或 PCR 分析在内的分子学方法或细胞成分的质谱分析和 O 血清型的测定。血清型的测定从流行病学观点上是有帮助的。使用酶免疫分析法、乳胶凝集试验和单克隆抗体来检验沙门菌抗原的诊断检测已经发展出来，也有许多商品化的检测针对肠炎血清型抗原的抗体的免疫分析试剂，后一种检测在伤寒流行地区更为重要。

几种直接从粪便中检测多种病毒、寄生虫和包括沙门菌在内的细菌病原体的多重 PCR 平台已经被 FDA 批准作为诊断手段使用，实验室应该具有沙门菌种和其他细菌性肠道病原体培养能力，因为抗生素敏感性检测和血清分型通常对于治疗和流行病学监测是重要的。

一旦怀疑伤寒，需要多重培养来分离病原。血液、骨髓、胆汁培养常可以明确诊断，因为粪便中常常检测不到病原体。伤寒儿童血培养、骨髓培养的灵敏度分别约为 60% 和 90%。单份血培养加胆汁培养（从胆汁染迹的十二指肠线采样）的组合在临床伤寒感染诊断的灵敏度为 90%。CDC 不建议使用诸如肥达试验之类的血清学检测来诊断急性伤寒，因为这些检测对于有沙门菌既往感染和疫苗接种的流行人群和地区会导致假阳性结果，所以检测结果很难解释。分离菌株的培养/复苏对于指导伤寒的抗菌治疗仍然很重要。血清学检测可能有助于在暴发情况下识别慢性携带者。

治疗：

非伤寒沙门菌感染。

● 非伤寒沙门菌血清型引起无症状感染或单纯型胃肠炎的患者，通常不建议抗菌治疗，因为治疗并不能缩短腹泻性疾病的病程，并能延长粪便的排菌时间，增加症状复发率。在非伤寒沙门菌导致的胃肠炎发生在 3 月龄及以下的婴幼儿，有慢性胃肠道疾病、恶性肿瘤、血红蛋白病、HIV 感染和其他免疫抑制性疾病和免疫抑制治疗的人群中，虽然益处未经证实，但仍然推荐抗菌治疗。对于出现诸如严重腹泻或长期发热或高热严重症状的患者，也应考虑使用。

● 在美国，一旦疑诊或确诊非伤寒沙门菌胃肠炎，给予患者抗菌治疗，需要在使用抗生素之前获取血培养和粪便培养,头孢曲松需要给予起始剂量。无明显不适或无播散性感染证据的患者可以口服阿奇霉素,出院等待血培养结果。一旦获得药敏结果,敏感菌株也可考虑使用氨苄西林或复方磺胺甲噁唑。氟喹诺酮类是备选方案。对于那些有临床症状或有播散性感染证据的人群,则需要住院。

- 非伤寒沙门菌引起的菌血症需要排除播散性疾病(如脑膜炎、骨关节感染、心内膜炎),重复血培养直至转阴。初始治疗选择头孢曲松。血培养转阴或排除局灶性疾病后可考虑将静脉注射头孢曲松改为口服阿奇霉素,总疗程 7~10d。具体的抗菌药物、给药途径和治疗疗程取决于抗菌药物敏感性、患者年龄和其他宿主因素以及临床反应。由于临床疗效较差,尽管菌株具有体外敏感性,仍不建议使用氨基糖苷类药物治疗任何侵袭性沙门菌感染(包括伤寒沙门菌感染)。

- 对于脑膜炎,治疗周期应为 4 周;对于骨关节炎或其他转移灶感染,推荐疗程 4~6 周。需要考虑评估潜在的免疫缺陷(如无脾、HIV 感染)。

- 抗生素耐药的非伤寒沙门菌菌株日益增多。环丙沙星不敏感菌株从 2009 年的 2% 增加到 2017 年的 8%。

肠热病。

- 在选择经验性抗生素治疗伤寒时,应仔细考虑旅行史和该地区的抗生素耐药性模式。在美国诊断出的大多数伤寒感染是氟喹诺酮类药物不敏感的,因此临床医生不应使用氟喹诺酮类药物作为经验性治疗,尤其是在从南亚返回的旅行者。

- 自 2016 年以来,巴基斯坦持续大规模流行对头孢曲松、氨苄西林、环丙沙星和复方磺胺甲噁唑(trimethoprim-sulfamethoxazole,TMP-SMX)广泛耐药(extensively drug-resistant,XDR)的伤寒;分离株仅对阿奇霉素和碳青霉烯类药物敏感[1]。自疫情暴发以来,巴基斯坦报告了 5 000多例 XDR 伤寒病例,从巴基斯坦返回美国和英国的旅客中记录了多例 XDR 伤寒确诊病例。建议临床医生核查 XDR 伤寒暴发的最新情况。

- 伤寒沙门菌导致的伤寒被认为或可能是多药耐药的(但非广泛耐药),经验性治疗应使用第三代头孢菌素或阿奇霉素肠外给药。药物的选择、给药途径、治疗疗程基于病原体的药物敏感性(如没有药敏结果,则根据推断的敏感性)、感染的严重性、感染部位、宿主和临床疗效。治疗的最佳疗程尚不明确,取决于使用的抗生素。但大多数专家认为单纯性疾病治疗至少 7~10d。如果氨苄西林或复方磺胺甲噁唑被认为是基于敏感性试验的,那么考虑给予 14d的治疗疗程。咨询感染性疾病专家对于严重复杂病例的临床处理是有用的。

- 伤寒沙门菌感染的复发可在 4 周内发生在高达 17% 的患者中,对免疫功能低下的患者来说尤其有风险,他们可能需要更长的治疗时间和再治疗。阿奇霉素治疗组的复发率似乎低于氟喹诺酮类或头孢曲松治疗组。

- 慢性携带状态可以通过口服胆汁中浓度高的抗菌药物(如环丙沙星或诺氟沙星)4 周来根除。如果口服氟喹诺酮类治疗 4 周不能耐受,且菌株对氨苄西林敏感,也可肠外大剂量使用氨苄西林。如果单独使用抗菌药物治疗失败,一些成人可能需要行胆囊切除术,然后再使用另一个疗程的抗菌药物。

---

① François Watkins LK,Winstead A,Appiah GD,et al. Update on extensively drug-resistant *Salmonella* serotype Typhi infections among travelers to or from Pakistan and report of ceftriaxone-resistant *Salmonella* serotype Typhi infections among travelers to Iraq—United States,2018-2019. *MMWR Morb Mortal Wkly Rep*. 2020;69(20):618-622

- 糖皮质激素对重症伤寒(以谵妄、反应迟钝、恍惚、昏迷或休克为特征)的患者可能有益。仅在非常严重患者中使用,因为毒血症临床表现的缓解可挽救生命。常用的方案是大剂量地塞米松静脉给药,起始剂量 3mg/kg,随后每次 1mg/kg,每 6 小时 1 次,总疗程 48h。
- 如果是海外旅行获得的伤寒沙门菌导致的伤寒,应对所有和确诊病例旅行的所有人进行粪便样本的培养,如果结果阳性,应给予阿奇霉素或氟喹诺酮类治疗,监测患者症状的进展。在美国,与确诊患者接触过但未与他们一起海外旅行的无症状人群,应根据具体情况进行评估,以确定粪便培养的必要性。

住院患者隔离: 除标准预防措施外,使用尿布或大小便失禁的儿童病程中应采取接触预防。伤寒儿童预防措施应持续到抗生素治疗停止 48h 以上,连续 3 次粪便培养阴性以后。对于 XDR 伤寒,应根据多药耐药菌指南,在住院期间采取接触预防措施。

控制措施: 重要的措施包括适当的饮食卫生习惯,净化水的供给,适当的手卫生,充足的卫生设施处理人类的粪便,限制感染者处理食品和从事卫生保健工作,对动物接触者宣教沙门菌感染风险,禁止出售宠物龟,限制小于 5 岁的儿童以及免疫低下的儿童暴露在有爬行动物、两栖类、活禽和啮齿动物的家庭、学校、儿童保育和公共环境中,将病例报告给有关卫生部门并调查疫情。鸡蛋及其他动物源性食物应彻底烹饪。不吃生鸡蛋及含生鸡蛋的食物或饮用未经高温消毒的牛奶或生奶制品[①]。通告当地卫生部门,将菌株或样本送去进行血清学检测对发现和调查疫情暴发至关重要。

儿童保健。 沙门菌病暴发在幼儿中心很罕见。在幼托的儿童控制感染的具体措施包括遵守卫生习惯,如严格的手卫生,以及限制暴露于特定的动物。导致沙门菌血症更高风险的动物(包括爬行类、两栖类、禽类)不推荐进入学校、儿童看护机构、医院或养老院。

有小肠结肠炎症状的儿童保健参与者或工作人员一旦证实有非伤寒沙门菌感染,对年长儿及工作人员不需要隔离,除非他们有临床症状。无症状接触者无需粪便培养。同样,非伤寒沙门菌小肠结肠炎儿童或工作人员不需要阴性粪便培养结果,当大便能隔离在尿布里或当受过如厕训练的孩子能正常如厕,大便频次与日常正常大便频率相比不超过 2 次时,即便大便仍然松软,也可以回到儿童看护机构。

一般来说,因为伤寒、甲型副伤寒、乙型副伤寒、丙型副伤寒感染容易传播,可能出现严重病情,伤寒沙门菌、副伤寒沙门菌感染儿童应隔离至抗菌治疗停药至少 48h,3 次粪便培养阴性。

伤寒疫苗。 伤寒疫苗接种能增强对伤寒沙门菌感染的耐受性,但目前注册的疫苗并不能提供完整的保护。美国有两种伤寒疫苗已被注册使用(表 3.52)。一种用于 6 岁以上,一种用于 2 岁以上。

美国 FDA 注册的两种疫苗有效性为 50%~80%,但是疫苗的保护期明显不同。疫苗的选择是基于儿童的年龄、加强免疫的需求以及可能的禁忌证和反应来选择的。

推荐使用。在美国,仅在下列人群建议使用疫苗接种。

---

① American Academy of Pediatrics, Committee on Infectious Diseases and Committee on Nutrition. Consumption of raw or unpasteurized milk and milk products by pregnant women and children. *Pediatrics*. 2014;133(1):175-179 (Reaffirmed November 2019)

表 3.52   在美国商业可获得的伤寒疫苗

伤寒疫苗	类型	免疫途径	可接受的最小年龄/岁	剂数 [a]	加强频次/年	不良反应发生率
Ty21a	活的减毒	口服	6	4	5	<5%
ViCPS	多糖	肌内注射	2	1	2	<7%

注:ViCPS 代表 Vi 荚膜多糖疫苗。

[a] 初次免疫接种。关于剂量、时间和不良反应的更多信息见正文。

- 前往已知有沙门菌暴露风险的地区的旅行者。前往印度次大陆、南亚、东南亚、加勒比海地区、拉丁美洲、中东和非洲等地,可能长时间暴露于被污染的食物和饮水的旅行者,其感染的风险最高。需要提醒这些旅行者除了接种伤寒疫苗外,仍需要谨慎选择饮食。
- 与记录在案的伤寒带菌者有密切接触的人群。发生于持续的家庭内接触。
- 与伤寒沙门菌频繁接触的实验室工作者。

剂量。对于初次免疫接种,每种疫苗推荐以下的剂量。

- 伤寒口服活疫苗 Ty21a。6 岁及以上儿童和成人采用 1 粒肠衣胶囊隔日 1 次口服,共服 4 次,胶囊应随温度低于 37℃的液体餐前约 1h 整个吞服(不能咀嚼)。胶囊冷藏保存,应服完 4 剂以获得最佳效果。免疫接种应尽可能在暴露前至少 1 周内完成接种。值得注意的是,2020 年 12 月,Ty21a 的制造商暂时停止生产和销售;这种疫苗可能供应有限或无法获得。
- 伤寒 Vi 多糖疫苗。2 岁儿童及以上的初次接种使用 Vi 荚膜多糖疫苗(Vi capsular polysaccharide,ViCPS)含有 0.5mL(含多糖疫苗 25μg),肌内注射,疫苗应当在可能暴露前至少 2 周给予。
- Vi 结合疫苗(美国无法购买)。一种新的伤寒结合疫苗由与破伤风类毒素蛋白连接的伤寒沙门菌 Vi 荚膜多糖组成,在印度制造并获得许可(Typbar TCV),已通过世界卫生组织的资格预审。世界卫生组织科学咨询专家组根据确定 6~23 个月大的儿童以及较大的儿童和成人的耐受性和免疫原性的临床试验结果,推荐该疫苗用于 6 个月大的婴儿。这种疫苗是单剂接种的,与其他可用疫苗相比,该疫苗对伤寒提供了更好的保护,而且在地方性感染地区的儿童中,血清 IgG Vi 抗体似乎能持续数年。Typbar TCV 在美国没有获得许可。
- 甲型副伤寒和乙型副伤寒的预防。Ty21a 和 ViCPS 疫苗均不能提供对甲型副伤寒血清型的可靠防御。2 次野外试验结果证实 Ty21a 可能对乙型副伤寒提供部分的交叉保护。

加强剂量。在持续或反复伤寒沙门菌暴露环境中建议使用定期重新免疫,以维持免疫力。

已证实,口服 Ty21a 疫苗后的免疫效果可以维持 7 年之久,然而,口服 Ty21a 疫苗的制造商建议,如果继续或再度暴露于伤寒沙门菌,每 5 年需要重新免疫(完成整个 4 剂量)。ViCPS 疫苗是非 T 细胞依赖的抗原,不引起免疫记忆,能使加强免疫的血清 Vi 抗体滴度继初次免疫后升高。ViCPS 制造商建议,如果继续或再度暴露,则每 2 年重新免疫。

口服 Ty21a 疫苗(不表达 Vi 抗原)和 ViCPS 疫苗(通过刺激血清 IgG Vi 抗体起保护作用)是通过不同的机制介导保护的。

目前还没有在一种疫苗初次免疫后再使用另一种疫苗的有关数据的报道。

不良反应。口服 Ty21a 疫苗耐受良好,轻度不良反应包括腹痛、恶心、腹泻、呕吐、发热、头痛、皮疹或荨麻疹。已报道的 ViCPS 疫苗不良反应也是轻微的,包括发热、头痛、不适、肌痛、局部不适、疼痛，以及≥1cm 红斑或硬结。

注意事项及禁忌证。如果对疫苗任一成分有过敏史，则是肌内注射 ViCPS 疫苗的使用禁忌。没有关于妊娠妇女使用伤寒疫苗的安全性数据。口服 Ty21a 疫苗是一种减毒活疫苗，不能用于包括 HIV 感染人群、巨噬细胞缺陷或有慢性肉芽肿病在内的免疫功能低下的人群[①]，这时可以选择肌内注射 ViCPS 疫苗，但预期的免疫应答可能不能获得。口服 Ty21a 疫苗需要在消化道内复制以获得有效性，所以有急性发热、消化道疾病时不应使用。抗疟药物甲氟喹和氯喹以及联合抗疟药物阿托伐醌/氯胍和乙胺嘧啶/磺胺多辛预防剂量使用时可与 Ty21a 疫苗一起使用。生产商建议在最后一剂 Ty21a 疫苗后至少 3d 服用其他抗疟药物。首次口服 Ty21a 疫苗前 3d 和最后一次接种 Ty21a 疫苗后 3d 应避免使用抗菌药物。

（朱春晖　译　陈强　校）

疥疮

临床表现：疥疮是以剧烈的瘙痒和包括丘疹、结节、水疱或大疱的红色丘疹为特征，由于成年雌性螨虫在表皮上层的挖掘活动形成匐行的隧道而发生的病变。瘙痒在夜间为甚。年长儿和成人的好发部位为指间褶皱、腕部屈面、肘部伸面、腋窝前皱褶、腰部、大腿、脐、生殖器、乳晕、腹部、臀间裂和臀部。2 岁以下儿童皮疹通常为水疱，好发部位与年长儿和成人不同，常累及头皮、面部、颈部、手掌和足底。皮疹是由机体对寄生虫蛋白质的超敏反应引起。

疥虫隧道特征表现为细小、弯曲的灰色或白色的线纹。抓痕常见，但大多数隧道在患者就医前因搔抓而消失。偶尔可见 2~5mm 的红褐色结节，尤其在毛发覆盖处，例如生殖器，腹股沟和腋窝。这些疥疮结节是对死螨的抗原和粪便的肉芽肿反应，在有效治疗后结节仍持续数周甚至数月。皮肤继发细菌感染是常见的并发症，通常由化脓性链球菌或金黄色葡萄球菌引起。研究表明，链球菌感染后肾小球肾炎和疥疮之间存在罕见的相关性。

结痂性疥疮（既往称为挪威疥疮）是一种罕见的临床综合征，其特征是大量疥螨和广泛结痂的、角化过度的皮损。结痂性疥疮通常发生在体质虚弱、发育迟缓或免疫功能低下（包括接受生物反应调节剂）的患者。在长期使用局部皮质类固醇治疗后，健康儿童也会出现结痂性疥疮。

疥疮后脓疱病是一种反应性现象，可能在成功治疗疥疮原发感染后发生。感染的婴幼儿表现为间歇性的无菌性、瘙痒性丘疹和脓疱，主要分布在肢端，但可出现扩展至躯干的较轻皮损。

病原学：疥疮的病原是疥螨，属人型疥螨亚种。成年雌疥螨皮肤角质层挖洞并产卵。虫卵经 2~4d 变为幼虫，蜕皮为若虫继而为成虫后交配并产卵。整个周期大约需要 10~17d。犬疥螨是从感染疥疮临床症状的狗身上获得，可引起人类自限性和轻微的感染，通常涉及与受感染动物直接接触的区域。

流行病学：人类是感染源。传播途径通常是通过长期密切接触传染。由于大量疥螨存在于患者剥脱的皮屑里，因此与结痂性疥疮患者极短暂接触都可能被传染。被狗和其他动物传

---

① Rubin LG，Levin MJ，Ljungman P，et al. 2013 IDSA clinical practice guideline for vaccination of the immunocompromised host. *Clin Infect Dis.* 2014；58（3）：e44-e100

染罕见,而且这些疥虫在人体并不繁殖。

人型疥螨在无症状的潜伏期或未经治疗的患者都具有传染性。疥疮在许多国家流行,在世界范围内散发,并经常流行,在某些情况下可能是周期性的。疥疮会影响不同社会经济水平人群,与年龄、性别或个人卫生状况无关。成人疥疮通常是通过性传播获得[1]。

初次感染人群的**潜伏期**通常为4~6周。既往疥螨感染人群,再次接触疥螨1~4d后即表现出症状,不过较初次感染症状更轻微。

诊断方法:疥疮诊断通常通过临床检查完成。可以从丘疹或完整隧道的刮屑中找到疥虫、疥虫卵或疥虫排泄物(粪便)来确认诊断,最好从疥疮隧道的盲端挑取。将矿物油、显微镜浸油或水滴于皮肤有利于收集刮取其皮屑。使用宽刃手术刀刮取隧道。

将刮取的鳞屑和矿物油置于载玻片上,并放上盖玻片在低倍镜下检查。成年雌疥虫平均长度是330~450μm。皮肤刮屑提供了明确的感染证据,但灵敏度较低。手持式皮肤镜检查(发光显微术)已用于识别体内疥螨或角质层中寄生螨虫的气泡。擦拭皮肤体内反射显微镜术或擦拭皮肤组织进行聚合酶链反应测定是灵敏度和特异度较好的有前景的技术。

治疗:局部外用5%氯菊酯霜或口服伊维菌素都是治疗疥疮的有效药物。大多数专家建议将5%氯菊酯霜局部外用作为首选,特别是婴幼儿(小于2月龄的儿童未获批准)、妊娠妇女及哺乳期妇女。氯菊酯霜保留8~14h后洗去。被感染的儿童和成人应在头部以下全身涂抹乳液或霜剂。氯菊酯霜杀死疥虫和卵。为消除所有螨虫,可能需要联合使用两种(或更多)药物,每种相隔1周左右。由于疥疮会感染婴幼儿面部、头部和颈部,在这个年龄组,治疗应包括整个头部、颈部及全身。应特别注意修剪指甲,并确定药物涂抹在这些区域。

Cochrane综述评价发现,口服伊维菌素与外用氯菊酯治疗疥疮一样有效。伊维菌素不具有杀卵作用,需要相隔7~14d给药2次。伊维菌素未得到FDA批准用于治疗疥疮。对于治疗失败或不能耐受FDA批准的局部用药的疥疮患者,可以考虑口服伊维菌素。伊维菌素对体重小于15kg的儿童和孕妇的安全性尚未确定。

替代药物包括10%克罗米通乳膏或乳液(FDA未批准应用于儿童),或含5%~10%硫磺的凡士林软膏。由于安全问题和其他药物治疗有效,Lindane乳液不应用于疥疮治疗,但如果所有其他药物不能耐受或失败,则可以使用。

因为疥疮症状是对螨虫过敏反应的结果,尽管治疗成功,瘙痒可能在几周内不会消退。口服抗组胺药和局部使用皮质类固醇可以帮助缓解瘙痒。局部或全身抗菌治疗适用于继发性细菌感染。

住院患者隔离:除标准预防措施外,还建议采取接触预防措施,直到患者接受适当的杀疥螨药物治疗为止。

控制措施:

● 大多数专家建议对家庭成员进行预防性治疗,特别是那些长期直接皮肤接触的人。疥疮的临床表现最迟可出现在暴露2个月后,在此期间,疥螨可以传播。所有家庭成员应同时治疗,以防再次感染。在初次治疗前3d接触的被褥和贴身衣物应热水清洗并用热循环干燥。疥螨离开皮肤后存活不超过3d。不能清洗的衣物应当从患者脱去并至少隔离数天至1周,以

---

[1]　Centers for Disease Control and Prevention. Sexually transmitted infections treatment guidelines, 2021. *MMWR Recomm Rep.* 2021；in press

避免再次感染。

- 儿童应在学校日结束时接受治疗,并允许他们在第一个疗程结束后返回幼儿园或学校。儿童不应因疥疮而被劝退回家(见表 2.3)。
- 流行和局部暴发可能要求严格和一致的措施来对待接触感染者。与感染患者有长期皮肤接触的护理员或其他护理工作者可能会受益于预防性治疗。
- 环境消毒是不必要和没有根据的。建议对非结痂性疥疮患者的居住房间使用吸尘器进行彻底的清理。
- 结痂性疥疮患者及其密切接触者必须得到迅速和积极的治疗,以避免暴发。

(黄慧 译　杨玉 校)

血吸虫病

临床表现:血吸虫病是由钉螺中散播的感染性幼虫(尾蚴)侵入皮肤所致。初次感染通常是无症状的。皮肤表现包括暴露疫水数小时后幼虫侵入部位的皮肤瘙痒,随后 5~14d 内伴有间断瘙痒,有时出现丘疹。既往已致敏的人群中,严重的丘疹出现得更快并持续至暴露后 7~10d。尾蚴性皮炎(游泳者痒疹)也可由寄生在鸟类或其他野生动物中的血吸虫幼虫引起。这些幼虫能穿透人体皮肤,但最终会在真皮层死亡,不会引起全身性疾病。

能够引起肠道和泌尿生殖系统血吸虫病的幼虫侵入皮肤后,进入血液循环,移行至肺部,最终发育成熟为成虫定居在肠道的引流静脉丛,如果是埃及血吸虫则定居在泌尿生殖系统的引流静脉丛。暴露后 4~8 周,血吸虫发育为成虫,然后雌虫开始产卵,可导致急性血清病样反应(钉螺热),表现为发热、精神萎靡、咳嗽、皮疹、腹痛、肝脾大、腹泻、恶心、淋巴结肿大和嗜酸性粒细胞增多。这种表现最常见于无免疫性的宿主中,例如旅游者。慢性血吸虫感染的症状严重程度和体内血吸虫载量有关。携带轻至中度血吸虫载量个体可能只有亚临床疾病或者相对轻微的临床表现,如生长迟缓或贫血。携带较高血吸虫载量个体会出现一系列临床症状,这主要是机体对成虫卵免疫应答引发的炎症和纤维化所致。严重的慢性肠道血吸虫病(曼氏血吸虫和日本血吸虫感染)可导致肝脾大、腹痛、血便、门静脉高压、腹水、食管静脉曲张和呕血。泌尿生殖系统血吸虫病(埃及血吸虫感染)可导致膀胱炎症和纤维化。尿路症状和体征包括排尿困难、尿急、终末镜下血尿或肉眼血尿、继发泌尿道感染、肾盂积水及非特异性盆腔痛。埃及血吸虫感染也导致女性下生殖道(外阴、阴道、子宫颈)损伤,男性前列腺炎和血性精液,以及某些类型膀胱癌。其他器官和系统也会受累,例如血吸虫卵引起肺栓塞,导致肺动脉高压。血吸虫卵滞留在中枢神经系统,导致严重神经系统并发症,较为少见。

病原学:曼氏血吸虫、日本血吸虫、湄公血吸虫、几内亚血吸虫和间插血吸虫引起肠道血吸虫病,埃及血吸虫可引起泌尿生殖道血吸虫病。所有种属都有相似的生活周期。

流行病学:血吸虫病持续存在取决于存在合适的钉螺作为中间宿主。虫卵自粪便(曼氏血吸虫、日本血吸虫、湄公血吸虫、间插血吸虫和几内亚血吸虫)或尿液(埃及血吸虫)排出,入淡水孵化出能运动的毛蚴,然后感染钉螺。在钉螺体内经发育和无性繁殖,形成尾蚴并侵入与水接触的人类皮肤。在血吸虫病流行地区,儿童初次感染通常发生在和母亲去湖泊、池塘和其他开放的淡水水源时。由于在疫水中长时间的涉水和游泳,学龄儿童通常是社区中感染最严重的人群。由于对血吸虫缺乏强有力的预存免疫力,儿童比老年人更容易发生感染,未受控制的排便、排尿行为也导致儿童成为重要的传染源。动物在维持日本血吸虫生活周期上起到重要作用(作为虫卵来源)。感染不会通过人与人接触传播或输血传播。

血吸虫病的分布呈集中性,受适量的宿主钉螺、被感染的人群、淡水水源的影响。曼氏血吸虫见于整个非洲热带地区、加勒比海部分岛屿、委内瑞拉、巴西、苏里南以及阿拉伯半岛,日本血吸虫在中国、菲律宾和印度尼西亚流行,埃及血吸虫流行于非洲和中东地区,2014 年曾有报道在科西嘉岛出现地方流行。湄公血吸虫见于柬埔寨和老挝,间插血吸虫在非洲中部被发现,几内亚血吸虫见于西非。曼氏血吸虫成虫通常存活 5~7 年,但可在人类宿主中存活长达30 年。患者可以在离开疫区很多年后被诊断血吸虫病,感染后免疫是不完全的,常发生再感染。尾蚴性皮炎可出现于世界各地,在人们暴露于淡水、咸水或海水之后。

潜伏期不同,日本血吸虫感染潜伏期为 4~6 周,曼氏血吸虫为 6~8 周,埃及血吸虫为10~12 周。

诊断方法: 嗜酸性粒细胞增多常见,在急性血吸虫病(片山综合征)时可能更明显。曼氏血吸虫和其他肠道血吸虫感染可通过显微镜检测粪便标本中有已分化幼虫的特征性卵来确诊,如果检测时间在感染早期,结果可能呈阴性。轻症感染者可通过浓集法检测几份粪便标本中虫卵或直肠黏膜活体组织检测到虫卵确定诊断。埃及血吸虫感染可通过检测尿液中的虫卵确诊,为提高灵敏度需要采用过滤或离心尿沉渣检测方法。尿液中虫卵排泄的高峰通常在中午 12 点至下午 3 点之间。膀胱黏膜活检可用于埃及血吸虫感染的诊断。尿试纸条检测通常呈血尿阳性。通过 CDC 和某些商业实验室提供的血清学检查可能对检测轻度感染有帮助;这些血清抗体检测阳性结果可持续数年,不能用于鉴别持续感染、既往感染与再感染。血清学检查在急性感染期呈阴性,在感染后 6~12 周或更久转为阳性,可能在检测到虫卵之前就呈阳性。用于血吸虫检测的聚合酶链反应和抗原检测技术已开发,但目前被用于研究。

尾蚴性皮炎与其他原因引起的皮炎难以鉴别,它是由某些种类的血吸虫的尾蚴引起的,这些血吸虫的正常宿主是鸟类和非人类哺乳动物。皮肤活检可发现血吸虫幼虫,但检测阴性也不能排除血吸虫感染。有在水禽生活的水域暴露史有助于诊断。

治疗: 吡喹酮适用于任何一种血吸虫病的治疗。曼氏血吸虫感染还可使用奥沙尼喹,不过这种药物在美国不再可用。暴露后的最佳治疗时机尚不确定,但在暴露后 6~8 周内给予吡喹酮治疗是合理的。吡喹酮不能杀死发育中的血吸虫,因此早期药物治疗(如暴露后的 4~8周),应该在 2~4 周后再重复给药以提高治疗效果。急性血吸虫病和神经系统血吸虫病的初步治疗包括用类固醇减轻炎症,但最佳剂量和疗程尚不确定。吡喹酮治疗初期症状可能会加重。加用吡喹酮治疗的最佳时机尚不清楚,在炎症消退时使用该药物治疗通常是有利的。尾蚴性皮炎是一种自限性疾病,可能需要对皮疹进行对症治疗,症状严重时可口服 1 个疗程糖皮质激素。

住院患者隔离: 推荐标准预防措施。血吸虫病不会在人与人之间传播或通过粪-口途径传播。

控制措施: 消灭中间宿主钉螺在大多数地区是难以实现的。因此,群体治疗或选择性治疗感染人群,卫生处理人类排泄物,开展水卫生项目,有关传染源的教育,都是目前关键的控制措施。同时要告知进入流行地区的旅行者避免与小溪、河流、池塘或湖泊这些淡水有任何接触。人类血吸虫病不会通过海水传播。

(刘洪 译)

志贺菌感染

临床表现：志贺菌感染主要累及大肠，临床上可有水样便或稀便，全身症状很少，更严重的症状包括高热、腹部绞痛或腹胀、里急后重、黏液便或黏液血便。通常痢疾志贺菌血清型 1 型引起的症状较其他志贺菌更严重，发生假膜性肠炎、中毒性巨结肠、肠穿孔、溶血和溶血性尿毒综合征（hemolytic-uremic syndrome，HUS）等严重并发症的风险更高。工业化国家中痢疾志贺菌血清型 1 型已变得罕见。幼儿在任何血清型志贺菌感染时的全身癫痫发作已有报道，尽管其病理生理学和发病率尚不清楚，但这种发作通常是自限性的，并与高热或电解质紊乱相关。败血症较少见，但无论是志贺菌或其他肠道菌群都可以从破损的肠黏膜入血。败血症最常发生在新生儿、营养不良的儿童和痢疾志贺菌血清型 1 型感染的患者，也可发生在健康儿童的非痢疾志贺菌病。可能有关节外表现的反应性关节炎是志贺菌感染的罕见并发症，常在感染后的数周或数月发病，尤其是表达 HLA-B27 的患者。感染后可发生肠易激综合征，持续数周或数年。

病原学：志贺菌属是肠杆菌家族中兼性需氧的革兰氏阴性杆菌，已证实有 4 种（40 多种血清型）。在美国，宋氏志贺菌最常见，其他种类包括福氏志贺菌、痢疾志贺菌和鲍氏志贺菌。在资源有限的国家，尤其在非洲和亚洲，福氏志贺菌占优势，痢疾志贺菌常引起暴发流行。痢疾志贺菌 1 型产生的强效细胞毒素志贺毒素，能增强结肠黏膜中这种血清型的毒力，并能引起小血管和肾脏的损伤，导致某些个体发生 HUS。志贺毒素基因为噬菌体编码，在隶属其他志贺菌血清型的少数菌株中被发现，其中包括福氏志贺菌 2a 型、痢疾志贺菌 4 型、宋氏志贺菌。尽管非痢疾志贺菌不常与 HUS 相关，但 HUS 与成人宋氏志贺菌感染有关。

流行病学：尽管其他的灵长类动物也会被感染，但人类是志贺菌属的自然宿主。主要传播方式是粪-口传播，与污染的物体接触、摄入被污染过的食物或水、性接触也可以导致传播。家蝇也可能是被感染者粪便的物理传播媒介，摄入 10 个病原菌就可致病，但这需要视菌种而定。志贺菌属在水里的生存时间（多至 6 个月）及在食物的生存时间（多至 30d）延长。儿童保健机构中 5 岁或以下的儿童、看护人及生活在拥挤环境中的人感染风险增高。与男性发生性关系的男性，志贺菌包括多重耐药菌株感染的风险增加。较大年龄的儿童和成人中，福氏志贺菌、鲍氏志贺菌和痢疾志贺菌感染比宋氏志贺菌更多见。到卫生设施较差、资源有限的国家旅游，旅客将面临感染的风险。即使没有抗生素治疗，发病后 1~4 周带菌状态常会结束，长期带菌并不常见，并与潜在的肠功能障碍无关。

志贺菌分离株的抗生素耐药性正在增加。从 1999 年到 2015 年，美国 7 391 株志贺菌中 59% 对氨苄西林耐药，43% 对复方磺胺甲𫫇唑耐药，3% 对阿莫西林-克拉维酸耐药，<1% 对环丙沙星耐药，而 <0.3% 对头孢曲松耐药。从 2011 年到 2015 年，2 085 株分离株中有 6% 菌株被证实对阿奇霉素的敏感性降低。到 2017 年，10% 的志贺菌分离株对环丙沙星耐药，24% 的志贺菌分离株对阿奇霉素的敏感性降低。美国 CDC 一直在监测具有一种或多种喹诺酮类耐药机制但体外对氟喹诺酮类药物敏感的志贺菌分离株，如环丙沙星的最低抑菌浓度（minimal inhibitory concentration，MIC）为 0.12μg/mL。需要更多的数据来确定氟喹诺酮类药物的治疗结果和疾病传播风险是否会受到有此类菌株患者的影响。美国国家抗菌药物耐药性监测系统（National Antimicrobial Resistance Monitoring System，NARMS）的数据表明，许多具有喹诺

酮类耐药机制的志贺菌菌株对许多其他常用治疗药物不敏感或耐药,如阿奇霉素、复方磺胺甲噁唑、阿莫西林-克拉维酸和氨苄西林。此外,临床实验室通常无法对志贺菌进行阿奇霉素敏感性检测,因为尚未确定阿奇霉素的折点。2018 年 6 月,CDC 要求临床医生在使用氟喹诺酮类药物或阿奇霉素治疗时监测并向地方卫生部门报告可能的临床治疗失败病例,临床医生获取菌株进行药敏试验,并考虑感染病咨询。

潜伏期范围为 1~7d,通常 1~3d。

诊断方法:从粪便或含粪便的直肠拭子标本分离出志贺菌是诊断的检测方法,排便后尽快对粪便进行检测有助于提高灵敏度。同时使用浓缩肉汤培养基和选择性琼脂平板。如果样品不能在 2h 内运送到测试实验室,则应转移至适当的运输媒介(如 Cary-Blair 或类似媒介,并在 4℃环境下运输)。病原体的最终鉴定需要生化分析和血清分组来区分志贺菌和大肠埃希菌。不应使用细胞成分的质谱法,因为这种方法不能区分这两个属。粪便涂片亚甲蓝染色显示粪便乳铁蛋白(或白细胞)的存在对结肠炎的诊断相当敏感,但并非是志贺菌病特异的。虽然菌血症是罕见的,但应对患有严重疾病、免疫缺陷或营养不良的儿童进行血培养。多重聚合酶链反应(PCR)平台用于检测包括志贺菌在内的多种细菌、病毒和寄生虫,具有较高的灵敏度,PCR 不能区分活的和死的病原体。如果使用多重 PCR 平台或其他非培养基诊断试验诊断志贺菌病,则建议进行粪便培养以指导治疗(如有必要)、监测和疫情暴发检测。其他细菌检测试验,包括定性和定量 PCR 分析,可在研究实验室和一些临床实验室进行。

治疗:

- 尽管志贺菌病严重脱水很少见,纠正水和电解质丢失(最好通过口服补液)是治疗的根本。
- 大多数宋氏志贺菌临床感染是自限性的(48~72h),轻症患者不需要抗菌治疗。
- 对重症患者、痢疾或潜在的免疫抑制状态的患者建议治疗,这些患者在等待培养及药敏结果时应给予经验性治疗。现有证据表明,抗菌治疗在缩短腹泻持续时间,加快病原体从粪便排出方面是有些效果的。然而,抗菌治疗是否能减少志贺菌传播尚不明了。

临床分离株的抗生素敏感性检测对于指导治疗是有提示意义的,因为抗菌药物的耐药常见且可能正在增加。美国有报道称志贺菌对阿奇霉素敏感性降低,对环丙沙星耐药。尽管头孢曲松耐药性在美国仍然相对少见,但最近已有报道。对于需要抗生素治疗的病例,建议口服,重症患者除外。一线治疗应包括以下抗生素之一。

- ◆ 氟喹诺酮类(如环丙沙星)使用 3d。如果志贺菌菌株环丙沙星的 MIC 为≥0.12μg/mL,即使实验室表明该分离菌株是敏感的,在更多地了解 MIC≥0.12μg/mL 的环丙沙星治疗临床结果之前,应避免使用氟喹诺酮类药物。
- ◆ 阿奇霉素使用 3d。临床实验室通常无法检测志贺菌对阿奇霉素的敏感性,因为临床折点尚未确定。
- ◆ 注射用头孢曲松 2~5d。口服头孢菌素类(如头孢克肟)临床疗效尚不明确。
- ◆ 对于敏感菌株,可选择口服氨苄西林或复方磺胺甲噁唑 5d;阿莫西林从胃肠道快速吸收,因此是无效的。
- 抑制肠蠕动的止泻药是禁忌的,因为它们能延长疾病的临床和细菌学过程,增加并发症的发生率。
- 营养供给。在有营养不良风险的儿童中补充维生素 A(200 000IU)和锌(要素锌,口服

10~14d,新生儿 10mg/d 使用至 6 月龄,6 月龄以上的儿童使用 20mg/d)能加速临床缓解。

住院患者隔离:除标准预防措施以外,疾病期间还应给予接触预防。

控制措施:

儿童保健中心。儿童保健中心建议使用一般的措施以阻断肠道传播。严格的手卫生是减少传播的一个最重要的措施。免洗手消毒液辅助肥皂洗手,在获得肥皂及清洁水受到限制的情况下是有效的。儿童保育员应遵守所有标准的感染控制建议,特别是加强手卫生,并确保换尿布的人不负责准备食物。

当儿童保健参与者或成员证实有志贺菌感染时,应当培养有症状者的粪便标本。应当告知当地卫生部门,评估和管理潜在的暴发。受感染者应排除在外,直到地方卫生部门依照地方儿童保育排除规则认定复工是安全的。在此之后,如果粪便能隔离在尿布内,受过如厕训练的孩子能正确如厕,大便频次与日常正常大便频率相比不超过两次,即便大便仍然松软,儿童也可以返回儿童保育设施(表 2.3)。

机构内暴发。最难控制的暴发是尚未培训或近期培训使用便池的儿童、不能自理的成人(智能低下或特殊护理机构成员)或氯化水供给不足相关的暴发。需要一套完整的措施、合适的抗生素治疗以及严格的手卫生,直至粪便培养志贺菌阴性。在居住小区,患病人群及新入院患者应被隔离。

整体控制措施。严格手卫生对于限制传播是必需的。其他一些重要的控制措施包括改善卫生设施,适当给供水进行加氯消毒,食物的正确烹调和储存,避免感染者从事食物处理和儿童护理工作,确保尿布的正确操作,减少食物和物体表面被家蝇污染。腹泻者不应该去娱乐性的水上活动场所(如游泳池、水上乐园)。那些失禁的人应该在症状消失后的 1 周内继续避免娱乐性的水上活动。性活跃的人在腹泻症状缓解后至少 1 周内避免性行为。母乳喂养可以为婴幼儿提供一些保护。病例应当报告给适当的卫生部门(如医院感染控制人员和公共卫生部门)。

(朱春晖 译　陈强 校)

天花

最后 1 例自然感染的天花病例发生在 1977 年索马里,随后在 1978 年发生了 2 例感染,有 1 人死亡,原因是一位摄影师在实验室暴露期间被感染,接着又传染给他在英国的母亲。1980 年世界卫生大会宣布已经在世界范围内成功消灭了天花,随后也没有出现人感染病例。美国在 1972 年停止对儿童常规免疫接种天花疫苗,1976 年停止对卫生保健专业人员的常规免疫接种,而美国军人的免疫接种则持续到 1990 年。天花消灭后,2 所世界卫生组织参考实验室被准许保存天花病毒株。受 2001 年 9 月 11 日发生的恐怖袭击事件影响,担心天花病毒会被用作生物武器,天花病毒免疫接种政策被再次提出。2002 年,美国开始对派往世界某些地区的军事人员进行免疫接种,2003 开始启动了一项针对急救人员的民用天花免疫接种计划,为可能的天花病毒生物恐怖活动做好准备和应对。这种生物恐怖事件目前还未发生。

临床表现:正型天花患者会有严重的前驱症状,表现为高热(38.9~40.0℃)和全身症状,包括乏力、严重的头痛、背痛、腹痛及虚脱,前驱期持续 2~5d。儿童可能会有呕吐和惊厥。大多数天花患者在发热前驱期病情严重卧床不起。随后出现口咽黏膜损伤,往往不被患者察觉。此阶段持续不到 24h 进入出疹期,皮疹通常是识别天花的首个临床表现。从出现口腔黏膜损伤开始,患者就具有传染性,直至皮肤结痂脱落为止。典型皮疹先出现于面部,并迅速蔓延至前臂、躯干和大腿,并且高度集中于面部和四肢远端。多数患者手掌和足底也有皮损。出疹后体温下降,但未降至正常。皮损由最初斑疹发展为丘疹,接着逐渐变成坚硬的水疱,然后成为深而坚硬的脓疱,被称作"脓珠"。每一阶段持续 1~2d。出疹的第 6 天或第 7 天,皮损开始出现脐状凹陷或相互融合。至第 8~10 天,皮损继续增大,随后开始结痂。一旦所有的痂皮脱落,即出疹后 3~4 周,患者不再具有传染性。在天花流行期间,正型天花在未接受免疫接种的人群病死率约为 30%。妊娠期妇女、1 岁以下的儿童和 40 岁以上的成人病死率最高。现代支持疗法能否改善预后尚不明确。

类天花临床很难与正型天花鉴别,类天花临床症状更轻,出疹快,较少留瘢痕,且病死率低。

除了经典的临床表现(占 90% 或以上)外,正型天花尚有两种不常见的严重的临床类型:出血型[表现为在典型天花皮疹出现前有出血倾向(早期出血性天花)或皮肤损害内出血和弥散性血管内凝血(晚期出血性天花)],以及恶性型或扁平型(皮损不发展为脓疱,持续表现为平软状态)。这两种临床类型各占大约 5% 的比例,病死率高达 95%~100%。妊娠是出血型天花的危险因素。细胞免疫缺陷可能导致扁平型天花,在儿童中比成人更常见。

水痘易被误诊为天花。通常,儿童患水痘没有发热的前驱症状,但成人可有一过性轻微前驱症状。尽管这两种疾病在出疹的最初几天容易混淆,但天花皮损逐渐变成深植于真皮层的坚硬的脓疱,而水痘皮损发展成表浅的小水疱。水痘皮损成批出现,变化迅速,身体任何一部位都可见不同时期的皮损(丘疹、水疱、结痂),而天花皮损在身体的任一部位均处于同一时期。这两种疾病的皮疹分布不同,水痘通常起于躯干,然后向周边蔓延,与躯干相比较少累及四肢(向心型)。天花病灶可分布于全身各个部位,但与躯干相比,面部和四肢更密集(离心型)。猴痘也可能被误诊为天花,其临床表现类似天花,但症状要轻。猴痘病毒感染的一个显著特征是明显的淋巴结肿大,该病诊断在美国仅限于适当的流行病学环境,如下所述。

病原学:天花病毒属于痘病毒科,正痘病毒属。正痘病毒属能感染人类的还有猴痘病毒、牛痘病毒、痘苗病毒和其他几种新型正痘病毒。在 1774 年和 1796 年分别由 Benjamin Jesty 和 Edward Jenner 将牛痘病毒作为第一个天花疫苗的原料来使用。之后牛痘病毒被痘苗病毒取代。

流行病学:人类是天花病毒的唯一天然宿主。天花最常见的传播途径是通过感染者口咽部的飞沫传播,少数报道通过气溶胶传播。也有报道通过直接接触病损或间接接触污染物感染,如患者衣物、卧具等。由于大多数天花患者病情严重且卧床不起,因此天花传播常限于密切接触的家庭成员、医务工作者和其他卫生保健专业人员。天花的家庭继发感染率远低于麻疹,接近或低于水痘。

2003 年,美国猴痘病毒的暴发与草原土拨鼠接触从加纳进口的啮齿动物有关。2017—2018 年,尼日利亚报告了西非有史以来最大的猴痘疫情,随后在英国、以色列和新加坡报告了与尼日利亚有流行病学关联的病例。截至 2019 年,在尼日利亚境内仍有与之有关的散发猴痘病例被报告。在阿拉斯加和格鲁吉亚有报告临床表现与牛痘病毒和痘苗病毒相似的新型正痘病毒。

潜伏期为 7~17d(平均 10~12d)。

诊断方法:天花病毒可以通过多种不同的方法在水疱或脓疱液中被检测到,包括电子显微镜、免疫组织化学、培养或聚合酶链反应（PCR）。只有 PCR 方法能确诊天花病毒感染,其他诊断方法仅用于正痘病毒筛查。诊断还需要除外水痘-带状疱疹病毒感染或其他常见的能引起水疱或脓疱的出疹性疾病。从考虑天花诊断的患者身上采集标本时,必须要小心。

治疗:2018 年 7 月特考韦瑞（tecovirimat）获得 FDA 批准用于治疗体重至少 13kg 的天花患者。在动物模型中特考韦瑞对猴痘和兔痘均具有活性,但对人类天花的有效性尚不清楚,它可抑制病毒胞外传播所需的一种包膜蛋白的功能。西多福韦（cidofovir）是一种胞嘧啶核苷酸类似物,在体外和动物模型中对某些正痘病毒具有抗病毒活性。其治疗人类天花的疗效尚不清楚。布林西多福韦（brincidofovir,西多福韦的亲脂性衍生物）是一种实验性药物,具有广谱抗病毒活性,在体外及动物体内研究中均有抗痘病毒活性。

住院患者隔离:入院时,疑诊为天花的患者应安置于单独的空气传染隔离病房内,病房应配备具有高效微粒空气过滤负压通风设备。应立即实施标准防护、接触防护和空气传播防护措施。

控制措施:

暴露人群的治疗。发热出疹病例鉴别诊断考虑天花时应立即报告给当地卫生部门。

使用疫苗。暴露后疫苗接种（暴露后 3~4d 内）能为患者提供部分预防疾病的保护和阻止致命结局的重要保护。除了严重免疫功能低下的人不能从接种活痘苗疫苗中预期受益,任何人明显接触处于疾病传染期的天花患者后需要尽早免疫接种（环式接种）。

暴露前疫苗接种。

天花疫苗。ACAM2000 是一种获准用于预防天花的活病毒疫苗。这种冻干疫苗成分不含天花病毒,但含有相关的痘苗病毒,不同于最初由 Jesty 和 Jenner 用于免疫接种的牛痘病毒。ACAM2000 在组织培养中生长,引发的免疫反应与 Dryvax 相似。Dryvax 是一种以前获得许可的痘苗疫苗（现在不再提供）,它在预防天花方面非常有效。

疫苗的保护作用随着时间的推移而减弱,但在免疫接种 15~20 年后仍可观察到确切的保护作用。CDC 免疫实践咨询委员会建议部分实验室工作人员和卫生保健人员接种天花疫苗。ACAM2000 说明书建议,暴露风险非常高的人群,例如在实验室中处理天花病毒的人群,可每 3 年接种 1 次疫苗。ACAM2000 不能在普通人群中使用,只能由经过专门培训的提供者保管。在没有天花暴发的情况下,不建议对儿童进行暴露前天花免疫接种。疫苗病毒可能在疫苗接种者和其家庭接触者之间发生意外传播。免疫功能低下或患有特应性皮肤病的儿童在接触传播后发生严重并发症的风险增加,包括进行性痘疹和接种后牛痘性湿疹。

FDA 于 2019 年批准了一种非复制性痘苗活疫苗（Jynneos-BN）,用于在 18 岁及以上高危人群中预防天花和猴痘。这是 FDA 唯一批准用于预防猴痘的疫苗。每隔 4 周用两剂。这种疫苗是美国国家战略储备的一部分,旨在天花事件期间紧急使用,用于没有接触过天花,但患天花的风险很高,并有 ACAM2000 的相对禁忌证（包括免疫功能低下,特应性皮肤疾病,或对 ACAM2000 某一成分过敏）的人群。一种类似于 ACAM2000 的研究性痘苗疫苗（APSV）也是美国国家战略储备的一部分,用于天花事件期间紧急使用。

天花疫苗并发症的评价和治疗。痘苗免疫球蛋白（Vaccinia Immune Globulin,VIG）被许可用于具有复制能力的痘苗疫苗接种的某些并发症,在治疗天花中没有作用。特考韦瑞和布林西多福韦已通过个别患者扩大使用范围请求用于治疗痘苗播散。

（刘洪 译）

孢子丝菌病

临床表现:孢子丝菌病有3种皮肤类型。多发结节的典型皮肤淋巴管型最常见于成人。由轻微外伤处植入,形成一个无痛性丘疹,缓慢增大为一坚硬、有轻微触痛的皮下结节,可发展为呈紫色或溃疡。在原发损害附近,沿其引流淋巴管分布可出现同样进程的继发皮肤损害。局限型皮肤孢子丝菌病,也称固定型皮肤孢子丝菌病,常见于儿童,表现为单发的结痂性丘疹、溃疡性丘疹或结节性皮肤损害,未发现沿淋巴播散。四肢和面部是常见的感染部位。多发性皮肤损害的皮肤播散型罕见,通常发生在免疫功能低下的患者中。

皮肤外孢子丝菌病占所有病例的20%,通常发生在不寻常的创伤区域或免疫功能低下的患者。血行播散或局部植入可导致骨关节感染。最常受累的关节是膝关节,肘关节,腕关节,踝关节。肺孢子丝菌病的临床表现类似肺结核,发生于吸入病菌后或吸入呈烟雾状的分生孢子后。播散性孢子丝菌病通常发生在原发性皮肤或肺部感染引起的血行播散后,主要发生在免疫功能低下的患者中,可累及多个部位(如眼、心包膜、泌尿生殖道、中枢神经系统)。肺孢子丝菌病和播散性孢子丝菌病在儿童中罕见。

病原学:申克孢子丝菌是一种温度双相型真菌,在室温下呈霉菌或菌丝相,在35~37℃的宿主组织中呈芽生酵母相。申克孢子丝菌是至少6个菌种的复合体。在这个复合体中,申克孢子丝菌是大多数感染的原因,其次是球形孢子丝菌;在南美洲,巴西孢子丝菌是感染的主要原因。

流行病学:申克孢子丝菌在全世界范围内广泛分布,最多见于中美洲和南美洲的热带、亚热带地区,以及北美洲和亚洲的部分地区。这种真菌已经从土壤和植物中分离出来,包括干草、稻草、泥炭藓和腐烂的植物。有刺的植物,如玫瑰丛和松树,它们的刺能从周围的土壤或苔藓中接种菌体而致病。由感染了巴西孢子丝菌的猫引起的人畜共患传播是导致里约热内卢地区高发皮肤孢子丝菌病的主要原因,感染人群主要为妇女和儿童。

潜伏期为病原菌侵入皮肤后7~30d,也可长达6个月。

诊断方法:从组织、伤口引流物或痰标本中培养出申克孢子丝菌可诊断。其菌丝相可在多种真菌培养基上分离,包括25~30℃的沙氏葡萄糖琼脂培养基。丝状菌落一般在1周内出现。最终鉴定需要转化为酵母相,通过在增菌培养基传代培养,如用含5%血液的脑心浸液琼脂在35~37℃下培养。在某些情况下转化需要重复传代培养。从血液标本中培养出孢子丝菌是播散性感染的确切证据,与免疫缺陷相关。组织病理学检查可能有帮助,但通常没有用,因为组织中病原体数量很少,不过可以排除临床类似的感染,如皮肤利什曼病。特殊真菌染色,包括过碘酸希夫染色和嗜银染色,可用于显示椭圆或雪茄状病原菌形态。部分参考实验室提供的抗体检测可用于一些皮肤外孢子丝菌病的检测。只有少数参考实验室可以对组织样本进行分子检测,但没有标准化。

治疗[①]:孢子丝菌病不经治疗通常无法痊愈。伊曲康唑是治疗儿童皮肤淋巴管型和固定

① Kauffman CA,Bustamante B,Chapman SW,Pappas PG;Infectious Diseases Society of America. Clinical practice guidelines for the management of sporotrichosis:2007 update by the Infectious Diseases Society of America. Clin Infect Dis. 2007;45(10):1255-1265

型皮肤孢子丝菌病的首选药物;一些专家更喜欢使用口服液剂型,空腹服用似乎浓度更高。药物用量参见肠外与口服抗真菌药物推荐剂量。治疗要持续到所有皮损消失后 2~4 周,通常总疗程为 3~6 个月。伊曲康唑的血清谷浓度应为 1~2μg/mL。在治疗几天后需要检查血药浓度,以确保足够的药物暴露量。采用高压液相色谱法测定时,伊曲康唑及其生物活性代谢产物羟基伊曲康唑两者都会报告,评估药物水平时应当考虑两者总和。饱和碘化钾溶液(最低剂量为 1 滴,每天 3 次,若耐受可逐渐增至最大量每次每千克体重 1 滴或每次 40~50 滴,每天 3 次)是治疗非重症的一种替代疗法。

两性霉素 B 被推荐用于儿童系统性或播散性孢子丝菌病的初始治疗。在两性霉素 B 治疗临床疗效出现后,可用伊曲康唑替代治疗至少持续 12 个月。受人类免疫缺陷病毒感染的儿童可能需要终身服用伊曲康唑。尽管延长疗程,肺部感染及播散性感染治疗效果仍然比皮肤感染差。

住院患者隔离:推荐标准预防措施。

控制措施:在有申克孢子丝菌暴露风险的职业和娱乐活动中使用防护手套和防护服可以降低患病风险。

(刘洪 译)

葡萄球菌食物中毒

临床表现:葡萄球菌食物中毒特征是起病急,有时突然暴发,表现为严重的恶心、腹痛、呕吐、乏力,常伴腹泻。可有低热或轻度低体温。病程一般不超过 1d,重症患者需要住院治疗。葡萄球菌食物中毒潜伏期短,病程短,一般无发热,据此可与其他食物中毒(除了由蜡样芽孢杆菌感染引起的呕吐综合征)相鉴别。化学性食物中毒通常有一个较短的潜伏期,而产气荚膜梭菌食物中毒通常有一个较长的潜伏期。食源性沙门菌、弯曲菌或志贺菌感染通常有发热和较长的潜伏期。

病原学:金黄色葡萄球菌产生的肠毒素可引起葡萄球菌食物中毒的症状,而表皮葡萄球菌和中间葡萄球菌很少产生葡萄球菌食物中毒的症状。

流行病学:因摄入含有耐热的金黄色葡萄球菌肠毒素的食物而致病。最常见的食物是猪肉、牛肉和鸡肉。肉类可能被动物携带的金黄色葡萄球菌污染。食物也可能通过与食品处理人员接触而被金黄色葡萄球菌的肠产毒性菌株污染,大约 25% 的患者无症状地定植金黄色葡萄球菌。当受污染的食物在室温下保存数小时,产毒性葡萄球菌在食物中繁殖并产生耐热毒素(没有因再加热而失活)。肠毒素也可来源于牛,但不常见,如被污染的牛奶或乳制品(如来自患有乳腺炎的奶牛),尤其是奶酪。

潜伏期为摄入污染食物后 30min 至 8h,一般为 2~4h。

诊断方法:在大多数情况下,由于该病持续时间短,并且通过支持性治疗快速恢复,因此无须进行诊断性检测来确诊。然而,肠毒素的测试是可商购的。在疫情暴发期,检测到的不论是一种或多种肠毒素,还是大量的葡萄球菌(大于 10^5 CFU/g)的样品,均可做出食品污染的流行病学诊断。从 2 名或更多患者的粪便或呕吐物中鉴定出相同亚型的金黄色葡萄球菌也可证实诊断。

治疗:支持治疗。不建议用抗菌药物。

住院患者隔离：葡萄球菌食物中毒不会在人与人之间传播。推荐标准预防措施。

控制措施：应对所有食品处理人员实施严格的手卫生。患有疖、脓肿，或其他可能由葡萄球菌皮肤感染引起的化脓性病灶者，在处理食物时应严格洗手，并使用手套或其他防护设备。调配食品在室温下储存不超过 2h（如果环境温度高于 32.2℃，则在 1h 内），应放置在宽而浅的容器中冷藏。

（陈强 译　易芬兰 校）

金黄色葡萄球菌感染

临床表现：金黄色葡萄球菌能引起各种局部感染、侵袭性化脓性感染及三种由毒素介导的综合征，即中毒休克综合征（toxic shock syndrome，TSS）、烫伤样皮肤综合征及食物中毒。局部感染包括蜂窝织炎，皮肤和软组织脓肿，疖，痈，脓疱病，脓疱（大疱和非大疱），甲沟炎，乳腺炎，睑腺炎，脐炎，鼻窦炎，眶蜂窝织炎/脓肿，扁桃体周脓肿，腮腺炎，淋巴结炎和伤口感染。菌血症可与局灶性并发症相关，包括骨髓炎、化脓性关节炎、心内膜炎、肺炎、脓胸、脓毒性肺栓塞、心包炎，软组织、肌肉或内脏脓肿，以及大小血管的脓毒性血栓性静脉炎。中性粒细胞减少症患者可出现坏疽性深脓疱。原发性金黄色葡萄球菌肺炎可发生于上呼吸道病原微生物的吸入，也可并发或继发于社区病毒感染（如流行性感冒），也可发生于机械通气患者。脑膜炎可能在早产儿中发生，但罕见，除非伴有皮内异物（如脑室腹腔分流术）或者伴有先天性或获得性硬脑膜缺损。金黄色葡萄球菌还可引起异物相关的伴或不伴菌血症的感染，包括血管内导管或移植物、腹膜导管、脑脊液分流、脊柱内固定或髓内针、压力均衡管、起搏器及其他心内装置、迷走神经刺激器以及人工关节。金黄色葡萄球菌感染可呈暴发性。某些慢性疾病和病症，如糖尿病、恶性肿瘤、早产、免疫缺陷、肾脏疾病、营养失调、透析、手术和器官移植，会增加严重金黄色葡萄球菌感染的风险。若出现转移病灶和脓肿形成，则需要充分引流，尽可能清除异物，达到治愈需要长期的抗菌药物治疗。

葡萄球菌中毒休克综合征是一种由毒素介导的疾病，通常由产中毒休克综合征毒素 1（TSS toxin-1，TSST-1）菌株或可能由产其他相关葡萄球菌肠毒素菌株引起。葡萄球菌中毒休克综合征的特点是急性发热、全身性红皮病、急骤低血压及多系统器官受累，临床表现包括大量水样腹泻、呕吐、结膜充血以及严重肌痛（表 3.53）。TSS 可发生在月经期女性使用卫生棉条、分娩或流产后。TSS 也可发生在术后的男性或女性，与皮肤损伤相关，或缺乏易于识别的感染灶。耐甲氧西林金黄色葡萄球菌（methicillin resistant Staphylococcus aureus，MRSA）的流行克隆菌株（如 USA300）几乎不产生 TSS 毒素。TSS 患者有复发的风险，尤其是与经期感染相关的患者。

葡萄球菌烫伤样皮肤综合征（staphylococcal scalded skin syndrome，SSSS）是一种由表皮剥脱毒素 A、B 介导的疾病。SSSS 的临床表现具有年龄相关性，包括新生儿剥脱性皮炎（即全身泛发性表皮剥脱症），大龄儿童猩红热样皮疹及局限性大疱性脓疱病，以及婴幼儿在猩红热样皮疹及局限性大疱性脓疱病的基础上合并有全身皮肤的白色或棕色片状厚脱屑，主要发生于面部、颈部。SSSS 的特点是毒素介导的表皮颗粒层的裂解（即 Nikolsky 征）。适当的疼痛治疗是 SSSS 主要管理方案，SSSS 愈后无瘢痕形成，合并菌血症罕见，但脱水和重叠感染可引起广泛的表皮剥脱。

表 3.53　金黄色葡萄球菌中毒休克综合征临床病例的定义

临床表现
- 发热：体温达 38.9℃
- 皮疹：弥漫性的黄斑红皮病
- 脱皮：皮疹出现后 1~2 周，特别是在手掌、脚掌、手指和脚趾
- 低血压：成人收缩压≤90mmHg，16 岁以下儿童收缩压在同年龄第 5 百分位数以下
- 多系统器官受累（3 个及以上）：
  1. 胃肠道：以呕吐或腹泻发病
  2. 肌肉：严重肌痛或肌酸磷酸激酶浓度高于正常上限的 2 倍
  3. 黏膜：阴道、口咽部或眼结膜充血
  4. 肾脏：血清尿素氮或血清肌酐浓度高于正常上限 2 倍；在无尿道感染的情况下，尿沉渣镜检可见白细胞（每个高倍镜视野见到至少 5 个白细胞）
  5. 肝脏：总胆红素、天冬氨酸转氨酶或丙氨酸转氨酶浓度高于正常上限 2 倍
  6. 血液：血小板计数少于 $100 \times 10^9/L$
  7. 中枢神经系统：在无发热、低血压及局灶性神经体征的情况下，出现定向障碍或意识改变

实验室诊断标准
- 在能进行检查的情况下，以下实验室检查结果呈阴性：
  1. 血液、咽喉分泌物或脑脊液培养；金黄色葡萄球菌感染血培养很少呈阳性
  2. 落基山斑点热、钩端螺旋体病或麻疹血清学试验

病例分类
- 疑似病例：符合实验室诊断标准，并有以上 5 项临床表现中的 4 项
- 确诊病例：符合实验室诊断标准，并有以上所有 5 项临床表现，包括脱皮在内，除非患者在出现脱皮前死亡

　　病原学：葡萄球菌是过氧化氢酶阳性的革兰氏阳性球菌，在显微镜下呈葡萄簇状。葡萄球菌在自然界中普遍存在，能在干燥、高温、低氧和高盐的极端环境下生存。金黄色葡萄球菌有许多表面蛋白，包括识别黏附基质分子受体的微生物表面组分（microbial surface components recognizing adhesive matrix molecule，MSCRAMM），它能使菌体黏附至表面覆盖有纤连蛋白、纤维蛋白和胶原蛋白的组织和异物上，这使得少量的病原体能定植到手术缝线、医用导管、人工心脏瓣膜和其他装置上。

　　流行病学：金黄色葡萄球菌是导致健康儿童皮肤和软组织感染和肌肉骨骼感染最常见的原因。金黄色葡萄球菌在 30%~50% 的健康成人和儿童皮肤及黏膜上都有定植，鼻前孔、咽喉、腋窝、会阴、阴道和直肠是常见的定植部位。金黄色葡萄球菌是引起卫生保健相关性菌血症的第二大病因，仅次于凝固酶阴性葡萄球菌，也是儿童卫生保健相关性肺炎及手术部位感染的常见病原菌。患有中性粒细胞功能障碍的患者，例如慢性肉芽肿病（chronic granulomatous disease，CGD）患者，也有感染金黄色葡萄球菌的风险。

　　金黄色葡萄球菌介导的 TSS 于 1978 年被 Jim Todd 博士发现，许多早期发生的病例都与使用卫生棉条有关。尽管卫生棉条在成分和使用上的改进已经使经期相关感染发生率有所下降，但经期和非经期 TSS 病例持续发生，并且报道的发病率相似。TSS 发病的危险因素包括 TSST-1 抗体缺乏和产 TSST-1 金黄色葡萄球菌菌株的局灶性感染。产 TSST-1 菌株可以是鼻前孔或阴道正常菌群中的一部分，90% 以上的成人因菌群在这些部位定植得以形成保护性抗体。

　　金黄色葡萄球菌的传播。皮肤携带金黄色葡萄球菌超过 50% 发生在患有脱屑性皮炎或烧伤的儿童和经常使用针具的人群（如糖尿病、血液透析、吸毒及皮下过敏原注射）。虽然家畜可以被定植，但有数据表明定植是从人类那里获得的。入院时已经存在 MRSA 定植的住院患

儿或在院内获得 MRSA 定植的住院儿童与非定植患儿相比,继发 MRSA 感染的风险更高。

　　金黄色葡萄球菌在社区经常通过直接接触传播,在医疗机构中常常是间接传播,金黄色葡萄球菌短暂定植在卫生保健人员的手上,经卫生保健人员手的接触由一位患者传给另一位患者。卫生保健人员及家庭成员的鼻腔中或皮肤表面定植的金黄色葡萄球菌可以作为传播的传染源。被污染的环境表面和物体同样在金黄色葡萄球菌的传播过程中发挥作用。金黄色葡萄球菌不是常规地经飞沫途径传播,但在短距离内可以在空气中播散。金黄色葡萄球菌通过存在鼻腔定植的人群(包括婴儿)进行播散,播散的能力与细菌定植密度相关,当合并上呼吸道病毒感染时更易播散。新生儿定植与母亲身体各个部位的金黄色葡萄球菌定植相关。

　　卫生保健相关性 MRSA。MRSA 曾在 20 世纪 80 年代流行于美国各大医院,2016 年约占儿科住院患者卫生保健相关金黄色葡萄球菌血流感染的 40%。卫生保健相关性 MRSA 感染的风险因素包括住院、手术、透析、前一年的长期住院护理、体内留置装置、伤口、MRSA 感染或定植史。自 21 世纪中期以来,侵袭性卫生保健相关性 MRSA 感染的发病率在许多社区有所下降。

　　与卫生保健相关的 MRSA 菌株(即那些历史上导致大多数卫生保健相关性 MRSA 感染的菌株)通常具有多重耐药性,预期敏感药物只有万古霉素、头孢洛林酯、利奈唑胺、达托霉素和一些未被 FDA 批准用于儿童的药物。

　　社区相关性 MRSA。20 世纪 90 年代出现了不同于传统卫生保健相关的 MRSA 菌株导致的社区相关性 MRSA 感染。这些菌株最常引起皮肤和软组织脓肿,但也可能引起更严重的感染。临床感染通常发生于拥挤的场所、频繁的肌肤接触、共用个人物品(如毛巾和衣服)、不良个人卫生习惯和皮肤不完整的人,如身体穿孔。据报道,在运动队、惩教机构和军事训练营中都发生过疫情。与社区相关的 MRSA 菌株也可以在医院内传播,并导致卫生保健相关性 MRSA 感染。与卫生保健相关性菌株不同,社区相关性 MRSA 菌株通常对多种非 β-内酰胺类抗生素敏感(如复方磺胺甲噁唑、克林霉素、四环素),以及上文列出的对卫生保健相关性 MRSA 菌株敏感的抗生素。

　　万古霉素中度敏感性金黄色葡萄球菌(vancomycin-intermediately susceptible Staphylococcus aureus,VISA)。VISA(MIC 为 4~8μg/mL)已经从接受过多疗程万古霉素治疗的 MRSA 感染患者(历来是透析患者)身上被分离出来。MRSA 菌株可对万古霉素出现多种异质性耐药。万古霉素的广泛应用使得对万古霉素中度敏感的金黄色葡萄球菌菌株在治疗中得以演变出来。CDC 推荐的控制措施包括使用适当的方法检测 VISA,使用适当的感染控制措施,以及采取措施以确保万古霉素的合理使用。

　　耐万古霉素金黄色葡萄球菌(vancomycin-resistant Staphylococcus aureus,VRSA)。VRSA 感染(MIC>8μg/mL)是非常罕见的,在所有确诊的 VRSA 感染病例中,报道的患者都有潜在的医疗状况,如 MRSA 感染史及长期万古霉素暴露史。

　　葡萄球菌感染性疾病的**潜伏期**是可变的,从感染至发病可以经历一段很长的时间。对于 SSSS,**潜伏期**通常是 1~10d;术后 TSS,可短至 12h;月经相关性感染可在经期任何时间发病。

　　诊断方法:从皮肤破损或化脓性病灶取材进行革兰氏染色,显示成簇的革兰氏阳性球菌可为感染提供依据。从无菌体液中培养分离出菌株是明确诊断的方法。分子检测法已被 FDA 批准用于在生长革兰氏阳性菌的血培养中检测金黄色葡萄球菌,这些检测方法包括非扩增分子检测,例如肽核酸荧光原位杂交(peptide nucleic acid fluorescent in situ hybridization,PNA-FISH)和 Verigene(Luminex),以及核酸扩增试验,例如 BD GenOhm Staph SR(BD Molecular

Diagnostics)、Xpert MRSA/ SA BC（Cepheid）和 FilmArray 血培养鉴定板（BCID）（Biofire）。基质辅助激光解吸电离-飞行时间（MALDI-TOF）质谱法可以快速识别培养板上或血培养中生长的金黄色葡萄球菌菌落。从血培养中分离出来的金黄色葡萄球菌几乎都不是污染物。

金黄色葡萄球菌介导的 TSS 是一个临床诊断（见表 3.53）。不足 5% 的 TSS 患者血液样本中可分离培养出金黄色葡萄球菌。培养的标本必须取自明确的感染灶，因为通常这些部位会产生病原体。从非月经期患者分离培养出的金黄色葡萄球菌菌株大约有 1/3 产生与 TSST-1 不同的毒素，并且产 TSST-1 菌株可作为正常菌群存在，因此，利用 TSST-1 鉴别菌株没有诊断意义。

从正常无菌部位分离出的金黄色葡萄球菌均应进行抗菌药物药敏检测。实验室检测包括常规筛查（D 试验）用于排除诱导型克林霉素耐药。另一种已被描述的现象是抗生素的异型耐药性，用纸片扩散法检测异质或异型菌株看似敏感，但这些菌株包含的耐药亚群只有在含有抗生素的培养基中培养时才会显现出来。当这些耐药亚群在不含抗生素的培养基上培养时，它们可以继续维持稳定的耐药突变性或恢复为敏感菌株（异质性耐药）。表达异质耐药性的菌株比敏感菌株生长得慢，并且在高于 35℃ 的生长条件下可能会被遗漏。异质抗药性的临床意义尚不清楚，但有人认为它可能是万古霉素治疗失败的原因。

金黄色葡萄球菌菌株基因分型与流行病学信息相结合，有助于确定暴发中传播的来源、范围和机制。目前已有多种金黄色葡萄球菌分子分型的方法，包括脉冲电场凝胶电泳、spa 分型和全基因组测序等。方法的选择应考虑分型的目的和可用的资源。

治疗：

皮肤和软组织感染。皮肤和软组织感染，如由甲氧西林敏感金黄色葡萄球菌（methicillin-susceptible Staphylococcus aureus，MSSA）引起的弥漫性脓疱病或蜂窝织炎，最佳治疗方法是口服耐青霉素酶的 β-内酰胺类药物，如第一代或第二代头孢菌素。对于青霉素过敏患者并考虑到万一感染 MRSA 的情况下，如果分离菌株敏感，可以使用复方磺胺甲噁唑、多西环素或克林霉素。推荐局部使用莫匹罗星治疗脓疱病。

与社区相关的 MRSA 感染最常见的表现是皮肤和软组织感染，感染程度可轻可重。一项评估单纯性皮肤感染治疗策略的随机安慰剂对照研究纳入了脓肿直径≤3cm（6~11 月龄）、≤4cm（1~8 岁）或≤5cm（>8 岁）的儿童，研究结果发现与单纯引流相比，引流加配合克林霉素或复方磺胺甲噁唑口服治疗效果更好。将莫匹罗星涂于鼻孔，并且所有家庭成员连续使用氯己定洗澡 5d，可减少复发。有研究报告称，成人口服利福平和多西环素联合鼻用莫匹罗星 7d 可成功治愈。

侵袭性葡萄球菌感染。对疑似侵袭性葡萄球菌感染，包括肺炎、骨关节感染、内脏脓肿和伴有菌血症的异物相关感染的经验性治疗是万古霉素联合半合成 β-内酰胺类抗生素（如萘夫西林、苯唑西林）。后续的治疗应根据抗菌药物敏感性试验结果而定，严重的 MSSA 感染需要静脉使用抗葡萄球菌的 β-内酰胺类抗生素，如萘夫西林、苯唑西林或头孢唑林，因为大多数金黄色葡萄球菌菌株产生 β-内酰胺酶，对青霉素和氨苄西林耐药（表 3.54）。对于那些与留置异物相关的侵袭性感染，尤其在移除留置异物不可行时，可考虑加用利福平。万古霉素不推荐用于治疗严重的 MSSA 感染（包括心内膜炎），因为它的杀菌能力较弱，并且与抗葡萄球菌的 β-内酰胺类抗生素相比，万古霉素的疗效较差。第一代或第二代头孢菌素（如头孢唑林）或万古霉素治疗 MSSA 感染性脑膜炎的疗效低于萘夫西林或苯唑西林。克林霉素是抑菌药物，不宜用于治疗原发性菌血症或血管内感染。

表 3.54　菌血症和其他严重金黄色葡萄球菌感染的肠外抗菌药物治疗

抗菌药物		说明
I 初始经验性治疗（病原体的药敏结果不详）		
可选药物	万古霉素（15mg/kg，每 6 小时一次）+ 萘夫西林或苯唑西林 [a,b]	用于危及生命的感染（即败血症、感染性心内膜炎、CNS 感染）；头孢洛林或利奈唑胺可作为备选，但关于儿童疗效的数据有限
	万古霉素（15mg/kg，每 6~8 小时一次）[b]	用于社区中 MRSA 定植和感染率很高并且不伴有脓毒症的非危及生命的感染（如皮肤感染、蜂窝织炎、骨髓炎、关节积脓）；头孢洛林或利奈唑胺可作为备选
	克林霉素	用于社区中 MRSA 定植和感染率很高并且克林霉素耐药率低于 15% 且不伴有脓毒症的非危及生命感染
II 甲氧西林敏感金黄色葡萄球菌（MSSA）		
可选药物	萘夫西林或苯唑西林 [c]	
	头孢唑林	
备选药物	克林霉素	仅适用于对青霉素严重过敏和克林霉素敏感菌株的患者
	万古霉素 [b]	仅适用于对青霉素和头孢菌素严重过敏的患者
	氨苄西林-舒巴坦	适用于敏感菌株引起的多重微生物感染患者
III 耐甲氧西林金黄色葡萄球菌（MRSA；苯唑西林 MIC≥4µg/mL）		
A. 卫生保健相关（多重耐药）		
可选药物	万古霉素 ± 庆大霉素 [b,c]	
备选药物（使用备选药物前，药敏试验结果已出）	复方磺胺甲噁唑	
	头孢洛林 [d]	
	利奈唑胺 [d]	
	达托霉素 [d,e]	
B. 社区相关（非多重耐药）		
可选药物	万古霉素 ± 庆大霉素 [b,c]	用于危及生命的感染或血管内感染，包括并发静脉栓塞形成
	克林霉素（如果菌株敏感）	用于肺炎 [a]、化脓性关节炎、骨髓炎、皮肤或软组织感染
	复方磺胺甲噁唑	用于皮肤或软组织感染
	多西环素（如果菌株敏感）	
备选药物	万古霉素 [b]	用于严重感染
	利奈唑胺	用于肾功能不全或万古霉素不耐受患者克林霉素耐药菌株引起的严重感染

续表

抗菌药物		说明
Ⅳ 万古霉素中度敏感金黄色葡萄球菌（VISA；MIC 为 4~16μg/mL）[d]		
可选药物	最佳疗法不明	根据体外药敏试验结果
	利奈唑胺 [d]	
	头孢洛林 [d]	
	达托霉素 [e]	
	奎奴普汀-达福普汀 [d]	
	多西环素 [d]	
备选药物	万古霉素 [b]+ 利奈唑胺 ±庆大霉素	
	万古霉素 [b]+ 复方磺胺甲噁唑 [c]	

注：CNS，中枢神经系统；MIC，最低抑菌浓度。

[a] 对于重症疑似 MRSA 肺炎合并流感患儿，在使用万古霉素经验性抗感染治疗的基础上加用克林霉素、头孢洛林或利奈唑胺。抗生素的经验性选择高度依赖于当地的药敏数据。

[b] 对于成年 MRSA 感染者，最低抑菌浓度曲线下面积（AUC/MIC）是评价万古霉素治疗的最合适的药代动力学/药效学指标。虽然关于儿科患者严重 MRSA 感染的前瞻性研究结果数据有限，但美国卫生系统药剂师协会、美国传染病学会、儿科传染病学会和传染病药剂师学会的最新共识指南推荐，对所有接受万古霉素治疗的所有年龄段儿童采用 AUC 监测指导治疗，最好使用贝叶斯评估 [f,g,h]。这一评估解释了从新生儿到青少年万古霉素清除率的发育变化。儿童给药的剂量应达到 400~600μg·h/L（假设 MIC 为 1）和/或低谷值 <15μg/mL 的 AUC，以最大限度地降低 AKI 风险。贝叶斯评估可分 2 个等级水平完成，建议在万古霉素输注后 1~2h 完成第一级评估，输注后 4~6h 完成第二级评估，可在第二次给药后尽早评估等级水平。建议避免 AUC>800μg·h/L 和低谷值 >15μg/mL。与年龄较大的儿童相比，许多 12 岁以下的儿童需要更高的剂量才能达到最佳的 AUC/MIC。对于选用哪种抗菌药物及使用多长时间应咨询传染病专家。

[c] 对于假体装置相关的心内膜炎，前 2 周应加用庆大霉素和利福平。对于其他与器械装置相关的感染（脊柱内固定、假体关节），建议加用利福平。

[d] 利奈唑胺、头孢洛林、奎奴普汀-达福普汀和多西环素都是在体外抗菌活性强并且对成人感染多重耐药革兰氏阳性菌（包括金黄色葡萄球菌）治疗有效的抗菌药物。由于对儿童使用这些药物的经验甚少，在使用前应咨询传染性疾病专家。此外，如果有有效的备选药物，多西环素不应用于 8 岁以下的儿童，因为可能会可逆地抑制骨骼生长，并对牙齿发育产生不良影响。

[e] 达托霉素在体外对包括金黄色葡萄球菌在内的多重耐药革兰氏阳性菌具有抗菌活性。达托霉素仅被 FDA 批准用于治疗复杂的皮肤和皮肤结构感染以及金黄色葡萄球菌血流感染。达托霉素治疗肺炎无效。由于儿童使用这些药物的经验有限，在使用前应咨询传染病专家。

[f] Rybak MJ, Le J, Lodise TP, et al. Therapeutic monitoring of vancomycin for serious methicillin-resistant Staphylococcus aureus infections：a revised consensus guideline and review by the American Society of Health-System Pharmacists, the Infectious Diseases Society of America, the Pediatric Infectious Diseases Society, and the Society of Infectious Diseases Pharmacists. Am J Health Syst Pharm。

[g] Rybak MJ, Le J, Lodise TP, et al. Executive summary：Therapeutic monitoring of vancomycin for serious methicillin-resistant Staphylococcus aureus infections：a revised consensus guideline and review by the American Society of Health-System Pharmacists, the Infectious Diseases Society of America, the Pediatric Infectious Diseases Society, and the Society of Infectious Diseases Pharmacists. J Pediatr Infect Dis Soc. 2020；9（3）：281-284。

[h] Heil EL, Claeys KC, Mynatt RP, et al. Making the change to area under the curve-based vancomycin dosing. Am J Health Syst Pharm. 2018；75（24）：1986-1995。

在一项回顾性多中心研究中，对于儿童合并流感的 MRSA 肺炎，与万古霉素联用第二种抗生素（克林霉素、利奈唑胺或头孢洛林）相比，在治疗的首个 24h 内，单用万古霉素的病死率更高，因此，对于危及生命的肺炎并发流感的儿童，建议经验性使用万古霉素并联合其中一种药物抗感染治疗。如果临床情况改善并具备抗生素敏感性信息的指导，可以降级为单一药物抗感染治疗。

VISA 感染在儿童中很少见。对于有 MRSA 感染反复发作病史的重症患者，或考虑 VISA 感染但万古霉素治疗失败的患者，初始治疗可考虑使用利奈唑胺或复方磺胺甲噁唑，联合或不联合庆大霉素。如果抗菌药物敏感性结果表明存在多药耐药性，则可以考虑其他药物替代治疗，例如头孢洛林、达托霉素（肺炎除外，肺表面活性物质对其有抑制作用，因此达托霉素不应使用）、替加环素或奎奴普汀-达福普汀。然而，关于儿童使用达托霉素、奎奴普汀-达福普汀和替加环素的数据有限，使用前应考虑咨询传染病专家。此外，对于 8 岁以下的儿童，使用替加环素可能会可逆地抑制骨骼生长，并对牙齿发育产生不良影响。

治疗严重的 MSSA 或 MRSA 感染的疗程取决于感染的部位和严重程度，但对于心内膜炎、骨髓炎、坏死性肺炎或播散性感染，通常需要 4 周或更长时间，前提是临床和微生物学上有反应。在评估是否需要调整治疗时，临床医生应考虑患者的临床症状是否有所改善，尽可能识别并引流隐匿的感染灶，并尽可能移除异物（如中心导管），对于 MRSA 感染，应考虑使用万古霉素的 MIC 并达到万古霉素的暴露量。对于成年 MRSA 感染者，最低抑菌浓度曲线下面积（the area-under-the-curve to minimum inhibitory concentration，AUC/MIC）是评价万古霉素治疗的最合适的药代动力学/药效学指标。虽然关于儿科患者严重 MRSA 感染的前瞻性研究结果数据有限，但美国卫生系统药剂师协会、美国传染病学会、儿科传染病学会和传染病药剂师学会的最新共识指南推荐，对所有接受万古霉素治疗的所有年龄段儿童采用 AUC 监测指导治疗，最好使用贝叶斯评估[1][2][3]。这一评估解释了从新生儿到青少年万古霉素清除率的发育变化。儿童给药的剂量应达到 400~600μg·h/L（假设 MIC 为 1）和/或低谷值 <15μg/mL 的 AUC，以最大限度地降低急性肾损伤（AKI）风险。贝叶斯评估可分 2 个等级水平完成，建议在万古霉素输注后 1~2h 完成第一级评估，输注后 4~6h 完成第二级评估，可在第二次给药后尽早评估等级水平。建议避免 AUC>800μg·h/L 和低谷值 >15μg/mL。与年龄较大的儿童相比，许多 12 岁以下的儿童需要更高的剂量才能达到最佳的 AUC/MIC。

如果不考虑血管内感染（即心内膜炎或感染性血栓）或中枢神经系统感染的患儿，可考虑口服抗菌药物完成疗程。对于血管内感染和中枢神经系统感染，建议整个疗程采用肠外给药治疗。除了药物治疗外，需要对大脓肿进行引流（通常不止一次）和清除异物。在某些情况下，对于患有复杂金黄色葡萄球菌骨关节感染的儿童，需要进行多次清创手术。

金黄色葡萄球菌中心静脉相关性血流感染的疗程是存在争议的，这取决于多种因素，包

① Rybak MJ，Le J，Lodise TP，et al. Therapeutic monitoring of vancomycin for serious methicillin-resistant *Staphylococcus aureus* infections：a revised consensus guideline and review by the American Society of Health-System Pharmacists，the Infectious Diseases Society of America，the Pediatric Infectious Diseases Society，and the Society of Infectious Diseases Pharmacists. *Am J Health Syst Pharm*. Published online March 19，2020

② Rybak MJ，Le J，Lodise TP，et al. Executive summary：Therapeutic monitoring of vancomycin for serious methicillin-resistant *Staphylococcus aureus* infections：a revised consensus guideline and review by the American Society of Health-System Pharmacists，the Infectious Diseases Society of America，the Pediatric Infectious Diseases Society，and the Society of Infectious Diseases Pharmacists. *J Pediatr Infect Dis Soc*. 2020；9（3）：281-284

③ Heil EL，Claeys KC，Mynatt RP，et al. Making the change to area under the curve-based vancomycin dosing. *Am J Health Syst Pharm*. 2018；75（24）：1986-1995

括导管的类型和位置,感染部位(出口感染,导管内感染,或沿导管走行感染),以后使用替代血管通路的可行性,是否存在导管相关性血栓,以及宿主的免疫力。与血栓、血栓性静脉炎或心房内血栓相关的感染更难治,如果患者免疫功能低下,建议延长用药疗程。专家对推荐的治疗疗程意见不统一,但许多意见建议至少持续用药 14d,前提是没有转移病灶,并且患者对抗菌治疗有反应,并且血培养迅速转阴。如果患者需要更换一根新的中心导管,那么在菌血症缓解后 48~72h 重新置入是最理想的。如果需要使用隧道式导管进行持续护理,可以尝试在不移除导管的情况下原位抗感染治疗,但可能并不总是成功。当中心导管受到感染时,应考虑心脏或大血管内赘生物或血栓,如果在适当的抗菌药物治疗 2d 后血培养仍呈阳性,或存在与心内膜炎相关的其他临床表现,则更应怀疑存在心脏或大血管内赘生物或血栓。经食管超声心动图是识别赘生物最敏感的技术,但一般来说,对 10 岁以下和/或体重小于 60kg 的儿童使用经胸超声心动图就足够了。

金黄色葡萄球菌毒素介导疾病的治疗。TSS 的治疗原则包括积极的液体管理(以及必要时使用血管活性药物),以保持足够的静脉回流和心脏充盈,防止终末器官损伤;源头控制,包括迅速识别和去除任何留置身体内的异物(如卫生棉条)或病灶引流;以及对常见的 TSS 多器官并发症(如急性呼吸窘迫综合征、肾功能不全)进行预判和管理。初始的抗菌治疗应包括最大剂量肠外给予 β-内酰胺类抗葡萄球菌抗菌药物和抑制蛋白质合成的药物,例如克林霉素。在 MRSA 感染常见的地区,应在使用 β-内酰胺类抗生素的基础上考虑加用万古霉素,但 MRSA 相关的 TSS 在美国很少见(表 3.54)。一旦获知病原菌抗生素药敏情况,应将经验性抗菌治疗调整为针对性治疗,有效的抗菌药物治疗应维持 10~14d。一旦患者耐受口服营养,抗菌药物的给药途径可改为口服。总的治疗疗程是根据已明确的感染灶(如肺炎、骨髓炎)的常规疗程确定的。对于患严重金黄色葡萄球菌 TSS 的患者,在其他治疗方案无效的情况下,可考虑静脉注射免疫球蛋白(IGIV),因为 IGIV 可中和体内循环的毒素。尽管有关使用IGIV 的数据并不可靠,但在对液体复苏无反应性休克、存在无法引流的感染灶或伴有肺水肿的持续性少尿的危重儿童中,可以考虑使用 IGIV。IGIV 的最佳用法目前仍不十分明确,但是150~400mg/(kg·d),连用 5d,或单次剂量 1~2g/kg,都曾使用过。婴儿的 SSSS 应根据当地的药敏情况和疾病的严重程度使用肠外抗葡萄球菌 β-内酰胺类抗菌药物或克林霉素进行治疗。如果考虑 MRSA 感染,可以使用万古霉素或克林霉素(取决于当地的药敏情况)。对肠胃外治疗表现出良好临床反应的非新生儿适合转为口服药物。

住院患者隔离:对于患有不能覆盖的脓肿或引流伤口的患者,无论何种葡萄球菌菌株感染,都应在标准预防措施的基础上增加接触预防措施,并且应维持接触预防措施直到伤口停止引流或可以用敷料覆盖。婴幼儿葡萄球菌疖病和 SSSS 患者均应在患病期间采取接触预防措施。尽管对这种管理措施一直存在争议,但 CDC 仍然继续建议对已知感染或定植 MRSA的患者采取接触预防措施。

控制措施:金黄色葡萄球菌感染的防控措施可以针对个人和卫生保健机构进行考虑。

患者个人。在没有明显风险因素或感染暴发的情况下,免疫功能正常的宿主无法预防社区相关性金黄色葡萄球菌感染,因为病原体无处不在,并且无疫苗可预防。以手卫生、环境消毒和伤口护理为重点的防护措施能有效限制金黄色葡萄球菌的传播和防止感染在社区内蔓延。具体措施包括合理的伤口护理,尽量减少皮肤损伤,覆盖保护皮肤擦割伤的创面,加强手卫生和个人卫生习惯(如在有皮肤接触的活动后进行淋浴),避免共用个人物品(如毛巾、剃须刀、衣服),在使用间歇期清洁公用设施,定期清洁经常触摸的环境表面。对于反复出现金黄色葡萄球菌感染,或由于中性粒细胞功能障碍、慢性皮肤病或肥胖症易患金黄色葡萄球菌感染的患者,尽管已经采用各种预防感染发生的措施,包括严格注意皮肤卫生、漂白浴,以及使用减少出汗的衣服和床上用品,但还没有任何一种措施被证明能够有效预防反复发作性社区相关性 MRSA 感染。对所有家庭成员连续 5d 在鼻内使用莫匹罗星和使用氯己定洗澡与减少复发有关。与金黄色葡萄球菌感染者接触的家庭成员通常不需要进行定植检测;然而,对于反复发作性葡萄球菌感染的患者,可以尝试对整个家庭进行葡萄球菌去定植,因为家庭接触和环境接触在 MRSA 的传播中起重要作用。

个人预防卫生保健相关性金黄色葡萄球菌感染的措施包括严格遵守推荐的感染控制预防措施,以及术中合理预防性使用抗菌药物,在某些情况下术前使用抗菌药物,以根除鼻腔携带菌群。也可以考虑对某些患者使用氯己定。

幼儿园或学校。幼儿园或学校不应常规拒绝携带或感染金黄色葡萄球菌的儿童入学。对于患有引流或开放性擦伤或创伤的儿童,伤口应该用干净、干燥的敷料覆盖。应强调这些机构中工作人员和儿童的日常手卫生。

一般措施。CDC 医疗感染控制实践咨询委员会(Healthcare Infection Control Practices Advisory Committee,HICPAC)发布的预防卫生保健相关性肺炎的建议可有效降低金黄色葡萄球菌肺炎的发病率。CDC/HICPAC 预防血管内导管相关感染的指南包括术前仔细准备皮肤,用屏障法放置血管内导管前清洁皮肤。精细的手术操作以最大限度地减少对组织的损伤,维持良好的氧合,尽量减少血肿和无效腔形成,可以最大限度地减少手术部位感染的风险。卫生保健专业人员在使用手套前后采取适当的手卫生,并严格执行接触预防措施,这一点至关重要。

术中预防性抗菌药物。大多数清洁外科手术不需要预防性使用抗菌药物,因为整体感染(最常见的是由金黄色葡萄球菌感染引起)的风险只有 1%~2%。然而,复杂的手术需要预防性使用抗菌药物,如器官移植、神经外科手术或植入主要的假体装置(如脑室腹腔分流术或心脏瓣膜),或需要接受重大外科手术的 MRSA 携带者。如果使用抗菌药物预防,通常在术前 30~60min 使用头孢唑林(万古霉素应使用较长时间,大约在皮肤切口前 60~120min),在大多数情况下,建议术后总治疗时间小于 24h。对于已知存在 MRSA 定植且需要预防性使用抗菌药物的患者,除头孢唑林外,术前给予单次剂量的万古霉素是合理的。

消除鼻腔定植菌株。术前氯己定浴联合鼻内使用莫匹罗星已被证明有利于减少成人 MRSA 携带者的深部手术部位感染,但关于儿童的数据有限。对长期血液透析或非卧床腹膜透析的成人患者,间断或连续鼻腔内使用莫匹罗星清除鼻腔携带菌已显示可降低侵袭性金黄色葡萄球菌感染的发生率。然而,长期根除鼻腔定植的金黄色葡萄球菌是很困难的,并且由于重复和广泛使用,莫匹罗星耐药菌株会随之出现,因此该做法尚未广泛用于门诊透析。不推荐常规鼻内使用莫匹罗星,除非是那些复发性皮肤脓肿的患者,可考虑使用。

机构。控制金黄色葡萄球菌在医疗机构内传播的措施包括对 HICPAC 指南的使用和严密监督。CDC 还推荐了控制 MRSA 传播的策略。这些策略侧重于管理方面,人员的参与、教育和培训,合理使用抗菌药物,监控流行趋势,对所有患者实行标准预防措施,并适时采取接触预防措施。CDC 还发布了一系列预防金黄色葡萄球菌血流感染医院发病的策略,该策略重点是预防设备和手术相关的感染,控制高风险期高危患者感染源,预防护理机构 MRSA 的传播,以及准备预防所需的基础设施。HICPAC 指南中除了提及特定装置或手术相关感染的防控策略之外,还提及可在高风险手术(如心胸外科、骨科、神经科,尤其是那些植入式器械的手术)之前鼻内使用抗葡萄球菌抗生素联合消毒剂氯己定洗剂或湿巾)。一些中心为儿科重症监护室的患者使用氯己定(包装说明书建议慎用于 2 个月以下的婴儿和早产儿,因为考虑到灼伤)。在执行和遵守上述措施的情况下,如果地方性发病率仍不下降,那么可能有必要采取更多的干预措施,如主动监测微生物培养以确定定植患者以及对他们施行接触预防措施。如果发现一位医务人员是金黄色葡萄球菌携带者,并在流行病学上被认为是持续的传染源,可以考虑对其鼻腔局部使用莫匹罗星根除定植。已发现了低度(MIC 为 8~256μg/mL)和高度(MIC≥512μg/mL)耐莫匹罗星的金黄色葡萄球菌,高度耐药菌株与根除定植治疗失败有关。

CDC 发布了关于 VRSA 调查和控制的建议。如果发现万古霉素 MIC≥8μg/mL 的金黄色葡萄球菌分离株,应联系 CDC 进行确认性检测。持续审查和限制万古霉素的使用对于控制 VISA 和 VRSA 菌株的出现至关重要。迄今为止,对儿童使用各种抗菌药物浸渍的导管或金属在预防卫生保健相关感染的方面并没有得到充分评估。

新生儿室。 新生儿室金黄色葡萄球菌感染的暴发需要特别的控制措施。所有的工作人员和来访者都应注意手卫生。目前对脐带的标准护理不包括局部使用外用产品(如氯己定)。在感染暴发期间,其他的推荐措施包括强化手卫生,缓解过度拥挤和人员配备不足,在入院时及住院期间定期进行金黄色葡萄球菌定植情况的监测,对有金黄色葡萄球菌定植或感染的婴儿实行接触防护,并对有定植或感染的婴儿及其护理人员进行集中管理。在感染暴发期间,可以考虑对婴儿采取去定植措施,但这需要权衡可能出现的危害,例如对皮肤的腐蚀性或用于去定植产品全身吸收的风险。此外,婴儿去定植的最佳方案尚不明确。可以尝试对在流行病学上与金黄色葡萄球菌传播有关的定植卫生保健人员进行去定植化治疗,但可能达不到根除。

凝固酶阴性葡萄球菌感染

临床表现: 大多数从患者标本中分离出的凝固酶阴性葡萄球菌(coagulase-negative staphylococcus,CoNS)代表培养物受到污染。在非污染所致的分离株中,大多数来自与卫生保健相关的感染,常见于宿主防御功能紊乱的患者,如手术、医疗设备置入、免疫抑制或早产(如极低出生体重儿)的患者。在早产儿(通常出生体重低于 1 500g)中,CoNS 是迟发性菌血症和败血症的最常见原因,也是所有年龄组中发生卫生保健相关菌血症的最常见原因。使用血管内导管、血管移植物、心内补片、人工心脏瓣膜或起搏器导线的儿童发生菌血症的原因与 CoNS 相关。感染也可能与其他体内留置异物有关,包括脑脊液分流、腹膜导管、脊柱内固定、球囊泵、起搏器或人工关节。开胸手术后的纵隔炎、眼内创伤后的眼内炎、早产儿的脐炎和头皮脓肿均有报道。CoNS 也可以从机械通气的早产儿呼吸道或坏死性小肠结肠炎婴儿的胃肠道进入血流。一些类型的 CoNS 与尿路感染有关,包括青春期女性和年轻成年女性的腐生葡萄球菌(通常发生在性交之后),以及留置导尿管的住院患者的表皮葡萄球菌和溶血性葡萄球菌。路邓葡萄球菌毒性特别强,因为它可能引起类似金黄色葡萄球菌的感染,包括皮肤和软组织感染,以及伴或不伴心内膜炎的菌血症。

病原学: 已知的 CoNS 共有 40 多种,表皮葡萄球菌、溶血性葡萄球菌、腐生葡萄球菌、施氏葡萄球菌和路邓葡萄球菌最常与人类感染有关。许多 CoNS 会产生一种胞外多糖黏液生物膜,使它们能够黏附于医疗装置(如导管),得以逃避宿主的防御系统和抗菌药物的作用。

流行病学:CoNS 常在皮肤和黏膜定植。几乎所有的婴儿在出生 2~4d 时在不同的部位都有定植。最常见的 CoNS 分离株是表皮葡萄球菌,广泛分布于皮肤的大部分区域。身体的特定部位有不同的 CoNS 定植。溶血性葡萄球菌定植于分布有大量大汗腺的皮肤区域,而路邓葡萄球菌常定植于腹股沟皮肤区域。在重症监护病房(包括新生儿重症监护病房),CoNS 血流感染的发生率最高。通过放置医疗设备、破损黏膜或皮肤、不完整的肠壁(如极低出生体重新生儿坏死性小肠结肠炎),或在导管操作期间,CoNS 可以感染机体。偶尔见到通过卫生保健专业人员的手传播环境中定植的 CoNS。

CoNS 感染性疾病的**潜伏期**是可变的。从获得感染到发病之间可能会出现较长时间的延迟。

诊断方法:使用与金黄色葡萄球菌所用相同的培养基和培养条件,很容易将 CoNS 分离出来。检测凝固酶的传统方法或乳胶凝集法与金黄色葡萄球菌相同。从单独一份血培养中分离出来的 CoNS 通常被认为是静脉穿刺过程中进入血培养瓶的皮肤污染物,而大多数临床实验室并没有对此进行全面的鉴定和抗生素药敏试验。利用荧光原位杂交(fluorescence in situ hybridization,FISH)探针或多重聚合酶链反应(PCR)检测面板可以快速鉴别阳性血培养的金黄色葡萄球菌和 CoNS。对于极早产儿、免疫系统受损患者,或留置导管或假体装置的患者,反复从血培养或另一种无菌的体液中分离出相同种类的 CoNS 表明真正的感染。对于中心静脉导管相关性血流感染,从导管抽取的血培养通常比外周血管采血的血培养提前 2h 或更长时间变为阳性。进行这种类型的血培养分析需要同时进行,并且从导管和外周血管的采血量相等。

提示 CoNS 在血流当中是病原体而不是污染物的标准包括以下几点。

- 2 个或以上不同部位采血,血培养为阳性。
- 血液和另一个无菌部位(如脑脊液、关节液)培养出相同的葡萄球菌,并且分离出的菌株具有相同的药敏试验结果。
- 在培养 15h 内连续监测有细菌生长。
- 有感染的临床表现。
- 留置血管内导管达 3d 或更长时间。
- 所有的分离菌株具有相似或相同的基因分型。

治疗:90% 以上的卫生保健相关的 CoNS 菌株对甲氧西林耐药。耐甲氧西林菌株对所有 β-内酰胺类药物都耐药,包括头孢菌素(头孢洛林除外),通常还有其他几种药物。对由 β-内酰胺类药物耐药的 CoNS 引起的严重感染,建议静脉使用万古霉素。当不能使用万古霉素时,头孢洛林、达托霉素和利奈唑胺可作为备选药物。路邓葡萄球菌是一个例外,其对苯唑西林敏感。对于留置异物所致的感染,除抗生素治疗外,通常还需要移除异物。当存在心内膜炎或感染的装置(如脊柱内固定)无法完全移除时,可能需要延长治疗时间。中心隧道导管抗菌药物闭锁疗法可能提高成人 CoNS 感染的导管抢救率,但这种疗法用于儿童的经验有限。在针对 CoNS 感染开始给予适当的抗菌药物治疗后,如果血培养持续阳性超过 3~5d,或者临床症状没有改善,则应移除中心导管并继续进行肠外治疗,并应评估患者是否有转移感染灶。如果移除了中心导管,没有明显的血栓,并且菌血症迅速缓解,对于免疫功能正常患者的 CoNS 感染,5d 的疗程通常是合适的。但路邓葡萄球菌是例外,其管理应类似于金黄色葡萄球菌导管相关感染。

住院患者隔离:施行标准预防措施。

控制措施：预防和控制 CoNS 感染包括预防术中皮肤菌群污染，以及预防术中在无菌血管内和腹膜内置入导管及其他假体装置所带来的污染。"捆绑式"预防方法可以显著减少导管相关性血流感染。术前预防性使用抗菌药物可减少心脏手术、植入人工合成血管移植物和假体装置术后感染的发生率，并且常用于脑脊液分流装置植入术。

（吴丹遐 译　陈强 校）

A 族链球菌感染

临床表现：最常见的 A 族链球菌（group A streptococcus，GAS）感染是急性咽扁桃体炎（咽炎），表现为咽痛伴扁桃体炎，常伴有颈前淋巴结肿大、腭部瘀点或草莓舌。咽炎的化脓性并发症包括扁桃体周脓肿或咽后脓肿、化脓性宫颈腺炎、罕见情况下为鼻窦炎和中耳炎。非化脓性并发症包括急性风湿热（acute rheumatic fever，ARF）和急性肾小球肾炎（acute glomerulonephritis，AGN）。GAS 咽炎抗菌治疗的目标是减少急性发病率、化脓性和非化脓性（ARF）并发症，并减少向密切接触者的传播。用于预防脓皮病或咽炎后 AGN 的抗菌治疗是无效的。

猩红热多由咽炎引起，很少与脓皮病或受感染的伤口有关。猩红热在现代通常是一种温和的疾病，表现为一种典型的融合性红色砂纸样斑疹，由 GAS 产生的一种或多种致红斑外毒素引起。除出现皮疹外，猩红热的流行病学特征、症状、体征、后遗症和治疗方法与链球菌性咽炎相同。

急性链球菌性咽炎在 3 岁以下儿童中并不常见。初期可表现为鼻炎，然后病情进展迁延，伴有中度发热，易激惹，厌食（链球菌发热或链球菌病）。皮肤是除咽部外最常见的链球菌感染部位。皮肤链球菌性感染（如脓皮病或脓疱疮）可继发 AGN，可偶发流行。ARF 还没有被证实是由 GAS 皮肤感染引起的后遗症。

GAS 感染的其他表现有丹毒、蜂窝织炎（包括肛周）、阴道炎、菌血症、脓毒症、肺炎、心内膜炎、心包炎、脓毒性关节炎、坏死性筋膜炎、暴发性紫癜、骨髓炎、肌炎、产褥期脓毒症、手术伤口感染、乳突炎和新生儿脐炎。侵袭性 GAS 感染通常与菌血症相关，伴有或不伴有局部感染病灶，可表现为链球菌中毒性休克综合征（streptococcal toxic shock syndrome，STSS）、严重脓毒症或坏死性筋膜炎。坏死性筋膜炎可继发于轻微或难以发现的创伤，通常累及四肢，并表现为与检查结果不成比例的疼痛。

STSS 是由 GAS 菌株侵袭性感染无菌的身体部位（如血液、胸膜、脑脊液）引起的，通常表现为急性起病，伴有发热、全身性红皮病、快速发作的低血压和多器官受累的征象，包括肾功能衰竭。局部软组织感染（如蜂窝织炎、肌炎或坏死性筋膜炎）的表现，伴有进行性加重的剧烈疼痛较常见。但 STSS 也可发生在没有明确局部感染病灶的情况下，如肺炎合并或不合并脓胸、骨髓炎、关节炎或心内膜炎。

风湿热是一种非化脓性咽炎后遗症，多在非洲、亚洲和包括澳大利亚土著居民在内的太平洋地区流行。美国和欧洲被认为是 ARF 低风险区域，但仍有病例零星发生。

GAS 感染与突然发作的强迫症、抽动障碍或其他原因不明的急性神经病学改变——儿童链球菌感染相关的自身免疫性神经精神疾病（pediatric autoimmune neuropsychiatric disorders associated with streptococcal infections，PANDAS），这是儿童急性发作神经精神综合征（pediatric acute-onset neuropsychiatric syndrome，PANS）的一个分支——之间的关系已被提出。有关 GAS 和 PANDAS 或 PANS 之间关系的数据，依赖于一些规模较小且尚未重复的研究。因此，如果没有急性咽炎的临床症状和体征,不建议对此类患者进行GAS检测(如培养、抗原检测或血清学检查)。同时也没有足够的证据支持预防或治疗性使用抗生素,免疫球蛋白或血浆置换用于有PANDAS或PANS症状的儿童。最好的疾病管理措施是由有经验的专家对具有典型症状和体征的患者进行指导,这些专家包括儿童精神病学家、行为和发育儿科医生或儿童神经学家。

病原学: 根据M蛋白血清型或M蛋白基因序列(emm型)已鉴定出240多种不同的GAS(化脓性链球菌)血清型或基因型。由于M蛋白的某些不可分型或部分已知emm基因序列变化等因素的影响,M蛋白基因序列分型通常比M蛋白血清学分型具有更高的辨识性。流行病学研究表明,某些血清型(如1型、3型、5型、6型、14型、18型、19型和24型)与风湿热之间存在关联,但尚未确定特定的风湿致病因子。一些血清型(如2型、49型、55型、57型、59型、60型和61型)多与脓皮病和AGN有关。其他血清型(如1型、6型和12型)与咽炎和AGN有关。尽管许多M类型会导致STSS,但是大多数情况下是由M类型1株和3株产生至少1种或几种不同的致热外毒素,最常见的是链球菌致热外毒素A(streptococcal pyrogenic exotoxin A, speA)。这些毒素作为超级抗原,刺激机体产生肿瘤坏死因子和其他炎症介质,导致毛细血管渗透性增加以及其他生理变化,进而导致低血压和多器官损伤。

流行病学: 咽炎通常是由于接触GAS咽炎患者的呼吸道分泌物。污染物和家庭宠物并不是GAS感染的媒介。咽炎和脓疱疮(及其非化脓性并发症)可能与社会经济弱势群体相关。在学校、儿童看护中心、接触性运动(如摔跤)、寄宿学校和军事设施中发生的密切接触可加速传播。罕见的食源性咽炎的暴发主要是由于人类对食品的污染、不当的食品制备或冷藏过程。

GAS咽炎发生在所有年龄段,学龄儿童和青少年中最常见,7~8岁为发病高峰年龄。成人咽炎和脓皮病的发生率明显低于儿童。

在地理位置上,GAS咽炎和脓皮病是普遍存在的。脓皮病在热带和温暖季节更为常见,部分原因是先发的昆虫叮咬和其他较小的皮肤创伤;链球菌性咽炎在温带气候的深秋、冬季和春季更为常见,部分原因是在学校里人与人之间有密切的接触。链球菌性咽炎患者的传染力在急性感染期间最高,在未经治疗的情况下,数周内逐渐减弱。

在链球菌流行季节和学校咽炎暴发期间对健康无症状儿童进行的咽培养结果显示,GAS感染率高达25%。这些调查可以确定慢性咽部携带者。GAS携带可以持续好几个月,但从携带者向其他人传播的风险很低。

在链球菌脓疱疮中,病菌通常通过与他人直接接触而获得。在进展为脓疱病前,通常有健康皮肤的GAS定植,但GAS不能穿透完整的皮肤。脓疱性病变发生在皮肤破损部位(如虫咬、烧伤、外伤、水痘),病变发生后,上呼吸道常充血;手术伤口感染和产后脓毒症通常由直接接触传播引起;肛门或阴道内携带GAS的卫生保健工作者以及皮肤感染或咽部定植的人可将GAS传播给外科和产科患者,从而导致医疗相关性GAS的暴发;新生儿感染由分娩时或接触传播引起,在美国不常见,但在许多发展中国家很常见,后者感染初期可表现为脐炎、蜂窝织炎或坏死性筋膜炎。

在美国,侵袭性GAS感染在婴儿和老年人中的发生率最高。儿童的致命病例并不常见,但一旦发生,进展会非常迅速,如严重脓毒症。在使用水痘疫苗之前,水痘是儿童侵袭性GAS感染最常见的易感因素。其他增加风险的因素包括与其他儿童接触和家庭拥挤。大多数侵袭性GAS感染入侵部位并不明确,但皮肤或黏膜最常见。这种感染很少由症状性GAS咽炎迁延而来。非甾体抗炎药的使用与患水痘的儿童中侵袭性GAS感染之间可能存在联系,但因果关系尚未确定。

STSS 可以发生在任何年龄。儿童侵袭性链球菌感染中与 STSS 相关的病例不到 5%。据文献报道,在儿童中,STSS 可伴有局灶性病变(如水痘、蜂窝织炎、创伤、骨髓炎、肺炎),以及没有明确病灶的菌血症。STSS 儿童的病死率明显低于成人。

20 世纪 50 年代,在军事基地的 GAS 感染流行期间,未经治疗的急性 GAS 咽炎患者中有 3% 出现风湿热;罕有病例发生在接受治疗的患者中。目前 ARF 在美国的发病率尚不清楚,但被认为低于 0.5%。20 世纪 90 年代,学龄儿童 ARF 在若干地区局部暴发,并有小群病例周期性地持续被报道。美国 ARF 发病率最高的地区是犹他州和夏威夷,很可能与风湿性菌株的循环有关。ARF 的发生再次强调了准确诊断咽炎和使用推荐的抗菌药物治疗的重要性。

链球菌性咽炎的**潜伏期**为 2~5d。对于脓疱疮,由于 GAS 不能穿透完整的皮肤,从健康皮肤感染 GAS 到发展为皮肤病变需要 7~10d。STSS 的**潜伏期**尚不清楚,但在皮下细菌感染(如分娩、穿通伤)有关的病例中,潜伏期可缩短至 14h。

诊断方法[①]:具有急性发作的咽痛、咽部有渗出物、吞咽疼痛、发热和增大的颈前淋巴结触痛等临床症状和体征的患者,更可能是发生了 GAS 感染,应进行检测。患有咽炎和明显病毒症状(如鼻漏、咳嗽、声音嘶哑、口腔溃疡)的儿童不应进行 GAS 感染试验或治疗。一般也不建议 3 岁以下的儿童进行检测。没有病毒症状的儿童咽炎需要在开始抗菌治疗前进行实验室检查,因为许多儿童没有 GAS 咽炎。用双拭子在扁桃体和咽后部用力拭取标本,以便快速检测抗原。建议再次取快速抗原检测结果呈阴性的儿童拭子标本,送至化验室进行 GAS 分离。羊血琼脂培养可证实 GAS 感染,乳胶凝集作用可将 GAS 与其他溶血性链球菌(C 组或 G 组)区分开来。当专业检测人员获得足够的咽拭子标本并进行培养时,只有不到 10% 的有症状患者出现假阴性培养结果。从咽部获得的 GAS 并不能区分真正的急性链球菌感染患者和并发病毒性咽炎的链球菌携带者。在培养板上 GAS 的菌落数目也不能区分真正的感染者和携带者。GAS 在培养 18~24h 后结果阴性时,应当再培养 1d 以促进 GAS 生长。

目前有几种快速诊断咽炎的方法。大多数检测的是咽拭子上 A 族糖抗原的亚硝酸提取物。文献提示,这些检测的特异度通常很高(假阳性结果很少),但灵敏度差异很大(即出现假阴性结果)。与咽拭子培养一样,这些测试的灵敏度高度依赖于咽拭子样本的质量、测试者的经验以及用于比较的培养方法的严格程度。FDA 已经批准了在家庭环境中使用的各种快速测试。应告知家长,不鼓励在家使用,因为存在假阳性的风险,这代表了定植。临床医生应该意识到,家庭测试的阴性预测值可能比在临床环境中的测试值更低。

由于快速检测具有很高的特异性,阳性检测结果不需要咽部培养物的确认。利用聚合酶链反应(PCR)、化学发光 DNA 探针和等温核酸扩增试验等技术,已发展出快速诊断试验。FDA 最近批准了从咽拭子标本中检测 GAS 的等温核酸扩增试验。一些研究表明,这些测试可能与羊血琼脂的标准咽培养一样敏感。

检查接触者是否有 GAS 感染。检测接触者 GAS 感染的适应证因情况而异。不建议对无症状的家庭接触者进行 GAS 感染检测,除非接触者发生 GAS 感染后遗症的风险增加,例如 ARF 或 AGN;如果检测结果为阳性,应治疗此类接触者。

在学校、儿童看护中心或其他有大量人员密切接触的环境中,如果没有链球菌疾病的暴发,

---

① Shulman ST,Bisno AL,Clegg HW,et al. Clinical practice guideline for the diagnosis and management of group a streptococcal pharyngitis:2012 update by the Infectious Diseases Society of America. *Clin Infect Dis*. 2012;55(10):e86-e102

健康儿童咽部 GAS 携带率可高达 25%。因此,不推荐在这些区域进行咽拭子培养或快速检测。

咽拭子培养结果随访。治疗后的咽拭子培养仅适用于 ARF 风险特别高的患者(如生活在流行感染地区的患者)。对于 GAS 培养阳性的无症状患者,不建议重复疗程的抗菌治疗;除非个人或其家庭成员曾患有 ARF 或其他不常见的流行病学情况,如社区暴发的 ARF 或急性链球菌感染后肾小球肾炎。

在短时间内反复发作咽炎,并通过培养或抗原检测到有 GAS 感染的患者存在一个特殊的问题。这些人通常是慢性 GAS 携带者,且经常患病毒性疾病,没有必要反复检测和使用抗菌药物。在评估这些患者时需要考虑到较差的口服治疗依从性。检测无症状的家庭接触者通常没有意义。但是,如果多个家庭成员有咽炎或其他 GAS 感染,同时对所有家庭成员进行咽拭子培养,并对所有培养阳性或快速抗原检测结果阳性的人员进行治疗可能是有价值的。

非咽炎的 GAS 感染检测。脓疱性病变的培养常常同时检测到链球菌和葡萄球菌,无法确定主要病原体。当需要确定金黄色葡萄球菌的敏感性时应进行细菌培养。怀疑侵袭性 GAS 感染时,需要行血培养和局部感染病灶培养。在坏死性筋膜炎中,影像学检查可能会延误诊断。临床怀疑坏死性筋膜炎时,应进行紧急的手术评估和干预,包括创面的革兰氏染色、深层组织清创和手术标本培养等。STSS 是靠临床表现和实验室发现及分离出 GAS 来诊断的(表3.55)。大约 50% 的 STSS 患者的血培养结果为阳性。局部感染部位的培养结果通常也是阳性的,并可持续到恰当的抗生素治疗后数天。

表 3.55   链球菌中毒性休克综合征临床病例定义 [a]

Ⅰ A 族链球菌(化脓性链球菌)的分离
   A. 来自正常无菌部位(如血液、脑脊液、腹膜、关节、胸膜或心包液)
   B. 来自非无菌部位(如咽喉、痰、阴道、开放性手术伤口或浅表皮肤损害)

Ⅱ 严重程度的临床体征
   A. 低血压:成人收缩压≤90mmHg,或 16 岁以下儿童收缩压低于第五百分位数
   B. 且有两种或两种以上的多器官受累迹象
     ● 肾功能损害:肌酐浓度 177μmol/L(2mg/dL)或更高,或至少为正常年龄上限的 2 倍 [b]
     ● 凝血功能障碍:血小板计数≤100×10⁹/L 和/或弥散性血管内凝血(定义为凝血时间延长、纤维蛋白原减少和存在纤维蛋白降解产物)
     ● 肝损害:丙氨酸转氨酶、天冬氨酸转氨酶或总胆红素升高浓度至少是正常年龄上限的 2 倍 [b]
     ● 急性呼吸窘迫综合征(定义为急性弥漫性肺浸润和低氧血症,不伴心力衰竭,或有弥漫性毛细血管渗漏证据)
     ● 一种可能脱皮的全身红斑性黄斑皮疹
     ● 软组织坏死,包括坏死性筋膜炎或肌炎,或坏疽

来源:改编自 The Working Group on Severe Streptococcal Infections. Defining the group A streptococcal toxic shock syndrome: rationale and consensus definition. JAMA. 1993;269(3):390-391。

[a] 一个符合 Ⅰ A、Ⅱ A 和 Ⅱ B 标准的疾病可定义为确诊病例。符合 Ⅰ B、Ⅱ A 和 Ⅱ B 标准的疾病可定义为可能病例,排除其他病因。不需要在发病或住院后 48h 内发现症状。

[b] 在已有肾脏或肝脏疾病的患者中,浓度超过患者基线的 2 倍或更大。

治疗 [①]:化脓性链球菌对 β-内酰胺类抗菌药物(青霉素类、头孢菌素类)均敏感,对于非

---

① Shulman ST,Bisno AL,Clegg HW,et al. Clinical practice guideline for the diagnosis and management of group a streptococcal pharyngitis:2012 update by the Infectious Diseases Society of America. *Clin Infect Dis*. 2012;55(10):e86-e102 β-内酰胺类药物,如红霉素、克林霉素、大环内酯,需要进行药敏试验。

咽炎。

- 青霉素 V 是治疗咽炎的首选药物。临床上还没有发现仅对青霉素或头孢菌素耐药的 GAS 菌株。及时的青霉素治疗可缩短临床病程,减少化脓性后遗症和传播的风险,并可预防急性风湿热的发生,即使在发病后 9d 仍可起到预防效果。对于所有 ARF 患者,即使在最初的咽培养中没有发现 GAS,也应给予完整疗程的青霉素或其他适当的抗生素治疗咽炎。

- 在疗程 10d 的前提下,口服阿莫西林每日 1 次疗法(50mg/kg,最大剂量 1 000~1 200mg)和口服青霉素 V 或阿莫西林每日数次疗法一样有效。如果患者依从性好,每日 1 次疗法可以应用于临床。这个方案被美国心脏协会和美国传染病学会认可作为 GAS 咽炎的治疗和预防 ARF 的指南[①]。依从性对每天 1 次的方案来说尤为重要。

- 青霉素 V 口服剂量:体重 <27kg 的儿童,每次 400 000U(250mg),每天 2~3 次,10d。体重≥27kg 的儿童、青少年及成人,每次 800 000U(500mg),每天 2~3 次。为预防 ARF,无论临床表现恢复如何,口服青霉素或阿莫西林均应连续服用 10d。由于对口服治疗的依从性不足,口服青霉素比肌内注射青霉素更容易发生治疗失败。此外,GAS 咽炎的青霉素 V 治疗时间少于 10d 时,细菌清除率低。

- 肌内注射青霉素是很好的治疗方法,它能确保足够的血药浓度和避免长期口服依从性差的问题,但是使用时较疼痛。体重小于 27kg 者,使用青霉素给予 6 000 000U(375mg)1 次;体重超过 27kg 的儿童和成人剂量是 120 万 U(750mg)。在室温中配制青霉素注射溶液可以减少肌内注射时的疼痛。有报道在青霉素中混合短效青霉素(如普鲁卡因青霉素)肌内注射,虽然不比单独青霉素更有效,但使用时疼痛减轻。尽管支持文献有限,但对于多数儿童,青霉素 900 000U(562.5mg)和普鲁卡因青霉素 300 000U(187.5mg)的组合使用可以达到令人满意的疗效。对于体重较重的患者,这种组合的疗效尚未被证实。

- 对青霉素有非过敏性变态反应史的患者,建议口服 10d 疗程的窄谱(第一代)头孢菌素(如头孢氨苄)。对青霉素有速发型变态反应或 I 型过敏的患者应口服克林霉素[20mg/(kg·d),最大剂量为 900mg/d,持续 10d]以代替头孢菌素。

- 口服大环内酯类(如红霉素、克拉霉素或阿奇霉素)也可用于对青霉素过敏的患者。在某些地区,GAS 菌株对大环内酯类耐药的发生率很高,导致治疗失败。近年来,美国大部分地区的大环内酯类耐药率为 5%~10%,但据报道,有的地区耐药率高达 20%,需要继续监测。对大环内酯类的耐药测试可能有助于特殊的青霉素过敏患者抗生素的选择。

- 四环素、磺胺类药物(包括复方磺胺甲噁唑)、氟喹诺酮类药物不能用于治疗 GAS 咽炎。

在完成足疗程的口服抗生素治疗后,GAS 咽炎复发的患儿可以使用相同的抗生素,或替代口服药物,或口服药物依从性差时选择肌内注射青霉素再次治疗。替代药物包括窄谱头孢菌素(如头孢氨苄)、阿莫西林-克拉维酸盐、克林霉素、大环内酯或氮杂环胺。这类患者的最佳治疗方法选择尚无定论。

频繁发作的急性咽炎且 GAS 实验室检测阳性。这类患者的治疗是个难题。这类长期咽

---

① Gerber MA, Baltimore RS, Eaton CB, et al. Prevention of rheumatic fever and diagnosis and treatment of acute streptococcal pharyngitis. A scientific statement from the American Heart Association, Rheumatic Fever, Endocarditis, and Kawasaki Disease Committee, Council on Cardiovascular Disease in the Young, and the Quality of Care and Outcomes Research Interdisciplinary Working Group and endorsed by the American Academy of Pediatrics. *Circulation*. 2009;119(11):1541-1551

部链球菌携带且反复出现并发病毒性咽炎患者(大多数情况下)的诊断要点如下:①临床表现是否更支持 GAS 或病毒原因;②社区流行病学因素是否支持 GAS 或病毒原因;③抗菌治疗的临床反应(GAS 咽炎通常在治疗 24h 或者更短后有反应);④GAS 感染急性咽炎发作期间,实验室检查是否阳性(提示为携带者)。

不推荐进行 GAS 细胞外抗原(如抗链球菌溶血素 O)的血清学反应检测,因为结果的特异性很低。GAS 血清学分型(M 分型或 emm 分型)一般只在实验室研究中可用,若重复分离到同一血清型提示携带者,分离出不同血清型则提示重复感染。

咽部带菌者。对于大多数 GAS 咽部带菌者,不建议应用抗生素治疗。少数特殊情况需要根除携带菌群:①局部暴发急性肾炎或链球菌感染后肾小球肾炎;②封闭、半封闭社区暴发 GAS 咽炎;③有 ARF 家族史;④尽管接受适当治疗,在同一家族中症状性 GAS 咽炎反复发作,并持续数周。

传统的抗生素疗法很难根除 GAS 带菌状态。多种抗菌药物,包括克林霉素,头孢菌素,阿莫西林-克拉维酸,阿奇霉素或联合用药,包括青霉素 V 或肌内注射青霉素与利福平治疗 4d,比青霉素单独使用治疗慢性 GAS 携带者更有效。在这些药物中,口服克林霉素 20~30mg/(kg·d),分 3 次服用(最大剂量为 900mg/d),持续 10d,是最有效的。带菌者根除的状态对以后急性咽炎再发作的评估是很有帮助的;然而一些人可表现为"带菌者倾向",即再次 GAS 感染后携带者复发。

非大疱性脓疱病。局部应用莫匹罗星或西罗莫司软膏可能有助于限制人与人之间的非大疱性脓疱病的传播和根除局部疾病。治疗时应使用对 GAS 和金黄色葡萄球菌均有效的口服抗菌药物治疗。

中毒休克综合征。如表 3.56 和表 3.57 所示,由 GAS 或金黄色葡萄球菌引起的中毒休克综合征的治疗在很多方面是相同的。最重要的是立即积极补液,治疗呼吸衰竭和心力衰竭。如果存在深部感染,应立刻行外科清创术。由于 GAS 和金黄色葡萄球菌中毒休克综合征在临床上很难鉴别,初始抗菌治疗应包括抗葡萄球菌药物和抑制蛋白合成抗生素,例如克林霉素。对于已经确定的 GAS 感染,加用克林霉素比单用青霉素治疗更有效,因为克林霉素的抗菌活性不受细菌接种量的影响,且有较长的抗菌后效应,并通过抑制蛋白质合成发

表 3.56　不合并坏死性筋膜炎的链球菌中毒性休克综合征的治疗

- 液体管理,以保持足够的静脉回流和心脏充盈压力,以防止最终器官的损害
- 多系统器官衰竭的防治
- 最大剂量的肠外抗菌治疗
  ◆ 细菌细胞壁抑制剂(如 β-内酰胺酶耐药抗菌药物)
  ◆ 蛋白质合成抑制剂(如克林霉素),减少酶、毒素或细胞因子的产生
- 常被用作辅助治疗,通常为第 1 天 1g/kg,随后的 1~2 天为 0.5g/kg

静脉注射免疫球蛋白

表 3.57　合并坏死性筋膜炎的链球菌中毒性休克综合征的治疗

- 处理原则如表 3.56 所示
- 立即手术评估
  ◆ 用于诊断和培养的探查术或切口活检
  ◆ 所有坏死组织的切除
- 如果感染持续或进展,可能需要反复切除组织

挥抗菌活性。蛋白质合成的抑制导致化脓性链球菌抗吞噬 M 蛋白和细菌毒素合成受抑制。但克林霉素不应单独用于在危及生命情况下的初始抗菌治疗,因为在美国 1%~2% 的 GAS 菌株对克林霉素耐药。据报道,与侵袭性感染相关的 GAS 菌株的耐药率可能高达 10%。

对于严重的 GAS 感染,建议在青霉素中加入克林霉素。一旦确认有 GAS 感染,应根据青霉素和克林霉素进行针对性的抗菌治疗。静脉治疗至少应持续到患者血流动力学稳定和血培养结果阴性。治疗的总时间取决于感染原发部位的治疗时间。

对感染部位应尽快积极引流和冲洗治疗处理。如果怀疑是坏死性筋膜炎,立即手术探查或活检对确定深层软组织感染至关重要,深部软组织感染应立即清创。

静脉注射免疫球蛋白(IGIV)可作为辅助治疗用于病情严重时的 STSS 或坏死性筋膜炎,不过尚无随机对照研究证实。IGIV 方案第 1 天为 1g/kg,第 2 天和第 3 天为 0.5g/kg,但最佳方案尚不清楚。

其他感染。严重的感染,如心内膜炎、肺炎、脓肿、败血症、脑膜炎、关节炎、骨髓炎、丹毒、坏死性筋膜炎和新生儿脐炎,需要肠外抗感染治疗。治疗疗程延长(2~6 周)。

急性风湿热。诊断 ARF 的标准于 1944 年建立,1992 年修订,并于 2015 年再次修订,随着超声心动图在全球范围内更加广泛的应用,研究证实在听诊无异常的 ARF 患者中存在超声心动图二尖瓣和主动脉瓣反流。2015 年再次修订的诊断标准(表 3.58)区分了主要和次要标准,其依据是儿童为 ARF 低风险人群(美国和欧洲)或中/高风险人群(非洲、亚太地区、澳大利亚土著人口,其他人群的风险也不低)。

表 3.58　Jones 修订标准(2015)

① 所有患者在诊断 ARF 时都需要既往 GAS 感染的证据(舞蹈症除外)
② 要确认 ARF 的初步诊断,需要 2 个主要标准,或 1 个主要和 2 个次要标准
③ 要确认复发性 ARF 的诊断,需要 2 个主要标准,或 1 个主要和 2 个次要标准,或 3 个次要标准
④ 诊断标准取决于患者来自低风险人群还是中/高风险人群。中高风险人群包括来自 ARF 仍然流行的国家的人群(非洲、亚太和澳大利亚土著人口)。美国、加拿大和欧洲属于低风险
⑤ 按风险分类,主要和次要标准如下;中/高风险人群的差异用粗体表示

低风险人群	中高风险人群
主要标准:	主要标准:
● 心脏炎(临床或亚临床)	● 心脏炎(临床或亚临床)
● 关节炎(仅多关节炎)	● 关节炎(多关节炎或**单关节炎,或多关节痛**)
● 舞蹈症	● 舞蹈症
● 皮下结节	● 皮下结节
● 环形红斑	● 环形红斑
次要标准:	次要标准:
● 多关节痛	● **单关节痛**
● 发热≥38.5℃	● **发热≥38℃**
● ESR≥60mm/h 和/或 CRP≥3mg/dL	● **ESR≥30mm/h** 和/或 CRP≥3mg/dL
● PR 间期延长(没有心脏炎)	● PR 间期延长(没有心脏炎)

来源:修订自 Gewitz MH,Baltimore RS,Tani LY,et al. Revision of the Jones criteria for the diagnosis of acute rheumatic fever in the era of Doppler echocardiography:a scientific statement from the American Heart Association. Circulation. 2015;131(20):1806-1818。

注:ARF,急性风湿热;CRP,C 反应蛋白;ESR,红细胞沉降率;GAS,A 族链球菌。

　　所有疑似 ARF 病例均应行实验室检测,确认存在感染 GAS 的证据,证据包括抗链球菌溶血素 O(antistreptolysin O,ASO)滴度升高或抗 DNA 酶 B 升高,或快速抗原或链球菌培养阳性。由于 GAS 感染与舞蹈症的表现之间存在较长时间的延迟,在舞蹈症为主要诊断标准的病例中可能缺乏此类实验室证据。

　　主要的诊断标准仍然包括心脏炎(临床和亚临床)、关节炎(对阿司匹林或非甾体抗炎药高度敏感)、舞蹈症、皮下结节和环形红斑。

　　所有病例均应进行超声心动图/多普勒检测,明确亚临床心脏炎(如风湿性瓣膜炎)的超声心动图诊断标准。临床和亚临床心脏炎都是主要的诊断标准。

　　就主要标准而言,在低风险人群中,关节炎是一种迁移性多发性关节炎,通常涉及大关节。在中/高风险人群中,关节受累可能是单关节炎或多关节炎,或仅包括多关节痛(假设不包括自身免疫性、病毒性和反应性关节炎)。

　　低风险人群的次要标准包括发热≥38.5℃、多关节痛、ESR≥60mm/h 和/或 CRP≥3.0mg/dL,以及 PR 间期延长(除非主要标准是心脏炎)。在中/高风险人群中,发热≥38℃,单关节痛为次要标准,ESR≥30mm/h 和/或 CRP≥3.0mg/dL,PR 间期延长(除非以心脏炎为主要标准)。

　　对于原发性发作,诊断需要 2 个主要标准或 1 个主要和 2 个次要标准。原发性 ARF 发作后,对于再次感染 GAS 的患者,2 个主要标准,1 个主要标准和 2 个次要标准,或 3 个次要标准都可以诊断 ARF 复发。

　　ARF 的治疗包括用标准咽炎方案根除 GAS,治疗急性表现(如关节炎或瓣膜炎相关心力衰竭),对父母和患者进行教育,并开始二级预防,以预防未来的 GAS 感染。

　　风湿热的二级预防。有确切 ARF 病史的患者(包括仅体现为风湿性舞蹈症的病例)和有风湿性心脏病史的患者应该给予连续性抗生素治疗以预防复发(二级预防),因为无症状和有症状的 GAS 感染会导致 ARF 的复发。一旦 ARF 或风湿性心脏病诊断明确,应尽快行连续的预防治疗。

　　持续时间。风湿性心脏病患者的继发性预防应该是长期的,甚至是终生的,因为这些患者仍然有复发 ARF 的风险。复发风险随着最近一次急性发作的间隔时间的增加而降低,而没有风湿性心脏病的患者比有心脏受累的患者的复发风险低。这些因素以及对接触 GAS 感染的结果评估将影响成人二级预防的持续时间,但并不改变对儿童和青少年二级预防。所有 ARF 患者的二级预防应至少持续 5 年,或直至患者 21 岁,两种方案中应选择治疗时间较长的一种(表 3.59)。如果接触 GAS 感染患者的风险很高,预防治疗应该持续,如学龄儿童父母和老师等接触孩子的专业人员。

表 3.59　急性风湿热(ARF)患者的预防时间(美国心脏协会建议)[a]

分类	持续时间
无心脏炎的风湿热	自上次 ARF 发作后 5 年或至 21 岁,以较长者为准
风湿热伴心脏炎,但无残留心脏病(无瓣膜病[b])	自上次 ARF 发作后 10 年或至 21 岁,以较长者为准
风湿热合并心脏炎及残余心脏病(有瓣膜病[b])	自上次 ARF 发作后 10 年或至 40 岁,以较长者为准;考虑对有严重瓣膜病或有可能持续感染 A 族链球菌的人进行终生预防

　　[a] 修订自 Gerber M,Baltimore R,Eaton C,et al. Prevention of rheumatic fever and diagnosis and treatment of acute streptococcal pharyngitis. A scientific statement from the American Heart Association,Rheumatic Fever,Endocarditis,and Kawasaki Disease Committee,Council on Cardiovascular Disease in the Young,and the Quality of Care and Outcomes Research Interdisciplinary Working Group. Circulation. 2009;119(11):1541-1551。
　　[b] 临床或超声心动图证据。

表 3.60 中的药物方案是有效的继发性预防方案。肌内注射已被证明是最可靠的,因为口服预防的成功主要取决于患者的依从性;然而,注射的不便和疼痛可能会导致一些患者停止肌内注射预防。在 ARF 风险特别高的非美国人群中,每 3 周给 1 次青霉素是合理和推荐的,因为在给药后的第 4 周之前,血清药物浓度会降低到保护水平以下。在美国,推荐每 4 周给药 1 次,除了那些尽管每 4 周给药 1 次,但仍出现复发的 ARF 患者。口服磺胺嘧啶与口服青霉素一样有效,但在美国并不可行。从磺胺嘧啶有效性的数据推断,磺胺异噁唑(sulfisoxazole)被认为是一种合适的替代药物;它可以与红霉素作为推荐的联合用药。

表 3.60 急性风湿热复发的药物预防 [a]

药物	剂量	给药途径
青霉素	120 万 U,每 4 周一次[b];60 万 U,每 4 周一次(体重小于 27.3kg 的患者)	肌内注射
青霉素 V	250mg,每日 2 次	口服
磺胺嘧啶或磺胺异噁唑	0.5g,每日 1 次(体重≤27kg 的患者);1.0g,每日 1 次(体重 >27kg 的患者)	口服
对青霉素和磺胺类药物过敏者		
大环内酯或叠氮化物	剂量见正文	口服

[a]Gerber M, Baltimore R, Eaton C, et al. Prevention of rheumatic fever and diagnosis and treatment of acute streptococcal pharyngitis. A scientific statement from the American Heart Association, Rheumatic Fever, Endocarditis, and Kawasaki Disease Committee, Council on Cardiovascular Disease in the Young, and the Quality of Care and Outcomes Research Interdisciplinary Working Group. Circulation. 2009;119(11):1541-1551.

[b] 在特别高风险的情况下(通常是美国以外),建议每 3 周给药一次。

口服青霉素的过敏反应较非口服青霉素少见,且通常不那么严重,成人比儿童更容易发生过敏反应。接受预防性肌内注射青霉素的患者很少发生严重过敏反应,但其发生率可能高于 12 岁以上的严重风湿性心脏病患者。最严重的反应似乎是血管迷走性反应,而不是过敏反应。在接受预防治疗的人群中可能发生以发热和关节痛为特征的类血清病反应,并可能被误认为是 ARF 复发。

持续的磺胺嘧啶或磺胺异噁唑预防的反应很罕见且较轻微;预防性治疗 2 周后建议评估血细胞计数,因为有报道显示可引起白细胞减少。妊娠后期禁用磺胺类药物预防,因为磺胺类可干扰胎儿胆红素的代谢。发热性皮肤黏膜综合征(多形红斑、史-约综合征或中毒性表皮坏死松解症)与青霉素和磺胺类药物有关。当这些治疗方案发生不良反应时,应立刻停药并换用另一种药物。对于同时对青霉素和磺胺类药物过敏的罕见患者,建议使用红霉素。其他大环内酯类,如阿奇霉素和克拉霉素,也应该可以接受;这些药物可减少胃肠道不良反应但增加药费。

链球菌感染后反应性关节炎(poststreptococcal reactive arthritis,PSRA)。 急性 GAS 咽炎发作后,可能发生反应性关节炎,但其临床表现和实验室检查结果达不到 ARF 的 Jones 诊断标准。这种综合征被称为 PSRA。PSRA 与 ARF 的确切关系尚不清楚。与 ARF 关节炎相比,PSRA 对非甾体抗炎药反应不佳。文献报道少部分 PSRA 患者最后可发展为心脏瓣膜病,因此应仔细观察这些患者 1~2 年以预防心脏炎。一些专家建议这些患者在观察期间应行二级预防。如果发生心脏炎,患者应考虑患有 ARF,且应考虑二级预防。

住院患者隔离: 除了标准预防措施,对 GAS 咽炎或肺炎的患儿,建议呼吸道隔离到适当的抗菌治疗应用 24h 后。对于烧伤引起的继发性 GAS 感染和广泛或渗出性皮肤感染,不能用辅料覆盖或充分包裹,在适当的治疗开始后,接触性防护措施应至少应用 24h。

控制措施:控制 GAS 疾病及其后遗症的最好方法是及时识别和治疗感染。

学校和儿童的保健。链球菌咽炎或皮肤感染的患儿不应返回学校或儿童保健中心,直到适当抗菌治疗开始至少 24h 后。在此期间应避免和其他孩子密切接触。

暴露人群的保护。接触近期或当前确诊为 GAS 感染患者的人群应该进行适当的实验室检查,如果结果阳性则应进行治疗。在非流行区,GAS 咽炎患儿的同胞接触者 GAS 携带发生率高于父母接触者 GAS 携带的发生率;有报道显示,在流行区,同胞接触者发生率高达 50%,而父母接触者为 20%。无症状的获得性 GAS 感染可能引发一些非化脓性并发症;研究表明,多达三分之一的 ARF 患者最近无链球菌感染史,另外三分之一有轻微的呼吸道症状,但没有接受治疗。然而,除了暴发期间或接触发展为感染后遗症风险增加的情况,无症状的家庭接触者通常不行常规实验室检查。极少见的情况是,一个大家族中有明确的反复家庭内部传播,并导致长期反复发作的 GAS 咽炎。此时医生可以选择性治疗所有实验室检查 GAS 阳性的家庭成员。

与普通人群相比,严重侵袭性 GAS 疾病(包括 STSS)患者的家庭接触者发展为严重的侵袭性 GAS 疾病的风险增加。然而,风险并没有高到需要行 GAS 定植常规检查的程度,而且对所有家庭接触者进行常规药物预防治疗并未被证实为有效的治疗方法。然而,在特定人群中散发侵袭性 GAS 疾病的风险增加及发展为侵袭性 GAS 疾病的 65 岁及以上患者的死亡风险增加,因此对 65 岁及以上和其他高风险人群(如 HIV 感染、水痘或糖尿病患者)的家庭接触者,医生可以选择有针对性的药物预防治疗。儿童并发症案例罕见且发生侵袭性 GAS 感染的风险低,不推荐在学校或儿童看护设施中应用药物预防治疗。

细菌性心内膜炎的预防[①]。美国心脏协会已发布最新的关于使用抗菌药物预防感染性心内膜炎的建议(见细菌性心内膜炎的预防)。美国心脏协会不再建议没有人工瓣膜的风湿性心脏病患者进行感染性心内膜炎的预防性治疗。口服抗菌药物应用和保持口腔卫生成为整个治疗过程中的重要组成部分。对于人工瓣膜患者,仍建议遵循美国心脏协会目前的建议,进行感染性心内膜炎的预防。如果青霉素用于风湿热的二级预防,则感染性心内膜炎的预防应使用青霉素以外的药物,因为耐青霉素的溶血性链球菌可能存在于此类患者的口腔中。

(徐学聚 译)

B 族链球菌感染

临床表现:B 族链球菌(group B streptococcus,GBS)是围产期感染的主要原因,包括菌血症、子宫内膜炎、羊膜内感染(以前称为绒毛膜羊膜炎)、新生儿和婴幼儿的全身性和局灶性感染。婴儿侵袭性疾病是根据发病时的年龄来分类的。早发型感染常发生在婴儿出生后 24h 内

---

① Wilson W, Taubert KA, Gewitz M, et al. Prevention of infective endocarditis. Recommendations by the American Heart Association. A guideline from the American Heart Association Rheumatic Fever, Endocarditis, and Kawasaki Disease Committee, Council on Cardiovascular Disease in the Young, and the Council on Clinical Cardiology, Council on Cardiovascular Surgery and Anesthesia, and the Quality of Care and Outcomes Research Interdisciplinary Working Group. *Circulation*. 2007;116 (15):1736-1754

（0~6d），常表现为呼吸窘迫、呼吸急促、休克、肺炎等全身感染特征,脑膜炎少见(见于 5%~10% 的病例)。迟发型感染主要发生在出生后 3~4 周(7~89d),通常表现为隐匿性菌血症或脑膜炎(约占 30% 病例);其他局部感染较少见,如骨髓炎、感染性关节炎、坏死性筋膜炎、肺炎、腺炎和蜂窝织炎。近 20% 的早发或晚发脑膜炎幸存者有长期的神经后遗症(脑软化、皮质失明、脑性麻痹、视力受损、听力受损或学习障碍)。晚发型感染发生在出生 90d 后,通常发生在需要长期住院治疗的早产儿中。

病原学:GBS(无乳链球菌)为革兰氏阳性需氧双球菌,通常在 5% 的羊血琼脂上产生狭窄的 β 溶血区。依据荚膜多糖不同,可将其分为 10 型(Ⅰa,Ⅰb,Ⅱ到Ⅸ)。在美国,大约 99% 的婴幼儿感染由 Ⅰa、Ⅰb、Ⅱ、Ⅲ、Ⅳ和 Ⅴ引起。Ⅳ型已成为成人侵袭性感染的一个重要原因。Ⅲ型脑膜炎是早期和迟发性脑膜炎的主要病因,也是婴儿中大多数迟发型感染的主要原因。荚膜多糖和菌毛样结构是重要的毒力因子,是潜在的疫苗候选因子。

流行病学:GBS 是人类胃肠道和泌尿生殖道的常见菌群,偶见于咽部。妊娠妇女的带菌率为 15%~35%,可以长期或间歇性存在。在产妇分娩期预防性应用抗生素来预防早发 GBS 感染的建议制订以前,活产婴儿的感染发病率为 1‰~4‰,约 75% 的婴幼儿感染为早发型感染,母亲为阳性带菌的婴幼儿发生早发感染比例为 1%~2%。在分娩期抗生素预防治疗广泛应用后,早发型疾病发生率降低了 80%,至 2014 年在活产婴儿中的发病率估计为 0.25‰。分娩期药物预防应用对迟发型疾病的发生无明显预防作用。迟发型感染与早发型感染发病率相当(2008 年活婴发病率为 0.25/1 000)。足月婴儿病死率为 1%~3%,但早产儿的病死率更高(早发型感染估计为 20%,晚发型感染估计为 8%)。大约 70% 的早发型感染和 50% 的迟发型感染发生在足月新生儿。

母婴间垂直传播发生在分娩前期及分娩过程中,人群间传播亦可发生。虽然少见,GBS 感染亦可通过幼儿园保健专业人员(很可能经手传播)或访客获得,通过社区(定植者家人及看护者)获得者更为常见。早发型感染的发生危险因素包括早产儿(胎龄小于 37 周),胎膜破裂时间超过 18h,生殖器 GBS 培养量多的妊娠妇女所生婴儿,分娩时发热(体温≥38.0℃),羊膜内感染(以前称为绒毛膜羊膜炎),妊娠期内出现菌尿症或曾分娩过患侵袭性 GBS 疾病患儿的妊娠妇女。孕母体内特异性荚膜多糖抗体不能检出或浓度低亦是诱发感染的危险因素。其他危险因素包括胎儿宫内监护和孕母年龄小于 20 岁。黑色人种是早发型和迟发型感染发生的独立危险因素。尽管 20 世纪 90 年代后所有种族早发型疾病发病率都有所下降,但在黑人婴儿中发病率一直较高(0.54‰ 的活婴,2014 年),且早产儿发病率最高。同期白人婴儿发病率仅为 0.18‰。人种间差异的原因不清。发生传染的时间也不清楚,估计从定植到患病整个过程都可能发生。婴儿在出生或全身性感染治疗后数月内会一直处于带菌状态,经过适当治疗的婴儿中仍有 1%~3% 出现复发。

早发型感染**潜伏期**少于 7d。在迟发型疾病中,从 GBS 感染到发病的时间尚不清楚。

诊断方法:通过对通常无菌的体液(如脑脊液、胸膜液或关节液)进行革兰氏染色后,发现革兰氏阳性球菌成对或短链状球菌,可作为疑似感染的证据。血培养,脑脊液培养,或化脓性病灶的培养对诊断很有必要。脑膜炎/脑炎多重面板聚合酶链反应试验已通过 FDA 的批准,可直接检测脑脊液 GBS,以及许多其他细菌、病毒和真菌病原体。

这种多重试验的临床经验有限。产前 GBS 筛查,收集孕产妇阴道和直肠拭子标本在商品化的培养基中,35~37℃,5% 二氧化碳的环境下,培养 18~24h,随后接种于胰蛋白酶大豆血琼脂或其他琼脂上,进一步培养和分离24~48h。此外,DNA探针检测、乳胶凝集检测和核酸扩增试验也可用于检测体液样品中的GBS。然而,核酸扩增试验用于快速产时检测时的灵敏度显著降低,因为预分析在该情况下不能包括富集孵育步骤。如果不知道是否存在GBS定植,这些FDA认可的分子检测方法被批准用于检测产时妊娠妇女阴道/直肠拭子标本中的GBS。

治疗:

- 氨苄西林联合氨基糖苷类抗生素是新生儿疑似早发型GBS感染(≤7日龄)的初始经验性治疗方法。需要覆盖其他病原体,例如大肠埃希菌,这是早发型感染的第二大常见原因。危重新生儿,尤其是低出生体重儿,当怀疑该病时,应考虑体重等因素,选择更广谱的经验性治疗。

- 对于非重症且没有脑膜炎证据的8~28日龄婴儿迟发型GBS疾病的经验性治疗,可用氨苄西林加庆大霉素或头孢噻肟(或头孢他啶或头孢吡肟,如果头孢噻肟不可用);如果怀疑脑膜炎,可用氨苄西林加头孢噻肟(或头孢他啶或头孢吡肟,如果头孢噻肟不可用),不应使用庆大霉素。

- 对于29~90日龄的婴儿迟发型GBS疾病的经验性治疗,建议使用头孢曲松。如有脑膜炎或危重病症,应加用万古霉素扩大经验性覆盖范围。

- 对于住院超过72h的早产儿,脓毒症的经验性治疗应考虑到与医疗护理相关的病原体以及覆盖与新生儿脓毒症相关的病原体,包括GBS。

- 当确定GBS感染时,建议使用青霉素或氨苄西林。剂量见表4.2,抗菌药物剂量表。

- 对于脑膜炎患儿,特别是新生儿,一些专家建议在开始治疗后24~48h再次进行腰椎穿刺,这对治疗及预后有帮助。如果脑脊液仍然提示细菌感染,那么后续将是一个复杂的病变过程(如脑梗死、脑炎、脑室炎);蛋白浓度升高提示颅内并发症(如梗死、硬膜下脓肿、脑室梗阻)。当治疗反应不确定时,神经功能异常持续存在,或出现局灶性神经功能障碍,则提示需要再次行腰椎穿刺。听力筛查失败、神经学检查异常以及出院时某些脑影像学检查异常提示长期预后不良。儿科感染病专家会诊有助于包括GBS在内的所有新生儿脑膜炎病例的治疗。

- 对于没有明确病灶的菌血症患儿,治疗应持续10d。对于单纯脑膜炎患儿,治疗14d可达到满意的效果,但对于病程长或存在并发症的患儿,可能需要更长时间的治疗。感染性关节炎或骨髓炎需要治疗3~4周,心内膜炎或脑室炎需要治疗至少4周。治疗应由肠外途径进行。

- 由于报告的感染风险增加,应仔细观察多胎分娩病例合并早发型或迟发型疾病的出生率,如果出现疾病迹象,应根据经验进行评估和治疗,以预防全身感染。确诊感染的患者应继续接受足疗程的治疗。

住院患者隔离:建议采取标准隔离措施,但由GBS引起的托儿所暴发除外。

控制措施:

产时抗生素预防(intrapartum antibiotic prophylaxis,IAP)

GBS包括以下内容。

- 所有妊娠妇女应在妊娠35~37周时进行阴道和直肠GBS定植的培养筛选。如果分娩发生在5周内,且之前的筛查结果为阴性,则不需要进一步检测。对于分娩发生在5周后的妊娠妇女,建议按照参考文献进行重新筛查和治疗。

- 对于出现早产的女性,应在开始静脉内 IAP 之前进行基线 GBS 筛查。
- 静脉应用青霉素(起始剂量 500 万 U,此后每次 250 万~300 万 U,每 4 小时一次,直到分娩)因其功效及窄谱抗菌活性成为围产期药物预防治疗最理想的药物。静脉应用氨苄西林(初始剂量 2g,后 1g,每 4 小时一次,直至分娩)可作为替代药物;对于青霉素过敏,但无应用青霉素或头孢菌素后出现全身过敏反应、血管性水肿、呼吸窘迫和荨麻疹史的妊娠妇女,可静脉应用头孢唑林(起始 2g,后 1g,每 8 小时一次),其在羊水中的浓度高,且能有效阻断早发型 GBS 疾病;对青霉素有高过敏风险的妊娠妇女需要静脉应用克林霉素或万古霉素。
- 对于新生儿评估,无论胎龄如何,"充分" GBS IAP 定义为在分娩前 4h 或更长时间给予至少 1 剂青霉素、氨苄西林或头孢唑林。现有证据表明,青霉素、氨苄西林或头孢唑林的给药时间小于 4h。值得注意的是,在新生儿早发型败血症风险计算器,"出生前 2h 使用 GBS 特异性抗生素"是计算器变量之一。使用 2h 计时是因为使用这些多变量模型时会考虑除 GBS IAP 之外的其他因素。
- 2020 年更新的美国妇产科医师协会指南详细说明了 IAP 的适应证、青霉素过敏母亲的管理、替代药物的使用和胎膜早破妇女的管理,需要考虑到孕龄、是否分娩和 GBS 测试结果的可及性。

有关早发型 GBS 疾病风险的新生儿的管理,请参考美国儿科学会临床报告 "GBS 高危婴儿的管理",建议包括以下内容。

- 对于母亲在围产期曾接受过足量药物预防治疗的新生儿,不建议常规应用抗生素预防治疗。抗生素治疗仅适合于临床怀疑为全身感染的新生儿。
- 早发型 GBS 疾病通过血液或脑脊液培养诊断。当高度怀疑早发型 GBS 病,需要进行腰椎穿刺。所有培养都应包括抗生素敏感性测试。全血细胞计数和 C 反应蛋白测量不准确,胸部 X 线检查和其他检查应该按临床指征进行。
- 妊娠≥35 周出生的婴儿可根据早发型败血症风险进行评估,采用以下三种方法之一,包括分类算法,多变量风险评估,或加强临床观察(图 3.12)。
- 分类方法(图 3.12A)使用阈值来识别婴儿患 GBS 病的风险。因为使用了阈值,所以风险会有较大差异,包括风险相对较低的新生儿。
- 多变量风险评估(图 3.12B,新生儿早发型败血症计算器)使用婴儿的早发型败血症风险因素(包括母体成分)和婴儿的临床状态来估计早发型败血症的风险。例如,根据预测的风险估计,加强临床观察、实验室评估和经验性抗生素治疗。该工具经过前瞻性验证。
- 加强临床观察(图 3.12C)是基于新生儿临床状况的风险评估。足月婴儿出生时良好的临床状况与所有感染(包括 GBS)的早发型疾病风险降低约 60%~70% 有关,出生时出现疾病的婴儿和出生后的前 48h 内出现疾病迹象的婴儿,将接受实验室评估并接受经验性抗生素治疗。这种方法可以与危险因素的分类或多变量评估相结合,或单独用于妊娠≥35 周出生的婴儿。使用这种方法需要确保连续和结构化评估的过程,以及明确进一步评估和经验性抗生素的使用标准。
- 妊娠≤34 周出生的婴儿患早发型败血症的风险较高,然而,风险各不相同,取决于孕产妇、围产期和新生儿等因素。如图 3.13 所示,做以下详细介绍。

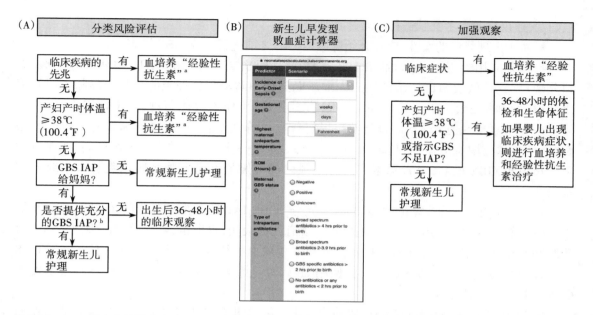

图 3.12　≥35 周出生的婴儿中早发型 B 族链球菌（GBS）疾病的风险评估。来源：来自 Puopolo KM, Lynfield R, Cummings JJ；American Academy of Pediatrics, Committee on Fetus and Newborn, Committee on Infectious Diseases. Management of infants at risk for group B streptococcal disease. Pediatrics. 2019；144（2）：e20191881. The screenshot of the Neonatal Early-Onset Sepsis Calculator was used with permission from Kaiser-Permanente Division of Research

[a] 对高危婴儿在开始经验性抗生素治疗前考虑腰椎穿刺和脑脊液培养；如果婴儿的临床状况不适合，则不应进行腰椎穿刺；受到损害时，应及时使用抗生素，而不能因程序延误而推迟使用。

[b] 充分的 GBS IAP 定义为在分娩前≥4h 给予青霉素、氨苄西林或头孢唑林。

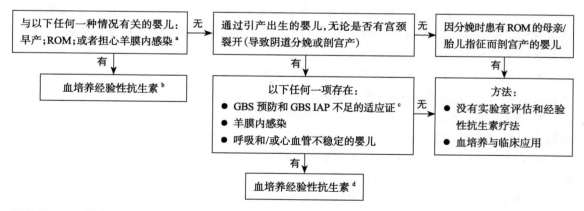

图 3.13　<35 周出生的婴儿中早发型 B 族链球菌（GBS）疾病的风险评估。来源：Puopolo KM, Lynfield R, Cummings JJ；American Academy of Pediatrics, Committee on Fetus and Newborn, Committee on Infectious Diseases. Management of infants at risk for group B streptococcal disease. Pediatrics. 2019；144（2）：e20191881

[a] 当孕妇出现不明原因的胎儿运动减少和/或突然不明原因的不良胎儿检查时，应考虑羊膜内感染。

[b] 对于感染风险最高的婴儿，在开始经验性抗生素治疗之前，在腰椎穿刺不损害婴儿临床状况的前提下，应进行腰椎穿刺和脑脊液培养。应及时给予抗生素给药，不要因手术延误而推迟使用。

[c] 充分的 GBS IAP 定义为在分娩前≥4h 给予青霉素、氨苄西林或头孢唑林。

[d] 对于未接受经验性抗生素治疗且在初步稳定后没有改善的婴儿和/或患有严重疾病，全身状况不稳定的婴儿，经验性抗生素的使用可能是合理的，但不是强制性的。

因宫颈功能不全、早产、胎膜早破、羊膜内感染和/或急性和无法解释的胎儿状况发作而出生的早产儿患早发型败血症的风险最高，包括 GBS 感染。GBS IAP 的管理可以减少这种风险；然而，这些婴儿仍处于高危状态，应进行实验室评估，并给予经验性抗生素治疗引起早发型败血症的病原体，包括 GBS。对这些婴儿最合理的方法是进行血培养并开始经验性抗生素治疗。当高度怀疑早发型 GBS 疾病时，腰椎操作不损害新生儿状况的前提下，应考虑腰椎穿刺行脑脊液培养和分析。

妊娠≤34 周出生的婴儿如果具备以下所有条件，则其早发型败血症（包括 GBS 败血症）的风险较为低下：①为产妇分娩适应证，如先兆子痫、其他非感染性疾病或胎盘不足；②初次分娩的母亲；③未经历过引产；④孕前没有胎膜未破的母亲；⑤剖宫产。可接受的初始方法包括没有实验室评估和没有经验性抗生素治疗，或血培养和临床监测。对于未接受经验性抗生素治疗且在初步稳定后没有改善的婴儿和/或患有严重疾病，全身状况不稳定的婴儿，经验性抗生素的使用可能是合理的，但不是强制性的。

妊娠≤34 周出生的婴儿，如果为孕产妇适应证分娩，最终在努力引产和/或分娩前胎膜破裂后通过阴道或剖宫产出生，则受早发型 GBS 疾病发病机制相关因素的影响。如果母亲有 GBS IAP 的指征，包括阳性筛查，并且没有给予足够的 IAP，或者如果在分娩期间出现任何其他感染问题，则应按照建议对妊娠≤34 周出生的早发性败血症风险最高的婴儿进行婴儿管理。如果没有顾虑并且这些早产儿出生时临床状况良好，对这些婴儿的可接受方法是密切观察，并对出生后呼吸和/或心血管不稳定的婴儿进行实验室评估并开始经验性抗生素治疗。

（徐学聚　译）

非 A 族、非 B 族链球菌和肠球菌感染

临床表现：非 A 族及非 B 族链球菌和婴儿、儿童、青少年及成人的侵袭性疾病相关。C 族及 G 族链球菌基本的临床特征是败血症、上呼吸道及下呼吸道感染（如咽炎、鼻窦炎和肺炎）、皮肤及软组织感染、化脓性关节炎、骨髓炎、脑膜炎、脑膜旁病灶脑膜炎、脑脓肿、中毒休克综合征、心包炎和临床表现多样的心内膜炎。F 族链球菌是不常见的侵袭性感染病原。草绿色链球菌是引起儿童，尤其是先天性心脏病及瓣膜性心脏病儿童中细菌性心内膜炎最常见的细菌，这些细菌是引起癌症患者造血干细胞移植术 2 周后中性粒细胞减少最常见的细菌。在草绿色链球菌中，F 族链球菌（大多属于咽峡炎链球菌属）与复杂的鼻窦感染有关，但是侵袭性感染少见。严重的咽峡炎链球菌属感染包括脑脓肿、牙周脓肿以及淋巴结、肝、肺等部位的脓肿。这些微生物还可引起鼻窦炎和其他头颈部感染、脑膜炎、脊柱炎、脊髓硬膜外脓肿、硬膜下脓肿、腹膜炎、阑尾炎、腹部伤口感染和胆管炎。肠球菌感染与新生儿和免疫功能受损者发生菌血症，解剖异常的患者发生医疗设备相关感染、腹部脓肿和泌尿道感染有关。

病原学：随着分子技术的进步，链球菌属的分类和命名发生了变化（表 3.61）。在过氧化氢酶阴性和呈链状的革兰氏阳性菌中，和人类疾病密切相关的是链球菌及肠球菌。

表 3.61　按蓝氏分群和溶血的最常见的与疾病相关的链球菌分类

种类	蓝氏分群	溶血
化脓性链球菌	A	β
无乳链球菌	B	β
泌乳不良链球菌属亚种,马链球菌兽疫亚种	C	β
粪肠球菌,屎肠球菌,牛链球菌	D	γ
犬链球菌	G	β
肺炎链球菌,绿色链球菌	不可分群 [a]	α

[a] 个别的绿色链球菌具有可变的溶血作用,可有链球菌 A、C、F 或 G 族抗原。

在 16S rRNA 基因测序的基础上,将链球菌属进一步划分为 6 个亚种。血琼脂平板上的 β 溶血性链球菌属包括化脓性链球菌,无乳链球菌和 C 族、G 族链球菌。无乳链球菌的亚群马蹄足链球菌是和人类感染相关的 C 族链球菌。在血琼脂平板上非 β 溶血性(α 溶血性或非溶血性)链球菌包括:①肺炎链球菌;②牛链球菌;③与人类临床相关的草绿色链球菌,包括 5 种亚群(咽峡炎链球菌群、轻型链球菌群、血链球菌群、唾液链球菌群、变异链球菌群)。咽峡炎链球菌群(包括咽峡炎链球菌、星座链球菌、中间链球菌)具有不同强度的溶血作用,大约占 A、C、F、G 几个亚型抗原 1/3。营养变型链球菌曾被认为是绿色链球菌,现在被归入营养变型菌属及颗粒链球菌属中。

肠球菌属(以前包括在蓝氏 D 族链球菌中)包含至少 18 种,其中粪肠球菌和屎肠球菌为主要感染人类的肠球菌。与万古霉素耐药肠球菌(包括鹑鸡肠球菌、铅黄肠球菌或黄肠球菌)相关的暴发和卫生保健传播也偶尔发生。非肠球菌 D 族链球菌包括牛链球菌和马链球菌,都属于牛链球菌组。

流行病学:非 A 族、非 B 族链球菌和肠球菌在人体的寄居部位包括皮肤(C 族和 G 族),口咽部(C 族和 G 族变异链球菌),胃肠道(C 族和 G 族链球菌,牛链球菌及肠球菌属)和阴道(C 族、D 族和 G 族链球菌及肠球菌)。不同种类的草绿色链球菌在人类的典型寄居部位有口咽部,口腔的表皮,牙齿,皮肤,胃肠道及泌尿生殖道。非 A 族和非 B 族链球菌及肠球菌引起的早产儿感染大多是由于产时传播。环境污染或医护人员的接触传播可导致患者之间的传染。C 族及 G 族链球菌和食源性咽炎暴发有关。

潜伏期及传染周期尚未知。

诊断方法:主要通过对无菌体液培养结合生化试验和血清学分析来明确诊断。质谱分析法在鉴别肺炎链球菌和草绿色链球菌方面是不可靠的。需要做药敏试验,对绿色链球菌及肠球菌引起的感染进行指导治疗。感染肠球菌的住院患者中高达 30% 对万古霉素耐药。选择性琼脂糖可用于从粪便标本中筛选耐万古霉素肠球菌。目前,一种快速自动化的分子检测方法可直接检测 *vanA* 和 *vanB* 基因,可从直肠拭子样本中检测万古霉素耐药肠球菌(vancomycin-resistant enterococcus,VRE)。

治疗:C 族和 G 族链球菌感染可选择青霉素治疗。其他有效的抗菌药物包括氨苄西林、第三代和第四代头孢菌素、万古霉素和利奈唑胺。庆大霉素与 β-内酰胺类抗菌药物(如青霉素或氨苄西林)或万古霉素联合使用,可增强治疗危及生命的感染(如心内膜炎或脑膜炎)的杀菌活性。

　　许多草绿色链球菌仍然对青霉素敏感（MIC≤0.12μg/mL）。对青霉素敏感的菌株引起的感染，包括心内膜炎，可以用青霉素或头孢曲松治疗。根据美国心脏协会儿童感染性心内膜炎治疗指南的标准，0.12μg/mL<MIC<0.5μg/mL 的菌株被认为对青霉素相对耐药。在这种情况下，建议使用青霉素、氨苄西林或头孢曲松 4 周，前 2 周联合庆大霉素治疗心内膜炎。青霉素 MIC≥0.5μg/mL 的菌株也被认为具有耐药性。对草绿色链球菌具有良好活性的非青霉素抗菌药物包括头孢菌素（特别是头孢曲松）、万古霉素、利奈唑胺和替加环素，不过儿童使用替加环素的经验有限。营养缺陷菌变型菌属及颗粒链球菌属对青霉素相对或高度耐药。大剂量青霉素或万古霉素与氨基糖苷类联用可增强抗菌活性。肠球菌对头孢菌素和半合成青霉素表现出一致的耐药性，其中大多数对克林霉素具有天然的耐药性。绝大多数粪肠球菌对氨苄西林敏感。

　　大肠埃希菌可能具有多重耐药性。确定两种耐万古霉素菌群，鹑鸡肠球菌和铅黄肠球菌/黄肠球菌对万古霉素具有天然的低耐药性（这些菌株对氨苄西林敏感），获得性耐药已经在粪肠球菌和一些屎肠球菌株，以及糖肠球菌，鸟肠球菌和耐久肠球菌中发现。

　　全身性肠球菌感染，如心内膜炎或脑膜炎，应使用青霉素或氨苄西林（如果分离株敏感）或万古霉素联合庆大霉素治疗。如果通过药敏试验证实庆大霉素高度耐药，应立即停用，这种情况下协同作用无效。一般来说，由肠球菌引起的中央置管相关血液感染的儿童应立即取出置管。对于血液感染，联合用药的作用尚未明确。氨苄西林联合头孢曲松被用于治疗非易感大肠埃希菌引起的成人心内膜炎。VRE 可引起心内膜炎，但没有足够的数据来确定最有效的治疗方案。利奈唑胺或达托霉素是由万古霉素耐药的大肠埃希菌引起的全身性感染的治疗选择。利奈唑胺被批准用于儿童，包括新生儿。有些 VRE 也对利奈唑胺耐药，其对利奈唑胺的耐药性可以随治疗时间的延长而增加。尽管对万古霉素耐药的粪肠球菌及屎肠球菌对达托霉素敏感，但达托霉素仅用于治疗成年患者。有限的数据显示，和青少年及成人相比，达托霉素在儿童的清除率更快。达托霉素不应用于治疗肺炎，因为组织浓度较低，而且达托霉素可被表面活性剂灭活。奎奴普汀-达福普汀被证实用于治疗成人万古霉素耐药的屎肠球菌感染，但对粪肠球菌无效。已有奎奴普汀-达福普汀治疗儿童万古霉素耐药的屎肠球菌感染临床成功的报道。替加环素被批准用于由万古霉素易感的粪肠球菌引起的成人感染。替加环素对万古霉素耐药的粪肠球菌和万古霉素耐药的屎肠球菌均有抑菌作用，但在儿童中的应用经验有限。

　　心内膜炎。成人心内膜炎的抗生素治疗策略详见美国心脏协会指南，可以据此对儿童及青少年进行指导。

　　住院患者隔离：推荐标准预防措施。对于 VRE 感染的患者，尽量按照隔离标准接触患者。携带万古霉素耐药菌如鹑鸡肠球菌、铅黄肠球菌或黄肠球菌的患者可仅使用标准预防措施进行管理，因为这些菌株通常对氨苄西林敏感。通常的做法是保持接触隔离措施直到患者不再携带病菌或出院。一些专家建议，如果从多个部位的体液或组织标本中确认连续 3 次阴性培养（可能包括粪便或直肠拭子、会阴区、腋窝或脐部、伤口、留置尿管或结肠造口部位），应停止接触预防措施。一般情况下，这些培养物应在停止抗菌治疗后获得，且每个培养物与前一个培养物至少相隔 1 周。

　　控制措施：应用万古霉素和广谱抗生素治疗是 VRE 定植和感染的风险因素。医院应该制定万古霉素合理应用的指导指南。对于应用人工瓣膜或应用人工材料进行瓣膜修复，曾患过感染性心内膜炎，或先天性心脏病的患者，发生心内膜炎的风险最高，在牙齿和其他特定手术时，需要使用抗生素预防心内膜炎。对于这些患者，早期需要合理饮食；口腔健康，包括使用牙齿封闭剂和充足的氟摄取；戒烟有助于预防牙齿携带病菌，能够减低心内膜炎的再发风险。

（徐学聚　译）

肺炎链球菌感染

临床表现：肺炎链球菌是引起急性中耳炎、鼻窦炎、社区获得性肺炎和儿童结膜炎的常见细菌；也可引起脓胸、乳突炎和眶周蜂窝织炎。在美国，它是新生儿和 2 月龄~11 岁儿童细菌性脑膜炎的最常见原因。肺炎链球菌还可引起心内膜炎、心包炎、腹膜炎、化脓性关节炎、骨髓炎、软组织感染和新生儿败血症。脾功能不全患者可出现严重败血症，溶血性尿毒综合征可伴随肺炎链球菌感染。

病原学：肺炎链球菌（肺炎球菌）是柳叶刀状、革兰氏阳性、过氧化氢酶阴性的双球菌。基于独特的荚膜多糖，已确定超过 90 个肺炎球菌的血清型。

流行病学：肺炎链球菌十分普遍，在许多人的上呼吸道有一过性定植。儿童的鼻咽部带菌率为 21%（发达国家）至 90% 以上（发展中国家）。通过呼吸道飞沫接触进行人际传播。其传染性周期尚不清楚，可能与病原体在呼吸道分泌物中的存在时间相同，也可能是有效抗菌治疗开始后 24h 内。在肺炎球菌结合疫苗时代，大约 15% 的幼儿在鼻咽、中耳或其他肺炎球菌感染中获得新的肺炎球菌血清型。

在先天性或获得性体液免疫缺陷、人类免疫缺陷病毒（HIV）感染、脾功能减退（如镰状细胞病、先天性或手术无脾）、某些补体缺陷、糖尿病、慢性肝疾病、慢性肾衰竭或肾病综合征或异常的先天免疫反应，链球菌感染的发生率和严重程度均增加。植入人工耳蜗的儿童，特别是那些植入涉及耳蜗电极的较旧型号人工耳蜗的儿童，患肺炎球菌性脑膜炎的概率增加，先天性或获得性脑脊液渗漏的儿童也是如此 [1]。表 3.62 概述了发生侵袭性肺炎球菌疾病（invasive pneumococcal disease，IPD）的高风险或中风险的儿童群体。婴儿、幼儿、老年人、黑人、阿拉斯加原住民和一些美国印第安人的感染率最高。自 2000 年开始，引入了七价肺炎球菌结合疫苗（heptavalent pneumococcal conjugate vaccine，PCV7），包括与侵入性感染相关的最常见的血清型（4、6B、9V、14、18C、19F 和 23F）；2010 年引入了 13 价肺炎球菌结合疫苗（PCV13，增加了 1、3、5、6A、7F、19A 血清型）后，感染的种族差异已经消失。然而，在一些美洲印第安人（阿拉斯加原住民、纳瓦霍人和白山阿帕奇人）中，IPD 的发病率仍然比美国普通人群中儿童的发病率高出 5 倍以上，特别是未包括在疫苗中的血清型。与这一风险增加相关的因素包括拥挤的居住环境、贫困和缺乏室内自来水。

---

① American Academy of Pediatrics, Committee on Infectious Diseases. Policy statement：cochlear implants in children：surgical site infections and prevention and treatment of acute otitis media and meningitis. Pediatrics. 2010；126（2）：381-391

表 3.62　23 价肺炎球菌多糖疫苗免疫接种适应证的儿童基础情况 [a,b]

高危组	基础情况
免疫功能正常儿童	慢性心脏病 [c]
	慢性肺疾病 [d]
	糖尿病
	脑脊液漏
	人工耳蜗植入
功能性或解剖性脾功能不全的儿童	镰状细胞病和其他血红蛋白病
	慢性或获得性无脾或脾功能不全
患有免疫缺陷的儿童	人类免疫缺陷病毒感染
	慢性肾衰竭和肾病综合征
	与免疫抑制药物或放射治疗相关的疾病,包括恶性肿瘤、白血病、淋巴瘤和霍奇金病;或者实体器官移植
	先天性免疫缺陷 [e]

[a] 23 价肺炎球菌多糖疫苗从 24 月龄开始适用。

[b] Centers for Disease Control and Prevention. Licensure of a 13-valent pneumococcal conjugate vaccine(PCV13)and recommendations for use among children. Advisory Committee on Immunization Practices(ACIP). MMWR Morb Mortal Wkly Rep. 2010;59(9):258-261;and Centers for Disease Control and Prevention. Use of 13-valent pneumococcal conjugate vaccine and 23-valent pneumococcal polysaccharide vaccine among children aged 6-18 years with immunocompromising conditions: recommendation of the ACIP. MMWR Morb Mortal Wkly Rep. 2013;62(25):521-524。

[c] 特别是发绀性先天性心脏病及心力衰竭。

[d] 包括哮喘(如果长期口服高剂量皮质类固醇)。

[e] 包括 B 淋巴细胞或 T 淋巴细胞缺乏,补体缺陷,特别是 C_1、C_2、C_3 和 C_4 缺陷;吞噬功能紊乱(慢性肉芽肿病除外)。

　　到 2016 年,在 PCV13 疫苗使用 6 年后,疫苗血清型的侵袭性肺炎球菌感染的发病率与引入 PCV7 前相比下降了 98%,5 岁以下儿童所有 IPD 的发病率下降了 95%。在 65 岁及以上的成人中,由 PCV13 血清型肺炎球菌引起的 IPD 与基线相比下降了 87%,所有 IPD 下降了 61%。后一组病例的减少表明 PCV13 免疫接种具有显著的间接(即群体)益处,可阻断肺炎球菌从接种疫苗的儿童到成人的传播。尽管在美国和世界范围内已发现对青霉素、头孢曲松和其他抗菌药物不敏感的肺炎链球菌菌株,但自引入 PCV7 和 PCV13 以来,已观察到对青霉素耐药和头孢曲松耐药的分离株比例有所下降。2000 年 PCV7 引入 7 年后,5 岁以下儿童的疫苗型侵袭性肺炎球菌感染发生率下降了 99%,所有 IPD 的发生率下降了 76%。在 65 岁及以上的成人中,PCV7 血清型引起的 IPD 较基线下降 92%,所有 IPD 均下降 37%。后一组病例的减少表明,通过阻断肺炎球菌从儿童向成人的传播,PCV7 免疫接种具有显著的间接益处。在引入 PCV13 后,5 岁以下儿童的 IPD 发病率进一步下降,这在很大程度上归因于血清型 19A 引起的 IPD 发病率下降。未接种疫苗的年龄较大的儿童和成人的 IPD 也有所下降,这表明存在群体保护。

　　潜伏期因感染类型而异,但可短至 1d。

　　诊断方法:从正常无菌部位(如血液、脑脊液、腹膜液、中耳液、关节液)或化脓性病灶中发现肺炎球菌即可确诊。在咳痰(年龄较大的儿童和成人)或胸膜渗出物中发现柳叶刀形革兰氏阳性菌和白细胞,提示肺炎球菌性肺炎。通过上呼吸道拭子标本培养发现肺炎球菌并不足以对涉及中耳、上呼吸道或下呼吸道或鼻窦的肺炎球菌病作出病因诊断。该病原容易从羊血琼脂上分离出来，并产生 α 溶血（菌落周围环绕绿色环）。然而，在菌落形态学的基础上不能与其他种类的绿色链球菌群鉴别（表 3.72）。最终鉴定需要奥普托欣试验或胆汁溶解度试验（脱氧胆酸钠裂解），后一种方法具有较好的灵敏度和特异度，值得推荐。商业生化检测系统和细胞成分质谱法也被应用于肺炎球菌的鉴定，但也有使用这些方法鉴定错误的报道。

美国 FDA 批准的多重核酸扩增试验至少有 2 种，用于直接从阳性血培养瓶中识别肺炎球菌和其他细菌及真菌病原体。FDA 批准了至少一种实时 PCR 检测脑脊液中肺炎球菌的方法。该方法是一种多重 PCR 技术，旨在检测多种细菌性和病毒性脑膜炎/脑炎的病原体。这种方法的临床经验有限，在 FDA 批准的临床试验中，有几个肺炎球菌的假阳性结果。因此，本试验应谨慎使用，并辅以脑脊液培养，以获得分离株，这是进行药敏试验所必需的。其他旨在检测肺炎球菌自溶酶或其他基因靶点的 PCR 检测尚处于研究阶段，但可能是特异性的，而且比胸膜液、脑脊液、血液或其他通常无菌的体液培养更为敏感，尤其是在最近接受过抗菌治疗的患者中。

通过检测尿液中的 C-多糖（所有肺炎球菌均可使用）诊断肺炎球菌性肺炎，对成人可能有一定的实用价值，但对儿童则没有用处，因为无症状的肺炎球菌定植儿童也可能有阳性检测结果。同样，由于灵敏度较低，不建议商业上可用的抗原检测试验常规用于脑脊液或血液检查。

敏感性测试。 从正常无菌的体液（如脑脊液、血液、中耳液、乳突液、胸膜液、关节液、心包液）中分离出的所有肺炎球菌均应进行抗菌敏感性试验，以确定青霉素、头孢噻肟或头孢曲松和克林霉素的最低抑菌浓度（MIC）。脑脊液分离株还应进行万古霉素、美罗培南和利福平敏感性试验。不敏感包括中间分离株和耐药分离株。折点的变化取决于分离物是来自非脑膜还是脑膜部位；在有脑膜炎表现的儿童中，应使用脑膜分离物的折点（如脑膜炎患者的血液分离物）。临床和实验室标准协会（Clinical and Laboratory Standards Institute，CLSI）对非脑膜炎和脑膜炎的敏感性和非敏感性的现行定义见表 3.55。对青霉素、头孢噻肟、头孢曲松和其他用于脑膜炎的抗生素不敏感的肺炎球菌菌株已在美国和世界各地得到确认。

由青霉素不敏感肺炎球菌引起的脑膜炎患者，也应进行利福平药敏试验。如果患者由对青霉素、头孢噻肟和头孢曲松不敏感的菌株引起非脑膜感染，应对克林霉素、红霉素、复方磺胺甲噁唑、利奈唑胺、美罗培南和万古霉素等其他药物进行敏感性试验。

使用微量肉汤稀释法或抗菌梯度条带法对侵袭性感染的菌株进行定量 MIC 测试。当定量测试方法不可用或为非侵入性感染的菌株时，使用 1μg 苯唑西林纸片置于琼脂板上进行定性筛选测试，使用抑菌圈法可靠地识别所有青霉素敏感的肺炎球菌（即苯唑西林抑菌圈直径大于 20mm）。苯唑西林纸片区小于 20mm 的微生物可能对脑膜炎治疗不敏感，需要进行定量敏感性试验。苯唑西林纸片试验可作为耐 β-内酰胺类药物（如青霉素和头孢菌素）的筛选试验。

治疗：

可能或已证实由肺炎球菌引起的细菌性脑膜炎。 由于流行的肺炎球菌对青霉素、头孢噻肟和头孢曲松的耐药性增加，所有确诊或可能患细菌性脑膜炎的 1 月龄以上儿童应首先给予万古霉素和头孢噻肟（或头孢曲松，对于 >1 月龄儿童）进行联合治疗。

如果儿童对 β-内酰胺类抗菌药物（如青霉素类和头孢菌素类）有严重过敏反应,应考虑合用万古霉素和利福平。由于万古霉素在脑脊液中难以维持杀菌浓度,它不应单独给药,使用万古霉素单药治疗的临床经验也非常少。利福平也不应单药治疗,因为在治疗过程中会出现耐药性。美罗培南也可作为一种替代药物使用。

如果出现以下情况,治疗 48h 后应考虑重复进行腰椎穿刺。

● 苯唑西林纸片扩散法或定量 MIC 测试表明微生物对青霉素不敏感,而头孢噻肟和头孢曲松的定量药敏试验结果尚未公布。

● 患者病情没有好转或已出现恶化。

● 儿童已使用地塞米松,它会干扰临床表现,如发热。

一旦有可用的药敏试验结果,应根据表 3.63 的指导原则更改治疗方法。如果病原微生物对青霉素敏感,则应停用万古霉素,继续使用青霉素;如果菌株对青霉素不敏感,应继续使用头孢噻肟或头孢曲松。只有当微生物对青霉素和头孢噻肟或头孢曲松均不敏感时,才继续使用万古霉素。如果微生物对利福平敏感,在使用万古霉素和头孢噻肟或头孢曲松治疗过程中,24~48h 后出现临床症状恶化,或脑脊液的后续培养表明不能够消除或大幅度减少微生物的数量,或微生物的头孢噻肟或头孢曲松 MIC 异常高（≥4μg/mL）的情况下,应在万古霉素治疗 24~48h 后考虑加入利福平。这种情况下,应考虑咨询传染病专家。

表 3.63　根据药敏试验结果,肺炎球菌引起的婴幼儿脑膜炎的抗菌治疗

药敏试验结果	抗菌治疗 [a]
对青霉素敏感	停止万古霉素 和 开始用青霉素（并停止头孢菌素） 或 继续单独使用头孢噻肟或头孢曲松 [b]
对青霉素不敏感（中等敏感或耐药） 和 对头孢噻肟和头孢曲松敏感	停止万古霉素 和 继续使用头孢噻肟或头孢曲松
对青霉素不敏感（中等敏感或耐药） 和 对头孢噻肟和头孢曲松不敏感（中等敏感或耐药） 和 对利福平敏感	继续用万古霉素和高剂量头孢噻肟或头孢曲松 和 在特定的情况下可添加利福平

[a] 剂量见表 3.57。一些专家建议使用最大剂量。1 月龄以上的非过敏体质儿童的初始治疗方案应考虑万古霉素和头孢噻肟或头孢曲松。

[b] 有些医生可能选择这种替代药物,它较为方便且节约成本,但只用于治疗脑膜炎。

地塞米松。对于婴幼儿和 6 周及以上儿童,衡量利弊后,可考虑使用地塞米松辅助治疗。一些专家建议使用皮质类固醇治疗肺炎球菌性脑膜炎,但这个问题存在争议,数据不足以支持它作为儿童的常规用药。如果使用,地塞米松应在抗菌药物首次剂量前使用或同时给药。

非脑膜侵袭性肺炎球菌感染需要住院治疗。目前,对于健康儿童患非脑膜侵袭性感染,且无危重症状的,应使用常规推荐剂量的抗菌药物治疗肺炎球菌和其他潜在病原体的感染(表 3.57)。

对于可能由肺炎球菌引起侵袭性感染的危重症婴儿和儿童,除了常规抗菌治疗(如头孢噻肟、头孢曲松或其他药物)外,如果菌株对青霉素、头孢噻肟或头孢曲松不敏感,可考虑使用万古霉素。此类人群包括患心肌心包炎或严重性多叶肺炎伴有缺氧或低血压的患者。如果使用万古霉素,一旦药敏试验结果支持其他有效的替代药物,则停用万古霉素。

如果 CLSI 标准中显示,微生物在体外对青霉素、头孢噻肟和头孢曲松有耐药性,则应根据临床反应、对其他抗菌药物的敏感性以及血液和其他受感染体液的后续培养结果修改治疗方案。应考虑咨询传染病专家。

对于 β-内酰胺类抗菌药物(如青霉素和头孢菌素类)严重过敏的儿童,除了对其他潜在病原体的抗菌药物外,最初的治疗方案应包括万古霉素或克林霉素。如果该微生物对其他可选用的非 β-内酰胺类抗菌药物敏感,则不应继续使用万古霉素。应考虑咨询传染病专家。

急性中耳炎[①]。根据美国儿科学会(AAP)和美国家庭医生协会(American Academy of Family Physicians,AAFP)对急性中耳炎(acute otitis media,AOM)的临床实践指南,建议使用阿莫西林,80~90mg/(kg·d),但在特定情况下,不需抗菌治疗的观察病例除外。治疗的最佳疗程还未确定。对于年龄较小的儿童和所有年龄段的重病儿童,建议疗程为 10d,对患轻度或中度疾病的 6 岁及以上儿童,适当的治疗时间为 5~7d。

对初始给药没有反应的患者,应在 48~72h 内进行重新评估,以确定急性中耳炎的诊断,排除其他病因。如果患者确诊为急性中耳炎,首先应予阿莫西林并观察疗效。如果患者初始抗菌治疗失败,建议更换抗菌药物。合适的替代药物应对青霉素不敏感肺炎球菌以及产 β-内酰胺酶的流感嗜血杆菌和卡他莫拉菌有抗菌活性。这类药物包括高剂量口服阿莫西林-克拉维酸,口服头孢地尼、头孢泊肟或头孢呋辛;或肌内注射头孢曲松,每天一次,疗程 3d。阿莫西林-克拉维酸,在 14:1 的配方中,按阿莫西林成分 80~90mg/(kg·d)的剂量给药,可减少腹泻的发生率。患者使用上述口服药物后仍治疗失败,则应使用头孢曲松胃肠外给药,疗程为 3d。虽然肺炎球菌对大环内酯类耐药性高,但对于 β-内酰胺类药物有速发型变态反应的患者,克拉霉素和阿奇霉素可作为初次治疗的合适替代药物。对青霉素有过敏史的患者,可口服头孢地尼、头孢呋辛或头孢泊肟。

对二线治疗没有反应的儿童和重症病例,应考虑鼓膜切开术或鼓膜穿刺术,进行分泌物培养指导治疗。对于肺炎球菌的多药耐药型菌株,应与感染学家会诊,考虑使用克林霉素、利福平或其他药物。

鼻窦炎。能有效治疗 AOM 的抗菌药物也可能是急性鼻窦炎的有效治疗药物。

---

① Lieberthal AS,Carroll AE,Chonmaitree T,et al.Clinical practice guideline:diagnosis and management of acute otitis media. *Pediatrics*. 2013;131(3):e964-e999

肺炎 ①。对于由可疑或相对耐药的肺炎链球菌（MIC 为 2.0μg/mL）引起的非住院肺炎儿童，口服阿莫西林 45mg/（kg·d），分 3 次服用，或分 2 次服用 90mg/（kg·d），可能是有效的。氨苄西林用于社区获得性肺炎的静脉治疗。头孢噻肟或头孢曲松用于治疗疑似或已证实对青霉素耐药的肺炎球菌感染的住院患者，包括脓胸在内的严重感染或未完全用 PCV13 免疫的患者。那些危及生命的感染患者应使用万古霉素。耐青霉素菌株（MIC 为 4.0μg/mL 或更高）或对 β-内酰胺类抗生素严重过敏，可考虑克林霉素（如果敏感）或左氧氟沙星，但要除外并发脑膜炎。

住院患者隔离：建议采用标准预防措施，包括耐药性肺炎球菌感染的患者。

控制措施：

主动免疫。 在美国，有两种肺炎球菌疫苗可用于儿童，即 13 价肺炎球菌结合疫苗（PCV13）和 23 价肺炎球菌多糖疫苗（23-valent pneumococcal polysaccharide vaccine，PPSV23）。PCV13 被批准用于 6 周及以上的婴儿和儿童以及 50 岁及以上的成人。PCV13 包含 PCV7 中的 7 种纯化荚膜多糖血清型（4、6B、9V、14、18C、19F 和 23F）加上另外 6 个血清型（1、3、5、6A、7F 和 19A），它们分别与白喉毒素载体蛋白 CRM197（34μg）的无毒变体共轭结合。PCV13 可单剂量使用，使用的预充式注射器不含乳胶或防腐剂，但含有 0.02% 聚山梨醇酯 80、0.125mg 的铝（如磷酸铝佐剂）和 5mmol 琥珀酸盐缓冲液。PPSV23 被批准用于 2 岁以上儿童和成人。PPSV23 由 23 个荚膜多糖的等渗盐水溶液和 0.25% 苯酚（防腐剂）组成。建议疫苗肌内注射剂量为 0.5mL。若接种 PPSV23 不诱发免疫记忆，或可增加后期剂量，已有记载说明它对鼻咽部带菌或者未免疫人群的间接保护没有影响。

常规接种肺炎球菌结合疫苗。 建议所有婴儿和 2~59 个月大的儿童使用 PCV13。对于婴幼儿，疫苗应在 2 月龄、4 月龄、6 月龄和 12~15 月龄时接种；对所有 59 月龄或更小的儿童，建议初始强化免疫，接种时间与先前 PCV7 公布的相同，所有给药剂量均用 PCV13 替代 PCV7。婴儿 6 周龄后的第一个定期健康维护的访问时间，应开始接种 PCV13 系列和其他推荐的疫苗。极低出生体重（小于 1 500g）的婴幼儿，不按出生时的胎龄计算，应在他们达到 6~8 周的实际年龄时进行接种。PCV13 可以与适龄儿童的其他疫苗免疫接种同时进行，但它应使用单独的注射器，在单独部位注射。

未接种或未完全接种 PCV13 的儿童的免疫。 未接受 PCV13 治疗的 2~59 月龄幼儿的疫苗计划见表 3.64。PCV13 推荐用于所有获得侵袭性肺炎球菌感染高风险或假定高风险的 18 岁以下儿童（表 3.65），具体定义见表 3.62。

表 3.64　之前未接受免疫接种和部分免疫接种儿童的 PCV13 给药推荐时间表，包括强化免疫接种

检查时年龄	免疫接种史	推荐方案 [a,b]
2~6 月龄	接种 0 次	接种 3 次，相隔 2 个月；12~15 月龄时接种第 4 次
	接种 1 次	接种 2 次，相隔 2 个月；12~15 月龄时接种第 4 次
	接种 2 次	接种 1 次，与最近一次接种相隔 2 个月；12~15 月龄时接种第 4 次

---

① Bradley JS，Byington CL，Shah SS，et al.The management of community-acquired pneumonia in infants and children older than 3 months of age：clinical practice guidelines by the Pediatric Infectious Diseases Society and the Infectious Diseases Society of America.*Clin Infect Dis*. 2011；53（7）：e25-e76

续表

检查时年龄	免疫接种史	推荐方案 [a,b]
7~11 月龄	接种 0 次	接种 2 次,相隔 2 个月;12 月龄时接种第 3 次
	7 月龄前接种 1 次或 2 次	7~11 月龄时接种 1 次,12~15 月龄时再接种 1 次(与前次接种相隔至少 2 个月)
12~23 月龄	接种 0 次	接种 2 次,相隔至少 2 个月
	12 月龄以下接种 1 次	接种 2 次,相隔至少 2 个月
	12 月龄及以上接种 1 次	接种 1 次,与最近一次接种相隔至少 2 个月
	12 月龄以下接种 2 次或 3 次	接种 1 次,与最近一次接种相隔至少 2 个月
24~59 月龄健康儿童 [c]	任何不完整接种时间表	接种 1 次,与最近一次接种相隔至少 2 个月 [c]

注:PCV13,13 价肺炎球菌结合疫苗。

[a] 对于小于 12 月龄的儿童,接种时间至少间隔 4 周。对于 12 月龄及以上儿童,给药应至少相隔 8 周。

[b] Centers for Disease Control and Prevention. Licensure of a 13-valent pneumococcal conjugate vaccine(PCV13)and recommendations for use among children. Advisory Committee on Immunization Practices(ACIP). MMWR Morb Mortal Wkly Rep. 2010;59(RR-11):1-18。

[c] 所有 24~59 月龄不完整接种的健康儿童,都应给予单一剂量接种。

表 3.65   对于肺炎球菌疾病高风险或假定高风险的儿童(见表 3.62),
肺炎球菌免疫接种 PCV13 或 PPSV23 疫苗的建议方案

年龄	以往接种任何肺炎球菌疫苗的剂量	推荐方案
23 月龄及以下	无	PCV13,见表 3.64
24~71 月龄	接种 4 次 PCV13	24 月龄时接种 1 次 PPSV23 疫苗,与 PCV13 末次给药相隔至少 8 周
24~71 月龄	24 月龄之前接种 3 次 PCV13	PCV13 接种 1 次;PPSV23 接种 1 次,与 PCV13 末次接种相隔≥8 周
24~71 月龄	24 月龄之前接种 <3 次 PCV13	PCV13 接种 2 次,与 PCV13 末次接种相隔≥8 周(如果适用);PPSV23 接种 1 次,与 PCV13 末次接种相隔≥8 周
24~71 月龄	接种 1 次 PPSV23	PCV13 接种 2 次,间隔 8 周,在 PPSV23 末次接种后 6~8 周开始
6~18 岁免疫损害儿童 [a,b]	之前未接种过 PCV13 或 PPSV23	PCV13 接种 1 次,之后 PPSV23 接种 1 次,在 PCV13 接种后至少 8 周,PPV23 第 2 次接种在首次接种后 5 年后 [c]
	接种 1 次 PCV13	PPSV23 接种 1 次,PPSV23 第 2 次接种在首次接种后≥5 年
	接种≥1 次 PPSV23 且之前未接种过 PCV13	在最后 1 次 PPSV23 接种≥8 周接种 1 次 PCV13(即使之前接种过 PCV7);如果接种第 2 次 PPSV23,应该在首次 PPSV23 接种后≥5 年

注:PCV13,13 价肺炎球菌结合疫苗;PPSV23,23 价肺炎球菌多糖疫苗。

[a] 包括功能性或解剖性无脾、HIV 感染、人工耳蜗植入、脑脊液漏、肾病综合征、慢性肾衰竭或其他免疫损害情况。

[b] American Academy of Pediatrics,Committee on Infectious Diseases. Policy statement:Immunization for Streptococcus pneumoniae infections in high-risk children. Pediatrics. 2014;134(6):1230-1233。

[c] 仅在功能性或解剖性无脾、HIV 感染或其他免疫损害情况下,推荐在首次 PPSV23 接种后至少 5 年接种第 2 剂 PPSV23(表 3.62)。不推荐 2 剂以上 PPSV23 接种。所有其他有基础疾病的儿童应该接受 1 剂 PPSV23。

6~18 岁有高危情况的儿童的免疫接种[①]。

未接种 PPSV23 的儿童。对于因解剖或功能性无脾（包括镰状细胞病）、HIV 感染、人工耳蜗植入、脑脊液漏或其他免疫功能低下（表 3.62）而患 IPD 风险增加，且之前没有接种 PCV13 或 PPSV23 的儿童，推荐给予 1 剂 PCV13，至少 8 周后补种 1 剂 PPSV23。对于患有解剖性或功能性脾功能不全（包括 SCD）、HIV 感染或其他免疫低下的儿童，建议在第 1 剂 PPSV23 后的 5 年，给予第 2 剂 PPSV23。在 65 岁以前不应该给予超过 2 剂 PPSV23。

接种过 PCV7 或 PCV13 的 IPD 高风险的 2~18 岁儿童应接种 PPSV23[②]。2 岁或以上患有增加 IPD 风险的潜在疾病的儿童应在完成所有推荐剂量的 PCV13 后接种 PPSV23。这些儿童应在最近一次的 PCV13 接种后至少 8 周后接受单剂 PPSV23。对于准备实体器官移植和计划为 2 岁以上患者进行脾切除的病例，应在移植或脾切除前至少 2 周接种 PPSV23。对于以前未接种过 PCV13 疫苗的实体器官移植患者，即使是 6 岁以上的患者，也应接种 1 剂 PCV13。

如果以前接种过 PPSV23，也应按推荐剂量接种 PCV13。建议在解剖或功能性无脾（包括镰状细胞病）、HIV 感染、人工耳蜗植入、脑脊液漏或其他免疫功能低下的儿童，第 1 剂 PPSV23 接种 5 年后再接第 2 剂 PPSV23，但在 65 岁之前总共不应接种超过 2 剂 PPSV23。

使用肺炎球菌疫苗的一般建议。
- PPSV23 或 PCV13 均可与其他儿童期疫苗同时使用，但有一个例外。对于接种四价脑膜炎球菌结合疫苗的儿童，MenACWY-D 型疫苗不应同时或在接种 PCV13 后 4 周内接种，以避免对 PCV13 免疫反应的可能干扰。同时给予 PCV7 和 MenACWY-D 型疫苗会干扰对某些 PCV7 血清型的免疫应答。功能性或解剖性脾功能不全的儿童，由于 IPD 高风险，在 2 岁之前不应接种 MenACWY-D 型疫苗，以完成 PCV13 的连续接种；然而，MenACWY-CRM 型疫苗可以在 2 岁之前使用，因为其未显示干扰 PCV13 的免疫反应。

- 无论出于何种原因选择脾切除，PCV13 免疫接种应至少在脾切除前 2 周完成。免疫接种也应先于免疫抑制治疗或人工耳蜗植入前至少 2 周。PPSV23 可在 PCV13 后 8 周或更长时间使用。

- 一般情况下，肺炎球菌疫苗应在妊娠期间推迟接种。其他灭活疫苗，包括许可的多糖疫苗，可在妊娠期间安全接种。然而，如果孕妇的健康状况提示其有 IPD 的倾向并存在发生严重疾病的风险，如果其接种 PPSV23 已超过 5 年，且之前没有接受过 2 剂 PPSV23，则应接种 PPSV23。

病例报告。5 岁以下儿童 IPD 病例及各年龄段耐药感染病例均应上报。绝大多数侵袭性疾病病例是由非 PCV13 血清型引起的。因此，绝大多数发生在接种疫苗的儿童中的 IPD 病例并不代表疫苗失败。为了区分免疫接种儿童 PCV13 免疫失败和由 PCV13 中不包含的血清型引起的疾病，分离株应该按血清型进行分类。如果儿童在侵入性感染开始前至少 2 周接种

[①]　Centers for Disease Control and Prevention. Use of 13-valent pneumococcal conjugate vaccine and 23-valent pneumococcal polysaccharide vaccine among children aged 6-18 years with immunocompromising conditions：recommendations of the Advisory Committee on Immunization Practices（ACIP）. *MMWR Morb Mortal Wkly Rep*. 2013；62（25）：521-524

[②]　American Academy of Pediatrics，Committee on Infectious Diseases. Immunization for *Streptococcus pneumoniae* infections in high-risk children. *Pediatrics*. 2014；134（6）：1230-1233

了与年龄相适应的 PCV13 方案,且侵入性分离株是疫苗中包含的血清型,则应考虑评估患者的 HIV 病毒状况和免疫功能。

肺炎球菌疫苗的不良反应。 注射多糖或结合疫苗后的不良反应一般为轻度至中度。最常见的不良反应是注射部位局部反应、疼痛、发红或肿胀,此外还有易激惹、食欲下降或睡眠障碍。在注射后的第 1~2 天内可出现发热,特别是在使用结合疫苗后。其他全身反应包括疲劳、头痛、全身肌肉疼痛、食欲下降和发冷。

被动免疫。 静脉注射免疫球蛋白推荐用于预防某些先天性或获得性免疫缺陷疾病,包括有复发性肺炎球菌感染的 HIV 感染患儿的肺炎球菌感染预防。

药物预防。 根据一项大型多中心研究的结果,建议对功能性或解剖性脾功能不全儿童(不论其免疫状况如何)进行日常抗菌预防,以预防肺炎球菌病。推荐口服青霉素 V(3 岁以下,125mg,每日 2 次;3 岁及以上儿童,250mg,每日 2 次)。这项在美国常规使用 PCV7 或 PCV13 之前进行的研究表明,与安慰剂对照组相比,患有镰状细胞病的婴儿和幼儿口服青霉素 V 可使肺炎球菌菌血症的发生率减少 84%。虽然青霉素预防后 IPD 的总体发生率有所下降,但开展这些研究以来,镰状细胞病患者中耐青霉素 IPD 和耐青霉素菌株鼻咽部携带的病例有所增加。家长应知道青霉素可能不能有效预防所有 IPD 病例。对于怀疑或证实青霉素过敏的儿童,红霉素是另一种预防药物。

停止预防的年龄是一个经验性的决定。大多数已接种所有推荐的适合年龄的肺炎球菌疫苗并长期接受青霉素预防和常规医疗护理,以及以前没有患过严重肺炎球菌感染或手术脾切除术的镰状细胞病患儿可以在 5 岁前安全地终止使用青霉素。但是,必须建议他们所有发热事件发生时立即就医。其他原因引起的儿童脾功能不全的预防时间尚不清楚。一些专家建议在整个儿童期或更长时间内持续预防[①]。

(杨光　译)

粪类圆线虫病

临床表现: 大部分人感染粪类圆线虫后无明显症状。症状的出现多与幼虫侵入皮肤,在组织中迁移以及钻入小肠黏膜后进一步发育为成虫有关。人体皮肤接触受污染的土壤后,有感染性的幼虫侵入皮肤,引起局部瘙痒,出现荨麻疹。当幼虫移行于肺时,可引起过敏性肺炎或 Löffler 样综合征。幼虫上行至气管支气管树后,可被吞入胃肠道内,并发育为成虫,此时可引起相应的肠道感染症状,包括非特异性腹痛、吸收障碍、呕吐和腹泻等。幼虫通过排泄的粪便迁移会导致肛周皮肤迁移性瘙痒,在臀部、大腿等处皮肤可能出现移行性线状荨麻疹,即"肛周匐行疹"。对于免疫功能不全的人群,包括长期接受糖皮质激素治疗的恶性肿瘤患者、自身免疫性疾病患者、实体器官或造血干细胞移植的患者(通过重新激活受者体内先前无症状的感染或供者来源的感染)以及人类嗜 T 淋巴细胞病毒-1(human T-lymphotropic virus 1,HTLV-1)感染者,由于存在重度或播散性超重度感染的风险,粪类圆线虫病幼虫可通过体循环迁移至远处脏器,包括大脑、肝、肾、心脏和皮肤,引起发热、腹痛、弥漫性肺浸润、继发肠道

---

① American Academy of Pediatrics,Committee on Genetics. Health supervision for children with sickle cell disease. *Pediatrics*. 2002;109(3):526-535(Reaffirmed January 2011,February 2016)

革兰氏阴性杆菌败血症或脑膜炎等,这种情况通常是致命的。

病原学:粪类圆线虫是一种线虫。

流行病学:粪类圆线虫广泛分布于热带和亚热带地区,包括美国的东南部。适宜的潮湿土地以及人类排泄物的不当处理是其存在的条件。由于自体传染,人类在离开疫区几十年后仍然保持传染性。人类是主要的宿主,但狗、猫和其他动物也可以作为宿主。该病的传播途径为接触传播。皮肤接触受污染的土壤而被幼虫(丝状蚴)感染。感染很少通过皮肤间密切接触或被疏忽的粪-口途径传播。成年雌虫在小肠中产卵,卵孵化成第一阶段幼虫(杆状蚴)并随粪便排出。在肠道移行过程中,少部分幼虫可蜕皮成感染性幼虫(丝状蚴),并穿透肠黏膜或肛周皮肤定居,从而以自体传染方式维持生命周期的循环。

本病在人体内的**潜伏期**尚未明确。

诊断方法:类圆线虫病不易明确诊断。可对粪便或血清学进行检查,通过直接显微镜检查粪便中的幼虫(杆状蚴,或较少见的丝状蚴);使用吞线试验(肠内试验法)检测十二指肠内容物,或通过内镜直接抽吸发现幼虫;诊断的确立需要至少 3 次连续的粪便涂片镜检出特征性的幼虫(而不是虫卵)为前提,同时需要粪便浓集后镜检,但阴性测试并不能排除感染,因为幼虫排泄可以是间歇性的和低强度的。在美国常规可用的技术包括粪便 PCR、粪便琼脂培养或其他粪便标本的专门检测。血清学检测(包括检测丝状蚴 IgG 抗体的酶联免疫吸附测定)高度敏感,但丝虫病和其他线虫感染可能会发生交叉反应。使用重组抗原的血清学检测具有相似的高灵敏度,对类圆线虫病的特异度更高。血清学检测有其局限性,不能确认活动性感染,因为抗体可能在感染消退后的一段时间内保持阳性,也可能出现假阴性结果,因此血清学阴性检测结果并不能消除持续感染的可能性。血清学监测有助于免疫功能正常患者的后续治疗,因为抗体浓度随时间推移可下降(通常在 6 个月内)。对于具有传播性的粪类圆线虫病,丝状蚴可以从痰液、支气管肺泡灌洗液、脑脊液或皮肤组织活检中分离出来。革兰氏阴性杆菌脑膜炎和菌血症是常见的症状相关的传播性疾病,病死率很高。

嗜酸性粒细胞增多症(血嗜酸性粒细胞计数大于 $500 \times 10^6/L$)在慢性感染中很常见,但没有嗜酸性粒细胞增多症并不能排除感染的可能。当播散性超重度感染患者无嗜酸性粒细胞增多时,这可能提示预后不良。

治疗:伊维菌素是慢性粪类圆线虫病和播散性超重度感染的首选治疗。伊维菌素被 FDA证实为治疗肠道类圆线虫病的首选。还可选择阿苯达唑,但阿苯达唑可降低自愈率,甲苯达唑不建议使用。长期或重复治疗对重度或播散性超重度感染患者是有必要的,否则会导致疾病的复发。

住院患者隔离:建议标准预防措施。

控制措施:对人类排泄物进行清洁化处理可有效阻断粪类圆线虫病传播途径。对原因不明的嗜酸性粒细胞增多症患者,建议检查血清学相关抗体。对于存在感染风险的患者,包括准备接受实体器官或造血干细胞移植以及使用免疫抑制剂治疗,特别是使用皮质类固醇的患者,应检查血清学抗体,如果可能,应先给予杀虫治疗。

(徐学聚　译)

梅毒

临床表现：

先天性梅毒。宫内梅毒螺旋体感染可导致死胎、胎儿水肿或早产，也可表现为出生时无症状。被感染的婴儿在出生时或生后 4~8 周可有一系列表现，如肝脾肿大、鼻塞（大量鼻腔分泌物）、淋巴结病、皮肤黏膜损害、肺炎、骨软骨炎、骨膜炎、假性瘫痪、水肿、皮疹（由暗铜红色的小斑丘疹组成的斑丘疹，通常手脚较严重）、溶血性贫血、血小板减少等。先天性梅毒的皮肤损害部位或鼻腔分泌物具有高度传染性。然而，治疗 24h 后很少能在这些部位检出病原体。未经治疗的婴幼儿，不论婴儿期是否有症状，均通常在 2 岁后出现中枢神经系统、骨关节、牙齿、眼和皮肤等部位的损害。宫内感染的一些表现可能直到多年后才表现出来，如间质性角膜炎（5~20 岁）、听神经性耳聋（10~40 岁）、Hutchinson 牙（中切牙楔形缺损）、胫骨前弯、前额突出、桑葚状磨牙、鞍鼻、口周皲裂、Clutton 关节（膝关节对称性无痛肿胀）。其中，楔形牙、神经性耳聋和间质性角膜炎统称为 Hutchinson 三联症。如果早期治疗，可以预防这些晚期表现的发生。

获得性梅毒。在儿童期或成年期，感染梅毒螺旋体的临床表现可分为以下 3 个阶段。一期梅毒表现为一个或多个无痛性硬结样皮肤或黏膜溃疡（硬下疳）。病变最常出现在生殖器，但也可能出现在其他性接触部位。这些病变多在感染梅毒 3 周后出现（10~90d），并在数周内自行愈合。硬下疳有时不易被发现。二期梅毒多在感染后 1~2 个月内出现发热、喉咙痛、肌肉疼痛、皮疹、皮肤黏膜病变和全身淋巴结肿大。多形性斑丘疹可以遍及全身，通常包括手掌和脚掌。肥厚性丘疹病变（扁平湿疣）常出现在外阴周围或肛门潮湿的地区，易与人乳头瘤病毒（human papillomavirus，HPV）感染导致的尖锐湿疣相混淆。二期梅毒还可表现为乏力、脾大、头痛、脱发和关节痛。二期梅毒易被误诊，因为其体征和症状均不具有特异性。这个阶段也可在 3~12 周自行消退。潜伏梅毒是指感染梅毒后血清阳性，但无临床表现的病例。1 年以内的潜伏梅毒称为早期潜伏梅毒，其他潜伏梅毒都是晚期潜伏梅毒（持续时间大于 1 年）或持续时间未知的潜伏梅毒。三期梅毒发生在初次感染后 15~30 年内，症状包括梅毒性树胶肿（软的、非癌性生长的、能够被破坏的组织）和心血管受累（包括主动脉炎）。神经梅毒是指中枢神经系统梅毒螺旋体感染。神经梅毒的症状可发生于感染的任何阶段，特别在感染人类免疫缺陷病毒（HIV）和新生儿先天性梅毒患者中多见。神经梅毒的表现包括梅毒性脑膜炎、葡萄膜炎、癫痫、视神经萎缩、痴呆（通常在感染几年后出现）及脊髓后索变性（脊髓痨，包括特征性的高步步态，由于本体感觉缺失，患者每一步都要拍打地面）。

病原学：梅毒螺旋体是一种细长的螺旋体，营养需求苛刻，在宿主体外只能短暂生存。在人工培养基上尚未培养成功。它是性病梅毒的病原体，与其他三种在世界不同地区引起非性病的病原体有着密切关系，包括引起雅司病的梅毒螺旋体极细亚种，引起地方性梅毒的梅毒螺旋体亚种 *endemicum* 以及引起品他病的品他密螺旋体。密螺旋体和疏螺旋体均归入螺旋体科。

流行病学：2013—2017 年，美国一期梅毒和二期梅毒发病率上升了 72.7%，女性增加了 155.6%，从每 10 万人口 5.5 例增加到 9.5 例。2015—2016 年，梅毒发病率总体上升了 17.6%，原发性和继发性病例大多数发生在男性中，特别是同性恋、双性恋和其他男男性行为者。此外，被诊断出梅毒的男男性行为者中有一半也被诊断为 HIV 感染。2017 年，在 15~24 岁的女性中，报道的一期和二期梅毒发病率为每 10 万人 5.5 例，比 2016 年（每 10 万人中有 5.1 例）

增加了 7.8%，比 2013 年（每 10 万人中有 3.0 例）增加了 83.3%。在 15~24 岁的男性中，这一比率为每 10 万人 26.1 例，比 2016 年（每 10 万人 24.1 例）增加了 8.3%，比 2013 年（每 10 万人中有 17.3 例）增加了 50.9%。2016—2017 年，15~19 岁人群中报告的梅毒发病率增加了 9.8%，20~24 岁人群中增加了 7.8%。2018 年，梅毒出生婴儿人数是自 1997 年以来最高的，从 2013 年至 2018 年的每 10 万例活产 9.2 例增加到每 10 万例活产 33.1 例，在此期间病例从 362 例增加到 2018 年的 1 306 例。2013—2018 年，育龄妇女（15~44 岁）的早期梅毒发病率从每 10 万人 2.5 例增加到 15.1 例，从每年 3 386 例增加到 9 651 例。

先天性梅毒是梅毒螺旋体在妊娠期间透过胎盘或在分娩过程中发生妊娠妇女对新生儿的感染所致。未经治疗的早期梅毒，可造成高达 40% 的妊娠妇女自然流产、死胎或围产期死亡。母体梅毒在妊娠的任何阶段均有可能感染胎儿。一期梅毒和二级梅毒的感染率为 60%~100%，晚期梅毒的感染率降低（早期潜伏感染约 40% 和晚期潜伏感染约 8%）。

获得性梅毒几乎都是通过性接触感染者的皮肤或黏膜损害而感染。一期梅毒或二期梅毒的皮肤损害部位具有高度传染性。即使原发性感染 4 年后的二期梅毒皮肤黏膜病变仍有传染性。

婴儿和青春期前的儿童在新生儿期后的获得性梅毒一旦排除罕见的垂直传播，需要高度警惕性虐待。对于近期从流行地区移民的儿童，地方性梅毒的可能性不能排除。可疑的性虐待行为必须上报儿童保护服务机构，这不要求明确性虐待行为已经发生，但要有怀疑性虐待行为的恰当理由。

后天获得性一期梅毒的**潜伏期**通常为 3 周（10~90d）。

诊断方法：对病变渗出物、鼻腔分泌物、组织（如胎盘，脐带）或尸检标本进行显微镜暗视野检查发现螺旋体可以明确诊断。梅毒螺旋体可以通过 PCR 技术被检测出来，但该技术尚未用于临床诊断。标本来自皮肤黏膜病变处刮取物或区域淋巴结吸出物，直接荧光抗体（DFA）试验在美国已经不再使用。口腔病变的标本可能包含非致病性螺旋体，显微镜暗视野检查很难区分非致病性螺旋体与梅毒螺旋体。虽然这种方法可以提供明确诊断，但血清学检测是必要的。

初步诊断要求同时进行非密螺旋体抗原和梅毒螺旋体抗原血清学试验。非密螺旋体试验包括性病研究实验室（Venereal Disease Research Laboratory, VDRL）玻片试验和快速血浆反应素（rapid plasma reagin, RPR）试验，方法廉价且简便易行，通过双重稀释作用得到半定量结果，定量结果有助于确定疾病活动程度并监测治疗反应。早期原发性梅毒、持续时间长的潜伏后天性梅毒和晚期先天性梅毒非密螺旋体试验结果（如 VDRL 或 RPR）可能出现假阴性。有时，非密螺旋体试验对含有高浓度的抗梅毒螺旋体抗体呈现弱反应或假阴性，此现象称为前带现象，稀释血清可获得阳性结果。RPR 滴度一般高于 VDRL 滴度，因此当采用非密螺旋体试验用于监测治疗反应中，最好在同一个实验室选择相同试验（如 VDRL 或 RPR），以确保结果的可比性。

具有典型病变的患者非密螺旋体试验阳性，可以初步诊断梅毒，然而，必须使用特定梅毒螺旋体试验进行再次验证以排除假阳性。某些病毒感染（如 EB 病毒感染、肝炎、水痘和麻疹）、淋巴瘤、结核病、疟疾、心内膜炎、结缔组织疾病、妊娠、滥用注射药物、实验室技术错误或者脐带血脐带胶样组织被污染，均可以出现假阳性结果。在等待梅毒螺旋体检测结果的同时，如果患者有症状或存在高风险感染因素，应该立刻接受治疗。非密螺旋体试验效价降低 4 倍（如

1∶32 降至 1∶8），通常表明治疗有效，而效价滴度持续增加 4 倍（如从 1∶8 升至 1∶32），表明再感染或复发。一期梅毒和二期梅毒如果得到早期治疗，即使最初发病时非密螺旋体试验效价滴度高，通常 6~12 个月内滴度可降低 4 倍，1 年内转为无反应，2 年内转阴。尽管经过有效的治疗，有些人非密螺旋体效价低且稳定（如 VDRL 滴度 1∶2 或更低，RPR 滴度 1∶4 或更低），这种血清学固定状态常发生在潜伏梅毒或三期梅毒患者中。

梅毒螺旋体抗原试验包括梅毒螺旋体颗粒凝集（*Treponema pallidum* particle agglutination，TP-PA）检测、梅毒螺旋体酶免疫测定（*Treponema pallidum* enzyme immunoassay，TP-EIA）、梅毒螺旋体化学发光分析（*Treponema pallidum* chemiluminescent assay，TP-CIA）和荧光密螺旋体抗体吸收试验（fluorescent treponemal antibody absorption，FTA-ABS）试验。即使在梅毒患者治疗成功后，部分患者梅毒螺旋体检测结果通常仍为阳性。然而，15%~25% 的早期治疗的患者，2~3 年后血清学呈无反应。梅毒螺旋体试验特异度也并非 100%，其他螺旋体疾病，如雅司病、品他病、钩端螺旋体病、鼠咬热、回归热和莱姆病均可呈阳性反应。非密螺旋体试验可以用来区分梅毒和莱姆病，因为莱姆病 VDRL 试验是阴性的。

通常，如果患者 RPR 或 VDRL 呈低滴度阳性，且梅毒螺旋体试验结果为阴性，则非密螺旋体试验结果将为假阳性，但早期梅毒患者在梅毒螺旋体试验前，非密螺旋体试验可能会出现阳性结果，因此，对于存在梅毒风险的人群，包括妊娠妇女，应考虑在 2~4 周内重新检测，如果有临床症状，应在随后再次检测。

美国 CDC[①] 及预防服务工作组 [②] 建议使用非密螺旋体试验进行血清学筛查，以鉴别人们可能受到的感染。由于成本原因，一些临床实验室和血库采用梅毒螺旋体试验（如 TP-EIA 或 TP-CIA），而不是用非密螺旋体试验。这种"反向序列筛选"的方法存在较高的假阳性率，特别是在低患病率人群中。当运用"反向序列筛选"的方法，出现 TP-EIA 或 TP-CIA 结果阳性，非密螺旋体试验阴性（结果不一致）时，需要进行针对梅毒螺旋体抗原的第二次梅毒螺旋体试验，以确认原始试验的结果。如果第二次梅毒螺旋体试验结果阴性且该患者梅毒感染风险低，那么原始梅毒螺旋体试验则是假阳性。

所有梅毒患者应进行 HIV 及其他性传播性疾病检测，梅毒即时检测试验已经被开发，主要用于发展中国家的成人。

脑脊液化验。神经梅毒患者脑脊液会出现异常，包括脑脊液蛋白浓度升高，白细胞计数增加和/或脑脊液的 VDRL 试验呈现反应性。除新生儿期外，脑脊液 VDRL 试验特异度高，但不敏感，因此，脑脊液 VDRL 试验阴性不能排除神经梅毒。相反，新生儿脑脊液的 VDRL 试验呈现反应性可能是非密螺旋体 IgG 抗体透过血-脑屏障的结果。神经梅毒脑脊液白细胞计数通常升高（>5×10⁶/L），正常足月新生儿脑脊液细胞计数高达 25×10⁶/L 和/或蛋白质浓度高达 150mg/dL，早产儿甚至可能更高。然而，在评估足月儿是否患有先天性梅毒时，脑脊液白细胞数和蛋白含量正常上限分别为 5×10⁶/L 和 40mg/dL。脑脊液的 FTA-ABS 试验阳性支持神经梅毒的诊断，但并不能明确诊断。在脑脊液中进行 TP-PA 检测及 RPR 试验较少，因此这些测

① Centers for Disease Control and Prevention. Sexually transmitted infections treatment guidelines, 2021. *MMWR Recomm Rep*. 2021; in press

② US Preventive Services Task Force. Screening for syphilis infection in non-pregnant adults and adolescents. *JAMA*. 2016; 315(21): 2321-2327

试不应该用于脑脊液的评估。

妊娠期间检测。先天性梅毒的预防有赖于对妊娠妇女梅毒的识别和合理治疗。所有妊娠妇女都应在妊娠早期进行梅毒血清学检查。近期感染可能会出现假阳性,在妊娠后期也可能感染梅毒,因此,对梅毒发病率高的社区和人群以及感染风险高的妊娠妇女,在妊娠晚期(妊娠 28~32 周)和分娩时应该进行血清学检查。建议行非密螺旋体试验进行筛查,如果结果为阳性,则应行梅毒螺旋体试验,在多数情况下,如果梅毒螺旋体抗体试验阴性,则非密螺旋体试验为假阳性,无须进一步评估,但对于有梅毒高风险的妊娠妇女,应在 2~4 周内重复试验,当出现临床症状时,应再测试。

如果运用反向序列筛选方法,妊娠妇女梅毒螺旋体反应 EIA/CIA 筛查有反应,应用非密螺旋体试验进行确证。如果非密螺旋体试验阴性(结果不一致),应进行第二次梅毒螺旋体抗体试验以确认原始试验结果是否为假阳性。如果第二次梅毒螺旋体试验阳性,则可能是因为以前感染的梅毒得到了充分的治疗或晚期梅毒未经治疗。

在妊娠期间治疗的妇女有必要随访其非密螺旋体血清学检查,以评估疗效。接受梅毒治疗的妊娠妇女在妊娠 28~32 周、分娩时以及根据疾病所处阶段的建议,应重复进行定量非密螺旋体血清学检查。对于再次感染风险高或在梅毒高发地区的妇女,应每月重复 1 次血清滴度检测。

妊娠中后期诊断的梅毒,应行超声检查评估胎儿情况,分娩时还应对胎盘和/或脐带行病理检查。妊娠超过 20 周且有死产经历的妊娠妇女应进行梅毒检测。

先天性梅毒感染的新生儿期评价。在不能确定产妇梅毒血清学结果的情况下,不能让患儿出院。母亲梅毒阳性所产的婴儿都需要进行仔细的检查和非密螺旋体血清试验。对婴儿进行的检测应在和母亲相同的平台进行,使效价的结果可以比较。产妇 RPR 或 VDRL 试验结果并不能完全排除先天性梅毒婴儿的可能,但这种情况很少见。婴幼儿先天性梅毒诊断和治疗方法见图 3.14,当婴儿怀疑先天性梅毒时,应考虑脑脊液化验值升高的其他原因。婴儿母亲同时感染梅毒和 HIV 时,婴儿并不需要额外的评估与治疗。被确定为梅毒反应性的婴儿和儿童应回顾母亲血清学检测结果和记录,以评估他们是否患有先天性或获得性梅毒。1 月龄后先天性梅毒的评估包括脑脊液分析 VDRL,细胞计数和蛋白质;全血细胞计数、分类计数和血小板计数;其他临床指征检查,如长骨 X 线、胸部 X 线、肝功能检查、腹部超声检查、眼科检查、神经影像学检查、听觉脑干反应;HIV 感染检测。

治疗:水溶性青霉素仍是治疗任何阶段梅毒的首选药物。青霉素的使用和治疗时间取决于疾病的分期及临床表现。无论是神经梅毒、先天性梅毒或妊娠期感染梅毒,注射青霉素是唯一有效的治疗药物,并被推荐用于 HIV 感染的患者。

青霉素过敏。有青霉素过敏史或在治疗过程中出现青霉素过敏的婴儿和儿童应脱敏,然后尽可能使用青霉素治疗。支持使用青霉素替代药物的数据是有限的,但对于对青霉素过敏的非妊娠患者,选择可包括多西环素、四环素和头孢曲松。这些疗法应与密切的临床和实验室随访一起使用,以确保预期的血清学反应和治愈;在妊娠期,在梅毒诊断阶段的指导下,脱敏和肌内注射青霉素治疗,是母体青霉素过敏情况下唯一合适的治疗方法。红霉素和阿奇霉素已被建议作为非妊娠成人青霉素过敏的替代药物,但不适合妊娠期治疗,因为它们对母体的治疗效果较差,并且不能充分穿过胎盘来治疗胎儿。同样,多西环素不适合在妊娠期间长期使用,特别是在妊娠中期和晚期。

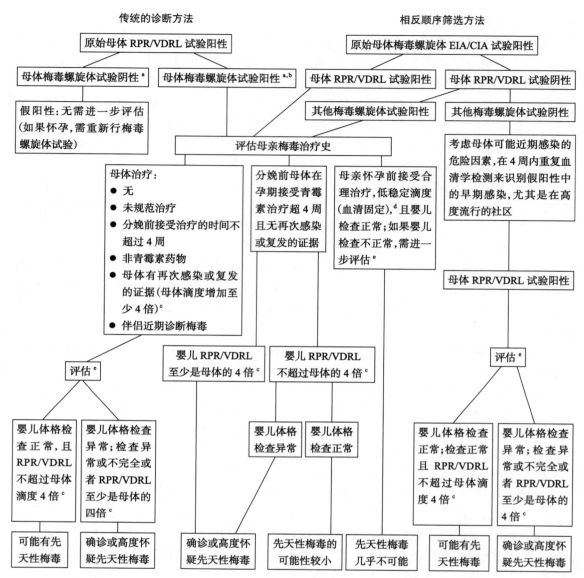

图 3.14 梅毒血清学阳性的母亲所生婴儿的诊断流程。RPR，快速血浆反应素；VDRL，性病研究实验室
[a] 梅毒螺旋体颗粒凝集（TP-PA）（首选的密螺旋体试验）、荧光密螺旋体抗体吸收试验（FTA-ABS）或梅毒螺旋体抗体微量血凝试验（MHA-TP）。
[b] 人类免疫缺陷病毒（HIV）抗体测试。感染 HIV 母亲的婴儿不需要对梅毒进行不同的评估或治疗。
[c] 效价的 4 倍变化与两种稀释液的变化相同。例如，效价 1∶64 比效价 1∶16 高 4 倍，效价 1∶4 比效价 1∶16 低 4 倍。比较滴度时，应使用相同类型的非密螺旋体试验（如，如果初始试验是 RPR，则后续试验也应为 RPR）。
[d] 治疗成功后 1 年以上稳定的 VDRL 滴度为 1∶2 或更低，或 RPR 为 1∶4 或更低，被认为是低血清抗体。
[e] 全血细胞计数（CBC）和血小板计数；脑脊液（CSF）检查细胞计数、蛋白质和定量 VDRL；其他临床显示的测试（如胸部 X 线检查、长骨 X 线检查、眼睛检查、肝功能测试、神经影像学和听觉脑干反应）。

先天性梅毒:生后第 1 个月婴儿。先天性梅毒的处理取决于婴儿是否已经被确诊或者疑诊先天性梅毒,还是有先天性梅毒的可能,或极低可能/不可能有梅毒。婴儿先天性梅毒的治疗详见表 3.66,诊断方法详见图 3.14。如果治疗中断超过 1d,整个治疗应该重新开始。其他抗菌药物(如氨苄西林)治疗先天性梅毒的依据不够。即使最初使用氨苄西林对脓毒症有益,连续 10d 的青霉素治疗仍是首选。使用其他抗生素需要密切观察血清学改变以评估治疗是否充分。

表 3.66　可能、怀疑或确诊先天性梅毒的评估和治疗 [a]

类别	检查结果	评估建议	治疗
确诊或高度怀疑先天性梅毒	体格检查异常符合先天性梅毒 或 血清学定量非密螺旋体滴度比母体高 4 倍 或 显微镜暗视野试验或 PCR(病变或体液)阳性	CSF 检查(CSF VDRL,细胞计数,蛋白浓度) CBC 和血小板计数 其他试验(根据临床情况选择): 长骨 X 线检查 胸部 X 线检查 转氨酶 神经影像学 眼睛检查 听觉脑干反应	青霉素,5 万 U/kg,IV,每 12 小时一次(年龄小于 1 周),每 8 小时一次(年龄大于 1 周),共 10d[b](首选治疗) 或 普鲁卡因青霉素,5 万 U/kg,IM,1 天 1 次,共 10d
可能有先天性梅毒	婴儿检查正常 和 血清学定量非密螺旋体滴度 ≤4 倍母体滴度 和以下其中一项: 母亲没有接受治疗、未充分治疗或没有接受治疗的条件 或 母亲接受红霉素治疗或指南建议外的药物治疗(即非青霉素) 或 母亲在分娩前接受规范治疗少于 4 周	CSF 检查(CSF VDRL,细胞计数和蛋白质浓度) CBC 和血小板计数 长骨 X 线检查 如果接受了 10d 静脉治疗,这些评估不是必要的	青霉素,5 万 U/kg,IV,每 12 小时一次(年龄小于 1 周),每 8 小时一次(年龄大于 1 周),共 10d[b](首选治疗) 或 普鲁卡因青霉素,5 万 U/kg,IM,1 天 1 次,共 10d 或 青霉素,5 万 U/kg,IM,单剂量(部分专家建议,前提是所有的评估都是正常的[c],以及确定的随访)
先天性梅毒可能性较小	婴儿检查正常 和 血清学定量非密螺旋体滴度 ≤4 倍母体滴度 和 母亲在妊娠期接受规范治疗且在分娩前接受大于 4 周的治疗 和 母亲无再次感染或复发的证据	无相关建议	青霉素,5 万 U/kg,IM,1 天 1 次(首选治疗) 早期梅毒接受合理治疗后,母体非密螺旋体滴度降低至少 4 倍或存在稳定低滴度(如 VDRL≤1:2,RPR≤1:4)。每 2~3 个月随访 1 次,直到非密螺旋体试验转阴 婴儿感染且经充分治疗,或未感染(因为经胎盘获得母源抗体初始阳性),非密螺旋体抗体滴度应在 3 个月时降低,6 个月时转阴。抗体滴度增加或初次治疗后 6~12 个月滴度持续稳定的患者,应重新评估,包括 CSF 检查,并给予静脉青霉素连续 10d 的治疗,即使他们以前接受过治疗

续表

类别	检查结果	评估建议	治疗
先天性梅毒几乎不可能	婴儿检查正常 和 血清学定量非密螺旋体滴度≤4倍母体滴度 和 母亲在妊娠前接受合理治疗 和 在妊娠期及分娩时母亲的非密螺旋体滴度持续低(如VDRL≤1:2,RPR≤1:4)且稳定(即血清固定)	无相关建议	无需治疗,但非密螺旋体试验阳性的婴儿需要进行血清学检查以确保结果为阴性 如果随访不确定或婴儿有阳性反应可考虑用普鲁卡因青霉素,5万U/kg,IM,1天1次(部分专家) 非密螺旋体试验阴性,在分娩时母体血清学阳性的新生儿,应该在3个月时重新检测,以排除血清学阴性的潜伏性的先天性梅毒

注:PCR,聚合酶链反应;CSF,脑脊液;CBC,全血细胞计数;VDLR,性病研究实验室;IV,静脉注射;IM,肌内注射;RPR,快速血浆反应素。

a ≥1月龄的先天性梅毒患儿的治疗见正文。

b 如果错过24h或更长时间的治疗,必须重新开始整个疗程。

c 如果脑脊液无法获得或无意义(如血性腰椎穿刺),建议疗程为10d。

先天性梅毒:≥1月龄的婴儿和儿童。出生后1月龄以上的婴幼儿,如果怀疑先天性梅毒,应连续静脉注射青霉素治疗[20万~30万U/(kg·d),静脉注射,5万U/kg,每4~6小时一次,连续10d]。这个方案还适用于治疗2岁以上的患儿晚期和以前未经治疗的先天性梅毒患者。一些专家建议静脉注射青霉素10d的疗程之后,再给予单剂量青霉素(5万U/kg,肌内注射,不超过240万U)。如果没有临床表现,且脑脊液检查正常、脑脊液VDRL试验结果阴性,部分专家建议每周1次青霉素(50万U/kg,肌内注射,不超过240万U),连续3周。

妊娠期梅毒。不论处于妊娠任何阶段,妊娠妇女都应给予青霉素治疗,按照推荐的非妊娠患者剂量时间表处理(表3.67)。对青霉素过敏的患者,没有有效的替代疗法。妊娠妇女有青霉素过敏史者应先进行皮试来判断是否是真的过敏,如果不过敏,则应用青霉素治疗;如果过敏,应先脱敏再应用青霉素。红霉素,阿奇霉素或其他非青霉素类药物不能治愈胎传梅毒。不建议使用四环素,因为它对胎儿有潜在不利影响。

早期获得性梅毒(一期梅毒、二期梅毒和早期潜伏梅毒)。单次肌内注射剂量青霉素是儿童和成人的首选治疗(表3.67)。

对青霉素过敏的非妊娠患者,可以选择多西环素或四环素(年龄不小于8岁)治疗14d。临床研究显示,随着生物学和药理学进展,头孢曲松应该也是有效治疗早期获得性梅毒的药物,头孢曲松治疗推荐剂量为1g,每日1次,肌内注射或静脉注射10~14d(青少年和成人),但最佳剂量和持续时间尚不明确。单剂量头孢曲松疗法无效。单次口服阿奇霉素2g可能是有效的,然而,已经有阿奇霉素治疗失败的案件报道,而且已有文献记载其耐药性。密切随访是必要的,如果不能进行连续随访,特别是对年龄小于8岁儿童,必须考虑先进行脱敏住院治疗,然后再应用青霉素。

表 3.67　年龄超过 1 个月的梅毒患者的治疗推荐[a]

状态	儿童	成人
一期、二期和早期潜伏梅毒[b]	苄星青霉素[c],5 万 U/kg,IM,成人单次最大剂量为 240 万 U	苄星青霉素,240 万 U,IM,1 次 或 如果青霉素过敏且没有妊娠,多西环素 100mg,口服,每日 2 次,14d 或 四环素 500mg,口服,每日 4 次,14d(年龄不小于 8 岁)
晚期潜伏梅毒[d]	苄星青霉素,5 万 U/kg(成人 1 次最大使用量是 240 万 U),IM,使用 3 次,每次间隔 1 周(总共 15 万 U/kg,成人最大使用量是 720 万 U)	苄星青霉素,总共 720 万 U,分 3 次使用,IM,每次间隔 1 周 或 如果青霉素过敏且没有妊娠,多西环素 100mg,口服,每日 2 次,4 周 或 四环素 500mg,口服,每日 4 次,4 周
三期梅毒		苄星青霉素,总共 720 万 U,分 3 次使用,IM,每次间隔 1 周,如果青霉素过敏且没有妊娠,咨询传染病专家
神经梅毒[e]	青霉素,20 万~30 万 U/(kg·d),IV,每次 5 万 U/kg,间隔 4~6h 给药,10~14d,不要超过成人使用量	青霉素,1 800 万~2 400 万 U/d,每次 300 万~400 万 U,IV,每 4 小时一次,10~14d[f] 或 普鲁卡因青霉素[c],240 万 U,IM,每日 1 次,同时口服丙磺舒 500mg,每日 4 次,10~14d[f]

注:IV,静脉注射;IM,肌内注射。
[a] 排除早期或晚期识别为先天性梅毒的患者。
[b] 早期潜伏梅毒是确诊感染 1 年以内。
[c] 苄星青霉素和普鲁卡因青霉素只用于肌内注射。
[d] 晚期潜伏梅毒是确诊梅毒超过 1 年。
[e] 青霉素过敏患者应该脱敏治疗。一些专家在这些神经梅毒治疗方案完成后,使用青霉素 240 万 U,肌内注射,每周 1 次,至多 3 周。
[f] 一些专家在这些神经梅毒治疗方案完成后,使用苄星青霉素 240 万 U,IM,每周 1 次,至多 3 周。

持续 1 年以上的梅毒(晚期潜伏梅毒或晚期梅毒)。应选择青霉素肌内注射,每周 1 次,连续 3 周(见表 3.67)。对青霉素过敏患者,可用四环素或多西环素(年龄不小于 8 岁)治疗 4 周,并且密切进行血清学检测和临床随访。多西环素短期治疗(如 21d 或更短)适用于各个年龄阶段的患者,但晚期潜伏梅毒或晚期梅毒的长期治疗,不建议 8 岁以下儿童使用。有限的临床研究表明,头孢曲松可能是有效的,但最佳的剂量和治疗时间尚无定论。

神经梅毒。对于儿童来说,专家建议静脉注射青霉素,疗程 10~14d。部分专家建议追加给予肌内注射青霉素治疗,50 万 U/kg(不超过 240 万 U),每周 1 次,连续 3 周(表 3.67)。有青霉素过敏史的患者,需要做皮试来判断是否真的过敏,如果不过敏,则应用青霉素治疗,如果过敏,则应先脱敏再应用青霉素。

其他注意事项。

● 先天性梅毒婴幼儿的母亲应进行其他性传播疾病检测,包括淋病奈瑟菌、沙眼衣原体、HIV、乙型肝炎病毒。如果被怀疑注射毒品,可能存在感染丙型肝炎的风险。

● 所有梅毒患者,应进行其他性传播疾病的检测,包括淋病奈瑟菌、沙眼衣原体、HIV、乙型肝炎病毒。一期梅毒患者如果第 1 次 HIV 检测结果为阴性,应 3 个月后进行复检 HIV。应检测乙型肝炎病毒和 HPV 的抗体,如果不达标,则应进行疫苗接种。

- 对于 HIV 感染的梅毒患者,密切随访是必要的。携带 HIV 的患者早期梅毒感染发生神经系统并发症的概率高,且目前推荐的治疗方案治疗失败率风险增加。
- 与后天性梅毒患者有性接触者应进行其他性病以及梅毒评估。与一期梅毒、二期梅毒、早期潜伏梅毒接触暴露 90d 内,即使梅毒血清学阴性,仍然需要预防治疗。
- 儿童为一期梅毒、二期梅毒或潜伏梅毒应评估其遭受性侵犯或性虐待的可能。

随访和管理。

先天性梅毒。所有婴儿梅毒血清学检测阳性或其母分娩时梅毒血清学检测阳性,都应该在第 2 个月、4 个月、6 个月和 12 个月时接受评估和随访。非密螺旋体血清学试验应每 2~3 个月检测 1 次,直到非密螺旋体试验呈阴性。如果婴儿感染且经充分治疗,或未感染(因为经胎盘获得母源抗体初始阳性),非密螺旋体抗体滴度应在 3 个月时降低,6 个月时转阴。新生儿期后进行治疗者血清学反应可能会比较慢。抗体滴度增加或初次治疗后 6~12 个月滴度持续稳定的患者,应重新评估,包括脑脊液检查,并给予静脉青霉素连续 10d 的治疗,即使他们以前接受治疗。非密螺旋体试验阴性,在分娩时母体血清学阳性的新生儿,应该在 3 个月时重新检测,以排除血清学阴性的潜伏性的先天性梅毒。

梅毒螺旋体试验不应该被用来评估治疗反应,因为患儿虽然经过有效的治疗,梅毒螺旋体试验仍然呈阳性。产妇的梅毒螺旋体抗体可以在婴儿体内存在 15 个月。18 个月以上的梅毒螺旋体试验阳性患者,如果此时非密螺旋体试验是阴性的,没有必要进行进一步的评估或治疗。如果年龄 18 个月以下的婴幼儿非密螺旋体试验阳性,应给予评估(或复评)并采用治疗先天性梅毒药物。

先天性神经梅毒患儿应进行反复的临床评估,间隔 6 个月时应重复脑脊液检查,直到婴幼儿脑脊液检查正常。间隔 6 个月后脑脊液 VDRL 阳性是需要复治的征兆之一。脑脊液异常不能用其他疾病解释,也提示需再治疗。同时需要考虑神经影像学检查,如 MRI。

后天性梅毒。获得性梅毒患者应在治疗后进行临床和血清学评估,以评估症状是否持续或复发,或治疗后血清学反应不足。一期或二期梅毒患者应在治疗 6~12 个月后进行临床和血清学评估,如果体征症状持续存在或复发,或非密螺旋体试验滴度增加 4 倍,可能是由于治疗失败或再感染。脑脊液检查、HIV 检测及再次治疗取决于脑脊液检查的结果。6~12 个月非密螺旋体滴度没有降低 4 倍,也说明治疗失败。

治疗后,12~24 个月内潜伏梅毒患者的非密螺旋体试验滴度下降至少 4 倍。如果非密螺旋体试验滴度增加至少 4 倍,或者最初的高滴度未能降低至少 4 倍及梅毒体征或症状进展,应进行再评估,包括脑脊液检查。

在以上情况下,提示需再治疗,应给予青霉素次注射,5 万 U/kg,成人最高剂量 240 万 U,肌内注射进行,每周 1 次,连续 3 周,除非脑脊液检查表明神经梅毒存在,这种情况下,需要进行神经梅毒的治疗。复治梅毒患者应按照 1 年以上的时间表来处理。在一般情况下,仅需 1 次再处理治疗。复治的早期梅毒患者需要考虑再感染或者同时感染 HIV 的可能,应重新检测 HIV。

神经梅毒患者必须定期进行血清学检测,间隔 6 个月进行临床评价和重复脑脊液检查。如果 6 个月后脑脊液细胞计数并没有减少,或 2 年后脑脊液白细胞计数或蛋白浓度不完全正常,应考虑重新治疗。HIV 感染者神经梅毒的脑脊液异常可能持续时间较长,必须密切随访。

住院患者隔离: 对所有患者,包括婴幼儿,疑似或确诊先天性梅毒进行标准预防措施。因为梅毒患者潮湿的开放性伤口、分泌物和血液均有传染的可能性,照顾先天性、原发性和继发性梅毒患者,接触患者的皮肤黏膜损害时应该戴手套,直到治疗 24h 后。

控制措施:

- 先天性梅毒的有效预防,取决于对妊娠妇女梅毒的识别和合理治疗。

- 对人群进行性传播疾病普查,治疗性接触者,在当地公共卫生当局的指导下上报每一例患者,对接触者进行调查及随访,以及高危因素人群的血清学筛查。

- 与后天性梅毒患者有近期的性接触者应进行筛查及血清学检测,并根据需要进行治疗。与一期梅毒、二期梅毒、早期潜伏梅毒患者性接触 90d 内存在感染风险,即使血清阴性,也应早期治疗。性接触 90d 后,如果没有血清学检测结果和随访不确定,应进行治疗。识别高风险性伴侣,包括一期梅毒症状持续 3 个月以上,二期梅毒症状持续 6 个月以上,以及 1 年以上的早期潜伏梅毒。

- 所有与早期先天性梅毒患者(在没确诊前或治疗的前 24h)存在无防护密切接触的人,包括医院工作人员,应该在 2~3 周后进行临床检查。血清学检测应在接触 3 个月后重复,如果出现症状,及早进行。如果暴露风险极大,应考虑立即给予治疗。

(徐学聚　译)

绦虫病

临床表现:

绦虫病。 感染成虫通常无症状;有的会出现轻度胃肠道症状,如恶心、腹泻和疼痛等。肛门或粪便中可以检出绦虫节片。

囊尾蚴病。 相比之下,由猪肉绦虫(猪带绦虫)幼虫感染所致的囊尾蚴病可能有更为严重的后果。临床表现取决于猪肉绦虫幼虫囊孢(囊尾蚴)的位置和数量,以及宿主的反应。囊尾蚴可出现于身体的任何部位。最常见和严重的表现是由囊尾蚴引起的中枢神经系统受累。猪肉绦虫幼虫囊孢在大脑里(神经囊尾蚴病)可导致癫痫发作,阻塞性脑积水和其他神经系统症状及体征。在发展中国家,神经囊尾蚴病是引起癫痫的主要原因。已经退化的囊尾蚴可引起宿主脑膜炎和卒中。脊椎囊孢可以引起步态障碍,疼痛或横贯性脊髓炎。皮下囊尾蚴可在皮肤扪及小结节,眼部受累可导致视力损坏。

病原学: 绦虫病是由绦虫成虫[牛带绦虫(牛肉绦虫)或猪带绦虫(猪肉绦虫)]引起的肠道感染。在亚洲,绦虫病由亚洲带绦虫引起。人囊尾蚴病由猪带绦虫的幼虫(猪囊尾蚴)引起。

流行病学: 绦虫病在世界范围分布。卫生条件差和被人类粪便污染的牛、猪的饲养区有很高的流行率。在美国大多数的猪带绦虫感染是由拉丁美洲和亚洲传入的,但该病在撒哈拉以南非洲地区也很常见。墨西哥、南美、非洲东部和欧洲中部是牛带绦虫高感染地区。亚洲带绦虫常见于中国及东南亚地区。绦虫病是通过吃未煮熟的含有被包绕的幼虫的牛肉(牛带绦虫)或猪肉(猪带绦虫)或猪内脏(亚洲带绦虫)感染的。

人类囊尾蚴病是摄入猪肉绦虫(猪带绦虫)的卵而获得,通过粪-口传播。通常是摄入了被绦虫成虫携带者的粪便污染的食物。绦虫成虫携带者的自体传染也会发生。虫卵只存在人类的粪便中,因为人类是唯一的最终宿主。虫卵在肠内释放出六钩蚴,经血液循环和淋巴管遍布全身,包括中枢神经系统,六钩蚴再发育为囊尾蚴。在美国,大部分囊尾蚴病是输入性的,但仍然可以从感染地区处于肠道感染阶段的绦虫携带移民播散。牛带绦虫和亚洲带绦虫不会导致囊尾蚴病。

绦虫病的**潜伏期**(从幼虫摄入到节片传递至粪便中)为 2~3 个月。对于囊尾蚴病,从感染到出现症状之间的时间可能是数年。

诊断方法 [1]:绦虫病(成虫感染)的诊断依据是在粪便或肛周区域发现节片或虫卵。然而这些诊断技术灵敏度不高。寄生虫的种属鉴定是根据妊娠节片和头节的不同结构分辨的。

绦虫期特异性抗体的抗原检测、核酸检测和免疫印迹测定更敏感,但尚未上市。神经囊尾蚴病的诊断通常取决于中枢神经系统的临床表现和影像学,血清学检查在某些情况下也有一定帮助。大脑或脊髓的 CT 或 MRI 可用来显示与囊尾蚴病相符的病变。CT 扫描可用来识别钙化,MRI 更适合用来鉴别实质外囊肿(如心室或蛛网膜下腔)。检测血清和脑脊液中的猪带绦虫幼虫的特异性抗体的抗体测定对于确诊和影像学上头节诊断缺失是有帮助的。如果只有一个囊尾蚴或只有钙化的囊尾蚴,那么抗体检测的灵敏度可能有限。在美国,抗体测试是可以通过 CDC 和一些商业实验室来实现的。一般而言,抗体试验在血清标本比脑脊液标本中更敏感。血清抗体检测结果通常在儿童单发脑实质损害中为阴性,但在多发灶中为阳性。当临床高度怀疑时,血清学检验阴性并不能排除神经囊尾蚴病。来自高度流行地区没有神经囊尾蚴病患者的血清学监测也可能是阳性。

治疗 [1]:

绦虫病。吡喹酮对根除成年绦虫感染非常有效。吡喹酮未被批准用于该适应证,但可提供 4 岁及以上儿童的剂量建议。4 岁以下儿童的安全性尚未确定,但该药物已成功用于治疗 6 个月以下儿童的犬复孔绦虫感染病例。在哺乳期妇女的乳汁中可以检测到吡喹酮,妇女不应在治疗当天或随后的 72h 内进行母乳喂养。氯硝柳胺是一种治疗绦虫病的替代药物,但在美国尚未上市。

囊尾蚴病。神经囊尾蚴病的治疗应靠神经影像学研究(MRI 或 CT 扫描)和临床表现,根据囊尾蚴的数量、位置及其生存力进行个体化的治疗。治疗通常是对症治疗,应该包括癫痫患者的抗惊厥药物和脑积水患者的手术。两种可供选择的抗寄生虫药包括阿苯达唑和吡喹酮。吡喹酮没有被批准用于此适应证,但只要年龄超过 4 岁符合其他一些适应证的孩子是可以给药的。虽然这两种药物是抗寄生虫药,可加速囊孢的分解,但大多数症状是由宿主炎症反应引起的,因此治疗可能会加剧症状。尽管不是所有有症状的患者(如脑内实质单发囊肿)都需要抗寄生虫药物治疗,但对照实验表明阿苯达唑有着更高的临床分辨率和癫痫复发率。两项研究已经表明,在超过两个病变中,阿苯达唑联合吡喹酮和皮质类固醇的治疗效果更好。当使用单一药物时,阿苯达唑比吡喹酮更好,因为它与抗惊厥药物和类固醇药物的相互作用更少。当考虑是否要应用抗寄生虫药物治疗时,囊肿的分期是很重要的。有活动或胶状(早期退化/发炎)囊肿的患者可能受益于抗寄生虫药物。而有颗粒状和钙化囊肿的患者用抗寄生

① White AC Jr,Coyle CM,Rajshekhar V,et al. Diagnosis and treatment of neurocysticercosis:2017 clinical practice guidelines by the Infectious Diseases Society of America(IDSA)and the American Society of Tropical Medicine and Hygiene (ASTMH). *Clin Infect Dis*. 2018;66(8):1159-1163

虫药物作用不大。在抗寄生虫治疗中联合应用皮质类固醇可能会减少治疗期间的不良反应，并且对于某些类型的疾病是必需的，如基底膜或蛛网膜下腔、广泛的实质或脊髓受累。对于蛛网膜下腔疾病、血管炎或脑炎患者，皮质类固醇的治疗时间较长。蛛网膜炎、血管炎或弥漫性脑水肿(囊尾蚴脑炎)患者使用皮质类固醇治疗，直到脑水肿得以控制。皮质类固醇可能会影响阿苯达唑的组织浓度。需要长时间类固醇治疗的患者可能需要筛查类圆线虫病、潜伏性结核和维生素 D 缺乏症。

囊尾蚴病的内科和外科治疗可能非常复杂，通常需要与一个神经学家或神经外科医生和一个有治疗神经囊尾蚴病经验的感染或热带医学专家协商进行。癫痫发作可能发生数月或数年。抗惊厥治疗应持续到神经放射学证据消失，且癫痫已经有 6 个月(单发病灶)或 1~2 年(多发病灶)未发作过后。钙化的囊孢可能需要延长或无限期使用抗惊厥药物。蛛网膜下腔囊尾蚴病使用实质疾病的治疗方案效果不佳，一般应长期使用皮质类固醇和抗寄生虫药物治疗。甲氨蝶呤和/或肿瘤坏死因子抑制剂已被用作类固醇节用剂。脑室囊肿和脑积水通常需要手术治疗。脑室囊尾蚴往往可以通过内镜手术切除，这是首选的治疗方法。如果囊尾蚴不容易除去，脑积水需要用脑室分流器手术来纠正。抗寄生虫药物和皮质类固醇辅助治疗可降低后续分流的失败率。眼囊尾蚴病的治疗是靠手术切除囊尾蚴。眼囊尾蚴病一般不用驱虫药物治疗，驱虫治疗会加重炎症。治疗前应进行眼科检查排除眼内囊尾蚴。脊髓囊尾蚴病可使用内科和/或外科治疗，没有足够的证据指导内科或外科治疗的选择。

住院患者隔离：建议实施标准预防措施。

控制措施：应避免进食生的或未煮熟的牛肉或猪肉。整块肉在食用前应至少在 63℃下煮并维持 3min，碎肉和野生动物肉至少在 71℃中煮。冷冻猪肉或牛肉在至少-5℃下冷冻超过 4d 才能杀死囊尾蚴。对带有猪带绦虫成虫的患者应立即治疗。小心注意手卫生和适当处理粪便很重要。

建议对从发生地区性流行的国家移民的食物处理人员和儿童保育工作者取粪便标本检测虫卵及节片。为防止潜在的猪带绦虫虫卵的粪-口传播，到囊尾蚴病高流行率的发展中国家旅行的人，应避免吃未煮熟的蔬菜和未去皮的水果。如果一个家庭中的某个人被发现患有囊尾蚴病，应该对这个家庭的成员进行绦虫病筛查，并对具有神经性体征和症状的人进行囊尾蚴病评估。

(徐学聚 译)

其他绦虫感染(包括棘球蚴病)

大多数患者是无症状的，但严重感染者可以出现恶心、腹痛、腹泻等症状。

病原学、诊断和治疗

微小膜壳绦虫。它的成虫是能够感染人类的最小绦虫(约 3~4cm)，也称为矮绦虫，可以在人体内完成整个生命周期。通过粪-口途径摄入感染者粪便中的虫卵在人与人之间传播，少数情况下通过摄入食物中被感染的节肢动物(某些甲虫和跳蚤)来传播。自身感染是幼鱼虫卵在肠道内孵化并开始新的生命周期，导致新蠕虫的发育并增加蠕虫负担。大多数感染者无症状，但当感染严重时，幼儿可能会出现腹部绞痛、腹泻、烦躁不安、肛门瘙痒和睡眠困难。通过鉴定患者粪便中虫卵的特征可以诊断疾病。吡喹酮是治疗的首选药物，硝唑尼特可作为备选药物；氯硝柳胺也是一种备选治疗药物，但在美国禁止使用。虽然药物说明书上儿童感染患者还不是吡喹酮和硝唑尼特的适用人群，但在其他疾病的药物剂量指南中却明确显示吡喹酮可用于6个月及以上儿童,硝唑尼特用于1岁及以上儿童。治疗后1个月应复查粪便,以记录治愈情况。治疗后如感染持续存在,重复治疗可选择吡喹酮。

犬复孔绦虫。这是猫狗中最常见的绦虫,地理分布广泛。儿童在不经意间吞食狗或猫跳蚤(中间宿主)后会感染犬复孔绦虫。虽然通常无症状,但部分儿童会出现腹痛、腹泻和肛门瘙痒等症状。患者粪便中检测到特征性虫卵或者发现游动节片可诊断。这种节片就像连在一起的米粒,易被误认为是蛔虫或蝇幼虫。它们的临床症状可能被误认为是由于反复的蛲虫感染引起的。在人类宿主中,此感染是自限性的,并且通常在6周后自发清除。治疗用吡喹酮是有效的。氯硝柳胺也是另一种备选治疗药物,但在美国尚未上市。吡喹酮和氯硝柳胺都未获批准用于儿童,但在其他疾病的用药指南中提示吡喹酮可用于6个月及以上儿童,氯硝柳胺可用于2岁及以上儿童。

阔节裂头绦虫(及相关种类)。这是可感染人类的最大绦虫。阔节裂头绦虫也称鱼绦虫,因为鱼类是它的中间宿主;根据节片形态也称为宽绦虫。生食或食用未煮熟的感染的鱼类可导致感染,包括鳟鱼和梭鱼在内的淡水鱼、鲨鱼等17种海水鱼以及洄游鱼(鲑鱼)。这种绦虫的成虫需要3~6周发育成熟并可以产卵。临床上最常见的症状是感觉到节片的通过,可能会出现腹痛和腹泻,但这种绦虫很少会导致肠道或胆囊的机械性梗阻、腹泻或腹痛。偶尔因继发于维生素B_{12}缺乏出现大细胞性贫血。通过粪便检查到特异性节片和虫卵诊断。治疗用吡喹酮是有效的,也可以选择氯硝柳胺,但在美国尚未上市。吡喹酮和氯硝柳胺没有被批准用于儿童,但在其他疾病的药物剂量指南中却明确显示吡喹酮可用于6个月及以上儿童,氯硝柳胺可用于2岁及以上儿童。

细粒棘球绦虫和多房棘球绦虫[①]。多由幼虫感染。细粒棘球蚴可引起囊性棘球蚴病,又称包虫病。细粒棘球绦虫广泛分布在牛羊畜牧区,狗为最终宿主。南美洲、东非、东欧、中东、地中海地区、中国和中亚地区是高患病率地区。澳大利亚和新西兰也有流行。在美国,亚利桑那州、加利福尼亚州、新墨西哥州和犹他州有过区域性流行;寄生于狼、驼鹿和驯鹿,一个亚型曾流行于阿拉斯加和加拿大。狗、郊狼、狼、野狗和胡狼吞食寄生于绵羊或者其他中间宿主的器官囊肿中的原节而感染。狗粪便中可排出孕节和虫卵,人误食细粒棘球绦虫虫卵也可以无意间成为中间宿主,肝、肺、肾和脾等各种器官都可以形成囊肿。囊肿生长缓慢(直径每年生长1cm),最终可以发展为含有好几升液体的囊泡。如果囊肿破裂,过敏反应和泡球蚴再种植导致继发多发囊肿。临床诊断比较困难。与疾病流行地区狗接触病史很重要。囊性病变可通过X线、超声或者CT检查证实。血清学检查有一定帮助,但有时出现假阴性结果。治疗方案取决于超声分期,方案包括抗寄生虫治疗,穿刺、抽吸、注射球蚴抗原、再抽吸(puncture, aspiration, injection of protoscolicidal agents, and reaspiration, PAIR),手术切除,以及密切观察。最佳治疗方法因位置、大小和阶段而异。肝内的小囊肿可能仅对抗寄生虫药物有反应。对于较大、不复杂的肝囊肿,可选择PAIR。PAIR的禁忌证包括与胆道交通的囊肿(如第一次吸引发现胆汁污染),浅表性囊肿和分隔严重的囊肿。手术适应证包括病情复杂的患者,容易并发囊肿液外溢需要特殊护理(包括准备高渗盐水浸泡的手术单)的患者。一般情况下,应该完整剥离囊肿,一旦囊肿内容物外泄,很容易导致并发症,患者有发生过敏反应的风险。在手术或

① Brunetti E, Kern P, Vuitton DA; Writing Panel for the WHO-Informal Working Group on Echinococcosis. Expert consensus for the diagnosis and treatment of cystic and alveolar echinococcosis in humans. *Acta Trop.* 2010;114(1):1-16

者 PAIR 方案治疗之前应用阿苯达唑治疗数天至数周,此后继续应用数周至数月。阿苯达唑可以用于 1 岁儿童。退行性囊肿可以密切观察和定期复查影像学。对于肺部的小囊肿,通常仅用抗寄生虫药物即可治愈,较大的囊肿需要手术切除。许多外科医生建议避免术前使用抗寄生虫药物治疗肺囊肿。

多房棘球绦虫的整个生命周期可以存在于终宿主(狐狸、郊狼及其他野生犬科动物)和中间宿主(啮齿动物),引起泡型棘球蚴病,其特点是其幼虫在肝脏中侵袭性生长(可能模拟肿瘤),偶尔导致恶性扩散,最严重的是转移到大脑。泡型棘球蚴病局限于北半球,患者多为 50 岁及以上人群。中国西部地区多见,中欧也有区域性流行。可通过影像学和血清学检测确诊。手术切除含有幼虫的所有组织是首选的治疗方法,需要用阿苯达唑进行序贯治疗。对不能施行手术切除的患者,应用阿苯达唑直至临床改善。伏氏棘球绦虫和少棘球绦虫可引起多囊棘球幼病。

住院患者隔离:建议采用标准方案。

控制措施:微小膜壳绦虫的预防措施为普及公众个人卫生及合理处理粪便的知识。犬复孔绦虫感染预防措施为尽量使猫或狗远离蚤或者蠕虫。儿童在与狗和猫玩耍后以及在被宠物粪便严重污染的区域玩耍后应该洗手。预防阔节裂头绦虫的措施为彻底烹煮淡水鱼类至63℃,或根据以下建议进行冷冻。

- 在 -20℃或以下 7d(总时间)
- 在 -35℃或以下直至固体,并在 -35℃或以下储存 15h
- 在 -35℃或以下直至固体,并在 -20℃或以下储存 24h

细粒棘球绦虫和多房棘球绦虫的防控措施为普及公众个人卫生及合理处理狗粪。预防和控制犬类感染(防止犬类以啮齿动物或绵羊尸体为食,治疗犬类寄生虫感染),可减少人类感染的风险。

(许巍 译)

破伤风

临床表现:破伤风是指伤口被厌氧性破伤风梭菌污染后,神经毒素引起的一组临床表现,可有 3 种临床表现形式,包括全身型、局部型和头部破伤风。

全身型破伤风(牙关紧闭症)是一种神经系统疾病,表现为张口困难和严重的肌肉痉挛,包括面部肌肉痉挛导致的眉毛隆起和苦笑面容。发病呈渐进性,潜伏期 1~7d,症状逐渐进展到严重的全身肌肉痉挛,任何外部的刺激可能加重痉挛。通常存在自主神经功能障碍,表现为大汗、心动过速、血压不稳和心律失常。其他潜在并发症包括与肌肉痉挛相关的骨折、喉痉挛、肺栓塞和吸入性肺炎。严重痉挛持续 1 周左右,康复期的患者病情在数周内缓解。新生儿破伤风是在新生儿期发生的全身型破伤风。由于母亲不曾获得免疫,这些新生儿也就没有被动免疫的保护。早期症状包括无法吮吸或哺乳以及过度哭闹,然后发展为全身型破伤风的典型症状。

局部型破伤风表现为邻近伤口的局部肌肉痉挛。**头部破伤风**是破伤风中最罕见的一种表现形式,通常会导致脑神经麻痹,但也可能发生牙关紧闭症。头部破伤风与头部、颈部的感染性伤口有关,包括化脓性中耳炎,但这种情况很少见。局部型和头部破伤风可先于全身型破伤风出现。

病原学:破伤风梭菌是一种产芽孢的专性厌氧革兰氏阳性杆菌。病原污染伤口既不引起组织破坏,也不产生炎症反应。破伤风梭菌的繁殖体可产生毒力较强的质粒编码外毒素(破伤风痉挛毒素),毒素结合于骨骼肌神经肌肉接头、脊髓细胞神经膜的神经节苷脂,阻止抑制性冲动传导至运动神经元。毒素的重链与突触前运动神经元结合,促进锌依赖性蛋白酶轻链进入胞浆溶胶,进而抑制含有 γ-氨基丁酸和甘氨酸的囊泡释放,以及对运动神经元和自主神经元的抑制作用丧失。

流行病学: 破伤风于全球范围可见,温暖的气候和温暖的月份更常见,这部分是因为这些地区和气候使伤口受污染频率增加。这种病原微生物正常寄生于土壤以及人和动物的肠道中,在自然界中广泛存在,特别是被排泄物污染的区域。在可见或者不可见的伤口中大量繁殖,厌氧条件下产生毒素。特别是有坏死组织的深部刺伤,更容易被污染。新生儿破伤风在许多资源有限的国家很常见,这主要因为产妇没有常规免疫接种和产后新生儿脐带未进行无菌处理。全球范围内,正在通过改善妊娠妇女的疫苗接种覆盖率和促进安全分娩方式,消除孕产妇和新生儿破伤风。2000—2018 年,45 个国家消除了产妇和新生儿破伤风,新生儿破伤风报告病例减少了 90%,估计死亡人数减少了 85%[①]。

广泛的破伤风主动免疫改变了疾病在美国的流行病学,现在破伤风已很少见。破伤风不发生人-人传播。

在美国,几乎所有破伤风病例都发生在从未接种破伤风疫苗或未接种 10 年强化疫苗的群体中,特别是免疫功能受损、糖尿病患者或静脉注射药物的群体。

潜伏期 为 3~21d,大多数患者 8d 内发病。一般来说,损伤部位离中枢神经系统越远,潜伏期越长。潜伏期越短,表明伤口污染越严重,病情越重,预后越差。新生儿破伤风通常在出生后 4~14d 出现临床表现,平均为 7d。头部破伤风的潜伏期可能短至 1~2d。

诊断方法: 临床诊断破伤风需要除外其他引起强直性痉挛的原因,如低钙性手足搐搦,吩噻嗪类反应,士的宁中毒和转换障碍。破伤风梭菌培养阳性率很低,所以,阴性培养结果不能排除疾病。保护性血清抗毒素滴度不能用来排除破伤风的诊断,因为尽管抗体水平足够高,但破伤风疾病已很少发生。

治疗: 人破伤风免疫球蛋白(tetanus immune globulin,TIG)能结合循环中的未结合毒素,防止疾病进一步发展,但不能逆转已结合毒素。建议使用单剂量 TIG 进行治疗。但是,最佳治疗剂量尚未确定。一些专家建议 500U,似乎与使用大剂量 3 000~6 000U 效果相当,而不良反应更少。目前可用的剂型必须肌内注射。虽然局部伤口周围渗入药物的作用尚未证实,但是建议部分剂量局部给药。对于鞘内给药是否有益,不同的研究结果相互矛盾。在美国,TIG 静脉或者鞘内给药的方案尚未得到许可。静脉注射免疫球蛋白(IVIG)含有抗破伤风抗体,在没有 TIG 的时候可以应用,剂量为 200~400mg/kg。FDA 还没有许可 IVIG 的这种用途,以及 IVIG 中的抗破伤风抗体浓度可能因批次而异。马破伤风抗毒素在一些没有 TIG 的国家可以用于治疗,必要时应该做试敏反应检测致敏性和脱敏效果。

- 所有的伤口应进行充分的清洗和清创,特别是当广泛组织坏死时。不过,新生儿破伤风发生时不建议广泛切除脐带残端。

- 支持治疗和药物治疗的主要目的是控制强直痉挛和自主神经紊乱。

---

① Njuguna HN, Yusuf N, Raza AA, Ahmed B. Tohme RA. Progress toward maternal and neonatal tetanus eliminiation—worldwide, 2000-2018. *MMWR Morb Mortal Wkly Rep.* 2020;69(17):515-520

- 口服（或静脉注射）甲硝唑可供选择，可有效降低破伤风梭菌的繁殖能力。另外，还可选择注射青霉素。推荐治疗 7~10d。
- 在破伤风恢复期，应进行积极的破伤风免疫接种。由于微量毒素的极端效力，破伤风可能不会产生免疫力。

住院患者隔离：建议标准预防措施。

控制措施：

暴露人群的干预（表 3.68）。破伤风的风险取决于伤口类型和患者的免疫状态。根据临床情况，有 3 种潜在的干预措施可以预防破伤风，包括伤口护理、主动免疫和被动免疫。抗菌药物预防对破伤风预防的作用尚未得到证实，因此不建议使用。

表 3.68　常规伤口处理中破伤风的预防指导

破伤风类毒素接种史（剂量）	清洁，小伤口		其他类型伤口 [a]	
	DTaP，Tdap 或 Td[b]	TIG[c]	DTaP，Tdap 或 Td[b]	TIG[c,d]
少于 3 次或不详	是	否	是	是
3 次及以上	否：如果 10 年内用过破伤风疫苗	否	否：如果 5 年内用过破伤风疫苗	否
	是：如果≥10 年用过破伤风疫苗	否	是：如果≥5 年用过破伤风疫苗	否

注：DTaP，白喉和破伤风类毒素和无细胞百日咳疫苗；Td，成人型白喉和破伤风类毒素疫苗；Tdap，强化的破伤风类毒素，减毒白喉毒素和无细胞百日咳疫苗；TIG，破伤风免疫球蛋白（人）。

[a] 例如（但不限于）沾染污物、粪便、泥土和唾液（如动物咬伤后）的伤口，穿刺伤，撕脱伤，以及导弹枪击伤、挤压伤、烧伤和冻伤。

[b] DTaP 疫苗用于 7 岁以下的儿童。对 7 岁及以上没有接种过 Tdap 免疫功能低下的儿童，Tdap 优于 Td。

[c] 没有 TIG 时，可以使用静脉注射免疫球蛋白。

[d] 有污染伤口的人类免疫缺陷病毒（HIV）感染者或严重免疫缺陷者，无论有无破伤风免疫接种史，均应接受 TIG。

- **伤口护理**：虽然任何开放性伤口都可能感染破伤风，但是一旦伤口污染污物、粪便、泥土或唾液（如动物咬伤），就会增加感染风险。穿刺伤和存在失活组织的伤口，包括坏死或坏疽性伤口、冻伤、挤压伤、撕脱伤和烧伤，尤其容易被破伤风梭菌感染。一旦伤口有坏死组织，应进行修复，并清除污垢。没有必要对刺伤进行广泛清创处理。
- **主动免疫**：对于所有伤口，应先评估免疫状态，如果不是基于临床情况禁忌（见表 3.68），则对应年龄给予适当的疫苗。对于 6 个月以下的婴儿，应考虑婴儿剂量和分娩时产妇破伤风类毒素免疫史，以确定婴儿免疫接种的必要性（如有临床指征，则需要 TIG）。
- **被动免疫**：伤口有破伤风感染倾向且未接种破伤风疫苗的患者被视为非免疫人群，应接受 TIG 被动免疫（除有临床指征的应用破伤风类毒素疫苗主动免疫外）。在患有 HIV 感染或其他严重免疫缺陷的患者中，无论破伤风类毒素免疫的历史如何，TIG 都应该用于破伤风易发伤口。TIG 用于伤口预防时，需要肌内注射 250U（无论年龄和体重）。如果同时给予破伤风类毒素疫苗和 TIG，则应使用单独的注射器，且不应使用同一注射部位。在接受 TIG 的同时或间隔给予破伤风类毒素疫苗不会显著损害保护性抗体的发展。所采取的干预措施均应服务于启动并维持主动免疫完成。

免疫。在注射破伤风疫苗后 4~7d 可检测到破伤风类毒素抗体，其浓度在 2~4 周达到峰值。在注射首剂量疫苗后，保护性抗体的量是不会达到预防破伤风疾病的标准的。在完成系列疫苗接种后，体内循环的抗毒素的保护作用可以持续 10 年，加强免疫后持续时间更长。

　　由于破伤风外毒素不一定诱导机体产生免疫能力,因此在破伤风的恢复期仍须考虑是否需要进行主动免疫接种。

　　建议所有人使用破伤风类毒素疫苗进行主动免疫。婴儿白喉、破伤风类毒素和无细胞百日咳疫苗(DTaP 疫苗)应该按标准程序进行预防接种。疫苗通过肌内注射给药,可与其他疫苗同时给药。含有破伤风类毒素(如 B 型流感嗜血杆菌)的结合疫苗不能代替破伤风类毒素免疫。关于使用含破伤风类毒素疫苗的建议如下。

- 免疫接种从出生后 6 周开始到 6 周岁结束。
  - 推荐计划:包括 5 剂破伤风和白喉类毒素的联合疫苗。前 3 剂为 DTaP,出生后 2 个月左右开始,每剂间隔 2 个月。第 3 剂结束后 6~12 个月注射第 4 剂,此时,儿童通常年龄是 15~18 个月。如果第 4 剂是在 4 岁之前接种的,推荐最后 1 剂 DTaP 在 4~6 岁,即入学前(学前班或者入小学)注射接种。DTaP 疫苗可以与其他疫苗同时使用。如果前 3 剂中任何一次无意使用了 Tdap 而不是 DTaP,则不应将其视为有效接种。DTaP 可在 Tdap 剂量后的任何时间间隔应用,其余的 DTaP 可按照推荐的时间表进行。如果第 4 或第 5 剂应用了 Tdap,则视为有效。
  - 补充接种:强化免疫时 5 剂 DTaP 系列疫苗可以在注射前 3 剂时,每剂至少间隔 4 周注射,后两剂注射间隔为 6 个月。如果第 4 剂的注射年龄大于 4 岁,第 5 剂可以不需要注射了。
  - 百日咳疫苗禁忌:应选择 DT 代替 DTaP 疫苗(可与其他疫苗同时接种)。如果开始接种年龄小于 1 岁,则可以按照百白破接种计划的时间表接种 5 剂疫苗。如果开始接种年龄已经达 1 岁,则共给予 4 剂,第 1 剂和第 2 剂之间至少间隔 4 周,第 2 剂和第 3 剂之间间隔 6 个月,最后一个剂量在 4~6 岁给予。两种方案中,如果最近一次给药是在 4 岁或以上,则可以忽略最后一次给药。
  - 已开始于 DT,但需要接种百日咳疫苗,且不是禁忌证:应该继续接种 DTaP 以满足百日咳预防接种计划。但是,7 岁之前,白喉和破伤风类毒素(DT、DTaP 疫苗或 DTwP)总计不应超过 6 剂。
- 对≥7 岁儿童的免疫接种[①]的推荐如下。
  - 11 岁及以上的青少年应接受单剂量的 Tdap(而不是 Td)用于对破伤风、白喉和百日咳的加强免疫。Tdap 免疫接种的首选年龄为 11~12 岁。
  - 接受 Td 但未接受 Tdap 治疗的青少年,无论何时都应接受单剂量 Tdap,以达到保护作用。
  - 在可行的情况下,建议同时接种 Tdap 和所有其他推荐的疫苗。
  - 无意中给予 7 岁及以上的儿童 DTaP 而不是 Tdap 也被视为 Tdap 的有效剂量。
  - 7 岁前未完成 DTaP 免疫接种计划,或有未知疫苗接种史的 7~10 岁儿童应至少接种 1 剂 Tdap。如果在补充接种计划中需要更多剂量的破伤风和白喉类毒素,可以使用 Td 或 Tdap 疫苗。首选的治疗计划是在 2 个月和 6~12 个月(如果需要)进行 Tdap。

---

　　① 　Havers FP,Moro PL,Hunter P,Hariri S,Berstein H. Use of tetanus toxoid,reduced diphtheria toxoid,and acellular pertussis vaccines:updated recommendations of the Advisory Committee on Immunization Practices—United States,2019. *MMWR Morb Mortal Wkly Rep*. 2020;69(3):77-83

◆ 如果无意中给予 7~9 岁儿童 DTaP,则该儿童应在 11~12 岁需要接受青少年剂量的 Tdap。

◆ 10 岁儿童因任何原因接受 Tdap 或 DTaP,可以算作青少年百白破加强剂量。

● 如果与上一次接种间隔超过 5 年,应考虑对不易获得破伤风增强剂且有职业暴露风险的人接种含破伤风疫苗的增强剂。如果以前没有接受过 Tdap,首选 Tdap 而不是 Td。

● 妊娠妇女应在每次妊娠期间接受 Tdap 治疗,最好在妊娠 27~36 周,但在妊娠期间的任何时候都可以接种疫苗。如果时间允许,未完成基础免疫的妊娠妇女应接种含有破伤风和减量白喉类毒素的 3 联疫苗。建议的时间表是 0 周、4 周、6 个月或更晚。如果以前未接种过疫苗的妇女接受至少 2 次间隔适当的破伤风类毒素疫苗,那么新生儿破伤风的风险是最低的。如果时间不够,两剂 Td 或 Tdap 应至少间隔 4 周注射,第二剂应至少在分娩前 2 周注射。最好在妊娠 27~36 周早期,Tdap 作为含破伤风疫苗至少应用一次。

不良反应,注意事项,以及禁忌证。 严重的过敏反应、吉兰-巴雷综合征(Guillain Barré syndrome,GBS)和破伤风类毒素导致的臂丛神经炎已有报道,但是十分罕见。儿童使用 DTaP 疫苗并不增加 GBS 的风险。对于既往有 GBS 的儿童,应在考虑进一步免疫的好处与 GBS 复发风险的基础上,决定是否给予额外的 DTaP。

曾对含破伤风和白喉类毒素的疫苗(即 DTaP 疫苗、Tdap、DT、Td、含白喉或破伤风类毒素的结合疫苗)有过急性过敏反应的人,禁止再次使用该类疫苗,除非可以给患者有效的脱敏治疗。注射部位疼痛和红斑是常见的。可能出现发热,很少出现全肢肿胀(伴或不伴疼痛和红疹)。对于四肢肿胀的儿童,在适当年龄重复接种疫苗似乎是安全的。据报道,短时间内服用过量 Td 的成人出现阿蒂斯反应,通常与高浓度破伤风抗毒素有关。儿童中罕见阿蒂斯反应,在 Tdap 疫苗的临床试验中没有发生。

既往接种含有破伤风类毒素疫苗后出现阿蒂斯反应的患者,血清破伤风抗体滴度通常很高,即使伤口很大而且不清洁,他们急诊接种含破伤风类毒素的疫苗的时间间隔至少需要 10 年。

其他控制措施。 医院常规消毒剂可以防止医院内因受污染的缝合线、器械或石膏模型而发生的罕见破伤风。

新生儿破伤风的预防措施(除外妊娠期免疫)包括,青春期少女和育龄期妇女的免疫计划,适当培训助产师相关的免疫知识和无菌技术。

(许巍 译)

头癣

临床表现: 头皮真菌感染通常表现为局部脱发脱屑,但也有可能有少量脱发伴脱屑或大面积无发,出现沼泽状红斑区域(脓癣)。其他临床表现包括常见的头皮表面脱发后断发根部聚集成黑色的小点;或出现一种较不常见的"灰色斑块"图案,具有突出的、界限分明的脱落和红斑的特殊区域;或类似细菌性毛囊炎的囊性脓疱,可能存在区域性淋巴结病。

头癣的鉴别诊断依赖临床表现。对于典型的脱屑表现,临床医生应该考虑特应性皮炎、脂溢性皮炎和牛皮癣。脱发提高了拔毛癣和斑秃的可能性,不过这通常与脱屑无关。当性质为脓癣时,应考虑虱子感染和细菌感染。沼泽状具有波动感的斑块可能提示为脓癣,但也应考虑原发性(或继发性)细菌感染。虽然头皮瘢痕可能是由癣造成的,特别是当化脓时,头皮瘢痕的存在可能会增加自身免疫性疾病的可能性,例如盘状红斑狼疮。

当发生真菌感染引起超敏反应时,周围皮肤可见皮疹,称为皮肤真菌或 "id" 反应,表现为在远离真菌感染的部位发生弥漫性、瘙痒性、丘疹性、水疱性和/或湿疹性病变。首次治疗后可能发生 "id" 反应,但这不代表患者对药物过敏。

头癣可与体癣同时发生。因此,在对患者进行检查时,应该对身体(面部,躯干和四肢)进行检查,特别是对摔跤运动员和从事其他接触性运动的人 ①。

病原学:当皮肤癣菌真菌成分侵入头皮毛囊和毛干时,会发生头癣。不同的地理区域病原体可能有所不同。该疾病的主要原因是发癣菌,包括断发毛癣菌(*trichophyton tonsurans*)和紫色毛癣菌(*trichophyton violaceum*),以及小孢子癣菌,包括犬小孢子菌(*microsporum canis*)和奥杜盎小孢子菌(*microsporum audouinii*)。

流行病学:头癣可能发生于各年龄儿童和成人,但主要集中于青春期前儿童。在美国,高达 95% 的头癣由断发毛癣菌所致,最常见于黑人学龄儿童,但也可发生于各种族和族裔人群。直接接触感染者、动物或污染的物体(如帽子或刷子)可感染断发毛癣菌。紫色毛癣菌多见于东欧和南亚,在美国移民人口中更常见。

在美国,犬小孢子菌引起的感染在头癣感染中占比不到 5%,但在种族和族裔群体中分布更为均匀。犬小孢子菌感染多是因为接触了感染的动物,特别是猫狗幼崽。犬小孢子菌感染在学校或幼儿园的暴发多是由于集体接触了感染的动物。

病原体可以在污染物(如刷子、梳子、帽子、毛巾)上存活很长一段时间,报告病例的家庭成员中无症状携带者和感染者的比例较高。几乎可以肯定的是,无症状携带者是家庭、学校和社区人员的感染源。

免疫功能低下者和唐氏综合征患者对皮肤癣菌感染的易感性增加。

潜伏期尚不明确,多认为 1~3 周;新生儿出生后 3 日内即可感染。

诊断方法:当临床表现为脱发,瘙痒,鳞屑和颈后淋巴结肿大时,几乎可以诊断为头癣,大多数临床医生会根据经验进行治疗,但谨慎的做法是先进行真菌培养。对发病部位进行皮肤镜检查,或采集皮肤刮屑并用氢氧化钾处理后置于显微镜下检查,或接种于培养基上进行分离培养均可以确认诊断。对脱发区进行皮肤镜检查可见逗号或螺旋形的毛发。氢氧化钾湿处理后显微镜下观察法可用于检查通过钝的头皮手术刀、牙刷、毛刷、镊子或蘸湿的棉签轻轻刮擦头皮渗出的部位所获得的毛发和鳞屑。在毛内癣菌感染的毛干间可见大量分生孢子,而毛外癣菌感染,如犬小孢子菌,则是在毛干周围可见大量孢子。这两种感染在头皮表面菌屑中均可见隔膜菌丝。临床医生也可用真菌培养或与显微镜检查结合,或直接代替显微镜检查,对感染进行诊断。如果需要进行真菌培养,可用棉签在感染区域轻轻擦拭以收集标本。标本送至真菌血试验时进行处理,接种于沙氏葡萄糖琼脂培养基培养 2~4 周即可获得结果。PCR 可以协助诊断,但是费用昂贵,并且确定诊断价值不大。伍德灯检查断发毛癣菌无荧光,但小孢子癣菌感染患者的头发可见蓝绿色荧光,因为它是一种毛外癣菌感染。

治疗:由于真菌感染多发现于毛囊根部,局部用药无法到达,因此头癣治疗多需要全身用

---

① Davies HD, Jackson MA, Rice SG; American Academy of Pediatrics, Committee on Infectious Diseases, Council on Sports Medicine and Fitness. Infectious diseases associated with organized sports and outbreak control. *Pediatrics*. 2017;140(4):e20172477

药。头癣治疗的最佳方案需要考虑药物的耐受性、疗效和治疗花费。目前的治疗方案总结在表 3.69 中。FDA 批准灰黄霉素用于 2 岁或以上的儿童，它可以是液体或片剂形式，每天服用，并且应与脂肪类食物一起服用。专家通常使用的治疗剂量要高于 FDA 或所规定的剂量和临床试验中所使用的剂量。8 周之内的疗程中不需要检查血清肝酶值（但通常用药需要超过 8 周才能根除感染）。对于犬小孢子菌感染，标准治疗方案是使用高剂量灰黄霉素。

　　FDA 批准阿莫罗芬颗粒用于 4 岁及以上儿童。为了改善药物口感，可以打开胶囊并将颗粒混合布丁或花生酱中（生物利用度不依赖于食物）。对于犬小孢子菌感染的治疗，阿莫罗芬比灰黄霉素更有优势，治疗周期缩短（表 3.69），且治疗效果相同甚至更好。通过对一种已不再上市的颗粒剂型的药代动力学研究，发现阿莫罗芬颗粒在儿童体内的清除率更高，并推断在使用片剂时需要"更高剂量"。

表 3.69　头癣治疗方案建议

药物	剂量	治疗时间	FDA 批准用于治疗头癣
灰黄霉素微量（液体，125mg/5mL）	20~25mg/（kg·d）（最多 1g/d）	≥6 周；直到临床治愈	是（≥2 岁儿童）
灰黄霉素超微量（不同大小的片剂）	10~15mg/（kg·d）（最多 750mg/d）		
阿莫罗芬片（250mg）[a]	4~6mg/（kg·d）（最多 250mg）；或体重 10~20kg 使用 62.5mg，20~40kg 使用 125mg，>40kg 使用 250mg	断发毛癣菌：4~6 周犬小孢子菌：8~12 周	否
阿莫罗芬颗粒（125mg 和 187.5mg）[b]	体重 <25kg 使用 125mg，25~35kg 使用 187.5mg，>35kg 使用 250mg	断发毛癣菌：4~6 周犬小孢子菌：8~12 周	是（≥4 岁儿童）
氟康唑（液体，10mg/mL；片剂，50mg 和 100mg）	6mg/（kg·d）（最多 400mg/d）	3~6 周	否（但批准用于 ≥6 月龄患儿的其他适应证）
伊曲康唑溶液（10mg/mL）	3mg/（kg·d）（最多 600mg/d）	2~4 周	否
伊曲康唑胶囊（100mg）	5mg/（kg·d）（最多 600mg/d）		

[a] 部分专家使用"更高"剂量的阿莫罗芬颗粒。
[b] 阿莫罗芬颗粒已在美国停产。

　　治疗中可以考虑使用两种三唑类药物。氟康唑是 FDA 批准的唯一可用于 2 岁以下儿童的口服抗真菌药物（治疗头癣无效），但在一项大型随机对照试验中发现其治疗率低于其他口服药物。越来越多的证据支持伊曲康唑（FDA 尚未批准用于儿童或治疗头癣）是有效且安全的。除了儿童有肝病既往史或同时服用肝毒性药物外，基线监测无须评估肝功能。在治疗期间不需要进行监测，除非疗程 >4 周或儿童在接受治疗时出现症状。

　　使用二硫化硒、酮康唑或环吡酮洗发剂局部治疗，可作为全身治疗的辅助手段，减少活分生孢子的携带。洗发水的使用方式是每周使用 2~3 次，每次在发间停留 5~10min。治疗应持续至少 2 周，一些专家建议继续局部治疗，直到临床表现和真菌感染均治愈。

　　接受治疗的患者应在 1 个月内重新评估临床效果。真菌培养可以用来评估真菌特性。如果证实不良反应与最初的药物符合，可能需要使用不同的药物进行重新治疗。

如上所述,脓癣可以通过全身性抗真菌治疗加以控制。通过湿敷去除结痂可以减少继发细菌感染的风险。联合应用抗真菌药物和皮质类固醇治疗(口服或病灶内治疗)尚未被证实优于单独抗真菌治疗。尽管如此,如果传统疗法无效,大多数专家会加用全身性泼尼松,1mg/(kg·d),持续2周,以降低瘢痕形成的可能性。除非发生继发性细菌感染,否则无须使用抗菌药物治疗。

住院患者隔离:建议采用标准预防措施。

控制措施:如果在学校发现患儿,感染的学生无须提前回家。儿童头癣患者一旦开始治疗,可正常上学。应询问家庭成员和密切接触者的症状,并对所有有症状的人进行感染评估。一些专家建议对无症状的家庭成员进行局部抗真菌洗发疗法,但这种疗法的有效性仍然缺乏证据。当一个家庭中出现感染者,其他家庭成员应避免和感染者共用帽子、梳子和刷子等污染物。如果怀疑家里宠物是犬小孢子菌感染的来源,则应对宠物进行及时评估和适当治疗。

(许巍 译)

体癣

临床表现:皮肤无毛区的浅表真菌感染称为体癣,累及面部、躯干或者四肢。病变多呈环形或者圆斑(因此称作"圆癣"),界限清楚。受累皮肤呈现轻度红斑或鳞屑样改变,颜色从红色到棕色不等。典型的出癣表现为鳞片状、水疱状或脓疱状边界(通常呈蛇形状),中央有间隙。也可表现为小面积融合病变或者丘疹以及多种病变,特别是摔跤手(红斑癣)易发生多种病变[1]。

鉴别诊断为玫瑰糠疹(尤其是母斑)、念珠菌感染、银屑病、其他皮肤病(脂溢性、特应性、刺激性或过敏性,通常由施用于该区域的治疗剂引起)、花斑糠疹(花斑癣)、钱币状湿疹,环状红斑和红癣(一种由微小棒状杆菌引起的浅表细菌性皮肤感染)。

外用糖皮质激素可以改变病变的临床表现,导致不典型体癣,当皮癣外观出现红斑减少,缺少典型的边缘剥脱时,可称为伪装癣。这类患者也可能发展Majocchi肉芽肿,这是真菌侵入毛干和周围真皮导致的肉芽肿性皮肤反应,可延伸到周围皮下脂肪。Majocchi肉芽肿也可发生在未使用糖皮质激素的患者身上。

相关的皮肤真菌或"id"反应可以作为对感染真菌的超敏反应存在,表现为弥漫性、瘙痒性、丘疹性、水疱性或湿疹性病变,其可以发生在远离真菌感染的部位。首次治疗后可能发生"id"反应,但不代表患者对药物过敏。

T淋巴细胞功能减退(如HIV感染)的患者中,皮肤病损可表现为不伴有红斑或鳞屑的成簇的丘疹或者脓疱。

体癣可以伴发头癣,体格检查时应进行头皮检查,特别是摔跤手患者和其他参与接触性运动的患者。

病原学:当真菌侵入表皮层时可形成体癣,本病的首要原因是毛癣菌属的真菌感染,特别是断发毛癣菌、红色毛癣菌和须毛癣菌;小孢子属,尤其是犬小孢子菌;絮状麦皮癣菌。石膏

---

① Davies HD,Jackson MA,Rice SG;American Academy of Pediatrics,Committee on Infectious Diseases,Council on Sports Medicine and Fitness. Infectious diseases associated with organized sports and outbreak control. *Pediatrics*. 2017;140(4):e20172477

样小孢子菌偶尔也可引起感染。

流行病学：世界各地可见这些致病真菌，并且通过与受感染的人、动物、土壤或污染物（如刷子、梳子、帽子、毛巾）直接接触而传播，病原体可以在这些传播介质上长久地存活。

免疫功能低下者对皮肤癣菌感染的易感性增加。

潜伏期尚不明确，多为 1~3 周，但也可以更短，新生儿出生后 3 日内即可感染。

诊断方法：体癣可通过临床表现进行诊断，并可由氢氧化钾湿敷皮肤刮痕或真菌培养镜检证实。皮肤刮屑，最好是在病变的鳞屑边缘，以使生物体得到最好的恢复，可以用玻璃覆盖物、钝刀、牙刷或刷子或镊子轻轻刮擦湿润的区域。如果需要进行真菌培养，可用棉签在感染区域轻轻擦拭以收集标本。标本送至真菌学实验室进行处理，接种于沙氏葡萄糖琼脂培养基培养 2~4 周即可获得结果。标本的聚合酶链反应是可行的，但是费用昂贵并且确定诊断价值不大。伍德灯检查体癣不显示绿色荧光，只有当患者受小孢子癣菌属感染时可见绿色荧光，因为它是一种外丝蚴感染。

治疗：有多种局部治疗方案可供选择，涂抹在病变部位以及其边界外 1~2cm 处。一些局部用药剂仅被 FDA 批准用于特定病变部位和年龄组，并且规定每日 1 次或 2 次（表 3.70）。对于适当年龄段患者，咪康唑、克霉唑、托萘酯或环吡酮可作为一线用药，每日 2 次局部应用。酮康唑、阿莫罗芬、益康唑、萘替芬、卢立康唑或布替萘芬对适当年龄段患者每日 1 次局部外用。奥昔康唑和硫康唑制剂的使用方式为对适当年龄段患者每日 1 次或 2 次局部外用。

表 3.70　用于局部治疗体癣、股癣和足癣的药物

局部药物	适用年龄	使用方式
咪康唑（乳膏，2%）	≥2 岁	每日 2 次
克霉唑（乳膏或溶液，1%）	所有年龄	每日 2 次
托萘酯（乳膏或溶液，1%）	所有年龄	每日 2 次
环吡酮（乳膏或悬浮液，0.77%）	≥10 岁	每日 2 次
环吡酮（凝胶，0.77%）	≥16 岁的体癣或足癣	每日 2 次
酮康唑（乳膏，2%）[a]	所有年龄	每日 1 次
阿莫罗芬（乳膏，1%）	≥12 岁	体癣或股癣每日 1 次，足癣每日 2 次
益康唑（乳膏，1%）	所有年龄	每日 1 次
萘替芬（乳膏，2%）	≥12 岁的体癣或足癣	每日 1 次
卢立康唑（乳膏，1%）	≥2 岁的体癣或≥12 岁的股癣或足癣	每日 1 次
布替萘芬（乳膏，1%）	≥12 岁	体癣或股癣每日 1 次，足癣每日 2 次
奥昔康唑（乳膏，1%）	所有年龄	每日 1 次或 2 次
硫康唑（乳膏或溶液，1%）	仅成人可用	每日 1 次或 2 次
舍他康唑（乳膏，2%）	≥12 岁，仅适用于足癣	每日 2 次

[a] 尚未确定 2% 酮康唑乳膏在儿童中的安全性和有效性。

经过 2 周治疗临床表现明显缓解，之后通常继续治疗 2~4 周。如果在治疗 2 周后临床改善不显著，则应考虑其他诊断和/或系统治疗。不用抗真菌药物和高效皮质类固醇的混合外用制剂，因为这种制剂效果不佳，可能导致毛囊深部真菌感染（Majocchi 肉芽肿），并且增加复发

率、更高的成本和潜在的皮质类固醇不良反应。

如果病变广泛或对局部治疗无反应,灰黄霉素(适用于≥2岁的儿童)或阿莫罗芬[适用于≥4岁的儿童;口服制剂未批准用于该适应证,但批准用于成人头癣(颗粒)和甲癣(片剂)]可以口服给药4~6周。口服伊曲康唑和氟康唑治疗儿童患者尚未取得FDA的批准,FDA批准的口服氟康唑治疗方法,可用于存在其他适应证的6个月及以上儿童。如果存在Majocchi肉芽肿,建议口服抗真菌治疗药物,因为局部治疗难以充分渗透以根除感染。

如果其他部位皮肤存在癣菌感染,应同时进行治疗。

住院患者隔离:建议使用标准预防措施。在患者和护理人员的急性和慢性护理设施中暴发的癣菌感染表明,需要进行关于癣菌的临床表现和感染个体护理中的感染控制程序的教育。

控制措施①:感染后应及时接受治疗,避免直接接触已知或者可疑的感染源,定期检查接触者以发现早期病变并立即给予治疗。应经常清洁运动垫和设备,对于必须发生人与人之间接触的运动,处于感染活动期的运动员需要停止比赛。患有体癣的运动员可以在局部治疗开始72h后以及病灶部位被覆盖后参加比赛。关于摔跤队员的体癣预防存在争议。据报道,在高中校际摔跤比赛前给予选手预防性使用100mg氟康唑,连续服用3d,并在当季使用6周,可将体癣发病率从67.4%降低至3.5%。然而,这种预防性给予氟康唑的风险-效益分析尚未确定,其使用方案应与传染病专家协商后再确定。受感染的宠物也应接受抗真菌治疗。

(许巍 译)

股癣

临床表现:股癣是腹股沟、耻骨/肛周区域和大腿上部的常见浅表真菌病,在成年男性和青少年中更常见,但在青春期前的儿童中并不常见。病变通常呈环形或圆形(因此称为层状"癣"),边界清楚,并伴有强烈瘙痒(Jock痒)。受累皮肤表现为轻度红斑和脱屑,病变皮肤的颜色从红色到棕色不等。病变可呈中央平整的鳞状、水疱状或脓疱状边界(常呈蛇行状)。也可能发生浸渍。这种疾病通常不影响阴囊,除非同时有念珠菌病。在慢性感染中,病变边界可能模糊,可以表现为苔藓样病损。

鉴别诊断包括擦烂红斑、念珠菌感染、银屑病、其他皮肤病(脂溢性、特应性、刺激性或过敏性,通常由施用于该区域的治疗剂引起)、玫瑰糠疹、钱币状湿疹,环状红斑和红癣(一种由极小棒状杆菌引起的浅表细菌性皮肤感染,表现为红褐色板块样皮疹)。

错误地局部使用糖皮质激素可以改变病变的临床表现,导致不典型体癣,当皮癣外观出现红斑减少,缺少典型的边缘剥脱时,可称为伪装癣。当真菌侵入毛干和周围的真皮层时,这类患者也可能发展Majocchi肉芽肿,引起皮肤肉芽肿病变,进而延伸到周围的皮下脂肪。Majocchi肉芽肿也可发生在未使用糖皮质激素的患者身上。

相关的皮肤真菌或"id"反应可以作为对感染真菌的超敏反应存在,表现为弥漫性、瘙痒

---

① Davies HD, Jackson MA, Rice SG; American Academy of Pediatrics, Committee on Infectious Diseases, Council on Sports Medicine and Fitness. Infectious diseases associated with organized sports and outbreak control. *Pediatrics.* 2017; 140 (4): e20172477

性、丘疹性、水疱性或湿疹性病变,其可以发生在远离真菌感染的部位。首次治疗后可能发生"id"反应,但不代表患者对药物过敏。

据报道,股癣患者常伴发足癣、甲癣和体癣。

病原学:当真菌侵入表皮层时可形成股癣,絮状麦皮癣菌、红色毛癣菌和须毛癣菌等真菌是最常见的感染原因。断发毛癣菌,疣状毛癣菌和趾间毛癣菌已被确定可导致感染。

流行病学:青少年和成年男性是股癣的好发人群,主要是由于间接接触脱落上皮和毛发感染。也会发生直接的人传人。潮湿、不舒服的贴身衣物,非棉内衣,皮肤反复摩擦以及肥胖多为诱因。复发是常见的。

免疫缺陷患者对皮肤真菌感染的易感性增加。T淋巴细胞功能减退(如HIV感染)的患者中,皮肤病损可表现为不伴有瘢痕或者红斑的成簇丘疹或者脓疱。

潜伏期尚不明确,估计为1~3周。

诊断方法:股癣的诊断方法与体癣相似。

治疗:治疗方案与体癣相似(表3.70)。治疗并发的甲癣和足癣可减少复发。复发非常常见,特别是当诱发因素为潮湿或者摩擦时。宽松的衣物和使用抗真菌粉末,如托萘酯和咪康唑粉末,有助于恢复并预防复发。

口服阿莫罗芬、伊曲康唑和氟康唑是可选方案,但FDA并未批准用于股癣。如果局部治疗无效,可尝试口服灰黄霉素4~6周。如果存在Majocchi肉芽肿(深毛囊炎),建议口服抗真菌治疗药物,因为局部治疗难以充分渗透以根除感染。如果其他部位皮肤存在癣菌感染,应同时进行口服药物治疗。

不推荐局部使用糖皮质激素,即使与抗真菌药物联合使用也不推荐,因为这可能会加重感染。

住院患者隔离:建议执行标准预防措施。

控制措施:及时治疗感染患者。保持可能受累区域干燥以防止复发,使用抗真菌药粉和穿宽松的内衣是有用的。告知足癣患者先擦干腹股沟区,然后擦干脚,这样可以避免足癣引起的股癣。当出现感染时,应避免共用毛巾。

(许巍　译)

足癣和甲癣

临床表现:儿童足癣有多种临床表现。病变可累及足部的所有区域,但通常呈斑片状分布,易引起足趾间裂痕、浸渍区和剥落,尤其是在第三和第四指间间隙。瘙痒、细鳞状或水疱性脓疱疹是最常见的。"Moccasin足"表现为混合性、角化过度、鞋底干剥落。此外,趾甲可能会感染(甲真菌病或甲癣)和变得扭曲,变色,并随着甲下碎片的堆积而变厚。浅表白色的趾甲真菌感染可发生在儿童身上。趾甲可能是复发性足癣的来源。

足癣必须与难汗湿疹、特应性皮炎、接触性皮炎、青少年足底皮肤病、掌跖角化病和红癣(由微小棒状杆菌引起的浅表细菌性皮肤感染引起的红褐色斑块)相鉴别。

与之相关的皮疹,称为皮肤癣或"id"反应,可作为对感染真菌的超敏反应发生,表现为远离真菌感染部位的弥漫性、瘙痒性、丘疹性、水疱性或湿疹性病变。id反应可能首先发生在治疗后,但并不代表药物过敏。

在 T 淋巴细胞功能减退（如 HIV 感染）的患者中，皮肤损害可表现为无红斑或鳞屑的成组丘疹或脓疱。

甲癣的鉴别诊断包括外伤（尤其是仅累及 1 个甲的情况）、银屑病、甲营养不良，以及偶尔仅累及 1 个甲的甲下外生骨疣。

有报道称足癣和甲癣患者体表其他部位有伴发癣。

病原学：当皮肤真菌侵入受影响身体区域的皮肤层和甲时，会出现足癣和甲癣。红色毛癣菌、须发癣菌和絮状麦皮癣菌是引起足癣最常见的真菌。

流行病学：足癣感染在世界范围内非常普遍，多发生于青少年和成人，儿童少见。感染来源主要是接触带有真菌的皮屑或潮湿地区的真菌，如游泳池内，更衣室和浴室。足癣可在家庭成员之间相互传染，这可能与更多暴露于真菌以及更强的遗传易感性有关。甲癣的发病率随着年龄的增长而增加，全球的发病率预计为 0.1%~0.87%。儿童早期过多地穿着不透气的鞋袜和接触高危环境（如游泳池、健身房）可能与儿童足癣增多有关。儿童甲癣与足癣史、家庭成员的感染、兄弟姐妹多以及性别为男性有关。

免疫功能低下的人和唐氏综合征患者更易受真菌感染。越来越多的数据显示，某些人的癣与其遗传易感性有关。

潜伏期未知，多为 1~3 周，也有可能更短，有 3 日龄儿童发生皮肤癣感染的病例。

诊断方法：目前认可的足癣诊断方法与体癣相似。甲的真菌感染（甲癣）可以依靠氢氧化钾涂片镜检确诊，也可通过甲剥脱物的真菌培养或对剪下的甲进行甲醛固定后的真菌染色来诊断。聚合酶链反应（PCR）对诊断足癣有效，但由于成本过高，目前没有被广泛采用。

治疗：治疗足癣有多种局部选择。对于较轻的癣，儿童的足癣通常 2 周治疗已足够。急性水疱样皮损可间歇湿敷，如 Burrow 溶液，1∶80 稀释。严重、慢性或难治性足癣可采用类似于体癣的口服药物治疗。

恰当的足部卫生护理可预防足癣复发，包括保持足部干爽，清洁，保持趾间干燥，应用可吸收的抗真菌爽足粉，感染部位经常透气，避免穿不通气的鞋子和尼龙袜或其他不吸汗的纤维纺织品，在泳池、健身房和其他公共场所穿上保护性的鞋袜。

过去认为甲癣需要口服药物治疗，但是，对于没有累及甲基质的远端甲感染建议采用局部抗真菌药物，局部治疗的不良反应少，没有药物之间的互相作用，也无需实验室检查以监测药物毒性。局部应用环吡酮胺［8%（FDA 批准应用于 12 岁及以上患者）］，每日 1 次，共 4~8 周，同时辅以甲癣患者的系统治疗。儿童对局部疗法显现出比成人更高的治愈率，可能与甲盖较薄、甲生长速度快有关。

对成人患者的研究表明，口服伊曲康唑或阿莫罗芬可获得较高的治愈率。口服药物期间，需要实验室监测药物不良反应。指南建议，儿童阿莫罗芬治疗剂量，按体重计算：10~20kg，62.5mg/d，口服；20~40kg，125mg/d，口服；>40kg，250mg/d，口服；或者 4~6mg/(kg·d)，不超过 250mg。疗程同成人（指甲癣 2 个月，趾甲癣 4 个月）。

影响治疗选择的因素包括感染的严重程度、真菌培养结果、之前的治疗、其他疾病所用的药物、患者偏好，以及经济费用等。为获得更好的治疗效果，局部和全身治疗可联合使用。儿童经口服或联合治疗后治愈率可达 80%。此外，对于难治性病例或指/趾甲严重增厚病例，应进行机械或化学处理，并每日用 40% 尿素软膏封闭 10d，从而增加药物的吸收和对治疗的反应。

如有其他部位的皮肤癣菌感染,应同时治疗。

住院患者隔离:推荐标准预防方案。

控制措施:及早治疗急性感染患者可减少传染。公共场所(如游泳池)需要禁止急性患者入内。药物足浴无治疗价值,且会促进感染播散。由于治疗后疾病复发较常见,合理的足部卫生很重要。避免足部真菌感染腹股沟区,需要在清洁腹股沟区域后再清洁足部。

(舒赛男 译)

弓蛔虫病

临床表现:临床症状是由寄生的线虫幼体在组织中移行导致的。症状、体征的不同取决于受感染的器官以及机体的炎症反应程度。弓蛔虫病有不同类型,包括隐匿型弓蛔虫病、内脏幼虫移行症、神经型弓蛔虫病以及眼部游走型幼虫病。儿童感染后大部分无症状。隐匿型感染通常表现为单一、持续的嗜酸性粒细胞增多症,这或许是由弓蛔虫持续的移行期造成的,这一症状可能会持续数年。内脏弓蛔虫病的临床表现包括发热、咳嗽、喘息、腹痛和乏力,极少数病例可出现心肌炎和皮疹。神经型弓蛔虫病可能表现为嗜酸性细胞性脑膜脑炎、占位性病变、脊髓炎、脑血管炎以及癫痫。实验室检查异常包括白细胞增多、嗜酸性粒细胞增多症以及高丙种球蛋白血症。眼睛受累(可导致葡萄膜炎、眼内炎、视网膜肉芽肿)大多数表现为单侧视力丧失,往往缺乏其他部位感染证据。

病原学:弓蛔虫也称为弓首线虫,是狗、猫(尤其是幼犬和幼猫)常见的寄生虫,在美国以犬弓首线虫和猫弓首线虫常见。多数病例由犬弓首线虫引起。其他线虫也可引起该病,不过比较少见。

流行病学:基于美国有代表性的调查显示,14% 美国居民有弓蛔虫感染的血清学证据,多集中在经济条件差的人群。内脏弓蛔虫病较常见于 2~7 岁有异食癖病史的儿童,也可发生于较大儿童和成人。眼部幼虫移行症常见于较大儿童和青少年。人类通过摄入被寄生虫虫卵污染的土壤(尘土)而感染,在狗、猫排便的地方可找到虫卵,如砂箱、游乐场。与狗的直接接触是感染的次要因素,因为新排粪便中的虫卵不具有感染性,经过在温热潮湿地区长期存活,虫卵的感染性明显升高。

潜伏期尚不明确。

诊断方法:抗红细胞凝集原 A 和 B 的凝集素滴度的增高,以及嗜酸性粒细胞增多症和高丙种球蛋白血症是可能感染的相关证据。肝活检显微镜下发现幼虫可明确诊断,但阳性率很低。肝活检阴性不能排除感染。CDC 和部分实验室提供的酶免疫分析法检测血清中弓蛔虫抗体,可作为诊断弓蛔虫感染的依据,但是不能区分既往感染、近期感染和活动性感染。该项检查对内脏幼虫移行症的特异度和灵敏度均较高,但对眼部幼虫移行症的灵敏度较低。

治疗:阿苯达唑是治疗弓蛔虫病的首选药物。该药物已经通过 FDA 批准,但并不用于此适应证。对 1 岁儿童的研究表明,阿苯达唑可以安全地用于这一人群。甲苯咪唑是另一种选择。在心肌炎或中枢神经系统受累的严重病例中,皮质类固醇治疗与阿苯达唑同时给药是必要的。可能需要使用口服或外用皮质类固醇来控制眼部炎症,手术治疗可能对复杂病例有所帮助。

住院患者隔离:建议采取标准预防措施。没有人与人之间的传播。

控制措施：正确处理猫、狗粪便至关重要。对猫、狗，特别是幼猫、幼犬进行常规处理，在其生后第 2 周、4 周、6 周、8 周应用驱虫药，防止它们通过外界环境、胎盘或乳汁感染并产生虫卵排出。不使用时覆盖砂箱也有一定帮助。对于暴露人群，没有特别的管理措施。

（舒赛男　译）

刚地弓形虫感染 [①]

在免疫力正常或免疫功能低下（更常见）的患者中，与弓形虫急性感染或慢性感染再激活相关的常见并发症包括但不限于：伴有非典型淋巴细胞增多和肝功能障碍的淋巴结病，发热，脑膜脑炎，脉络膜视网膜炎，心肌炎，肺炎，肌炎和脊髓炎。在脉络膜视网膜炎患者（尤其是妊娠妇女或新生儿）的鉴别诊断中，无论是否存在与原发性感染相符合的前兆症状，都应考虑弓形虫感染。

临床表现： 高达 50% 的急性弓形虫感染患者无症状。常见体征和症状可能包括流感样症状、伴有非典型淋巴细胞增多的淋巴结病、发热、肌痛、关节痛、出汗、寒战、疲劳、头痛、脉络膜视网膜炎、肝功能障碍、肺炎、脑膜脑炎、心肌炎、肌炎、急性播散性脑脊髓炎（acute disseminated encephalomyelitis，ADEM）和脊髓炎。免疫功能低下患者慢性弓形虫感染的再激活可能导致发热、肺炎、感染性休克、脑脓肿、无脑占位性病变的弥漫性脑炎、癫痫、脉络膜视网膜炎、心肌炎、脊髓炎和多发性肌炎。

先天性感染。 在美国，母亲在妊娠期间并不定期接受弓形虫病筛查。少数受感染的婴儿在出生后常规体格检查中发现了先天性弓形虫病的明显临床体征和症状，更具体的检查（脑脊液、散瞳检查或中枢神经系统成像）可以发现感染的证据。大部分先天性感染婴儿在以后的生活中会出现视力或听力障碍、学习障碍或严重发育迟缓。母亲在妊娠期间未接受治疗与接受治疗相比，其先天性感染婴儿发生脉络膜视网膜炎的比例分别为 70% 和 25%。

当感染发生在妊娠早期并且在妊娠期间未得到治疗时，可能出现严重的临床症状。脉络膜视网膜炎、脑钙化和脑积水的经典三联征高度提示先天性弓形虫病。出生时的其他体征包括小头畸形、癫痫发作、听力丧失、斜视、瘀点、黄疸、全身淋巴结肿大、肝肿大、脾肿大、肺炎、血小板减少症和贫血。脑膜脑炎可能与脑脊液异常有关，包括高蛋白浓度、低血糖和嗜酸性粒细胞增多。一些患有播散性先天性弓形虫病的严重受累胎儿/婴儿会在子宫内或出生后几天内死亡。大脑钙化可以通过头部 X 线检查、超声、CT 或 MRI 来确诊。CT 是首选的放射学手段，因为它对钙化最敏感，并且可以在超声检查正常时发现脑部异常。

出生后获得性原发感染。 出生后获得的弓形虫感染在大多数免疫力正常患儿中无症状。症状无特异性，包括不适，发热，头痛，咽喉痛，关节痛和肌肉痛，淋巴结病，尤其是颈部淋巴结病是最常见的体征。患者偶尔会出现与黄斑疹，肝脾肿大，肝功能障碍和非典型淋巴细胞增多有关的单核细胞增多症样疾病。临床过程往往是良性且自限的。在免疫功能低下和部分免疫功能正常的患者中，原发感染可能伴有持续发热，心肌炎，肌炎，肝炎，心包炎，肺炎，有或无脑脓肿的脑炎和皮肤损伤。这些综合征和更严重的临床过程，包括威胁生命的肺炎，在南美某些热带国家（如法属圭亚那，巴西和哥伦比亚）的原发性弓形虫病患者中尤为常见。

---

① Maldonado YA，Read JS；American Academy of Pediatrics，Committee on Infectious Diseases. Diagnosis，treatment，and prevention of congenital toxoplasmosis in the United States. *Pediatrics*. 2017；139（2）：e20163860

脉络膜视网膜炎。弓形体脉络膜视网膜炎可能因先天性感染,产后获得性急性感染,先天性或出生后获得性感染的再激活而出现。症状包括急性发作的视物模糊、眼痛、视力下降、飞蚊症、暗点、畏光、溢泪、眼球震颤或斜视。弓形虫性眼病的眼部表现包括白色局灶性视网膜炎伴玻璃体炎症("雾中的前灯")、先前的色素性视网膜脉络膜瘢痕、视网膜血管炎、玻璃体炎症、白内障、虹膜睫状体炎和星状角化沉淀物(伴随脉络膜视网膜炎)和眼内压升高。并发症可能包括视网膜脱离、囊样黄斑水肿、视神经萎缩、慢性虹膜睫状体炎、白内障、继发性青光眼或带状角膜病变。

慢性感染的免疫缺陷患者再发感染。潜在感染的再激活可能发生在免疫抑制的患者中,如接受阿仑珠单抗等单克隆抗体的器官移植受者。潜伏性疾病的复发可能导致威胁生命的脑炎,脑脓肿,癫痫发作,肺炎或全葡萄膜炎(总是伴有脉络膜视网膜炎),原因不明的发热,播散性疾病,心肌炎或皮肤病变。弓形虫性脑炎(toxoplasmic encephalitis,TE)可表现为 MRI 上的单个脑部病变,也可以在脑部成像表面上正常的患者中表现出弥漫性快速进展性病变。MRI 在诊断 TE 方面优于 CT。在患有获得性免疫缺陷综合征(acquired immunodeficiency syndrome,AIDS)的患者中,TE 是占位性脑部病变的最常见原因,并且通常表现为急性至亚急性的神经或精神症状以及多发性脑强化病灶。在这些患者中,若经验性抗弓形虫治疗开始后 7~10d 内,神经系统检查明显改善,可诊断为 TE。患有多发性脑损伤的非 AIDS 患者不应仅因弓形虫病进行经验性治疗,而应考虑其他病因以进行诊断和经验性治疗。

血清学阳性的造血干细胞和实体器官移植受者有再激活的风险。在这些患者中,弓形虫病可能表现为肺炎,不明原因的发热或癫痫发作,心肌炎,肝脾肿大,淋巴结病,皮肤病变,脑脓肿和弥漫性脑炎。弓形虫血清学阳性的实体器官供者(D+)可以通过同种异体移植将寄生虫传播给血清抗体阴性的受者(R–)。30% 未经预防性抗弓形虫治疗的 D+/R–心脏移植受者发展为弓形虫病。

病原学:刚地弓形虫是原生动物,严格细胞内寄生。弓形虫有三个主要的克隆谱系(Ⅰ型、Ⅱ型和Ⅲ型)和几种感染形态(速殖子,含有缓殖子的组织包囊,含有子孢子的卵囊)。急性感染期和免疫抑制者潜伏感染复发时的症状由速殖子和相应的宿主免疫反应引起。组织包囊常定植于人或其他温血动物的脑部,眼,心脏组织和骨骼肌中,导致潜伏感染。

流行病学:弓形虫感染的血清学流行率因地理位置和人口的社会经济阶层而异。在美国,6 岁以上人群弓形虫血清阳性率为 11.1%(根据 2011—2014 年美国健康和营养检查调查),15~44 岁女性弓形虫血清阳性率为 7.5%。

在大多数情况下,先天性传播是妊娠期间原发性母体感染的结果。宫内感染很少是免疫功能低下的妊娠妇女慢性感染再发所致。在美国,妊娠期间急性原发性弓形虫感染的发生率据估计在 0.2‰~1.1‰,先天性弓形虫病的发病率约为每 1 万活产儿 0.5~0.82 例。实验室事故、血液或血液制品的输注则很少造成感染。

获得性感染的**潜伏期**为 4~21d,一般约为 7d。

诊断方法:血清学检查是诊断原发性和潜伏性感染的主要方法。弓形虫 IgG 和 IgM 的初步血清学检测可以通过非参考实验室进行。但是,弓形虫 IgM 检测结果可能是假阳性,因此,应与专门的参考实验室确认,以进行其他验证性测试(如通过双夹心酶联免疫吸附法进行的 IgM 测试,使用从活体寄生虫获得的抗原,IgA,IgE 亲合力和差异凝集)。此外,应在参考实验室使用具有较高诊断准确性的特定测试方法,常规检查新生儿/先天性弓形虫病婴儿和怀疑在妊娠期间患有急性原发性感染的妊娠妇女。

IgG 特异性抗体在感染后 3~5 个月达到峰值浓度,并无限期保持阳性。IgM 特异性抗体可在感染后 1~2 周检测到(在此期间 IgG 特异性抗体通常为阴性),在 1 个月内达到浓度峰值,通常在 6~9 个月内检测不到,但也可能持续数年而无明显临床意义。IgG 抗体阳性滴度低的人缺乏弓形虫特异性 IgM 抗体,这表示感染持续时间至少为 6 个月。相反,可检测到的弓形虫特异性 IgM 抗体可反映出近期感染、慢性(潜伏)感染或假阳性反应。

PCR 检测已应用于体液或组织,弓形虫特异性免疫过氧化物酶染色可用于任何组织,具体取决于临床情况。必须谨慎解释组织中的阳性 PCR 检测结果,因为它可能扩增速殖子或缓殖子 DNA,并且无法区分急性感染或再激活的速殖子和慢性潜伏感染的缓殖子。脑脊液 PCR 检测弓形虫的特异度高(96%~100%),但灵敏度仅为 50%。抗弓形虫治疗也可造成脑脊液 PCR 结果呈阴性。

先天性弓形虫病。妊娠期间,羊水 PCR 检测是确认胎儿感染的首选方法。胎儿超声检查可评估解剖异常。通过组织学检测和 PCR 检测对胎盘进行检查可能会提供更多信息,但对于诊断目的来说不够敏感也不够特异。出生时或出生后,应对新生儿进行 IgG、IgM 和 IgA 血清学检测,并将脑脊液、尿液和全血送去进行弓形虫 PCR 检测。新生儿血清弓形虫 IgM 阳性(生后 5d)和/或 IgA 阳性(生后 10d)以及 IgG 阳性被认为是患有先天性弓形虫病。输血后,IgM 免疫吸附凝集试验结果可能呈假阳性,但通常在输血后 14d 呈阴性。由于血小板输注或免疫球蛋白静脉输注,有时候也可以观察到 IgG、IgM 和 IgA 的假阳性结果。先天性弓形虫病的诊断也可以在 12 个月大时仍保持弓形虫病 IgG 阳性的婴儿身上确诊。

对先天性弓形虫病婴儿的评估应包括眼科,听觉和神经系统检查,腰椎穿刺,头颅 CT。即使最初的评估是正常的,也需要进行后续的眼科评估。在一项法国的先天性弓形虫病队列研究中,75% 的患者视网膜病变在 7 月龄首次检测到,50% 在 3 岁后检测到,25% 在 8 岁后检测到,20% 在 10 岁后检测到,10% 在 12.5 岁后检测到。长期的神经发育评估是必要的。

应评估 HIV 和弓形虫同时感染且未进行抗弓形虫预防的妇女所生的婴儿的先天性弓形虫病,因为在这种情况下,母亲弓形虫再激活和先天性传播的可能性增加。

治疗:大部分免疫正常的获得性感染病例不需要特异性抗微生物治疗,除了感染发生在妊娠期间,眼部受累或症状严重或持续的情况。始终推荐对免疫功能低下患者进行急性弓形虫感染治疗。

确诊/高度疑似患有先天性弓形虫病的新生儿和婴儿应接受乙胺嘧啶、磺胺嘧啶和叶酸(P/S/FA)的口服治疗,通常为期 12 个月,如表 3.71 所示。在接受乙胺嘧啶治疗的同时,应连续 4 周每周监测新生儿/婴儿的中性粒细胞减少情况;如果中性粒细胞绝对计数(absolute neutrophil count,ANC)稳定,则应在 2~3 个月内每 2 周获取一次全血细胞计数(complete blood cell count,CBC),然后在剩余治疗期间每 3~4 周获取一次 CBC。如果 ANC 降至 750,应将叶酸给药频率增加到每日剂量,并应暂时维持乙胺嘧啶治疗。

对于确诊/可能患有先天性弓形虫病的儿童,在出生后的前 3 年,应坚持至少每 3~6 个月进行一次眼科评估,即使在出生时或临近出生时的初始评估是正常的。还需要进行长期的神经发育评估。

先天性弓形虫病感染的无症状新生儿/婴儿,其胎儿超声检查正常,并且所有产后评估结果正常,包括头部超声检查或头部 MRI、腹部超声检查、眼部检查、听力测试、CBC 和肝功能试验,应采用症状儿用的方案(P/S/FA)进行管理。治疗时间可能短于 12 个月(但至少 3 个月),并应与先天性弓形虫病专家讨论。眼科和神经发育随访应如上所述进行。

表 3.71 确诊或高度疑似先天性弓形虫病的新生儿/婴儿的治疗

治疗方案	剂量和时间
乙胺嘧啶 加 磺胺嘧啶 加 亚叶酸[a]	乙胺嘧啶[b]: 每 12 小时口服 1mg,持续 2d 然后每天服用 1mg,持续 2~6 个月(有症状的病例应考虑服用 6 个月) 然后每周一、周三、周五服用 1mg,每天一次,总疗程为 12 个月 加上 磺胺嘧啶: 每 12 小时口服 50mg,持续 12 个月 加上 亚叶酸: 每次 10mg,每周口服 3 次(在服用完乙胺嘧啶后的 1 周内) 持续时间:治疗周期建议 1 年[c] 泼尼松(如果脑脊液蛋白≥1g/dL 或威胁视力的严重脉络膜视网膜炎): 每 12 小时口服 0.5mg(最大 20mg),直到脑脊液蛋白 <1g/dL 或严重脉络膜视网膜炎消退(应在抗弓形虫治疗开始后 48~72h 开始使用泼尼松)

[a] 叶酸不应作为亚叶酸的替代品。
[b] 在欧洲的一些中心,乙胺嘧啶/磺胺多辛每 10 天一次加上亚叶酸,用于治疗亚临床/轻度先天性弓形虫病和/或治疗依从性差和/或频繁的血液学不良反应。该治疗方案在每日使用乙胺嘧啶/磺胺嘧啶(加上每周 2~3 次的亚叶酸)治疗前 2 个月后使用。没有充分研究其他用于治疗先天性弓形虫病的替代药物。
[c] 对于先天性弓形虫病诊断延迟的婴儿(出生数月后),应与弓形虫病专家讨论最佳治疗时间。

　　患有活动性弓形虫性脉络膜视网膜炎的年龄较大的儿童属于医疗紧急情况,应尽快开始治疗,如表 3.72 所示。建议由具有弓形虫病眼病管理专业知识的视网膜专家和弓形虫病传染病专家进行密切监测。眼病的治疗通常在所有临床症状和体征完全消失后 1~2 周内进行,通常总共约 4~6 周。疗程偶尔需要 3 个月。

表 3.72 大龄儿童弓形虫性脉络膜视网膜炎的治疗

- 活动性弓形虫性脉络膜视网膜炎,尤其是在患有威胁视力的严重眼病的患者,是一种医疗紧急情况,应尽快开始治疗
- 持续时间:治疗通常持续 1~2 周,临床表现症状的消退通常总共需要 4~6 周;疗程有时可能需要延长 3 个月
- 应咨询视网膜专家(具有弓形虫病脉络膜视网膜炎患者管理经验)和弓形虫病传染病专家,以优化药物剂量、治疗持续时间和必要的监测

剂量:
乙胺嘧啶[a,b,c]:
负荷剂量:1mg,每 12 小时口服一次(最多 50mg/d),持续 2d
其次是维持剂量:1mg,每天口服一次(最多 25mg/d)

加上

磺胺嘧啶:
负荷剂量:75mg(第一次剂量)
随后(12h 后)维持剂量:每 12 小时口服 50mg(最多 4g/d)

续表

加上

亚叶酸 [d]：
口服 10~20mg/d（在乙胺嘧啶治疗期间和治疗后 1 周）

泼尼松（用于视力威胁区域的严重眼病，如中央凹/黄斑）：每 12 小时口服 0.5mg（最多 40mg/d）。如果使用类固醇，应在 48~72h 的抗弓形虫治疗后开始使用，并迅速减量。以尽可能低的剂量和最短的时间使用类固醇

复发性弓形虫性脉络膜视网膜炎的抑制治疗：
虽然没有一级或二级预防（抑制治疗）的儿科临床试验，但巴西的两项二级预防成人随机试验表明，在复发的活动性弓形虫性脉络膜视网膜炎后，开始慢性抑制性抗弓形虫治疗（每 2~3 天 1 次双倍强度 TMP/SMX，持续 12~20 个月）可以显著降低复发率 [e]

　[a] 一旦获取乙胺嘧啶片，治疗应立即改为乙胺嘧啶片。

　[b] 复方磺胺甲噁唑（TMP/SMX）也可在一线治疗（乙胺嘧啶/磺胺嘧啶）不易获取时使用，但只能在乙胺嘧啶/磺胺嘧啶/亚叶酸一线治疗可用之前使用。在这些情况下，应使用最高剂量（TMP 15~20mg/d；SMX 75~100mg/d，每 6~8 小时一次）。

　[c] 乙胺嘧啶治疗期间，应每周进行一次血细胞计数。在使用磺胺嘧啶或 TMP/SMX 之前，应对来自严重葡萄糖-6-磷酸脱氢酶（G6PD）缺乏症高发地区的患者进行 G6PD 缺乏症筛查。

　[d] 叶酸不应作为亚叶酸的替代品。

　[e]Silveira C，Belfort R Jr，Muccioli C，et al. The effect of long-term intermittent trimethoprim/sulfamethoxazole treatment on recurrences of toxoplasmic retinochoroiditis. Am J Ophthalmol. 2002；134（1）：41-46；Fernandez Felix JP，Cavalcanti Lira RP，Santos Zacchia R，et al. Trimethoprim-sulfamethoxazole versus placebo to reduce the risk of recurrences of toxoplasma gondii retinochoroiditis：randomized controlled clinical trial. Am J Ophthalmol. 2014；157（4）：762-766.e1。

　　严重原发性（急性）弓形虫病的免疫功能正常和免疫功能低下儿童，以及潜在（慢性）弓形虫感染再激活的免疫功能低下儿童，应接受口服 P/S/FA 治疗，如表 3.73 所示。对于不能立即获得 P/S/FA、过敏或不能服用 P 或 S，或对于口服药物吸收有重大问题的患者，见表 3.73 中列出的替代方案。

表 3.73　严重原发性（急性）弓形虫病儿童和青少年 [a] 以及再激活
引起严重弓形虫病的免疫功能低下儿童和青少年的治疗方案

治疗方案	剂量
首选方案 乙胺嘧啶 [b,c]（口服）	负荷剂量：每 12 小时 1mg（最多 100mg/d），持续 2d；然后是 1mg，每天一次［最多 50mg/d（体重 <60kg）或最多 75mg/d（体重 ≥60kg）］，用于患有严重疾病的老年患者）
加上 亚叶酸 [d]（口服）	每次 10~20mg，每天一次（最多 50mg/d）（在乙胺嘧啶治疗期间和治疗后 1 周）
加上 磺胺嘧啶（口服）	100~200mg/d，每 6 小时一次（严重疾病患者最多 4~6g/d）
首选替代方案 复方磺胺甲噁唑（静脉注射或口服）	
替代方案（数据有限） 乙胺嘧啶 + 亚叶酸 + 克林霉素 乙胺嘧啶 + 亚叶酸 + 阿托伐醌 乙胺嘧啶 + 亚叶酸 + 克拉霉素 乙胺嘧啶 + 亚叶酸 + 阿奇霉素 阿托伐醌 + 磺胺嘧啶	

　[a] 包括患有严重急性弓形虫感染，特别是心肌炎、肌炎、肝炎、肺炎、脑损伤和伴有严重或持续症状的淋巴结病的免疫功能正常或免疫功能低下的儿童（眼部弓形虫病的药物剂量见表 3.72）。对于 HIV 患者的弓形体脑炎，治疗应持续 3~6 周，然后进行抑制治疗。

　[b] 一旦获得乙胺嘧啶片，治疗应立即改为乙胺嘧啶片。

　[c] 复方磺胺甲噁唑（TMP/SMX）也可在一线治疗（乙胺嘧啶/磺胺嘧啶）不易获取时使用，直到乙胺嘧啶/磺胺嘧啶/亚叶酸的一线治疗可用为止。在这些情况下，应使用最高剂量的 TMP/SMX（TMP 10~15mg/d，每 8~12 小时一次）。

　[d] 亚叶酸不得用作叶酸的替代品。

住院患者隔离：推荐标准预防措施。

控制措施：如诊断为急性弓形虫感染的患者周围存在高风险个体，例如孕妇、免疫功能低下的个体和可能被忽视有急性感染相关的视力障碍的幼儿，应对其家庭或近亲进行检测。应告知 HIV 感染者、免疫功能低下者和孕妇避免弓形虫感染源。刚地弓形虫血清学状态为阴性或未知的孕妇和免疫功能低下的患者应避免可能接触猫粪的行为，避免更换猫砂盆、园艺和景观美化，或在这样做时戴手套并立即洗手。如果必须这样做，每天更换猫砂会降低感染风险，因为卵囊在传代后的前 1~2d 内没有感染性。家猫可以通过给它们喂食市售猫粮，并防止它们吃未煮熟的肉以及狩猎野生啮齿动物和鸟类来保护它们免受感染。

可通过以下方法避免经口摄入有活性的弓形虫。

- 避免食用生的或未煮熟的肉，烹调肉类（特别是猪肉，羊肉和鹿肉）时确保内部温度达 65.5~76.6℃后再食用。
- 避免食用烟熏肉和腌制肉。
- 食用前将肉放在 -12℃条件下冷冻 48h。
- 蔬菜和水果要清洗。
- 处理完水果、蔬菜和生肉后要洗手并清理厨具接触面。
- 园艺工作或完成其他接触土壤的活动后洗手。
- 避免食物被生的或未煮熟的肉类或土壤污染。
- 不吃生贝类，如牡蛎、蛤蚌和贻贝。
- 避免摄入生羊奶。
- 避免摄入未经处理的水，尤其是在资源有限的国家。

目前还没有预防弓形虫感染和弓形虫病的疫苗。

（舒赛男　译）

旋毛虫病

临床表现：感染后的临床表现从不明显到暴发甚至是致死不等，但大多感染后无症状。此病的严重性与感染量成正比，并因所感染的旋毛虫种类而异。在摄入被旋毛虫感染的肉类后一周内，由于带囊的幼虫会穿透肠黏膜，感染者可能会出现腹部不适、恶心、呕吐和/或腹泻。2~8 周后，当后代幼虫进入组织，可能会出现发热（54%）、肌痛（70%）、眶周水肿（25%）、荨麻疹样皮疹、结膜和甲下出血。在严重感染时，随后 1 个月或 2 个月可发生心肌炎、神经系统受累和肺炎。幼虫可以在组织内继续生存多年。在 6~24 个月内，有些幼虫在骨骼肌内钙化，其可以通过各种影像方法检测到。

病原学：感染是由旋毛虫属的线虫（蛔虫）引起的。已经发现有 7 种旋毛虫与人类疾病有关；在全球范围内，旋毛形线虫是人类感染的最常见原因。

流行病学：旋毛虫感染发生在遍布全球的肉食动物、杂食动物，特别是食腐动物中。人类发生感染是由于摄食了生的或未经充分烹饪的含有旋毛虫幼虫的肉。商品化和家庭饲养的猪肉是人类感染的来源，但是除了猪肉以外其他的肉类，如鹿肉、马肉，尤其是野生肉食性或杂食性的猎物（熊、野猪、海豹、海象），是目前感染的最常见来源。这个疾病并不在人与人之间传播。

疾病的**潜伏期**通常少于 1 个月。

诊断方法：若嗜酸性粒细胞接近 70%，再结合相应的症状和饮食史，则可以诊断为旋毛虫病。肌酶（如肌酸激酶和乳酸脱氢酶）的水平也可升高。可以在疑似感染的肉内发现幼虫，但这通常难以实现。感染 2 周后，在显微镜下可识别出通过苏木精-伊红染色后的在骨骼肌（特别是三角肌和腓肠肌）的成囊期幼虫活检标本或是消化肌肉后的沉淀物。可通过实验室进行血清学检测。血清抗体滴度通常需要 3 周或更长时间才能变为阳性，并且可能保持阳性数年。测试配对的急性期和恢复期血清标本显示滴度增加可做出诊断，但在适当的临床环境中单一的阳性检测结果也可作出诊断。

治疗：尽管驱虫药通常不会杀死已经包裹在肌肉内的幼虫，但仍推荐使用阿苯达唑和甲苯达唑治疗急性旋毛虫病。对 1 岁儿童的研究表明，阿苯达唑可以安全地用于这一人群。当全身症状严重时，建议同时使用皮质类固醇和驱虫药。当涉及中枢神经系统或心脏时，皮质类固醇可以挽救生命。

住院患者隔离：建议标准预防措施。不存在人与人之间传播。

控制措施：通过不给猪喂食垃圾、阻止动物同类相食、有效控制鼠类可以预防猪的传染。应该教育公众彻底烹饪猪肉及野生动物肉类的必要性。具体建议包括以下内容。

- 对于整块肉（不包括家禽和野味）：将食物温度计放在肉块最厚部分进行测量，至少要加热到 145℉（63℃），让肉静置 3min 再进行切割或食用。
- 对于碎肉（包括野味，不包括家禽）：煮至至少 160℉（71℃）；碎肉不需要静置时间。
- 对于所有野味（整块和碎肉）：煮至至少 160℉（71℃）。在 5℉（−15℃）下将厚度小于 6in（1in=2.54cm）厚的猪肉冷冻 20d 可杀死旋毛形线虫。野生动物（如熊和浣熊）中的旋毛虫生物具有抗冻性。最近摄入了未煮熟的已知被旋毛虫污染肉类的人，可以考虑用阿苯达唑或甲苯达唑治疗。

（舒赛男　译）

阴道毛滴虫病

临床表现：阴道毛滴虫感染在 90% 的男性患者和 80% 的女性患者中是无症状的。青春期和非青春期有症状女性患者的临床表现包括弥漫性阴道分泌物、臭味、外阴瘙痒和刺激感，少数会出现排尿困难和下腹部疼痛。阴道分泌物的颜色通常是黄绿色、泡沫状，且伴有恶臭。阴道口和阴道黏膜有红斑甚至水肿。子宫颈部发生炎症，有时覆盖着许多点状的宫颈出血和肿胀的乳头状突起，被称为"草莓"子宫颈。这见于不到 5% 的感染女性中，但高度暗示滴虫病。有症状的男性患者的临床表现包括尿道炎，少数出现附睾炎或前列腺炎。再感染是很常见的，治疗抗药性并不常见但在增加。直肠感染不常见，口腔感染也未见报道。

孕妇阴道毛滴虫感染与胎膜早破和早产的风险增加有关，但直接因果关系尚未明确。多达 5% 的受感染母亲的新生儿可能发生围产期感染。女性新生儿的阴道可能在出生后的最初几周内出现阴道分泌物，但这通常是自限的。新生儿也可能发生呼吸道感染。

病原学：阴道毛滴虫是一种有鞭毛的原生动物，其大小与白细胞相似。它需要依附于宿主细胞生存。现已测序出阴道毛滴虫的基因组。

流行病学：美国人群的阴道毛滴虫流行率在女性为 2.1%，在男性为 0.5%，其中黑人女性

（9.6%）和黑人男性（3.6%）的比率最高,而非西班牙裔白人女性和西班牙裔女性分别为 0.8%和 1.4%。与衣原体感染和淋病不同的是,24 岁及以上女性的阴道毛滴虫患病率与 24 岁以下女性一样高。阴道毛滴虫的其他风险因素包括在过去一年中有 2 个或更多性伴侣、高中学历以下以及生活在贫困线以下。患有细菌性阴道病的女性阴道毛滴虫的风险更高。尽管与男性发生性关系的男性滴虫病的患病率很低,但阴道毛滴虫感染女性的男性伴侣可能会感染。阴道毛滴虫通常与其他感染共存,尤其是淋病奈瑟菌和单纯疱疹病毒。传播几乎完全来自性接触。围产期后的儿童或青春期前存在阴道毛滴虫被认为是性虐待的指征(见表 2.5)。阴道毛滴虫感染会增加人类免疫缺陷病毒(HIV)的获得和传播。

潜伏期平均 1 周,但范围为 5~28d。

诊断方法[1]:阴道分泌物湿涂片检查通常被作为女性阴道毛滴虫感染的首选诊断方法,但与培养相比,灵敏度较低(44%~68%)。在金刚石培养基或其他滴虫病特异培养系统中培养阴道毛滴虫对于女性是一种特异性的诊断方法,其灵敏度为 75%~96%,但对男性灵敏度较差。对女性来说,阴道分泌物样本更适用于培养,因为尿培养灵敏度较差。对于男性,培养样本需要尿道拭子、尿沉渣以及精液。

相较而言,核酸扩增试验(NAAT)对于女性是高敏感性的,可以比湿涂片法检测到更多的阴道毛滴虫感染。灵敏度和特异度大概为 95%~100%。一些检测方法已被认为同时适用于女性(阴道、子宫颈、尿液)和男性(尿液)。也有一些相较湿涂片法改良了灵敏度和特异度的快速检测方法得到了 FDA 批准。这些快速检测方法通过检测阴道毛滴虫的抗原或核酸(利用 DNA 杂交技术),可以在 15~45min 内得到结果。抗原检测法的灵敏度和特异度分别是 85%~95% 和 97%~100%,而核酸快速检测法则波动于 90%~98%。快速检测法是否适用于男性还有待商榷。

当高敏感检测方法(如 NAAT)不易实行时,按照一定的测试程序(如先用湿涂片法,如阴性再对阴性标本进行 NAAT 检测)能够提高初始湿涂片法阴性人群的检测灵敏度。一些商业性的分子基础的检测方法能够同时检测导致阴道炎的多种不同病原体(通常是白色念珠菌、阴道毛滴虫感染,以及细菌性阴道病)。

治疗[1]:甲硝唑(2g 口服,单剂量)治疗成人有接近 90%~95% 的治愈率。替硝唑(2g 口服,单剂量)治疗效果与甲硝唑相似。这两种药都被批准用于成人和青少年,甲硝唑也可以用于儿童。不推荐甲硝唑凝胶,因为它在尿道和阴道周围腺体中不能达到治疗浓度,效果不如口服甲硝唑。应该同时治疗其性伴侣,即使性伴侣并无症状,因为再感染是治疗失败的主要原因。已有阴道毛滴虫菌株对甲硝唑的敏感性下降的报道。如果出现用甲硝唑治疗失败且排除是再感染,那么甲硝唑(250mg,每日 3 次,7d,或 375mg,每日 2 次,7d)或替硝唑(2g 口服,单剂量)都能使用。如果继续治疗失败,那么建议咨询性传播疾病治疗专家。

目前的建议并不包括对妊娠妇女进行"整体"筛查,若无症状的妊娠妇女被诊断为阴道毛滴虫感染,有些专家建议延迟至孕 37 周以后才开始治疗。若妊娠妇女有症状,则治疗不应考虑孕周的情况。甲硝唑(2g,单剂量)适用于任何阶段的妊娠妇女,它是妊娠期 B 类药物(动物学研究显示没有伤害胎儿的证据,但针对妊娠妇女的研究尚无足够证据)。替硝唑是妊娠期 C 类药(动物学研究证实其有副作用,但针对妊娠妇女的研究尚无足够证据),它针对妊娠妇女

---

[1] Centers for Disease Control and Prevention. Sexually transmitted infections treatment guidelines,2021. *MMWR Recomm Rep.* 2021;in press

用药的安全性尚未得到很好的评估。哺乳期妇女服用甲硝唑,则在治疗期间不用母乳喂养或服用最后剂量的 12~24h 后母乳喂养。若使用替硝唑,则建议在治疗期间或服用最后剂量后 3d 不要用母乳喂养。

阴道毛滴虫感染的患者应评估是否有其他性传播疾病,包括梅毒、淋病、衣原体感染和艾滋病。对于一个刚出生且感染了阴道毛滴虫的婴儿,其天生就具有自限性,一般不推荐治疗。

住院患者隔离:建议标准预防措施。

控制措施:预防性传染病的一些措施中,尤其提倡坚持和正确使用避孕套。患者应严禁性行为,直到他们自己或性伴侣接受了治疗或者无临床症状。

(舒赛男 译)

鞭虫病

临床表现:鞭虫病通常与感染的强度成正比。大多数受感染的儿童是无症状的,但那些感染严重的儿童可能会发生类似于炎性肠病的结肠炎,并可能导致贫血、慢性腹痛及腹泻、生长受限和杵状指。更严重的情况是鞭毛痢疾综合征,其特征是严重腹痛、里急后重、血性腹泻,偶尔还有直肠脱垂。

病原学:毛首鞭形线虫是一种寄生在人体肠道内的病原体。成虫长 30~50mm,其前端较大,呈螺纹状且嵌入大肠黏膜。

流行病学:毛首鞭形线虫是世界上第二大流行的土壤传播蠕虫,全世界约有 6 亿~8 亿人受到感染,其中大部分位于缺乏适当卫生基础设施的热带地区。它经常与蛔虫和钩虫物种共同流行。人类是其自然宿主。在潮湿土壤中的虫卵需要 10d 到 4 周的孵化时间,具体取决于温度,然后才具有传染性。儿童因意外摄入食物中的传染性虫卵或被土壤污染的手而感染。这种疾病不会在人与人之间直接传染。

从感染到粪便中出现虫卵的**潜伏期**约为 12 周,蠕虫可以活 1~3 年或更长时间。

诊断方法:定量检测方法如 Kato-Katz、McMaster 以及 FLOTAC 法,通常用于衡量感染强度,适用于量化粪便虫卵排泄的研究。利用粪便浓缩技术直接在显微镜下找虫卵的方法被推荐用于日常临床工作以及风险人群如移民、难民以及国际收养群体的筛查。成熟鞭毛虫在直肠镜检查和结肠镜检查中可以见到。

治疗:甲苯咪唑和阿苯达唑是治疗鞭虫病的一线药物;鉴于其较高的早期治愈率(11% vs. 2%),有些人推荐甲苯达唑优于阿苯达唑。伊维菌素是一种替代疗法。对于重度感染,建议延长治疗时间(5~7d)。对 1 岁儿童的研究表明,阿苯达唑可以安全地用于这一人群。伊维菌素对体重小于 15kg 的儿童和孕妇的安全性尚未确定。

任何单一药物的治愈率都很低,治疗后约 2 周应重新检查粪便标本以证明治愈。如治疗失败应撤药。在临床研究中,与甲苯咪唑单药治疗相比,两种驱虫药(如阿苯达唑加伊维菌素或阿苯达唑加双羟萘酸奥克太尔)的联合治疗具有更高的治愈率,并且应考虑用于单药治疗后持续检测呈阳性的患者中。严重或有症状的贫血患者应服用铁剂。

住院患者隔离:推荐标准预防措施。不存在直接的人际传播。

控制措施:妥善处理受污染的粪便是控制鞭虫和其他土壤传播蠕虫的最有效方法。世界卫生组织建议在地方性感染社区每年(20% 或更高的基线流行率)或每半年(50% 或更高的基线流行率)给予单剂苯并咪唑(阿苯达唑或甲苯咪唑),用以控制土壤传播的蠕虫感染,但可归因于这种预防性药物方案的持续获益的证据并不明确。

(舒赛男 译)

非洲锥虫病

临床表现:人类非洲锥虫病的临床进程分为 2 个阶段,第一个是血液淋巴阶段,在这一阶段,寄生虫在皮下组织、淋巴结以及血液中繁殖;第二个是神经系统阶段,寄生虫穿透血-脑屏障后感染中枢神经系统。疾病的进展速度和临床表现因感染亚种的不同而异。感染冈比亚布氏锥虫时,最初的临床表现较轻微,包括间歇性发热、头痛、肌肉关节痛、萎靡不振、瘙痒、皮疹、肝脾肿大、体重减轻以及淋巴结病(主要是颈后淋巴结,即温特博特姆征,但也可能出现在腋下、腹股沟以及滑车上淋巴结)。中枢神经系统受累通常在 1~2 年后出现,表现为意识模糊、行为异常、恶病质、头痛、感觉失调、协调性和运动障碍、癫痫、震颤、语言障碍(如构音障碍、多语症)、幻觉、妄想以及睡眠颠倒。寄生虫入侵内分泌器官(主要是甲状腺和肾上腺)和心脏会导致激素分泌受损以及轻度心肌炎。

罗德西亚布氏锥虫病的症状与冈比亚布氏锥虫病相似。舌蝇叮咬部位可能发展成皮肤下疳。最初的临床表现包括高热、头痛、瘙痒、淋巴结病(常见于颌下腺、腋窝、腹股沟)、皮疹、肌肉关节痛。甲状腺功能紊乱、肾上腺功能减退、性腺功能减退以及水肿更常见于罗德西亚布氏锥虫病,心肌心包炎的症状也更严重。肝肿大相对轻微,有时伴有腹水。

如果不经治疗,两种亚种的非洲锥虫病均可导致临床脑膜脑炎。在疾病进展过程中,严重的并发症发生率不高,包括需要透析的肾衰竭、多器官功能障碍、弥散性血管内凝血障碍以及昏迷。两种非洲锥虫病都有很高的病死率;如果不予治疗,罗德西亚布氏锥虫病患者可在疾病发作后的 6 个月内死亡,冈比亚布氏锥虫病患者则在发病后的 2~3 年内死亡。

病原学:人非洲锥虫病出现在撒哈拉以南的非洲地区,病原体为布氏锥虫,通过食血采采蝇传播。西部和中部非洲(冈比亚)亚型的病原为冈比亚布氏锥虫,是地方性的。东部和南部非洲(罗德西亚)亚型由罗德西亚布氏锥虫感染所致,临床表现更为急性。两型锥虫都是细胞外的原生血鞭毛虫,生活在人类宿主的血液和组织里。目前其基因组序列已经明确。

流行病学:人类的非洲锥虫病在逐渐减少,2018 年 WHO 收到的病例报告数为 977 例,比 2000 年减少了 90%。超过 95% 的报告病例是由冈比亚布氏锥虫引起的,美国偶尔有非洲锥虫病的病例报告,通常是在东非狩猎时感染布氏锥虫的回国旅行者。布氏锥虫亚种的传播仅限于非洲北纬 14° 和南纬 29° 之间的地区,与采采蝇(舌蝇属)媒介的分布正好对应。在西非和中非,人类是冈比亚布氏锥虫的主要宿主,但这种寄生虫有时可以在家畜中发现,如狗和猪。在东非,野生动物,如羚羊、雄鹿和麋羚,构成了罗德西亚布氏锥虫散发感染的主要宿主,而牛是局部疫情暴发的宿主。布氏锥虫也可以通过母婴传播。曾发生过污染针头刺伤导致的实验室意外感染。

罗德西亚布氏锥虫感染的**潜伏期**是 3~21d,大多数情况下是 5~14d;冈比亚布氏锥虫感染的潜伏期通常更长一些,也不明确,对于非流行国家的旅行者通常不长于 1 个月。

诊断方法:诊断是通过在血液标本、脑脊液或者硬下疳和淋巴结的分泌液中找到锥鞭体,或者是用肝素化血液接种在易感实验动物(小鼠)来进行诊断。脑脊液的检查对于诊断是至关重要的,所有在美国确诊的患者都应进行腰椎穿刺;通常应该使用浓缩方法(如双离心技术）。外周血棕黄层的浓缩以及吉姆萨染色更易发现罗德西亚布氏锥虫,因为其生物密度高于冈比亚布氏锥虫。冈比亚布氏锥虫更容易在淋巴结抽取物中发现。用于评估中枢神经系统受累的最广泛使用的分期标准包括脑脊液中锥虫的鉴定,或脑脊液细胞计数为 6 或更高;脑脊液新喋呤升高和鞘内免疫球蛋白 M 升高也可能提示二期疾病。在美国以外地区可以进行针对冈比亚布氏锥虫抗体的血清学检测,通常仅用于筛查目的,以帮助识别疑似病例;罗德西亚布氏锥虫没有对比的血清学筛查试验。

治疗:用于治疗的药物选择取决于疾病的类型和发展阶段。当没有中枢神经系统受累的证据时,在急性血液淋巴阶段,首选喷他脒治疗冈比亚布氏锥虫感染,以及舒拉明治疗罗德西亚布氏锥虫感染。当有中枢神经系统感染时,依氟鸟氨酸单用或联合硝呋替莫治疗冈比亚布氏锥虫感染;美拉胂醇用于治疗罗德西亚布氏锥虫感染(依氟鸟氨酸效果不佳)。通过联合使用糖皮质激素可减轻美拉胂醇脑病的严重程度。依氟鸟氨酸对于儿童的安全性尚不明确,目前还没有被 FDA 批准使用于儿童。对于特殊剂量的药物推荐,见寄生虫感染药物。建议咨询熟悉该病诊疗的专家。由于存在复发的风险,有中枢神经系统感染的患者应在 2 年内每 6 个月进行一次脑脊液检查。治疗复发的最佳手段还未确定。WHO 已经制定了临时的冈比亚布氏锥虫病的治疗指南。该指南允许某些患者(年龄较大的儿童和临床上没有严重疾病的成人)不做腰椎穿刺。指南推荐使用口服的非昔硝唑(一种硝基咪唑)治疗,可对某些特定患者在严密监测下使用。非昔硝唑在美国不能购得。

住院患者隔离:建议采取标准预防方案。

控制措施:到有地区性感染疾病地区旅游的人,应避免去已知的非洲锥虫病疫源地和采采蝇叮咬,通过使用防护服减少蚊虫叮咬。已感染的患者不应哺乳或献血。这种疾病的消除可以通过国家媒介控制程序减少现有的采采蝇的数量。

(舒赛男　译)

美洲锥虫病

临床表现:枯氏锥虫感染的急性期持续 2~3 个月,如果没有进行有效的抗寄生虫治疗,则进入慢性感染期,可持续终身。急性期通常无明显症状,或表现为不具特异性的轻微的临床症状。如果从口腔感染,患者更易出现发热症状。少部分患者的急性期出现症状,表现为发热、水肿、皮疹、肌痛、苍白、不适、淋巴结病和肝脾肿大等。在极少数情况下,可出现急性心肌炎和/或脑膜脑炎。如侵入部位在眼结膜,则出现单侧眼眶周围水肿,也称作罗马纳征。水肿皮肤可呈紫罗蓝色,并伴有结膜炎和同侧耳前淋巴结肿大。有些患者在侵入部位会出现红色硬结,称为美洲锥虫肿,通常位于面部或手臂。

美洲锥虫病急性期症状在不予治疗的情况下可在 3 个月内恢复,继而进入疾病的慢性感染阶段。大多数枯氏锥虫慢性感染的患者无特殊症状或表现,属于不确定型。20%~40% 的患者在最初感染后的数年至数十年会出现严重的心脏和/或胃肠道后遗症(有时,这类患者被称作慢性枯氏锥虫感染的确定型)。美洲锥虫病心肌病以心脏传导系统异常为特征,尤以右束支传导阻滞和室性心律失常多见,可发展为扩张型心肌病,并出现充血性心力衰竭。美洲锥虫病心肌病患者可因室性心律失常、完全性传导阻滞或栓塞而猝死,也可死于难治性充血性心力衰竭。少数情况下,慢性美洲锥虫病患者可能会出现消化道疾病,包括结肠和/或食管扩张,吞咽困难,并伴有严重的体重减轻。

1%~10% 被感染母亲所生的婴儿会患有先天性美洲锥虫病。这类患儿以低体重、肝脾肿大、心肌炎和/或伴有震颤、抽搐发作的脑膜脑炎为特征,但大多数先天感染枯氏锥虫的患儿并无症状或临床表现。

伴有寄生虫血症的慢性枯氏锥虫感染的复燃可能危及生命,这类复燃可出现在免疫抑制的人群中,多见于 HIV 感染者和移植后免疫抑制者。

病原学:病原体为枯氏锥虫,一种原生动物的血鞭毛虫,导致美洲锥虫病(恰加斯病)。恰加斯病是以 1909 年发现该病的巴西医生卡洛斯·恰加斯命名的。

流行病学:枯氏锥虫通过受感染锥蝽的粪便传播(锥蝽有时也被称作“吻虫”)。在室内,它们往往会出现在宠物区、床下和啮齿动物出没的地方。受感染锥蝽吸食人体血液时,将粪便排在人体表面,当人搔抓皮肤时,粪便中的枯氏锥虫就通过伤口或眼结膜进入人体。此外,还可通过胎盘、器官移植、输血或食入被锥蝽粪便污染的食物而感染。实验室意外感染,可由锥虫培养操作过程中的失误,或被接触过患者、实验动物血液的针具刺伤引起。病媒传播引起的锥虫病局限于西半球,主要是分布于墨西哥和中南美洲。在美国,已知有 10 种吻虫存在,分布在从加利福尼亚到佛罗里达的南部各州,以及从东部向北到马里兰州。大量野生动物,包括袋鼠、犰狳、林鼠和松鼠,常常通过吃虫子被感染。在美国发现了罕见的媒介传播的美洲锥虫病病例。尽管如此,美国大多数枯氏锥虫感染者为来自美洲锥虫病流行区的拉丁美洲移民。

在美国,估计有 30 万人感染枯氏锥虫。假设先天性传播的风险为 1%~5%,根据对妊娠妇女感染的估计,美国每年有 63~315 名婴儿出生时患有美洲锥虫病。在美国已报道过数例与输血和移植相关的感染。

在拉丁美洲,美洲锥虫病是致病和死亡的重要原因,大约有 800 万人感染,其中 30%~40% 的人患有心肌病,或将发展为心肌病和/或胃肠道疾病。

美洲锥虫病急性期的**潜伏期**为 1~2 周或更长,慢性期通常在感染数年至数十年后出现症状。

诊断方法:疾病急性期,对血液样本浓缩处理或直接湿法封片或者制备血白细胞层后进行吉姆萨染色可查见病原体。急性期,分子学诊断技术或经特殊培养基血培养也有很高的灵敏度。在慢性期,以低水平的寄生虫血症为特征,血中锥虫少,血培养和 PCR 检测病原体的灵敏度通常低于 50%。锥虫感染慢性期诊断主要依赖于血清学试验,检测血中抗枯氏锥虫 IgG 抗体浓度。检测抗枯氏锥虫 IgG 抗体的血清学试验包括间接免疫荧光法和酶联免疫吸附试验。泛美健康组织(Pan American Health Organization)和 WHO 推荐样本用两种不同原理的检测方法进行检测后才可以诊断。

出生后的前 3 个月内,取新鲜抗凝血液样本直接镜检,查见活动的锥鞭毛体者可确诊为先天性美洲锥虫病。PCR 技术较显微镜检有更高的灵敏度。所有血清学阳性的母亲所产的婴儿应在出生 9 个月后进行传统血清学筛查,此时血清 IgG 水平可反映婴儿的感染情况。一些国家有先天性美洲锥虫病筛查项目,该项目将孕妇筛查与血清阳性母亲的婴儿脐带血显微镜检查相结合。

筛查试验的低灵敏度和低随访率可能导致对感染率的低估。

治疗:被证实有效的药物是苄硝唑和硝呋替莫。2017 年,FDA 批准在 2~12 岁的儿童中使用苄硝唑来治疗美洲锥虫病。2020年8月7日,FDA批准硝呋替莫用于18岁以下儿童治疗美洲锥虫病。

所有急性和慢性美洲锥虫病都应进行抗锥虫治疗。免疫缺陷人群以及18岁以下儿童的慢性枯氏锥虫感染容易发生再激活感染。慢性锥虫感染未进展为心肌炎的成人患者一般也推荐使用抗锥虫治疗。

虽然在美洲锥虫病心肌病患者中,用苄硝唑进行的抗锥虫治疗显著降低了血清寄生虫检出率,但在5年随访中并未显著降低心脏临床恶化或死亡,因此不推荐使用。这两种药物都有显著的副作用。推荐疗程至少为60d。使用这两类药物时,需要与疾病治疗专家或CDC协商,仔细考虑潜在的风险和益处,尤其是对于诊断为慢性感染和/或不属于明确推荐的治疗类别的患者。

住院患者隔离:需要采取规范的防范措施。

控制措施:旅行者患此病的风险低,但流行区的旅游者应避免与锥蝽接触,由泥土、棕榈树、茅草或土砖搭建的建筑易受到锥蝽的侵扰,要避免居住在此类建筑物中。使用经杀虫剂浸泡过的蚊帐可起到一定的保护作用。尽量不要在流行区野营或露宿。前往流行区的旅行者还应避免摄入未经消毒的果汁,如甘蔗或艾棕榈果汁,这些果汁与美洲锥虫病的经口传播有关。如果感染者的家庭成员暴露于类似的传播媒介,则应对他们进行诊断检测。枯氏锥虫感染妇女的孩子均应进行美洲锥虫病的筛查。

在流行地区应加强对此病传播模式和预防措施的教育。加强对居住环境的管理,一旦发现传播媒介,应及时杀灭。

枯氏锥虫感染者不应献血或计划捐献实体器官。2010年12月,FDA发布了最终指南推荐合理使用血清学试验,以降低输注血液制品引起枯氏锥虫感染的风险。

(舒赛男 译)

结核病

临床表现:结核病是结核分枝杆菌感染引起的一种疾病。在儿童和青少年中,人型结核分枝杆菌所引起的大多数感染是无症状的。大多数结核病的临床症状出现在感染后1个月~2年,包括发热、体重减轻或体重不增、生长迟缓、咳嗽、夜间盗汗和寒战。患者的胸部X线片可无特殊表现,也可出现肺门、隆突下、气管旁、纵隔淋巴结增大,肺叶或肺段的不张或浸润,胸腔积液,空洞样病变或满肺粟粒样改变等多种异常表现。在某些情况下,胸部CT或MRI可以澄清模糊的影像学表现,但这些方法对于常规诊断是不必要的。尽管空洞在"成人"结核病的复发中很常见,但在儿童结核病中并不常见。年龄小或免疫抑制的患者的进行性原发病灶和淋巴支气管疾病可引起坏死和空泡。肺外表现包括脑膜炎、淋巴结、骨、关节、皮肤、中耳和乳突的炎性肉芽肿性改变;肠道结核的表现可酷似炎性肠病。原发性肾结核或由肺部潜伏结核灶引起的继发性肾结核在儿童中并不常见,但可在青少年中出现。此外,感染牛分枝杆菌的患者可出现腹痛和间歇性的肠梗阻。先天性结核病可能类似于新生儿脓毒症,或者婴儿在出生后90d内可能会因支气管肺炎和肝脾肿大而就医。感染耐药结核菌和敏感结核菌的患者在临床表现上并无明显差异。

病原学:病原菌结核分枝杆菌是一组抗酸染色阳性的细菌,包括人型结核分枝杆菌、牛分枝杆菌、非洲分枝杆菌和少数不经常与人类感染相关的其他类型。非洲分枝杆菌在美国十分少见,实验室一般不对其做常规的检测,治疗原则与人型结核分枝杆菌相同。实验室会常规对牛分枝杆菌和人型结核分枝杆菌进行鉴别,虽然这两型分枝杆菌致病谱相似,它们的流行情况、治疗和预防措施却存在很大差异。

定义:

● **卡介苗**(Bacille Calmette-Guérin, BCG)是牛分枝杆菌的减毒活疫苗株。在美国 BCG 已很少被用于儿童的结核防治接种,但在世界范围内,其仍然是应用最为广泛的疫苗之一。只有在实验室才能将 BCG 毒株与天然牛分枝杆菌区别开来。

● **结核菌素皮肤试验**(tuberculin skin test, TST)阳性。TST 阳性(表 3.74)提示人型结核分枝杆菌感染可能。原发感染 2~10 周后可出现 TST 阳性,平均时间 3~4 周。BCG 免疫接种可产生 TST 阳性结果。

表 3.74　婴儿、儿童、青少年结核菌素皮肤试验(TST)阳性结果判定 [a]

硬结≥5mm
与疑似或确诊结核病患者有密切接触的儿童
疑似结核病患儿:
● 胸部 X 线表现与活动性或陈旧性结核病表现相一致
● 结核病的临床表现 [b]
正在接受免疫抑制治疗 [c] 或免疫功能抑制的儿童,包括 HIV 感染患儿
硬结≥10mm
患播散型结核的高危儿童:
● 小于 4 岁的儿童
● 患有其他基础疾病的儿童,包括霍奇金病、淋巴瘤、糖尿病、慢性肾衰竭或营养不良(见表 3.75)
● 出生于结核病高发区的儿童
● 在结核病高发区旅游史的儿童 [d]
● 经常与以下人群接触的儿童:HIV 感染者,无家可归的流浪人群,违禁药物成瘾者,酒精成瘾者,社会福利机构、教导所、监狱居住人群
硬结≥15mm
无任何高危因素的 4 岁以上儿童

　[a] 这些 TST 结果判定的标准与卡介苗接种状态无关;TST 注射区域如果只出现红斑不代表阳性结果。应在注射后 48~72h 内读取结果。

　[b] 在临床工作过程中,体格检查或实验室检查提示有结核病的可能性(如脑膜炎)。

　[c] 包括能够引起免疫抑制剂量的激素、肿瘤坏死因子 α 拮抗剂或阻断剂、器官移植者使用的免疫抑制剂。

　[d] 一些专家将结核病高发区旅游史定义为在结核病发病率较高的国家旅行或居住至少 1 个月。

● **γ 干扰素释放试验**(interferon-gamma release assay, IGRA)阳性。IGRA 阳性提示人型结核分枝杆菌感染可能。IGRA 可以检测 γ 干扰素,而 γ 干扰素是由人结核分枝杆菌复合物(包括人型结核分枝杆菌和牛分枝杆菌)特异性抗原刺激 T 淋巴细胞体外产生的。在 IGRA 中使用的抗原在 BCG 或大多数致病性非结核分枝杆菌中没有发现(如,在鸟分枝杆菌复合群中没有发现,但在堪萨斯分枝杆菌、苏尔加分枝杆菌和海分枝杆菌中发现)。

● **结核感染**(tuberculosis infection, TBI)指患者在感染结核分枝杆菌后,出现 TST 和 IGRA 阳性,但无明显临床表现,胸部影像学正常或表现为结核感染后修复的表现(如肺部钙化灶、淋巴结钙化灶,或两者均有)。请注意,肺门淋巴结肿大是结核性疾病的证据,而不是

TBI。TBI 也称为结核潜伏感染（latent tuberculosis infection，LTBI），但 TBI 是一个更准确的术语，因为结核感染在表现为结核病之前实际上不是"潜伏性"的。

- **结核病**指在感染结核分枝杆菌后出现了明显的症状、体征和影像学表现，可表现为肺结核病，或肺外结核病，或两者均有。

- **耐多药结核病**（multidrug-resistant tuberculosis，MDR TB）指病原菌至少对异烟肼和利福平耐药的结核感染或结核病。

- **广泛耐药结核病**（extensively drug-resistant tuberculosis，XDR TB）指病原菌对异烟肼和利福平耐药，对至少一种氟喹诺酮类药物耐药，且对注射用阿米卡星、卡那霉素、卷曲霉素中至少一种耐药。

- **耐药结核病**（drug-resistant tuberculosis，DR TB）指致病菌对用于治疗药物敏感结核病的任何药物都具有耐药性，包括异烟肼耐药结核病、利福平耐药结核病、MDR TB 和 XDR TB。

- **督导化疗**（directly observed therapy，DOT）指由健康卫生机构的专业人员或经规范训练的第三方（非亲属或朋友），直接将药物交给患者，并督促其按时按质按量服药，记录其服药情况，并评估可能药物副作用的一种干预措施。

- **暴露者**指近期（3 个月内）和疑似或确诊患有传染性结核病（即肺、喉、气管或支气管内疾病）的人有过接触，但是 TST 和 IGRA 均为阴性，体检无阳性体征，且胸部影像学检查与结核病不相符合的人群。有些暴露者会感染结核分枝杆菌，随后会出现 TST 和 IGRA 阳性，但也有部分暴露者不会被感染，这两组人群在一开始并不能被区分。

- **传染源**指将结核分枝杆菌传播给他人，该人随后出现临床上尚未确诊的感染（尤其是幼儿），或出现 LTBI 或结核病。

流行病学：在城镇、低收入地区人群，非白种人群和少数民族人群中，各年龄段结核病的发病率都高于其他人群；美国 87% 的结核病例发生在西班牙和非白种人群中。近年来，在外国出生的孩子占了美国结核病例的 70% 以上。几乎 80% 的儿童结核病与儿童、父母或家庭成员的某种形式的外国接触有关。一些特殊人群，包括外国移民、国际被收养儿童、从结核病高发地区（如亚洲、非洲、拉丁美洲、前苏联的成员国）来的难民或从这些地方旅游归来的人群、流浪者、过度使用酒精或非法药物的人，以及某些惩教设施和其他集会场所的居民，结核感染和患病率都比普通人群高。二手烟会增加受感染儿童患结核病的风险。

婴儿和青春期后的青少年正处在结核感染发展为活动性结核病的危险期。其他易引起结核感染转为活动性结核病的高危因素包括新近感染（2 年内结核感染）；免疫缺陷，特别是由 HIV 感染引起的免疫缺陷；应用免疫抑制药物，例如长期或高剂量应用糖皮质激素或化疗药物；毒品静脉注射；某些疾病或身体状况，如霍奇金病、淋巴瘤、糖尿病、慢性肾衰竭和营养不良等。在用肿瘤坏死因子 α 拮抗剂（如英夫利西单抗、依那西普）的青少年和成人中，曾出现过结核病复发的病例。在接受或即将接受这些药物治疗的患者中，TST 或 IGRA 阳性结果应被视为感染的指标[1][2]，患者应接受相应的评估和治疗。

① Starke JR；American Academy of Pediatrics，Committee on Infectious Diseases. Technical report：Interferon-γ release assays for diagnosis of tuberculosis infection and disease in children. *Pediatrics*. 2014；134（6）：e1763-e1773（Reaffirmed July 2018）

② Nolt D，Starke JR，American Academy of Pediatrics Committee on Infectious Diseases. Clinical report：Tuberculosis infection in children：testing and treatment. *Pediatrics*. 2021；in press

幼儿结核感染或结核病的诊断能够代表新近的结核发病率，是公共卫生健康状况的标志。人型结核分枝杆菌通过空气传播，常通过吸入患有传染性肺、支气管或喉结核疾病的成人或青少年产生的液滴核。接受有效抗结核治疗患者的传染性持续时间取决于其所感染的病原菌对抗结核药物的敏感性、其痰液中的含菌量及其咳嗽的频率。通常在开始正规有效的抗结核治疗后，患者的传染期只持续数天至数周，但是当患者有空洞型病变、依从性差或感染耐药菌株时，其传染期可延长。如果 3 次痰涂片找抗酸杆菌均为阴性，每次间隔 8h 以上，且患者咳嗽的症状明显改善，可认为其传播疾病的危险性较低。10 岁以下的患病儿童极少具有传染性，因为其肺部的病灶很小且含菌量很少，咳嗽几乎没有细菌排出，不产生具有传染性的飞沫。在某些罕见的病例中，特别是伴有肺部空洞和痰涂片找抗酸杆菌阳性或宫内感染结核病的儿童是具有高度传染性的。

牛分枝杆菌主要通过未经高温消毒的乳制品传播，但也可能通过空气飞沫传播。

从感染结核病原菌到出现 TST 或 IGRA 阳性的**潜伏期**是 2~10 周。感染病原菌后的 12 个月内是发展为结核病的高危期，且危险性将一直持续 2 年。然而，从原发性结核分枝杆菌感染到发展为结核病可相隔很多年。

诊断方法：

结核分枝杆菌感染检测

结核菌素皮肤试验（TST）。TST 是检测结核分枝杆菌感染的间接方法。这是诊断 TBI 的两种方法之一，另一种方法是 IGRA。这两种方法都依赖于感染后特定的淋巴细胞致敏作用。在降低淋巴细胞数量或功能的情况下（包括严重结核病）会降低这些检测的灵敏度。结核菌素皮内试验是用 1.0mL 的 27 号针头注射器，将 5 个单位（0.1mL）的结核菌素纯蛋白衍化物（purified protein derivative，PPD）（0.1mL）注入前臂掌侧，形成一个可触之的直径 6~10mm 皮丘，以确保试验的准确性。

TST 的操作和结果判定应由受过专业训练的有经验的卫生保健人员进行，由非专业人员或亲属进行操作所得到的结果是不可靠的。在进行 TST 后 48~72h 可进行结果判定。有时在行 TST 后 72h 可出现硬结，硬结的直径应以毫米为单位，沿着前臂的长轴测量，并应记录结果。TST 阳性结果可持续数周，具体的表述见表 3.74。

TST 结果阴性并不能排除结核感染或结核病的可能。有 10%~40% 免疫力正常的患儿，通过细菌培养确认结核分枝杆菌感染，但是疾病初期 TST 结果是阴性的。宿主因素，如年龄较小、营养不良，免疫抑制，感染其他病毒（特别是麻疹、水痘、流感病毒），新近结核感染及播散型结核，都可以产生 TST 假阴性结果。

TST 结果的评价要考虑到流行病学和临床的因素。TST 阳性结果硬结的大小与患者感染结核的风险及所正处在结核病发展的临床阶段有关。目前由 CDC、美国胸科学会和美国儿科学会联合发布的指南建议根据个人的风险分层来解释 TST 的结果（见表 3.74）。建议对所有 TST 结果呈阳性的儿童和青少年进行及时的临床和影像学评估。

总的来说，那些因与结核患者有过密切接触或因感染结核的危险性较高而接种 BCG 者的 TST 结果的解读与未接种过 BCG 者大致相同。接种 BCG 后，TST 结果会出现假阳性，此时要判断其与结核感染引起的真阳性结果是很困难的。但是也有一些患者在接种 BCG 后不会出现 TST 的假阳性。BCG 接种者 TST 产生的硬结直径的大小取决于诸多因素，如接种年龄，所接种 BCG 的质量、数量和菌株，被接种者的营养和免疫状况，接种的频率，BCG 接种和 TST

之间的时间间隔。有证据表明,曾和传染性结核病患者接触过,有结核病家族史,距离 BCG 接种有较长的时间间隔(2 年以上),TST 阳性结果硬结直径≥15mm,此时 TST 阳性结果代表结核感染的可能性较大。

基于免疫学原理的结核感染检测法[①,②,③]。全血干扰素试验、结核感染 T 细胞斑点试验、Gold In-Tube 都属于 γ 干扰素释放试验(IGRA),这些已经被 FDA 批准使用的 IGRA 主要是在体外检测患者血中 T 淋巴细胞受到结核分枝杆菌特异性抗原刺激后所释放的 γ 干扰素的量,以此判断患者是否感染结核。QuantiFERON-TB Gold Plus(QFT®-Plus)试验和 T-SPOT.TB 试验是 IGRA 其中两种。和 TST 一样,IGRA 也无法区别结核感染和结核病患者,对于有其他证据提示结核感染的患者,IGRA 阴性不能排除结核病的可能。对未经治疗的经过细菌培养确诊的结核患者,TST 和 IGRA 的灵敏度没有太大差异,但 IGRA 的特异度比 TST 高,因为 IGRA 所使用的抗原是 BCG 和大多数致病性非结核分枝杆菌所不具有的(如,这种抗原在鸟分枝杆菌复合群中不存在,但在堪萨斯分枝杆菌、苏尔加分枝杆菌、海分枝杆菌却存在)。已发表的对患有 IGRA 的儿童进行测试的经验表明,在 2 岁及以上的儿童进行 IGRA 可取得较理想的效果,一些数据支持甚至更小的儿童使用 IGRA。IGRA 的阴性预测值还没有具体的数据,但总的来说,一个没有临床症状的儿童如果 IGRA 结果为阴性,TST 结果阳性,结核感染的可能性不大,特别是这个儿童已经接种了 BCG。对于 3 个月以下的婴儿,TST 或 IGRA 的阴性结果特别不可靠。

TST 与 IGRA 比较。对于 2 岁以下的儿童,TST 是检测结核分枝杆菌感染的首选方法。对于 2 岁及以上的儿童,可以使用 TST 或 IGRA,但以前接种过 BCG 的人最好使用 IGRA,以避免以前接种 BCG 导致的 TST 假阳性结果。如果 2 岁及以上接种了 BCG 的儿童出现 TST 阳性,可以进行 IGRA 检查,以帮助确定是结核感染还是以前的 BCG 疫苗所致。在某些个体中,有 IGRA 假阳性结果。但是 IGRA 结果阳性的儿童应考虑结核分枝杆菌感染,但阴性结果不能一概排除结核感染。当 IGRA 的结果不明确时,不能排除结核感染的可能,有必要重复试验,不确定的 IGRA 结果不能作为临床诊断的依据。

使用 TST 和 IGRA 的具体建议见表 3.75 和图 3.15。

使用结核分枝杆菌感染测试。预防儿童结核感染和结核病的最有效策略应基于全面、完善和简便易行的接触者调查,而不是对人群进行大范围无选择性的 TST 试验。接触者调查是公共卫生干预措施,必须由当地卫生部门协调安排。在学校、儿童保健中心和野营活动的儿童,通常都是低危人群,不建议常规筛查 TST 或 IGRA,因为筛查结果的阳性率很低,或者产生大量的假阳性结果,造成医疗资源的浪费。简单的调查问卷就可识别结核感染的高危儿童,再对这些人群进行 TST 或 IGRA 筛查(表 3.76)。相关卫生保健人员在第一次接触每位儿童时,就应当对其进行结核感染的风险评估,如果条件允许,应每年进行 1 次。当家庭成员中有一人的 TST 结果由阴性转为阳性(提示新近感染),应当对全体家庭成员进行结核病的调查评估。

---

①　Centers for Disease Control and Prevention. Updated guidelines for using interferon gamma release assays to detect Mycobacterium tuberculosis infection—United States. MMWR Recomm Rep. 2010;59(RR-5):1-26

②　Starke JR;American Academy of Pediatrics,Committee on Infectious Diseases. Technical report:Interferon- γ release assays for diagnosis of tuberculosis infection and disease in children. Pediatrics. 2014;134(6):e1763-e1773(Reaffirmed July 2018)

③　Nolt D,Starke JR,American Academy of Pediatrics Committee on Infectious Diseases. Clinical report:Tuberculosis infection in children:testing and treatment. Pediatrics. 2021;in press

表 3.75 对于婴儿、儿童和青少年使用结核菌素皮肤试验（TST）和 IGRA 的建议 [a]

需要立即行 TST 或 IGRA 的儿童 [b]：
- 与确诊或疑似传染性结核病患者接触过（接触者调查）
- 胸部 X 线片或临床证据提示结核病
- 来自结核病流行国家或地区（如亚洲、中东、非洲、拉丁美洲、苏联国家），包括国际被收养者
- 有结核病流行国家、地区旅游史 [c] 或和来自这些地区的人有过大量密切接触 [d]

需要每年定期复查 TST 或 IGRA 的儿童：
- HIV 感染的儿童

由 TBI 进展为结核病的高危儿童群体：需要重点考虑患有糖尿病、慢性肾衰竭、营养不良、先天或后天获得性免疫功能缺陷儿童及正在接受肿瘤坏死因子（TNF）拮抗剂治疗的儿童。如无近期暴露史，这些人群不存在感染结核的高危因素。以上情况所导致的免疫缺陷理论上会增加潜伏性结核感染转变为严重疾病的可能。对于这些患者，应充分考虑最初的结核传染源暴露史。如果发现这些患者的病史或地方流行病学因素提示有传染源暴露的可能性，应考虑立即行 TST 或 IGRA 并按时复查。任何需要进行免疫抑制疗法（如长期应用激素、器官移植、TNFα 拮抗剂）的儿童，在开始治疗前要做 TST 或 IGRA

注：IGRA，γ 干扰素释放试验；HIV，人类免疫缺陷病毒；TBI，结核感染。
[a] 卡介苗（BCG）接种不是行 TST 的禁忌证。IGRA 通常是接种 BCG 儿童的首选。
[b] 在 3 月龄时就要开始行 TST，2 岁开始行 IGRA。
[c] 一些专家将结核病流行国家、地区旅游史定义为在结核病发病率上升的国家出生、旅行或居住至少 1 个月。
[d] 如果儿童健康而且不曾有结核暴露史，TST 或 IGRA 可延迟至归来 8~10 周后进行。

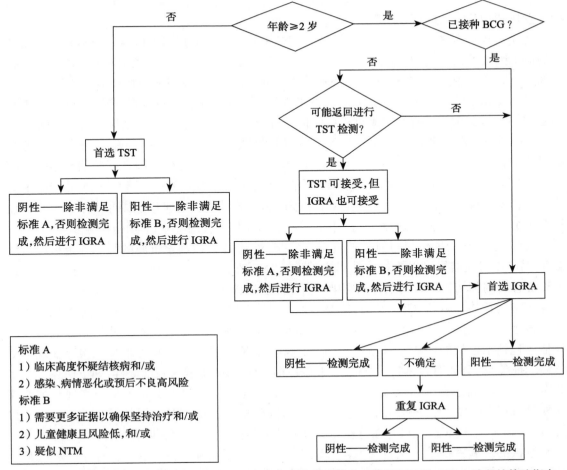

图 3.15 根据年龄和卡介苗免疫状况对至少有 1 个危险因素的儿童进行 TST 和 IGRA 诊断的策略指南

表 3.76　在美国用以评估儿童结核感染风险的合法有效问题

- 家庭成员或密切接触者中是否有人患有结核病?
- 家庭成员中是否有结核菌素皮肤试验阳性者?
- 您的孩子是否出生于结核病高发区(即除了美国、加拿大、澳大利亚、新西兰、西欧和北欧以外的国家或地区)?
- 您的孩子是否到结核高发区旅行过? 您的孩子与当地人有过多少接触?

　　HIV 感染。感染 HIV 的儿童结核病患病风险极高,推荐从 3 个月至 1 岁,或从确诊 HIV 感染开始,每年进行 1 次 TST 的筛查。结核病患儿也应当进行 HIV 的筛查。在临床表现及影像学表现方面,感染 HIV 的儿童患结核病的情况往往与免疫能力强的儿童相似,但这些儿童的表现可能更严重、更特殊,常常累及多个肺外器官。在 HIV 患者中,TST 硬结≥5mm 被认为是阳性结果(表 3.74);然而,由于 HIV 相关免疫抑制,也会出现 TST 或 IGRA 假阳性结果。有条件情况下,应对所有 HIV 感染的疑似肺结核儿童取培养标本进行 PCR 检查。合并 HIV 感染患儿的抗结核药物选择,需要考虑其与抗逆转录病毒药物的相互作用。

　　器官移植受者。器官移植受者患结核病的风险是普通人群的数倍。所有移植候选者需详细采集既往结核暴露史,包括关于既往 TST 或 IGRA 详细结果和与结核患者接触的详细信息。在开始免疫抑制治疗之前,所有移植候选人都应接受 TST 或 IGRA 评估是否患有 TBI。任何一项试验阳性均可作为结核感染的证据。此外,供者器官可能携带结核,这被认为是移植后发热和相关症状的可能原因。

　　接受免疫抑制治疗,包括生物反应调节剂的患者。除了向患者询问结核分枝杆菌复杂感染的危险因素外,所有患者应在开始使用大剂量全身皮质类固醇、抗代谢物和肿瘤坏死因子拮抗剂或阻滞剂(如阿达木单抗、聚乙二醇赛妥珠单抗、依那西普、戈利木单抗和英夫利西单抗)前行 TST 或 IGRA 检测。一些专家建议,如果儿童至少有 1 个结核高危因素,应同时进行 TST 和 IGRA 检查,以最大限度提高灵敏度;这两种检查任意一项阳性均可证明结核分枝杆菌感染。

　　其他情况。任何年龄段儿童接种活疫苗前不做 TST 硬性要求。接种麻疹、流行性腮腺炎和风疹减毒活疫苗后 4~6 周内,可暂时抑制结核菌素反应,出现结核菌素试验假阴性。数据表明水痘和黄热病疫苗也有类似的抑制作用。流感减毒活疫苗对 TST 和 IGRA 的结果的影响目前仍不明确。在注射这些疫苗时(即在疫苗病毒大量复制之前),可以同时行 TST 或抽血行 IGRA。活疫苗接种对 IGRA 的影响尚不清楚,应采取与 TST 相同的预防措施。

　　大多数情况下,即使经过有效的抗结核治疗,对 PPD 结核菌素抗原的敏感性也可以持续多年,IGRA 阳性结果可以维持多久尚未确定。TST 或 IGRA 的重复检测对于评估疗效或诊断以前感染的肺结核患者新获得的感染没有临床应用价值。

　　结核病评估。虽然 IGRA 和 TST 检测都可以诊断结核分枝杆菌感染,但不能鉴别结核病和结核感染。在开始任何治疗干预之前,IGRA 或 TST 检测阳性的患者应评估结核病。本次评估应包括结核病的症状,结核病的体征,以及胸部 X 线表现。如果胸部 X 线检查发现肺结核病的征象(如磨玻璃影、胸腔积液、空洞或浸润),应进行痰液或胃吸液取样,如下所述。大多数专家建议怀疑患有肺结核或肺外结核(如 TST 阳性,症状、体征或胸部 X 线表现与肺结核病相符)的不足 12 个月的婴儿,无论有无神经症状,应行腰椎穿刺来评估结核性脑膜炎。12 月龄及以上的结核病患儿只有在有神经系统症状或体征时才需要腰椎穿刺。

　　结核的实验室确诊。从胃吸取液、痰、支气管肺泡灌洗液、胸腔积液、脑脊液、尿液、其他体液或组织活检样本中培养出结核分枝杆菌能够确诊。快速分子检测方法(如核酸扩增试验)

的阳性结果也可作为确诊证据,但仍需要在分子方法诊断后进行微生物培养分离,以便进行药物敏感性试验、基因分型、耐药基因的快速分子检测以及结核分枝杆菌菌种鉴定。2 岁以上的儿童或青少年,能够自主排痰或通过高渗盐水雾化诱导排痰,可收集其痰液进行结核分枝杆菌培养。有研究报道,通过诱导排痰能够成功收集婴儿痰液进行培养,确诊结核病,但这需要专业技巧才能做到;对于那些不咳嗽或干咳而痰液又不能被诱导排出的儿童或青少年,最好的样本是清晨空腹时的胃内吸取液。在唤醒患儿后,避免下床活动和进食,通过鼻饲管获取胃内液体,在不同的天数收集样本,至少送检 3 次。

荧光染色涂片方法比传统的金氏抗酸涂片更敏感,是首选方法。疑似儿童的胃抽吸物和诱导痰的镜检总体诊断率较低。由非结核分枝杆菌导致的假阳性率低。对淋巴结、胸膜、肠系膜、肝、骨髓或其他组织进行活检,组织病理检查见到结核分枝杆菌或结核性肉芽肿有助于诊断,但对样本进行染色病检,并不能区分结核分枝杆菌与其他分枝杆菌感染。不论抗酸染色涂片的结果如何,都要对样本进行细菌培养。

由于结核分枝杆菌生长缓慢,一般的固体培养基需要 10 周左右才可得到结果;液体培养基需要 1~6 周,一般 3 周左右可得到结果。即便采用了最佳的培养技术,在被确诊肺结核病的患儿中,也只有 50% 的儿童和 75% 的婴儿能够分离出病原菌。目前从培养物中分离出的菌种鉴定方法包括分子探针、核酸扩增试验、遗传测序、质谱和生化试验。常通过吡嗪酰胺的耐药性来鉴别牛分枝杆菌和人型结核分枝杆菌,几乎所有的牛分枝杆菌都对吡嗪酰胺耐药,但是还需要进一步的生化或分子检测来区分牛分枝杆菌和人型结核分枝杆菌。

对传染源进行标本采集和培养具有重要意义,这不仅有助于其他疑似结核病患儿的确诊,也对治疗方案的敏感药物选择有很大帮助。出现以下情况时,需要对有结核感染症状的患儿进行标本采集和培养:①不能成功培养分离传染源的结核分枝杆菌;②传染源有结核耐药菌株感染;③患儿免疫功能低下或病情严重,需要住院治疗;④患儿有肺外结核表现。结核分枝杆菌的耐药性必须通过分离培养来确定。现在有几种直接从临床样品中快速测定耐药性的新分子方法。

FDA 批准的核酸扩增试验可从涂片阳性和涂片阴性痰标本中快速检测结核分枝杆菌,也有其他实验室开发了快速分子检测方法。对痰以外的标本检测方法进行了验证,建议对试验的可用性和结果的解释进行专家咨询。利用分子检测方法找到结核耐药相关基因的标记,这是对基于培养进行药敏测试(表型)方法的补充,其将检测时间从几周降到几小时,并且在某些情况下,这些结果对患者的临床决策更加可靠。有些方法被证实可直接检测患者标本。然而,当没有检测到耐药基因时,仍然需要基于培养的结果来确定每种药物的敏感性,因为没有耐药基因并不能完全预测敏感性。分子方法在不断发展,当怀疑出现耐药性时,应寻求专家咨询以确定检测策略。

治疗(表 3.77)[①]:

特殊药物。一线抗结核药物最常见的不良反应和推荐用量总结在表 3.77,表 3.78 和表 3.79。二线抗结核药物最常见的不良反应和推荐用量总结在表 3.80。其中一些药物疗效较差,毒性较大,只有在咨询熟悉儿童结核病治疗的专家后才能使用。在结核病的治疗中,通常推荐联合用药以减少耐药菌株的出现。如特殊原因(如药物过敏或耐药)不能规范抗结核治疗,必须咨询结核病防治专家。

---

① Nolt D,Starke JR,American Academy of Pediatrics Committee on Infectious Diseases. Clinical report:Tuberculosis infection in children:testing and treatment. *Pediatrics*. 2021;in press

表 3.77   婴儿、儿童和青少年药物敏感型结核感染和结核病的推荐治疗方案

感染或疾病种类	治疗方案	备注
结核感染（TST 或 IGRA 结果阳性，无疾病表现）[a]		
● 异烟肼敏感型	服用 12 周异烟肼 + 利福喷丁，每周 1 次	大多数专家认为异烟肼-利福喷丁是 2 岁及以上儿童 TBI 治疗的首选方案，但一些专家更倾向用于 2 岁及以上
	服用 4 个月利福平，每天 1 次	需要做到每天 1 次，即使全程督导服药也不建议间歇治疗
	服用 3 个月异烟肼 + 利福平，每天 1 次	以上两种方案不可行时考虑
	服用 6 或 9 个月异烟肼，每天 1 次	如果不能做到每天 1 次，可每周 2 次全程督导服药，每日服药和每周两次的服药剂量不同
● 异烟肼耐药型	服用 4 个月利福平，每天 1 次	需要做到每天 1 次，即使全程督导服药也不建议间歇治疗
● 异烟肼-利福平耐药型	咨询结核病专家	最常用莫西沙星或左氧氟沙星，加或不加乙胺丁醇或吡嗪酰胺
肺部和肺外结核病（结核性脑膜炎除外）[b]	对于敏感型人型结核分枝杆菌感染，异烟肼、利福平、吡嗪酰胺和乙胺丁醇联合用药（RIPE）2 个月，每天 1 次或每周 2 次；然后异烟肼和利福平[c]4 个月，全程督导服用[d]	对于耐药风险较低的患者，有些专家推荐初始的三药联合疗法（异烟肼、利福平和吡嗪酰胺）。强烈建议全程督导服药 对于耐药风险较低的患者，如果只有肺门淋巴结肿大，6 个月的异烟肼和利福平疗程即足够 间歇给药需要全程督导服药 应每天服药 1 次或每周 3 次，当全程督导资源不足时，每周 2 次也可接受
	对药物敏感型牛分枝杆菌，服用异烟肼和利福平至少 9 个月	
脑膜炎	对药物敏感型结核分枝杆菌，异烟肼、利福平、吡嗪酰胺和乙硫异烟胺，或一种氨基糖苷类药物[e]或卷曲霉素，每天 1 次[f,g]，服用 2 个月，然后服用 4~10 个月异烟肼和利福平，每天 1 次或每周 3 次（疗程共 9~12 个月）	有关激素信息，见正文
	对药物敏感型牛分枝杆菌，至少口服除吡嗪酰胺外的敏感抗结核药物，规范治疗 12 个月	

注：TST，结核菌素皮肤试验；IGRA，γ 干扰素释放试验。

[a] 评论和其他可替代性方案，详见正文。

[b]HIV 感染患者的疗程应适当延长，可能需要使用其他非一线抗结核药物或调整剂量。

[c] 在最开始治疗的 2 周至 2 个月，应当每天服药 1 次，在接下来的疗程可以在全程督导下每天服药 1 次或者每周服药 3 次，当全程督导资源不足时每周服药 2 次也可以接受；间歇治疗不建议用于 HIV 感染者间歇服药。

[d] 如果第一次胸部 X 线片显示有空洞且在治疗 2 个月后痰涂片查抗酸杆菌仍为阳性，接下来的疗程应当延长至 7 个月，即总疗程 9 个月。

[e] 注射用链霉素、卡那霉素、阿米卡星。

[f] 许多专家在这个初始方案中加入氟喹诺酮类。

[g] 当确定对一线药物的敏感性后，可停用乙硫酰胺、氨基糖苷类（或卷曲霉素）和/或氟喹诺酮类。

表 3.78　儿童结核感染（TBI）的治疗方案及剂量

药物	年龄分组及剂量	实施方法	持续时间/月	年龄限制	备注
异烟肼 + 利福喷丁（3HP）	**≥12 岁** 异烟肼:15mg/kg,四舍五入到最接近的 50mg 或 100mg（最大 900mg） 利福平（按体重计算）: 10~14kg 为 300mg 14.1~25kg 为 450mg 25.1~32kg 为 600mg 32.1~49.9kg 为 750mg ≥50.0kg 为 900mg **2~11 岁** 异烟肼:25mg/kg,四舍五入到最接近的 50mg 或 100mg（最大 900mg） 利福平:同上	每周一次（SAT 或 DOT）	3	不适用于 <2 岁患儿	尽量与含脂肪的食物同食;维生素 B_6 用于部分患儿[a]
利福平（4R）	**成人**:10mg/kg（最大 600mg） **儿童**:15~20mg/kg（最大 600mg）	每天 1 次（SAT）	4	无	注意药物相互作用
异烟肼 + 利福平	与单独使用药物剂量相同	每天 1 次（SAT）	3	无	3HP 或 4R 不可行时才考虑
异烟肼	**成人**:5mg/kg（最大 300mg） **儿童**:10~15mg/kg（最大 300mg） **成人**:15mg/kg（最大 900mg） **儿童**:20~30mg/kg（最大 900mg）	每天 1 次（SAT） 每周 2 次（DOT）	6 或 9	无	注意癫痫发作与药物过量;维生素 B_6 用于部分患儿[a]

来源:改编自 Nolt D,Starke JR;American Academy of Pediatrics,Committee on Infectious Diseases. Clinical report:Tuberculosis infection in children:testing and treatment. Pediatrics. 2021。

注:DOT,全程督导治疗;SAT,自我管理治疗。

[a] 纯母乳喂养的婴儿以及缺乏肉和奶饮食的儿童和青少年;营养缺乏的儿童,包括感染人类免疫缺陷病毒的所有有症状儿童;妊娠的青少年和妇女。

表 3.79　婴儿、儿童和青少年药物敏感结核病的治疗药物

药物	剂型	每日 1 次剂量/（mg·kg⁻¹）	每周 3 次的每次剂量/（mg·kg⁻¹）	最大用量	不良反应
乙胺丁醇	片剂 100mg 400mg	20（15~25）	50	每日 1 次,1g 每周 2 次,2.5g	视神经炎(通常是可逆的),红绿色觉下降,胃肠道反应,过敏反应
异烟肼[a]	刻痕片 100mg 300mg	10（10~15）[b]	20~30	每日 1 次,300mg 每周 2 次,900mg	肝酶轻度升高,肝炎[b],周围神经炎,过敏反应
吡嗪酰胺[a]	刻痕片 500mg	35（30~40）	50	2g	肝毒性反应,高尿酸血症,关节痛,胃肠道反应,瘙痒,皮疹

续表

药物	剂型	每日 1 次剂量/（mg·kg⁻¹）	每周 3 次的每次剂量/(mg·kg⁻¹)	最大用量	不良反应
利福平 [a]	胶囊 150mg 300mg 糖浆配制的胶囊	15~20 [c]	15~20 [c]	600mg	排泄物或尿液呈橘红色，隐形眼镜被染色，呕吐，肝炎，流感样反应，血小板减少症，瘙痒症；口服避孕药失效

[a] 利福平-异烟肼合剂是含有 150mg 异烟肼和 300mg 利福平的胶囊。两粒胶囊就能够满足普通成人（体重大于 50kg）每天所应服用的两种药物的剂量。卫非特是美国生产的一种含有 50mg 异烟肼，120mg 利福平和 300mg 吡嗪酰胺的胶囊。异烟肼和利福平可注射给药。

[b] 当异烟肼的用量超过 10mg/（kg·d），和利福平合用时，发生肝毒性的副作用会增加。

[c] 许多专家建议对于婴儿和幼儿以及严重的结核病，如脑膜炎和播散性疾病，利福平剂量为 20~30mg/（kg·d）。

有时患者无法耐受口服抗结核药物，可采用异烟肼、利福平、链霉素及相关药物、氟喹诺酮类药物肠道外给药。

结核感染的治疗方案。有多种疗法，需要个体化治疗。治疗 TBI 时，药物剂量与给药间隔见表 3.78。

结核感染的异烟肼-利福喷丁疗法 [1]。2011 年，在大规模临床试验的基础上，CDC 推荐一种新的疗程持续 12 周，每周服用 1 次异烟肼和利福喷丁的疗法，由专门的医疗卫生机构全程督导给药，主要用于 2 岁以上患者结核感染的替代治疗。许多发表和未发表的经验表明，这种疗法至少能够达到没有全程督导服药的 9 个月异烟肼疗法的效果。大多数专家认为异烟肼-利福喷丁是治疗 2 岁及以上儿童 TBI 的首选方案。不推荐 2 岁以下儿童使用此疗法，因为在该年龄组药代动力学或已确定的利福喷丁剂量的数据并不完善。

结核感染的利福平疗法。疗程 4 个月，每日服用 1 次的利福平疗法也是治疗 TBI 的一个可行性方案。根据接触史判断，可能出现异烟肼耐药性时，利福平是首选的治疗方案。支持该方案有效性和安全性的数据来自成人以及少许几项包括儿童在内的随机对照试验和病例对照研究。该方案的疗效与每日 1 次，疗程 9 个月的异烟肼方案相当，而且不良反应发生率较低，治疗完成率远高于异烟肼。许多已经发表和未发表的经验证明，这一方案在儿童中的有效性、安全性、耐受性和完成率高。

结核感染的异烟肼疗法。异烟肼单药治疗是儿童 TBI 最广泛推荐和使用的治疗方法。异烟肼单药治疗结核病的疗效达到 98%，但许多研究表明，异烟肼单药治疗持续时间长，导致依从性差和完成率低。世界卫生组织建议治疗期为 6 个月，以便在疾病负担沉重的国家提供高覆盖率。9 个月的治疗方案可以额外增加 20% 到 30% 的疗效。CDC 和美国国家结核病控制协会建议，如果基于利福霉素的短期方案不能使用，则需要 6 个月或 9 个月的异烟肼单药治疗。虽然异烟肼很容易获得，但异烟肼单药治疗持续时间长导致依从性差和完成率低。这种选择可能对患者和家属没有吸引力。许多结核病防治所和诊所只有在因药物相互作用而无法使用含有利福霉素的方案时才使用这种方案。

---

[1] Sterling TR，Njie G，Zenner D，et al. Guidelines for the treatment of latent tuberculosis infection：recommendations from the National Tuberculosis Controllers Association and CDC，2020. *MMWR Recomm Rep*. 2020；69（1）：1-11

在美国,婴儿、儿童和青少年和免疫缺陷(包括 HIV 感染)者的异烟肼推荐疗程是 9 个月。世界卫生组织建议采用 6 个月的异烟肼疗程,但研究表明,6 个月疗程的治疗效果比 9 个月的要低 30% 左右。虽然没有开展 9 个月间断治疗的临床试验,但许多专家认为 6 个月连续治疗方案已经足够了。当不能确保坚持每日服用异烟肼时,可以考虑每周 2 次督导服药,但必须核对每一次剂量。除了以下情况外,不需要监测治疗前或治疗过程中血清转氨酶浓度:存在潜在的肝或胆道疾病患者,妊娠期间或产后 12 周,或需要同时使用其他潜在的肝毒性药物(如抗惊厥药或 HIV 药物),或需要临床上担心肝毒性。

与异烟肼耐药结核病患者接触过的患者及不能使用异烟肼的患者的治疗方案。2017 年,在美国,从结核病患者体内分离培养出的结核分枝杆菌菌株,异烟肼耐药的概率是 9%。耐药的详细因素列在表 3.81。如果在治疗过程中,发现传染源感染的是异烟肼耐药型结核分枝杆菌,但对利福平敏感,应停用异烟肼,继续用利福平进行 4 个月的治疗。对于结核感染患儿,如果其致病菌对异烟肼和利福平都耐药(即多重耐药),目前尚无最佳疗法。这种情况下,必须使用多药联合治疗,即一种氟喹诺酮类药物和其他多种药物。但这些经验方案的安全性和有效性尚未在临床试验中评估。可考虑使用的药物有左氧氟沙星或莫西沙星,加或不加吡嗪酰胺或乙胺丁醇,应根据菌株的药物敏感性进行选择。建议此时应咨询结核病防治专家。

结核病的治疗方案。治疗目标是力争在最短时间内,杀死结核病灶内增殖的结核分枝杆菌,达到这个目标可以最大限度减少结核分枝杆菌产生耐药的可能性。妨碍方案成功进行的最大障碍是患者依从性太差,全程督导服药可减少结核复发,避免耐药性产生,提高治疗效果。因此,在美国强烈推荐对所有患有结核病的儿童和青少年进行全程督导服药。给药间隔和剂量见表 3.77、表 3.79 和表 3.80。

表 3.80　婴儿、儿童和青少年耐药结核病的治疗药物 [a]

药物	剂型	每日用量	最大用量	不良反应
阿米卡星 [b,c]	小瓶,500mg 和 1g	15~30mg/kg(静脉滴注或肌内注射)	1g	听觉器官和前庭器官毒性,肾毒性
贝达喹啉 [d]	片剂,100mg	≥12 岁儿童:最初 2 周 400mg/d,第 3~24 周,200mg/次,每周 3 次,间隔 48h	400mg	关节痛、恶心、腹痛、头痛、QTc 间隔延长,肝酶升高
卷曲霉素 [c]	小瓶,1g	15~30mg/kg(肌内注射)	1g	听觉器官和前庭器官毒性,肾毒性
环丝氨酸	胶囊,250mg	10~20mg/kg,分 2 次给药	1g	精神异常、性格改变、癫痫、皮疹
乙硫异烟胺	片剂,250mg	15~20mg/kg,分 2~3 次给药	1g	胃肠道不适、肝毒性、过敏反应、甲状腺功能减退
卡那霉素 [b,c]	小瓶 75mg/2mL 500mg/2mL 1g/3mL	15~30mg/kg(静脉滴注或肌内注射)	1g	听觉器官和前庭器官毒性,肾毒性

续表

药物	剂型	每日用量	最大用量	不良反应
左氧氟沙星[b,e]	片剂 250mg 500mg 750mg 口服溶液剂 25mg/mL 小瓶 5mg/mL 25mg/mL	成人: 750~1 000mg(每天 1 次) 儿童: 15~20mg/kg	1g	过敏反应,理论上对软骨的生长有影响,腱鞘炎、胃肠道不适、周围神经病、皮疹、头痛、烦躁不安、精神错乱、QTc 间期延长
利奈唑胺[b,f]		成人: 600mg(每天 1 次) 儿童 <10 岁: 10mg/kg(每 12 小时 1 次) 儿童 ≥10 岁: 每次 10mg/kg(每天 1 次)	600mg	用于治疗耐多药结核病,不良反应包括骨髓抑制
莫西沙星[b,e]	片剂,400mg 静脉制剂, 400mg/250mL	成人:400mg(每天一次) 儿童:10mg/kg(每天一次)	400mg	过敏反应,理论上对软骨的生长有影响,肌腱炎、胃肠道不适、心功能紊乱、周围神经病、皮疹、头痛、烦躁不安、精神错乱,QTc 间期延长
对氨基水杨酸	袋装,3g	200~300mg/kg(每天 2~4 次)	10g	胃肠道不适,过敏反应,肝毒性,甲状腺功能减退
链霉素[c]	小瓶,1g 和 4g	20~40mg/kg(肌内注射)	1g	听觉器官和前庭器官毒性,肾毒性(需要预先监测),皮疹

[a] 使用这些药时需要咨询结核病防治专家。

[b] 美国食品药品管理局(FDA)没有表明这些药物可用于治疗结核病。

[c] 肾功能不全者需要调整用药剂量;卷曲霉素和卡那霉素不推荐用于耐多药结核病的长时间个体化治疗方案。

[d] FDA 未批准贝达喹啉用于 18 岁以下儿童。它曾用于 ≥12 岁和 ≥30kg 的儿童,并与患者的耐多药结核病分离物可能敏感的其他 4 种药物一起使用;对 12 岁以下儿童的安全性和有效性尚未确定。在终末期肾损害时慎用。

[e] 左氧氟沙星不得用于 18 岁以下儿童;用于较小的儿童时需要仔细评估其利弊。

[f] 利奈唑胺的药物动力学尚未在儿童中得到很好的证实。所列剂量将使药物接触量与成人每日服用 600mg 的剂量大致相等。

　　假定或已知的药物敏感型肺结核病的治疗方案。由非多重耐药的结核分枝杆菌或者药敏试验证实为敏感菌感染所引起的婴幼儿、青少年肺结核、肺结核合并肺门淋巴结肿大,或肺门淋巴结结核,可采用 6 个月的规范疗程治疗,前 2 个月联合异烟肼、利福平、吡嗪酰胺和乙胺丁醇四种药物治疗,接下来 4 个月使用异烟肼和利福平联合治疗。如果已知患者是敏感性结核分枝杆菌感染,或推测的传染源感染耐药型结核分枝杆菌的危险性低,或传染源未知但患儿居住地结核分枝杆菌出现异烟肼耐药的情况很少,这时有些专家会用三种药物(异烟肼、利福平和吡嗪酰胺)联合作为初始疗法。如果胸部 X 线片上有一个以上病灶且在治疗 2 个月后痰培养结果仍然阳性,疗程应当延长至 9 个月。对于肺门淋巴结肿大的儿童,且不考虑其致病菌存在耐药时,有些专家认为,6个月的异烟肼和利福平联合用药疗程已经足够。

在采用四药联合治疗的6个月疗程中,前2周内,异烟肼、利福平、吡嗪酰胺和乙胺丁醇每天1次,应当实行每天(或至少每周5天)全程督导服药。2周后至2个月,可采用替代方法,每周3次进行全程督导服药(不建议间歇性给药的HIV感染者除外)。在最初的2个月疗程后,可每周2次或3次全程督导服药异烟肼和利福平(表3.79)。此外,还有数种不同疗程的可供选择的疗法,也在成人和儿童患者身上取得了很好的疗效。不同疗程方法的选择应当由有经验的结核病防治专家决定。

耐药型结核分枝杆菌感染的治疗方案。当怀疑或发生耐药结核病时,强烈建议咨询耐药结核病治疗专家。耐药在某些群体中更为常见(表3.81)。当可能出现耐药菌株感染的情况(表3.81),在药敏结果出来前,应当根据临床经验在最初的治疗方案上至少添加两种新药物。如果难以从正在治疗的患儿体内分离培养出致病菌,可以根据从成人传染源身上分离培养出的致病菌的药敏结果进行推测,作为选择用药参考。对于美国以外出生或者在跨国旅行中感染结核的儿童,指导用药的数据可能并不具有很强的参考价值。如果无法获得药敏信息,则应在严密监控临床反应的情况下使用4种或5种药物联合治疗。

表3.81　耐药结核感染或耐药结核病的高危人群

- 曾患结核病并行相关治疗者(或传染源是接受过抗结核治疗的结核病患者)
- 曾与耐药型传染性结核病患者接触过
- 来自耐药型结核病高发区的人群,如俄罗斯和某些前苏联国家、亚洲、非洲和拉丁美洲
- 传染源在接受正规抗结核治疗2个月后,痰涂片查抗酸杆菌或痰培养仍为阳性的感染者;对正规抗结核治疗效果不明显者
- 居住于耐药型分离菌株比例较高地区的居民

大多数对异烟肼耐药,但对利福平和吡嗪酰胺敏感的病原菌引起的儿童肺结核病,可以采用6个月的利福平、吡嗪酰胺和乙胺丁醇治疗。如果疾病很严重,许多专家会在这个方案中加入氟喹诺酮类。对于多重耐药型结核分枝杆菌引起的结核病,需要使用至少4~5种敏感抗结核药物联合治疗。贝达喹啉是FDA批准用于成人多重耐药型肺结核的联合治疗药物之一;但是,目前还没有关于儿童使用贝达喹啉的安全性、耐受性、有效性或药代动力学数据,而许多专家建议12岁及以上儿童使用[1]。德拉马尼的情况与此类似,但这种药物只有在慈善使用协议下才可获得。耐多药结核病的治疗时间为培养转阴后12~24个月。注射型抗结核药,如阿米卡星、卡那霉素或卷曲霉素,最初每周给药5天,如果能耐受,通常可以用于前4~6个月的初始治疗;然而,一些专家不再推荐注射药物。对于耐药型疾病,不推荐间歇性给药方式(除了氨基糖苷类和卷曲霉素,它们通常是间歇性的,以减轻毒性),确保全程督导每天服药是防止发生进一步耐药的关键。所有耐药病例都应咨询耐药结核病专家。

肺外结核病。总的来说,除了结核性脑膜炎,其他类型的肺外结核病都可以和肺结核采用一样的治疗方案。若怀疑为敏感型结核性脑膜炎,异烟肼、利福平、吡嗪酰胺和乙硫异烟胺联合每天用药,如果条件允许,可再加用一种氨基糖苷类抗生素(肠外给予链霉素、卡那霉素、

① Centers for Disease Control and Prevention. Provisional CDC guidelines for the use and safety monitoring of bedaquiline fumarate (Sirturo) for the treatment of multidrug-resistant tuberculosis. *MMWR Recomm Rep.* 2013;62(RR-9):1-11

阿米卡星)或卷曲霉素。许多专家在这个初始方案中加入氟喹诺酮类。当用于治疗中枢神经系统结核病时,利福平应以 20~30mg/(kg·d)的剂量给予,以确保脑脊液中药物浓度(表 3.79)。当确定对一线药物的敏感性时,乙硫异酰胺、氨基糖苷类(或卷曲霉素)和/或氟喹诺酮类可停止使用。吡嗪酰胺应连续使用 2 个月,异烟肼和利福平应连续使用 6~12 个月。如果患儿反应好,在前 2 个月的治疗后,异烟肼和利福平可每天 1 次或每周 3 次给药。

儿童和青少年治疗方案的评估和监督。对正在接受治疗的患者每月进行 1 次临床症状和细菌学结果的监测十分重要。每次给药时,对患者进行临床评估也是全程督导服药不可或缺的一部分。肺结核患者应当在治疗 2 个月后复查胸部 X 线片,以评估治疗效果。开始治疗后,肺空洞或肺间质浸润通常在 1~2 周内开始减少,但需要更长的时间才能完全消除。胸腔积液吸收较慢,可能需要引流以缓解症状;局部再积累是常见的孤立发现,但不表明治疗失败。即使成功地完成了 6 个月的疗程,肺门淋巴结肿大也可持续 2~3 年,因此并不一定要等到影像学表现完全正常后再停药。在疗程顺利结束后,一般不需要再进行肺部影像学的检查,除非患者临床症状恶化。

如果治疗中途停止,则应将疗程延长。尽管指南上无法对每种用药中断的情况给出具体的疗程延长方案,以下列出了一些确定疗程结束时间时应考虑的因素:①疗程中断时间的长短;②是在疗程的早期还是晚期中断;③患者治疗中断前、中、后的临床症状,影像学表现和细菌学状态。根据全程督导服药所应服用的总药量进行计算,以指导疗程所应延长的时间。最好咨询结核病防治的相关专家,以帮助确定疗程结束时间。

使用异烟肼治疗时会出现意料外的毒副作用——重症肝炎,但这在健康的婴儿、儿童和青少年中很少见,一般不需要定期复查血转氨酶浓度。每月对患者进行 1 次随访,评估其是否出现了肝损害和其他药物毒副作用的临床表现,而不需要进行血转氨酶浓度检测。对所有患者,医生应要求患者定期复诊,评估其用药依从性、疗效及副作用的产生,这也是治疗的重要部分。医生应将治疗指导形成书面意见交予患者,并告知一旦出现不良反应,尤其是肝毒性临床表现(如呕吐、腹痛、黄疸),应立刻联系治疗医生。

其他治疗方案

糖皮质激素。在儿童结核病的治疗中,联合使用糖皮质激素(以下简称激素)的效果如何,尚无完整的数据。结核性脑膜炎患儿应使用激素,这可减少患儿病死率和远期神经损害。患儿出现以下情况时,可考虑使用激素:出现胸腔积液和心包积液(能加速积液的吸收),严重的粟粒型结核(可缓解肺泡毛细血管气体交换阻碍),支气管内膜结核(能缓解支气管阻塞和肺不张)和腹部结核(减少肠道狭窄的风险)。只有在正规抗结核治疗的前提下才可以使用激素。大多数专家认为 2mg/(kg·d)泼尼松(最多不超过 60mg/d)或等量换算为其他激素,使用 4~6 周,逐渐减至维持剂量。

结核病与 HIV 感染[①]。绝大多数 HIV 感染的结核病成人患者,如果致病菌为敏感菌,早期进行规范抗结核治疗后其疗效一般较好。然而,对于 HIV 感染的结核病患儿,人们尚未找到最佳治疗方案。抗逆转录病毒药物与利福霉素类药物的相互作用,以及抗病毒药物与抗结核治疗同用增加了药物毒性,这些都使得 HIV 感染的结核病患儿的治疗更为复杂。早期抗结核

---

① Panel on Opportunistic Infections in HIV-Exposed and HIV-Infected Children. Guidelines for the Prevention and Treatment of Opportunistic Infections in HIV-Exposed and HIV-Infected Children. Department of Health and Human Services

治疗应当至少包括四种药物,每天服用,持续至少 6 个月。在最初的 2 个月,应当服用异烟肼、利福平、吡嗪酰胺和乙胺丁醇。一旦排除了耐药结核病,则可停用乙胺丁醇。正在进行抗逆转录病毒治疗的患者禁忌使用利福平,在某些情况下,可以用利福布汀替代利福平。强烈建议,应与治疗结核病合并 HIV 感染的专家沟通交流后,再确定治疗方案。如果在尚未接受抗逆转录病毒治疗的 HIV 感染者中诊断出结核病,即使存在严重的免疫抑制,抗逆转录病毒治疗也可以在抗结核治疗的 2 周内安全启动,但这有引发免疫重建综合征的风险。

预防接种。正在进行结核病治疗的患儿,如果未使用大剂量激素、病情稳定且无其他预防接种的禁忌证,可以接种麻疹疫苗或其他适龄的减毒活病毒疫苗。

妊娠及哺乳期间的结核病。TST 或 IGRA 结果阳性却无临床表现的妊娠妇女,胸部 X 线片正常,但近期和传染性结核病患者有过接触,则应考虑使用异烟肼治疗,建议疗程为 9 个月,在妊娠 3 个月后开始治疗。如果最近没有接触过传染病例,治疗可以推迟到分娩后。妊娠和哺乳期间服用异烟肼的妇女都应加用维生素 B_6。

如果在妊娠期间被诊断为结核病,推荐联用异烟肼、利福平和乙胺丁醇治疗。吡嗪酰胺常被用于三药或四药联合治疗的方案中,但其对妊娠妇女的安全性尚未被证实。如果治疗方案中包括吡嗪酰胺,疗程至少持续 6 个月;如果不使用吡嗪酰胺,疗程至少持续 9 个月。为了确保妊娠妇女和胎儿的健康,一旦确诊后应立即用药。

异烟肼、乙胺丁醇和利福平对胎儿相对安全,乙胺丁醇和利福平治疗结核病对母亲的益处大于对胎儿的危害。因为氨基糖苷类(链霉素、卡那霉素、阿米卡星)或卷曲霉素有耳毒性,对胎儿产生不良影响,只有在为了确保疗效时使用。其他二线抗结核药物对胎儿的影响尚未明确,但已证实乙硫异烟胺有致畸性,妊娠期间禁止使用。

经适当治疗 2 周或 2 周以上并被认为不具有传染性(痰涂片阴性)的结核病妇女可进行母乳喂养。怀疑患有传染性结核病的妇女应避免直接母乳喂养和与婴儿的其他密切接触,因为结核分枝杆菌可通过呼吸道飞沫传播或通过空气传播。然而,只要没有结核性乳腺炎的证据,依然可以母乳喂养。尽管异烟肼可经乳汁排泌,但尚未发现哺乳期母亲服用异烟肼会对婴儿产生不良影响。哺乳期婴儿如果没有服用异烟肼治疗,则无须额外补充维生素 B_6,但使用异烟肼治疗并且母乳喂养的母亲需要补充。母亲服用异烟肼的母乳喂养婴儿的异烟肼剂量不需要调整,即使乳汁中含有少量的药物。

宫内感染结核病。宫内感染结核病很少见,如果妊娠妇女患有结核菌血症,胎儿可能会发生宫内感染。据报道,来自流行区域的妇女在体外受精后,其不孕可能与亚临床产妇泌尿生殖道结核有关。

先天性结核病的任何可能症状,如发热、呼吸急促、嗜睡、器官肿大或肺部浸润,都不能将其与新生儿的其他全身感染区分开来。若不及时治疗,预后较差。如果怀疑新生儿有宫内感染结核病,应立即行 TST、IGRA 试验、胸部 X 线检查、腰椎穿刺术,采集合适的样本进行细菌培养。先天性或围产期结核感染的新生儿 TST 结果常为阴性。在这种情况下,IGRA 的灵敏度尚不清楚,但可能很低。因此,不论 TST 和 IGRA 结果是否阳性,都应立即给予异烟肼、利福平、吡嗪酰胺和乙胺丁醇或一种氨基糖苷类抗生素(链霉素、卡那霉素、阿米卡星)或卷曲霉素治疗。应取胎盘组织活检,镜检结核性肉芽肿和染色查抗酸杆菌,同时取适量组织进行结核分枝杆菌培养。评估患儿母亲肺结核和肺外结核病的发生情况,尤其是泌尿生殖系统结核。对母亲进行 HIV 检测至关重要。

　　母亲有结核感染或结核病的新生儿管理。母亲(或密切接触的家庭成员)感染状况不同,新生儿的保健管理上也有所差异。尽管避免新生儿暴露于结核感染源,免受母亲的传染是十分重要的,但情况允许时也应让婴儿与母亲之间有一定接触,维系亲情联系。以下情况可考虑让母亲与婴儿有一定接触。

　　• **母亲 TST 或 IGRA 结果阳性,但胸部 X 线表现正常。**如果母亲(或密切接触的家庭成员)没有临床症状,则无需隔离。通常母亲在围产期结束后,要考虑针对其结核感染进行治疗。新生儿则无需特别的评估或治疗。TST 或 IGRA 结果阳性,尽管没有临床表现,但提示家庭成员中可能有某人患有传染性结核病,因此需要对其他家庭成员进行结核病评估和筛查,婴儿可按时出院,不需要留院治疗。属于这种情况的母亲可以进行哺乳。

　　• **母亲有与结核病相符的临床表现或体征,或胸部 X 线片上有相应的征象。**母亲疑似或已被确诊为结核病患者,应当立即向当地卫生部门上报,并尽快对其所有家庭成员进行结核病的相关筛查。如果母亲患有结核病,应评估其婴儿是否患有宫内感染结核病,同时还应对母亲进行 HIV 筛查。应先将母亲和婴儿隔离,对其进行评估,如果怀疑其患有结核病,应对母亲和婴儿进行正规抗结核治疗,母亲戴口罩,只有在母亲理解并愿意执行这些控制传染的措施时,才可以让她接触婴儿。经适当治疗 2 周或 2 周以上并被认为不具有传染性(痰涂片阴性)的结核病妇女可进行母乳喂养。怀疑患有传染性结核病的妇女应避免直接母乳喂养和与婴儿的其他密切接触,因为结核分枝杆菌可能通过呼吸道飞沫传播或通过空气传播。然而,只要没有结核性乳腺炎的证据,依然可以母乳喂养。一旦婴儿开始接受异烟肼治疗,就不需要将其与母亲隔离开来,如果母亲是耐药结核病患者或服药依从性差,则另当别论。此时,应将婴儿与母亲隔离,如果婴儿没有 HIV 感染的情况则考虑接种 BCG。当怀疑母亲为耐药结核病患者时,及时咨询结核病防治专家。

　　一旦排除了宫内感染结核病,婴儿需要服用异烟肼直至 3~4 月龄。此时已可以对婴儿进行 TST 检测。如果 TST 结果阳性,重新评估其是否患有结核病;排除结核病后,应继续使用异烟肼至 9 个月或继续 4 个月的利福平治疗。在治疗期间,每月对婴儿进行 1 次评估。如果在 3~4 月龄时,TST 结果为阴性,且母亲对治疗的反应性好,依从性高,则可停用异烟肼。

　　• **母亲胸部 X 线片有异常表现但没有结核病的证据。**如果母亲(或密切接触的家庭成员)胸部 X 线片上有异常表现,但不支持结核病诊断,并且其既往史、体格检查、痰涂片都未找到结核病证据,可认为婴儿感染结核的风险低,不需要与母亲进行隔离。母亲和婴儿都必须严密随访,母亲按照结核感染接受治疗。其他家庭成员需要接受 TST 或 IGRA 筛查,行进一步评估。

　　由牛分枝杆菌引起的结核病。美国有 1%~2% 的结核病是由牛分枝杆菌感染引起的,在与墨西哥接壤的边境地区更高。患儿本人或其父母来自牛分枝杆菌流行国家的儿童容易受到感染。虽然也有经空气导致人传人的报道,但牛分枝杆菌主要是经未消毒的牛奶及其制品,如新鲜奶酪[①],从牛传播到人。在儿童,牛分枝杆菌主要是引起颈部淋巴结炎、肠结核、结核性腹膜炎和结核性脑膜炎。在成人,潜伏性牛分枝杆菌感染可能进展为肺结核,且可能具有传染性。

　　感染牛分枝杆菌的患者,通常会出现 TST 阳性结果,理论上可以进行 IGRA 检测,但尚无系统研究。确诊需要采集样本进行分离培养。常用的检查人型结核分枝杆菌感染的手段,不

---

　　① American Academy of Pediatrics, Committee on Infectious Diseases and Committee on Nutrition. Consumption of raw or unpasteurized milk and milk products by pregnant women and children. *Pediatrics*. 2014;133(1):175-179

能将牛分枝杆菌与人型结核分枝杆菌、非洲分枝杆菌感染及 BCG 菌株区分开来。临床实验室主要根据牛分枝杆菌对吡嗪酰胺耐药的特点来鉴别,这种方法可靠性不高,怀疑牛分枝杆菌感染时应由标准实验室进行菌种的确定,分子分型技术也有助于确认牛分枝杆菌。现已发现牛分枝杆菌对除吡嗪酰胺外的其他一线抗结核药物耐药。很少从患儿的临床样本中分离培养出 BCG 菌株,但如果患儿有典型卡疤或接种部位局限性化脓感染,或患儿最近(几个月内)在接种 BCG 后相应引流部位出现淋巴结炎,则应该怀疑是接种 BCG 后引起的结核感染。只有标准实验室能够将 BCG 菌株和牛分枝杆菌区分开来。

牛分枝杆菌结核病的治疗。尚未进行有关牛分枝杆菌病治疗的临床对照研究,推荐使用的疗法主要基于人型结核分枝杆菌结核病治疗的临床对照研究结果。尽管绝大多数牛分枝杆菌对吡嗪酰胺耐药,也有对其他一线抗结核药物耐药的报道,但多重耐药的菌株仍较少见。初始治疗方案应包括除吡嗪酰胺外的 3~4 种抗结核药物。对于异烟肼和利福平敏感型菌株,推荐疗程至少持续 9 个月。

应对父母进行卫生宣教,告知其哪些疾病可经未消毒的牛奶及其制品传播,建议他们不要用牛分枝杆菌流行国家进口的奶制品来喂养孩子。和牛分枝杆菌引起的传染性肺部疾病患者接触后,要根据传染性结核病接触者相同的程序进行评估。

住院患者隔离:大部分儿童结核病患者,特别是年龄小于 10 岁的儿童,都不具有传染性。一些例外情况包括空洞型肺结核患儿,痰涂片查抗酸杆菌阳性的患儿,有喉部受累的患儿,肺部大面积感染患儿,宫内感染结核病患儿且涉及口咽部的操作(如气管内插管)。这些情况下应隔离患儿,直到应用了有效的治疗,患儿痰涂片抗酸染色阴性,且咳嗽情况好转时可解除隔离。疑似或已知的耐多药结核病应用其他标准。

不咳嗽且痰涂片查抗酸杆菌阴性的儿童可住在开放病房中。医院内接触传染性患者的全体工作人员都应采取保护措施,包括大小合适的密封的 N95 口罩。如果他们患有或疑似患有耐药结核病,应与公共卫生当局就感染预防和控制进行咨询。

传染控制的主要困难来自潜在的传染源,只有经过临床病情评估的人才可探视患儿。家庭成员和其他密切接触者来访时,必须采取结核病预防措施,直到确定他们不患有传染性结核病。不配合筛查的家庭成员不允许探视,直至完成病情评估排除其患有结核病的可能或经过正规治疗后已不具有传染性。

控制措施[1][2]:美国各州法律规定,疑似或确诊结核病例必须上报,少数情况下 TBI 也需要报告。结核病的控制需要卫生保健专家和卫生部门全体成员的配合,获得全面的传染源暴露史,进行及时有效的接触者调查,正确解读 TST 或 IGRA 结果,采取规范抗结核治疗(包括全程督导服药)。控制和预防广泛耐药结核病发生的计划已经颁布[3]。禁止饮用未经消毒的奶制

[1] American Thoracic Society, Centers for Disease Control and Prevention, and Infectious Diseases Society of America. Controlling tuberculosis in the United States. Recommendations from the American Thoracic Society, CDC, and the Infectious Diseases Society of America. *MMWR Recomm Rep.* 2005;54(RR-12):1-81

[2] Starke JR; American Academy of Pediatrics, Committee on Infectious Diseases. Technical report: interferon-γ release assays for diagnosis of tuberculosis infection and disease in children. *Pediatrics.* 2014;134(6):e1763-e1773 (Reaffirmed July 2018)

[3] Centers for Disease Control and Prevention. Plan to combat extensively drug-resistant tuberculosis: recommendations of the Federal Tuberculosis Task Force. *MMWR Recomm Rep.* 2009;58(RR-3):1-43

品可以防止大多数牛分枝杆菌感染[1]。

传染源接触者的管理及流行病学调查[2][3]。地方卫生部门应当以 TST、IGRA 结果阳性或确诊为结核病的儿童作为流行病学调查的起点。与 TST 或 IGRA 结果阳性者密切接触过的儿童应当进行 TST 或 IGRA 筛查,如果出现阳性结果或有结核病的临床表现则应进一步调查。儿童结核通常没有传染性,除非该儿童存在成人类型的多菌性肺结核或喉结核。与儿童结核患者接触一般不会被传染,除非这些人同时还在和成人传染源接触。一旦确定患儿的传染源是成人,其他与之接触的人也应进行病情评估。

接触者的治疗方案。近期暴露于传染源的儿童和青少年应进行 TST 或 IGRA 筛查和结核病评估(病史、体格检查,当有症状或 TST、IGRA 呈阳性结果时还应完成胸部 X 线检查)。对于免疫缺陷(如 HIV 感染)和所有年龄小于 5 岁的接触者,即使 TST 或 IGRA 结果阴性排除了结核病可能,也应采用异烟肼治疗。原因是,如果细胞免疫反应未建立或皮肤免疫反应能力缺失,即使感染结核分枝杆菌,TST 或 IGRA 结果也可为阴性。TST 或 IGRA 结果阴性者,应在第一次暴露于传染源 8~10 周后,再次检测。如果免疫功能正常者此时 TST 或 IGRA 结果仍为阴性,则停用异烟肼。如果接触者免疫功能缺陷且不能排除结核感染,应持续抗结核治疗 9 个月。如果再次检测时 TST 或 IGRA 结果转阳,则继续服用异烟肼至 9 个月。

儿童保育机构和学校。结核病患儿如果接受正规抗结核治疗,可以正常上学或去儿童保育机构。一旦患儿依从正规有效的治疗,临床症状减轻后,就可以回归正常生活。结核感染患儿不论是否接受治疗都可正常生活。

BCG 接种。BCG 是由减毒牛分枝杆菌制成的活疫苗。世界卫生组织的预防免疫接种推广方案中,推荐在出生时接种 BCG(表 1.5),现已在 100 多个国家使用。接种 BCG 能降低婴幼儿中播散型和其他威胁生命的重症结核的发生率,降低儿童罹患结核病严重并发症的危险,但世界各地使用的 BCG 在成分和效果上存在一定差异。

对已发表的关于 BCG 预防接种效果的临床对照试验和病例对照研究进行荟萃分析,两篇荟萃分析结果得出的结论是,BCG 接种对播散型结核和结核型脑膜炎有较好的预防效果(有效率将近 80%)。关于对肺结核的预防效果,不同研究得出的结论差异很大,荟萃分析无法得出有意义的结论。一篇荟萃分析中得出接种 BCG 的保护率是 50%。尚未对不同厂家生产的 BCG 进行比较评估。

适应证。在美国,只有在特定情况下才考虑接种 BCG,例如不可避免地暴露于传染源且其他保护措施不可行或失败。CDC 隶属的免疫接种咨询委员会和结核消除咨询委员会已推

---

① American Academy of Pediatrics, Committee on Infectious Diseases and Committee on Nutrition. Consumption of raw or unpasteurized milk and milk products by pregnant women and children. *Pediatrics*. 2014;133(1):175-179 (Reaffirmed November 2019)

② National Tuberculosis Controllers Association and Centers for Disease Control and Prevention. Guidelines for the investigation of contacts of persons with infectious tuberculosis. Recommendations from the National Tuberculosis Controllers Association and CDC. *MMWR Recomm Rep.* 2005;54(RR-15):1-47

③ Starke JR; American Academy of Pediatrics, Committee on Infectious Diseases. Technical report: interferon-γ release assays for diagnosis of tuberculosis infection and disease in children. *Pediatrics*. 2014;134(6):e1763-e1773 (Reaffirmed July 2018)

荐对儿童和卫生保健机构工作人员接种 BCG,以控制结核病的传播[①]。对于 TST 结果阴性无 HIV 感染的婴儿和儿童,以下情况考虑接种 BCG。

- 儿童无法避免与传染性肺结核患者持续接触,且其致病菌对异烟肼和利福平耐药。
- 儿童无法避免与未经治疗或治疗不充分的传染性肺结核患者持续接触,且该儿童无法接受抗结核治疗。

强烈建议仔细权衡 BCG 接种的利弊,并与当地结核防治机构的专业人员协商,然后再确定是否接种 BCG。

不良反应。1%~2% 的人在接种 BCG 后会出现局部不良反应,如皮下脓肿或局部淋巴结肿大,这些不良反应并不严重。变形性骨炎是一种罕见的并发症,可在 BCG 接种数年后出现,影响长骨骨骺。致命的播散性感染很少发生(大约每 100 万人中可发生 2 例),主要发生于免疫功能严重缺陷的人,例如 HIV 感染控制不佳或重症联合免疫缺陷的儿童。针对 BCG 接种引起的变形性骨炎和播散性感染,推荐使用抗结核药物进行治疗。吡嗪酰胺对 BCG 菌株无效,不宜使用。

如果可能,接种 BCG 后产生并发症的患者最好由结核病专家诊治,并且应该考虑对免疫缺陷进行评估。

禁忌证。烧伤、皮肤感染、原发或继发性免疫缺陷(包括 HIV 感染)患者,不能接种 BCG。因为出现越来越多 HIV 感染的婴幼儿在接种 BCG 后出现了局部和播散性并发症,世界卫生组织已经不再推荐对 HIV 感染的婴幼儿接种 BCG。正在进行免疫抑制疗法的患者,包括高剂量的激素治疗,不能接种 BCG。尽管尚未观察到 BCG 接种会对胎儿产生不良影响,但妊娠期间不推荐接种。

(舒赛男 译)

非结核分枝杆菌

临床表现:非结核分枝杆菌(nontuberculous mycobacteria,NTM)感染后可出现不同临床表现。

- 在儿童中,最常见的是颈部淋巴结炎。
- 伤口接触到污染的土壤或水源,外科手术或整容手术(如文身、足疗、身体穿刺)可引起皮肤感染。
- 其他较少见的症状包括软组织感染、骨髓炎、中耳炎、导管相关性血流感染、肺部感染(尤其是青少年囊性纤维化)。
- 10%~20% 青壮年囊性纤维化患者的痰液中可分离出 NTM,特别是鸟分枝杆菌复合群(包括鸟分枝杆菌和胞内分枝杆菌)以及脓肿分枝杆菌,并发现其与发热和临床症状相关。
- 播散性感染通常与细胞免疫功能障碍有关,患儿多伴有先天性免疫缺陷(如白细胞介素-12 缺陷、核转录因子 NF-κ-B 调节突变相关疾病以及 γ 干扰素受体缺陷),或接受过造血干

[①] Centers for Disease Control and Prevention. The role of BCG vaccine in the prevention and control of tuberculosis in the United States:a joint statement by the Advisory Committee for the Elimination of Tuberculosis and the Advisory Committee on Immunization Practices. *MMWR Recomm Rep.* 1996;45(RR-4):1-18

细胞移植,或处于 HIV 感染的活动期。鸟分枝杆菌复合群是最常见的播散性 NTM 感染,但在儿童 HIV 感染的第 1 年很罕见。随着年龄的增长和 CD4$^+$ T 淋巴细胞数量的减少,播散性鸟分枝杆菌复合群的发病率逐步增加,尤其是当 CD4$^+$ T 淋巴细胞数量少于 50×10^6/L、年龄大于 6 岁时[①]。播散性 NTM 感染的临床表现与传染源和传播途径有关,通常表现为发热、盗汗、体重减轻、腹痛、乏力、腹泻和贫血。晚期出现免疫抑制的 HIV 感染儿童,即使没有播散性鸟分枝杆菌复合群感染也可出现类似的症状和体征。同时伴有 HIV 和播散性鸟分枝杆菌复合群感染的患儿,呼吸系统症状和孤立性肺病并不常见。HIV 感染者采用联合抗逆转录病毒疗法(combination antiretroviral therapy, cART)进行免疫系统重建时,局部 NTM 感染症状可能出现暂时恶化。这种免疫重建综合征通常在 cART 治疗开始 2~4 周后发生。症状包括发热恶化、淋巴结肿大、局部疼痛和实验室检查异常。

病原学:在已知的 200 余种 NTM 中,仅有一小部分为人群普遍易感。然而,基因测序已经鉴定出新的罕见致病物种。在美国,儿童最常见的 NTM 感染有鸟分枝杆菌复合群、偶发分枝杆菌、脓肿分枝杆菌和海分枝杆菌(表 3.82)。在儿童宫颈腺炎患者淋巴结中还发现了几种新的结核分枝杆菌,但这些菌种无法采用常规方法进行培养,只能通过核酸扩增技术进行检测。HIV 感染者所并发的 NTM 病多由鸟分枝杆菌复合群所致。偶发分枝杆菌、龟分枝杆菌、苏尔加分枝杆菌和脓肿分枝杆菌在实验室培养 3~7d 即可鉴定,因此被称为“快速生长”分枝杆菌;而鸟分枝杆菌复合群、海分枝杆菌、苏尔加分枝杆菌和大多数其他 NTM 通常需要几周才能生长至足以鉴定,被称为“缓慢生长”分枝杆菌。快速生长分枝杆菌可造成伤口、软组织、骨、肺、中心静脉导管和中耳感染。其他分枝杆菌通常是非致病性的,只有在宿主出现免疫功能低下或者伴随异物植入时才致病。

表 3.82　由非结核分枝杆菌引起的疾病

临床疾病	种类
皮肤感染	海分枝杆菌、龟分枝杆菌、偶发分枝杆菌、脓肿分枝杆菌、溃疡分枝杆菌[a]
淋巴结炎	鸟分枝杆菌复合群、嗜血分枝杆菌、缓黄分枝杆菌、堪萨斯分枝杆菌、偶发分枝杆菌、脓肿分枝杆菌、海分枝杆菌[b]
耳部感染	脓肿分枝杆菌、偶发分枝杆菌
肺部感染	鸟分枝杆菌复合群、堪萨斯分枝杆菌、脓肿分枝杆菌、蟾分枝杆菌、海分枝杆菌[b]、苏尔加分枝杆菌、偶发分枝杆菌、猿分枝杆菌
导管相关感染	龟分枝杆菌、偶发分枝杆菌、脓肿分枝杆菌
人工瓣膜心内膜炎	龟分枝杆菌、偶发分枝杆菌、奇美拉分枝杆菌
骨骼感染	鸟分枝杆菌复合群、堪萨斯分枝杆菌、偶发分枝杆菌、龟分枝杆菌、海分枝杆菌、脓肿分枝杆菌、溃疡分枝杆菌[a]
播散性感染	鸟分枝杆菌复合群、堪萨斯分枝杆菌、日内瓦分枝杆菌、嗜血分枝杆菌、龟分枝杆菌

[a] 在美国不流行。
[b] 主要出现在北欧。

[①]　Panel on Opportunistic Infections in HIV-Exposed and HIV-Infected Children. Guidelines for the Prevention and Treatment of Opportunistic Infections in HIV-Exposed and HIV-Infected Children. Department of Health and Human Services

流行病学：NTM 广泛分布在自然界的土壤、食物、水和动物中。自来水是堪萨斯分枝杆菌、缓黄分枝杆菌、蟾分枝杆菌和猿分枝杆菌的主要宿主；脓肿分枝杆菌和偶发分枝杆菌则与卫生保健相关感染有关。疾病暴发流行与针灸、足疗、文身用水被污染有关，此外牙科供水系统维护不当可引起水污染，造成接受牙髓切开术治疗的儿童感染。由脓肿分枝杆菌引起的中耳炎暴发与聚乙烯耳管和使用受污染的设备或水有关。与医疗保健相关的龟分枝杆菌暴发与使用商业级喷雾加湿器和非灭菌冰进行侵入性操作有关。鱼缸水、水族箱水和海水是海分枝杆菌的主要传染源。在一些免疫受损的宿主中，鸟分枝杆菌复合群感染可能与水传播途径有关。

一次国际性的奇美拉分枝杆菌感染暴发（包括人工瓣膜心内膜炎、血管移植物感染和播散性感染），可能与进行心肺旁路心脏手术时使用的加热-冷却装置被污染后产生奇美拉分枝杆菌气溶胶有关。患者临床表现进展缓慢，包括发热、肌痛、关节痛、疲劳和体重减轻，在暴露后几年内确诊。FDA 已经证明，所有的热交换设备所具有的共同设计特点可能导致气溶胶的形成。

尽管许多人接触过 NTM，但尚不清楚为何有些接触会导致急慢性感染。NTM 常见的感染途径包括皮肤擦伤，如海分枝杆菌所致皮肤损伤；穿透性创伤，如针头和有机材料所致伤口与脓肿分枝杆菌和偶发分枝杆菌感染有关；手术部位，特别是整容手术、中心血管导管和腹膜透析导管；口咽黏膜，可能与 NTM 所致颈淋巴结炎有关；牙齿萌出，可能与 NTM 所致下颌下淋巴结炎有关；胃肠道或呼吸道，与播散性鸟分枝杆菌复合群感染有关；呼吸道，包括鼓膜置管与中耳炎有关。肺部疾病、罕见的纵隔淋巴结炎和支气管疾病也会发生。NTM 还是囊性纤维化和接受生物制剂（如 TNF-α 制剂）治疗患者的重要病原体。大部分感染累及原发感染部位或局部淋巴结。播散性感染主要发生在免疫功能低下的宿主。

除了在囊性纤维化患者中可能发生的报告外，没有直接证据证明 NTM 存在人与人之间传播。

布鲁里溃疡病是一种由溃疡分枝杆菌感染引起的高发病率和致残率的新兴疾病，多表现为皮肤和骨骼感染，在非洲、亚洲、南美、澳大利亚和西太平洋等热带地区多见。

潜伏期差异很大。

诊断方法：不建议对呼吸道或胃肠道标本进行鸟分枝杆菌复合群常规筛选。NTM 病的确诊需要分离出病原体。得出实验室结论时，需要确保标本采用了正确的培养方式，例如分离嗜血分枝杆菌时必须在 30℃进行培养，并加入含血红素的培养基进行分离。由于 NTM 广泛存在于环境中，因此培养过程中容易出现污染或短暂定植。从非无菌部位采集的标本，如洗胃液、内镜检查材料、单次痰样本或尿样本，这些部位采集的培养标本出现阳性结果，且为非致病性细菌（如土地分枝杆菌或戈登分枝杆菌）时，应当注意仔细区分。抗酸杆菌涂片阳性或者任意部位同种样本多次培养呈阳性提示感染的可能性大，而不是污染或短暂定植。成人 NTM 肺病的诊断标准包括 2 次或以上在痰标本中发现 NTM 生长，或者 1 次支气管肺泡灌洗液中发现 NTM 生长。这些诊断标准并不适用于儿童，较适用于成人鸟分枝杆菌复合群、堪萨斯分枝杆菌和脓肿分枝杆菌感染。从引流窦道或伤口分离出的 NTM 往往具有临床意义。从无菌部位（如脑脊液、胸腔积液、骨髓、血液、淋巴结穿刺、中耳或乳突穿刺、手术切除组织）所分离出的 NTM 通常是最可靠的诊断依据。然而，很少有样本或实验室污染导致假阳性培养结果的文献报道。采用放射定量或非放射定量的肉汤培养基进行血培养是诊断播散性鸟分枝杆菌复合群和其他血源性 NTM 非常敏感的方法。如果确诊为播散性鸟分枝杆菌复合群病,应评估患者是否存在潜在的免疫缺陷(如 HIV 感染、γ 干扰素受体缺陷)。一些 NTM 的 PCR 检测方法已经被开发出来,但还没有在商业诊断实验室中广泛应用。

　　NTM 感染(如海分枝杆菌、堪萨斯分枝杆菌或鸟分枝杆菌复合群所致淋巴结炎)的患者可以出现结核菌素皮肤试验(tuberculin skin test, TST)阳性,这是因为从结核分枝杆菌所提取出的纯化蛋白片段与 NTM 有一些共同抗原。NTM 感染后的 TST 阳性反应通常硬结小于 10mm,但是红肿可以超过 15mm。采用 2 个或 3 个抗原进行 γ 干扰素释放试验(interferon-gamma release assay, IGRA)来诊断结核分枝杆菌感染。尽管在鸟分枝杆菌复合群等其他 NTM 中没有这些抗原,但与堪萨斯分枝杆菌、海分枝杆菌以及苏尔加分枝杆菌仍存在交叉反应。

　　治疗 [1][2]:很多 NTM 在体外试验时表现出对抗结核药物耐药。然而这一现象并不一定与临床反应相符合,尤其是在治疗鸟分枝杆菌复合群感染时。在 NTM 感染患者采用抗结核药物治疗时,仅有少数的几个研究进行了对照试验。应根据以下几点制订治疗方案,包括细菌种类,药物敏感试验的结果(特别是对大环内酯类),感染部位,患者免疫状态,患者在培养结果证实为 NTM 感染之前先采用诊断性抗结核治疗。

　　原本健康的儿童由 NTM 感染所致淋巴结炎,特别是由鸟分枝杆菌复合群感染所致时,可通过手术彻底切除治愈。文献报道非手术切口抗菌治疗的成功率不尽相同,对于手术切除不完全或者复发患儿,可采用克拉霉素或阿奇霉素联合乙胺丁醇和/或利福平或利福布汀治疗(表 3.83)。未经手术切除的 NTM 淋巴结炎的自然病程是缓慢的,但手术切除时,即使使用抗菌药物治疗,也有很高的风险通过皮肤自然引流并导致瘢痕。因此,应当根据患者年龄,与父母(可能还有患儿)共同决定,为每位患者制订最佳治疗计划。

　　药物种类、剂量和疗程的选择应咨询经验丰富的治疗 NTM 感染的专家(表 3.83)。必须清除留置的异物,对于局部严重感染,手术清创是最佳选择。鸟分枝杆菌复合群通常对包括异烟肼在内的许多已批准的抗结核药物具有耐药性,但一般对克拉霉素和阿奇霉素敏感,也对乙胺丁醇、利福平联合阿米卡星或链霉素治疗敏感。二线药物包括莫西沙星和利奈唑胺。对这些其他药物的敏感性测试尚未标准化,因此不建议常规使用。快速生长分枝杆菌菌株(偶发分枝杆菌、脓肿分枝杆菌和龟分枝杆菌)应进行药敏试验,包括常见敏感药物和临床应用有效的药物(如阿米卡星、亚胺培南、磺胺甲噁唑或复方磺胺甲噁唑、头孢西丁、环丙沙星、克拉霉素、利奈唑胺和多西环素)。

　　NTM 感染的治疗疗程取决于患者状态、感染部位和严重程度。应监测接受治疗的患者。接受克拉霉素联合常规或大剂量利福布汀治疗的患者,应监测利福布汀可能引起的副作用,如白细胞减少症、葡萄膜炎、多关节炎和假性黄疸。

---

　　[1]　Daley CL, Iaccarino JM, Lange C, et al. Treatment of nontuberculous mycobacterial pulmonary disease: an official ATS/ERS/ESCMID/IDSA clinical practice guideline: executive summary. *Clin Infect Dis.* 2020; 71(4): e1-e36

　　[2]　Floto RA, Olivier KN, Saiman L, et al. US Cystic Fibrosis Foundation and European Cystic Fibrosis Society consensus recommendations for the management of non-tuberculous mycobacteria in individuals with cystic fibrosis. *Thorax.* 2016; 71: i1-i22

表 3.83　儿童非结核分枝杆菌感染的治疗 [a]

病原体	疾病	初始治疗
缓慢生长菌种		
鸟分枝杆菌复合群、嗜血分枝杆菌、缓黄分枝杆菌	淋巴结炎	淋巴结完全切除;如果切除不完全或者疾病复发,克拉霉素或阿奇霉素加上乙胺丁醇和/或利福平(或利福布汀)
	肺部感染	克拉霉素或阿奇霉素联合利福平或利福布汀、乙胺丁醇(一些药物治疗失败的患者可行肺切除术)。对于严重疾病,初始治疗中通常包括阿米卡星或链霉素。轻度至中度成人患者的临床数据证实,每周 3 次给药和每日 1 次给药有相同疗效,且毒性较小。对于重度或空洞性患者,应每日给药
奇美拉分枝杆菌	人工瓣膜心内膜炎	瓣膜切除,基于药敏试验的长期抗菌治疗
	播散性感染	见正文
堪萨斯分枝杆菌	肺部感染	每日用利福平联合异烟肼和乙胺丁醇。如果对利福平耐药,应根据药敏试验使用 3 种药物联合治疗
	骨髓炎	手术清创,同时利福平联合异烟肼和乙胺丁醇长程抗菌治疗
海分枝杆菌	皮肤感染	轻微感染,无须处理;利福平,复方磺胺甲噁唑,克拉霉素或多西环素 [b] 用于中度感染;范围较大的病变需要手术清创。不要求常规进行药敏试验
溃疡分枝杆菌	皮肤和骨感染	每日肌内注射链霉素和口服利福平 8 周;手术去除坏死组织;热疗可能有效
快速生长菌种		
偶发分枝杆菌	皮肤感染	严重感染初始治疗用静脉注射阿米卡星加美罗培南,之后参照药敏试验结果,改用口服克拉霉素、多西环素 [b] 或复方磺胺甲噁唑或环丙沙星;可能需要手术清创。多达 50% 的菌株对头孢西丁耐药
	导管感染	拔出导管,静脉注射阿米卡星加美罗培南;之后参照药敏试验结果,改用口服克拉霉素、复方磺胺甲噁唑或环丙沙星
脓肿分枝杆菌	中耳炎、皮肤感染	由于药物敏感性差异,没有可靠的抗菌治疗方案。可考虑初始治疗采用克拉霉素、阿米卡星联合头孢西丁或亚胺培南/美罗培南;可能需要在药敏试验的基础上进行清创手术(50% 对阿米卡星耐药)
	肺部感染(在囊性纤维化患者中)	严重疾病,根据药敏试验结果使用克拉霉素、阿米卡星联合头孢西丁或美罗培南;大多数菌株对替加环素有很低的 MIC;可能需要手术切除
龟分枝杆菌	导管感染、人工瓣膜心内膜炎	拔出导管;清除异物;置换瓣膜;妥布霉素(起始)加克拉霉素、美罗培南和利奈唑胺
	播散性皮肤感染	妥布霉素和美罗培南或利奈唑胺(起始)联合克拉霉素

注:MIC,最低抑菌浓度。

[a] 治疗通常包括 2 种或 2 种以上的药物。

[b] 多西环素短疗程(21d 或更短)使用时,可不考虑患者年龄,但对于 8 岁以下的儿童,不建议使用更长的治疗时间。只有 50% 的海分枝杆菌对多西环素敏感。

大多数有反应的患者在治疗的前 4~6 周内表现出显著的临床改善。血培养中清除这些微生物则需要更长的时间,通常长达 12 周。大多数专家认为至少需要 3~6 个月或更长时间。

对于分离出鸟分枝杆菌复合群的囊性纤维化患者,只对那些临床症状不能归因于其他原因,肺功能日益恶化且胸部影像学提示病情进展的患者采取治疗。初始治疗的决定应考虑药敏试验结果,并咨询囊性纤维化疾病的治疗专家。

获得性免疫缺陷综合征(acquired immunodeficiency syndrome,AIDS)和其他免疫缺陷患者伴发播散性鸟分枝杆菌复合群感染时,推荐联合用药治疗。治疗时应当咨询相关专家,因为感染危及生命,并且用于治疗播散性鸟分枝杆菌复合群和 HIV 感染的药物之间可能发生药物相互作用。

对于新近诊断出 HIV 合并播散性鸟分枝杆菌复合群感染的儿童,启动 ART 的最佳时间尚未确定。许多专家推荐在开始 ART 前先对播散性复合型分枝杆菌感染进行 2 周的治疗,以尽量减少免疫重建综合征的发生,并尽量减少与药物相关毒性因素的混淆。防止播散性鸟分枝杆菌复合群在 HIV 感染儿童中传播的最有效的方法是通过 cART 维持他们的免疫功能。晚期免疫抑制的 HIV 感染儿童应根据其 CD4+ T 淋巴细胞计数,使用阿奇霉素或克拉霉素预防播散性鸟分枝杆菌复合群感染,前提是 3 次 AFB 专用血培养呈阴性,排除播散性鸟分枝杆菌复合群感染[1]。应尽可能避免在儿童中使用联合预防治疗,因为没有证据表明这具有成本效益,相反会增加不良事件的发生率。有播散性鸟分枝杆菌复合群感染病史和持续免疫抑制的儿童应终身预防,以防止复发。正如 AIDS 指南的详细说明,一些感染 HIV 的儿童在免疫恢复后可停止预防[1]。

住院患者隔离:采用标准预防措施[2]。

控制措施:控制措施包括 HIV 感染的高风险患者的药物预防,避免自来水污染中心静脉导管、牙科器具、手术伤口、皮肤消毒用具或内镜设备。

FDA 提供了关于使用过滤水(不是自来水)用于加热器-冷却器设备的说明以及这些设备的其他建议。如果发现加热器-冷却器设备可能与奇美拉分枝杆菌感染有关,已经或将要用于心脏手术,则应告知患者(最好在手术前)风险,并在手术后监测感染的症状和体征。这些设备也用于体外膜氧合(extracorporeal membrane oxygenation,ECMO)装置,但目前为止尚未报道与此相关的病例。

(徐宁安 译 张新萍 校)

兔热病

临床表现:儿童兔热病有几种常见的表现,最常见的是溃疡腺型。特点是体表侵入部位斑丘疹皮损,随后发展为溃疡,缓慢愈合,部分为局部淋巴结急性炎症,可以自行恢复。腺型(局部淋巴结肿大,无溃疡)也很常见。少见的类型有眼腺型(严重结膜炎,耳前淋巴结炎),口

---

[1] Panel on Opportunistic Infections in HIV-Exposed and HIV-Infected Children. Guidelines for the Prevention and Treatment of Opportunistic Infections in HIV-Exposed and HIV-Infected Children. Department of Health and Human Services

[2] The Cystic Fibrosis Foundation has additional recommendations for infection prevention and control in patients with cystic fibrosis, regardless of respiratory tract culture results: Saiman L, Seigel JD, LiPuma JJ, et al. Infection prevention and control guideline for cystic fibrosis: 2013 update. *Infect Control Hosp Epidemiol*. 2014; 35 (Suppl 1): S1-S67

咽型(严重的渗出性口腔炎、咽炎或扁桃体炎和颈部淋巴结炎),皮肤的水疱样破损可被误诊为单纯疱疹病毒、水痘-带状疱疹病毒感染,伤寒型(高热,肝肿大,脾肿大,系统感染包括脓毒血症,可能合并肺炎和脑膜炎),肠型(腹痛、呕吐、腹泻)。肺炎型兔热病表现为流感样症状,肺部影像学正常,表现为发热、干咳、胸痛和肺门淋巴结肿大,常与可产生灰尘和气溶胶的农业和草坪维护活动有关。肺炎型兔热病也将是故意释放雾化微生物后的预期变体。

病原学:土拉热弗朗西丝菌是轻微染色的革兰氏阴性多形性小球杆菌。在北美洲有两个亚型可导致人类感染,即土拉热弗朗西丝菌土拉亚型(A 型)和土拉热弗朗西丝菌霍拉亚型(B型)。A 型通常认为更具毒性,但两种亚型都可能是致命的,特别是在吸入的情况下。

流行病学:土拉热弗朗西丝菌能感染超过 100 种动物,在地方性动物病传播中起重要作用的是脊椎动物,包括家兔、野兔、啮齿动物(特别是麝鼠、田鼠、海狸和土拨鼠)。家猫和家犬是另一种罕见的感染源。在美国,人类的感染大多是和蜱叮咬有关,也可能是其他节肢动物如鹿虻叮咬传播。由蜱和鹿虻叮咬引起的感染通常表现为溃疡腺型或腺型兔热病。土拉热弗朗西丝菌可通过皮肤感染,如处理感染动物组织,狩猎和处理感染的兔子、麝鼠等啮齿动物。有报道称售卖的仓鼠和土拨鼠导致疾病传播。食用了污染的水和未充分煮熟的肉可导致感染,在割草、砍灌木、堆干草时产生气溶胶,吸入污染的气溶胶也会感染。高危人群包括职业或生活暴露于感染动物或其栖息地的人,如猎兔者;暴露于蜱或其他咬人昆虫的人;土拉热弗朗西丝菌的感染性强,在培养时易于在空气中雾化,接触它的实验室工作人员也是高危人群。在美国,大部分病例发生在 5~9 月。大约三分之二的病例为男性,四分之一的病例为 15 岁以下的儿童。

除了夏威夷,兔热病在全美都有报道,2000 年兔热病被再次认定为法定传染病。发生率最高的都在美国的中西部,除了马萨诸塞部分地区(尤其是玛莎葡萄园)。2018 年,共报告 229 例病例。

在疾病的前 2 周,血中可以查到病原菌,未经过治疗的病例病原菌在皮损处可存在 1 个月。人和人之间没有传染。

潜伏期为 1~21d,通常 3~5d。

诊断方法:诊断主要基于血清学检查。大部分患者在病程第 2 周还没有产生抗体。单份血清抗体滴度由微量凝集检测(microagglutination,MA)为 1:128 或更高,由试管凝集检测(tube agglutination,TA)为 1:160 或者更高,考虑既往感染或最近感染,可以初步诊断。对于那些怀疑患有疾病且初始效价未确诊的患者,应在 4 周内再次进行效价测定。4 周后,第二份血清抗体滴度增高 4 倍以上,并且至少一份样本的滴度由 MA 为 1:128 或更高,由 TA 为 1:160 或者更高,则可以确诊。如果样本中有异嗜性抗体或布鲁氏菌抗体、军团菌抗体及其他革兰氏阴性菌抗体,可以发生非特异性交叉反应。但是,交叉反应很少产生诊断性的滴度。由于容易引起实验室获得性感染,当怀疑有土拉热弗朗西丝菌感染时,应立即通知实验室人员。

一些实验室可以将溃疡面分泌物和痰液通过 PCR 和直接荧光抗体试验检测土拉热弗朗西丝菌。固定组织的病原菌可以应用免疫组织化学染色发检测,但这种方法在大多数实验室无法开展。从血液、皮肤、溃疡、淋巴结引流液、洗胃液或呼吸道分泌物中分离土拉热弗朗西丝菌,最好通过接种富含半胱氨酸的培养基来实现。因为土拉热弗朗西丝菌是生物安全级别 3 级的病原体,基于临床和流行病学依据,或发现革兰氏阴性多形性小球杆菌,怀疑是土拉热弗朗西丝菌,进一步的工作应该在认证的 2 级生物安全柜进行,使用适当的个人防护设备(背扣长袍、双层手套、N95 呼吸器)。

治疗:庆大霉素[5mg/(kg·d),每天 2~3 次,静脉或肌内注射,调整剂量使血浆峰浓度最低为 5μg/mL]是儿童治疗的首选,因为其副作用较少。链霉素[30~40mg/(kg·d),每天 2 次,肌内注射,最大剂量 2g/d]供应有限。疗程通常为 10d。轻症病例推荐 5~7d 的疗程,严重病例(脑膜炎)的疗程稍长。环丙沙星也可以用于轻症病例[环丙沙星口服 10~14d,20~40mg/(kg·d),分两次服药,每次最高 500mg],但美国 FDA 未批准用于兔热病的治疗。与其他药物比较,多西环素治疗复发率较高,不推荐作为确定性治疗。尽管给予抗生素治疗,仍可能发生淋巴结化脓。β-内酰胺类和碳青霉烯类抗生素对土拉热弗朗西丝菌无效。庆大霉素在脑脊液的浓度不高,建议对脑膜炎的患者使用庆大霉素外,联合多西环素或环丙沙星。延迟治疗会导致治疗失败,一旦怀疑就要及时治疗。

住院患者隔离:推荐标准预防程序。

控制措施:

- 人们应该防止节肢动物叮咬,穿保护皮肤的衣物、检查皮肤和头皮的扁虱以及使用杀虫剂。
- 避免喝未处理的野外水。
- 处理野兔和其他可能感染动物尸体的捕猎者和食品准备人员要戴橡胶手套。应该告诉孩子不要接触生病和死亡的动物,包括宠物。
- 修剪草地应避免活的或死亡的动物,因为可能产生感染性气溶胶。
- 野味要彻底煮熟。
- 实验室人员处理临床标本要遵循生物安全级别 2 级预防措施。处理可疑培养物时要遵循生物安全级别 3 级预防措施。因为土拉热弗朗西丝菌是第一级的病原体,应按照确诊的病原处理。
- 按照标准防护程序处理临床标本。
- 14d 疗程的多西环素和环丙沙星推荐用于明确暴露于兔热病的成人和儿童。
- 一种曾经可以用来保护实验室工作人员和其他高危人员的疫苗正在接受 FDA 的审查,但目前在美国还无法获得这种疫苗。

(张新萍　译)

鼠型斑疹伤寒(地方性斑疹伤寒)

临床表现:鼠型斑疹伤寒也称为地方性斑疹伤寒,症状与流行性斑疹伤寒相似,但发病不那么突然,少有严重全身症状。儿童患者的症状轻微。几乎所有患者均有发热,伴随肌痛和持续严重的头痛。大约一半的患者出现恶心呕吐、厌食、腹痛和压痛。50% 患者出现皮疹,多见于发病第 4~7 天,为分散斑疹及斑丘疹,躯干为主,四肢较少,持续 4~8d。病程很少超过 2 周,临床过程通常不复杂,但也有可能出现严重的症状,如中枢神经系统异常。实验室表现包括血小板减少、肝转氨酶升高、低蛋白血症、低钙血症和低钠血症。死亡少见,但据报道,住院患者的病死率达 4%。

病原学:鼠型斑疹伤寒的病原体是地方性斑疹伤寒立克次体,它是革兰氏阴性的细胞内专性细菌。

流行病学:感染不明显的大鼠是地方性斑疹伤寒立克次体的天然宿主。该病在世界范围内分布,往往最常见于成年男性;在儿童中,男性和女性受到同样影响。在美国以外,在老鼠之间传播和传播给人类的主要媒介是鼠蚤(印鼠客蚤),也有其他的蚤和螨类牵涉其中。在美国,由猫蚤(猫栉头蚤)和负鼠(弗吉尼亚负鼠)或野猫组成的郊区循环已成为鼠型斑疹伤寒的重要原因。被感染的跳蚤的排泄物可经抓破的皮肤和黏膜进入人体,或吸入人体。鼠型斑疹伤寒在美国大部分地区很少见,可能是遗漏诊断。美国发病时间为 4~10 月份。病例主要发生在加利福尼亚州南部、得克萨斯州南部、墨西哥湾东南部和夏威夷。

潜伏期为 4~6d。

诊断方法:地方性斑疹伤寒立克次体抗原产生的抗体,其滴度可以用间接荧光抗体法、酶联免疫法和乳胶凝集法检测,在感染后 4 周达到高峰,但在疾病早期仍为阴性。间隔 2~3 周的急性期和恢复期血清 IgG 抗体增高 4 倍可以确诊。免疫分析证实的特异性 IgM 抗体升高,结合同时升高的 IgG 可以区分既往感染和目前感染,但有假阳性的可能。不推荐单独检测IgM。由于交叉反应,血清学检测不能把地方性斑疹伤寒和流行性斑疹伤寒(普氏立克次体)或其他斑点热(如立氏立克次体)感染相区分。用抗体交叉吸收进行免疫荧光抗体(IFA)分析或蛋白质印迹分析的更具特异性的检测在常规情况下是不可用的。从培养的组织中分离出致病微生物是危险的,最好在专业实验室进行。医院里常规的血培养不适宜培养地方性斑疹伤寒立克次体。CDC 对感染的全血和皮肤活检组织进行分子诊断,可以区分地方性斑疹伤寒和流行性斑疹伤寒及其他立克次体感染。CDC 也可以对甲醛固定的皮肤活检组织进行免疫组织化学检测。

治疗:多西环素是治疗地方性斑疹伤寒的首选,用于所有年龄的患者。推荐剂量为 4mg/(kg·d),每 12 小时 1 次,静脉注射或口服(每次最大剂量 100mg)。早期诊断依靠临床怀疑和流行病学。如果患者的临床表现符合地方性斑疹伤寒,不必等待实验室检查结果或因结果阴性而延误治疗,因为延迟治疗会导致严重及致命的感染。疗程一般为 7~14d,退热和症状缓解后至少再治疗 3d。氟喹诺酮类和氯霉素也可用于治疗,但疗效欠佳。氟喹诺酮类不允许应用于 18 岁以下的儿童。

住院患者隔离:推荐标准预防程序。

控制措施:在使用杀鼠药前要给予适当的杀虫剂以杀死跳蚤,否则跳蚤会寻找新的宿主,包括人类。怀疑感染的动物要用适当的方法控制。有暴露史的人不建议预防用药。发病应报告当地公共卫生部门。

(张新萍　译)

流行性斑疹伤寒(虱传斑疹伤寒或森林型斑疹伤寒)

临床表现:流行性斑疹伤寒是一种罕见的疾病,通过接触受感染的体虱传播。患者突然出现高热,寒战,肌肉疼痛,伴有严重头痛和不适。通常的特点是发病后 4~7d 出现皮疹,但有的患者无皮疹,所以皮疹不是诊断的必须。皮疹初发于躯干和腋下,后离心蔓延到四肢,面部,以及手掌、脚掌。皮疹通常是斑疹和斑丘疹,可发展成瘀斑和出血性皮疹。深色皮肤的患者很难观察到皮疹,高达 40% 的患者没有皮疹。和许多其他立克次体病不同,皮肤没有焦痂。腹部症状(腹痛、恶心)和神志变化常见,包括谵妄、抽搐和昏迷。可出现咳嗽和呼吸增快。严重病例可以出现心衰和肾衰竭。未经治疗的患者病死率高达30%。儿童死亡不常见,随着年龄增长病死率有增加趋势。未经治疗的患者自然病程持续2周。

复发性斑疹伤寒是流行性斑疹伤寒的复发,可能在首次发病后数年再发,通常发生在身体免疫系统因疾病、药物或高龄而减弱时。但复发症状往往较轻微,持续时间较短。重新激活立克次体的因素尚不清楚。

实验室检查异常包括血小板减少、肝酶增高、高胆红素和血尿素氮增高。

病原学:流行性斑疹伤寒的病原体为普氏立克次体。

流行病学:属于人-虱-人传播的疾病,体虱是传播媒介,它通过叮咬急性斑疹伤寒患者而感染。人是主要的宿主。受感染的虱子在它们的粪便中排泄病原体,通常在进食时排泄。受感染虱粪可经抓破的皮肤和黏膜进入人体,或吸入人体。所有年龄段都可能感染。贫困、拥挤、卫生条件差、个人卫生欠佳可导致体虱传播和疾病流行。该病在全世界仍时有发生,包括亚洲的寒冷山区,非洲,欧洲的一些地区,中美洲和南美洲,特别是贫穷国家的难民营和监狱。流行性斑疹伤寒最常见于冬季,这个季节的条件有利于人对人的传播载体体虱生存。本病在美国罕见,但是没有系统监测。上一次的流行是在1921年。在美国东部偶有零星的人感染病例报道,这是因为一些人与受感染的飞鼠、它们的巢或它们的体外寄生虫有过密切接触。有报告称因居住或工作在有飞鼠出没的住所而被感染,即使没有直接接触。飞鼠相关疾病,称为森林型斑疹伤寒,典型表现比体虱传播感染轻。尽管还没有关于森林型斑疹伤寒致死病例的报道,未经治疗的疾病可能是严重的,至少有1例发展为复发性斑疹伤寒。

患有复发性斑疹伤寒的人携带着活跃的普氏立克次体,因此可能会对这种生物的重新引入和新的暴发构成风险。斑疹伤寒蜱(*Amblyomma*)在美洲和埃塞俄比亚已被证明携带普氏立克次体,但它们的媒介潜力尚不清楚。在发热早期患者的血液和组织中存在立克次体,但分泌物中没有发现立克次体。在没有虱子媒介的情况下,疾病不会在人与人之间直接传播。

潜伏期为1~2周。

诊断方法:可以通过间接免疫荧光抗体试验、免疫组织化学,血液、血浆或组织样本的聚合酶链反应(PCR)分析或培养分离来诊断流行性斑疹伤寒。血清学测试是最常见的确认手段,可用于检测IgG或IgM抗体。血标本应该在发病的第1周取得或使用多西环素之前(或24h之内)取得,阴性结果不能排除诊断。血清学诊断的"金标准"是在发病第一周获得的急性血清和2~4周后获得的恢复期血清之间间接荧光抗体试验测IgG有4倍升高。急性期血清学检测阴性不能排除诊断,因为IgG和IgM的滴度在发病后7~10d增高。急性期的抗体滴度增高可能提示既往感染而不是急性感染。某些地区相当比例人群中抗体滴度轻度升高。IgM的抗体滴度增高可以持续数月,不是急性期感染的特定表现。交叉的血清学检测会发生在地方性斑疹伤寒立克次体、立氏立克次体(落基山斑点热的病原体)或其他斑点热群立克次体。还可以在特定参考实验室培养和鉴定普氏立克次体。生物体的细胞培养必须用分子生物方法来证实。

治疗:治疗流行性斑疹伤寒的首选药物是多西环素,没有年龄限制。成人每日两次静脉注射或口服多西环素的推荐剂量为100mg,45kg以下儿童的推荐剂量为2.2mg/kg,每天两次(最大剂量为100mg)。疗程通常为7~10d,应持续到至少退热后3d或临床治愈。如果疗程不足7~10d,一些患者可能会复发。不推荐使用其他广谱抗生素,包括环丙沙星,因为可能治疗失败而致死。氯霉素可作为替代药物,在多西环素禁忌(危及生命的过敏)时使用,但注意其可能的副作用（再生障碍性贫血）。在大流行的情况下，抗生素药物可能紧缺（如难民营中），此时，200mg 多西环素的单剂量也可以提供有效的治疗 [4.4mg/（kg·d），儿童最大剂量 200mg]。为控制疾病的暴发流行，同时进行灭虱治疗。

住院患者隔离：推荐标准预防措施。尤其是体虱暴露的住院患者，应采取灭虱等预防措施。

控制措施：在流行的情况下，特别是针对疾病暴露者，应当彻底灭虱。灭虱可能需要多个步骤，因为虱卵能抵抗大多数杀虫剂。热水烫洗衣服能杀死虱子和虱卵。在流行期间，将杀虫剂撒到体虱环境暴露人员的衣服上是有效的。监狱和难民环境中暴发流行性斑疹伤寒的情况下，积极监测发热对评估控制措施的效力和确保迅速有效的治疗至关重要。为了防止疾病向他人传播，感染虱子的患者应使用含有除虫菊酯或扑灭司林的乳膏或凝胶杀菌剂进行治疗，拟除虫菊酯类失效时最常使用马拉硫磷。

预防和控制与飞鼠有关的斑疹伤寒需要应用杀虫剂和预防措施，以防止与这些动物及其体外寄生虫接触，并禁止它们在人类住所内筑巢或进入人类住所。对于接触过飞鼠的人，不建议采取任何预防措施。发现病例必须上报当地卫生部门。

（张新萍　译）

解脲支原体和微小脲原体感染

临床表现：脲原体在人类疾病中的作用存在争议。非淋菌性尿道炎（nongonococcal urethritis，NGU）与解脲支原体感染间的关系尚无定论。如果不进行治疗，这种疾病的自然病程为 1~6 个月。解脲支原体感染与男性前列腺炎和附睾炎以及女性上生殖道综合征（包括输卵管炎、子宫内膜炎和盆腔炎）之间的关系也不一致。组织学绒毛膜羊膜炎（现在称为羊膜内感染）的胎盘中通常检测到解脲支原体，研究表明，解脲支原体感染与不良妊娠结局有关。一些报告还描述了阴道菌群中解脲支原体的存在与早产之间的联系。

解脲支原体和微小脲原体经常从早产儿下呼吸道和肺活检标本中分离出来，研究表明解脲支原体与早产儿支气管肺发育异常的发生有关。虽然也能在 3 个月或者更小的肺炎婴儿下呼吸道分泌物中找到病原体，但该病原体是否能导致健康婴幼儿下呼吸道疾病仍不清楚。解脲支原体在新生儿脑膜炎、脑室内出血、脑积水等疾病患儿的脑脊液中能分离出来。鉴于早产和脑室内出血的混杂因素，解脲支原体对新生儿神经系统感染的预后影响还不清楚。

已有解脲支原体或微小脲原体关节炎、骨髓炎、肺炎、心包炎、脑膜炎和进行性鼻窦疾病的病例报道，几乎只发生在免疫功能低下的患者中。接受实体器官移植的患者似乎是主要的风险群体。最近在肺移植患者中描述的解脲支原体败血症合并高氨血症（由于机体对宿主尿素的快速水解）似乎是由于供体肺中的微生物引入免疫抑制的移植受者。

病原学：脲原体是没有细胞壁的小多形性细菌。脲原体属包含能引起人类感染的解脲支原体和微小脲原体，至少有 14 种血清型。解脲支原体有 4 种，微小脲原体有 10 种。

流行病学：人类解脲支原体主要定植于性生活活跃期青年生殖道。大约一半为性活跃的女性，而性活跃的男性较少，青春期前儿童和没有性生活的青少年是罕见的，但生殖道定植菌培养阳性不等于性虐待。解脲支原体可能定植在新生儿喉部，眼,脐和会阴，并持续数月。在妊娠妇女和婴儿定植的种类中，微小脲原体比解脲支原体更常见。

　　解脲支原体通常是从没有疾病的女性下生殖道和新生儿呼吸道中分离,因此培养阳性并不等同于导致了急性感染。从有临床证据的适当宿主的上生殖道或下呼吸道标本中提取这些微生物,更能表明真正的感染。

　　性传播后的**潜伏期**为 10~20d。

　　诊断方法:培养标本需要与解脲支原体兼容的传输培养基,冷藏温度为 4℃。如果样品不能在 24h 内被运送到参考实验室,样品应在-70℃(而不是-20℃)下冷冻。如果使用阴道或尿路拭子采集,应使用涤纶或海藻酸钙拭子采集和接种运输培养基;应避免使用棉签。已经开发几个快速灵敏的聚合酶链反应测定解脲支原体,这比培养更敏感,但不作为常规手段。

　　仅通过聚合酶链反应检测尿液不需要传输培养基。这样的标本可以浓缩 10 倍,在采集后立即在-70℃冷冻,并在干冰上运输。解脲支原体可在含尿素的肉汤和琼脂中培养 2~4d。血清学检测对诊断目的的价值有限,而且未商品化。

　　治疗:如果没有症状,即使培养阳性,也不需要治疗。解脲支原体通常对大环内酯类、四环素类以及喹诺酮类敏感,但由于缺乏细胞壁,它们对青霉素或头孢菌素不敏感。对复方磺胺甲噁唑和克林霉素也不敏感。对于有症状的年龄较大的儿童、青少年和成人,多西环素是首选药物。无论年龄如何,多西环素可以短疗程使用(21d 或更少)。阿奇霉素是 8 岁以下儿童或对四环素过敏者的首选抗菌药物。多西环素治疗后发生持续性尿道炎可能与解脲支原体或生殖支原体对多西环素耐药有关。复发是常见的,在一些患者群体中,高达 50% 的解脲支原体分离株可能对四环素耐药。如果四环素可能耐药,则提示使用阿奇霉素;如果阿奇霉素也可能耐药,则选择喹诺酮类药物。根据非常有限的数据,喹诺酮类和大环内酯类共耐药仍然不常见,在美国不到 5%,但在其他地方,包括澳大利亚和东南亚,高达 10%。这种感染很难治疗,而原始霉素(pristinamycin,未经 FDA 批准)已被证明有效。

　　在小型随机试验中,红霉素的抗菌治疗未能预防新生儿发生慢性肺部疾病,这可能是因为在很大部分的婴儿中红霉素未能消除呼吸道中的解脲支原体。一项小型随机试验表明,阿奇霉素[10mg/(kg·d),7d,然后 5mg/(kg·d),最多 6 周]可以减少支气管肺发育异常或死亡的发生。

　　药代动力学研究表明,对于早产儿,静脉注射 20mg/(kg·d)阿奇霉素的 3d 疗程在清除解脲支原体方面可能更有效,但在改善临床结果方面的有效性还有待证明。对于解脲支原体引起的婴儿和儿童中枢神经系统感染,抗菌药物疗效的证据仍不足。有报道称在早产儿的脑脊液中发现了解脲支原体,他们接受或没有接受过抗菌治疗,有对脑脊液灭菌的记录。

　　住院患者隔离:推荐标准预防措施。

　　控制措施:无。

(张新萍　译)

水痘-带状疱疹病毒感染

　　临床表现:原发性水痘感染在未接种疫苗人群中的主要表现为全身性水疱样皮疹,伴瘙痒。全身皮疹数量为 250~500 个,形态从丘疹、水疱到结痂各不相同。同时伴低热及其他全身症状。并发症包括皮肤细菌重叠感染、肺炎、中枢神经系统受累(急性小脑共济失调,脑炎,卒中/血管病变)、血小板减少症及其他少见并发症,如肾小球肾炎、关节炎及肝炎。原发性病毒性肺炎在免疫正常的儿童中并不常见,但在成人中是最常见的并发症。婴儿、青春期青少年及成人感染水痘后病情较年幼儿重。在未进行常规免疫水痘前,美国每年平均有 100~125人死于水痘。如主动免疫章节所述,已免疫接种儿童仍可出现水痘,但通常较轻且经临床治疗好转。水痘后可能出现瑞氏综合征,尽管已非常罕见,但建议不要对水痘儿童使用含水杨酸的化合物(如阿司匹林、碱式水杨酸铋)。急进性重症水痘易见于免疫低下的儿童,此类患儿可见皮肤持续出疹,高热持续至病程第二周,易合并脑炎、肝炎及肺炎。据报道,既往体健的患儿中,使用大剂量皮质类固醇(泼尼松 >2mg/kg 或其他等量同类药物)治疗哮喘或其他疾病时曾有重症或致死性水痘的报道。特别是水痘潜伏期使用皮质类固醇,其风险特别高。

水痘-带状疱疹病毒(varicella-zoster virus,VZV)在原发性感染时潜伏于感觉神经节(背根、脑神经和自主神经,包括肠神经)。野生型 VZV 或疫苗株潜伏再活化导致带状疱疹,其特征是成片水疱样皮损,并且单侧分布于 1~3 个邻近感觉纤维神经节,皮损区时有疼痛或瘙痒。在疱疹样皮疹好转后可能出现持续数周或数月的局部疼痛,称为疱疹后神经痛(postherpetic neuralgia,PHN),但在儿童中很不常见。带状疱疹在免疫功能低下患者中偶见播散性感染,出现原发病灶之外的病变和/或内脏并发症。在没有皮疹(带状疱疹)的情况下,VZV 再激活的频率较低;这些患者可能出现无菌性脑膜炎、脑炎、卒中或胃肠道受累(内脏带状疱疹)。

妊娠早期及中期感染水痘可能导致死胎或胚胎水痘病,特征是四肢发育不良、皮肤瘢痕、眼部异常、中枢神经系统损害(先天性水痘综合征)。孕 8~20 周时孕母感染水痘所生婴儿中先天性水痘综合征的发病率为 2%。孕 20 周后感染的妇女所生的婴儿中很少有先天性水痘综合征病例报告。最迟一例发生在孕 28 周。宫内感染 VZV 的儿童可能在生后早期出现带状疱疹,而无水痘。

当母亲在分娩前 5d 到分娩后 2d 发生水痘时,婴儿水痘感染病死率较高,因为在分娩前几乎没有机会出现母婴抗体并通过胎盘转移,婴儿的细胞免疫系统也不成熟。

病原学:VZV(也常称为人类疱疹病毒 3)为疱疹病毒科,α 疱疹病毒亚科,水痘病毒属。

流行病学:人类是这种高传染性病毒的唯一感染源。病毒与易感者的上呼吸道黏膜或结膜接触而感染。人传人可发生于与水痘或带状疱疹损害的患者接触,或由空气传播患病。水痘比带状疱疹更具传染性。皮肤损伤似乎是传播 VZV 的主要来源;受感染者的呼吸道分泌物也可能传播,但可能不太常见。无证据表明污染物可传播 VZV,因为病毒极不稳定,不能在环境中存活足够长的时间。患水痘孕母可经胎盘传播导致胎儿宫内感染,水痘感染可由家庭成员日常生活传播而导致其他易感成员患病。儿童家中获得性感染(非家中第一例)皮肤损害较其他患者更严重。儿科病房也有医源性感染的报道。

在无疫苗接种时期的温带地区,水痘是一种呈明显季节性分布的儿童疾病,冬末春初为10 岁以下儿童发病高峰期。热带地区的患病年龄更大,成年人水痘易感性更高。美国的疫苗覆盖率很高,这有效地消除了水痘明显的季节性。自 1995 年起,随着美国广泛推行个人及社区水痘疫苗接种,所有年龄组的发病率下降约 98%。

水痘发病高峰年龄从 10 岁以下儿童变为 10~14 岁儿童,但相对于疫苗接种推行前,该年龄组的发病率仍低。水痘为终身免疫疾病。细胞免疫对于限制 VZV 初次感染以及预防 VZV激活比体液免疫更重要。免疫正常的人群中少有症状性再感染。无症状的原发性感染也少见。

免疫功能低下人群患原发性 VZV 感染(水痘)或复发(带状疱疹)时并发严重疾病的风险

增加。先天性 T 细胞缺陷或获得性免疫缺陷综合征的儿童比 B 淋巴细胞异常的人更易发展为重症水痘和带状疱疹。其他可能会出现更严重或复杂疾病的高危人群包括婴儿，青少年，慢性皮肤或肺部疾病患者，全身性使用糖皮质激素者，其他接受免疫抑制剂或长期水杨酸治疗者。

出疹前 1~2d 到所有病灶结痂的这段时间，患者具有传染性。

潜伏期多在接触皮疹后 14~16d，范围为 10~21d。在接种 VZV 免疫球蛋白或静脉注射免疫球蛋白（IGIV）后，潜伏期可延长至 28d，免疫功能低下者潜伏期则缩短。产妇在围产期有活动性水痘，其所产新生儿可在生后 2~16d 患病。从产妇出疹到新生儿出疹，间歇期为 9~15d。

诊断方法：VZV 的诊断学检测见表 3.84。水疱液或皮屑可用 PCR 法检查识别病毒。这也是目前诊断方法之一。在疾病急性期，VZV 也可以通过唾液或口腔拭子的 PCR 检测来鉴定，不过 VZV 更有可能在水疱液或皮屑中发现。VZV 还可以用过直接荧光抗体（direct fluorescent antibody，DFA）序列或在出疹后 3~4d 使用水疱基底部皮屑进行独立细胞内培养测得。病毒培养和 DFA 序列相对于 PCR 而言灵敏度较差，而且都不能区分病毒类型。

表 3.84　水痘-带状疱疹病毒（VZV）感染的诊断性试验

试验	标本	优缺点
PCR	水疱的咽拭子和涂片，结痂部位的刮取物，活检组织，脑脊液	灵敏度高的方法。对 VZV 特异。可用于鉴别疫苗和野生型（见正文）
DFA	水疱涂片，损害部位基部的刮取物（必须包括细胞）	对 VZV 特异。较培养更敏感和快速，但不如 PCR 敏感
病毒培养	血液、脑脊液、活检组织	可鉴别 VZV 和 HSV。价高，应用性有限，而且需要等待 1 周出结果。最不敏感的方法
血清学（IgG）	急性期和恢复期的血清 IgG 标本	对 VZV 特异。商业试剂一般对准确检测疫苗相关性抗体灵敏度不高
血清学（IgM）	急性期的血清 IgM 标本	IgM 检测较 IgG 特异性差，不作为常规诊断的可靠方法

注：DFA，直接荧光抗体；HSV，单纯疱疹病毒；IgG，免疫球蛋白 G；IgM，免疫球蛋白 M；PCR，聚合酶链反应。

在急性期及恢复期血清样本中水痘 IgG 抗体明显增加（滴度增加 4 倍），其标准血清序列有助于确诊，但这些抗体检测不能用于免疫功能低下人群。血清学检查很少用于 VZV 感染的诊断。目前市面上的酶免疫分析（enzyme immunoassay，EIA）测试对于诊断疫苗介导抗体反应灵敏度有限，因此不建议进行常规的疫苗接种后血清学测试。IgM 检测不可靠，可能出现假阴性和假阳性结果，因此不能常规确认或排除急性感染。

治疗：水痘的对症治疗包括剪短指甲以防止抓挠造成的创伤和继发性细菌感染，经常洗澡，使用炉甘石洗剂减少瘙痒，发热时使用对乙酰氨基酚。水痘患儿不应用水杨酸盐或含有水杨酸盐的产品（如阿司匹林、碱式水杨酸铋），因为这些产品增加了瑞氏综合征的风险。水痘暴露的未免疫儿童应停止水杨酸治疗。布洛芬治疗是有争议的，因为一些数据表明它与危及生命的链球菌皮肤感染有关，这也许是因为延迟诊断，有可能的话应该避免。

患者因素和感染程度决定是否使用抗病毒治疗以及治疗途径及疗程。抗病毒药物对 VZV 感染结局的影响有限。在免疫功能正常的宿主中，多数病毒在出疹后 72h 停止复制；但免疫功能低下的宿主,其病毒复制持续时间可延长。一般情况尚好的儿童出现水痘,不推荐常规使用口服阿昔洛韦或伐昔洛韦。出疹后 24h 使用仅能轻度缓解症状。一般情况好但划分为重症水痘高危人群才推荐口服阿昔洛韦或伐昔洛韦,比如 12 岁以上未接种疫苗者,慢性皮肤或肺疾病者,长期使用水杨酸治疗者,正使用短效或雾化皮质类固醇或在使用皮质类固醇间期者。对于带状疱疹新皮损持续发展的儿童,也应考虑使用阿昔洛韦治疗。关于治疗剂量和持续时间的建议,见非 HIV 抗病毒药物。

美国妇产科医师协会建议,患有水痘的孕妇应考虑接受治疗,以尽量减少产妇发病率。而治疗是否影响先天性水痘综合征的发生或严重程度,目前尚无对比数据。

对于免疫功能低下(包括使用大剂量皮质类固醇 14d 以上)的患者推荐静脉用阿昔洛韦。病程早期开始治疗的疗效最佳,特别是出疹后 24h 内。免疫功能低下的水痘患儿因其口服生物利用度差,不推荐使用口服阿昔洛韦。伐昔洛韦(每次 20mg/kg,最大剂量 1 000mg,一天 3 次,共 5d)被授权用于治疗 2~17 岁水痘患儿。由于其口服生物利用度优于阿昔洛韦,部分专家在重症水痘低中风险的免疫低下患者中也开始使用口服伐昔洛韦,比如 HIV 感染患儿但 CD4$^+$ T 淋巴细胞数量相对正常者,或白血病有严密随访条件患儿。泛昔洛韦可用于治疗成人 VZV 感染,但其在儿童中的有效性及安全性尚未确立。虽然接触传染源后立即使用 VZV 免疫球蛋白或 IGIV 可预防该病或改变病程,但已经发病后使用则无效。

抗病毒药物敏感性虽未经证实,但在标准治疗反应不佳的情况下可以考虑;敏感性测试需要病毒在细胞培养中生长,这对 VZV 来说是一个挑战。由耐阿昔洛韦 VZV 株引起的感染通常很罕见,仅见于免疫功能低下且长期接触抗病毒治疗或预防性治疗的宿主,现已予静脉用膦甲酸钠成功治疗。

控制措施:

水痘免疫证据。水痘免疫证据包括以下任何一项:①适龄免疫记录。学龄前儿童(即≥12 个月大)1 剂,学龄儿童、青少年和成人 2 剂。②免疫或疾病的实验室证据。③经医生诊断的水痘或水痘病史。④医生诊断的带状疱疹病史。

隔离及解除隔离。

幼儿园和学校。对于无并发症的水痘患儿,在结痂后 24h 可解除隔离返回学校。对于接种过疫苗的孩子,即使无结痂,只要超过 24h 无新发病损也可解除隔离返校。带状疱疹未结痂患儿的隔离政策也是类似标准。疱疹病损对易感人群的风险很小,但曾报道有传染性。

住院患者水痘。除标准预防措施外,水痘患者还应实施飞沫隔离和接触隔离,至少应隔离至出疹后 5d 并且所有皮损都已结痂,免疫功能低下患者可延长隔离至 1 周甚至更久。已接种疫苗者患水痘仅有斑丘疹样皮损时,隔离至无新发皮疹后 24h 即可,而无须等待所有皮损愈合。无免疫依据但接触传染源的人,应在接触后 8~21d 实施空气及接触预防措施,已接种 VZV 免疫球蛋白或 IGIV 者,预防措施应实施至接触传染源后 28d。

带状疱疹。对于免疫功能正常和免疫功能低下的播散性带状疱疹患者,建议在患病期间采取飞沫隔离和接触隔离。在排除播散性感染之前,患有局限性疾病的免疫功能低下患者需要采取飞沫隔离和接触隔离。对于有局限性带状疱疹的免疫功能正常的患者,需要采取标准预防措施至所有病变都结痂。

新生儿。水痘产妇所生新生儿应实施空气及接触隔离至 21d,如注射 VZV 免疫球蛋白或 IGIV 者应隔离至生后 28d。为了尽量减少婴儿感染的可能,母婴应分开隔离直到母亲的水疱结痂干燥,即使婴儿已经接受了 VZV 免疫球蛋白。野生型 VZV 和 Oka 疫苗株病毒均未被证实通过母乳传播;如果乳房没有明显损伤,水痘或带状疱疹母亲的母乳可泵出后喂给婴儿。如果婴儿出现临床水痘,母亲可能会照顾婴儿。如果新生儿出生时有病变(如先天性水痘),母亲和新生儿应隔离(可同时隔离)至临床稳定后出院。患有局限性带状疱疹的母亲所生婴儿可与母亲接触,只要病变可以被覆盖。应建议母亲在抱婴儿前保持良好的手卫生。

如果婴儿在潜伏期内尚未出现水痘,临床表现稳定,可以出院,在确保所有亲属和接触者都有免疫力证据后,可以在家继续隔离以完成 21d 或 28d 的隔离期。如果婴儿在这段时间内需要咨询儿童保健科,应通知办公室需要采取空气和接触预防措施。

母亲在孕早期曾患水痘的婴儿只要没有活动性皮损,无需隔离。

暴露人群照护。对于无免疫依据又接触水痘或带状疱疹传染源的人群,应实施的潜在干预包括:①暴露后 3~5d 内注射水痘疫苗(然后在适龄期接种第 2 剂水痘疫苗);②可以的话,可用 VZV 免疫球蛋白;③如果儿童不能免疫接种,且没有 VZV 免疫球蛋白,则从暴露后第 7 天开始,预防性使用口服阿昔洛韦或伐昔洛韦。这些会在下面的章节详细讨论。

暴露后免疫。水痘疫苗应尽快接种给 12 个月或 12 个月以上没有免疫力证据的健康人,包括成年人,最好在接触水痘后 3d 内,最多 5d。这种方法可以预防疾病或改变病程。应告知患者,并非所有近距离接触都会导致感染,因此即使在接触后 3~5d 内,接种疫苗也是有必要的。

被动免疫。是否使用 VZV 免疫球蛋白主要取决以下三点:①暴露者是否有水痘免疫证据;②使用疫苗后导致接种后感染的可能性;③如果感染,发生水痘并发症的可能性。

图 3.16 明确了重大暴露的构成因素,以及应接受 VZV 免疫球蛋白治疗的人群,包括免疫缺陷人群、孕妇和某些新生儿。

关于免疫功能低下患者血清学检测的灵敏度和特异度,目前尚无相关数据。免疫功能低下人群在接受 1 剂水痘疫苗后检测的 VZV IgG 无法提供充分保护,并且可能出现假阳性结果。因此,无论血清学检测结果如何,仔细询问孩子和父母可能的既往史或接触史,这有助于确定免疫力。建议在 10d 内尽快给无免疫证据的免疫功能低下儿童使用 VZV 免疫球蛋白(图 3.16)。但做决定时应该考虑免疫抑制的类型和程度,咨询儿科传染病或免疫学专家有助于决定。

每月使用大剂量(大于 400mg/kg)IGIV 的患者,最后一次注射时间距离暴露时间 3 周内者,保护作用明显。

任何接受 VZV 免疫球蛋白治疗预防水痘的患者应接种适龄水痘疫苗,并非接种活疫苗的禁忌。水痘疫苗、MMR、MMRV 应推迟到 VZV 免疫球蛋白使用后 5 个月。如果患者在接受 VZV 免疫球蛋白治疗后仍出现水痘,则不需要接种水痘疫苗。

药物预防。一些专家推荐对于暴露水痘或带状疱疹的轻度免疫功能低下无水痘免疫者或需要预防水痘的免疫功能正常者(如健康的较大青少年或成人不能再接种疫苗)在特定情况下进行预防性抗病毒治疗(图 3.16)。可从暴露后 7~10d 开始使用阿昔洛韦(20mg/kg,一天 4 次,最大剂量不超过 3 200mg/d,共 7d)或伐昔洛韦(20mg/kg,一天 3 次,最大剂量不超过 3 000mg/d,共 7d)预防。目前对于阿昔洛韦预防健康儿童暴露后患病的文献有限,关于成人或免疫功能低下者的使用研究缺如。接受强化和/或清髓化疗的 VZV 血清阳性患者常规接受抗病毒预防。接受巨细胞病毒化学预防或使用缬更昔洛韦、更昔洛韦或膦甲酸钠治疗的儿童不需要额外的 VZV 抗病毒预防。

医院暴露。CDC 建议医疗机构主动评估员工对水痘的免疫力证据,并为工作场所接触水痘的医疗人员制订接种和管理方案并提出建议。如果患者、医护人员或访客在医院内接触感染者，都应遵守以下控制措施。

- 应识别没有水痘免疫证据的暴露的医护人员、患者、探视者（图 3.16）。
- 如果没有使用疫苗的禁忌证，推荐给没有免疫证据的人接种疫苗。
- 在暴露后第 10 天内，应给合适的候选人用 VZV 免疫球蛋白（图 3.16）。
- 如果无法接种疫苗且无 VZV 免疫球蛋白，则可考虑预防性口服阿昔洛韦或伐昔洛韦。
- 所有没有免疫证据的暴露患者应尽快出院。继续住院的患者应在接触水痘后第 8~21 天隔离，或隔离至 VZV 免疫球蛋白治疗后第 28 天。
- 已接种 2 剂疫苗且暴露于 VZV 的医疗保健专业人员应在暴露后第 8~21 天由员工健康计划或感染控制科专员对其进行每日监测，以确定临床症状。如果出现发热、头痛等其他症状或任何可疑皮肤损伤等症状，应立即离岗。
- 只接受 1 次水痘疫苗的医护人员暴露 VZV 后，最好在暴露后 3~5d 内接种第二次单抗原水痘疫苗（即，不与 MMRV 疫苗联合接种），与第一次接种时间间隔至少 4 周以上。接种后管理方法与二次接种人群相同。
- 缺乏免疫力证据的卫生保健专业人员应尽快接种水痘疫苗，并在接触水痘后第 8~21 天离岗，或离岗至接种 VZV 免疫球蛋白后第 28 天。

出现暴发感染的医护人员应被视为传染源，直到水疱结痂，或者，如果他们有丘疹病变，直到 24h 内没有新的病变出现。

新生儿暴露。

婴儿接触水痘或带状疱疹。母亲在围产期出现水痘的早产儿和足月儿，可能需要 VZV 免疫球蛋白（图 3.16）。对于健康足月儿，出生后在围产期外接触水痘母亲或患有带状疱疹的母亲，不建议使用 VZV 免疫球蛋白。然而，一些专家建议在出生后的头两周内对无免疫证据母亲所生的暴露新生儿使用免疫球蛋白。

主动免疫[①]。

疫苗。水痘疫苗是减毒活疫苗，1995 年 3 月被 FDA 许可用于 12 月龄及以上，没有患过水痘疾病的健康儿童。2005 年 9 月，MMRV 疫苗被 FDA 许可用于 12 月龄至 12 岁健康儿童。

剂量和给药途径。推荐剂量为 0.5mL，皮下注射。

免疫原性。76%~85% 的大于 12 月龄的健康儿童接种单次剂量水痘疫苗，就能获得体液免疫反应与保护。接受 2 剂疫苗后血清保护率和细胞介导免疫反应接近 100%。

有效性。1 剂水痘疫苗对任何临床水痘的有效率约为 82%，对严重疾病的有效率约为 98%。两剂疫苗对任何临床水痘都有 92% 的疗效。

相似的其他疫苗或抗病毒药物。水痘疫苗可与其他儿童疫苗同时接种。推荐 12~15 个月大和 4~6 岁的儿童使用。如果不是在同一次就诊时或与 MMRV 疫苗一起使用，那么注射水痘疫苗或 MMR 疫苗的时间间隔应至少 28d。MMRV 疫苗之间的最短间隔为 3 个月。由于疫苗病毒对阿昔洛韦、伐昔洛韦或泛昔洛韦的易感性，通常应在接种水痘疫苗前 1 天至接种后 21 天（潜伏期的最长限期）内避免使用这些抗病毒药物。

[①] Centers for Disease Control and Prevention. Prevention of varicella：recommendations of the Advisory Committee on Immunization Practices（ACIP）. *MMWR Recomm Rep.* 2007；56（RR-4）：1-40

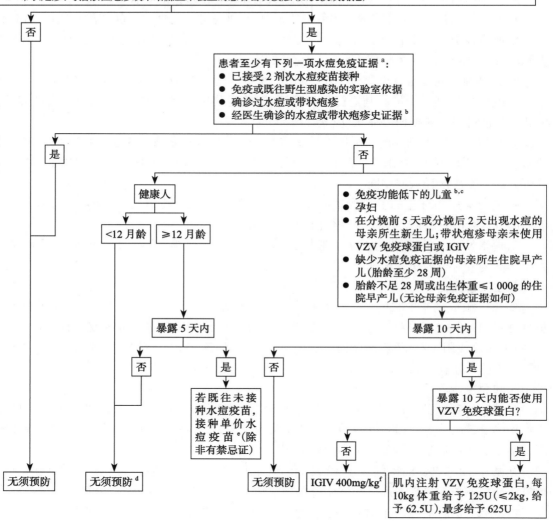

图 3.16   水痘-带状疱疹病毒（VZV）的暴露管理。IGIV，静脉注射免疫球蛋白

[a] 接受造血干细胞移植的人应被视为没有免疫性的，无论受者或供者以前有无水痘病史或接种水痘疫苗。

[b] 为了核实免疫功能低下儿童的水痘病史，卫生保健提供者应询问流行病学调查链接到另一个典型水痘病例或实验室确诊病例，或实验室确诊的证据。既没有流行病学联系也没有水痘实验室证据的免疫功能低下儿童不应被视为有确凿的病史。

[c] 免疫功能低下的儿童包括先天性或获得性 T 淋巴细胞免疫缺陷（包括白血病、淋巴瘤和其他影响骨髓或淋巴系统的恶性肿瘤）的儿童；接受免疫抑制治疗的儿童，包括全身使用≥2mg/（kg·d）泼尼松（或其等效物）治疗至少 14d，以及某些生物反应调节剂；所有人类免疫缺陷病毒感染患儿，不论 CD4[+] T 淋巴细胞百分比；所有造血干细胞移植患者，不论移植前免疫状态。

[d] 如果暴露者是患慢性疾病的青少年或成人，或有其他明确原因试图避免水痘，一些专家建议预防性使用口服阿昔洛韦。对于一岁及以上的暴露儿童，仍建议接种适合年龄的疫苗，以防止随后暴露。

[e] 如果之前接种过 1 剂水痘疫苗，则应在≥4 岁时再次接种。如果暴露发生在流行期间，第 1 剂接种后已过 3 个月，建议 4 岁以下学龄前儿童进行第 2 剂接种以控制疫情。

[f] 如果无法获得 VZV 免疫球蛋白和 IGIV，一些专家建议采用口服伐昔洛韦或阿昔洛韦。

　　不良反应。水痘疫苗是安全的;反应通常轻微,且发生率大概为 5%~35%。通常 20%~
25% 的接种人群会有注射部位的微小反应(如疼痛、红肿、水肿)。1%~3% 的接种儿童会产生
局限性的皮疹,而 3%~5% 可产生水痘样皮疹。这些皮疹通常有 2~5 个,多表现为斑丘疹而
不是水疱,在接种后 5~26d 出现。然而,并不是所有的接种后皮疹都是由疫苗导致。MMRV
或单价水痘疫苗加上 MMR 后,2%~3% 的受试者出现麻疹样皮疹。在幼儿中,第一次使用
MMRV 后的发热比例高于第一次使用单价水痘疫苗加 MMR 后的发热比例(分别为 22% 和
15%)。发热和麻疹样皮疹通常发生在免疫后 5~12d 内,持续时间短,无后遗症。

　　在单剂量的 MMRV 疫苗相比 MMR 和单价水痘使用中,可能由于使用后高热而使高热
惊厥的发生风险增加。使用 MMRV 单次剂量后,较 MMR 和单价水痘比,每 2 300~2 600 名
儿童中发生 1 例高热惊厥,而在对年龄较大的儿童(4~6 岁)接种第二次疫苗后,与同时接种
MMR 和水痘疫苗的受试者相比,MMRV 疫苗的受试者的发热、皮疹或高热惊厥发生率没有
差异。

　　发病突破性感染。发病定义为接受疫苗超过 42d 后的野生型 VZV 感染。疫苗接种者的
水痘通常很轻,皮疹通常不典型(主要为斑丘疹,病变中位数少于 50 个),发热率较低,恢复较
快。有时可能被误认为虫咬性皮炎。已接种疫苗的轻症患者的传染性约为未免疫儿童的 1/3。
然而,25%~30% 的病例并非轻度,临床特征与未接种疫苗的人相似。

　　接种疫苗后的带状疱疹。疫苗株 VZV 能引起免疫功能正常及免疫功能低下者发生带状
疱疹。然而,来自许可证后监测的数据表明,接种水痘疫苗后的免疫正常儿童患带状疱疹的
年龄特异性风险低于自然感染水痘的儿童。免疫后带状疱疹患者皮损标本中已鉴定出野生
型 VZV,这表明免疫后患者的带状疱疹也可能是接种前后被未识别的野生 VZV 感染所致。

　　疫苗相关 VZV 的传染。疫苗相关 VZV 传染接触是很罕见的(只记录在接种 7 人,导致
有 8 例继发感染)。在接种后出现皮疹的高风险人群中,暴露后预防性使用 VZV 免疫球蛋白、
IGIV,阿昔洛韦或伐昔洛韦尚未研究。一些专家认为,免疫功能受损的人皮肤损伤被认为是
由疫苗病毒引起的,应该接受阿昔洛韦或伐昔洛韦治疗。在这些患者中,通常通过 PCR 检测
尝试确认是否存在 VZV。

　　疫苗接种指南。

　　12 个月至 12 岁儿童。单价水痘疫苗和 MMRV 均已获得许可,可供 12 月龄至 12 岁的健
康儿童使用[1]。该年龄组的每名儿童应接受 2 次 0.5mL 的单价水痘疫苗或 MMRV 皮下注射,
间隔至少 3 个月。但是,如果在第一次给药后至少 28d 第二次给药,则无须重复给药。

　　所有健康儿童应在 12~15 月龄时常规接种第一剂包含水痘的疫苗。第 2 剂疫苗常规
推荐在 4~6 岁时接种(即进入幼儿园或小学一年级以前),甚至可以在更早的年龄时用。在
12~15 月龄时,因为接种 MMRV 疫苗存在微小的高热惊厥风险,所以美国儿科学会建议对接
受这种第一次免疫的幼儿选择 MMR 疫苗加单价水痘疫苗或 MMRV。家长应被告知他们的
孩子在接受 MMRV 疫苗的 1~2 周内可能会出现罕见的高热惊厥。对于 4~6 岁时的第二次接
种,MMRV 通常优于 MMR 加单价水痘疫苗,以减少注射次数。只接受单次剂量的 7 岁及以
上儿童均需要接受第二次注射。

① Centers for Disease Control and Prevention. Use of combination measles,mumps,rubella,and varicella vaccine: recommendations of the Advisory Committee on Immunization Practices(ACIP). *MMWR Recomm Rep*. 2010;59(RR-3):1-12

如果在一岁生日前 5d 或 5d 以上注射第一剂含有水痘的疫苗,该剂量不计入水痘免疫证据所需的 2 剂。在这种情况下,水痘疫苗应在 12~15 月龄时重复,只要离无效剂量至少 28d。例如,如果第 1 剂水痘疫苗在 10 个月大时意外接种,重复接种的剂量将不早于孩子的第一个生日(第 1 剂的最小年龄)。如果在 11 个月半时接种第 1 剂水痘疫苗,那么重复接种的时间应不早于第一个生日后 28d。

13 岁及以上者。若 13 岁及以上者缺乏免疫学的证据,应接受 2 次 0.5mL 剂量的水痘疫苗,间隔至少 28d。间隔时间的推荐是由研究这个年龄阶段的儿童接种 2 剂疫苗的试验中所得到的。只接受过 1 剂水痘疫苗的儿童需要接受第 2 剂。在这个年龄阶段只被允许使用单价水痘疫苗。

注意事项和禁忌证。

对疫苗成分过敏。水痘疫苗不适用于对疫苗的任何成分(包括明胶和新霉素)有过敏反应或严重过敏反应的人,或对前次接种水痘疫苗有过敏反应的人。

免疫功能低下患者的免疫。

一般建议[1]。水痘疫苗(时间允许的话,推荐 2 剂免疫法)应给无水痘免疫证据的免疫功能正常的儿童使用,或用于免疫抑制治疗开始前 4 周或以上。水痘疫苗不应用于免疫功能严重受损的患者,但一些特殊类型(如没有严重免疫抑制的 HIV 感染患者或没有 T 细胞介导免疫缺陷的原发性免疫缺陷病患者,如原发性补体成分缺乏症、单纯体液免疫功能低下或慢性肉芽肿病)应接受接种。有遗传性免疫缺陷家族史的儿童在接种前应排除免疫缺陷。

对于免疫可能改变的人,只有单价水痘疫苗(而不是 MMRV)才能用于水痘免疫。Oka 疫苗株仍然对阿昔洛韦敏感,如果高危患者出现与疫苗相关的水痘,则应使用阿昔洛韦或伐昔洛韦作为治疗药物。

恶性肿瘤[1]。免疫重建前的间隔时间因免疫抑制治疗、放射治疗、潜在疾病和其他因素的强度和类型而异。在停止免疫抑制治疗后,间隔多长的时间可以安全有效地接种活病毒疫苗,这往往很难给出明确建议。目前的建议是在病情缓解时和癌症化学治疗后至少 3 个月有免疫功能恢复证据的患者中接种水痘疫苗。包括抗 B 细胞抗体的治疗方案中,疫苗接种应延迟至少 6 个月。

造血干细胞移植[1]。水痘血清阴性、无移植物抗宿主病、被认为免疫功能正常的患者,最后一次使用 IGIV 的时间为 8~11 个月前,则在造血干细胞移植后至少 24 个月应接种 2 剂系列水痘疫苗。与患者相关的非免疫家庭成员、密切接触者和卫生保健工作者应在该时间前进行免疫。接种后出现皮疹的免疫接种者应避免与在皮疹期间缺乏免疫证据的免疫受损宿主直接接触[2]。

[1] Rubin LG, Levin MJ, Ljungman P, et al. 2013 IDSA clinical practice guideline for vaccination of the immunocompromised host. *Clin Infect Dis*. 2014;58(3):e44-e100

[2] Danziger-Isakov L, Kumar D, AST ID Community of Practice. Vaccination of solid organ transplant candidates and recipients:Guidelines from the American society of transplantation infectious diseases community of practice. *Clin Transplant*. 2019;33(9):e13563

HIV 感染 [1]。MMR 活疫苗和单价水痘疫苗可用于无症状的 HIV 感染且无严重的免疫抑制状态的儿童和青少年（即 1~13 岁儿童 $CD4^+$ T 淋巴细胞百分比≥15%，及 14 岁以上青少年 $CD4^+$ T 淋巴细胞计数≥2×10^8/L）。严重免疫受损的 HIV 感染婴儿、儿童、青少年和青年人（如 1~13 岁儿童 $CD4^+$ T 淋巴细胞百分比 <15%，以及 14 岁以上青少年 $CD4^+$ T 淋巴细胞计数 <2×10^8/L）的患者不应接种含麻疹病毒的疫苗，因为有报道与疫苗相关的肺炎。由于缺乏这类人群的安全性数据，无论免疫抑制程度如何，都不应给任何感染 HIV 的婴儿接种 MMRV 疫苗。如果儿童出现免疫后水痘样皮疹，应指示父母和监护人返回进行评估。水痘疫苗已被证明能降低 HIV 感染儿童水痘和带状疱疹的发病率。

接受皮质类固醇的儿童。接受超过 14d 的全身皮质类固醇治疗 [泼尼松 2mg/（kg·d）或 20mg/d 或其等效药物] 的儿童不能接种水痘疫苗。停止皮质类固醇治疗和水痘疫苗接种的间隔时间推荐至少为 1 个月。在吸入、经鼻和局部使用皮质类固醇的人群中可以接种水痘疫苗。

与免疫功能低下者有可能接触的家庭人员。免疫功能受损人群的家庭接触者如果没有免疫证据，应进行免疫接种，以降低将野生型 VZV 引入家庭的可能性。对没有出现皮疹的健康人进行免疫接种后，无须采取任何预防措施。若接种人群出现皮疹，应该在皮疹期间避免接触免疫功能低下的宿主，因为他们没有免疫建立的证据。

妊娠期和哺乳期。水痘疫苗不应用于妊娠妇女，因为疫苗对胎儿发育的影响尚不清楚，但妊娠妇女在无意中接种后没有发现先天性水痘综合征或畸形的病例。应在免疫后至少 1 个月内避免妊娠。孕妇或其他家庭成员不是家庭儿童免疫的禁忌证。

免疫球蛋白。尽管免疫球蛋白可影响麻疹疫苗中的免疫建立，但关于水痘疫苗的影响仍是未知数。更多的数据显示，在接受任何形式的免疫球蛋白或其他血液制品如麻疹疫苗后应该有同样的间隔时间停止接种水痘疫苗（表 1.11）。相反，接种水痘疫苗 2 周内应避免使用免疫球蛋白。经胎盘传递的 VZV 抗体并不影响在 12 月龄及以上时接种水痘疫苗的儿童的免疫原性。

水杨酸类药物。美国的水痘疫苗接种剂量超过 1.4 亿剂，没有报告瑞氏综合征病例。然而，由于水痘感染期间使用水杨酸盐与瑞氏综合征相关，疫苗制造商建议在水痘疫苗注射后 6 周内避免使用水杨酸盐。内科医生应从自然感染病毒后接受长期水杨酸类药物治疗的已知风险中权衡水痘疫苗使用的潜在风险。

（杨梅雨 译 张新萍 校）

弧菌感染

霍乱

临床表现：霍乱的特点是大量的水样腹泻和迅速出现危及生命的脱水。低血容量性休克可在腹泻开始后数小时内发生。大便具有典型的洗米水外观，呈白色，含有少量黏液，含有高浓度的钠、钾、氯和碳酸氢盐。呕吐是霍乱的常见症状。通常没有发热和腹部绞痛。除了脱

---

[1] Panel on Opportunistic Infections in HIV-Exposed and HIV-Infected Children. Guidelines for the Prevention and Treatment of Opportunistic Infections in HIV-Exposed and HIV-Infected Children. Department of Health and Human Services

水和低血容量外,霍乱的常见并发症还包括低钾血症、代谢性酸中毒和低血糖,尤其在儿童中多见。虽然严重霍乱是一种以大量腹泻和迅速脱水为特征的疾病,但感染产毒性霍乱弧菌 O1 的人可能没有症状,也可能有持续 3~7d 的轻度至中度腹泻。

病原学:霍乱弧菌是一种弯曲或逗号形状的可运动的革兰氏阴性杆菌。目前有 200 多个霍乱弧菌血清群,其中一些携带霍乱毒素(cholera toxin,CT)基因。虽然那些有 CT 基因的血清群和其他没有 CT 基因的血清群都可以引起急性水样腹泻,但只有产生毒素的血清群 O1 型和 O139 型才能引起流行性霍乱,绝大多数霍乱病例是由 O1 型引起的。O1 型霍乱弧菌分为 2 个生物型,即经典型和埃尔托型,以及 2 个主要血清型,小川型和稻叶型。自 1992 年以来,产毒性霍乱弧菌血清群 O139 型被认为是亚洲流行性霍乱的一个原因。该型除了由 O139 替代 O1 抗原外,几乎与 O1 霍乱弧菌埃尔托型相同。所有霍乱弧菌的其他血清群统称为非 O1/非 O139 型霍乱弧菌。非 O1/非 O139 型霍乱弧菌产毒株可引起严重脱水腹泻病的散发病例,但未引起霍乱的大规模暴发。非 O1/非 O139 型霍乱弧菌的非产毒菌株与散发性胃肠炎、脓毒症和罕见的伤口感染有关。

流行病学:自 19 世纪初以来,已经发生了 7 次霍乱大流行。最近的大流行始于 1961 年,是由霍乱弧菌 O1 埃尔托型引起的。分子流行病学显示,这场大流行连续发生了三波,每波都从南亚蔓延到亚洲、非洲和西太平洋群岛(大洋洲)的其他地区。1991 年,由产毒性霍乱弧菌 O1 埃尔托型引起的流行性霍乱在秘鲁出现,并传播到南美洲、中美洲和北美洲的大多数国家,在消退前造成 100 多万例霍乱病例。2010 年,霍乱弧菌 O1 埃尔托型被传入海地伊斯帕尼奥拉岛上,引发了大规模的霍乱疫情,造成 65 万多例病例和 8 000 人死亡。在美国,报告了因前往地方性霍乱地区或摄入了从地方性霍乱地区运送的受污染食品而发生的零星病例,其中包括自 2010 年以来从伊斯帕尼奥拉岛输入的至少 40 例病例。据报道,美国国内有食用来自墨西哥湾海鲜引发的病例。

人类是唯一有记录的自然宿主,但自由生活的霍乱弧菌生物可以在水生环境中持续存在。感染主要是通过从受污染的水或食物(特别是生的或未煮熟的贝类、生的或部分干燥的鱼或在室温下保存的潮湿的谷物或蔬菜)中摄入大量病原体而获得的。低胃酸和血型 O 型的人患严重霍乱的风险更高。

潜伏期通常为 1~3d,从数小时到 5d 不等。

诊断方法:霍乱弧菌可从粪便标本(首选)或涂有硫代硫酸盐、柠檬酸盐、蔗糖琼脂的呕吐物中培养。由于美国的大多数实验室并不常规培养霍乱弧菌或其他弧菌,临床医生应要求对临床疑似病例进行适当的培养。分离出的霍乱弧菌应送往美国国家卫生部门实验室进行确认,然后送交美国 CDC 进行确认、血清分组和 CT 基因检测。美国 CDC 提供检测霍乱弧菌血清抗体的试验,如杀弧菌试验和抗霍乱毒素酶联免疫试验,但需要事先批准。这两种方法都需要提交急性和恢复期血清标本,从而提供回顾性诊断。急性和恢复期血清中,杀弧菌抗体滴度增加 4 倍提示霍乱的诊断。已开发了几种用于快速检测粪便标本中 O1 和 O139 霍乱弧菌抗原的商业试验。这些 O1 和 O139 快速诊断试验与硫代硫酸盐柠檬酸盐蔗糖琼脂培养相比,灵敏度为 80%~97%,特异度为 70%~90%。快速诊断试验并非粪便培养的替代品,但在无法立即获得粪便培养的地区,快速诊断试验可能提供疑似霍乱暴发的快速推定指示。FDA 已经批准多重 PCR 板用于检测与胃肠道感染相关的各种细菌,寄生虫和病毒,并且可以直接从粪便标本中特异性地检测霍乱弧菌。

治疗：及时和适当的补液治疗是霍乱管理的基础，可将严重霍乱的病死率从 10% 以上降低到 0.5% 以下。补液疗法应以世界卫生组织的标准为基础，其目标是在最初出现症状后 3~4h 内补充估计的液体不足。对于严重脱水的患者，应使用等渗液静脉输液，而乳酸盐林格液是首选方案[1]。对于没有严重脱水的患者，使用世界卫生组织认可的低渗性口服补液盐（oral rehydration solution, ORS）已成为标准，但数据表明，以大米为基础的 ORS 或抗淀粉酶淀粉 ORS 更有效。

及时开始抗菌治疗可减少腹泻的持续时间与量，并减少活菌的脱落。对中度至重度患者应考虑进行抗菌治疗。抗菌药物治疗应根据患者的年龄（表 3.85）以及抗菌药物耐药性的流行模式来选择。在流行耐药模式未知的情况下，应进行抗菌药物敏感性试验和监测。补锌应被认为是儿童补液的一种辅助手段。

表 3.85　疑似霍乱的抗生素

抗生素	小儿剂量[a]	成人剂量	备注
多西环素	4.4mg/kg，单次剂量	300mg，单次剂量	应在由易感菌株引起的流行病中使用，不建议妊娠妇女服用
环丙沙星[b]	15mg/kg，每日 2 次，用 3d（单剂 20mg/kg 已被使用）	500mg，每日 2 次	氟喹诺酮类药物敏感性降低与治疗失败有关。儿童和妊娠妇女不宜服用环丙沙星
阿奇霉素	20mg/kg，单次剂量	1g，单次剂量	
红霉素	12.5mg/kg，每日 4 次，用 3d	250mg，每日 4 次，用 3d	
四环素[c]	12.5mg/kg，每日 4 次，用 3d	500mg，每日 4 次，用 3d	

[a] 不超过成人剂量。
[b] 氟喹诺酮类药物不适用于 18 岁以下儿童。
[c] 适用于 ≥8 岁儿童。

住院患者隔离： 除标准预防措施外，还针对患病期间需要使用尿布的儿童或二便失禁患者提出了接触预防措施。

控制措施：

卫生。使用氯化或煮沸消毒饮用水可防止水传播霍乱弧菌。建议在食用前彻底烹煮来自墨西哥湾沿岸的螃蟹、牡蛎和其他贝类，以减少传播的可能性。食物如鱼、米或谷粒应立即冷藏，并在进食前彻底加热，水果和蔬菜应在进食前剥皮。建议使用厕所或掩埋粪便，并避免在任何人多处或水域附近大便。在排便后以及准备或进食食物前，适当的手卫生对预防传播十分重要。

接触者治疗。虽然在确认该病例后 24h 内给予适当的抗菌药物可防止家庭接触者中出现更多霍乱病例，但世界卫生组织目前不建议对接触者进行化学预防。

疫苗。一种单一剂量的减毒单价口服活疫苗已获得 FDA 批准，并可在美国供 2~64 岁前往霍乱风险较高地区的旅行者使用。除了遵循安全的食品和水预防措施外，美国 CDC 免疫实践咨询委员会还建议对前往霍乱活跃传播地区的成年旅行者（18~64 岁）接种霍乱疫苗。

[1]　World Health Organization. *The Treatment of Diarrhoea, a Manual for Physicians and Other Senior Health Workers*. 4th Rev. WHO/FCH/CAH/05.1. Geneva, Switzerland: World Health Organization; 2005

到 2021 年 2 月,正在考虑将这一建议降至 2 岁[①]。霍乱传播活跃地区的定义是由产毒性霍乱弧菌 O1 引起地方性或流行性霍乱的国家内的一个省、州或其他行政分区,包括过去一年内容易发生霍乱流行病的霍乱活动地区;它不包括仅报告零星病例的地区。请注意,在 2020 年 12 月,Vaxchora 的制造商暂时停止了生产和销售,这种疫苗可能供应有限或无法获得。

世界卫生组织批准了三种口服灭活疫苗,并可在美国以外地区获得。Dukoral 是一种单价灭活疫苗,基于热杀死血清群 O1 全细胞和重组霍乱毒素 B 亚基。这种疫苗还可能对不耐热的肠产毒性大肠埃希菌感染提供一定的保护,主要用于前往霍乱流行地区的旅行者。2至 6 岁儿童需要 3 剂,成人和 6 岁及以上儿童需要 2 剂,并至少间隔一周。两种双价(O1 和 O139)疫苗 ShanChol 和 Euvichol 对年龄较大的儿童和成人提供持久保护,但对幼儿不提供显著保护。2011 年,世界卫生组织启动了一个由二价疫苗组成的全球口服霍乱疫苗储备,以便在霍乱流行和其他紧急情况期间迅速部署。

从霍乱疫区进入美国的旅行者不需要接种霍乱疫苗,世界卫生组织也不再建议往返于霍乱疫区的旅行者接种疫苗。没有国家要求在入境时接种霍乱疫苗。

报告。确诊的霍乱病例必须向发生和感染霍乱的任何国家的卫生当局报告。应立即向地方卫生部门通报疑似或已确定的霍乱病例。

其他弧菌感染

临床表现:可归因于以下弧菌科(主要为非产毒性)引发的疾病称为弧菌病,包括副溶血性弧菌、创伤弧菌和其他弧菌,非产毒性霍乱弧菌,产毒性 O75 和 O141 霍乱弧菌,以及不属于弧菌属的弧菌科成员。相关的临床症状包括胃肠炎、伤口感染和败血症。胃肠炎是最常见的综合征,其特征是急性发作的水样非血性大便和腹部绞痛。大约一半受影响的人将出现低热、头痛和发冷;大约 30% 会有呕吐。2~5d 后自然恢复。伤口感染通常以蜂窝织炎开始,并伴有小泡,可发展为出血性大疱、坏死和/或坏死性筋膜炎。败血症可原发或继发于胃肠炎或伤口感染,常为暴发性,并伴有 36h 内转移性皮损的发展。严重伤口感染和败血症的危险因素包括肝病、铁过载、溶血性贫血、慢性肾衰竭、糖尿病、低胃酸和免疫抑制。由解藻酸弧菌引起的各种耳鼻喉科表现与在盐水中游泳有关。

病原学:弧菌是兼性厌氧、运动性、耐盐革兰氏阴性杆菌。与腹泻相关的最常见的非产毒弧菌为副溶血性弧菌和非 O1/非 O139 的霍乱弧菌。创伤弧菌通常会引起原发性败血症和严重的伤口感染,但其他种类的弧菌也会引起这些症状。解藻酸弧菌通常引起伤口感染和耳部感染,耳部感染在儿童中更常见。

流行病学:弧菌是海洋和河口环境的天然居民。在温带地区,大多数非霍乱弧菌感染发生在夏季和秋季,此时海水中的弧菌数量最多。胃肠炎通常发生在食用生的或未煮熟的海鲜之后,特别是牡蛎、蛤蜊、螃蟹和虾。伤口感染通常可归因于创伤弧菌,可能是由于先前存在的伤口暴露于受污染的海水中,或处理受污染的鱼类或贝类发生刺穿。暴露在因飓风等自然灾害而受污染的水中会导致伤口感染。尚无人传人的报告。自 2007 年 1 月以来,与非霍乱弧菌相关

① Wong KK, Burdette E, Mahon BE, Mintz ED, Ryan ET, Reingold AL. Recommendations of the Advisory Committee on Immunization Practices for use of cholera vaccine. *MMWR Morb Mortal Wkly Rep.* 2017;66:482-485

的感染在美国范围内公布。据估计,美国每年有 8 万例弧菌病,500 例住院,100 例死亡。

胃肠炎的**潜伏期**一般为 24h(范围为 5~92h),伤口感染和败血症的**潜伏期**为 1~7d。

诊断方法:根据临床症状,可以从粪便、伤口分泌物或血液中分离出弧菌。由于鉴定该生物体需要特殊技术,当怀疑感染弧菌时,应通知实验室人员。多重分子面板是可用的,但在一些诊断测试中特异度很差。感染应通过培养确认,并且应按要求将分离菌株(如果培养诊断试验非阳性,则为临床样本)转交当地公共卫生实验室进行特征描述和暴发调查。

治疗:腹泻通常是轻度的,具有自限性,只需要口服补液。伤口感染需要手术清创,处理坏死组织。抗菌疗法适用于严重腹泻、伤口感染和败血症的患者。伴或不伴出血性大疱和伤口感染的败血症患者应使用第三代头孢菌素加多西环素或环丙沙星治疗。严重腹泻的患者应使用多西环素或环丙沙星治疗。在不考虑患者年龄时,多西环素可短疗程使用(即 21d 或更短)。复方磺胺甲噁唑联合氨基糖苷类是一种替代方案。

住院患者隔离:除标准预防措施外,还针对患病期间需要使用尿布的儿童或二便失禁患者提出了接触预防措施。

控制措施:海鲜应充分煮熟,如不立即食用,应冷藏。应避免因接触被生海鲜污染的表面和容器而对煮熟的海鲜造成交叉污染。未煮熟的软体动物和甲壳类动物应小心处理,在准备过程中可戴上手套。海水浴者的擦伤应用干净的淡水冲洗。所有儿童,免疫功能低下者和慢性肝病患者应避免食用生牡蛎或蛤蜊,如果有伤口或可能发生伤口,应告知所有人与海水接触相关的风险。弧菌病是一种美国法定报告疾病。

西尼罗病毒

临床表现:估计 70%~80% 感染西尼罗病毒的人无症状。大多数有症状的人经历急性全身性发热疾病,通常包括头痛、肌痛、关节痛、呕吐、腹泻或短暂的斑丘疹。不到 1% 的感染者会发展成神经侵袭性疾病,通常表现为脑膜炎、脑炎或急性弛缓性脊髓炎。西尼罗病毒脑膜炎在临床上与其他病毒引起的无菌性脑膜炎难以区分。西尼罗病毒脑炎患者通常伴有发热、头痛、癫痫、精神状态改变、局灶性神经功能障碍或运动障碍。西尼罗病毒急性弛缓性脊髓炎在临床和病理上常常与脊髓灰质炎病毒相关性脊髓炎相同,伴有前角细胞损伤,并可能发展为需要机械通气的呼吸麻痹。西尼罗病毒相关的吉兰-巴雷综合征也有报道,可从临床表现、脑脊液分析结果和电生理检测结果与西尼罗病毒急性弛缓性脊髓炎相鉴别。在感染西尼罗病毒后,心律失常、心肌炎、横纹肌溶解综合征、视神经炎、葡萄膜炎、脉络膜视网膜炎、睾丸炎、胰腺炎和肝炎很少被描述。

常规临床实验室结果通常对西尼罗病毒感染无特异性。在神经侵袭性疾病患者中,脑脊液检查一般显示淋巴细胞增多,但中性粒细胞可能在疾病早期占优势。脑磁共振成像通常是正常的,但在西尼罗病毒脑炎中异常信号可见于基底核、丘脑和脑干,在西尼罗病毒感染所致急性弛缓性脊髓炎中脊髓也可见异常信号。

大多数西尼罗病毒非神经侵袭性疾病或脑膜炎患者可完全康复,但疲劳、乏力和虚弱可持续数周或数月。从西尼罗病毒脑炎或急性弛缓性脊髓炎中恢复通常需要数周至数月,患者通常有残留的神经功能缺陷。在神经侵袭性疾病患者中,总体病死率约为 10%,但西尼罗病毒脑炎和脊髓炎的病死率明显高于西尼罗病毒脑膜炎。

大多数已知在妊娠期间感染西尼罗病毒的妇女分娩的婴儿没有感染或临床异常的证据。已经报告了罕见的先天性感染和可能通过母乳传播的病例。如果在妊娠期间诊断出西尼罗病毒疾病,应对胎儿和新生儿进行详细检查 [1]。

病原学:西尼罗病毒是黄病毒科(黄病毒属)RNA病毒,与圣路易斯脑炎和乙型脑炎病毒抗原相关。

流行病学:西尼罗病毒是一种节肢动物传播的病毒(虫媒病毒),它在蚊子和脊椎动物宿主(主要是鸟类)之间传播。西尼罗病毒主要通过受感染的库蚊叮咬传播给人类。人类通常不会产生足以感染蚊子的病毒血症水平或持续时间,因此是终宿主。然而,人与人之间的西尼罗病毒传播可以通过输血和实体器官移植发生。宫内和可能的母乳喂养传播很少被描述。在实验室工作人员和职业环境中,通过经皮和黏膜接触的传播已经发生。

除南极洲外,所有大陆都记录了西尼罗病毒的传播情况。自20世纪90年代以来,最大规模的西尼罗病毒神经侵袭性疾病暴发发生在中东、欧洲和北美。西尼罗病毒于1999年首先在西半球的纽约市被发现,随后传播到美国大陆和加拿大。1999—2018年,美国共报告了24 657例西尼罗病毒神经侵袭性疾病,2002年、2003年和2012年为美国的发病高峰。西尼罗病毒是美国神经侵袭性虫媒病毒疾病的主要原因。2018年,报告了1 658例西尼罗病毒神经侵袭性疾病病例,是报告的所有美国其他虫媒病毒(如东部马脑炎病毒、詹姆士城峡谷病毒、拉克罗斯病毒、波瓦生病毒和圣路易斯脑炎病毒)神经侵袭性疾病病例数的11倍以上。阿拉斯加和夏威夷是仅有的两个没有报告西尼罗病毒在当地传播的州。

在温带和亚热带地区,大多数西尼罗病毒感染发生在夏季或初秋。虽然所有年龄组和性别都易受西尼罗病毒感染,但严重疾病(如脑炎和死亡)的发生率在老年人中最高。慢性肾衰竭、癌症史、酗酒史、糖尿病和高血压与严重的西尼罗病毒疾病有关。

潜伏期通常为2~6d,波动在2~14d的范围内,免疫功能受损者的潜伏期可达21d,实体器官移植受者可达37d。

诊断方法:检测血清或脑脊液中抗西尼罗病毒IgM抗体是诊断西尼罗病毒感染最常见的方法。抗西尼罗病毒抗体IgM的存在通常是近期感染的良好证据,但可能表明感染了另一种密切相关的黄病毒。由于抗西尼罗病毒抗体IgM可在部分患者血清中持续1年以上,因此阳性检测结果有时可反映既往感染情况。脑脊液中抗西尼罗病毒抗体IgM的检测通常提示近期有神经浸润性感染。大多数西尼罗病毒感染患者在症状出现后3~8d内可检测到西尼罗病毒IgM抗体,并且在30~90d内仍能检测到。对于在发病后8d内收集的血清中检测不到IgM的患者,应在恢复期样本上重复检测。IgG抗体一般在IgM后不久即可检测到,并可持续数年。空斑减少中和试验可用于测量病毒特异性中和抗体,并从密切相关的黄病毒中鉴别交叉反应抗体。在相隔2~3周收集的急性期和恢复期血清标本中,如病毒特异性中和抗体增加4倍或更多,则可用于确认最近的西尼罗病毒感染。

病毒培养和西尼罗病毒核酸扩增试验(包括逆转录聚合酶链反应)可在急性期血清、脑脊液或组织标本上进行。然而,当大多数具有免疫能力的患者出现临床症状时,通常已无法检测到西尼罗病毒RNA,因此聚合酶链反应检测不推荐用于诊断免疫能力强的宿主。这些测试

---

① Centers for Disease Control and Prevention. Interim guidelines for the evaluation of infants born to mothers infected with West Nile virus during pregnancy. *MMWR Morb Mortal Wkly Rep.* 2004;53(7):154-157

对免疫缺陷患者的灵敏度可能更高。免疫组织化学染色可检测固定组织中的西尼罗病毒抗原,但阴性结果尚不确定。

在鉴别最近接触蚊子、输血或实体器官移植引起的发热或急性神经系统疾病,以及母亲在妊娠期间或哺乳期间感染了西尼罗病毒的新生儿的疾病时,应考虑该病毒感染所致。无菌性脑膜炎和脑炎的鉴别诊断中,除了单纯疱疹病毒和肠道病毒,还应考虑到西尼罗病毒和其他虫媒病毒。

治疗: 无特效治疗,对西尼罗病毒疾病的管理是对症支持性的。尽管各种治疗方法已经用于评估或治疗西尼罗病毒疾病,但到目前为止没有任何一种疗法显示出具体的益处。一篇综述概括了可能的治疗方法,包括静脉注射免疫球蛋白(伴或不伴西尼罗病毒抗体高滴度)、重组人源单克隆抗体、干扰素、皮质类固醇、利巴韦林。

住院患者隔离: 推荐标准的预防措施。

控制措施: 候选的西尼罗病毒疫苗正在被评估,但没有一种疫苗获准用于人类。在没有疫苗的情况下,预防西尼罗病毒疾病取决于社区一级的蚊虫控制计划以减少媒介密度,个人保护措施以减少与受感染蚊子的接触,以及对血液和器官捐献者的筛查。个人防护措施包括使用驱蚊剂,穿长袖衬衫和长裤,限制从黄昏到黎明的户外接触。使用空调,安装窗户和门帘,减少蚊虫滋生地点,可以进一步减少接触西尼罗病毒的风险。美国的献血者接受了西尼罗病毒感染的筛查,但医生应该对输血或器官移植可能传播西尼罗病毒保持警惕。

妊娠妇女应采取上述措施避免蚊虫叮咬。含 N,N-二乙基间甲苯甲酰胺产品可用于妊娠,无不良影响。患有脑膜炎、脑炎、急性弛缓性脊髓炎,或正生活在西尼罗病毒传播地区而出现不明原因发热的妊娠妇女,都应进行西尼罗病毒检测。确诊西尼罗病毒感染应向当地卫生部门报告,并随访受感染妇女的妊娠情况。尽管西尼罗病毒可能通过母乳传播,但这种传播似乎罕见,并且没有对婴儿产生不良影响的报道。由于母乳喂养的优势胜过母乳喂养婴儿感染西尼罗病毒疾病的风险,因此即使在西尼罗病毒持续传播的地区,也应鼓励母乳喂养。

小肠结肠炎耶尔森菌和假结核耶尔森菌感染

临床表现: 小肠结肠炎耶尔森菌可引起一些特定年龄段的临床综合征和其他多种不太常见的临床病症。5 岁以下儿童感染小肠结肠炎耶尔森菌导致的肠炎,典型表现为发热、腹泻和腹痛,大便常含有白细胞,可呈血便或黏液便。腹泻通常持续 2 周以上。复发性疾病和坏死性小肠结肠炎偶见报道。在年长儿和成人中,小肠结肠炎耶尔森菌感染常表现为一种假阑尾炎综合征(发热,腹痛,右下腹压痛和白细胞增多)。小肠结肠炎耶尔森菌血症最常发生在年龄小于 1 岁的儿童和具有易感因素的年长儿,如铁存储过多(使用去铁胺、镰状细胞病和 β 地中海贫血等)或免疫受抑制。小肠结肠炎耶尔森菌肠外感染无特别临床表现,可能出现咽炎、脑膜炎、骨髓炎、化脓性肌炎、结膜炎、肺炎、脓胸、心内膜炎、急性腹膜炎、肝脾脓肿、尿道感染、原发性皮肤感染等。小肠结肠炎耶尔森菌感染后的后遗症包括结节性红斑、反应性关节炎、葡萄膜炎和增生性肾小球肾炎。这些后遗症最常发生在年长儿和成人,特别是 HLA-B27 阳性者。

假结核耶尔森菌感染的主要表现为发热,猩红热样皮疹和腹部症状。常出现急性假阑尾炎综合征表现,如腹痛,这是由回肠肠系膜淋巴结炎或末端回肠炎造成的。其他不常见的表现包括肠套叠,结节性红斑,败血症(主要发生在有基础疾病的个体),急性肾炎伴肾功能衰竭,无菌性胸腔积液和关节积液。临床表现类似于川崎病,来自日本广岛的报道提示有近 10% 诊断川崎病儿童的血清检测出或培养出假结核耶尔森菌。

病原学:耶尔森菌属包括 17 种,是革兰氏阴性杆菌,属于肠杆菌科。小肠结肠炎耶尔森菌、假结核耶尔森菌和鼠疫耶尔森菌是 3 个公认的人类病原体,然而,也从临床标本中分离出其他耶尔森菌。致病性小肠结肠炎耶尔森菌有 15 种血清型,以 O:3、O:9、O:8、O:5.27 血清型为主,根据其致病性可分为 3 组,即非致病性 1A 型、弱致病性 2~5 型和高致病性 1B 型。生物型 1A 菌株只能在免疫功能低下的个体中诱导感染。血清型 O:8,由 1B 型生物型演变而来,是最致命的,在美国已经引起了几起食物中毒事件。目前,主要来自猪的 O:3 型小肠结肠炎是欧洲和北美耶尔森病最常见的病因。这三种耶尔森菌对淋巴组织有共同嗜性,均有促进血清抵抗、协调基因表达、促进铁获取的因子。耶尔森菌各种血清型之间存在差异毒力。例如,小肠结肠炎耶尔森菌染色体基因编码一种肠毒素,而假结核耶尔森菌还产生一种超抗原毒素。致病力可归因于黏附/侵袭基因(ail,inv)、肠毒素($YstA,YstB$)、铁清除基因组岛和分泌系统。已知高致病性耶尔森菌携带一个 70kb 的 pYV 毒力质粒,该质粒编码Ⅲ型分泌系统,该分泌系统在人体温度下被激活,促进进入淋巴组织并随后逃避宿主防御机制。

流行病学:小肠结肠炎耶尔森菌感染在美国是罕见的,但在美国大多数州都有报告。小肠结肠炎耶尔森菌和假结核耶尔森菌最常见于气候温和的凉爽月份。食源性疾病主动监测网络(FoodNet)对包括耶尔森菌在内的 9 种病原体引起的感染进行积极监测。2018 年,FoodNet 发现了 465 例耶尔森菌感染病例,平均发病率为每 10 万人 0.9 例,比 2015—2017 年增加了 58%[1]。这种发病率的增加可能是由于越来越多地使用不依赖培养的诊断试验来检测小肠结肠炎耶尔森菌的细菌抗原和基因。耶尔森菌在 5 岁以下儿童和黑人中的发病率最高;然而,近年来,黑人儿童的发病率显著下降。根据 FoodNet 的数据,1996—2007 年间,与小肠结肠炎耶尔森菌相比,假结核耶尔森菌的平均年发病率低得多(每 100 万人口 0.04 例),多发生在老年人(年龄中位数为 47 岁),并且更严重和更具有侵袭性(72% 住院,11% 死亡,三分之二的分离物是从血液中提取的)。

小肠结肠炎耶尔森菌的主要宿主是猪。野生的假结核耶尔森菌已从有蹄类动物(鹿、麋鹿、山羊、绵羊、牛),啮齿类动物(大鼠、兔、松鼠、海狸)和许多鸟类中分离出来。小肠结肠炎耶尔森菌被认为是通过摄取污染的食物(生的或不完全煮熟的猪肉产品、豆腐和生或未经巴氏杀菌奶)、受污染的地表水或井水、直接或间接接触动物、输注污染的红细胞而感染,而人群间传播很少。如果家长在处理生猪肉肠(猪肠)和处理婴幼儿或婴儿的玩具、奶瓶、奶嘴之前不充分清洗自己的手,可能出现交叉污染,导致婴幼儿的感染。在被动物粪便污染的井水和山水中也可发生假结核耶尔森菌感染。家庭宠物可能是儿童的传染源。发生在芬兰的假结核耶尔森菌感染与食用被污染的野生动物制成的新鲜农产品有关。

本病**潜伏期**范围为 1~14d,通常为 4~6d。在未经治疗的病例中,微生物通常排出 2~3 周,最长可达 2~3 个月。可能长时间无症状携带。

诊断方法:小肠结肠炎耶尔森菌和假结核耶尔森菌可以从粪便、咽拭子、肠系膜淋巴结、

① Tack DM,Marder MP,Griffen PM,et al. Preliminary incidence and trends of infections with pathogens transmitted commonly through food—Foodborne Diseases Active Surveillance Network,10 U.S Sites,2015-2018. *Morb Mortal Wkly Rep.* 2019;68(16):369-373

腹腔液和血液中分离出。小肠结肠炎耶尔森菌已经可以从滑膜液、胆汁、尿液、脑脊液、痰、胸膜液和伤口中分离出来。在病程的前 2 周，无论胃肠道症状如何，粪便通常会培养出细菌。在美国，耶尔森菌感染的发病率相对低，所以该菌不经常在大多数实验室粪便标本中被检测。因此，当怀疑小肠结肠炎耶尔森菌感染时应告知实验室工作人员，这样可以使大便在合适的介质（如 CIN 琼脂）中进行培养，但是，在琼脂培养基上可抑制小肠结肠炎耶尔森菌 3/O：3 和假结核耶尔森菌，麦氏培养基是首选。基于 DNA 的胃肠综合征检测板可以可靠地检测耶尔森菌，这些检测通常只针对小肠结肠炎耶尔森菌，但可能与其他耶尔森菌交叉反应。感染也可以通过血清抗体滴度的增加来确认，但这些测试通常只适用于推荐的或研究型实验室。这些抗体与布鲁氏菌、弧菌、沙门菌、立克次体和大肠埃希菌的交叉反应可导致小肠结肠炎耶尔森菌和假结核耶尔森菌血清滴度假阳性。在甲状腺疾病患者中，持续上升的小肠结肠炎耶尔森菌抗体滴度可由抗原性相似的甲状腺上皮细胞膜抗原导致。特征性的末端回肠与盲肠肠壁水肿、阑尾正常的超声表现有助于区分阑尾炎与假阑尾炎，以避免不必要的手术探查。目前已经开发了几种基于 DNA 的检测小肠结肠炎耶尔森菌和假结核耶尔森菌的方法，用于临床、食品和环境样本。

治疗：新生儿、免疫缺陷宿主、有败血症或胃肠道以外感染的患者应接受抗生素治疗。使用第三代头孢菌素进行肠外治疗是合适的，感染的新生儿应进行脑脊液评估。健康的非新生儿小肠结肠炎可以对症治疗。虽然抗菌治疗对患有小肠结肠炎、假阑尾炎综合征或肠系膜淋巴结炎的免疫功能正常患者的有效性尚未得知，但可以减少小肠结肠炎耶尔森菌和假结核耶尔森菌排泄的持续时间。除第三代头孢菌素外，小肠结肠炎耶尔森菌和假结核耶尔森菌通常对复方磺胺甲噁唑、氨基糖苷类、氟喹诺酮类、氯霉素、四环素和多西环素敏感。小肠结肠炎耶尔森菌菌株通常对第一代头孢菌素和大多数青霉素类耐药。

住院患者隔离：除了标准的防护措施，接触防护措施的适应证是大小便失禁的儿童。

控制措施：应避免摄入生的或未煮熟的肉（特别是猪肉），未经高温消毒的牛奶①，或受污染的水。处理生猪肉产品的人应该减少与年幼的儿童接触，而且在处理原料产品时应该减少与其他物品的接触。在处理和准备未煮过的产品前后，应实行严密的手部消毒和对食品设备表面的适当消毒。

寨卡病毒

临床表现：大多数寨卡病毒感染无症状。在感染有症状的情况下，临床疾病通常是轻微的，症状持续数天至 1 周。常见的症状和体征包括发热、瘙痒性斑丘疹、关节痛和结膜充血。其他症状包括肌痛、头痛、四肢水肿、呕吐、眶后疼痛和淋巴结肿大。临床实验室结果异常在有症状的患者中很少见，但可能包括血小板减少、白细胞减少和肝转氨酶浓度升高。需要住院治疗和死亡的严重疾病很少。然而，吉兰-巴雷综合征和罕见的其他神经并发症（如脑膜脑炎、脊髓炎和葡萄膜炎）都与寨卡病毒感染有关。

---

① American Academy of Pediatrics, Committee on Infectious Diseases and Committee on Nutrition. Consumption of raw or unpasteurized milk and milk products by pregnant women and children. *Pediatrics*. 2014；133（1）：175-179（Reaffirmed November 2019）

先天性寨卡病毒感染可导致胎儿死亡以及小头畸形和其他严重的神经异常。报告的婴儿先天性寨卡病毒感染的临床表现包括脑异常(如皮质下钙化、脑室扩张、脑回形态异常、胼胝体发育不全和小脑发育不全)、眼异常(如小眼畸形、白内障、脉络膜视网膜萎缩和视神经发育不全)、先天性挛缩(如马蹄内翻足和关节挛缩),以及神经后遗症(如肌张力亢进、张力减退、易激惹、震颤、吞咽功能障碍、听力丧失和视力损害)。已报告了极少数由分娩时患病的母亲在围产期传播的病例。这些通常会导致新生儿出现无症状或轻微症状的疾病。

病原学:寨卡病毒是黄病毒属的单链 RNA 病毒,与登革病毒、黄热病毒、西尼罗病毒、圣路易斯脑炎病毒和乙型脑炎病毒抗原相关。通过系统发育分析确定了两个主要谱系,即非洲和亚洲。

流行病学:寨卡病毒主要通过埃及伊蚊传播给人类,其他伊蚊较少传播,如白纹伊蚊、波利尼西亚伊蚊和亨西利伊蚊。在美国,埃及伊蚊主要在美国南部发现。白纹伊蚊的分布范围更广。两种伊蚊都在白天与夜间叮咬人类。这些是传播登革病毒、基孔肯亚病毒和黄热病毒的相同媒介。人类和非人类灵长类动物是病毒的主要宿主,人类是病毒繁殖的主要宿主,可以将病毒传播到更多的蚊子和其他人类。其他传播方式已经被确定,包括围产期、宫内传播、性传播、输血和实验室暴露。虽然寨卡病毒已在母乳中检测到,并报告了一些通过母乳喂养传播寨卡病毒的可能病例,但迄今为止没有一致的证据表明婴儿通过母乳喂养感染寨卡病毒。

寨卡病毒最早于 1947 年在乌干达的寨卡森林中被发现。在 2007 年以前,只有来自非洲和亚洲国家的零星的人类疾病病例报告。2007 年,密克罗尼西亚联邦报告了第一次有记载的寨卡病毒疫情。随后几年,东南亚和西太平洋国家发现了寨卡病毒疫情。2015 年,寨卡病毒首次在西半球被发现,巴西报道了大规模疫情。自那时起,该病毒已在美洲大部分地区传播,有 48 个国家和地区报告了局部传播。在美国 2016 年期间,波多黎各和美属维尔京群岛发生了大规模疫情,佛罗里达州和得克萨斯州的部分地区发现了有限的局部传播。

潜伏期为蚊虫叮咬后 3~14d,50% 的病例在接触 1 周后出现症状。

诊断方法:在急性发热、斑丘疹、关节痛或结膜炎患者中,应考虑寨卡病毒感染,这些患者在发病前两周内居住或旅行到正在传播寨卡病毒的地区。由于登革病毒和基孔肯亚病毒感染与寨卡病毒感染有相似的地理分布和症状,因此也应评估和管理疑似寨卡病毒感染的患者是否可能感染登革病毒或基孔肯亚病毒。鉴别诊断的其他考虑因素包括疟疾、风疹、麻疹,细小病毒、腺病毒、肠道病毒感染,钩端螺旋体病、立克次体病和 A 组链球菌感染。

寨卡病毒的实验室检测有许多局限性。寨卡病毒 RNA 只在体液中短暂存在,因此实时逆转录聚合酶链反应(RT-PCR)结果阴性并不能排除感染。同样,阴性的 IgM 血清学检测结果也不能排除存在病毒感染,因为血清标本可能是在 IgM 抗体出现之前或减弱之后收集的。另一方面,IgM 抗体可能在初次感染后数月可检测到,导致难以区分寨卡病毒感染的时间。寨卡病毒 IgM 抗体与其他黄病毒的交叉反应可导致假阳性检测结果。最近的流行病学数据表明,寨卡病毒感染在美洲的患病率正在下降;这种较低的患病率将导致较低的感染前检测概率和较高的假阳性检测结果的概率。

寨卡病毒实验室检测未孕个体。对于疑似寨卡病毒感染者,在出现症状后 14d 以内采集血清和尿液标本进行寨卡病毒 RT-PCR 检测。如果 RT-PCR 结果为阴性或发病至少 14d,应进行血清 IgM 抗体检测。

寨卡病毒实验室检测妊娠妇女。美国 CDC 目前的建议考虑到了 2017 年美洲寨卡病毒病例流行率的下降①。对于近期可能感染但未持续接触寨卡病毒的无症状妊娠妇女,不推荐常规进行寨卡病毒检测。而寨卡病毒 RT-PCR 检测应作为常规产科护理的一部分提供给可能持续接触寨卡病毒的无症状妊娠妇女(如果在首次产前检查时阴性,在妊娠期间再检查两次)。然而,由于 IgM 抗体可能持续几个月,血清学检查不再常规推荐用于筛查无症状妇女。

　　寨卡病毒实验室检测先天性感染。无论母体检测结果如何,对临床发现与先天性寨卡综合征一致且可能在妊娠期接触母体寨卡病毒的婴儿建议进行寨卡病毒检测,以及临床发现不符合先天性寨卡综合征的婴儿,但妊娠期间有实验室证据证明可能感染的妇女也建议进行寨卡病毒检测。建议对先天性寨卡病毒感染进行实验室检测,包括评估婴儿血清和尿液中的寨卡病毒 RNA 和血清中的寨卡病毒 IgM 抗体。此外,如果获得脑脊液用于其他目的,则应对脑脊液进行 RT-PCR 和 IgM 抗体检测,因为脑脊液是在少数先天性寨卡病毒感染婴儿中检测呈阳性的唯一样本。

　　尽管在出生后的最初几周至几个月内检测样本可能仍然有用,但婴儿应在出生后尽快进行实验室检测(在出生后的最初几天内)。如果由于其他原因而未收集脑脊液,则还是应考虑检测脑脊液中的寨卡病毒 RNA 和寨卡病毒 IgM,以提高诊断的可能性,特别是在血清和尿液检测为阴性而另一病因尚未确定的情况下。诊断先天性寨卡病毒感染是通过阳性的寨卡病毒 RT-PCR,或阳性的寨卡病毒 IgM 和中和抗体结果证实的。如果在出生后的最初几天内,在适当的样本上既没有检测到寨卡病毒 RNA,也没有检测到寨卡病毒 IgM 抗体,那么先天性寨卡病毒感染就不太可能发生。

　　空斑减少中和试验(plaque reduction neutralization test,PRNT)是一种检测病毒特异性中和抗体的方法,可用于鉴别假阳性结果。如果婴儿的初始样本是 IgM 非阴性(非阴性血清学术语因测定而异,可能包括"阳性","模棱两可","假定阳性"或"可能阳性")和 RT-PCR 阴性,并且未对母亲的样本进行 PRNT,寨卡病毒和登革病毒的 PRNT 应在婴儿的初始样本中进行。如果寨卡病毒 PRNT 检测结果为阴性,则说明婴儿的寨卡病毒 IgM 检测结果为假阳性。对于临床表现与先天性寨卡综合征相一致的婴儿,或者妊娠妇女在妊娠期间有可能感染寨卡病毒的证据但未在分娩前进行检测的婴儿,在≥18 月龄时(妊娠妇女体内的抗体已从婴儿体内消退)PRNT 可能有助于确认或排除先天性寨卡病毒感染。如果在≥18 月龄时 PRNT 结果为阴性,则不太可能发生先天性寨卡病毒感染。

　　治疗:目前尚无针对寨卡病毒疾病的特效抗病毒治疗。只有支持性护理是必要的,包括休息、补液和对症治疗(对乙酰氨基酚用于退热,抗组胺药物用于治疗瘙痒)。应该避免使用阿司匹林和非甾体抗炎药,直到可以排除登革热以降低出血并发症的风险。

　　图 3.17 概述了目前对妊娠期间可能接触母体寨卡病毒和先天性寨卡病毒的婴儿的建议评估②。

---

　　① Oduyebo T,Polen KD,Walke HT,et al. Update:Interim guidance for health care providers caring for pregnant women with possible zika virus exposure—United States(including U.S. territories),July 2017. *MMWR Morb Mortal Wkly Rep*. 2017;66(29):781-793

　　② Adebanjo T,Godfred-Cato S,Viens L,et al. Update:interim guidance for the diagnosis,evaluation,and management of infants with possible congenital Zika virus infection—United States,October 2017. *MMWR Morb Mortal Wkly Rep*. 2017;66(41):1089-1099

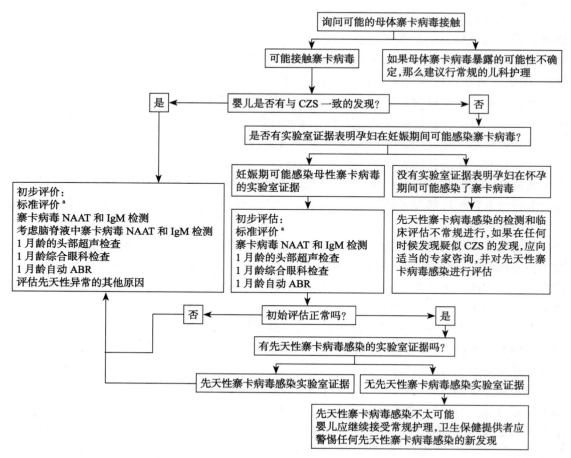

图 3.17　基于婴儿临床发现 [a,b]、母亲检测结果 [c,d] 和婴儿检测结果 [e,f] 评估可能存在先天性寨卡病毒感染婴儿的建议。CZS，先天性寨卡综合征；NAAT，核酸扩增试验；IgM，免疫球蛋白 M；ABR，听觉脑干反应；PRNT，空斑减少中和试验

[a] 所有婴儿在出生时和随后的健康随访时都应接受标准评估，包括全面的体格检查（生长参数），以及使用有效的工具进行年龄适宜的视力筛查、发育监测和筛查。婴儿出生时应接受标准新生儿听力筛查，最好使用听觉脑干反应。

[b] 如果新生儿听力筛查通过，但采用的是耳声发射法，则在 1 月龄时行 ABR。

[c] 妊娠期间可能感染寨卡病毒的实验室证据定义为：①在任何母体、胎盘或胎儿标本上由寨卡病毒 RNA NAAT 检测到病毒感染（称为已确认的 NAAT）；②寨卡病毒感染的诊断，感染时间不能确定，感染时间不能通过妊娠妇女标本的血清学检测（即，无论登革病毒 PRNT 值是否为阳性，阳性/可疑的寨卡病毒 IgM 和寨卡病毒 PRNT 滴度≥10；或寨卡病毒 IgM 为阴性，阳性/可疑的登革病毒 IgM 和寨卡病毒 PRNT 滴度≥10，而不论登革病毒 PRNT 滴度如何）来确定感染的时间。波多黎各不建议常规使用 PRNT 确认寨卡病毒感染，包括妊娠妇女在内。

[d] 这一组包括在妊娠期间从未接受过测试的妇女，以及由于与测试的时间或灵敏度和特异度有关的问题而测试结果为阴性的妇女。由于后一个问题不容易识别，所有妊娠期间可能接触寨卡病毒的母亲，如果没有寨卡病毒可能感染的实验室证据，包括那些用现有技术检测为阴性的母亲，都应考虑在这一组中。

[e] 婴儿寨卡病毒的实验室检测应尽可能早地进行，最好在出生后的最初几天内进行，并包括婴儿血清和尿液中的寨卡病毒 NAAT，以及血清中的寨卡病毒 IgM 检测。如果为其他目的获得脑脊液，则应在脑脊液上进行寨卡病毒 NAAT 和寨卡病毒 IgM 检测。

[f] 先天性寨卡病毒感染的实验室证据包括寨卡病毒 NAAT 阳性，或寨卡病毒 IgM 非阴性，但通过 PRNT 进行中和抗体检测证实。

与先天性寨卡病毒感染相一致的婴儿的临床处理。建议进行寨卡病毒检测,头部超声检查,1 月龄时由有评估婴儿经验的眼科医生进行全面眼科检查。建议推荐给发育生物学专家,并进行早期干预。传染病学(评估其他先天性感染和协助寨卡病毒诊断和检测)、临床遗传学(对小头畸形或先天性异常的其他原因进行评估)和 1 月龄时的神经学(综合神经学检查和其他评价,例如高级神经影像学和脑电图)应被考虑进行咨询。初步临床评估,包括亚专科咨询,可以在出院前或门诊进行。初次检查后的眼科随访应根据眼科建议进行。如果新生儿听力筛查仅采用耳声发射(otoacoustic emission,OAE)方法,婴儿应在 1 月龄时接受自动听觉脑干反应(auditory brainstem response,ABR)检测。

无临床表现与先天性寨卡病毒感染相一致,但妊娠妇女实验室证据显示妊娠期间可能感染寨卡病毒的婴儿的临床管理。建议使用寨卡病毒检测方法,头部超声检查应在生后 1 个月进行,以检测亚临床脑部检查结果。所有婴儿应在 1 月龄时进行全面的眼科检查,以发现亚临床的眼部表现;初次检查后应根据眼科建议,进一步随访。如果新生儿筛查仅通过 OAE 方法,则应在 1 月龄时将婴儿进行自动 ABR 检测。应该对婴儿进行监测,以发现与先天性寨卡综合征相一致的、可能随着时间推移而发展的症状(如视力/视觉功能受损、听力问题、生长发育迟滞、头部发育迟缓)。

无临床表现与先天性寨卡病毒感染相一致,妊娠妇女可能在妊娠期间感染寨卡病毒,但无妊娠期间感染寨卡病毒实验室证据的婴儿的临床管理。寨卡病毒检测不是常规推荐的,也不是常规的临床评估或随访。医疗保健提供者可以与家庭协商,考虑进行额外的评估。如果发现有先天性寨卡综合征的迹象,应立即转诊给相关专家。

住院患者隔离:建议采取标准预防措施,并注意血液传播的可能性。感染寨卡病毒和其他虫媒病毒的人应受到保护,避免进一步接触蚊子,特别是在患病的第 1 周,以减少局部传播给他人的风险。

控制措施:目前还没有预防寨卡病毒感染的疫苗。预防和控制措施依赖于个人预防措施来避免蚊虫叮咬,以及社区一级的规划,以减少流行感染地区的媒介密度。个人措施包括使用驱虫剂,在户外穿着长裤、袜子和长袖衬衫,待在有空调的建筑物或有窗户和门帘的建筑物内,以及在病媒高峰时期限制户外活动。扑灭司林处理过的衣服和装备可以驱蚊。前往住宿设施没有充分屏蔽或没有空调的地区建议使用蚊帐。从有寨卡病毒感染风险的地区返回的旅客,即使没有症状,也应该采取措施,在 3 周内防止蚊虫叮咬,以尽量减少传播到当地蚊子种群。

美国环保署注册的驱蚊剂可以根据产品标签上的说明使用。含有 N,N-二乙基间甲苯甲酰胺、埃卡瑞丁(picaridin)、柠檬桉树油、IR 3535、对位烷二醇(para-menthane-diol,PMD)和 2-十一烷酮的产品可防止蚊虫叮咬。所有旅客应采取预防措施,避免蚊虫叮咬,防止寨卡病毒感染和其他蚊媒疾病。

性传播。寨卡病毒可以通过性传播。男性或女性有可能接触寨卡病毒的夫妇,如果希望最大限度地减少将寨卡病毒性传播给未感染伴侣的风险,男性应使用避孕套或禁欲至少 3 个月,女性在症状出现后(如果有症状)或上一次暴露寨卡病毒后(如果无症状)至少禁欲 8 周。男性不应在感染或最后一次暴露后的 3 个月内捐献精子。

妊娠或计划妊娠的妇女。妊娠妇女应推迟前往寨卡病毒正在传播的任何地区。妊娠妇女如前往上述地区旅行,应在旅行前向卫生保健人员咨询,并应严格遵守步骤,避免在旅行中被蚊子叮咬。妊娠妇女如按照产品标签上的指示使用驱虫剂,则不受任何限制。前往寨卡病毒传播地区旅行的妊娠妇女的男性伴侣应在妊娠期间禁欲或使用避孕套,以避免性传播给其妊娠伴侣。

对于可能感染寨卡病毒的夫妇,以及正在考虑妊娠的夫妇,美国 CDC 建议,在可能感染寨卡病毒或确诊后将妊娠时间推迟 3 个月。

妊娠妇女从寨卡病毒传播地区返回后,如果在 2 周内出现与临床相符的疾病,则应进行寨卡病毒感染检测。妊娠期间可能感染寨卡病毒或已知感染寨卡病毒的妊娠妇女的胎儿和婴儿应进行可能的先天性感染评估(图 3.17)。

血液和组织捐赠。FDA 建议近期感染寨卡病毒的献血者暂时推迟献血,并对在美国及其境内收集的所有献血者进行检测,以减少与输血相关的寨卡病毒传播的风险。由于对献血者进行了寨卡病毒的普遍检测,前往寨卡病毒传播地区且没有任何感染迹象的人可以献血。

美国 CDC 还制定了指导方针,以减少寨卡病毒从人体细胞、组织以及基于细胞和组织的产品(human cells, tissues, and cellular and tissue-based products, HCT/Ps)传播的可能性。该指南涉及活体捐献者和已故捐献者捐赠的 HCT/Ps,包括脐带血,胎盘组织或其他妊娠组织的捐赠者。该指南认识到寨卡病毒通过 HCT/Ps 传播的潜在风险。如果活体捐赠者被诊断出寨卡病毒感染,或在寨卡病毒传播的地区,或者在过去 6 个月内与具有上述风险因素之一的男性发生性关系,则应被视为没有资格捐献 HCT/Ps。如果上述任何危险因素在妊娠期间发生,脐带血、胎盘组织或其他妊娠组织的献血者应被视为不合格。随着有关寨卡病毒在人体和体液中持续存在的证据越来越多,这一指导方针可能会改变。

母乳喂养。世界卫生组织和 CDC 建议,疑似、可能或确诊寨卡病毒感染的女性,或居住在或曾前往寨卡病毒地区的女性所生的婴儿,应按照当地的婴儿喂养指南喂养。由于母乳喂养有益,即使在发现寨卡病毒的地区,也鼓励母亲母乳喂养。

报告: 卫生保健专业人员应向地方卫生部门报告疑似寨卡病毒感染,以促进诊断并减少在当地传播的风险。2016 年,寨卡病毒疾病和先天性感染被列入美国法定传染病名录。

(张慧芳 周浩泉 译)

第 4 章

抗生素类药物及相关治疗

············
引　　言

　　经美国食品药品管理局（FDA）审核批准的特定抗菌药物的药品标签（药品说明书）提供的适应证（需要抗菌治疗的临床感染，例如"复杂的尿路感染"）均基于经 FDA 审核的临床试验资料。几乎当前所有抗菌药物的说明书可在网上查到。FDA 还维护着一个通用网址，可通过药物活性成分或者专利商品名来检索 FDA 批准的药品及药物疗效等效性评估，以及批准药品标签的在线资源库。

　　由 FDA 批准的药品适应证通常意味着该适应证已进行了充分且对照良好的研究验证（通常由药品制造商进行），并提交给 FDA 后由 FDA 进行审查，在适当的情况下批准其可用于经该药物研究验证过的人群。然而，公认的医疗实践活动中（例如，何时使用哪种抗菌药物治疗一种特定的感染或"适应证"），常常会有超出药品说明书中已获得 FDA 批准的适应证的用法。抗菌药的这些超说明书用药通常是基于该药物的原始制造商可能支持或可能不支持的研究，尤其是对于仿制药。由于进行该特定适应证的临床试验，收集、分析数据以及提供数据的巨大成本，临床研究人员可能并不总是正式向 FDA 提交这些临床研究以供审查。因此，FDA 没有批准的适应证并不一定意味着无效，而是意味着该特定适应证可能尚未进行 FDA 要求的研究，或者尚未就该特定适应证的研究提交给 FDA 批准。如果超说明书用药有合理的医学证据支持且符合患者的最佳利益，那么超说明书用药并不意味着使用不当。相反，尽管许多疫苗或药物的包装标签上注明了许可使用的适应证，但美国儿科学会（AAP）或疾病预防控制中心（CDC）并不推荐使用。决定使用哪一种药物是医疗服务提供者的责任，但医疗服务提供者必须权衡在特定情况下选用该药物的风险和获益。

　　药品生产是由 FDA 监管的制药行业的责任。有时可能会发生药品短缺的情况，此时制药公司可就短缺药品与 FDA 实现信息共享。当药物短缺时，可能需要非标准的替代疗法。

　　一些在成人被证实有治疗效果的抗菌药物，并不被 FDA 批准用于儿童患者，甚或很少情况下，因为可能的毒性而被禁用于儿童。以下内容列举了儿童使用氟喹诺酮类、四环素类和其他被批准药物的总体使用原则。

氟喹诺酮类药物

　　氟喹诺酮类药物（如环丙沙星、左氧氟沙星、吉米沙星、莫西沙星和德拉沙星等）在 18 岁以下儿童中不应常规用作一线药物，除非存在特定适应证或在没有替代药物（包括口服药物）的特定条件下才使用,并且已知该药物对该特定情况有效。成人和儿童使用氟喹诺酮类药物是氟喹诺酮耐药性的驱动因素,因此,审慎地使用氟喹诺酮类药物是对抗抗生素耐药性和提高患者安全性的重要策略。AAP 已审查并发布了有关氟喹诺酮类药物对儿童安全性的最新信息[①]。

尽管使用氟喹诺酮类药物治疗的患者普遍耐受性良好,但已有患者出现短暂性关节痛的报道;虽然,这个报道的症状尚未通过临床检查得到证实。在这些研究中,对照组的一些儿童中也有关节痛,这使得难以评估是否由于氟喹诺酮类药物引起了这种不良反应。某些氟喹诺酮类药物在动物模型中引起软骨损害的剂量与在人类使用的治疗剂量相近,该类药物引起软骨损害的机制仍不清楚,但有新的体外数据表明胶原蛋白有直接的作用。在一些儿科的研究中,已发现氟喹诺酮类药物与其他药物相比,涉及关节或其周围组织可逆不良事件的发生率增加。左氧氟沙星和莫西沙星的长期安全性数据均已报道。迄今为止,尚无令人信服的在儿童中与氟喹诺酮类药物有关的骨骼或关节毒性的长期后遗症的证据。

与氟喹诺酮类药物相关的风险总结如下:

● 艰难梭菌［*Clostridioides difficile*,以前称为难辨梭菌(*Clostridium difficile*)］病:氟喹诺酮类药物是与艰难梭菌病相关的最常见的抗菌药物之一。

● 肌腱病:氟喹诺酮类药物与成人肌腱断裂(跟腱易患)和肌腱炎的风险增加有关,而 60 岁以上人群、接受过心脏、肾脏或肺移植的患者,以及那些同时使用皮质类固醇的患者患该病的风险进一步增加。迄今为止,尚无与喹诺酮类药物相关的儿童跟腱断裂的报道。

● QT 间期延长:某些氟喹诺酮类药物(莫西沙星、左氧氟沙星和环丙沙星)可能会延长 QT 间期。因此,以下患者应避免使用这些氟喹诺酮类药物:长 QT 综合征患者、低钾血症或低镁血症患者、器质性心脏病(包括充血性心力衰竭)患者、使用 Ia 类抗心律失常药物(尤其是奎尼丁)或Ⅲ类抗心律失常药物的患者、同时接受另一种独立延长 QTc 间期药物治疗的患者,以及患有可能促进 QT 间期延长的肝功能不全相关代谢紊乱的患者。

● 主动脉瘤:在基于人群的研究中,氟喹诺酮类药物与较小的成人主动脉瘤和主动脉夹层风险增加有关,因此,不应使用于主动脉瘤患者或有患主动脉瘤风险的患者(如 Marfan 综合征和 Ehlers-Danlos 综合征)。

● 中枢神经系统毒性:与氟喹诺酮类药物使用相关的神经系统并发症,虽然在儿童中罕见,包括周围神经病变、癫痫发作、头昏目眩、睡眠障碍、幻觉、头晕、头痛、注意障碍、定向障碍、焦虑、神经质、记忆障碍、谵妄和假性脑瘤。

● 重症肌无力:氟喹诺酮类药物也可能暴露或加重重症肌无力患者的肌无力。

● 血小板减少症、肝功能不全、肾功能不全(间质性肾炎和晶体型肾病)、高血糖/低血糖、超敏反应和光敏反应等也有报道。

FDA 已经发布了针对氟喹诺酮类的《药物安全通讯》,建议医疗保健提供者不应为有其他治疗方法的急性细菌性鼻窦炎、慢性支气管炎的急性细菌性感染加重期和单纯性尿路感染的患者开具全身性氟喹诺酮类药物,因为对这些患者的风险大于获益[②]。

　　① 　Jackson MA,Schutze GE,American Academy of Pediatrics Committee on Infectious Diseases. The use of ystemic and topical fluoroquinolones. *Pediatrics.* 2016;138(5):e20162706

　　② 　US Food and Drug Administration. FDA Drug Safety Communication:FDA advises restricting fluoroquinolone antibiotic use for certain uncomplicated infections;warns about disabling side effects that can occur together

尽管环丙沙星已被批准用于儿童的复杂性尿路感染或肾盂肾炎的治疗,但它不应该是一线药物,如果病原体敏感,则应优先使用其他药物。环丙沙星可作为儿童一线药物的重要例外情况是,吸入性炭疽的暴露后预防(主要是环丙沙星、左氧氟沙星和莫西沙星被认为是等效的替代药)和鼠疫的治疗(环丙沙星、左氧氟沙星或莫西沙星)。在以下情况下,儿童全身性应用氟喹诺酮类药物可能是合理的:①没有其他安全有效的口服制剂可供使用,且肠外药物治疗是不现实的;②感染是由没有其他有效的静脉或者口服制剂可供使用的多重耐药病原体引起。这些临床情况可能包括:

- 泌尿道、骨或其他侵入性感染包括慢性化脓性中耳炎或恶性外耳炎,这些感染由铜绿假单胞菌或者其他多重耐药的革兰氏阴性细菌引起,这些细菌对 β-内酰胺类抗生素和其他类别的抗菌剂具有耐药性;
- 多重耐药的(对 β-内酰胺类、碳青霉烯类、大环内酯类和复方新诺明耐药)肺炎球菌感染;
- 由疑似或明确多重耐药的志贺菌、沙门菌、霍乱弧菌、空肠弯曲菌或弯曲杆菌等引起的胃肠道感染或菌血症;
- 无其他口服药物可用或适用的耐多药分枝杆菌感染;
- 由对氟喹诺酮类药物敏感的病原体引起的儿童严重感染,且患儿对可替代的药物严重过敏;
- 治疗鼓膜穿孔和鼓膜置管后耳漏,局部使用含有氟喹诺酮类的外用药物被认为是含有氨基糖苷类外用药物更安全的替代药物。

四环素类药物

四环素类药物作为一类药物在儿科患者中的使用历来受到限制,因为有报道称这类抗菌药物可能会导致 8 岁以下儿童永久性牙齿变色,因为他们的降解产物可被吸收到牙釉质中。8 岁以后,人们认为四环素类药物可以在不考虑牙齿着色的情况下使用,因为恒牙的牙釉质形成已经完成。恒牙牙釉质从发生到形成这段时期看来是受这类药物影响的关键时期,目前已知,牙齿发育的钙化阶段实际上从宫内发育的第六周开始,通常在出生后 3~4 个月完成。牙齿着色的程度似乎取决于药物的治疗剂量、疗程和所用的四环素类药物品种。

与四环素类的其他成员相比,多西环素不易与钙结合,但是由于考虑到四环素类药物的副作用,以前四环素类药物的使用一直主要限于 8 岁及以上的患者,并且对这些年龄较大的儿童比年幼儿童进行了更彻底的研究。然而,美国和欧洲关于幼儿的最新数据表明,多西环素不太可能导致 8 岁以下儿童可见的牙齿着色或牙釉质发育不全。这些令人放心的数据支持 AAP 的建议,即多西环素可以在不考虑患者年龄的情况下短时间(即 21 天或更短)给药。使用时,由于与多西环素相关的光敏性,患者应注意避免过度阳光暴露。

批准用于成人但不用于儿童的抗菌药物

其他多种抗菌药物已经过研究并被 FDA 批准用于成人治疗某些疾病,但在儿童中应用的药代动力学、安全性和疗效仍在研究中。这些药物包括但并不限于:达巴万星、奥利万星、替拉万星、替硝唑、头孢洛赞/他唑巴坦、普拉佐米星、依拉瓦环素、奥马达环素和替加环素。仅当在没有其他 FDA 批准的可用于儿童的安全、有效的药物时,且预计对该患者的益处大于风险时,才应将这些药物用于儿童。由于这些药物在儿科使用的相对不明确或正在出现的安全性和有效性问题,因此在使用时应考虑咨询儿科感染性疾病的专家。

头孢菌素类与其他 β-内酰胺类抗生素的交叉反应

头孢菌素类过敏患者对其他 β-内酰胺类抗生素的反应风险似乎更高,因为它们具有共同的化学结构(β-内酰胺环、R 侧链)。头孢菌素过敏的受试者通常耐受其他具有不同 R1 侧链的头孢菌素。已发布了一种头孢菌素交叉反应矩阵(图 4.1),该矩阵量化了交叉反应的可能性。该图仅表示侧链交叉反应性;当考虑青霉素和头孢菌素类之间的交叉反应时,核心 β-内酰胺环也可能发生交叉反应。

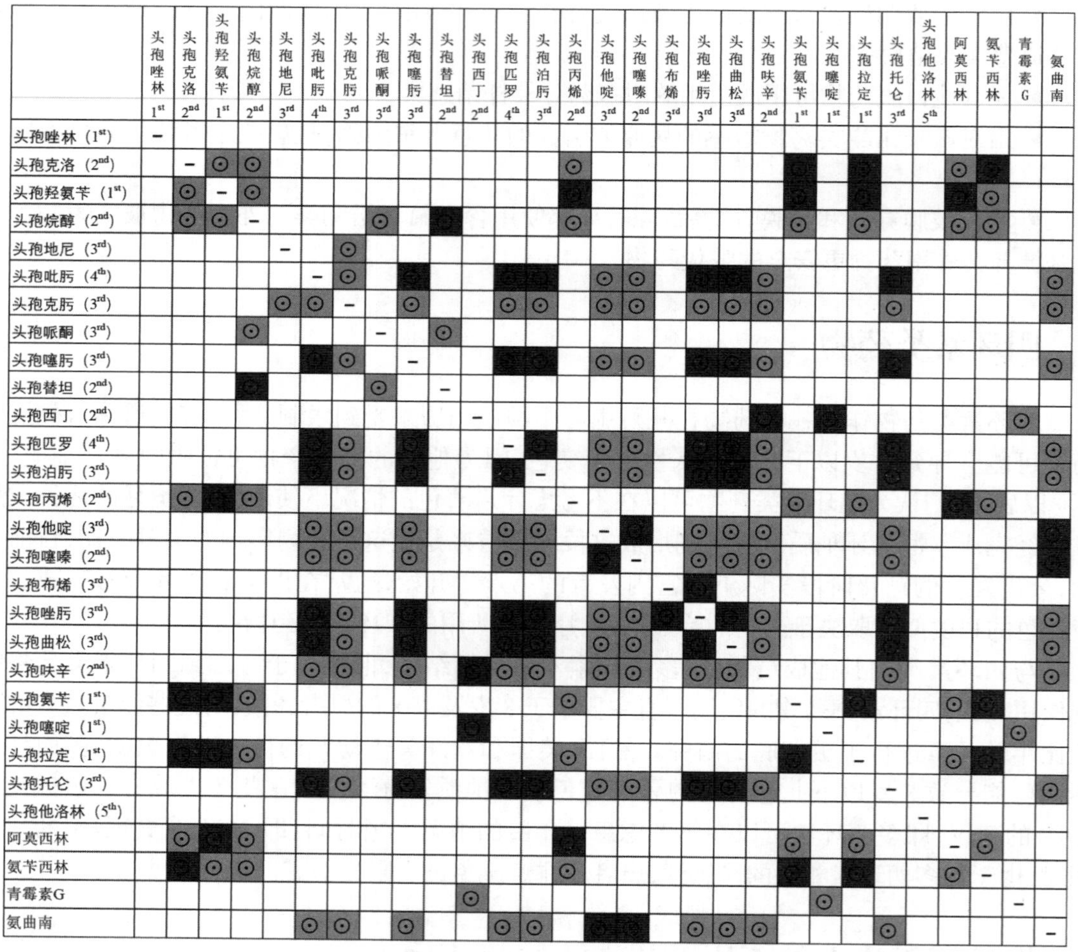

图 4.1　头孢菌素类交叉反应矩阵。该矩阵描述了 2 种 β-内酰胺类抗生素之间的交叉反应风险。带有符号的方框表示有类似(浅灰色)或相同(深灰色)侧链,因此过敏反应的风险较高。空方框表明缺乏侧链相似性,过敏反应风险降低。摘自 Blumenthal KG,Shenoy ES,Wolfson AR,et al. Addressing inpatient beta-lactam allergies:a multihospital implementation. *J Allergy Clin Immunol Pract*. 2017;5(3):616-625

抗生素耐药性和抗菌药物管理:合理并正确使用抗菌药物

抗生素耐药性

美国 CDC、WHO 和其他国际机构已经将抗生素耐药性确定为世界上最紧迫的公共卫生威胁之一。在美国,据估计有超过 280 万人感染了抗药性细菌,并且每年至少有 35 000 人死于这些感染。高度耐药的革兰氏阴性病原体(产碳青霉烯酶的肠杆菌科和不动杆菌属、耐多药铜绿假单胞菌和产超广谱 β-内酰胺酶的肠杆菌科)、革兰氏阳性病原体(耐甲氧西林的金黄色葡萄球菌以及对氨苄西林和万古霉素耐药的肠球菌)以及耐药念珠菌属越来越多地与侵袭性感染相关。艰难梭菌病是在医疗机构获得性腹泻的最常见原因,也是通常由接触抗生素引起的感染。艰难梭菌每年造成约 223 900 例感染和至少 12 800 例死亡。美国 CDC 将对人类健康影响最大的抗菌药物耐药细菌和真菌列为紧急、严重和涉及威胁的类别(表 4.1)。

表 4.1 对健康构成威胁的耐药菌

紧急威胁	严重威胁	涉及威胁	监视名单
耐碳青霉烯不动杆菌	耐药弯曲杆菌	耐红霉素的 A 族链球菌	耐唑烟曲霉菌
耳念珠菌	耐药念珠菌	耐克林霉素的 B 族链球菌	耐药生殖支原体
艰难梭菌	产 ESBL 肠杆菌科		耐药百日咳杆菌
耐碳青霉烯类肠杆菌	耐万古霉素肠球菌(VRE)		
耐药淋病奈瑟菌	多重耐药铜绿假单胞菌		
	耐药非伤寒沙门菌		
	抗药性伤寒沙门菌血清型		
	耐药志贺菌		
	耐甲氧西林金黄色葡萄球菌(MRSA)		
	耐药肺炎链球菌		
	耐药结核菌		

耐药病原体的存在使患者的治疗复杂化,增加了发病率和死亡率,并增加了患者和医疗系统的医疗费用。研究估计,美国的抗菌药物耐药每年给医疗保健系统增加多达 200 亿美元的额外费用,而生产力下降所导致的社会成本高达 350 亿美元。

导致耐药性的因素

抗菌药物的使用是导致耐药性发生的关键驱动因素。抗菌药物是人类医学中最常用的处方药之一。许多研究评估了不适当或不必要使用抗生素的程度：住院患者和门诊患者的研究结果非常一致，30%~50% 的抗生素处方是不适当或不必要的。

耐药菌的数量和耐药分子机制的多样性有增无减，但是有效的新抗菌药物的开发却跟不上步伐。失去有效抗菌药物会妨碍临床医师治疗可能威胁生命的感染。同时，许多医学治疗的进展涉及免疫抑制治疗，而这些患者控制感染的能力更多地取决于有效抗菌药物的使用。当一线和二线治疗药物选择受到耐药性的限制或无法使用时，医疗保健提供者将被迫使用可能更具毒性、更昂贵和/或效果较差的抗菌药物。

畜牧业中抗菌药物的过度使用也在很大程度上造成了对抗菌药物耐药性的问题。美国 CDC 已确定，在动物中使用抗菌药物与人类耐药性有关。美国 FDA 已经表述了减少动物中不适当使用抗菌药物的途径；许多主要的医学和公共卫生组织，包括 AAP，都呼吁采取更强有力的行动。

预防或减慢抗生素耐药性的措施

抗菌药物耐药性只有通过共同努力才能解决。CDC 的抗菌药物耐药性解决方案计划投资于美国的基础设施，以检测、应对、控制和预防耐药性感染。对抗抗菌药物耐药性的措施包括：

1. **防止感染并防止耐药性传播。**可以通过免疫接种、在医疗机构中预防感染、安全的食物制备和处理，以及洗手来预防抗菌药物耐药性感染。CDC 还制定了关于遏制公共卫生关注的高耐药性病原体的指南。

2. **追踪抗菌药物耐药性感染。**CDC 与医疗机构、州和地方卫生部门合作，收集有关耐药性感染的数据，以协助提供预防策略和干预措施。CDC 抗生素耐药性实验室网络提供了检测和鉴定耐药病原体的区域能力。

3. **改善抗菌药物的使用并加强抗菌药物的管理。**改变抗菌药物在人类和动物中的使用方式至关重要。在整个护理过程中，不必要、不适当的抗菌药物使用较常见。抗菌药物使用不当通常是抗菌药物选择、剂量或治疗时间错误的结果。不必要的抗菌药物暴露会导致药物不良反应，与抗药性发生相关的后续治疗挑战，以及包括艰难梭菌病在内的并发症。每个医疗机构都应该有一个基于 CDC 抗菌药物管理核心要素的正式抗菌药物管理计划（ASP）（见下一节）。门诊抗菌药物管理对于控制不适当的抗菌药物处方和抗菌药物耐药性也很重要。

4. **开发药物并改进诊断试验。**需要发现新的抗菌药物以跟上病原体耐药性的发生。不幸的是，后期临床开发中的抗菌药物数量较少。特别是，正在开发的具有新的作用机制来治疗耐药革兰氏阴性菌感染的药物很少。另外，需要新的诊断试验来指导抗菌治疗并追踪耐药性的发展。

抗菌药物管理

抗菌药物管理的主要目标是优化抗菌药物的使用，以期减少不合理使用导致的不必要的毒性反应以及减少耐药微生物的传播。CDC 抗菌药物管理的核心要素为在整个医疗保健领域实施管理提供了框架，并包括对医疗机构的指导，医疗机构包括小型和重症医院、养老院、门诊及美国以外资源有限的机构。

对于**住院场所**,CDC 描述了成功的 ASP 所需的 7 个核心要素:

- 医院领导层责任。医院管理部门应支持项目管理负责人和共同管理的药剂师,并为其提供专门的时间,以及为实现项目目标所需的财务和技术资源。
- 问责制。项目负责人(通常是医师)应与药房负责人和 ASP 团队的其他核心成员(传染病专家、临床药剂师、临床微生物学家、医院流行病学家、感染预防专家和信息系统专家等)合作。该负责人应确保项目成功的其他核心要素得到实施。
- 药学专业知识。药学负责人应与医疗负责人合作,实施关键措施和其他核心要素,以成功实现 ASP。
- 措施。已经表述了许多成功改进抗生素使用的措施。取得重大成功的关键干预措施包括有反馈的前瞻性审查,其中包括"握手"管理、预授权和指导方针的实施。其他措施包括教育、从静脉注射到口服药物的转换以及剂量优化。
- 追踪。应监测抗生素使用数据,并以每 1 000 名患者住院日或在院日数的治疗天数报告。CDC 在国家医疗安全网(NHSN)内开发了抗菌药物使用和耐药性(AUR)模块,可为特定机构提供标准化抗菌药物使用率(SAAR)。这是一个与标准化感染率类似的基准测量。需要监测的其他数据可能包括医院起病的艰难梭菌病发病率、住院时间、药物不良事件、有关抗生素耐药病原体(如碳青霉烯类耐药肠杆菌科、耐甲氧西林金黄色葡萄球菌)的发病率,以及医院费用。
- 报告。应定期向处方医师、药剂师、护士和高级管理人员提供有关抗生素耐药性和其他相关问题的过程和措施效果的最新信息。
- 教育。所有医护人员都应接受有关当前抗菌药物管理实践和其他改进使用方法的年度教育。此外,还需要努力教育患者、家属和护理人员有关抗菌药物管理和不当使用抗生素的影响。

作为"明智选择"运动的一部分,AAP 和儿科传染病协会发布了有关抗菌治疗的"医生和患者应该质疑的五件事":

- 在未事先确认已获得血液、尿液或其他适当培养物(特殊情况除外)的情况下,不要对疑似侵袭性细菌感染的患者进行经验性抗菌药物治疗。
- 对简单的清洁和清洁-污染手术,在切口闭合后不要使用广谱抗菌药物进行围手术期预防或继续预防使用。
- 不要使用比氨苄西林更广谱的抗菌药物治疗其他健康、有免疫力的、住院患者的单纯社区获得性肺炎。
- 新生儿重症监护患者不得经验性使用万古霉素或碳青霉烯类药物,除非已知婴儿存在对窄谱药物耐药的病原体感染特定风险。
- 不要在其他健康的感染儿童身上放置经外周置入的中心静脉导管(PICC)和/或长时间静脉注射抗生素,这些感染可转变为使用适当的口服药物。

虽然住院患者经常接触广谱和有潜在毒性的抗菌药物,但绝大多数抗生素暴露发生在门诊患者中。CDC 已经制定了门诊抗生素管理的核心要素,以帮助改进门诊抗菌药物的使用。这些核心要素包括:责任、使用原则和实践措施、跟踪和报告、教育和专业知识。在门诊环境中取得成功的措施包括:提供者同行之间审核和反馈、"轻推"海报、沟通培训、临床决策支持、患者教育和提供者教育。结合了多种方法的干预措施往往是最有效的。此外,儿科医师应该寻求了解患者父母对抗生素治疗的期望,因为当临床医师认为患者父母期望抗生素治疗时,处方会大大增加。

AAP 与儿科感染病学会一起开发了住院和门诊儿科抗生素安全使用工具包。

医疗服务提供者的作用

医疗服务提供者可以整合一些专注于针对儿童常见感染的抗菌药物处方的关键建议,包括:

1. 通过患者的症状,及正确取样获得的阳性尿液分析和定量培养结果等记录可确诊泌尿道感染。确诊的感染在药敏试验完成后,应选择抗菌谱最窄的针对分离出的病原体的合适抗菌药物。

2. 在治疗细菌性肺炎患者之前,请确定没有其他诊断。婴儿的绝大多数呼吸道合胞病毒感染并未并发细菌感染,但常伴迁徙性肺不张。对于患有毛细支气管炎的婴儿,除非存在细菌感染,否则不建议使用抗菌药物[①]。

3. 流程标准化,以确保在使用抗菌药物之前已进行适当的培养和其他诊断试验。

4. 知道如何获取当地的抗菌药物敏感谱并了解抗菌药物耐药谱。

5. 对于可疑或已证实的感染,应立即开始抗菌药物治疗,并记录适应证、剂量、时间和预期持续时间。

6. 对住院患者进行"抗生素暂停"。把新的临床和实验室数据考虑进去,在 48 小时内重新评估对治疗的反应。聚焦最佳治疗,使用最合适最窄谱的抗菌药物,并在排除可治疗的细菌感染时终止抗生素治疗。

7. 对于患有并存病、病情严重、难以治疗的微生物或诊断不确定的患者,与当地的抗菌药物管理团队合作,并请求正式的感染性疾病咨询。

为医疗保健专业人员和家长提供的关于合理使用抗菌药物和细菌耐药性的其他信息可在美国 CDC 网站查阅。

(霍开明 译　唐兰芳 校)

上呼吸道感染抗生素合理应用原则

在儿科,一半以上的门诊抗生素处方用于以下 5 种疾病:中耳炎、鼻窦炎、咳嗽性疾病/支气管炎、咽炎和非特异性上呼吸道感染(即普通感冒)。即使这些疾病大多是由病毒感染引起,抗生素治疗无效,抗生素仍常被使用。儿童呼吸道感染使用抗生素治疗时,耐药的呼吸道菌群(包括肺炎球菌和流感嗜血杆菌)增殖的风险会增加。这些儿童再次呼吸道感染时,抗生素治疗可能无效,并且很可能将耐药菌传给密切接触者。下面是由 AAP、美国 CDC 协助儿科医师共同发布的在这些常见的儿科疾病中合理使用抗生素的原则。

中耳炎

- 对确诊为急性中耳炎(acute otitis media,AOM)的儿童进行抗菌治疗与疗效观察时需要考虑疾病严重程度、单侧感染、患者年龄,同时要求随访。6 个月及以上的儿童有耳漏或严

---

① Ralston SL,Lieberthal AS,Meissner HC,et al. Clinical practice guideline:the diagnosis,management,and prevention of bronchiolitis. *Pediatrics*. 2015;136(4):2015-2862

重症状和体征(温度≥39℃,耳痛≥48 小时,或中度至重度耳痛)以及 6~23 个月大,诊断双侧 AOM 的儿童(无论严重程度)应立即接受抗生素治疗。6~23 个月大,无严重症状以及诊断单侧 AOM 的儿童,以及 24 个月以上、无严重症状的儿童(单侧或双侧 AOM),可与父母或监护人充分沟通后,进行 48~72 小时的严密观察。

- 当 AOM 需要使用抗生素时,大多数儿童应使用窄谱抗生素[例如阿莫西林 80~90mg/(kg·d),分 2 次使用]。对于 24 个月以下或任何年龄伴有严重症状的儿童,应使用 10 天的疗程。对于 2~5 岁没有严重症状的儿童,可使用 7 天的疗程。对于 6 岁及以上没有严重症状的儿童,可以使用 5~7 天的疗程。大剂量阿莫西林抗菌治疗失败与对青霉素高度耐药的肺炎双球菌[随着 13 价肺炎球菌共价疫苗(PCV13)的广泛接种现已不常见]、产 β-内酰胺酶的嗜血杆菌和莫拉氏菌感染有关。且随着肺炎球菌引起的 AOM 比例下降,这个问题越来越突出。如果孩子在过去 30 天内使用过阿莫西林,却合并化脓性结膜炎,或有 AOM 复发而对阿莫西林治疗无反应的病史,则需要使用阿莫西林克拉维酸盐以覆盖产 β-内酰胺酶的细菌。

- 若合并有基础疾病、颅面畸形、慢性或复发性中耳炎、鼓膜穿孔的儿童,病情更复杂多变。起始采用 10 天疗程的抗生素治疗方案较短期使用抗生素对这些儿童可能更有效。

- 持续性中耳积液(middle ear effusion,MEE)常见,且可以在急性症状后通过气动耳镜检查(无论是否有声导抗测试)发现。抗生素治疗 AOM 2 周后,60%~70% 的儿童可出现 MEE,治疗 1 个月后降至 40%,治疗 3 个月降至 10%~25%。没有临床症状的 MEE 被称为分泌性中耳炎(otitis media with effusion,OME)。OME 必须在临床上与 AOM 区分开来,并且不需要额外的监测和治疗。OME 的治疗对于具有认知障碍或发育迟缓的儿童尤其重要,因为这些儿童可能受到与 MEE 相关的暂时性听力受损的不利影响。

急性鼻窦炎

- 鼻窦炎是美国门诊抗生素处方中最常见的诊断。来自 AAP[1] 和美国传染病学会[2] 的临床实践指南描述了急性细菌性鼻窦炎的诊断和治疗标准。急性细菌性鼻窦炎的临床诊断要求满足以下标准之一:①持续性流涕(任何性状)或白天咳嗽(夜间可能更严重),临床症状不改善≥10 天;②病情恶化(流涕加重或为新发症状,白天咳嗽或早期好转后发热);③体温≥39℃(≥102°F),伴有脓性鼻涕和/或面部疼痛,并且症状至少持续 3 天。大多数情况是根据标准 1 和标准 2 诊断的。鼻窦成像的结果与疾病相关性较差,不用于急性单纯性细菌性鼻窦炎,也不用于区分急性细菌性鼻窦炎和病毒性上呼吸道感染。当怀疑有并发症(例如眼眶或中枢神经系统并发症)时,可完善鼻窦 CT 扫描和/或磁共振成像。

- 抗生素治疗适用于症状严重或病情恶化的患儿。对于非严重的但症状持续≥10 天的患儿,可再观察 3 天或进行抗生素治疗。

- 当开始抗生素治疗时,首选单独使用阿莫西林或阿莫西林联合克拉维酸盐。阿莫西林可用标准剂量[45mg/(kg·d),分 2 次使用],而非易感性肺炎球菌流行率高(>10%)的地区,阿

---

① Wald ER, Applegate KE, Bordley C, et al; American Academy of Pediatrics. Clinical practice guideline for the diagnosis and management of acute bacterial sinusitis in children aged 1 to 18 years. *Pediatrics*. 2013; 132(1): e262-e280

② Chow AW, Benninger MS, Brook I, et al; Infectious Disease Society of America. IDSA clinical practice guideline for acute bacterial rhinosinusitis in children and adults. *Clin Infect Dis*. 2012; 54(8): e72-e112

莫西林可用大剂量[80~90mg/(kg·d),分 2 次使用]。阿莫西林-克拉维酸盐[80~90mg/(kg·d)阿莫西林与 6.4mg/(kg·d)克拉维酸的 14∶1 制剂,分 2 次使用]可适用于中度至重度的、小于 2 岁的患儿,或接受儿童护理的或可能有抗菌药物耐药的患儿(例如,最近使用过抗生素药物治疗),治疗疗程通常为 10 天。

- 美国感染性疾病学会的指南提出:现有的临床标准不能准确区分急性鼻窦炎是细菌性还是病毒性感染所致,该指南强调了不断变化的患病率、鼻窦炎患者中分离的细菌株的药敏及肺炎球菌共价疫苗对鼻窦炎病原微生物的影响。

咳嗽性疾病/支气管炎

- 儿童非特异性咳嗽性疾病或支气管炎均不需要给予抗生素治疗。
- 持续的咳嗽(10~14 天或更长)可能由百日咳杆菌、副百日咳杆菌、肺炎支原体或肺炎衣原体感染所致。当临床怀疑或证实由以上某一种病原感染所引起时,应给予适当的抗生素治疗(见百日咳、肺炎支原体或其他支原体感染、衣原体感染)。

咽炎

- 诊断 A 族链球菌感染的咽炎,需根据恰当的实验室检查结果,并结合临床表现和流行病学特点作出诊断。
- A 族链球菌检测仅应在有咽炎的症状和体征但没有病毒性上呼吸道感染证据的患者中进行。
- 大多数咽炎病例是由病毒感染引起。在缺少 A 族链球菌感染的证据时,不应该给予咽炎患儿抗生素治疗。其他细菌(如白喉杆菌、土拉弗朗西斯菌、G 族和 C 族溶血性链球菌、淋病奈瑟菌和溶血隐秘杆菌)极少引起咽炎,一旦发生应根据第三章中各种感染性疾病的建议进行治疗。
- 青霉素仍然是治疗 A 族链球菌性咽炎的首选药物。阿莫西林混悬液可能比青霉素更能被患儿所接受,而且同样有效。

普通感冒

- 普通感冒不应使用抗生素。
- 普通感冒时通常伴有黏液脓性鼻炎(病毒性上呼吸道感染病初几天时流脓性的、混浊的或清的鼻涕),此时不建议使用抗生素。

药物相互作用

使用多种药物进行治疗会增加药物间不良的相互作用的可能性。大多数医院和医疗保健系统药房都拥有完整的药物相互作用的软件程序。基于移动设备的软件应用程序可供医师检索药物间相互作用。每个药物说明书上通常都包含了具有临床意义的药物间相互作用的信息。这些说明书可通过 DailyMed 网站或 Drugs@FDA 网站在线下载。

抗菌药物剂量一览表

由于新生儿在药物代谢和清除方面的差异,导致药物动力学和不同组织部位药物接触发生改变,新生儿的抗菌药物推荐使用剂量(表 4.2)和婴儿、儿童的剂量(表 4.3)通常是分别列出的。

表 4.2　新生儿抗菌药物(生后日龄≤28 天)

青霉素类

药物	途径	胎龄≤34 周		胎龄 >34 周	
		PNA≤7 天	PNA>7 天	PNA≤7 天	PNA>7 天
菌血症					
氨苄西林	IV,IM	50mg/kg,q12h	75mg/kg,q12h	50mg/kg,q8h	50mg/kg,q8h
青霉素 G 水溶液	IV,IM	50 000U/kg,q12h	50 000U/kg,q8h	50 000U/kg,q12h	50 000U/kg, q8h
脑膜炎					
氨苄西林	IV,IM	100mg/kg,q8h	75mg/kg,q6h	100mg/kg,q8h	75mg/kg,q6h
青霉素 G 水溶液	IV,IM	150 000U/kg,q8h	125 000U/kg,q6h	150 000U/kg,q8h	125 000U/kg, q6h

药物	途径	胎龄≤34 周		胎龄 >34 周	
		PNA≤7 天	PNA>7 天	PNA≤7 天	PNA>7 天
奈夫西林、苯唑西林[a]	IV,IM	25mg/kg,q12h	25mg/kg,q8h	25mg/kg,q8h	25mg/kg,q6h

药物	途径	PNA≤7 天	PNA>7 天
普鲁卡因青霉素 G	仅 IM	50 000U/kg,q24h	50 000U/kg,q24h
阿莫西林	PO	15mg/kg,q12h	15mg/kg,q12h

药物	途径	矫正胎龄≤30 周	矫正胎龄 >30 周
哌拉西林-他唑巴坦	IV	100mg/kg,q8h	80mg/kg,q6h

头孢菌素类

药物	途径	胎龄 <32 周		胎龄≥32 周	
		PNA<7 天	PNA≥7 天	PNA≤7 天	PNA>7 天
头孢唑林	IV,IM	25mg/kg,q12h	25mg/kg,q8h	50mg/kg,q12h	50mg/kg,q8h
头孢噻肟[b]	IV,IM	50mg/kg,q12h	50mg/kg,q8h	50mg/kg,q12h	50mg/kg,q8h
头孢他啶	IV,IM	50mg/kg,q12h	50mg/kg,q8h	50mg/kg,q12h	50mg/kg,q8h
头孢呋辛	IV,IM	50mg/kg,q12h	50mg/kg,q8h	50mg/kg,q12h	50mg/kg,q8h

药物	途径	胎龄 <32 周		胎龄≥32 周
		PNA≤7 天	PNA>7 天	
头孢西丁	IV,IM	35mg/kg,q12h	35mg/kg,q8h	35mg/kg,q8h

续表

药物	途径	所有新生儿
头孢曲松 [c]	IV, IM	50mg/kg, q24h

药物	途径	胎龄 <36 周	胎龄 ≥36 周
头孢吡肟	IV	30mg/kg, q12h	50mg/kg, q12h [d]

碳青霉烯类

药物	途径	胎龄 <32 周		胎龄 ≥32 周	
		PNA<14 天	PNA≥14 天	PNA<14 天	PNA≥14 天
美罗培南 [a]	IV	20mg/kg, q12h	20mg/kg, q8h	20mg/kg, q8h	30mg/kg, q8h

药物	途径	PNA≤7 天	PNA>7 天
亚胺培南-西司他丁	IV	25mg/kg, q12h	25mg/kg, q8h

其他

药物	途径	所有新生儿
阿奇霉素 [e]	IV, PO	10mg/kg, q24h [f]
红霉素 [e]	IV, PO	10mg/kg, q6h
利福平 [g]	IV, PO	10mg/kg, q24h

药物	途径	胎龄 <34 周		胎龄 ≥34 周	
		PNA≤7 天	PNA>7 天	PNA≤7 天	PNA>7 天
氨曲南 [a]	IV	30mg/kg, q12h	30mg/kg, q8h	30mg/kg, q8h	30mg/kg, q6h

药物	途径	矫正胎龄 ≤32 周	矫正胎龄 33~40 周	矫正胎龄 >40 周
克林霉素	IV, PO	5mg/kg, q8h	7mg/kg, q8h	9mg/kg, q8h

药物	途径	胎龄 <34 周		胎龄 ≥34 周	
		PNA≤7 天	PNA>7 天	PNA≤7 天	PNA>7 天
利奈唑胺	IV, PO	10mg/kg, q12h	10mg/kg, q8h	10mg/kg, q8h	10mg/kg, q8h

药物	途径	矫正胎龄 ≤34 周	矫正胎龄 35~40 周	矫正胎龄 >40 周
甲硝唑 [h]	IV	7.5mg/kg, q12h	7.5mg/kg, q8h	10mg/kg, q8h

氨基糖苷类

药物	途径	胎龄 <30 周		胎龄 30~34 周		胎龄 ≥35 周	
		PNA≤14 天	PNA>14 天	PNA≤14 天	PNA>14 天	PNA≤7 天	PNA>7 天
阿米卡星 [i]	IV, IM	15mg/kg, q48h	15mg/kg, q24h	15mg/kg, q36h	15mg/kg, q24h	15mg/kg, q24h	18mg/kg, q24h
庆大霉素 [j]	IV, IM	5mg/kg, q48h	5mg/kg, q36h	5mg/kg, q36h	5mg/kg, q24h	4mg/kg, q24h	5mg/kg, q24h
妥布霉素 [k]	IV, IM	5mg/kg, q48h	5mg/kg, q36h	5mg/kg, q36h	5mg/kg, q24h	4mg/kg, q24h	5mg/kg, q24h

续表

万古霉素
从 20mg/kg 的负荷剂量开始，然后是维持剂量，如表所示

胎龄 ≤28 周		胎龄 >28 周	
血清肌酐（mg/dL）	剂量[k]	血清肌酐（mg/dL）	剂量[k]
<0.5	15mg/kg，q12h	<0.7	15mg/kg，q12h
0.5~0.7	20mg/kg，q24h	0.7~0.9	20mg/kg，q24h
0.8~1	15mg/kg，q24h	1~1.2	15mg/kg，q24h
1.1~1.4	10mg/kg，q24h	1.3~1.6	10mg/kg，q24h
>1.4	15mg/kg，q48h	>1.6	15mg/kg，q48h

CNS，中枢神经系统；IM，肌内注射；IV，静脉注射；MIC，最小抑菌浓度；PNA，生后日龄；PO，口服。

[a] 脑膜炎可能需要比所列剂量更高的剂量，虽然这些药物的剂量对新生儿 CNS 感染缺乏安全和有效的数据。

[b] 头孢噻肟可从加拿大进口。

[c] 该剂量适用于所有程度的新生儿感染，包括脑膜炎。如果新生儿正直接受静脉用任何形式的钙剂（包括胃肠外营养），此时不应静脉给予头孢曲松。高胆红素血症新生儿，尤其是早产儿，不应该注射头孢曲松，因为体外研究表明头孢曲松可以通过与血清白蛋白结合替代胆红素，导致这些患者可能发生胆红素脑病的危险。

[d] 如果靶病原 MIC<4mg/L 可给予 30mg/kg，q12h。

[e] 口服红霉素与阿奇霉素和婴儿肥厚性幽门狭窄（IHPS）的关系在小于 6 周的婴儿中被报道。使用这些抗菌剂中的任何一种治疗的婴儿都应跟踪观察 IHPS 的体征和症状。

[f] 婴儿衣原体肺炎推荐 20mg/kg，q24h。

[g] 流感嗜血杆菌感染和脑膜炎球菌感染在特殊情况下交替给药。

[h] 从 15mg/kg 负荷剂量开始。

[i] 理想血清浓度：24~40mg/L 或 10×MIC（峰浓度），<7mg/L（谷浓度）。

[j] 理想血清浓度：6~12mg/L 或 10×MIC（峰浓度），<2mg/L（谷浓度）。

[k] 维持量应在使用负荷量后的相同时间间隔开始给药。正常情况下，血浆肌酐浓度会出现波动，对生后 1 周内的新生儿，一部分原因是受到母亲肌酐跨胎盘水平的影响。建议反复评估肾功能，谨慎使用以肌酐为基础的给药方案，万古霉素血药浓度推荐用于 7 天内的新生儿。曲线下面积与最小抑菌浓度的比值（AUC/MIC）被认为是万古霉素应用于成人 MRSA 感染时最合适的药动学/药效学（PK/PD）目标。尽管有来自儿童严重 MRSA 感染的前瞻性研究结果的限制，美国卫生系统药剂师协会、美国传染病学会、儿童传染病学会、传染病药剂师协会最新的共识指南，仍推荐对使用万古霉素的各年龄组儿童进行基于 AUC 的治疗监测（优先使用贝叶斯评估）[*]。贝叶斯评估解释了万古霉素清除率从新生儿到青少年的发育性变化。儿童给药剂量应使 AUC 达到 400~600μg/（h·L）（假设 MIC 为 1）和/或谷浓度 <15μg/mL，以最大限度地降低 AKI 风险。贝叶斯评估可以通过测定 2 个浓度完成，一是万古霉素输注结束后 1~2 小时抽血，二是在万古霉素输注结束后 4~6 小时抽血。可早至第 2 剂万古霉素给药后获得其血药浓度。辅助计算的软件可以在线获取和购买。建议避免 AUC>800 和谷浓度 >15μg/mL。在 AUC 计算不可行的情况下，谷浓度 10~15mg/L，在新生儿及儿童 MIC 为 1mg/L 时有 90% 以上的可能可以达到 AUC 的目标值。

[*] Rybak MJ，Le J，Lodise TP，et al. Therapeutic monitoring of vancomycin for serious methicillin-resistant Staphylococcus aureus infections：a revised consensus guideline and review by the American Society of Health-System Pharmacists，the Infectious Diseases Society of America，the ediatric Infectious Diseases Society，and the Society of Infectious Diseases Pharmacists. Am J Health Syst Pharm. 2020；77（11）：835-864. DOI：https://doi.org/10.1093/ajhp/zxaa036；Rybak MJ，Le J，Lodise TP，et al. Executive summary：Therapeutic monitoring of vancomycin for serious methicillin-resistant Staphylococcus aureus infections：A revised consensus guideline and review by the American Society of Health-System Pharmacists，the Infectious Diseases Society of America，the Pediatric Infectious Diseases Society，and the Society of Infectious Diseases Pharmacists. J Pediatric Infect Dis Soc. 2020；9（3）：281-284. DOI：https://doi.org/10.1093/jpids/piaa057；and Heil EL，Claeys KC，Mynatt RP，et al. Making the change to area under the curve-based vancomycin dosing. Am J Health Syst Pharm. 2018；75（24）：1986-1995. DOI：https://doi.org/10.2146/ajhp180034.

表 4.2 有诸如胎龄（gestational age，GA）、生后日龄（postnatal age，PNA）和矫正胎龄（postmenstrual age，PMA）等变量因素，这些因素对新生儿给药剂量有重要指导价值。氨基糖苷类和万古霉素列于单独的表中以突出其目标血药浓度。对用于治疗炭疽芽孢杆菌的药物，请参阅氟喹诺酮类药物和炭疽病。

推荐剂量并不是绝对的，仅是作为一个参考。当提供剂量范围时，高剂量一般用于严重感染。这些推荐剂量在具体到某一位患者时可能需根据下列情况来调整：对某种疾病病情的临床判断、感染部位的药物浓度预测、肝肾功能改变、药物相互作用、患者的反应和实验室结果。对部分病例，建议监测血药浓度以避免毒性反应并确保疗效。对于万古霉素，包括最近的一项共识建议，如表注所述，对所有儿童年龄组使用 AUC 指导治疗监测，最好使用贝叶斯评估。

药物使用的具体细节如恰当的配比及管理方法、避免药物不相容的措施、药物的相互作用以及其他注意事项应参考产品说明书上的信息或者向儿科药师咨询。药物说明书可通过 DailyMed 或 Drugs@FDA 网站在线获得。

对于 FDA 尚未批准用于儿童但正在研究中的抗生素，可在网上找到用于研究治疗的感染和治疗剂量。

表 4.3　适用于儿科患者的抗生素（新生儿期后）[a]

药物种类 （商品名）	有无非专利药品	途径	mg/(kg·d) （提供已知的绝对最大剂量）	注释[b]
氨基糖苷类[c]				血清浓度目标见表 4.2 脚注。不是理想的抗中枢神经系统感染药物 囊性纤维化应使用更大剂量 每天一次最佳
阿米卡星	Y	IV，IM	15~22.5mg，分 2~3 次或 1 次	
庆大霉素	Y	IV，IM	6~7.5mg，分 3 次；或 5~7.5mg，1 次/d	
新霉素	Y	PO	100mg，分 4 次，最大量 12g/d	用于部分肠道感染
妥布霉素	Y	IV，IM	6~7.5mg，分 3~4 次；或 5~7.5mg，1 次/d	囊性纤维化应使用更大剂量
		吸入	300mg，每 12h 吸入一次	
氨曲南 （Azactam）	Y	IV，IM	90~120mg，分 3~4 次，最大量 8g/d	一种单酰胺环类的抗生素
碳青霉烯类[d]				
亚胺培南/西司他丁 （Primaxin）	Y	IV	60~100mg，分 4 次，最大量 4g/d	用于治疗中枢神经系统感染时要注意，可能会增加惊厥发生的风险 对铜绿假单胞菌感染时需要用更大剂量
美罗培南 （Merrem）	Y	IV	复杂皮肤及皮肤附件感染时，30mg，分 3 次，最大量 3g/d 铜绿假单胞菌感染皮肤时，60mg，分 3 次，最大量 3g/d 治疗脑膜炎时，120mg，分 3 次，最大量 6g/d	对于易受剂量依赖影响的感染，可能需要延长输注时间

续表

药物种类 （商品名）	有无非专 利药品	途径	mg/（kg·d） （提供已知的绝对最大剂量）	注释[b]
厄他培南 （Invanz）	N	IV/IM	30mg，分 2 次，最大量 1g/d ≥13 岁及成人，1g，每天 1 次	对假单胞菌和不动杆菌活性低， 不能用于中枢神经系统感染
头孢菌素类[d]				列出了每个药属第几代，可作为 抗菌谱的指导
头孢克洛 （希刻劳）	Y	PO	20~40mg，分 2~3 次，最大量 1g/d	第二代
头孢羟氨 （Duricef）	Y	PO	30mg，分 2 次，最大量 2g/d	第一代
头孢唑林 （Ancef）	Y	IV，IM	25~75mg，分 3 次，最大量 6g/d 对于骨/关节感染，高达 150mg， 分 3~4 次，最大量 12g/d	第一代。剂量 >100mg/（kg·d） 时的应用资料有限不能用于中 枢神经系统感染
头孢地尼 （Omnicef）	Y	PO	14mg，分 1~2 次，最大量 600mg/d	第三代。对青霉素耐药的肺炎 球菌不适用
头孢吡肟 （马斯平）	Y	IV，IM	100mg，分 2 次，最大量 4g/d 150mg，分 3 次，用于假单胞菌感 染或发热性中性粒细胞减少症	第四代。最大量 6g/d 对于易受剂量依赖影响的感染， 可能需要延长输注时间
头孢克肟 （Suprax）	Y	PO	8mg，分 1~2 次，最大量 400mg/d	第三代。对青霉素耐药的肺炎 球菌不适用
头孢噻肟[e] （开福隆）	Y	IV，IM	150~180mg，分 3 次，最大量 8g/d 200~225mg，分 4 次，用于脑膜炎， 最大量 12g/d	第三代。脑膜炎时可达 300mg， 分 4~6 次
头孢替坦 （Cefotan）	Y	IV，IM	60~100mg，分 2 次，最大量 6g/d	第二代。头霉素的一种，对厌氧 菌有活性，不能用于中枢神经 系统感染
头孢西丁 （美福仙）	Y	IV，IM	80~160mg，分 3~4 次，最大量 12g/d	第二代。头霉素的一种，对厌氧 菌有活性，不能用于中枢神经 系统感染
头孢泊肟 （Vantin）	Y	PO	10mg，分 2 次，最大量 400mg/d 400mg/次，每天 2 次，对成人严重 的非 MRSA SSTI 有效	第三代
头孢丙烯 （施复捷）	Y	PO	15~30mg，分 2 次，最大量 1g/d	第二代
头孢洛林 （Teflaro）	N	IV	2 个月至 2 岁：24mg，分 3 次 >2 岁： 　≤33kg：36mg，分 3 次 　>33kg：1 200mg（不是每千克）， 　分 3 次	第五代，具有抗 MRSA 活性 对假单胞菌无活性 成人剂量：400mg/次，每 8 小时 1 次；或 600mg/次，每 12 小时 1 次（最大量 1 200mg/d） 根据有限的数据，可能对中枢神 经系统感染有用

续表

药物种类 (商品名)	有无非专 利药品	途径	mg/(kg·d) (提供已知的绝对最大剂量)	注释[b]
头孢他啶 (复达欣)	Y	IV,IM	90~150mg,分 3 次 200~300mg,分 3 次,用于严重的 假单胞菌感染	第三代 最大量 6g/d(对于严重的假单胞 菌感染,最大量 12g/d),能用于 中枢神经系统感染
头孢他啶/ 阿维巴坦 (Avycaz)	N	IV	6 个月至 18 岁:150mg 头孢他 啶/37.5mg 阿维巴坦,分 3 次,最 大量 6g/d 3~6 个月:120mg 头孢他啶/30mg 阿维巴坦,分 3 次	用于尿路感染,包括肾盂肾炎和 腹腔感染 eGFR<50mL/(min·1.73m²) 的 2 岁及以上患者,建议调整剂量, 推荐剂量的信息不足
头孢布烯 (头孢布坦)	Y	PO	9mg,每天 1 次,最大量 400mg/d	第三代 对耐青霉素的肺炎球菌活性低
头孢曲松 (罗氏芬)	Y	IV,IM	50~75mg,每天 1 次,最大量 1g/d, (非中枢神经系统,非心内膜炎 感染) 100mg,分 1~2 次,最大量 4g/d, (为中枢神经系统或心内膜炎感染) 急性中耳炎时 50mg/kg,IM,1~3 天,最大量 1g/d	第三代
头孢呋辛 (西力欣)	Y	IV,IM	100~150mg,分 3 次,最大量 6g/d	第二代。对青霉素耐药肺炎球 菌的活性较弱,其他治疗中枢神 经系统感染的首选药物
头孢呋辛酯 (新菌灵)	Y	PO	20~30mg,分 2 次,最大量 1g/d 对于骨/关节感染,高达 100mg, 分 3 次,最大量 3g/d	第二代。对青霉素耐药肺炎球 菌的活性较弱
头孢氨苄 (Keflex)	Y	PO	25~50mg,分 2 次 对于骨/关节感染,75~100mg,分 3~4 次,最大量 4g/d	第一代
氯霉素	Y	IV	50~100mg,分 4 次 根据目标血药浓度(15~25mg/L) 进行调整	由于偶有发生再生障碍性贫血 的风险,通常仅用于重症感染。 可用于中枢神经系统感染
克林霉素 (氯林可霉 素)	Y Y	IM,IV PO	20~40mg,分 3~4 次,最大量 2.7g/d 10~25mg,分 3 次 对于中耳炎或社区获得性耐甲氧 西林金黄色葡萄球菌,30~40mg, 分 3~4 次,最大量 1.8g/d	对肺炎球菌、社区获得性耐甲氧 西林金黄色葡萄球菌、厌氧菌敏 感。可用于中枢神经系统感染
达托霉素 (库比星)	N	IV	金黄色葡萄球菌菌血症: 1~6 岁:12mg,每天 1 次 7~11 岁:9mg,每天 1 次 12~17 岁:7mg,每天 1 次 皮肤及皮肤附件感染: 1~2 岁:10mg,每天 1 次 2~6 岁:9mg,每天 1 次 7~11 岁:7mg,每天 1 次 12~17 岁:5mg,每天 1 次	在新生儿和幼犬模型中存在神 经肌肉毒性。FDA 警告小于 12 个月的婴儿禁止使用,不适用于 中枢神经系统感染

续表

药物种类 （商品名）	有无非专 利药品	途径	mg/(kg·d) （提供已知的绝对最大剂量）	注释[b]
喹诺酮类				
环丙沙星 （西普罗）	Y	PO IV	20~40mg，分 2 次，最大量 1.5g/d 20~30mg，分 2~3 次，最大量 0.8~ 1.2g/d	可用于中枢神经系统感染
左氧氟沙星 （Levaquin）	Y	IV PO	≥6 个 月 和 <50kg：16mg，分 2 次，对于炭疽杆菌暴露，最大量 500mg/d >50kg：每天总剂量 500mg（不是 每千克），每天 1 次	
大环内酯类				
阿奇霉素 （希舒美， Zmax）	Y	PO	对于速释型产品，5~10mg，每天 1 次 对于缓释制剂，60mg，单次给药 呼吸道感染剂量（每 kg，频率为 每天 1 次）： 急性中耳炎：10mg/d，服 3 天；或 30mg/d；或首日服 10mg，然后 5mg/d，再服 4 天 咽炎：首日服 12mg，然后 6mg/d， 再服 4 天 鼻窦炎：10mg/d，服 3 天 社区获得性细菌性肺炎：首日服 10mg，然后 5mg/d，再服 4 天	对 于 6mg/kg 每次 剂量 最大 250mg，对 于 10~12mg/kg 最大 500mg，对于 30mg/kg 最大 1.5g 正常成人的总疗程 1.5~2g。整 个过程最大 2.5g 总疗程最大量 2.5g 其余情况见相关章节
	Y	IV	10mg/d，每天最多 500mg	
克拉霉素 （克拉仙）	Y	PO	15mg，分 2 次，每天最多 1g	与红霉素作用相似；对分枝杆菌 和幽门螺杆菌更有效
红霉素 （众多）	Y	PO	40~50mg，分 3~4 次，每天最大 4g	可用于碱、硬脂酸盐和琥珀酸乙 酯制剂
	N	IV	20mg，分 4 次，每天最大 4g	至少 60 分钟给药，以防止心律失 常，不适用于中枢神经系统感染
非达霉素 （Dificid）	N	PO	成人：400mg（非每 kg 剂量）每天， 分 2 次 儿童≥6 个月： 　4kg~<7kg：160mg（非每 kg 剂量） 　每天，分 2 次 　7kg~<9kg：240mg（非每 kg 剂量） 　每天，分 2 次 　9kg~<12.5kg：320mg（非 每 kg 　剂量）每天，分 2 次 　≥12.5kg：400mg（非每 kg 剂量） 　每天，分 2 次	用于艰难梭菌感染的治疗

续表

药物种类 (商品名)	有无非专 利药品	途径	mg/(kg·d) (提供已知的绝对最大剂量)	注释 [b]
甲硝唑 (灭滴灵)	Y	PO	15~50mg,分 3 次,最大 2.25g/d 30mg,分 3 次,厌氧细菌感染,包括艰难梭状芽胞杆菌(每天最大 500mg) 细菌性阴道病见表 4.4 和表 4.5 阴道毛滴虫见表 4.4 和表 4.5 阿米巴虫病见表 4.11	适用于中枢神经系统感染
	Y	IV	22.5~40mg,分 3 或 4 次,每天最大 4g	适用于中枢神经系统感染
呋喃啶类 (呋喃呾啶, 呋喃妥因)	Y	PO	<12 岁:5~7mg,分 4 次,最大 400mg/d ≥12 岁:200mg/d,分 2 次 泌尿系统感染预防:1~2mg,一天 1 次	用于治疗膀胱炎;不适用于肾盂肾炎
唑烷酮类				
利奈唑胺 (斯沃)	Y	PO,IV	≤11 岁:30mg,分 3 次,(最大 1 200mg/d) >11 岁:1 200mg(非每 kg 剂量),分 2 次	5~11 岁:皮肤及软组织感染,20mg,分 2 次 持续用药超过 10 天会增加骨髓抑制的风险,可以用于中枢神经系统感染
特地唑胺 (Sivextro)	N	PO,IV	6mg,分 2 次,最多 200mg/d(非每 kg 剂量) 成人:200mg(非每 kg 剂量),一天 1 次	尚不清楚是否对中枢神经系统感染有效
青霉素类 [d]				
阿莫西林 (Amoxil)	Y	PO	标准剂量:40~45mg,分 3 次 大剂量:80~90mg,分 2 次 ≥12 岁:775mg(非每 kg 剂量),一天 1 次 ER 配方	急性中耳炎,90mg/(kg·d),分 2 次 链球菌性咽炎,50mg/kg,一天 1 次(见 A 族链球菌感染)
阿莫西林克拉维酸 (力百汀)	Y	PO	14:1 配方:90mg,分 2 次 7:1 配方:25~45mg,分 2 次,最大 1 750mg/d 4:1 配方:20~40mg,分 3 次,最大 1 500mg/d	按阿莫西林计 14:1 配方,力百汀 ES-600 7:1 配方,力百汀 875/125 4:1 配方,力百汀 500/125
氨苄西林	Y	IV,IM	50~200mg,分 4 次,最大 8g/d 脑膜炎、心内膜炎,300~400mg,分 6 次,最大 12g/d	可用于中枢神经系统感染
	Y	PO	50~100mg,分 4 次,最大 2g/d	

续表

药物种类 （商品名）	有无非专 利药品	途径	mg/（kg·d） （提供已知的绝对最大剂量）	注释[b]
氨苄西林舒巴坦 （优立新）	Y	IV	100~200mg，分 4 次，最大 8g/d 脑膜炎或由耐药肺炎球菌引起的严重感染，200~400mg，分 4 次	按阿莫西林计，可用于中枢神经系统感染
双氯西林 （Dynapen）	Y	PO	12~25mg，分 4 次，最大 1g/d 骨关节感染，100mg，分 4 次，最大 2g/d	市面上没有口服悬浮液
萘夫西林 （Nallpen）	Y	IV,IM	100~200mg，分 4~6 次，最大 12g/d	可用于中枢神经系统感染
苯唑西林 （Bactocill）	Y	IV,IM	100~200mg，分 4~6 次，最大 12g/d	可用于中枢神经系统感染
青霉素 G，钾盐或钠盐	Y	IV,IM	10 万~30 万单位，分 4~6 次 脑膜炎，30 万~40 万单位，分 6 次	最大 2 400 万单位/d
普鲁卡因青霉素 G	Y	IM	5 万单位，分 1~2 次，最多 120 万单位	静脉给药不安全，不适用于中枢神经系统感染
苄星青霉素（比西林 LA）	N	IM	A 族链球菌性咽炎： <27kg（60lb），一次剂量 60 万单位（非每 kg 剂量） >27kg（60lb），一次剂量 120 万单位（非每 kg 剂量）	静脉给药不安全 见治疗 A 族链球菌感染 不应用于急性中枢神经系统感染（见梅毒）
苄星青霉素 G/普鲁卡因（比西林 CR）	N	IM	<14kg（30lb），1 次剂量 60 万单位（非每 kg 剂量） 14~27kg（30~60lb），1 次剂量 120 万单位（非每 kg 剂量） ≥27kg（60lb），1 次剂量 240 万单位（非每 kg 剂量）	静脉给药不安全 主要用于治疗 A 族链球菌感染
青霉素 V	Y	PO	25~50mg，分 4 次，最大 2g/d	A 族链球菌肺炎，50~75mg 分 4 次
哌拉西林他唑巴坦 （治星）	Y	IV	240~300mg，分 3~4 次，最大 16g/d	按哌拉西林成分计 对于剂量敏感的依赖感染，可能需要延长输注时间 可能适用于部分囊性纤维化患者，400~600mg，分 6 次，最大 24g/d，其他治疗中枢神经系统感染的首选药物
多黏菌素类				对于治疗中枢神经系统感染不理想的，需要局部（脑室内）给药以达到治疗浓度
甲磺酸黏菌素/肠黏菌素甲磺酸钠（Colymycin M）	Y	IV,IM	2.5~5mg 基础量，分 2~4 次	最多需要 7mg 基础量/（kg·d） 1mg 基础量 =2.7mg 甲磺酸黏菌素

续表

药物种类 （商品名）	有无非专 利药品	途径	mg/(kg·d) （提供已知的绝对最大剂量）	注释 [b]
多黏菌素 B	Y	IV	2.5mg，分 2 次	超过 3mg/(kg·d)没有很好的研究 1mg=10 000 单位
奎奴普丁 + 达福普丁 （Synercid）	N	IV	15mg，分 2 次	对金黄色葡萄球菌有中度抗菌活性，但在儿童的用药经验有限 对于治疗中枢神经系统感染不理想的，需要局部(脑室内)给药以达到治疗浓度
利福霉素类				
利福平 （Rifadin）	Y	IV，PO	15~20mg，分 1~2 次，最大 600mg 结核分枝杆菌剂量	因会迅速出现耐药，不应常规采用单药治疗 许多专家建议婴幼儿每天至少使用 20mg/kg，尤其对于严重的结核病，如结核性脑膜炎和播散性结核病 可用于中枢神经系统感染
利福昔明 （Xifaxan）	N	PO	≥12 岁：600mg/d（非每 kg 剂量）， 分 3 次 在较年幼儿童中，以相似剂量用于说明书之外的胃肠道适应证（如 SBBO、IBD）时；咨询儿科胃肠病学家	用于治疗旅行时由非侵袭性大肠埃希菌引起的腹泻
磺胺类				
磺胺嘧啶	Y	PO	120~150mg，分 4~6 次，最大 6g/d 风湿热二级预防：<30kg 的儿童，500mg（非每 kg 剂量），一天 1 次。更大的儿童和成年人 1g，一天 1 次	使用本品时应评估 G6PD 缺乏症情况
甲氧苄啶 （TMP）-磺 胺甲基异唑 （SMX）（复 方新诺明）	Y	PO，IV	8~10mg 分 2 次，最大剂量 160mg/d 预防 UTI：2mg，1 次/d 对于耶氏肺孢子菌：15~20mg 分 3~4 次，无最大值 预防量：5mg 分 2 次，每周 3 次，每次最大剂量 160mg	剂量以 TMP 计，另见耶氏肺孢子菌感染 可用于中枢神经系统感染
四环素类				
多西环素 （强力霉素）	Y	PO，IV	2.2~4.4mg 分 2 次，最大剂量 200mg/d	可用于中枢神经系统感染，成人可服用更高剂量（每天最高 400mg）
米诺环素 （美满霉素）	Y	PO，IV	4mg 分 2 次，最大剂量 200mg/d	其他治疗中枢神经系统感染的首选药物
四环素	Y	PO	25~50mg 分 4 次，最大剂量 2g/d	仅限于 8 岁以上儿童使用

续表

药物种类 （商品名）	有无非专 利药品	途径	mg/（kg·d） （提供已知的绝对最大剂量）	注释[b]
古霉素和其他糖肽类				
万古霉素 （稳可信）	Y	IV	45~60mg 分 3~4 次 60~70mg，分 4 次，侵袭性 MRSA 感染的一部分患者中，达到目标 血清浓度是必要	根据血药浓度决定后续治疗量[f] 可以用于中枢神经系统感染
		PO	40mg 分 4 次，上限为 500mg/d	对于严重，复杂的艰难梭状芽孢 杆菌感染上限为 2g/d 分 4 次
达巴万星 （Dalvance）	N	IV	3 月~<6 岁：22.5mg/次 6 岁~<18 岁：18mg/次，最大 1 500mg（非每 kg 剂量）	用于中枢神经系统感染

ER，缓解；IBD，炎症性肠病；IM，肌内注射；IV，静脉注射；MRSA，耐甲氧西林金黄色葡萄球菌；PO，口服；SBBO，小肠细菌过度生长；UTI，尿路感染。

[a] Adapted from American Academy of Pediatrics. *2021 Nelson's Pediatric Antimicrobial Therapy.* 27th ed. Itasca，IL：American Academy of Pediatrics；2021.

[b] 关于中枢神经系统感染的用药评价，是基于 FDA 批准的适应证以及来自儿童或成人临床研究的证据。除非特别说明，均指静脉途径给药。

[c] 延长给药间隔（每天 1 次）可能会有相同的药效且减少毒性。

[d] IgE 介导的速发型青霉素过敏反应的孩子需要 β-内酰胺替代治疗应该考虑皮试以确认过敏原，和/或在药物过敏领域专家的监测下，使用替代的 β-内酰胺药物或在药学专家的监督下脱敏。

[e] 头孢噻肟可从加拿大进口。

[f] 曲线下面积与最小抑菌浓度的比值（AUC/MIC）被认为是万古霉素应用于成人 MRSA 感染时最合适的药动学/药效学（PK/PD）目标。尽管有来自儿童严重 MRSA 感染的前瞻性研究结果的限制，美国卫生系统药剂师协会、美国传染病学会、儿童传染病学会、传染病药剂师协会最新的共识指南，仍推荐对使用万古霉素的各年龄组儿童进行基于 AUC 的治疗监测（优先使用贝叶斯评估）*。贝叶斯评估解释了万古霉素清除率从新生儿至青少年的发育性变化。儿童给药剂量应使 AUC 达到 400~600μg. 小时/L（假设 MIC 为 1）和/或谷浓度 <15μg/mL，以最大限度地降低 AKI 风险。贝叶斯评估可以通过测定 2 个浓度完成，一是万古霉素输注结束后 1~2 小时抽血，二是在万古霉素输注结束后 4~6 小时抽血。可早至第 2 剂万古霉素给药后获得其血药浓度。辅助计算的软件可以在线获取和购买。建议避免 AUC>800 和谷浓度 >15。与年长儿相比，绝大部分小于 12 岁的儿童需要高剂量才能达到最佳 AUC/MIC。

*Rybak MJ，Le J，Lodise TP，et al. Therapeutic monitoring of vancomycin for serious methicillin-resistant Staphylococcus aureus infections：a revised consensus guideline and review by the American Society of Health-System Pharmacists，the Infectious Diseases Society of America，the ediatric Infectious Diseases Society，and the Society of Infectious Diseases Pharmacists. Am J Health Syst Pharm. 2020；77（11）：835-864. DOI：https://doi.org/10.1093/ajhp/zxaa036；Rybak MJ，Le J，Lodise TP，et al. Executive summary：Therapeutic monitoring of vancomycin for serious methicillin-resistant Staphylococcus aureus infections：A revised consensus guideline and review by the American Society of Health-System Pharmacists，the Infectious Diseases Society of America，the Pediatric Infectious Diseases Society，and the Society of Infectious Diseases Pharmacists. J Pediatric Infect Dis Soc. 2020；9（3）：281-284. DOI：https://doi.org/10.1093/jpids/piaa057；and Heil EL，Claeys KC，Mynatt RP，et al. Making the change to area under the curve-based vancomycin dosing. Am J Health Syst Pharm. 2018；75（24）：1986-1995. DOI：https://doi.org/10.2146/ajhp180034.

性传播感染

表 4.4 列出的是首选方案。关于其他治疗方案及疾病的更多信息并不包含在内,另外,性传播感染的推荐治疗已上传至美国 CDC 网站。

表 4.4 依据综合征治疗 ≥45kg 的儿童,青少年,青壮年的指南

综合征	病原体/诊断	儿童(≥45kg)、青少年及青年治疗方案[a]
尿道炎和宫颈炎:尿道炎症表现为发红或黏液,黏液脓性,或脓性分泌物	淋病奈瑟菌	45~150kg:头孢曲松,单剂 500mg,肌内注射[b] >150kg:头孢曲松,单剂 1g,肌内注射[b] 在没有排除衣原体感染时,也可用于治疗沙眼衣原体
	沙眼衣原体	多西环素,100mg,口服,1 天 2 次共 7 天(推荐) 或 阿奇霉素,单剂 1g,口服(供选择) 左氧氟沙星 500mg,口服,1 天 1 次共 7 天(替代)
	非淋菌性尿道炎[c]或宫颈炎	多西环素,100mg,口服,1 天 2 次共 7 天(推荐) 或 阿奇霉素,单剂 1g,口服(替代)
持续或复发的非淋病性尿道炎:治疗后仍持续存在症状和尿道炎症的体征	持续性或复发性 NGU 最常见的原因是生殖支原体,特别是多西环素治疗后	多西环素初始方案: 阿奇霉素,单剂 1g,口服 或 阿奇霉素,单剂 500mg,口服,之后 250mg/d,口服,连续 4 天 阿奇霉素初始方案: 莫西沙星,单剂 400mg,口服,7 天至 10 天(推荐) 或 强力霉素多西环素,100mg,口服,1 天 2 次,共 7 天,之后莫西沙星,400mg,口服,1 天 1 次,共 7 天(替代)
	阴道毛滴虫(与女性有性生活的男性)	甲硝唑,2g,1 次口服[d,e] 或 替硝唑,2g,1 次口服[d,e]
外阴阴道炎	阴道毛滴虫	甲硝唑,500mg,1 天 2 次,口服,共 7 天[d,e] 或 替硝唑,2g,1 次口服[d,e]
	细菌性毛滴虫	甲硝唑,500mg,口服,1 天 2 次,共 7 天[d,e] 或 0.75% 甲硝唑凝胶,1 涂(5g),睡前阴道内用共 5 天[d,e] 或 2% 克林霉素乳膏,1 涂(5g),睡前阴道内用,共 7 天
	念珠菌(偶尔有其他念珠菌种类或菌种)	表 4.6,念珠菌性外阴阴道炎

续表

综合征	病原体/诊断	儿童（≥45kg）、青少年及青年治疗方案[a]
盆腔炎（PID）[f]		**注射性药物方案：** 头孢曲松 1g,静脉滴注,每 24h 加 多西环素,100mg,口服或静脉滴注,每 12 小时 加 甲硝唑 500mg,口服或静脉滴注,每 12 小时 或 头孢替坦,2g,静脉滴注,每 12 小时或头孢西丁,2g,静滴,每 6 小时 加 多西环素,100mg,口服或静脉滴注,每 12 小时 **肌内注射/口服药物方案[g,h]：** 头孢曲松,单剂 500mg,肌内注射 或 头孢西丁,2g,肌内注射和丙磺舒 1g,口服,单次同时服用 或 其他口服第三代头孢菌素（例如:头孢唑肟、头孢噻肟） 加 多西环素,100mg,口服,1 天 2 次,共 14 天和甲硝唑,500mg,口服,1 天 2 次,共 14 天
生殖器溃疡	梅毒螺旋体(首发梅毒)	青霉素 G 苄星青霉素,单剂量 240 万单位,肌内注射
	生殖道单纯疱疹病毒——初次感染[i]	阿昔洛韦,400mg,口服,1 天 3 次,7~10 天 或 伐昔洛韦,1g,口服,1 天 2 次,10 天 或 泛昔洛韦,250mg,口服,1 天 3 次,7~10 天
	生殖道单纯疱疹病毒——复发发作	阿昔洛韦,800mg,口服,1 天 2 次,共 5 天 或 阿昔洛韦,800mg,口服,1 天 3 次,共 2 天 或 泛昔洛韦,1g,口服,1 天 2 次,共 1 天 或 泛昔洛韦,单剂 500mg,口服,之后 250mg,口服,1 天 2 次,共 2 天 或 泛昔洛韦,125mg,口服,1 天 2 次,共 5 天 或 伐昔洛韦,500mg,口服,1 天 2 次,共 3 天 或 伐昔洛韦,单 1g,口服,共 5 天
	生殖道单纯疱疹病毒——抑制治疗	阿昔洛韦,400mg,口服,1 天 2 次 或 伐昔洛韦,500mg,口服,1 天 1 次 或 伐昔洛韦,1g,口服,1 天 1 次 或 泛昔洛韦,250mg,口服,1 天 2 次
	复发生殖道 HSV（软下疳）	阿奇霉素,1g,1 次口服 头孢曲松,单剂 250mg,肌内注射 或 环丙沙星,500mg,口服,1 天 2 次共 3 天[j] 或 红霉素碱,500mg,口服,1 天 3 次共 7 天

续表

综合征	病原体/诊断	儿童（≥45kg）、青少年及青年治疗方案[a]
生殖器溃疡	克雷白肉芽肿菌	阿奇霉素，1g，口服，1 周 1 次或 500mg/d，至少 3 周直到所有病变痊愈
	沙眼衣原体 L1，L2 或 L3（性病淋巴肉芽肿）	多西环素，每次 100mg，口服，每天 2 次，连服 21 天
附睾炎	沙眼衣原体、淋病奈瑟菌	头孢曲松钠，500mg，肌内注射 1 次，同时加用多西环素，每次 100mg，口服，每天 2 次，连服 10 天
	肠道微生物（例如：大肠埃希菌），沙眼衣原体、淋病奈瑟菌，在具有同性性行为的男性中	头孢曲松钠，500mg，肌内注射 1 次。同时可选择加用：左氧氟沙星，每次 500mg，口服，一天 1 次，连服 10 天
直肠炎	沙眼衣原体、淋病奈瑟菌、单纯疱疹病毒	头孢曲松钠，500mg，肌内注射 1 次 同时加用：多西环素，100mg，口服，1 天 2 次，连服 7 天；如果出现血性分泌物、肛周或黏膜溃疡、里急后重和直肠沙眼衣原体试验阳性，则延长至 21 天 在直肠溃疡的情况下，同时加用： 伐昔洛韦，1g，口服，1 天 2 次 或 阿昔洛韦，400mg，口服，1 天 3 次 或 泛昔洛韦，250mg，口服，1 天 3 次，连用 7~10 天
肛门-生殖器疣（例如：阴茎部、腹股沟部、阴囊部、外阴部、会阴部、肛门部及肛门周围）	头状瘤病毒（HPV）	患者可施行的自我给药： 3.75% 或 5% 咪喹莫特乳膏[j,k] 或 0.5% 普达非洛溶液或凝胶[j] 或 15% 茶多酚（或赛儿茶素）软膏[j] 医务人员可提供的治疗： 冷冻疗法：使用液氮或冷冻探针 或 手术切除治疗：剪刀切除术、削痂术，刮除术、激光治疗 或 电刀切除 或 针对疣可使用 80%~90% 的三氯乙酸或二氯乙酸

[a] 更多信息及推荐，Centers for Disease Control and Prevention. Sexually transmitted infections treatment guidelines，2021. *MMWR Recomm Rep.* 2021；in press.

[b] 如果不能使用头孢曲松，可换用头孢克肟，800mg，单剂口服。

[c] 当显微镜镜下的尿道涂片显示有炎症，而革兰氏染色未见胞内阴性双球菌或亚甲蓝/龙胆紫染色未见胞内紫色双球菌时，可诊断为非淋菌性尿道炎（NGU）。

[d] 阴道毛滴虫流行的地区，男性在与女性进行性生活后持续或反复出现尿道炎，应该给予经验性抗阴道毛滴虫治疗。

[e] 使用甲硝唑或替硝唑治疗期间，应避免饮酒；在哺乳期女性接受达 2g 的替硝唑治疗量时，应该推迟母乳喂养 72 小时。

[f] 如果患者有严重疾病如输卵管脓肿，怀孕，或不能耐受或遵循灵活的治疗方案时，建议住院静脉用药治疗。

[g] 对于门诊治疗 72 小时后，效果不佳的患者应重新评估，以免存在误诊，并可能需要静脉用药。

[h] 推荐的第三代头孢菌素对厌氧菌的覆盖能力有限。因此，应考虑加用甲硝唑联合第三代头孢菌素的治疗方案。

[i] 如果治疗 10 天后仍未完全康复，可以延长疗程。

[j] 妊娠期间避免使用。

[k] 应用 6~10 小时后，使用清水及肥皂清洗治疗区域。

Adapted from Centers for Disease Control and Prevention. Sexually transmitted infections treatment guidelines，2021. *MMWR Recomm Rep.* 2021；in press.

表 4.5 列出了首选的治疗方案。关于其他可接受的治疗方案和不包括在内的疾病的进一步信息,见第 3 章特定疾病章节的建议。此外,美国 CDC 于 2021 年发布了关于性传播感染治疗的建议。

表 4.5　根据综合征制定的婴儿和儿童(<45kg)性传播疾病治疗指南

综合征	病原体/诊断	婴儿和儿童(<45kg)的治疗方案[a,b]
尿道炎 尿道炎症表现为尿道口发红和/或黏液,黏液脓性,或脓性分泌物 注:子宫颈炎很少出现在青春前期的女孩中	淋病奈瑟氏菌、沙眼衣原体	头孢曲松,单次 25~50mg/kg,IV 或 IM,肌内注射不超过 250mg[c] **或者加用**
	其他病原体:生殖支原体或解脲支原体,有时是阴道毛滴虫和单纯疱疹病毒	红霉素或琥乙红霉素,50mg/(kg·d),分 4 次口服,连服 14 天
青春期前的阴道炎 (STI 相关的)	淋病奈瑟氏菌	头孢曲松[c],25~50mg/kg,静脉注射或肌内注射 1 次[c],肌内注射剂量不超过 250mg
	沙眼衣原体	红霉素或琥乙红霉素,50mg/(kg·d),分 4 次口服,连服 14 天
	阴道毛滴虫	甲硝唑(灭滴灵),45mg/(kg·d)(最大量 2g/d),分 3 次口服,连服 7 天
	细菌性阴道炎	甲硝唑(灭滴灵),15~25mg/(kg·d)(最大量 2g/d),分 3 次口服,连服 7 天
生殖器溃疡性疾病	梅毒螺旋体(1 期梅毒)[d]	氨苄西林 G,50 000U/kg,肌内注射 1 次,最大量可达成人用量的 240 万 U
	单纯疱疹病毒—首发临床表现	阿昔洛韦,80mg/(kg·d)(最大量 3.2g/d),分 4 次口服,连服 7~10 天 或 伐昔洛韦,40mg/(kg·d)(最大量 2g/d),分 2 次口服,连服 7~10 天
	杜克雷嗜血杆菌(软下疳)	头孢曲松[c],50mg/kg(最大量 250mg),肌内注射 1 次 或 阿奇霉素,20mg/kg(最大量 1g),口服 1 次
肛门-生殖器疣	人乳头状瘤病毒	治疗方案同青少年。见表 4.4

[a] 更多信息及推荐,参见 Centers for Disease Control and Prevention. Sexually transmitted infections treatment guidelines, 2021. *MMWR Recomm Rep.* 2021;in press.

[b] ≥1 月龄的婴幼儿患有性传播性疾病时,应进行性虐待评估(如咨询儿童保护协会)。见表 2.5。

[c] 医师在治疗头孢类抗生素严重过敏的患者时,应该咨询感染性疾病专家。

[d] 对 >1 月龄诊断为梅毒的婴幼儿,应该查阅母亲和患儿出生时的病历记录,评估是先天性梅毒或后天获得性梅毒。患有梅毒的婴幼儿(>1 月龄)应该由儿科感染性疾病专家进行治疗管理。

表 4.6　外阴阴道假丝酵母菌阴道炎推荐治疗方案[a]

推荐治疗方案
非处方阴道内用药[b]
1% 克霉唑乳膏,5g,阴道内用药,连用 7~14 天 　或 2% 克霉唑乳膏,5g,阴道内给药,连用 3 天 　或 2% 咪康唑乳膏,5g,阴道内给药,连用 7 天 　或 4% 咪康唑乳膏,5g,阴道内给药,连用 3 天 　或咪康唑,100mg 阴道栓,每天 1 栓,连用 7 天

续表

推荐治疗方案

或咪康唑,200mg 阴道栓,每天 1 栓,连用 3 天

或咪康唑,1 200mg 阴道栓,每天 1 栓,使用 1 天

或 6.5% 噻康唑软膏,5g,阴道内,单次给药

阴道内处方用药[b]

2% 布康唑乳膏(单次给药的生物黏附制剂),5g,阴道内,单次给药

或 0.4% 曲康唑(特康唑)乳膏,5g,阴道内给药,每天 1 栓,连用 7 天

或 0.8% 曲康唑(特康唑)乳膏,5g,阴道内给药,每天 1 栓,连用 3 天

或曲康唑(特康唑),80mg 阴道栓,每天 1 栓,连用 3 天

口服药物

氟康唑,150mg 口服片剂,口服 1 片,单次给药

[a] Adapted from Centers for Disease Control and Prevention. Sexually transmitted infections treatment guidelines,2021. *MMWR Recomm Rep.* 2021;in press.

[b] 这些乳膏及栓剂都是油性的,可能会减弱乳胶避孕套及隔膜的作用。

(付红敏 译 唐兰芳 校)

全身性真菌感染的抗真菌药物

多烯类药物

两性霉素 B 是一种有效的广谱抗真菌药物。两性霉素 B,特别是传统的脱氧胆酸盐制剂,可导致多种不良反应,尤其是急性和慢性肾毒性,因此在某些患者中其应用受到了限制。两性霉素 B 脂质相关制剂,如两性霉素 B 脂质体,其肾毒性降低,但仍存在其他的不良反应,而且在某些感染病灶(如肾脏)不能达到理想的浓度。

两性霉素 B 脱氧胆酸盐因其可渗透入念珠菌常侵犯的中枢神经系统、泌尿道和眼内,故在新生儿念珠菌感染的治疗中可作为首选,而其脂质相关制剂则不能渗透入上述部位。两性霉素 B 脱氧胆酸盐一般静脉给药的剂量为 $1mg/(kg \cdot d)$ 单日给药,先用 5% 葡萄糖稀释到 0.1mg/mL,再经中心或外周静脉置管输注。有证据表明输注时间控制在 1~2 小时在成人和年长儿的耐受性均较好,且理论上可提高血液-组织梯度,从而改善药物分布。其疗程取决于特异性真菌感染的类型和范围。

两性霉素 B 脱氧胆酸盐在停药后大约 2 周可被肾脏清除。在肾功能受损的新生儿或儿童中,其血清浓度并不会明显升高,因此在该类患儿不需调整药物的用量。由于浓度依赖的杀菌效应,应用中一旦发生肾毒性,建议继续维持给药剂量,但可改为隔日给药。血液透析或腹膜透析均不会显著降低其血药浓度。

两性霉素 B 脱氧胆酸盐的输液相关反应包括发热、寒战,有时还伴有恶心、呕吐、头

痛、全身不适、低血压和心律失常；但这些输液反应在新生儿中较罕见。这些反应常出现于开始输液后 1~3 小时，持续时间往往小于 1 小时。低血压和心律失常为特异质反应，首次输液不发生者以后一般不会再出现，但可因输液速度过快而诱发。目前多种方法已被用于预防输液相关反应，但只有少数经过临床对照试验研究验证其效果。提前应用对乙酰氨基酚或联合应用盐酸苯海拉明可缓解发热反应，这些反应在儿童的发生率较成人低。氢化可的松（成人和年长儿 25~50mg）也用于减轻发热和其他全身反应。随着患者对发热反应耐受性的形成，逐渐减少并最终停用氢化可的松，改用苯海拉明和退热剂。对某些常规预防方案效果不佳的患者，哌替啶和布洛芬可有效预防和治疗发热与寒战反应。

两性霉素 B 脱氧胆酸盐的毒副作用包括肾毒性、肝毒性、贫血或神经毒性。肾毒性是由肾血流减少所致，在输注两性霉素 B 前充分水化、盐水溶液负荷（0.9% 生理盐水超过 30 分钟），同时避免应用利尿剂可预防或减轻该毒性反应。低钾血症是较为常见的并发症并可因盐水负荷而加剧。还可发生肾小管酸中毒，但常为轻度。永久性肾毒性与累积剂量有关。两性霉素 B 和氨基糖苷类、环孢素、他克莫司、顺铂、氮芥化合物以及乙酰唑胺等同时应用可增加其肾毒性。贫血则是由于红细胞生成素产生受抑所致。神经毒性较罕见，可表现为意识模糊、谵妄、淡漠、行为异常、抽搐、视力模糊或耳聋等。

两性霉素 B 的脂质制剂，如两性霉素 B 脂质体复合物（ABLC，商品名 Abelcet）和两性霉素 B 脂质体（L-AmB，商品名 AmBisome），是除新生儿外所有患者群体的首选制剂。这两种剂型都可发生急性输液相关反应，但 AmBisome 的发生率相对低。脂质相关制剂的肾毒性较两性霉素 B 脱氧胆酸盐少见。两性霉素 B 脱氧胆酸盐一般无肝毒性，但在脂质制剂中已有相关肝毒性报道。

嘧啶类药物

在嘧啶类抗真菌制剂中，只有氟胞嘧啶（5-氟胞嘧啶）被 FDA 批准应用于儿童。氟胞嘧啶的抗真菌谱较窄（隐球菌和念珠菌属），且具有一定的毒性，在肾功能不全的患者中要避免使用。单独应用氟胞嘧啶可很快产生耐药性。氟胞嘧啶应与两性霉素 B 联合治疗隐球菌性脑膜炎。重要的是，应监测氟胞嘧啶的血药浓度以免发生骨髓毒性。在美国，氟胞嘧啶只有口服制剂。

唑类药物

美国有六种口服唑类药物，包括酮康唑、氟康唑、伊曲康唑、伏立康唑、泊沙康唑和硫酸艾沙康唑（艾沙康唑的前体）。它们对常见真菌都有较为广谱的抗菌活性，但它们的体外活性、生物利用度、副作用以及与其他药物间的相互作用皆有所不同（表 4.7）。与成人不同，唑类药物在儿童应用的安全性和有效性的相关数据非常有限。唑类药物应用方便，且毒副作用较少，但因与其他同时应用的药物之间常发生相互作用使得其临床应用受到限制。这些药物之间的相互作用可导致唑类药物的血药浓度降低（如治疗活性减弱），或者导致联合应用药物的意外毒性（增加联用药物的血药浓度）。考虑使用唑类药物时，应分析患者联合应用的药物以避免潜在的临床不良反应。FDA 在 2016 年重申,强烈建议不要对简单的皮肤和指甲感染患者使用系统性酮康唑,因其存在肝毒性、引起肾上腺功能不全以及与多种药物相互作用的重大风险,目前已造成至少 1 人死亡。

表 4.7　真菌种类与抗真菌药物、活性、路径、清除、脑脊液渗透、药物监测目标和不良事件

真菌种类	两性霉素B制剂	氟康唑	伊曲康唑	伏立康唑	泊沙康唑	塞伏康唑	氟胞嘧啶	棘白菌素[a]
白色念珠菌	+	++	+	++	+	+	+	++
热带念珠菌	+	++	+	++	+	+	+	++
副念珠菌	++	++	+	++	+	+	+	+
平滑念珠菌	+	−	−	−	+/−	+/−	+	+/−
克鲁斯氏念珠菌	+	−	−	+	+	+	+	++
葡萄牙念珠菌	−	++	+	++	+	+	+	+
高里假丝酵母	+	+	+	+	+	+	+	+/−
耳念珠菌	+/−	−	+/−	+/−	+	+	+/−	++
隐球菌属	++	++	+	+	+	+	++	−
毛孢菌属	+	+	+	++	+	+	−	−
烟曲霉[b]	+	−	+	++	+	++	−	+
土曲霉[b]	−	−	+	++	+	++	−	+
加州曲霉[b]	++	−	−	−	−	−	−	++
镰刀菌属[b]	+	−	−	++	+	+	−	−
毛霉菌属[b]	++	−	+/−	−	+	++	−	−
根霉菌属[b]	++	−	−	−	+	++	−	−
尖端赛多孢子菌[b]	−	−	+	++	+	+	−	−
多角藻[b]	−	−	+/−	+/−	+/−	+/−	−	−
青霉菌(篮状菌)属[b]	+/−	−	++	+	+	+	−	−
荚膜组织胞浆菌[c]	++	+	++	+	+	+	−	−
粗球孢子菌[c]	++	++	++	+	+	+	−	−
皮炎芽生菌[c]	++	+	++	+	+	+	−	−
副球菌属[c]	+	+	++	+	+	+	−	−
孢子丝菌属[c]	+	+	++	+	+	+	−	−

续表

真菌种类	两性霉素 B 制剂	氟康唑	伊曲康唑	伏立康唑	泊沙康唑	塞伏康唑	氟胞嘧啶	棘白菌素[a]
IV/PO	仅 IV	IV 和 PO	仅 PO	IV 和 PO	IV 和 PO	IV 和 PO[b]	仅 PO	仅 IV
清除	肾	肾/肝	肝	肝	肝	肝	肾	肝(米卡芬净)
脑脊液渗透	好	好	有限	好	少量	好	好	少量
治疗性药物监测(治疗)	无	无	波谷 1~2μg/mL(当通过高压液相色谱法测量时,伊曲康唑及其生物活性羟基-伊曲康唑代谢产物均已报告,在评估药物水平时应考虑其总和)	波谷 2~6μg/mL	波谷 >1.0μg/mL;波谷值超过 1μg/mL 时不良反应发生率更高	不详	峰值 40~80μg/mL	无
常见的不良反应	输液反应、肾毒性(注意钾和镁);脂质体:肝毒性	肝毒性、QTc 升高、头痛、胃肠道效应	肝毒性、QTc 升高、负性肌力药(避免充血性心力衰竭)	肝毒性、QTc 升高、中枢神经系统效应、视力改变、光毒性	肝毒性、QTc 升高、头痛、胃肠道效应	头痛、低钾、腹痛、恶心、腹泻、结膜炎、类似流感症状、肝毒性、咳嗽	中性粒细胞减少,肝毒性(避免肾功能下降),胃肠道	通常耐受性良好;胃肠道反应、头痛、肝毒性

IV,静脉注射;PO,口服。

注:++,更敏感,视情况而定;+,通常为敏感状态;+/−,可变敏感性;−,通常不敏感。

[a] 卡泊芬净,阿尼芬净和米卡芬净。

[b] 霉菌。

[c] 霉菌/酵母菌是温度依赖性的地方性真菌。

应用唑类药物的另一限制是耐药真菌的产生,尤其耐氟康唑的念珠菌属。克柔念珠菌对氟康唑天然耐药,平滑念珠菌的菌株对氟康唑和伏立康唑的耐药性日益增强。伊曲康唑被 FDA 批准用于治疗芽生菌病和组织胞浆菌病(非脑膜),以及疑似真菌感染的中性粒细胞减少症患者发热的经验性治疗。该药在儿童患者中的疗效和安全性尚未验证。伊曲康唑不能透过血-脑屏障,因此不能用于治疗中枢神经系统的真菌感染。伏立康唑已被 FDA 批准用于 2 岁及以上患者的侵袭性曲霉菌感染、非中性粒细胞减少患者的念珠菌血症、食管念珠菌病、镰刀菌属和某些丝孢菌属(如尖端赛多孢子菌)的难治性感染的一线治疗药物。可选用静脉和口服制剂。泊沙康唑已被批准在成人(所有制剂)和≥13 岁的儿童及青少年(缓释片和口服混悬液)人群中使用,用于预防感染高风险患者的侵袭性曲霉菌病和念珠菌病,口服混悬液被批准用于口咽念珠菌病的治疗。在使用口服混悬液时,可采取一些措施增强药物的吸收（例如采取高脂饮食，避免使用质子泵抑制剂）。艾沙康唑已被 FDA 批准用于治疗存在侵袭性曲霉菌病和侵袭性毛霉菌病的 18 岁及以上的患者，可选用静脉和口服制剂。监测唑类药物（尤其是伊曲康唑、伏立康唑和泊沙康唑）的血清谷浓度对严重感染患者的治疗非常重要。

棘白菌素类药物

卡泊芬净、米卡芬净和阿尼芬净是仅有的被 FDA 批准的棘白菌素类抗真菌药物。卡泊芬净被批准用于 3 个月及以上的儿童侵袭性念珠菌病和食管念珠菌病的治疗，疑似真菌感染的中性粒细胞减少症患者的经验性治疗，以及对其他抗真菌药物耐药或不能耐受的患者的曲霉菌病的治疗。仅 3 个月及以上的儿童患者应用的安全性和有效性已获得临床试验证实，无对照组新生儿感染应用经验亦有报道。米卡芬净已获 FDA 批准用于存在以下情况的 4 个月及以上的儿童患者的治疗，包括念珠菌血症、急性播散性念珠菌病、念珠菌性腹膜炎和脓肿以及食管念珠菌病，并用于预防接受造血干细胞移植患者的侵袭性念珠菌感染。需通过静脉注射给药。尽管米卡芬净不是 FDA 批准的治疗曲霉菌病的药物，但有数据表明其可用于治疗难治性疾病，且与其他抗真菌药物联合使用效果更佳[1]。阿尼芬净未被 FDA 批准用于儿童，但被 FDA 批准用于治疗成人的念珠菌血症、念珠菌感染和食道念珠菌病。表4.7 列出了两性霉素 B、唑类、棘白菌素类和氟胞嘧啶用于治疗特定真菌感染的体外敏感性数据。

肠外与口服抗真菌药的推荐剂量

表 4.8　肠外与口服用抗真菌药物的推荐剂量

药物	途径	剂量	副作用 [a,b]
两 性 霉 素 B 脱氧胆酸	IV	1.0mg/（kg·d）每天给药或 1.5mg/（kg·d）隔日给药，最大剂量不超过 1.5mg/（kg·d）；单剂量输注 2~4 小时	发热、寒战、静脉炎、胃肠道症状、头痛、低血压、肾功能不全、低钾血症、贫血、心律失常、神经毒性、过敏反应
	IT	0.01~0.025mg，缓慢增量至 0.5mg，一周 2 次	头痛、胃肠道症状、蛛网膜炎/神经根炎
两 性 霉 素 B 脂质体复合物（Abelcet）[c]	IV	3~5mg/（kg·d），输注 >2 小时	发热、寒战、两性霉素 B 脱氧胆盐相关的其他反应，但肾毒性少见；脂质体复合物已有肝毒性报道

① Patterson TF，Thompson GR，Denning DW，et al. Practice guidelines for the diagnosis and management of aspergillosis：2016 update by the Infectious Diseases Society of America. *Clin Infect Dis*. 2016；63（4）：e1-e60

续表

药物	途径	剂量	副作用[a,b]
两性霉素 B 脂质体（AmBisome）[c]	IV	3~5mg/kg,输注 >1~2 小时 IFI 预防性治疗[d]:1mg/(kg·剂)隔日给药或 2.5mg/(kg·剂)每周 2 次 毛霉菌病患者使用的剂量高达 10mg/kg	发热、寒战、输液反应和肾毒性较两性霉素 B 脱氧胆酸盐更少,肝毒性已有报道
阿尼芬净[c,e]	IV	12 岁以上青少年和成人:念珠菌血症和其他念珠菌感染:第 1 天给予 200mg,之后每天 100mg 维持治疗至最后一次培养阳性后至少 14 天 食管念珠菌病:第 1 天 100mg,之后每天 50mg 维持治疗至少 14 天或症状缓解后 7 天。输注速度不应超过 1.1mg/min 儿童(2~11 岁):念珠菌血症和其他形式的念珠菌感染:第 1 天给予 3mg/kg 负荷剂量,之后每次 1.5mg/kg,每天 1 次维持治疗。最大负荷剂量和每天剂量均不应超过 100mg/d 食管念珠菌病:第 1 天给予 1.5mg/kg 负荷剂量,之后每次 0.75mg/kg,每天 1 次维持治疗。最大负荷剂量和每天剂量均不应超过 50mg/d	发热、头痛、恶心、呕吐、腹泻、白细胞减少、低钾血症、肝炎、肝酶升高、超敏反应和静脉炎 由于溶液中酒精含量较高,输液速度不应超过 1.1mg/min
卡泊芬净[c]	IV	成人(18 岁及以上):第 1 天负荷量 70mg,然后每次 50mg,每天 1 次(适用于除食管念珠菌病以外的所有感染) 儿童(3 个月至 17 岁):对于所有类型的感染,第 1 天负荷量 70mg/m²,之后每次 50mg/m²,每天 1 次。不管患者体重和计算剂量多大,最大负荷剂量不应超过 70mg 新生儿:每天 25mg/m²	成人:腹泻、发热、肝酶升高和低钾血症 儿童:腹泻、皮疹、肝酶升高、低钾血症、输液相关反应 肝功能不全、肝炎或肝功能衰竭亦有报道
克霉唑	PO	10mg 片剂,每天 5 次(口腔中缓慢溶解)	胃肠道症状、肝毒性
氟康唑[f]	IV,PO	口咽和食管念珠菌病:第 1 天 6mg/kg(成人 200mg),之后 3~6mg/(kg·d)(成人 100mg),qd;至少治疗 2~3 周以减少复发,或症状消失后 2 周 根据临床判断,使用的最高剂量达 12mg/(kg·d) 系统性念珠菌感染:12mg/(kg·d) 儿童预防用药(如果有指征)[d]:6mg/(kg·d),每天 1 次(最高 400mg/d) 隐球菌性脑膜炎(儿童):两性霉素 B 和氟胞嘧啶联合诱导治疗后,使用氟康唑 12mg/(kg·d),分 2 次(不超过 800mg)进行巩固治疗至少至脑脊液培养阴性后 8 周;为抑制艾滋病患儿的复发,可使用 6mg/(kg·d),每天 1 次维持治疗 隐球菌性脑膜炎(成人):两性霉素 B 和氟胞嘧啶联合诱导治疗后,使用氟康唑每次 400mg,每天 1 次。推荐的氟康唑巩固治疗时间至少至脑脊液培养阴性后 8 周;为抑制艾滋病患者隐球菌性脑膜炎的复发,可给予每天 200mg 维持治疗	皮疹、胃肠道症状、肝毒性、Stevens-Johnson 综合征、过敏反应

药物	途径	剂量	副作用 [a,b]
氟胞嘧啶	PO	100mg/(kg·d),q6h(肾功能不全者和新生儿应调整剂量);密切观察峰值后 2 小时的药物浓度(治疗范围≤100μg/mL)	骨髓抑制、肝毒性、肾功能不全、胃肠道症状、皮疹、神经病变、精神错乱、幻觉 阿糖胞苷作为一种细胞抑制剂,已被报道可通过竞争抑制作用使氟胞嘧啶的抗真菌活性失活;损害肾小球滤过的药物可延长氟胞嘧啶的生物半衰期 需要密切监测血液学参数,在治疗过程中密切检测肝肾功能 由于氟胞嘧啶的快速耐药特点,应联合两性霉素 B 治疗隐球菌病
灰黄霉素	PO	超细微粒:10~15mg/kg,每天 1 次,最大量 750mg 微粒:20~25mg/kg/d,分 2 次;最大量 1 000mg	皮疹、感觉异常、白细胞减少、胃肠道症状、蛋白尿、肝毒性、精神错乱、头痛
艾沙康唑(前体是硫酸艾沙康唑)[g]	IV, PO	成人:200mg,q8h,用 6 次,之后 200mg/d,qd(相当于 372mg 硫酸复合体,q8h,用 6 次,之后每天 372mg),从最后 1 次负荷剂量后 12~24 小时开始给予维持剂量 儿童:尚无相关使用数据和剂量方案	最常见的不良反应包括恶心、呕吐、腹泻、头痛、转氨酶升高、低钾血症、便秘、呼吸困难、咳嗽、外周性水肿和背部疼痛 CYP3A4 抑制剂或诱导剂可改变艾沙康唑的血清浓度 当艾沙康唑与免疫抑制剂(如他克莫司,西罗莫司,环孢素)联用需进行适当的药物监测和剂量调整。当治疗窗较窄的 P-gp 底物(如地高辛)与艾沙康唑联用时,需调整其治疗剂量
伊曲康唑 [c]	PO	儿童:10mg/(kg·d),分 2 次;酸性胃液有助于其吸收;口服制剂的生物利用度更加稳定;在治疗几天后需监测谷浓度以确保足够的药物暴露(1~2μg/mL);当用高压液相色谱法测定时,伊曲康唑和它的活性产物羟基伊曲康唑均可被测定,因此在评估药物水平时应计算两者之和;IFI 预防性治疗 [e]:2.5mg/kg,bid,最低治疗浓度为 0.5μg/mL 成人:用于治疗芽孢菌病,组织胞浆菌病和曲霉菌病患者,200~400mg/d,qd 或 bid;对于口咽和食管念珠菌患者,100~200mg/d,qd	胃肠道症状、皮疹、水肿、头痛、低钾血症、肝毒性、震颤、血小板减少、白细胞减少;强效 P450 CYP3A4 抑制剂可通过干预药物代谢,从而增加 QT 间期延长的风险

续表

药物	途径	剂量	副作用[a,b]
米卡芬净[h]	IV	成人:治疗念珠菌血症,急性播散性念珠菌病,念珠菌性腹膜炎和脓肿,每天 100mg,qd;治疗食管念珠菌病,每天 150mg,qd;预防 HSCT 受者念珠菌感染,每天 50mg,qd 儿童:治疗念珠菌血症、急性播散性念珠菌病、念珠菌性腹膜炎和脓肿,剂量为 2mg/(kg·d),qd(最大剂量 100mg/d);预防念珠菌感染剂量为 1mg/(kg·d)(最大剂量 50mg/d);治疗食管念珠菌病,体重 <30kg 的儿童使用剂量为 3mg/(kg·d),体重 ≥30kg 的儿童使用剂量为 2.5mg/(kg·d),最高不超过 150mg/d;新生儿剂量为 10mg/(kg·d)。播散性念珠菌病治疗的最高剂量为 7mg/(kg·d)	发热、头痛、恶心、呕吐、腹泻、皮疹、血小板减少、肝酶升高、组胺介导的症状包括皮疹、瘙痒、面部肿胀和血管扩张
制霉菌素	PO	婴儿:200 000U,qid,餐后 儿童和成人:400 000~600 000U,tid,餐后	胃肠道症状和皮疹
泊沙康唑[c]	PO,IV[i]	成人和青少年[j]:预防侵袭性曲霉菌和念珠菌感染[d]:静脉制剂仅被批准用于 18 岁及以上患者。第 1 天 300mg,iv,bid;之后 300mg,iv,qd 13 岁及以上年龄组可使用口服混悬剂和缓释片;缓释片剂量为第 1 天 300mg,bid,之后 300mg,qd;或口服混悬液剂量为 200mg(5mL),tid;静脉和口服治疗的持续时间依赖于中性粒细胞减少或免疫抑制状态恢复的情况。鉴于生物利用度和剂量差异,片剂和液体制剂不可互换 口咽念珠菌病:口服混悬液第 1 天 100mg(2.5mL),bid,之后每天 100mg,qd,持续 13 天 伊曲康唑和/或氟康唑耐药的口咽念珠菌病:口服混悬液 400mg(10mL),bid;治疗时间取决于患者潜在疾病的严重程度和对药物的临床反应 儿童:St. Jude 儿童研究医院曾使用了未经 FDA 批准的该药物,并建议其治疗剂量范围为:体重 <34kg 者给予 18~24mg/(kg·d);体重 ≥34kg 者给予 800mg/d,分 4 次给药;最低目标谷浓度为 0.7μg/mL,如果效果不佳可增至 ≥1.25μg/mL;IFI 预防治疗[d]:每次 4mg/kg,tid(最大剂量 200mg)以保证谷浓度 ≥0.7μg/mL(GVHD 患者可达到较低水平);不同儿童的谷浓度水平变化较大,尤其是在 <12 岁的儿童人群中	腹泻、恶心、发热、呕吐、头痛、咳嗽、低血钾、皮疹、水肿、贫血、中性粒细胞减少、血小板减少、乏力、血栓性静脉炎、关节痛、肌痛;与 P450 CYP3A4 底物药物联合应用可延长 QT 间期;当患者存在中重度肾功能不全(肌酐清除率 <50mL/min)时应避免注射泊沙康唑,当谷浓度超过 1μg/mL 时副反应的发生率较高
特比萘芬	PO	儿童:每天 1 次 甲真菌病(甲癣):10~20kg,62.5mg/d;21~40kg,125mg/d;>40kg,250mg/d;足趾甲癣需治疗 12 周,指甲癣需治疗 6 周 头癣:<25kg,125mg/d;25~35kg,187.5mg/d;>35kg,250mg/d,qd;治疗 6 周 成人:250mg/d,qd	常见不良反应包括:头痛、腹泻、皮疹、消化不良、肝酶异常、瘙痒、味觉障碍、恶心、腹痛和胀气;有报道指出特比奈芬口服制剂可导致肝衰竭,严重者可导致肝移植或死亡 特比奈芬是 CYP450 2D6 的同工酶抑制剂,对地昔帕明的代谢有一定的影响 也有报道指出其与西咪替丁、氟康唑、环孢素、利福平和咖啡因也存在药物相互作用

续表

药物	途径	剂量	副作用[a,b]
伏立康唑[c]	IV	儿童治疗或 IFI 预防[d]:年龄 2 至 <12 岁或 12~14 岁且体重 <50kg,第 1 天 9mg/kg,iv,bid;之后 8mg/kg,iv,bid 或 9mg/kg,po,bid;年龄≥15 岁或 12~14 岁且体重≥50kg,第 1 天 6mg/kg,iv;之后 4mg/kg,iv,bid 或 200mg,po,bid;治疗期间需进行药物浓度监测以确保谷浓度处于 2~6μg/mL 一个更简单的口服制剂预防 IFI 方案[d]:体重 >40kg,200mg,po,bid;体重 <40kg,100mg,po,bid;若使用静脉制剂,则给予 4mg/kg,q12h	浓度或剂量相关毒性反应:肝毒性、心律失常/QT 延长、皮肤反应、视觉障碍、幻觉、肝酶和胆红素升高、脑病、光毒性、皮疹;当谷浓度高于 6μg/mL 时更易出现中枢神经系统相关毒性;有报道指出儿童使用伏立康唑后出现胰腺炎;药物相互作用或包括 P450 CYP2C19 的遗传多态性可显著改变伏立康唑的药代动力学和增强其毒性风险;伏立康唑目前已被证实为肺移植患者皮肤恶性肿瘤发展的独立危险因素;药理学实验可协助临床工作者在治疗过程中尽早达到最佳剂量 伏立康唑未被批准用于预防性治疗

CYP,细胞色素 P;GVDH,移植物抗宿主病;IFI,侵袭性真菌感染;IT,鞘内注射;IV,静脉注射;PO,口服给药。

[a] 见说明书或最新版本 *Physicians' Desk Reference*。

[b] 与其他药物之间的相互作用常见。参考 *Physicians' Desk Reference*(药物相互作用参考或数据库),或开具这些药物之前咨询药剂师。

[c] 儿童患者的疗效和安全性尚不明确。新生儿用药的经验有限或缺乏资料。

[d] 在因癌症或造血干细胞移植导致的免疫功能低下的儿童中预防侵袭性真菌感染。

[e]16 岁及以下儿童使用阿尼芬净的安全性和有效性尚不明确。

[f] 对新生儿使用氟康唑的经验仅限于早产儿的药代动力学研究。由于早产儿(胎龄 26~29 周)的半衰期较长,在生后 2 周内,其使用剂量与年长儿的剂量应相同(mg/kg),但应每 72 小时给药 1 次。在出生 2 周以后,可改为每天 1 次给药。

[g] 艾沙康唑在年龄 <18 岁的儿童的疗效和安全性尚不明确。

[h] 尚未确定 4 个月以下儿童的用药安全性和有效性。

[i] 泊沙康唑的静脉制剂仅推荐使用于年龄 18 岁及以上的青少年和成人。对于存在全身念珠菌感染的患者,包括念珠菌血症,播散性念珠菌病和肺炎,最佳治疗剂量和治疗时间尚不明确。在对小样本患者进行的公开的、非对照研究中,每天使用的剂量高达 400mg。

[j] 在 13 岁及以上的儿童和成人中,泊沙康唑的安全性和有效性已经明确。

(于永慧 译　唐兰芳 校)

浅表真菌感染的外用药

表 4.9　浅表真菌感染的外用药物

药物	浓度	剂型	商品名(示例)	用法	不良反应/注意事项
碱性品红：苯酚、间苯二酚、丙酮(Rx)		S	改良的卡斯特拉尼涂料	1 次/d	尤其适合擦烂的地方使用,会着色一切物质。是一种含酒精、无碱性品红的无色溶液替代制剂,是患者不能耐受其他外用抗真菌药的替代药品。此药未经 FDA 批准。一般作为混合制剂使用
盐酸布替萘芬(Rx 和 OTC)	1%	C	布替那非	1~2 次/d,通常用 2 周;克霉唑乳膏可 2 次/d,连续 1 周或 1 次/d,连续 4 周	年龄小于 12 岁的患者安全性和疗效尚未确定。用药处不要密闭;对烯丙胺敏感。禁用于头皮或指甲
环吡酮胺(Rx)	0.77%	C,L,S,P,G,	环吡司霜;环吡酮;环吡酮指甲油	2 次/d,至多持续 4 周	刺激性皮炎、头发褪色,应用前用力摇动乳液;10 岁以下儿童的安全性和有效性不明确。慎用:糖尿病;免疫低下。癫痫发作,用药处不要遮盖
克霉唑(Rx 和 TOC)	1%	C,O,S,COM;请与药师确认	局部外用溶液(超过 10 种):Mycelex,Desenex,Desenex,Cruex,FungiCURE,Pedesil,Trivagizole,Femcare,Alevazol 等	1 次/d(Rx) 2 次/d(OTC),连续 2~4 周	刺激性皮炎。避免与外用类固醇类合用 [a]
克霉唑和二丙酸盐倍他米松(Rx)	1%/0.05%	C,L	Lotrim 和抗真菌剂喷雾;倍他米松二丙 [b]	2 次/d [a],体癣/股癣持续 2 周,足癣持续 4 周	有刺激性皮炎;FDA 未批准用于 17 岁以下的患者或尿布疹。2 项儿科受试者研究中,39.5% 足癣患者和 47.1% 股癣患者表现出被促肾上腺试验证实的肾上腺抑制。如果用于腹股沟区域,最多使用 2 周,并谨慎使用。使用处不要遮盖。对儿童的安全性和有效性尚未确定。禁忌证:水痘时避免使用类固醇

续表

药物	浓度	剂型	商品名(示例)	用法	不良反应/注意事项
硝酸益康唑 (Rx)	1%	C,F	硝酸益康唑 (Spectazole), Ecoza	1 次/d(皮肤癣菌) 2 次/d(念珠菌)	刺激性皮炎,泡沫制剂批准用于 12 岁及以上儿童的足癣
依那康唑 (Rx)	10%	S	Jublia	1 次/d,适用 48 周(红色毛癣菌和须癣毛癣菌)	刺激性皮炎、小疱、疼痛。儿童的安全性和有效性尚未确定
双碘喹啉和 2% 醋酸氢化可的松 (Rx)	1%	G,C	Alcortin A, Dermazene, Vytone	3~4 次/d	有燃烧和瘙痒感。有局部过敏反应。可以使皮肤和衣服染色。会干扰甲状腺功能试验结果。在有尿不湿覆盖区域请勿使用。对儿童的安全性和有效性尚未确定
双碘喹啉和 1% 芦荟多糖(Rx)	1.25%	G	Quinja	3~4 次/d	可干扰甲状腺功能检查。如果存于尿布或尿中可引起氯化铁试验(用于 PKU)假阳性;可引起皮肤、头发和织物着色,但可用正常清洗法除去。不推荐用于婴儿尿不湿覆盖区域。对 12 岁以下儿童患者的安全性和有效性尚未确定。没有 FDA 批准。与其他可用药物相比,有较高的潜在毒性(如:神经病变、视神经炎)
酮康唑(Rx 和 OTC)	1%,2%	C,Sh,G,F	里素劳(Nizoral), Nizoral AD,Sebizol, Xolegel,Extina, Ketodan,Kuric, Ketoderm	1 次/d(皮肤癣菌),2~6 周 2 次/d(念珠菌病)每 3~4 天治疗 1 次(OTC S)	潜在的亚硫酸盐反应、过敏或哮喘反应;洗发可能会导致干性或油性的头发,增加头发脱落及刺激性皮炎。可能影响头发发型或改变头发的质地。适用于 12 岁及以上的患者;12 岁以下的儿童的安全性和有效性不明确。泡沫不得直接涂抹在手上,而应涂在凉爽的表面上,并用指尖涂抹。OTC 洗发水使用最长 8 周,然后根据需要使用
卢立康唑 (Rx)	1%	C	Luzu	1 次/d(足癣持续 2 周;股癣和体癣持续 1 周)	在 3 期临床试验中,应用部位反应 <1%。在 12 岁至 18 岁患有足癣和股癣的儿童以及 2 岁至 18 岁患有体癣的儿童中已确定了安全性和有效性

右上角：续表

药物	浓度	剂型	商品名(示例)	用法	不良反应/注意事项
咪康唑(Rx 和 OTC)	2%	O,C,P,S,SPP;请与药师确认[b]	超过 10 个制剂:Monistat-Derm、Zeasorb AF、Micatin、达克宁酊剂(Daktarin tincture)	2 次/d(皮脂溢),2~3 次/d,连续数月 2 次/d(C、L) 2 次/d(P、L) 1 次/d(花斑癣)	刺激性皮炎,过敏性皮炎一般不建议 2 岁以下的儿童使用。也可用作阴道栓剂,仅适用于 12 岁及以上患者
硝酸咪康唑 15% 氧化锌	0.25%	O	Vusion	每次更换尿不湿时用一次,持续 1 周	皮肤刺激。可用于 4 周龄以上儿童。常规使用不超过 7 天。请勿在免疫系统异常的婴儿或儿童中使用
萘替芬盐酸盐(Rx)	1%,2% 凝胶	C,G	萘替芬	1 次/d(C),1~2 次/d(凝胶)连续 2 周	皮肤灼烧感/刺痛,刺激性皮炎,儿童的安全性和有效性尚未确定。用药处勿遮盖
制霉菌素(Rx 和 OTC)	110 万 U/mL 或 10 万 U/g	C,P,O,COM	Nystatin,Nystop powder,Pedi-Dri powder,Mycostatin,Nyamyc	2~4 次/d(C) 2~3 次/d(P)	除与类固醇合用外一般无毒性[c]
制霉菌素和曲安奈德(Rx)	10 万 USP 制霉菌素和1mg 曲安奈德(0.1%)	C,O	Mytrex cream,Mytrex ointm-ent,Mycolog-II,Mycogen II	2 次/d[a]	由于皮肤表面积与体重的比值较大,相对成人患者,儿科患者可能表现出对局部糖皮质激素诱导的下丘脑-垂体-肾上腺(HPA)轴抑制和库欣综合征的更大易感性。禁忌证:对成分药物过敏。避免在水痘或牛痘患者中使用类固醇。不要遮盖使用处。使用最低有效剂量。不要经常使用超过 2 周
奥昔康唑(Rx)	1%	C,L	硝酸奥昔康唑软膏(Oxistat)	1~2 次/d(手足癣菌)	瘙痒、灼热、刺激性皮炎。不要遮挡。适用于 12 岁及以上的患者;12 岁以下患者的安全性和有效性尚不明确
硝酸赛他康唑(Rx)	2%	C	Ertaczo	2 次/d,持续 4 周(足癣);体癣和念珠菌感染持续 2 周	皮肤干燥,皮肤触痛,接触性皮炎,局部过敏。12 岁以下儿童的安全性和有效性尚未确定
硫康唑(Rx)	1%	C,S	Exelderm	1~2 次/d(多囊癣)持续 3 周 2 次/d(足癣)持续 2 周	刺激性皮炎;儿童的安全性和有效性不确定
塔博洛尔(Rx)	5%	S	Kerydin	每天 1 次,48 周(红色毛癣菌和须癣毛癣菌)	局部剥离、红斑、皮炎。在 6 岁及以上儿童中已确定了安全性和有效性

续表

药物	浓度	剂型	商品名(示例)	用法	不良反应/注意事项
特比萘芬（Rx 和 OTC）	1%	C,SP	乐肤舒（Lamisil）、乐肤舒 AT	1~2 次/d,足癣可持续使用 2 周	刺激性皮炎,避免穿不透气衣服或敷料。不要喷于面部。儿童的安全性和有效性不确定
托萘酯（OTC）	1%	C,P,S, SPP, SPL(与药剂师确认[b])	超过 10 种剂型: Tinactin, Fungicure 等	2 次/d	刺激性皮炎和过敏性接触性皮炎。不建议 2 岁内婴幼儿使用
十一烯酸及其衍生物（OTC）	8%~25%	NL,O, S,SPP,P (向药师了解配方和应用[b])	BioRx Sponix, Elon Dual Defense, Gordochom, Hongo Cura,Myco Nail A	2 次/d 持续 4 周	刺激性皮炎。不建议 2 岁内婴幼儿使用
其他补救措施					
苯甲酸和水杨酸（OTC）	12%	O	维特菲尔德软膏（Whitfields Ointment）,苯沙仑（Bensal HP）	2 次/d	有热感、灼烧感。避免接触眼睛、嘴巴和鼻子。避免儿童接触。儿童的安全性和有效性不明确。FDA 未批准
甲紫（OTC）	1%	S	……	1~3 次/d,共 3 天	会染色。据报道,年龄最小仅 4 天的儿童口腔溃疡,只作为最后的治疗选择。避免儿童接触。儿童的安全性和有效性不明确 非处方药的说明书不是最终的
硫化硒（Rx 和 OTC）	1%,2.3%, 2.5%	Sh,L	SelRx 2.3%	每周 2 次,持续 2 周（Sh） 1 次/d,持续 1 周（L）	刺激性皮炎和溃疡。可以减少头癣的孢子形成,降低皮肤癣菌的潜在传播。脱发、头发变色、头皮油腻或干燥。儿童的安全性和有效性未确定。对首饰可能存在损伤。有炎症或渗出时不能使用
	1%	Sh,L	Head & Shoulders, Selsun Blue	2 次/周,至少 2 周	对于头癣,减少孢子形成和降低皮肤癣菌的潜在传播

C,乳霜;COM,组合;F,泡沫;G,凝胶;L,洗剂;NL,指甲油;O,药膏;OTC,非处方药;P,粉末;PKU,苯丙酮尿症;Rx,处方;S,溶液;Sh,洗发水;SP,喷雾;SPL,喷雾洗剂;SPP,喷雾粉。

[a] 局部类固醇必须谨慎使用在幼儿和皮肤薄的区域(如尿不湿使用位置)。在这些情况下,可能会发生高全身暴露,导致内源性合成抑制,并可能产生严重的不良影响。潜在不良反应包括刺激性皮炎、毛囊炎、多毛、痤疮样皮疹、色素减退、口周皮炎、变应性接触性皮炎、浸渍、继发感染、皮肤萎缩、条纹和粟粒疹。

[b] 药剂师是核实可用的新处方的最佳人员（他们参考 *Facts and Comparisons* 使用产品）。

[c] 外用制剂有可能刺激皮肤,引起瘙痒、灼伤、刺痛、红斑、水肿、囊泡,形成水疱。

非 HIV 感染的抗病毒治疗

表 4.10 非 HIV 感染的抗病毒治疗 [a]

通用(商品名)	指征	用法	年龄	通常推荐剂量
阿昔洛韦 [b,c,d,e] (舒维疗)	新生儿单纯疱疹病毒(HSV)感染	静脉注射	出生至 ≤4 个月	治疗剂量:每天 60mg/kg,分 3 次,持续 14 天(皮肤、眼、口疾病)或 21 天(中枢神经系统或播散性疾病)(如果脑脊液 PCR 检测在接近疗程结束时仍呈阳性,则需要持续 >21 天)
		口服	2 周至 8 个月	静脉注射结束后口服抑制性剂量;剂量:300mg/m^2,3 次/d,共 6 个月
	HSV 脑炎	静脉注射	4 个月至 12 岁	30~45mg/(kg·d),分 3 次,14~21 天;FDA 批准的该年龄段剂量为 60mg/(kg·d),但不推荐使用,因为超过 500mg/m^2 或 15mg/kg 的增量可能会增加急性肾损伤的风险;每平方体表面积的剂量会导致年幼的儿童基于体重的剂量过量 [f];与头孢曲松合用可能会增加肾毒性风险;神经毒性(激越、肌阵挛、谵妄、意识改变等)可能与阿昔洛韦积累浓度相关,通常是由于肾功能异常而未调整剂量导致
	免疫力正常的水痘患者 [h]	静脉注射	≥12 岁	每天 30mg/kg,分 3 次,持续 14~21 天 [g]
		口服	≥2 岁	≤40kg:每天 80mg/kg,分 4 次,共 5 天;最大剂量,3 200mg/d >40kg:3 200mg,分 4 次,共 5 天 (成人剂量:每天 4 000mg,分 5 次,共 5~7 天)
	免疫力正常需要住院治疗的水痘患者	静脉注射	≥2 岁	30mg/(kg·d),分 3 次,连续 7~10 天 或每天 1 500mg/m^2,分 3 次,7~10 天
	免疫力低下的水痘患者	静脉注射	<2 岁	30mg/(kg·d),分 3 次,共 7~10 天
			≥2 岁	每天 1 500mg/m^2,分 3 次,7~10 天 [g];一些专家建议 30mg/(kg·d),分 3 次,共 7~10 天
	免疫力正常的带状疱疹患者	静脉注射(如需要住院)	所有年龄段	与免疫受损宿主中的水痘相同
		口服	≥12 岁	4 000mg/d,分 5 次,服用 5~7 天
	免疫力低下的带状疱疹患者	静脉注射	所有年龄段	30mg/(kg·d),分 3 次,持续 7~10 天

续表

通用(商品名)	指征	用法	年龄	通常推荐剂量
阿昔洛韦[b,c,d,e] (舒维疗)	HSV 感染的免疫力低下患者(局部的、进展性,或播散性)	静脉注射	所有年龄段	30mg/(kg·d),分 3 次,7~14 天
		口服	≥2 岁	1 000mg/d,分 3~5 次,7~14 天
	HSV 血清学阳性的免疫力低下患者的预防	口服	≥2 岁	80mg/(kg·d),在危险期分 2~3 次给药(最大剂量800mg);或 600~1 000mg/d,在危险期分 3~5 次给药
		静脉注射	所有年龄段	15mg/kg,在危险期分 3 次给药
	生殖器 HSV 感染:首发	口服	≥12 岁	1 000~1 200mg/d,分 3~5 次,7~10 天 儿科口服剂量:40~80mg/(kg·d),分 3~4 次(最大 1 000mg/d)
	生殖器疱疹病毒感染:复发	静脉注射	≥12 岁	15mg/(kg·d),分 3 次,5~7 天
		口服	≥12 岁	1 000mg,分 5 次,共 5 天;或 1 600mg,分 2 次,共5 天;或 2 400mg,分 3 次,共 2 天
	慢性抑制性治疗复发性生殖器和皮肤(眼部)	口服	≥12 岁	800mg/d,分 2 次,持续 12 个月,应每年评估是否进行抑制性治疗
	复发性唇疱疹	口服	所有年龄段	80mg/(kg·d),分 4 次,共 5~7 天(最大 3 200mg/d)
阿德福韦[b,i] (Hepsera)	慢性乙型肝炎	口服	≥12 岁	每天 1 次,10mg,患者肌酐清除率≥50mL/min(肌酐清除率 =30~49mL/min,每 48 小时 1 次;肌酐清除率 =10~29mL/min,每 72 小时 1 次);最佳治疗时间未知,但是建议在 HBeAg 血清转换后至少再增加 1 年;监测肝肾功能;持续用药时间 >1年,监测病毒耐药性
		口服	2~12 岁	≥7~12 岁:0.25mg/kg,2~7 岁:与成人相似的全身暴露时 0.3mg/(kg·d)(最大均为 10mg)
巴洛沙韦 (Xofluza)	甲型流感和乙型流感	口服	≥12 岁	≥80kg:80mg 单剂 40~79kg:40mg 单剂 避免同时使用抗酸剂、乳制品
西多福韦 (Vistide)	巨细胞病毒视网膜炎	静脉注射	成人[j]和青少年剂量	诱导期:5mg/kg,每周 1 次,共 2 次,每次加用丙磺舒 25~40mg/kg(最大剂量 2g)并水化;如果 CrCL<55mL/min 或尿蛋白尿≥2+,选用替代治疗 维持期:5mg/kg,2 周 1 次,加用丙磺舒并水化;根据 CD4⁺T 淋巴细胞对 ARV 治疗反应和定期眼科监测结果决定疗程

右上角：续表

通用(商品名)	指征	用法	年龄	通常推荐剂量
达卡他韦（Daklinza）	慢性丙型肝炎（基因型 1 和 3）	口服	成人	60mg，1 次/d，与软布韦合用 12 周，可加用利巴韦林，主要用于替代方案（对利巴韦林的需求取决于 HCV 基因型、肝硬化状态和肝移植状态）；当同时使用 CYP3A4 诱导剂时，剂量增加至每天 90mg；同时使用 CYP3A4 抑制剂时，剂量需减少到每天 30mg
艾尔巴韦和依巴司韦（择必达）	慢性丙型肝炎（基因型 1 和 4）	口服	≥18 岁	50mg 艾尔巴韦和 100mg 依巴司韦，1 次/d，持续 12~16 周，可加用利巴韦林（利巴韦林是基于丙型肝炎病毒基因型、基线 NS5A 多态性和之前治疗状况决定）
恩替卡韦（博路定）[b]	慢性乙型肝炎	口服	≥16 岁[j]	未接受过核苷类药物治疗的患者 0.5mg/d，1 次/d；以前治疗过的患者（在这种情况下非首选）1mg/d，1 次/d；疗程尚不确定；但建议 HBeAg 血清转化 12 个月后至少再用 1 年；如果患者的 CrCL≥50mL/min 按全量给予（如果 CrCL=30~49mL/min，每 48 小时给 1 次；CrCL=10~29mL/min，每 72 小时给 1 次）
		口服	2~16 岁，初次治疗（肾功能正常）	10~11kg：0.15mg 口服溶液，1 次/d >11~14kg：0.2mg 口服溶液，1 次/d >14~17kg：0.25mg 口服溶液，1 次/d >17~20kg：0.3mg 口服溶液，1 次/d >20~23kg：0.35mg 口服溶液，1 次/d >23~26kg：0.4mg 口服溶液，1 次/d >26~30kg：0.45mg 口服溶液，1 次/d >30kg：0.5mg 口服溶液或片剂，1 次/d
			既往使用拉米夫定治疗/难治性或已知的拉米夫定或替比夫定耐药性突变	上述剂量加倍，≥16 岁每天增加 1mg
泛昔洛韦[b]	生殖器 HSV 感染，反复发作	口服	成人剂量[h]，青少年	免疫力正常者：2 000mg/d，分 2 次，共 1 天 CDC 方案具有更少的递增剂量和更多的治疗天数 HIV 感染者：1 000mg，分 2 次，共 7 天（CDC 和 NIH 指南建议使用 5~14 天）
	每日抑制疗法	口服	成人剂量[j]，青少年和儿童	免疫正常者：500mg/d，分 2 次，共 1 年，然后评估 HSV 感染的复发情况 HIV 感染者：1 000mg/d，分 2 次，共 1 年，适用于足够年龄接受成人剂量的儿童和青少年

续表

通用(商品名)	指征	用法	年龄	通常推荐剂量
泛昔洛韦[b]	复发性唇疱疹	口服	成人剂量[j],青少年	免疫正常者:单次剂量 1 500mg HIV 感染者:1 000mg/d,分 2 次,持续 7 天(CDC 和 NIH 指南建议 5~10 天),青少年中的清除相对慢
	带状疱疹病毒	口服	成人剂量[j],青少年	1 500mg/d,分 3 次,持续 7 天(局部病变) HIV 患者为 7~10 天,如果病变缓解缓慢则延长治疗时间,皮肤严重感染或内脏感染则为足疗程静脉注射阿昔洛韦 10~14 天
膦甲酸钠[b](膦甲酸钠)	HIV 感染者 CMV 视网膜炎(更昔洛韦耐药的首选治疗方案)	静脉注射	成人剂量[j],婴儿、儿童和青少年	180mg/(kg·d),分 2~3 次,持续 14~21 天,然后 90~120mg/kg,1 次/d,用于维持治疗和二级预防;如果患有影响视力的疾病,可联用更昔洛韦作为诱导治疗,或作为更昔洛韦单药治疗失败的后续治疗,静脉注射,速度低于 1mg/(kg·min)
	抗阿昔洛韦的 HSV 感染者(免疫受损宿主)	静脉注射	成人剂量[j],青少年(超适应证)	90~120mg/(kg·d),分 2~3 次,持续 3 周或直至感染消退
	水痘-带状疱疹病毒感染耐阿昔洛韦	静脉注射	成人剂量[j],青少年	HIV 患者:90mg/kg,q12h 剂量
更昔洛韦[b](赛美维)	症状性先天性 CMV 病	静脉注射	出生至 2 个月	12mg/(kg·d),q12h;治疗 6 个月,但大部分或全部治疗应通过口服缬更昔洛韦,如下所述(相较于缬更昔洛韦,使用更昔洛韦不能改善远期发育和听力结果;当出现中性粒细胞减少症时需要剂量调整)
	免疫受损的获得性 CMV 视网膜炎患者[k]	静脉注射	成人剂量[j]	治疗:10mg/(kg·d),分 2 次,共 14~21 天;长期抑制 5mg/(kg·d),每周 7 天;或 6mg/(kg·d),每周 5 天 HIV:维持治疗时间至少 3~6 个月,无活动性病变,CART 后 CD4+T-淋巴细胞计数 >100 个/mm3
	播散性 CMV 和视网膜炎	静脉注射	婴儿、儿童和青少年	10mg/(kg·d),分 2 次,共 14~21 天;如有需要,15mg/(kg·周),分 2 次,然后 5mg/kg,1 次/d,每周 5~7 天进行慢性抑制;1~5 岁儿童,如果 CD4+T 淋巴细胞计数 >500 个/m3(或 CD4+T 淋巴细胞百分率≥15%),可考虑停药;上述剂量适用于肌酐清除率 >50mL/(min·1.73m2) 的患儿;如果出现视力损伤,可加用膦甲酸钠(180mg/kg,分为 2~3 次),或 9~12 岁儿童和青少年在玻璃体内注射或植入更昔洛韦
	高危宿主中 CMV 的预防(如移植后)	静脉注射	所有年龄段	10mg/(kg·d),分 2 次,共 5~7 天,然后 5mg/(kg·d),100~120 天,或 6mg/(kg·d),每周 5 天,100 天

续表

通用(商品名)	指征	用法	年龄	通常推荐剂量
更昔洛韦[b]（赛美维）	高危宿主CMV的早期优先治疗（<100天内出现HSCT）	静脉注射	所有年龄段	10mg/(kg·d)，分2次，7~14天，然后5mg/(kg·d)，如果CMV检测阳性并持续下降，持续使用直至转阴性
	>100天后出现的HSCT，或接受类固醇治疗的GVHD，或阳性抗原血症或病毒血症/PCRx2			每天10mg/(kg·d)，分2次，持续1~2周或直到CMV转阴
格卡瑞韦/哌仑他韦（Mavyret）	慢性丙型肝炎（基因型1-6）	口服	≥12岁，或体重≥45kg	3片（每天总剂量：格卡瑞韦300mg和哌仑他韦120mg），1/d，与食物同服 持续时间：8周、12周或16周，取决于Rx-初治型与Rx-经验型、基因型、现在或曾经同时接受过NS3/4A蛋白酶抑制剂与NS5A抑制剂或其他抗丙型肝炎药物治疗，以及无肝硬化与代偿性肝硬化；有关推荐治疗时间，请参考药物包装插页中的表格；多种药物相互作用使管理变得复杂
干扰素α-2b（内含子A）	慢性乙型肝炎	皮下注射	1~18岁	第一周初始剂量为300万 IU/m^2，皮下注射，3次/周，然后600万 IU/m^2，皮下注射（最大剂量1 000万 IU），3次/周，16~24周；如果出现严重不良反应，剂量减半
			>18岁	500万 IU/d；或者1 000万 IU，肌内或皮下注射，3次/周，共16周；如果白细胞计数<1 500个/m^{3}或粒细胞计数<750个/m^{3}或血小板计数<50 000个/m^3，则减少剂量50%；如果这些计数分别为<1 000个/m^3、<500个/m^3、<25 000个/m^3，则减少剂量75%
拉米夫定[b,i]（拉米呋啶）	慢性乙型肝炎	口服	婴幼儿（HIV/HBV合并感染）	同时感染HIV和乙型肝炎的儿童应使用批准的剂量和复合制剂治疗艾滋病 剂量基于体重 详情请参见包装说明书 推荐的剂型为片剂（150mg/片） 14~20kg：150mg，1次/d 或75mg，Q12h 20~25kg：225mg，1次/d 或上午75mg加下午150mg ≥25kg：300mg，1次/d 或150mg，Q12h 口服溶液给药：每次5mg/kg（最大150mg/次），每天2次，或每次10mg/kg，每天1次；肌酐清除率>50mL/(min·1.73m^2)的患者按标准给药；需监测拉米夫定耐药程度

续表

通用(商品名)	指征	用法	年龄	通常推荐剂量
拉米夫定[b,i]（拉米呋啶）		口服	青少年（HIV/HBV合并感染）	同时感染 HIV 和 HBV 的儿童应使用经批准的HIV 治疗剂量300mg,1 次/d, 或 150mg,2 次/d; 肌酐清除率 >50mL/(min·1.73m^2) 患者按标准给药
		口服	婴儿和儿童（HIV 阴性）	3mg/(kg·d),1 次/d(每天最多 100mg);剂量小于 100mg 时使用液体制剂
		口服	青少年（HIV 阴性）	100mg,1 次/d
奥比他韦、帕利瑞韦、利托那韦片剂,达萨布韦片剂(口服复方制剂)（Viekira Pak）	慢性丙型肝炎(基因型1)	口服	≥18 岁	两片复方制剂(12.5mg/75mg/50mg),1 次/d(早晨), 和达萨布韦片 250mg 1 片,2 次/d(早晚),除了利巴韦林(<75kg,500mg,2 次/d;≥75kg,600mg,2 次/d)疗程 12 周(如肝纤维化患者肝移植后肝功能正常,疗程为 24 周)
奥司他韦[b,l]（达菲）	甲型和乙型流感:治疗	口服(混悬剂)	<9 个月[m]	3mg/kg,2 次/d,连续 5 天[m];对于治疗 5 天后仍病情严重的患者,可以考虑延长治疗时间
		口服(混悬剂)	9~11 个月	3.5mg/kg,2 次/d,持续 5 天;对于治疗 5 天后仍病情严重的患者,可以考虑延长治疗时间
		口服(混悬剂和片剂)	1~12 岁	≤15kg:30mg,2 次/d 15.1~23kg:45mg,2 次/d 23.1~40kg:60mg,2 次/d >40kg:75mg,2 次/d,共 5 天;对于治疗 5 天后仍病情严重的患者,可以考虑延长治疗时间;透析治疗的患儿给予半剂量
		口服(片剂)	≥13 岁	75mg,2 次/d,共 5 天对于治疗 5 天后仍病情严重的患者,可以考虑延长治疗时间;透析治疗的患儿给予 30mg
	甲型和乙型流感预防	口服	3 个月至12 岁	与上述治疗剂量对 3 个月至 12 岁的患者相同,1 次/d,共 10 天(在已知家庭暴露后;其他家庭成员口服 7 天)或长达 6 周(在社区暴发期间预先暴露);鉴于缺乏依据,不常规推荐给 <3 个月的婴儿
		口服	≥13 岁	75mg,1 次/d,连续 10 天(在已知家庭暴露后;其他家庭成员口服 7 天)或长达 6 周(社区暴发期间的预暴露);合并中度至重度肾功能不全的成人,剂量需调整
聚乙二醇干扰素 α-2a（派罗欣）	慢性乙型肝炎	皮下注射	>18 岁[j]	180μg,每周 1 次,持续 48 周

续表

通用(商品名)	指征	用法	年龄	通常推荐剂量
帕拉米韦[b]（Rapivab）	甲型和乙型流感	静脉注射	≥2 岁	2~12 岁：12mg/kg，1 次（最大剂量：600mg） ≥13 岁：600mg，1 次；肌酐清除率≥50mL/（min·1.73m²）时使用全剂量 注：未被批准用于新生儿，但已有研究报道，新生儿每次 6mg/kg，1 次/d，持续 5~10 天
索非布韦（Sovaldi）	慢性丙型肝炎[取决于成人基因型 1、2、3、4（共四种基因型）或儿童（基因型 2 或 3）]	口服	≥3 岁儿童及成人	索非布韦剂量： <17kg：150mg 17~35kg：200mg ≥35kg：400mg（成人剂量：400mg） 每天一次，与或不与食物同服，可与其他直接抗病毒药物（如达拉他韦）、利巴韦林或利巴韦林加聚乙二醇干扰素联合应用；疗程取决于 HCV 基因型和是否联合治疗 利巴韦林剂量： 儿童： <47kg：口服溶液 15mg（kg·d），分 2 次 47~49kg：上午 200mg 和下午 400mg 50~65kg：400mg，每天 2 次 66~80kg：上午 400mg 和下午 600mg >80kg：600mg，每天 2 次 成年人： <75kg：上午 400mg 和下午 600mg ≥75kg：600mg，每天 2 次 根据治疗中出现的贫血（调整干扰素剂量后仍不改善）和严重肾功能损害，调整利巴韦林的剂量；如果出现严重血液病或肌酐 >2g/dL 则停药 持续时间为 12~24 周，这取决于基因型和之前的治疗经验 索非布韦以固定剂量联合利地帕韦片（商品名为 Harvon）90mg 用于≥3 岁儿童和成人 索非布韦以固定剂量联合维帕他韦（商品名为 Epclusa）100mg 用于成人（包括应用利巴韦林导致的失代偿期肝硬化）。索非布韦与 P-糖蛋白诱导剂联合使用时有可能降低疗效
替考韦酯（TPOXX）	天花	口服	≥13kg 的儿童和成人	13kg~25kg：200mg，2 次/d，连续 14 天 25kg~40kg：400mg，2 次/d，连续 14 天 ≥40kg：600mg，2 次/d，连续 14 天
替诺福韦[b] 富马酸替诺福韦酯（Viread）	慢性乙型肝炎	口服	青少年≥12 岁，≥35kg，合并或不合并 HIV 感染；成人	300mg，1 次/d；对肌酐清除率 <50mL/min 者需要调整给药时间间隔；监测肝功能和骨密度

续表

通用(商品名)	指征	用法	年龄	通常推荐剂量
替诺福韦[b] 富马酸替诺福韦酯(Viread)	慢性乙型肝炎	口服	≥2 岁并且 ≥10kg，合并或不合并感染 HIV	无论片剂还是颗粒剂，可根据体重酌减，详情参见包装说明书
替诺福韦阿拉芬酰胺富马酸酯(Vemlidy)	慢性乙型肝炎	口服	成人或 >18 岁	25mg，1 次/d，与食物同服；不需要根据肾功能调整剂量，但不建议用于肌酐清除率 <15mL/min 的患者；监测骨质流失，出现严重疾病恶化(伴有脂肪变性和乳酸酸中毒)停止治疗；与 P-糖蛋白抑制剂和诱导剂有相互作用
伐昔洛韦[b] (洛韦)	水痘	口服	2~18 岁	20mg/kg，3 次/d，每次不超过 1g，连续 5 天；静脉注射阿昔洛韦治疗急性视网膜坏死后的治疗剂量与上述一致，持续 6 周；HIV：相同剂量，持续 4~6 周
	生殖器 HSV 感染，初次发病	口服	成人和青少年	2g/d，分 2 次，10 天(HIV 感染者 5~14 天)；如果病变未完全愈合，应延长治疗时间
			儿童	<45kg：40mg/(kg·d)，分 2 次 ≥45kg：2g/d，分 2 次 7~10 天
	阵发性复发性生殖器 HSV 感染	口服	成人和青少年	1g/d，分 2 次，3 天；感染 HIV 的患者应该每天 2g，持续 5~14 天
	发作性复发性生殖器单纯疱疹病毒感染	口服	成人和青少年剂量	1g/d，分 2 次，连续 3 天；HIV 感染者应给予 2g/d，持续 5~14 天
	感染复发性生殖器 HSV 的每日抑制疗法	口服	成人剂量[j]	免疫功能正常的患者：1 000mg，1 次/d，持续 1 年或评估复发史(例如，500mg，1 次/d，≤9 次复发/年的患者) HIV 感染者(CD4$^+$T 淋巴细胞计数≥100 个/mm^3)：500mg，2 次/d，至少 6 个月
			青少年	500mg 或 1g，1 次/d(如果频繁复发，低剂量效果较差)
	复发性唇疱疹	口服	≥12 岁	4g/d，分 2 次，持续 1 天
	带状疱疹	口服	成人和青少年剂量[j]	3g/d，分 3 次，连续 7 天
缬更昔洛韦[b] (万赛维)	症状性先天性 CMV 病	口服	出生到 6 个月	每天 32mg/kg，分 2 次给药，为了改善长期发育和听力预后，可在 1 月龄内开始治疗并持续 6 个月；如果中性粒细胞减少症加重，可调整剂量

续表

通用(商品名)	指征	用法	年龄	通常推荐剂量
缬更昔洛韦[b]（万赛维）	伴免疫缺陷的获得性CMV视网膜炎	口服	成人和青少年剂量[j]	治疗：900mg，2 次/d，连续 2~3 周 长期抑制：900mg，1 次/d HIV：维持治疗的持续时间至少为 3~6 个月，病变无活动，CD4+T 淋巴细胞计数 >100 个/mm³，对 ART 的反应为 3~6 个月
	预防肾脏、肝脏或心脏移植患者的CMV 疾病	口服	4 个月至16 岁	根据基于体表面积和肌酐清除率的剂量计算，在移植后 10 天内每天一次给药；剂量（mg）=7×体表面积 × 肌酐清除率（使用 Schwartz 方程计算；参见药物包装说明书；最大 900mg/d）；剂量取整至 10mg；持续时间：肾移植术后 200 天，心脏或肝脏移植后 100 天
		口服	≥17 岁青少年	移植后患者每天 1 次 900mg；儿童的持续时间取决于移植的类型和风险状态：肾移植后 200 天，心脏或肝脏移植后 100 天
	预防 HIV 感染者的 CMV 疾病（CMV血清阳性≥6 岁儿童伴 CD4+T 淋巴细胞计数 <50 个/mm³或 <6 岁，CMV 血清阳性，CD4+T 淋巴细胞百分比 <5%）	口服	4 个月至 16岁	与上述相同的计算剂量方案；持续时间：当 ≥6 岁儿童 CD4+T 淋巴细胞计数 >100 个/mm³ 时，或者 <6 岁儿童 CD4+T 细胞百分比 >10%，可以考虑停止初级预防
维帕他韦（Epclusa 作为索非布韦的联合用药）	慢性丙型肝炎（基因型1-6）	口服	≥6 岁儿童和成人	17kg~30kg：50mg 与 200mg 索非布韦合用 ≥30kg：100mg 与 400mg 索非布韦合用 疗程 12~24 周取决于之前的治疗经验，同时使用利巴韦林
伏西瑞韦（Vosevir 作为与索非布韦和维帕他韦联合用药）	慢性丙型肝炎（基因型1-6）	口服	成人	100mg 联合 400mg 索非布韦和 100mg 维帕他韦；与食物同服；持续时间：所有基因型和有治疗经验的患者治疗方案为 12 周
扎那米韦（瑞乐砂）	甲型和乙型流感：治疗	吸入	≥7 岁（治疗）	10mg（每次吸入 5mg），每天 2 次，共 5 天；前 2 个剂量可以最小间隔 2 小时；只能使用碟式吸入器；对于治疗 5 天后仍病情严重的患者，可以考虑延长治疗时间

续表

通用(商品名)	指征	用法	年龄	通常推荐剂量
扎那米韦 (瑞乐砂)	甲型和乙型 流感:预防	吸入	≥5 岁 (预防)	10mg,次/d,长达 28 天(社区暴发)或 14 天(家用); CDC 建议在最后一次接触后再进行 7 天的治疗

[a] 不包括用于人类免疫缺陷病毒感染的药物。

[b] 肾功能受损患者的剂量应减少。

[c] 儿童阿昔洛韦的口服剂量不应超过 80mg/(kg·d)(3 200mg/d)。

[d] 本表中列出的阿昔洛韦剂量基于临床试验和临床经验,可能与 FDA 批准的剂量不同。

[e] 在静脉注射阿昔洛韦不足时,美国儿科学会传染病学会委员会建议保留现有的静脉注射阿昔洛韦用药,以改善新生儿 HSV 感染,单纯疱疹病毒性脑炎或免疫功能低下的 HSV 和水痘-带状疱疹病毒感染的可及性。患者,包括更多患病的妊娠妇女,内脏传播任何一种病毒。如果没有阿昔洛韦,应静脉注射更昔洛韦。在线红皮书中概述了静脉注射阿昔洛韦的替代方案以及优先和非优先条件的其他选择。

[f] 监测肾毒性和神经系统刺激。如果基于体重的剂量超过每剂 800mg 或与其他肾毒性药物一起服用,请考虑让传染病或药理学专家参与治疗方案。

[g] 用于估算严重肥胖儿童和青少年的理想体重。

[h] 选择性指征;见水痘-带状疱疹病毒感染。

[i] 美国肝病研究协会 2018 年乙肝指导文件中关于治疗慢性乙型肝炎的"非首选药物"。

[j] 没有足够的临床数据来确定适合儿童使用的剂量。

[k] 一些专家在免疫功能低下的宿主中使用更昔洛韦治疗 CMV 胃肠道疾病和 CMV 肺炎(伴或不伴 CMV 免疫球蛋白静脉注射)。

[l] 有关具体建议,请参阅流感章节和美国 CDC 网站,这可能会根据最近的流感病毒易感性模式而有所不同。

[m] 早产,胎龄 <38 周,奥司他韦,每次 1.0mg/kg,口服,2 次/d;早产,胎龄 38~40 周,每次 1.5mg/kg,口服,2 次/d;早产,胎龄 >40 周至矫正 8 个月,每次 3.0mg/kg,口服,2 次/d。

治疗寄生虫感染的药物

表 4.11 寄生虫感染的药物 [1,2]

疾病	药物	成人剂量	儿童剂量
非洲锥虫病(非洲昏睡病)			
血淋巴罗德西亚布氏锥虫	苏拉明[3]	第 1 天、第 3 天、第 7 天、第 14 天和第 21 天,1g,静脉注射[4]	第 1 天、第 3 天、第 7 天、第 14 天和第 21 天,20mg/(kg·d)(最大 1g),静脉注射[5]
中枢罗德西亚布氏锥虫	美拉胂醇[6]	2~3.6mg/(kg·d),静脉注射,1 次/d,持续 3 天[第 1 天 2mg/(kg·d),第 3 天 3.6mg/(kg·d)];而后在第 11 天、第 12 天、第 13 天、第 21 天、第 22 天和第 23 天为 3.6mg/(kg·d)	2~3.6mg/(kg·d),静脉注射,1 次/d,持续 3 天[第 1 天 2mg/(kg·d),第 3 天 3.6mg/(kg·d)];而后在第 11 天、第 12 天、第 13 天、第 21 天、第 22 天和第 23 天为 3.6mg/(kg·d)
血淋巴冈比亚锥虫	他脒[7]	4mg/(kg·d)静脉或肌内注射,持续 7~10 天	4mg/(kg·d),静脉或肌内注射,持续 7~10 天

续表

疾病	药物	成人剂量	儿童剂量
中枢冈比亚锥虫	依氟鸟氨酸[8]	400mg/(kg·d)，静脉注射，分 4 次，或者 400mg/(kg·d)，静脉注射，分 2 次给药持续 14 天，或者 400mg/(kg·d)，静脉注射，分 2 次给药持续 7 天同时应用硝呋莫司 15mg/kg 口服，分 3 次，连续 10 天	400mg/(kg·d)，静脉注射，分 4 次，或者 400mg/(kg·d)，静脉注射，分 2 次给药持续 14 天或者 400mg/(kg·d)，静脉注射，分 2 次给药持续 7 天同时应用硝呋莫司 15mg/kg 口服，分 3 次，连续 10 天
美洲锥虫病（查加斯病；克氏锥虫感染）	苄硝唑[9]	5~7mg/(kg·d)，口服，分 2 次，持续 60 天	年龄 <12 岁：5~8mg/(kg·d)，口服，分 2 次，持续 60 天
			年龄≥12 岁：5~7mg/(kg·d)，口服，分 2 次，持续 60 天
	或者		
	硝呋莫司[9]	8~10mg/(kg·d)，口服，分 3~4 次，持续 60 天	2.5~40kg：10~20mg/(kg·d)，口服，分 3 次，持续 60 天
			≥40kg：8~10mg/(kg·d)，口服，分 3 次，持续 60 天
蛔虫病（人蛔虫，肠道蛔虫）	阿苯达唑[10]	400mg，口服，一次（与食物同服）	
	或者		
	甲苯咪唑[11]	100mg，口服，2 次/d，连续 3 天，或者：500mg，口服，一次	
	或者		
	伊维菌素[12]	150~200μg/kg，口服，一次	
	或者		
	双羟萘酸噻嘧啶[13]	11mg/kg（最多 1g），口服，1 次/d，3 天（成人可单剂量）	
	或者		
	硝唑尼特	500mg，口服，2 次/d，连续 3 天	1~3 岁：100mg，口服，2 次/d，3 天 4~11 岁：200mg，口服，2 次/d，3 天 ≥12 岁：500mg，口服，2 次/d，3 天
巴贝斯虫病[14]	阿托伐醌[15] 加 阿奇霉素[16]	口服 750mg，2 次/d（轻度至中度或重度疾病），至少 7~10 天 第 1 天口服 500mg；随后 250mg，1 次/d，（轻度至中度疾病）；或者 500~1 000mg，静脉注射，每天 1 次（严重疾病），直到症状减轻，然后改为口服治疗	20mg/(kg·d)，（最大剂量 750mg），口服，2 次/d（轻度至中度或重度疾病），至少 7~10 天 第 1 天口服 10mg/kg（最大剂量 500mg）；随后口服 5mg/(kg·d)（最多 250mg）（轻度至中度疾病），或者 10mg/kg（最大剂量 500mg）静脉注射，每天一次（严重疾病），直到症状减轻，然后改为口服治疗
	或者		

续表

疾病	药物	成人剂量	儿童剂量
巴贝斯虫病 [14]	克林霉素	600mg, 口服, 3 次/d, 或 600mg, 静脉注射, 4 次/d, 至少 7~10 天	7~10mg/(kg·d), 口服, 分 3 次(最大剂量 600mg)(轻度至中度疾病)或者静脉注射, 3~4 次/d(严重疾病), 至少 7~10 天
	加 奎宁 [17]	650mg, 口服, 3~4 次/d, 至少 7~10 天	8mg/kg(最大 650mg), 口服, 3~4 次/d, 至少 7~10 天
小袋虫病(结肠小袋虫)	四环素 [18]	500mg, 口服, 4 次/d, 10 天	≥8 岁: 40mg/(kg·d)(每天最多 2g), 口服, 4 次, 10 天
	或者		
	甲硝唑	500~750mg, 口服, 3 次/d, 5 天	35~50mg/(kg·d), 口服, 分 3 次, 5 天(最大剂量 500~750mg)
	或者		
	双碘喹啉 [19]	650mg, 口服, 3 次/d, 共 20 天	30~40mg/(kg·d)(最大剂量 650mg), 口服, 分 3 次, 20 天
	或者		
	硝唑尼特	500mg, 口服, 2 次/d, 连续 3 天	1~3 岁: 100mg, 口服, 2 次/d, 3 天 4~11 岁: 200mg, 口服, 2 次/d, 3 天 ≥12 岁: 500mg, 口服, 2 次/d, 3 天
浣熊蛔虫症(浣熊拜林蛔线虫)	阿苯达唑 [10]	25~50mg/(kg·d), 口服, 持续 10~20 天 [20](与食物同服)	
人芽囊原虫感染 [21]	甲硝唑	250~750mg, 口服, 3 次/d, 10 天; 或者 1 500mg, 口服, 1 次/d, 10 天	35~50mg/(kg·d), 口服, 分 3 次, 共 10 天(最大剂量 500~750mg)
	或者		
	甲氧苄啶(TMP)/磺胺甲基唑(SMX)	160mg TMP, 800mg SMX, 口服, 2 次/d, 7 天	>2 个月: 8mg/(kg·d)TMP 和 40mg/(kg·d)SMX, 口服, 分 2 次, 7 天
	或者		
	硝唑尼特	500mg, 口服, 2 次/d, 3 天	1~3 岁: 100mg, 口服, 2 次/d, 3 天 4~11 岁: 200mg, 口服, 2 次/d, 3 天 ≥12 岁: 500mg, 2 次/d, 3 天
	或者		
	替硝唑	2g, 口服, 一次	≥3 岁: 50mg/kg, 最多 2g, 一次
毛细线虫病	甲苯咪唑 [11]	200mg, 口服, 2 次/d, 20 天	
	或者		
	阿苯达唑 [10]	400mg, 口服, 1 次/d, 10 天(与食物同服)	
迈氏唇鞭毛虫病	不需要治疗; 这种原生动物被认为是非致病性的, 但可能是摄入受到污染的食物或水的一个指标		

续表

疾病	药物	成人剂量	儿童剂量
肝血吸虫病	吡喹酮 [22]	75mg/(kg·d),口服,分 3 次,2 天	
	或者		
	阿苯达唑 [10]	10mg/(kg·d),口服,7 天(与食物同服)	
隐孢子虫病	硝唑尼特 [23]	500mg,口服,2 次/d,3 天	1~3 岁:100mg,口服,2 次/d,3 天,4~11 岁:200mg,口服,2 次/d,3 天;≥12 岁:500mg,口服,2 次/d,3 天
皮肤幼虫迁移(人畜共患钩虫)	阿苯达唑 [10]	400mg/d, 口服,1 次/d, 持续 3~7 天(与食物同服)	>2 岁:15mg/(kg·d)(最多 400mg/d),口服,3 天(与食物同服)
	或者		
	伊维菌素 [12]	200μg/kg,口服,1 次/d,1 天	>15kg:200μg/kg,口服,1 次/d,1 天
环孢子虫病	甲氧苄啶(TMP)/磺胺甲噁唑(SMX)	160mg TMP/800mg SMX,口服,2 次/d,7~10 天 [24]	>2 个月:8~10mg/(kg·d)TMP 和 40~50mg/(kg·d)SMX 口服,分 2 次,7~10 天 [24]
囊肿病(孢子球虫病)[25]	甲氧苄啶(TMP)/磺胺甲噁唑(SMX)	160mg TMP/800mg SMX,静脉注射或口服,2 次/d,7~10 天	>2 个月:每天 8~10mg/kg TMP 和 40~50mg/kg SMX,静脉注射或口服,分 2 次,7~10 天
	或者		
	乙胺嘧啶	50~75mg/d,乙胺嘧啶,1~2 次/d	—
	加 亚叶酸钙(叶酸)	10~25mg/d 甲酰四氢叶酸(叶酸)	
	或者		
	环丙沙星	500mg,口服,2 次/d,7 天	
双核阿米巴感染 [26,27]	双碘喹啉 [19]	650mg,口服,3 次/d,20 天	30~40mg/(kg·d)(最大剂量 650mg),口服,分 3 次,20 天
	或者		
	巴龙霉素	25~35mg/(kg·d),分 3 次,口服,7 天	
	或者		
	甲硝唑	500~750mg,口服,3 次/d,10 天	35~50mg/(kg·d),分 3 次,口服(最大剂量 500~750mg),10 天
阔节裂头绦虫	吡喹酮 [22]	口服 5~10mg/kg,一次(用餐时与液体同服)	
	或者		
	氯硝柳胺 [28]	2g,口服,一次	50mg/kg(最多 2g),口服,一次

续表

疾病	药物	成人剂量	儿童剂量
犬痢疾杆菌感染（狗或猫跳蚤绦虫）	吡喹酮[22]	5~10mg/kg，口服，一次（用餐时与液体同服）	
	或者		
	氯硝柳胺[28]	2g，口服，一次	50mg/kg（最多2g），口服，一次
棘球幼病[29]	阿苯达唑[10]	400mg，口服，2 次/d，持续 1~6 个月（与食物同服）	10~15mg/（kg·d）（最多800mg/d），口服，分 2 次，持续 1~6 个月（与食物同服）
微小内蜒阿米巴	不需要治疗；这种原生动物是无害的		
阿米巴大肠埃希菌	不需要治疗；这种原生动物是无害的		
阿米巴毒蛾	不需要治疗；这种原生动物是无害的		
红锑镍阿米巴	不需要治疗；这种原生动物是无害的		
无症状溶组织内阿米巴（阿米巴病）[30]	双碘喹啉[19]	650mg，口服，3 次/d，20 天	30~40mg/（kg·d）（最大剂量650mg），口服，分 3 次，20 天
	或者		
	巴龙霉素	25~35mg/（kg·d），口服，分 3 次，7 天	
	或者		
	二氯尼特酸莫米松[31]	500mg，口服，3 次/d，10 天	20mg/（kg·d）（最大剂量500mg），口服，分 3 次，10 天
溶组织内阿米巴（阿米巴病）[30] 轻度至中度肠道疾病	甲硝唑	500~750mg，口服，3 次/d，7~10 天	35~50mg/（kg·d），口服，分 3 次，7~10 天
	或者		
	替硝唑	2g，口服，1 次/d，3 天	≥3 岁：50mg/kg（最多2g），口服，1 次/d，3 天
	上述治疗之后选择下面其中之一		
	双碘喹啉[19]	650mg，口服，3 次/d，20 天	30~40mg/（kg·d）（最大剂量650mg），口服，分 3 次，20 天
	或者		
	巴龙霉素	25~35mg/（kg·d），口服，分 3 次，7 天	

续表

疾病	药物	成人剂量	儿童剂量
溶组织内阿米巴（阿米巴病）[30] 严重的肠道和肠外疾病	甲硝唑	500~750mg,静脉注射（耐受后可改为口服）,3 次/d,7~10 天	35~50mg/(kg·d),静脉注射（耐受后可改为口服）,3 次/d,7~10 天（最大剂量 500~750mg）
	或者		
	替硝唑	2g,口服,1 次/d,5 天	≥3 岁:50mg/kg(最多 2g),口服,1 次/d,5 天
	随后应用下面二者之一		
	双碘喹啉[19]	650mg,口服,3 次/d,20 天	30~40mg/(kg·d)（最大剂量 650mg）,口服,分 3 次,20 天
	或者		
	巴龙霉素	25~35mg/(kg·d),口服,分 3 次,7 天	
内阿米巴	不需要治疗;这种原生动物是无害的		
蛲虫病（蛲虫）	甲苯咪唑[11]	100mg,口服,一次;2 周后重复	
	或者		
	双羟萘酸噻嘧啶[13]	11mg/kg,口服,一次（最多 1g）;2 周后重复	
	或者		
	阿苯达唑[10]	400mg,口服,一次;2 周后重复（与食物同服）	年龄≥2 岁:400mg,口服,一次;2 周后重复;年龄<2 岁:200mg,口服,一次;2 周后重复（与食物同服）
肝片吸虫病（肝片吸虫;羊肝吸虫）	三氯苯咪唑[32]	10mg/kg,口服,分 1~2 次	
	或者		
	硝唑尼特	500mg,口服,2 次/d,连续 7 天（与食物同服）	1~3 岁:100mg,口服,2 次/d,7 天 4~11 岁:200mg,口服,2 次/d,7 天 ≥12 岁:500mg,口服,2 次/d,7 天
姜片肠吸虫	吡喹酮[22]	75mg/(kg·d),口服,分 3 次,1 天	
贾地虫病[33]	替硝唑	2g,口服,一次	≥3 岁:50mg/kg,口服,一次（最多 2g）
	或者		
	甲硝唑	250mg,口服,3 次/d,5~7 天	口服 15mg/(kg·d)（最大剂量 250mg）,分 3 次,5~7 天
	或者		
	硝唑尼特	500mg,口服,2 次/d,3 天	1~3 岁:100mg,口服,2 次/d,3 天 4~11 岁:200mg,口服,2 次/d,3 天 ≥12 岁:500mg,口服,2 次/d,3 天

续表

疾病	药物	成人剂量	儿童剂量
颚口线虫病（棘颚口线虫）	阿苯达唑 [10]	400mg，口服，2 次/d，21 天（与食物同服）	
	或者		
	伊维菌素 [12]	200μg/kg，口服，1 次/d，2 天	
异形吸虫病	吡喹酮 [22]	75mg/(kg·d)，口服，分 3 次，1 天	
膜壳绦虫病（矮人绦虫）	吡喹酮 [22]	口服单剂量 25mg/kg，一些专家建议 10 天后再服用一次	
	或者		
	氯硝柳胺 [28]	口服单剂量 2g，7 天	11~34kg：第 1 天口服单剂量 1g；然后 500mg/d，6 天 >34kg：第 1 天单剂量 1.5g；然后 1g/d，6 天
	或者		
	硝唑尼特	500mg，口服，2 次/d，连续 3 天	1~3 岁：100mg，口服，2 次/d，3 天 4~11 岁：200mg，口服，2 次/d，3 天 ≥12 岁：500mg，口服，2 次/d，3 天
钩虫（人；十二指肠钩口线虫，美洲钩虫）	丙硫咪唑 [10]	400mg，1 次/d（随食物服用）	
	或者		
	甲苯咪唑 [11]	100mg，口服，2 次/d，3 天；或口服 500mg，1 次	
	或者		
	氨基甲酸嘧啶酯 [13]	11mg/kg（最多 1g），口服，3 次/d	
布氏嗜碘阿米巴	不需要治疗，这种原生动物是无害的		
利什曼病 [34]			
内脏的（黑热病）	两性霉素 B 脂质体	第 1~5 天、第 14 天和第 21 天，3mg/(kg·d)，静脉注射；如果免疫功能低下，4mg/(kg·d)，静脉注射，第 1~5 天，第 10 天、17 天、24 天、31 天和 38 天（总剂量 40mg/kg）	
	或者		
	葡萄糖酸锑钠 [34]	20mg/(kg·d)，静脉或肌内注射，28 天	
	或者		
	米替福新	30~44kg：50mg，口服，2 次/d，28 天 ≥45kg：50mg，口服，3 次/d，28 天（孕妇和哺乳期妇女禁用）	
	或者		
	两性霉素 B 脱氧胆酸盐	1mg/kg，静脉注射，每天或隔日一次，累计总量为 12~15mg/kg	
侵犯皮肤的	葡萄糖酸锑钠 [34]	20mg/(kg·d)，静脉注射或肌内注射，20 天	

疾病	药物	成人剂量	儿童剂量
侵犯皮肤的	或者		
	米替福新	30~44kg：50mg，口服，2 次/d，28 天 ≥45kg：50mg，口服，3 次/d，28 天（孕妇和哺乳期妇女禁用）	
	或者		
	乙磺酸戊烷胺	2~4mg/（kg·d），静脉或肌内注射，隔日一次，4~7 天（局限性包括毒性和可变有效性）	
	或者		
	两性霉素	多种治疗方案	
	或者		
	唑类	氟康唑 200mg，1 次/d，持续 6 周；或者酮康唑与伊曲康唑	
	或者		
	病灶内或局部替代方案	请参阅指南	
侵犯黏膜的	葡萄糖酸锑钠	20mg/（kg·d），静脉或肌内注射，28 天	
	或者		
	两性霉素 B 脱氧胆酸盐	0.5~1mg/kg，静脉注射，每天或每隔一天，累计总量为 20~45mg/kg	
	或者		
	米替福新	30~44kg：50mg，口服，2 次/d，28 天 ≥45kg：50mg，口服，3 次/d，28 天（孕妇和哺乳期妇女禁用）	
虱子感染（人虱，头皮虱，阴虱）[35]	除虫菊酯与胡椒基丁醚[36]	局部外用，2 次，间隔 9~10 天	局部外用，2 次，间隔 9~10 天
	或者		
	0.5% 伊维菌素乳液[37]	局部外用，1 次	局部外用，1 次
	或者		
	0.9% 多杀菌素悬浮液[38]	局部外用，2 次（如果存在虱子爬行），相隔 7 天	局部外用，2 次（如果存在爬行虱子），相隔 7 天
	或者		
	1% 苄氯菊酯[36]	局部外用，2 次，间隔 9~10 天	局部外用，2 次，间隔 9~10 天
	或者		
	5% 苄醇[39]	局部外用，2 次，间隔 7 天	局部外用，2 次，间隔 7 天
	或者		
	0.5% 马娜息昂[40]	局部外用，2 次，（必要时）间隔 7~9 天	局部外用，2 次，（必要时）间隔 7~9 天

续表

疾病	药物	成人剂量	儿童剂量
虱子感染（人虱，头皮虱，阴虱）[35]	或者		
	0.74% 阿巴他吡[41]	局部外用，1 次	局部外用，1 次
	或者		
	伊维菌素[12,42]	200μg/kg，口服，2 次，间隔 9~10 天或400μg/kg，口服，2 次，间隔 9~10 天	≥15kg：200μg/kg，口服，2 次，间隔 9~10 天或≥15kg：400μg/kg，口服，2 次，间隔 9~10 天
罗阿丝虫病（罗阿丝虫）	乙胺嗪（DEC）[43]	（症状性罗阿丝虫病微丝蚴 MF/mL<8 000）8~10mg/（kg·d），口服，分 3 次，21 天	
	阿苯达唑[10]	（症状性罗阿丝虫病，MF/mL<8 000 且完成 2 疗程的 DEC 无效）或（症状性罗阿丝虫病，MF/mL≥8 000，用 DEC 治疗前降至 <8 000）200mg，口服，2 次/d，21 天（与食物同服）	
	分离性输血 + 乙胺嗪[44]	（症状性罗阿丝虫病，MF/mL≥8 000）	
淋巴丝虫病（象皮病；吴策线丝虫，马来丝虫，东汶丝虫）	乙胺嗪（DEC）[43]	治疗淋巴丝虫病[45]：成人和儿童≥18 个月：6mg/（kg·d），口服，分 3 次，连用 12 天；或 6mg/kg 单次口服治疗热带肺嗜酸性粒细胞增多症（TPE）：成人和≥18 个月儿童：6mg/（kg·d），口服，分 3 次，14~21 天	
疟疾（疟原虫种）	区域获得性感染		
无并发症的恶性疟原虫或不明种属如果"不明种属"随后被诊断为间日疟原虫或卵形疟原虫，请参阅下面用伯氨喹或他非诺喹根治的治疗	氯喹耐药或未知是否耐药[46,47]（除以下列出的氯喹敏感区域外的所有疟疾区域）		
	阿托伐鲲/氯胍[48]成人片剂：250mg 阿托伐醌/100mg 氯胍儿童片剂：62.5mg 阿托伐醌/25mg 氯胍	阿托伐醌 1 000mg/氯胍 400mg 口服，1 次/d，连续 3 天	5~8kg：2 片（儿童片），口服，1 次/d，3 天8~10kg：3 片（儿童片），口服，1 次/d，3 天10~20kg：1 片（成人片），口服，1 次/d，3 天20~30kg：2 片（成人片），口服，1 次/d，3 天30~40kg：3 片（成人片），口服，1 次/d，3 天≥40kg：4 片（成人片），口服，1 次/d，3 天
	或		
	蒿甲醚-卢美芬[48]1 片 =20mg 蒿甲醚和120mg 卢美芬	建议成人及儿童患者接受为期 3 天共 6 次的治疗，剂量根据体重决定，患者接受初始剂量 8 小时后再接受第 2 剂量，然后在随后的两天中每天口服 2 次5~15kg：1 片/次>15~25kg：2 片/次>25~35kg：3 片/次>35kg：4 片/次	

续表

疾病	药物	成人剂量	儿童剂量
无并发症的恶性疟原虫或不明种属 如果"不明种属"随后被诊断为间日疟原虫或卵形疟原虫,请参阅下面用伯氨喹或他非诺喹根治的治疗	或		
	硫酸奎宁[49,50] 加用如下一种: 多西环素[51]	硫酸奎宁:650mg 口服,3 次/d,3 天或 7 天[50] 多西环素 100mg,口服,2 次/d,7 天	硫酸奎宁,10mg/kg,口服,3 次/d,3 天或 7 天 多西环素 2.2mg/(kg·d),口服,q12h,7 天(最大剂量 200mg/d)
	或		
	四环素[51]	四环素 250mg,口服,4 次/d,7 天	四环素 25mg/(kg·d),分 4 次口服,7 天
	或		
	克林霉素	克林霉素 20mg/(kg·d),分 3 次口服,7 天	克林霉素 20mg/(kg·d),分 3 次口服,7 天
	或		
	甲氟喹[52]	初次剂量 750mg 口服,6~12 小时后 500mg 口服 总剂量:1 250mg	初始剂量 15mg/kg,6~12 小时后 10mg/kg 口服 总剂量:25mg/kg
单纯疟疾 恶性疟原虫或未鉴定的物种	氯喹敏感 中美洲巴拿马运河以西的中美洲、海地、多米尼加共和国		
	磷酸氯喹[53]	1 000mg 口服后 6、24、48 小时分别口服 500mg 总剂量:2 500mg	10mg/kg,口服后 6、24、48 小时分别口服 5mg/kg 总剂量:25mg/kg
	或		
	羟基氯喹	初次口服 800mg,然后 6、24、48 小时后各口服 400mg 总剂量 2 000mg	初次口服 10mg/kg,然后 6、24、48 小时各口服 5mg/kg 总剂量:25mg/kg
单纯性疟疾 三日疟原虫或诺氏疟原虫	所有区域		
	磷酸氯喹[53]	初次口服 1 000mg,然后 6、24、48 小时各口服 500mg 总剂量:2 500mg	初次口服 10mg/kg,后 6、24、48 小时分别口服 5mg/kg 总剂量:25mg/kg
	或		
	羟基氯喹	800mg 口服后 6、24、48 小时分别口服 400mg 总剂量:2 000mg	10mg/kg 口服后 6、24、48 小时分别口服 5mg/kg 总剂量:25mg/kg
单纯性疟疾间日疟原虫卵	所有地区 注:对于怀疑对氯喹耐药的间日疟原虫,见下一行		
	磷酸氯喹[53]	1 000mg 口服后 6、24、48 小时分别口服 500mg 总剂量:2 500mg	10mg/kg 口服后 6、24、48 小时分别口服 5mg/kg 总剂量:25mg/kg
	加用		
	磷酸伯氯喹[54]	30mg,口服,1 次/d,14 天	0.5mg/kg,口服,1 次/d,14 天
	或 他芬喹[54]	300mg,口服,在急性疟疾接受治疗的第 1 天或第 2 天	≥16 岁:300mg,口服,在急性疟疾接受治疗的第 1 天或第 2 天
	或		
	羟基氯喹	620mg 碱(800mg 盐)口服后 6、24、48 小时各服用 310mg 碱(=400mg 盐) 总剂量:1 550mg 碱(=2 000mg 盐)	口服 10mg/kg 后 6、24、48 小时各口服 5mg/kg 总剂量:25mg/kg

续表

疾病	药物	成人剂量	儿童剂量
单纯性疟疾间日疟原虫卵	加		
	磷酸伯氯喹[54]	30mg,口服,1 次/d,14 天	0.5mg/kg,口服,1 次/d,14 天
	或		
	他芬喹[54]	300mg,口服,在急性疟疾接受治疗的第 1 天或第 2 天	≥16 岁:300mg,口服,在急性疟疾接受治疗的第 1 天或第 2 天
单纯性疟疾间日疟	氯喹耐药[55] (巴布亚新几内亚和印度尼西亚)		
	硫酸奎宁[49] 加	硫酸奎宁:620mg[50],口服,3 次/d,3 天或 7 天[50]	硫酸奎宁:10mg/kg),口服,3 次/d,3 天或 7 天[50]
	多西环素或四环素[51] 加	多西环素:100mg,口服,2 次/d,7 天 四环素:250mg,口服,4 次/d,7 天	多西环素:2.2mg/kg,口服,q12h,持续 7 天(最大剂量 200mg/d) 四环素 25mg/(kg·d),口服,4 次/d,7 天
	磷酸伯氨喹[54] 或	磷酸伯氨喹:30mg,口服,每天 1 次,持续 14 天	磷酸伯氨喹:0.5mg/kg,口服,1 次/d,持续 14 天
	他芬喹[54]	300mg,口服,在急性疟疾接受治疗的第 1 天或第 2 天	≥16 岁:300mg,口服,在急性疟疾接受治疗的第 1 天或第 2 天
	或		
	阿托伐醌/氯胍 成人片:250mg 阿托伐醌/100mg 氯胍 儿童片:62.5mg 阿托伐醌/25mg 氯胍 加	阿托伐醌/氯胍:1 000mg;阿托伐醌/400mg;氯胍,口服,1 次/d,3 天	阿托伐醌/氯胍: 5~<8kg:2 片(儿童片),口服,1 次/d,3 天 8~<10kg:3 片(儿童片),口服,1 次/d,3 天 10~<20kg:1 片(成人片),口服,1 次/d,3 天 20~<30kg:2 片(成人片),口服,1 次/d,3 天 30~<40kg:3 片(成人片),口服,1 次/d,3 天 ≥40kg:4 片(成人片),口服,1 次/d,3 天
	磷酸伯氨喹[54] 或 他芬喹[54]	磷酸伯氨喹:30mg,口服,1 次/d,14 天	磷酸伯氨喹:0.5mg/kg,口服,1 次/d,14 天
		300mg,口服,在急性疟疾接受氯喹或羟氯喹治疗的第 1 天或第 2 天	≥16 岁:300mg,口服,在急性疟疾接受氯喹或羟氯喹治疗的第 1 天或第 2 天

续表

疾病	药物	成人剂量	儿童剂量
单纯性疟疾间日疟	或		
	甲氟喹	甲氟喹:初始剂量 750mg 口服,6~12 小时后口服 500mg 总剂量:1 250mg	甲氟喹:初始剂量 15mg/kg)口服,6~12 小时后口服 10mg/kg) 总剂量:25mg/kg
	加		
	磷酸伯氨喹[54] 或	磷酸伯氨喹:30mg,口服,1 次/d,14 天	磷酸伯喹:0.5mg/kg,口服,1次/d,连续 14 天
	他芬喹[54]	300mg,口服,在急性疟疾接受氯喹或羟氯喹治疗的第 1 天或第 2 天	≥16 岁:300mg,口服,在急性疟疾接受氯喹或羟氯喹治疗的第 1 天或第 2 天
单纯性疟疾-妊娠妇女用药[56,57,58]	氯喹敏感 (按地区划分的对氯喹敏感物种见上文)		
	磷酸氯喹[53]	1 000mg 立即口服后 6、24、48 小时分别服用 500mg 总剂量:2 500mg	不适用
	或		
	羟基氯喹	800mg,立即口服后 6、24、48 小时分别服用 400mg 总剂量:2 000mg	不适用
	氯喹耐药(关于对氯喹有耐药性的恶性疟原虫和间日疟原虫的地区,见上文)		
	硫酸奎宁[49] 加	硫酸奎宁:650mg[50],口服,3 次/d,3天或 7 天[50]	不适用
	克林霉素	克林霉素:20mg/(kg·d),口服,分 3次/d,7 天	
	或		
	蒿甲醚-苯芴醇	1 片 =20mg 蒿甲醚和 120mg 苯芴醇。于孕早期或孕中期服用,如果没有其他选择或获益大于风险,可选择孕早期。推荐 3 天的治疗方案,总共口服 6 次(每剂 4 片);首剂 8 小时后,再给第 2 剂,在接下来的 2 天中每天 1 剂,分 2 次	不适用
	或		
	甲氟喹	初始剂量 750mg 口服,初始剂量后 6~12 小时再次给予 500mg 口服 总剂量:1 250mg	不适用

续表

疾病	药物	成人剂量	儿童剂量
	所有地区		
严重的疟疾 [59,60,61]		青蒿琥酯,静脉注射,每次 2.4mg/kg,在第 0、12、24 小时。如果需要,最多可以持续 7 天;请参阅 CDC 的建议,以明确进一步的管理,并根据寄生虫血症改用口服疗法 在等待静脉注射青蒿琥酯时,可开始口服治疗	
微孢子虫病			
眼部的			
海伦脑炎微孢子虫、兔脑炎微孢子虫、角膜条微孢虫(角膜条小孢子虫)	烟曲霉素 [62]	烟曲霉素融入生理盐水相当于 70μg/mL 滴眼液;每次 2 滴,2 小时 1 次,持续 4 天;之后每次 2 滴,4 次/d	
	全身感染时加用		
	阿苯达唑 [10]	400mg,口服,2 次/d(与食物同服)	15mg/(kg·d),口服,分 2 次/d(最多 400mg/次;与食物同服)
肠内的			
毕氏肠微孢子虫	烟曲霉素 [63]	20mg,口服,3 次/d,14 天	
肠脑炎微孢子虫	阿苯达唑 [10]	400mg,空腹口服 [64],2 次/d,21 天	15mg/(kg·d),空腹口服 [64],分 2 次/d(最多 400mg/次)
播散性的 [65]			
海伦脑炎微孢子虫、兔脑炎微孢子虫、肠脑炎微孢子虫、匹里虫属、气管普孢虫属、安卡尼亚孢虫	阿苯达唑 [10]	免疫功能低下:400mg,口服,2 次/d,持续 14~28 天(与食物同服)。继续治疗直到启动抗反转录病毒治疗后 CD4$^+$T 淋巴细胞计数 >200 个/μL 超过 6 个月 免疫功能正常:400mg,口服,2 次/d,持续 7~14 天(与食物同服)	15mg/(kg·d)(最多 400mg/次),口服,分 2 次/d(与食物同服)
脑囊虫病(猪绦虫) [66]	阿苯达唑 [10]	≥60kg:400mg,口服,2 次/d,持续 10~14 天(与食物同服) <60kg:15mg/(kg·d)(最多 1 200mg),口服,2 次/d,持续 10~14 天(与食物同服)	15mg/(kg·d)(最多 1 200mg),口服,分 2 次、8~30 天(与食物同服)
	加用(当脑实质内病变 >2 个时)		
	吡喹酮 [22]	50mg/(kg·d),口服,10~14 天	

续表

疾病	药物	成人剂量	儿童剂量
盘尾丝虫病(旋盘尾丝虫;河盲症)[67]	杀灭微丝蚴:伊维菌素[12]	150μg/kg,口服,每 6~12 个月服用 1 剂,直至症状消失	
	杀灭微丝蚴:莫昔克丁[68]	8mg,口服,一次(≥12 岁)	
	杀灭大丝蚴:多西环素[69]	100~200mg,口服,每天 1 次,6 周	
后睾吸虫感染(东南亚肝吸虫)	吡喹酮[22]	75mg/(kg·d),口服,分 3 次/d,持续 2 天(进餐时与液体同服)	
	或		
	阿苯达唑[10]	10mg/(kg·d),口服,7 天(与食物同服)	
肺吸虫病	吡喹酮[22]	75mg/(kg·d),口服,分 3 次/d,2 天	
	或		
	三氯苯达唑[32]	10mg/kg,口服,1 次或 2 次	
疥疮(螨虫感染)	5% 氯菊酯乳膏	局部用药,2 次,至少间隔 7 天(≥2 个月)	
	或		
	10% 克罗米通霜剂或乳剂	在第 1 天、第 2 天、第 3 天和第 8 天夜间局部用药(尚未批准用于儿童)	
	或		
	5%~10% 硫软膏	夜间连续应用 3 天	
	或		
	伊佛霉素[12]	200μg/kg,口服,2 次,至少间隔 7 天(随食物服用)	
血吸虫病	曼氏血吸虫、埃及血吸虫、间插血吸虫		
	吡喹酮[22]	40mg/(kg·d),口服,分 2 次,1 天	
	日本血吸虫、湄公血吸虫		
	吡喹酮[22]	60mg/(kg·d),口服,分 3 次,1 天	
类圆线虫病(粪圆线虫)	伊佛霉素[12]	200μg/(kg·d),口服,1 次/d,1~2 天;伊维菌素的兽用皮下制剂已用于重度感染且无法服用或充分吸收口服药物的患者。如有单个患者需要,可根据 IND 方案向 FDA 提出申请	
	或		
	阿苯达唑[10]	400mg,口服,2 次/d,持续 7 天(与食物同服)	

续表

疾病	药物	成人剂量	儿童剂量
绦虫病(牛绦虫、猪绦虫和亚洲绦虫)	吡喹酮[22]	5~10mg/kg,口服,1 次	
	或		
	氯硝柳胺[28]	2g,口服,1 次	50mg/kg(最多 2g),口服,1 次
弓蛔虫病(眼幼虫移行症、内脏幼虫移行症)	阿苯达唑[10]	400mg,口服,2 次/d,5 天(与食物同服)	
	或		
	甲苯咪唑[11]	100~200mg,口服,2 次/d,连续 5 天	
弓形虫病(弓形虫)	见弓形虫感染		
旋毛虫病(旋毛虫病;旋毛虫属)[71]	阿苯达唑[10]	400mg,口服,2 次/d,持续 8~14 天(与食物同服)	
	或		
	甲苯咪唑[11]	200~400mg,口服,3 次/d,3 天;之后 400~500mg,口服,3 次/d,10 天	
鞭虫病(鞭虫感染;毛首鞭形线虫)	阿苯达唑[10]	400mg,口服,3 天	
	或		
	甲苯咪唑[11]	100mg,口服,2 次/d,3 天	
	或		
	伊佛霉素[12]	200μg/(kg·d),口服,3 天	

1. 本表内容是为了协助作出患者管理的决策,但不能替代临床判断或专家咨询。该表可能不涉及药物毒性、药物相关作用与某些特殊人群(如 HIV/艾滋病患者)有关的问题。表中建议不能代表所有潜在的治疗或剂量选择。

2. 有关每种疾病及其治疗的更多信息,请访问 CDC 网站。并非所有推荐的治疗方法和剂量都与 CDC 网页上的推荐相匹配。

3. 喷他脒对血淋巴阶段的结核杆菌也有效,但苏拉明可能有更高的疗效。虽苏拉明未经 FDA 批准,但可通过 CDC 药物服务部根据试验新药方案(IND)获得。问题应该针对寄生虫病查询。

4. 苏拉明试剂量为 100mg,应在第一次给药前,并监测患者的血流动力学稳定性。

5. 苏拉明试剂量为 2mg/kg(最大 100mg),应在第一次给药前给药,并监测患者的血流动力学稳定性。

6. 皮质类固醇[1mg/(kg·d)强的松龙,最高 40mg/d]已经被用来预防硫肿密胺脑病。硫肿密胺未经 FDA 批准,但可通过 CDC 药物服务部根据 IND 协议获得。如有疑问可咨询寄生虫病咨询处。

7. 苏拉明在血淋巴期对冈比亚结核杆菌也有效,但应仅用于已排除盘尾丝虫病的患者。苏拉明未经 FDA 批准,但可通过 CDC 药品服务中心根据 IND 协议获得。如有疑问,请联系寄生虫病咨询处。

8. 依洛尼塞可通过 CDC 药品服务中心获得;如有疑问,请联系寄生虫病咨询处。硝呋替莫未经 FDA 批准,也不包括在 CDC 的印第安纳州协议中,该方案仅用于治疗美洲锥虫病,如果使用需要获得其他用途的许可。

9. 依洛尼塞与硝呋莫司曾被用于治疗克氏锥虫感染;依洛尼塞于 2017 年获得了 FDA 的批准可用于治疗 2~12 岁的儿童美洲锥虫病。硝呋莫司于 2020 年获得 FDA 批准可用于小于 18 岁以及体重至少为 2.5kg 的儿童。2 种药的副作用是相同的,并且随着年龄增长会越来越频繁且严重。

10. 阿苯达唑对 6 岁以下儿童的安全性尚不确定。对 1 岁以下儿童使用阿苯达唑的研究表明,使用阿苯达唑是安全的。阿苯达唑应与食物同服。

11. 甲苯咪唑对儿童的安全性尚未确定。2 岁及 2 岁以下儿童的数据有限。

12. 伊维菌素对于体重不足 15kg 的儿童和孕妇的安全性尚未确定。伊维菌素应该空腹与水同服。

13. 噻吩嘧啶对儿童的安全性尚未确定。根据 WHO 关于预防性化疗的指导,在未经诊断的大规模治疗方案中,噻吩嘧啶可用于 1 岁及 1 岁以上的儿童。

14. 克林霉素联合奎宁,或阿奇霉素联合口服阿托伐奎酮是重症巴贝斯虫病的标准治疗方法。

15. 据报道，在接受阿托伐奎酮治疗的患者中，出现了胆汁淤积性肝炎、肝酶升高和致命性肝衰竭的病例。

16. 部分患巴贝斯虫病免疫受损的成人接受了 600~1 000mg/d 剂量的阿奇霉素和阿托伐奎酮（750mg/d，2 次）的联合治疗。

17. 奎宁与血小板减少、QT 间期延长、室性心律失常、低血糖和严重的超敏反应有关。接受硫酸奎宁治疗的患者应避免使用神经肌肉阻断剂，房颤或心房扑动患者慎用。

18. 四环素应在含乳制品的食物前 1 小时或餐后 2 小时服用。

19. 双碘奎宁应在饭后服用。

20. 如果怀疑高度暴露时可立即使用阿苯达唑［25~50mg/(kg·d)，口服，10~20 天］治疗。

在暴露后不久给予处理以中止幼虫的迁移。治疗应在摄入感染性物质后尽快开始，最好在 3 天内。对于临床贝氏蛔虫病，阿苯达唑联合皮质类固醇治疗有助于减轻炎症反应，可控制疾病。

21. 酵母菌属的临床意义存在争议。

22. 吡喹酮未被批准用于治疗 4 岁以下儿童，但该药物已成功用于治疗 6 个月以下儿童的犬钩虫感染病例。

23. 目前尚无有效的药物治疗方案用于免疫抑制患者隐孢子虫病。

24. HIV 患者感染环孢子虫病可能需要更长的治疗时间。

25. 如果孢球虫病患者存在免疫抑制，建议专家会诊治疗。

26. 无症状感染通常不需要治疗；当脆弱拟杆菌是腹痛或腹泻患者中发现的唯一病原体，可持续治疗一周或更长时间。

27. 四环素或多西环素也被用于治疗。

28. 氯硝柳胺在美国不允许使用。使用时需彻底咀嚼或压碎，并与少量水混合服用。

29. 其他绦虫感染（包括包虫病）治疗取决于囊肿的类型和位置，可能涉及手术，建议与有治疗这种感染经验的专家合作。阿苯达唑并不适用于所有形式的感染。

30. 轻度到中度肠道疾病与严重的肠道和肠外疾病都需要不同的治疗方案。

31. 糠酸双恶烷酯在美国没有商业销售。

32. FDA 批准三氯苯达唑用于治疗 6 岁及以上儿童的筋膜炎。三氯苯达唑对 6 岁以下儿童的安全性和有效性尚未确定。

33. 贾第鞭毛虫病的替代疗法包括阿苯达唑、甲苯咪唑、帕罗霉素、喹那克林和呋喃唑酮。

34. 三氯苯达唑未经 FDA 批准，但可通过 CDC 药物服务部获得；相关问题应直接向寄生虫咨询处咨询。表中仅列出抗利什曼病药物和方案。鼓励患者就利什曼病和其他潜在治疗方案进行专家咨询。对于某些皮肤利什曼病，可能不需要治疗，或局部治疗已经足够，及其他系统性治疗需要考虑。鼓励就利什曼病的这些和其他的潜在治疗方案进行专家咨询。对于某些皮肤利什曼病病例，可能不需要任何治疗，或者局部（相对于全身）治疗就足够了，或者可以考虑其他全身治疗。2014 年 3 月，美国 FDA 批准米尔福新用于治疗多诺瓦尼利什曼病引起的内脏利什曼病；巴西利什曼病引起的黏膜利什曼病；以及由巴西利什曼病、圭亚那利什曼病和巴拿马利什曼病（即一些新世界的皮肤利什曼病物种，非旧世界的皮肤利什曼病物种）引起的皮肤利什曼病，适用于年龄至少为 12 岁、体重至少 30kg、在治疗过程中或治疗后 5 个月内未怀孕或哺乳的患者。

35. 杀虱剂不能用于睫毛感染。可用凡士林软膏治疗，每天 2~4 次，连续 10 天。对于阴虱，用 1% 氯菊酯、除虫菊酯和胡椒基丁醇或伊维菌素治疗。

36. 氯氰菊酯和除虫菊酯可杀虱；需在 9~10 天内重新处理，以消除虫害。有些虱子对除虫菊酯和氯菊酯有抗药性。除虫菊酯和胡椒基丁醇推荐用于 ≥2 岁的儿童；氯菊酯推荐用于 ≥2 个月的儿童。

37. 伊维菌素不是杀卵剂，但处理过的卵孵化出虱子后 48 小时内死亡。推荐用于 6 个月以上的儿童。

38. 多杀菌素引起昆虫神经元兴奋，导致瘫痪和死亡。该制剂还包括苯甲醇，它是杀虱剂。2 次使用需要间隔 7 天。建议 6 个月以上儿童使用。

39. 苯甲醇可防止虱子关闭呼吸气门，乳液可阻塞气道，导致窒息。它不具有杀卵功能。2 次使用需要间隔 9~10 天。推荐用于 6 个月以上的儿童。不产生耐药。

40. 马拉硫磷既杀卵又杀虱；通常需要间隔 7~9 天，2 次使用才能杀死所有虱子和卵。推荐 6 岁以上儿童使用，年龄小于 24 个月的儿童禁用。

41. 阿美他匹是杀虱剂。含有苯甲醇。6 个月以下的儿科患者不建议使用，因为可能会增加全身吸收潜在风险。

42. 伊维菌素是杀虱剂，但不是杀卵剂；通常需要 2 次以上才能根除感染。使用次数和剂量间隔尚未确定；动物研究表明对胎儿有不良影响。单次口服 200μg/kg，9~10 天重复 1 次，已证明对头虱有效。最近，一次口服剂量为 400μg/kg，9~10 天重复 1 次，已被证明比 0.5% 马拉硫磷洗剂更有效。

43. 乙胺嗪（DEC）未经 FDA 批准，但可通过 CDC 药物服务部根据 IND 协议提供；问题应直接转到寄生虫病部门查询。DEC 对盘尾丝虫病的患者是禁忌证。在 DEC 治疗淋巴丝虫病或罗阿丝虫病之前，盘尾丝虫病应该被排除在所有有一致暴露史的患者中，因为可能有严重的恶化的皮肤和眼睛受累反应出现（Mazzotti 反应）。合并感染非洲眼线虫和旋盘尾丝虫的患者在盘尾丝虫病得到治疗之前不应使用 DEC；如果治疗盘尾丝虫病不安全，不应使用伊维菌素治疗。

44. 应在有治疗罗阿丝虫经验的机构进行采血。

45. 多西环素不是淋巴丝虫病的标准治疗方法。然而,一些研究表明,多西环素治疗(每天 200mg,持续 4~6 周)可杀死成虫。

46. 如果一个人采取了化学预防措施,但仍患上疟疾,则不应将这种特殊药物作为其治疗方案的一部分。请改用其他选项之一。

47. 对氯喹耐药的恶性疟原虫引起的简单疟疾有 4 种治疗方法。前三个选项同样值得推荐。由于在治疗剂量下出现严重神经精神反应的比率较高,除非没有其他选择,否则不推荐使用甲氟喹。对于第三种选择,因为有更多关于奎宁联合多西环素或四环素的疗效的数据,这些治疗组合通常比奎宁联合克林霉素更为可取。

48. 阿托伐奎酮丙谷胺或蒿甲醚甲酰亚胺应与食物或全脂牛奶一起服用。如果患者在服药后 30 分钟内呕吐,则应重复用药。成人片剂 =250mg 阿托伐酮/100mg 丙谷胺。儿童片剂 =62.5mg 阿托伐酮/25mg 丙谷胺。

49. 美国生产的硫酸奎宁胶囊的剂量为 324mg;因此,2 粒胶囊已足够成人剂量。儿童剂量难以精准把控是由于无非胶囊型奎宁。

50. 对于在东南亚获得的感染,奎宁治疗应持续 7 天。对于在其他地方获得的感染,奎宁治疗应持续 3 天。

51. 四环素不适用于 8 岁以下儿童。多西环素可在不考虑患者年龄的情况下短期(21 天或更短)使用。对于 8 岁以下氯喹耐药的恶性疟原虫患儿,推荐使用阿托伐酮-丙谷胺和蒿甲醚-苯芴醇;如果没有其他选择,可以考虑使用甲氟喹。对于 8 岁以下对氯喹耐药的间日疟患儿,推荐使用甲氟喹治疗。如果不可用或不能耐受,并且治疗获益小于风险,则应改用阿托伐奎酮丙谷胺或蒿甲醚卢美芬亭。

52. 对于从东南亚获得感染的患者,由于耐药不建议使用甲氟喹治疗。

53. 氯喹和羟基氯喹被推荐用于治疗氯喹敏感的感染,但若为氯喹耐药的感染,如获取更方便、可用,也可以选择。

54. 伯氨喹可以消除任何可能在肝脏中休眠的卵子,从而防止间日疟和卵子感染的复发。因为伯氨喹可导致葡萄糖-6-磷酸脱氢酶(G6PD)缺乏者溶血性贫血,必须在开始前进行 G6PD 筛查。对于边缘型 G6PD 缺乏患者或可使用上述方案的替代方案,可一次给予 45mg 的伯氨喹口服,每周 1 次,持续 8 周;如果考虑采用这种替代方案,建议咨询传染病和/或热带医学专家。妊娠期间不得使用伯氨喹。

55. 对氯喹抗药的间日疟引起的简单疟疾有 3 种治疗方法。在巴布亚新几内亚和印度尼西亚,由于抗氯喹的间日疟,治疗失败率很高。缅甸、印度、中美洲和南美洲也有罕见的抗氯喹间日疟病例报告。在巴布亚新几内亚或印度尼西亚以外地区感染间日疟的人应该开始服用氯喹。如果患者没有反应,治疗应改为抗氯喹间日疟方案,并应通知疾控中心。对于耐氯喹间日疟感染的治疗,同样推荐这 3 种方案。

56. 对于诊断为对氯喹耐药的恶性疟原虫或对氯喹耐药的间日疟感染引起的简单疟疾的妊娠妇女,通常不建议使用多西环素或四环素治疗。然而,如果其他治疗方案不可用或不能耐受,多西环素或四环素可与奎宁(推荐用于非妊娠成人)联合使用,且其益处被认为大于风险。

57. 怀孕期间一般不推荐使用阿托伐醌;蒿甲醚氨苯三醚建议在妊娠中期和晚期使用,在妊娠早期利大于弊时使用。

58. 血液涂片阳性或近期可能有接触史,且无其他已知病理异常的患者,满足如下 1 个或 1 个以上临床标准(意识障碍/昏迷、严重正细胞性贫血、肾衰竭、肺水肿、急性呼吸窘迫综合征、循环休克、弥散性血管内凝血、自发性出血、酸中毒、血红蛋白尿、黄疸、反复全身抽搐和/或寄生虫血症 >5%)则被定义为重症。重症疟疾最常由恶性疟原虫引起。

59. 对于间日疟和卵子感染,妊娠期间不应给予磷酸伯氨喹根治性治疗。对间日疟和卵型疟原虫感染的妊娠妇女,在妊娠期应坚持使用氯喹预防。氯喹的化学预防剂量是 500mg,口服,每周 1 次。分娩后,没有 G6PD 缺陷的妊娠妇女应用伯氨喹治疗。

60. 确诊为严重疟疾的患者应积极接受肠外抗疟治疗。青蒿琥酯静脉注射剂型于 2021 年 3 月开始上市。如果在 24 小时内无法获得注射用青蒿琥酯,临床医生可以联系 CDC,根据 IND 协议获得青蒿琥酯。

61. 被诊断为严重疟疾的妊娠妇女应积极接受静脉抗疟治疗。

62. 美国的一种试验药物(未经 FDA 批准)。烟曲霉素未经 FDA 批准用于任何人体适应证;然而,在接触赛诺菲-安万特后,可通过向该机构单个患者试验性新药申请获得熏蒸青霉素。对于 V 型角膜病变,局部治疗通常无效,可能需要角膜移植术(RM Davis, Font RL, Keisler MS, Shadduck JA. Corneal microsporidiosis. A case report including ultrastructural observations. Ophthalmology.1990;97[7]:953-957)。由于证据不足无法对儿童使用烟曲霉素提出非常明确建议(Guidelines for the Prevention and Treatment of Opportunistic Infection in HIV-Exposed and HIV-Infected Children. 2013.)

63. 对于由肠微孢子虫引起的胃肠道感染,口服烟曲霉素 20mg,每天 3 次,是唯一被证明有效的药物。然而,30%~50% 的患者中,有严重的血小板减少,在停止治疗时是可逆的,并且该药物目前在美国不可用。

64. 对于没有全身感染的肠道感染,应空腹服用阿苯达唑(对于全身感染,应与脂肪餐一起服用)。

65. 目前还没有成熟的治疗匹里虫的方法。对气管普孢虫和按蚊微孢子虫 播散性病变,可口服伊曲康唑 400mg,每天一次,也可以尝试加上阿苯达唑。

66. 尽管并非所有有症状的脑实质内有脑囊虫病囊肿的患者都需要抗寄生虫药物,对照研究证明阿苯达唑能提高临床治愈率和癫痫复发率。两项研究表明，在 2 个以上的病灶中，阿苯达唑与吡喹酮和皮质类固醇联合用药的有效果更好。使用单一药物时，阿苯达唑优于吡喹酮，因为它与抗惊厥药和类固醇的药物相互作用较少。蛛网膜下腔受累时可能需要更长的疗程。在开始抗寄生虫治疗前开始为期 10 天的地塞米松 6mg/(kg·d) 和治疗期间每天服用泼尼松 1~1.5mg/kg。建议咨询熟悉神经囊虫病治疗的专家。

67. 在盘尾丝虫病得到治疗之前，联合感染盘尾丝虫和罗阿丝虫的患者不应使用乙胺嗪（DEC）治疗；如果使用伊维菌素治疗盘尾丝虫病不安全就不应使用。只要患者不再生活在有地方性感染的地区，就应使用多西环素治疗，除非有伊维菌素的禁忌证。

68. 2018 年批准用于 12 岁及以上儿童的莫西替丁；尚未在美国上市。建议在使用前进行罗阿丝虫病筛查。重复剂量的安全性和有效性尚未研究。12 岁以下儿童的安全性和有效性尚未确定。

69. 多西环素不是标准的治疗方法，但部分研究证实其使用的安全性。单次口服伊维菌素（150μg/kg）治疗前 1 周给予强力霉素，以缓解患者的症状。如果患者不能耐受 200mg，每天 100mg 口服，足以杀灭雌性盘尾丝虫。

70. 关于 HIV 感染儿童弓形虫病的治疗和长期抑制，请参见 2013 年《预防和治疗 HIV 暴露儿童和 HIV 感染儿童机会性感染指南》。

71. 除抗寄生虫药物外，在严重的旋毛虫病病例中，有时还需要皮质类固醇治疗。

表 4.12　基于系统的治疗表

系统	疾病	常见病原体	经验性抗生素治疗	抗生素持续时间	注意事项	信息来源
皮肤和软组织感染	蜂窝织炎	**化脓性链球菌**（非化脓性）、**金黄色葡萄球菌**（化脓性）	轻中度：头孢唑林或苯甲异噁唑青霉素/萘夫西林或头孢氨苄 根据局部患病率考虑 MRSA（过敏：克林霉素） 严重：万古霉素或利奈唑胺 坏死性筋膜炎：外科清创术 B-内酰胺加克林霉素（+/-万古霉素）	5~7 天根据症状和体征的缓解情况来制定疗程	咬伤见具体章节如确诊为坏死性筋膜炎，可能需要覆盖革兰氏阴性菌或厌氧菌	类杆菌、普氏杆菌和其他厌氧革兰氏阴性杆菌感染 金黄色葡萄球菌，A 族链球菌感染，Stevens 等人[1]
	脓肿	**金黄色葡萄球菌**	手术引流 轻中度：头孢唑林/头孢氨苄 或 TMP/SMX 或克林霉素或强力霉素 根据局部流行情况考虑 MRSA 严重：万古霉素或利奈唑胺或头孢洛林或达托霉素	5~7 天根据症状和体征决定持续时间	一过性[a]金黄色葡萄球菌菌血症感染源控制后改为口服抗生素治疗，但可能需要更长疗程。对于完全引流的小脓肿，仅手术引流就足够	金黄色葡萄球菌，Stevens 等人[1]
	淋巴结炎	急性/单侧：**化脓性葡萄球菌、金黄色葡萄球菌** 亚急性/慢性：巴尔通体种，非结合分枝杆菌	对于急性/单侧淋巴结炎考虑手术引流 头孢唑林/头孢氨苄（过敏：克林霉素） 根据当地流行情况考虑 MRSA	5~7 天根据症状和体征决定疗程	关于 NTM 或巴尔通体感染的管理，请参见具体章节。细菌性淋巴结炎通常是单侧的；双侧淋巴结炎常由病毒感染引起	巴尔通体（猫抓病）；金黄色葡萄球菌；A 族链球菌感染；非结核分枝杆菌

续表

系统	疾病	常见病原体	经验性抗生素治疗	抗生素持续时间	注意事项	信息来源
耳鼻喉/眼科	乳突炎	**肺炎链球菌、化脓性链球菌、金黄色葡萄球菌、流感嗜血杆菌** 也可以考虑慢性:微需氧链球菌、梭杆菌、铜绿假单胞菌	考虑手术引流/切除 氨苄西林舒巴坦或头孢曲松(过敏:克林霉素) 如果出现慢性 AOM:头孢吡肟或左氧氟沙星 根据当地流行情况考虑耐甲氧西林金黄色葡萄球菌	2~4 周,取决于充分的清创、颅内扩张、骨髓炎程度、相关血栓形成	临床症状改善后改用口服 氨苄西林-舒巴坦钠可能不是治疗颅内感染的最佳药物	流感嗜血杆菌感染,梭杆菌感染,铜绿假单胞菌感染,金黄色葡萄球菌,A 族链球菌感染,非 A 或 B 族链球菌和肠球菌感染,肺炎链球菌(肺炎球菌)感染
	急性鼻窦炎	肺炎双球菌 流感嗜血杆菌 白喉莫拉菌	阿莫西林或阿莫西林-克拉维酸 (过敏:克林霉素或左氧氟沙星)	5~7 天	诊断急性细菌性鼻窦炎需要具备以下条件之一: (1)持续流鼻涕或白天咳嗽≥10 天,且无临床改善的证据;在这种情况下应考虑观察等待 (2)鼻涕、日间咳嗽或发热在初步好转后恶化或新出现 (3)体温≥39℃,并伴有脓性鼻涕和/或面部疼痛至少连续 3 天	流感嗜血杆菌感染,卡氏莫拉菌感染,肺炎链球菌感染 Chow 等人[2] Wald 等人[3]
	急性中耳炎	肺炎双球菌 流感嗜血杆菌 白喉杆菌	阿莫西林或阿莫西林-克拉维酸[b] (过敏:头孢地尼或头孢泊肟或头孢曲松 1~3 天或头孢呋辛)	>6 岁,5 天 2~5 岁,7 天 <2 岁或症状严重,10 天	对于 24 个月或以上、无严重症状的儿童,考虑不使用抗生素,观察 48~72 小时;如果症状持续或恶化,使用与立即接受治疗的儿童相同的抗生素建议 慢性中耳炎考虑金黄色葡萄球菌和假单胞菌感染	流感嗜血杆菌感染,卡氏莫拉菌感染,肺炎链球菌感染 Lieberthal 等人[4]

系统	疾病	常见病原体	经验性抗生素治疗	抗生素持续时间	注意事项	信息来源
耳鼻喉/眼科	链球菌性咽炎	**化脓性链球菌**	一线：青霉素或阿莫西林（过敏：头孢氨苄或克林霉素或阿奇霉素）	10 天	患有鼻漏、咳嗽、声音嘶哑或口腔溃疡的儿童不应对 GAS 感染进行检测或治疗；一般不建议对于 <3 岁儿童进行检测 复发性 GAS 咽炎和咽部携带者的管理详见 A 族链球菌感染部分 四环素、TMP-SMX 和氟喹诺酮类药物不应用于治疗 GAS 咽炎 建议 12 小时后再返校	A 族链球菌感染，Shulman 等人[5]
	咽后脓肿	**金黄色葡萄球菌、化脓性链球菌、厌氧菌**、咽峡炎链球菌、流感嗜血杆菌（通常为多种微生物）	轻度-中度：氨苄西林/舒巴坦或克林霉素 重度：万古霉素或利奈唑胺	14 天	对于原发感染控制不佳的复杂感染，可能需要更长疗程	
	眶周蜂窝织炎（即非鼻窦起源）	**化脓性链球菌**、金黄色葡萄球菌	轻度-中度：头孢唑林或头孢氨苄（过敏：克林霉素） 重度：万古霉素或利奈唑胺	5~7 天	发烧、肿胀和红斑症状改善 24 小时内可改为口服用药 如果当地 MRSA 感染率较高，则考虑经验性覆盖 MRSA	
	眼眶蜂窝织炎	**金黄色葡萄球菌、肺炎链球菌、厌氧菌**、咽峡炎链球菌、流感嗜血杆菌、卡他莫拉菌、化脓性链球菌	手术引流（如有脓肿）：氨苄西林/舒巴坦（过敏：克林霉素） 重度：添加万古霉素或利奈唑胺	10~14 天若有广泛的骨骼受累可延长 3~4 周	如果原发感染控制不佳，可能需要更长的疗程 如果当地 MRSA 感染率较高，则考虑经验性覆盖 MRSA	

续表

系统	疾病	常见病原体	经验性抗生素治疗	抗生素持续时间	注意事项	信息来源
呼吸系统	社区获得性肺炎(CAP)	**肺炎链球菌**、肺炎支原体、化脓性链球菌、金黄色葡萄球菌、流感嗜血杆菌、卡他莫拉菌	阿莫西林或氨苄西林或青霉素用于耐 PCN 肺炎链球菌低流行地区免疫功能正常的患者(过敏:克林霉素或左氧氟沙星) 头孢曲松钠用于耐 PCN 肺炎链球菌高水平地区的住院患者 如果怀疑非典型病原体感染(如支原体或衣原体)添加大环内酯类 如果怀疑 MRSA 感染添加万古霉素或克林霉素或利奈霉素	无并发症的社区获得性肺炎治疗 5 天后症状可有所改善;当并发脓胸、坏死性肺炎或肺脓肿时,可延长治疗时间	呼吸道病毒引起大部分 CAP,特别是幼儿;因此,抗生素治疗可能不适用于所有患者 当症状改善后应尽早改用口服 在其他无并发症的肺炎中出现短暂的肺炎链球菌血症,不需要延长静脉抗生素疗程 需要考虑流感患者中金黄色葡萄球菌的二重感染	Bradley 等人[6]
泌尿生殖系统	尿路感染-肾盂肾炎	**大肠杆菌**、克雷伯氏菌属、变形杆菌属、肠杆菌属、柠檬酸杆菌属、肠球菌属、葡萄球菌;腐生葡萄球菌	头孢氨苄或增效磺胺甲基异噁唑或氨苄西林加上庆大霉素或头孢曲松或环丙沙星	7~10 天 3~5 天(青少年单纯性膀胱炎) 对于复杂的病例,如肾脓肿未引流,可能需要较长的时间	药物的选择应基于当地抗菌谱或患者先前的尿液检测 早期短疗程的静脉治疗(2~4 天)与较长疗程的静脉治疗同样有效 避免使用呋喃妥因治疗上尿路感染或菌血症	Roberts 等人[7] Gupta 等人[8]
骨/关节系统	骨髓炎(急性、血源性)	**金黄色葡萄球菌**、化脓性链球菌、金格杆菌	头孢唑林或苯唑西林或萘夫西林或克林霉素 严重感染:万古霉素加头孢唑林或苯唑西林或萘夫西林	3~4 周 慢性骨髓炎通常需要更长时间的抗生素治疗,并且可能需要考虑选择其他抗生素	金格杆菌感染对克林霉素不敏感,对苯唑西林/萘夫西林不敏感 鼓励临床症状改善后尽早改用口服,即使对于一过性菌血症患者也是如此	Woods 等人[9]
	脓毒性关节炎	**金黄色葡萄球菌**、化脓性链球菌、金格杆菌	头孢唑林或苯唑西林或萘夫西林或克林霉素 严重感染:万古霉素加头孢唑林或苯唑西林或萘夫西林	2~3 周	金格杆菌感染对克林霉素不敏感,对苯唑西林/萘夫西林不敏感 鼓励临床症状改善后早期改用口服,即使对于一过性菌血症患者也是如此	Woods 等人[9]

续表

系统	疾病	常见病原体	经验性抗生素治疗	抗生素持续时间	注意事项	信息来源
腹腔	腹腔感染	**大肠杆菌、厌氧菌**、克雷伯氏菌属（通常为多种微生物）	外科引流（术） 轻度-中度：头孢曲松钠加甲硝唑 重度或住院发病：哌拉西林-他唑巴坦或环丙沙星加甲硝唑	4~7 天	如果原发感染控制不佳，可能需要更长的疗程 轻度至中度感染包括复杂性阑尾炎伴破裂、无脓毒症	Solomkin 等人[10]
新生儿发热（足月新生儿）	疑似 UTI	**大肠杆菌**、肠球菌属 GBS	氨苄西林加庆大霉素	这些都是经验性的建议；抗生素治疗的具体选择和持续时间应由培养结果来指导		
	来源不明	GBS、**大肠杆菌**、HSV	0~7 天新生儿：氨苄西林加庆大霉素 8~28 天新生儿：氨苄西林加庆大霉素或氨苄西林加头孢噻肟（如果没有头孢噻肟，则使用头孢他啶或头孢吡肟）	这些都是经验性的建议；抗生素治疗的具体选择和持续时间应由培养结果来指导	对于 HSV 感染风险增加的婴儿，经验性地使用阿昔洛韦和采集表皮、血液以及脑脊液的标本，这部分婴儿包括存在皮肤水疱、惊厥、脑脊液细胞数增多且为革兰氏染色阴性菌、白细胞减少、肝炎、血小板减少、低体温、黏膜溃疡或产妇在分娩前后 48 小时内有生殖器 HSV 病变或发热史。关于 HSV 的进一步讨论，见单纯疱疹	
	疑似脑膜炎	GBS、**大肠杆菌**、HSV	0~7 天新生儿：氨苄西林加庆大霉素（如果脑脊液革兰氏染色显示革兰氏阴性菌，一些专家建议添加第三代或第四代头孢菌素） 8~28 天新生儿：氨苄西林加头孢噻肟（如果没有头孢噻肟，则使用头孢他啶或头孢吡肟）（如果脑脊液革兰氏染色显示革兰氏阴性菌，一些专家建议添加氨基糖苷类）	这些都是经验性的建议；抗生素治疗的具体选择和持续时间应由培养结果来指导 GBS：14 天青霉素 G 大肠杆菌：若分离培养是敏感的，则应用 21 天的非氨基糖苷类抗生素	一些专家建议重复腰椎穿刺以证明脑脊液无菌 对于 HSV 感染风险增加的婴儿，经验性地使用阿昔洛韦和采集表皮、血液以及脑脊液的标本，这部分婴儿包括存在皮肤水疱、惊厥、脑脊液细胞数增多且为革兰氏染色阴性菌、白细胞减少、肝炎、血小板减少、低体温、黏膜溃疡或产妇在分娩前后 48 小时内有生殖器 HSV 病变或发热史。关于 HSV 的进一步讨论，见单纯疱疹	AAP[11,12]

续表

系统	疾病	常见病原体	经验性抗生素治疗	抗生素持续时间	注意事项	信息来源
中枢神经系统	脑膜炎（非新生儿）	肺炎链球菌、脑膜炎奈瑟菌、流感嗜血杆菌	头孢曲松钠加万古霉素	这些都是经验性的建议；抗生素治疗的具体选择和持续时间应以培养和药敏结果为指导 肺炎链球菌:10~14天 流感嗜血杆菌:7~10天 脑膜炎奈瑟菌:5~7天	脑实质感染（脑炎、脑干脑炎、脑脓肿）的患者需要更长的疗程。 地塞米松对患有 Hib 脑膜炎的婴儿和儿童的治疗有益,如在第一剂抗菌剂之前或同时使用,可降低听力丧失的风险 对于所有推测为肺炎链球菌引起的细菌性脑膜炎患儿,由于存在耐药性肺炎链球菌的可能性,除头孢曲松外,还应使用万古霉素 考虑为并发脑炎的患者添加阿昔洛韦	

　　AOM,急性中耳炎;CAP,社区获得性肺炎;CSF,脑脊液;GAS,A 族链球菌;GBS,B 族链球菌;HSV,单纯疱疹病毒;IV,静脉注射;MRSA,耐甲氧西林金黄色葡萄球菌;NTM,非结核分枝杆菌;PCN,青霉素;TMP-SMX,甲氧苄啶-磺胺甲噁唑;UTI,尿路感染。

　　注:黑体字表示经验性抗生素治疗所靶向的主要病原体。

　　[a] 对于菌血症患儿,在原发感染控制或开始有效抗生素治疗的 72 小时内,可以考虑改为口服抗生素。

　　[b] 最近 30 天内接受过阿莫西林治疗、并发化脓性结膜炎、或有阿莫西林无效的复发性 AOM 病史。

　　[1] Stevens DL,Bisno AL,Chambers HF,et al. Practice guidelines for the diagnosis and management of skin and soft tissue infections:2014 update by the Infectious Diseases Society of America. *Clin Infect Dis*. 2014;59（2）:e10-e52.

　　[2] Chow AW,Benninger MS,Brook I,et al. IDSA clinical practice guideline for acute bacterial rhinosinusitis in children and adults. *Clin Infect Dis*. 2012;54（8）:e72-e112.

　　[3] Wald ER,Applegate KE,Bordley C,et al. Clinical practice guideline for the diagnosis and management of acute bacterial sinusitis in children aged 1 to 18 years. *Pediatrics*. 2013;132（1）:e262-e280.

　　[4] Lieberthal AS,Carroll AE,Chonmaitree T,et al. Clinical practice guideline:diagnosis and management of acute otitis media. *Pediatrics*. 2013;131（3）:e964-e999.

　　[5] Shulman ST,Bisno AL,Clegg HW,et al. Clinical practice guideline for the diagnosis and management of group a streptococcal pharyngitis:2012 update by the Infectious Diseases Society of America. *Clin Infect Dis*. 2012;55（10）:e86-e102.

　　[6] Bradley JS,Byington CL,Shah SS,et al. The management of community-acquired pneumonia in infants and children older than 3 months of age:clinical practice guidelines by the Pediatric Infectious Diseases Society and the Infectious Diseases Society of America. *Clin Infect Dis*. 2011;53（7）:e25-e76.

　　[7] Roberts KB;Subcommittee on Urinary Tract Infection,Steering Committee on Quality Improvement and Management. Urinary tract infection:clinical practice guideline for the diagnosis and management of the initial UTI in febrile infants and children 2 to 24 months. *Pediatrics*. 2011;128（3）:595-610.

　　[8] Gupta K,Hooton TM,Naber KG,et al. International Clinical Practice Guidelines for the Treatment of Acute Uncomplicated Cystitis and Pyelonephritis in Women:A 2010 Update by the Infectious Diseases Society of America and the European Society for Microbiology and Infectious Diseases. *Clin Infect Dis*. 2011;52（5）:e103-e120.

　　[9] Woods CR,Bradley JS,Chatterjee A,et al. Clinical practice guideline by the Pediatric Infectious Diseases Society（PIDS）and Infectious Diseases Society of America（IDSA）:2020 Guideline on diagnosis and management of acute hematogenous osteomyelitis in pediatrics. In development

　　[10] Solomkin JS,Mazuski JE,Bradley JS,et al. Diagnosis and Management of Complicated Intra-abdominal Infection in

Adults and Children: Guidelines by the Surgical Infection Society and the Infectious Diseases Society of America. *Clin Infect Dis*. 2010;50(2):133-164.

[11] Puopolo KM, Lynfield R, Cummings JJ; American Academy of Pediatrics, Committee on Fetus and Newborn and Committee on Infectious Diseases. Management of infants at risk for group B streptococcal disease. *Pediatrics*. 2019;144(2): e20191881.

[12] Puopolo KM, Benitz WE, Zaoutis TE; American Academy of Pediatrics, Committee on Fetus and Newborn and Committee on Infectious Diseases. Management of neonates born at≥35 0/7 weeks' gestation with suspected or proven early onset bacterial sepsis. *Pediatrics*. 2018;142(6):e20182894.

（程亚颖 译　唐兰芳 校）

MedWatch-FDA 安全信息和不良事件报告程序

药物不良事件会对患者造成直接伤害，会对临床实践产生负面影响，而且对患者和医疗系统来说可能经济成本高昂。MedWatch 是美国 FDA 的安全信息和不良事件报告项目，为临床重要安全信息及 FDA 规定的处方药和非处方药、生物制品（包括人体细胞、组织、细胞和组织制品）、医疗器械（包括体外诊断）、特殊营养产品和化妆品等人类医疗产品的不良事件提供了报告的门户。MedWatch 收集有关药物副作用、产品错误使用、产品质量问题和治疗失败的报告。医疗保健专业人员和消费者向 MedWatch 提供报告是自愿的，但医疗产品制造商必须向 FDA 提交不良事件报告。

由于许多获批前临床试验的样本量不足以揭示罕见的不良事件，因此在药物和设备获得批准并广泛应用于临床实践后，将使用上市许可后安全性监测来识别和评估他们的新安全性问题。MedWatch 报告被 FDA 用作药物安全性警戒数据源。如果通过分析 MedWatch 报告发现潜在的安全问题，FDA 的进一步评估可能包括使用其他数据库进行研究。根据上市后安全监督的信息，FDA 可以采取监管措施，例如修改和加强药品说明书中的警告、注意事项、禁忌证和不良反应描述；发布给"医疗保健专业人士"信函；以及在机构的网站上发布安全警告。

鼓励医疗保健专业人员和消费者报告与医疗产品相关的不良事件。MedWatch 自愿报告表格可以传真或邮寄。不良事件也可在线报告。可拨打免费电话或申请空白表格及说明。

疫苗相关不良事件应报告给疫苗不良事件报告系统。

（曹海霞 译　唐兰芳 校）

第 5 章

抗菌药物预防性应用

::::::::::::::::::::::::::::::::

抗菌药物预防性应用

抗菌药物预防性应用定义为,在没有疑似或明确感染的情况下,使用抗生素预防感染或疾病的发展,是儿科的一种常见做法。抗菌药物预防性应用的有效性在某些情况下得到了证实,但在更多的情况下没有得到证实。由于长期应用抗生素后耐药性细菌病原体的出现需要对抗菌药物预防作用重新考虑,特别是对于需要长期给药的疾病,例如预防复发性中耳炎(otitis media,OM)和尿路感染(UTI)。

对于易感部位和易感人群,有效的药物预防应该直接针对特定的病原菌(表 5.1)。选择抗菌药物预防性应用,必须权衡获得的效益与耐药菌和副作用出现的风险。预防用药应选择抗菌谱尽可能窄且使用时间尽可能短的抗菌药。

身体易感部位

预防易感部位的感染很可能是成功的,如果:①风险明确且短暂;②预计病原菌对抗菌药敏感;③易感部位可达到适量的药物浓度。

急性中耳炎

几十年的研究表明,阿莫西林在减少易患中耳炎儿童复发率方面有一定效果。然而,抗菌药物预防性用药可能会改变鼻咽部的菌群,导致耐药菌的定植,进而影响预防用药的长期效果。目前使用肺炎球菌结合疫苗(如 PCV13)已有效地减少了急性中耳炎(acute otitis media,AOM)的发作和复发。由于肺炎链球菌的疾病比例有所下降,非分型流感嗜血杆菌(NTHi)和卡他性莫拉克菌的比例有所增加,可能降低阿莫西林的抗菌预防治疗方案的有效性。

对于复发性中耳炎(OM)和有持续性中耳积液的中耳炎患儿,预防性使用抗生素是鼓室置管的另一种可选择的方法。鼓室切开导管与减少 AOM 发作的适度益处有关,在植入后的前 6 个月内,每个儿童平均发作 1.5 次。最新的预防 OM 复发指南表明,推荐临床医生可以选择鼓室置管,但不推荐抗菌药物预防性治疗①。

---

① Lieberthal AS,Carroll AE, Chonmaitree T,et al. The Diagnosis and Management of Acute Otitis Media. *Pediatrics*. 2013;131(3):e964-99

表 5.1　抗菌药物预防性应用 [a]

相关感染部位	暴露宿主；时间限制暴露	易感宿主(病原体)；持续暴露
中耳炎	百日咳杆菌暴露	因肿瘤,风湿病等治疗引起的免疫抑制患者(肺囊虫,真菌)
尿路感染伴膀胱输尿管反流	脑膜炎奈瑟菌暴露	实体器官和干细胞移植患者(CMV、肺囊虫、真菌)
心内膜炎	旅行者腹泻(大肠埃希菌、志贺菌属、沙门菌属)	HIV 感染儿童(肺囊虫；多糖包裹细菌)
	围产期 B 族链球菌(母亲或婴儿)暴露	早产儿(念珠菌属)
	咬伤(人、动物、爬行动物)	解剖或功能性无脾(多糖包裹细菌) [b]
		慢性肉芽肿病(金黄色葡萄球菌和某些其他过氧化氢酶阳性细菌和真菌)
	HIV 感染母亲所产婴儿,以降低 HIV 感染的风险	先天性免疫缺陷(各种病原体)
	未接种流感疫苗家庭密切接触流感病毒	风湿热(A 族链球菌)
	侵袭性 b 型流感嗜血杆菌病例易感人群暴露	新生儿单纯疱疹病毒病 [d]
	炭疽杆菌孢子、包柔螺旋体 [c] 暴露	用依库珠单抗(脑膜炎奈瑟菌)治疗

HIV,人类免疫缺陷病毒；CMV,巨细胞病毒。

[a] 针对暴露宿主和易感宿主(病原体)的抗菌药预防性应用方案在第 3 章进行了描述。本节不讨论免疫球蛋白的预防治疗,但应考虑特定的细菌(如破伤风杆菌)或病毒(如呼吸道合胞病毒)。

[b] 见免疫抑制儿童的免疫和其他治疗。

[c] 多西环素预防性应用于特定情况下考虑蜱虫叮咬导致的莱姆病。

[d] 需 6 个月的抑制治疗防止大脑或皮肤的病灶复发。

尿路感染 [①]

抗菌药物预防尿路感染(urinary tract infection,UTI)需在适度减少复发性尿路感染与出现耐药性之间取得平衡。任何预防性药物的使用通常都将出现耐药性。在对每一个患儿进行治疗时,我们要考虑包括尿路解剖结构的异常、反复感染的后果、耐药菌感染的风险以及预防治疗的周期等多种因素。数据不支持预防性应用抗菌药来预防无膀胱输尿管反流(vesicoureteral reflux,VUR)婴儿出现发热性复发性尿路感染。在 I~IV 级 VUR 的儿童中,与安慰剂相比,甲氧苄啶磺胺甲噁唑的化学预防可使第一次或第二次发热后复发性尿路感染降低 50%,尽管致病微生物的耐药性从 25% 增加到 68%。2 年后出现肾瘢痕的儿童比例不受预防措施的影响。相比之下,瑞典的一项反流研究报告提示,药物可有效预防 III 级和 IV 级 VUR 女婴肾的瘢痕增生。大多数研究表明,抗菌药物对高度反流的儿童最有可能受益,对低度反流肾损伤中作用不大甚至几乎没有益处。

① American Academy of Pediatrics,Subcommittee on Urinary Tract Infections,Steering Committee on Quality Improvement and Management. Urinary tract infection:clinical practice guideline for the diagnosis and management of the initial UTI in febrile infants and children 2 to 24 months. *Pediatrics*. 2011;128(3):595-610

暴露于特定病原体

当特定病原体严重感染的风险增加,而特定抗菌药物治疗可能降低该病原体感染的风险时,预防性用药可能是合适的或是有指征的。据推测,抗菌药物预防性应用带来的益处大于其引起的不良反应或出现耐药菌感染的风险。对于某些定植于上呼吸道的病原体,这种携带状态难以消除,并且可能需要某些特定的抗菌药,其能够在鼻咽分泌物中达到微生物学的有效浓度(如利福平)。

易感人群

抗菌药物预防性应用对易感患者预防严重感染的疗效在有特定病原体感染风险的人群中得到证实。在某些情况下,如在无脾儿童中预防肺炎球菌菌血症,β-内酰胺类药物耐药性的出现可能会导致连续性预防用药的效果降低。而在其他情况,如在免疫缺陷儿童对肺孢子虫的预防中,尽管连续多年的预防性用药,仍没有出现耐药现象。

(安彩霞 译　唐兰芳 校)

儿外科患儿抗生素的预防性使用

手术部位感染(SSI)使 2%~5% 的住院手术复杂化,延长住院时间,增加死亡风险。儿童医院应优先预防 SSI。应建立针对高风险、高容量手术的主动监测,并要求对外科医师和围手术期人员、技术基础设施的使用进行培训,并建立一个多学科团队,由受过培训的人员组成,他们对 SSI 标准了如指掌。各机构应监测基本流程措施的遵守情况,并定期向手术人员和医院领导提供反馈。

围手术期用药预防手术后切口感染,通常用于中等或高感染率的手术中,如阑尾切除术治疗阑尾破裂,或用于感染后可能导致严重后果的手术,如假体材料植入的手术。由于抗生素的广泛使用,关于成人和儿童手术部位预防感染的共识正在逐渐形成。尽管很少有资料专门报道关于儿外科抗生素的预防使用,但成人手术部位抗生素的选择和使用原则应该也适用于儿童。不恰当地预防性使用抗菌药物的后果包括不必要的药物使用造成治疗成本增加、潜在耐药菌的出现和不必要的不良反应的发生。耐药菌的出现不仅对患者构成风险,而且对其他卫生保健相关住院患者构成风险。

合理使用的指导原则

　　外科手术部位感染预防指南已经公布[1][2]。预防性使用的抗菌药物应预防 SSI,降低发病率和死亡率,缩短治疗时间和费用,不产生副作用,对微生物群落的影响降到最低。已发表的指南提出了药物的适应证、合理选择药物、剂量、术中时间、术中重复用药及用药持续时间。

预防性使用的适应证

　　手术部位感染的主要决定因素包括手术过程伤口中微生物的数量,微生物的毒力,伤口内异物的存在,宿主危险因素,包括术前健康状态。基于对细菌污染和随之感染的风险评估,将外科手术切口分为 4 类,这 4 类分别是:①清洁切口;②清洁-污染切口;③污染切口;④污秽-感染切口。手术部位感染的其他危险因素包括手术部位和手术时间,以及患者的术前健康状况。综合美国麻醉医师协会对术前身体状况评分和手术操作时间,以及上述的切口分类的患者风险指数评估,已被证明是术后手术部位感染的良好预测[3]。还有其他指数评估总结了手术部位感染的“高风险”患者[4]。虽然高危儿童患者的定义不明确,但成人患者的高危因素包括肥胖、远端身体部位共存感染、免疫反应改变、致病性微生物定植和糖尿病是明确的。

清洁切口

　　手术区为无感染手术切口,局部无炎症,也不进入呼吸道、消化道、泌尿生殖道或口咽腔。无菌操作没有失误。手术操作过程有选择性,切口关闭良好,如有必要,可以通过闭式引流进行引流。手术过程不必进入胃肠道或泌尿生殖道的非穿透腹部(钝)的手术伤口可以归于此类。在绝大多数清洁切口愈合过程中全身预防性地使用抗生素的益处并未得到证实,因为感染的风险较低(1%~2%)。但是对于一些高感染风险和万一感染后果严重的手术有例外,例如血管内修复材料植入(人工心瓣膜植入、人工关节置换)、心脏结构缺陷开心修复手术、新生儿体腔探查术以及绝大多数神经外科手术都要预防性使用抗生素。

清洁-污染切口

　　清洁-污染切口是指进入呼吸道、消化道或泌尿生殖道,但在控制相应条件下不会产生显

　　① Antimicrobial prophylaxis for surgery. *Med Lett Drugs Ther*. 2016;58(1495):63-68

　　② Berríos-Torres SI,Umscheid CA,Bratzler DW,et al. and the Healthcare Infection Control Practices Advisory Committee. Centers for Disease Control and Prevention Guideline for the Prevention of Surgical Site Infection,2017. *JAMA Surg*. 2017;152(8):784-791

　　③ Gaynes RP,Culver DH,Horan TC,Edwards JR,Richards C,Tolson JS. Surgical site infection(SSI)rates in the United States,1992-1998:the National Nosocomial Surveillance System basic SSI risk index. *Clin Infect Dis*. 2001;33(Suppl 2):S69-S77

　　④ Bratzler DW,Dellinger EP,Olsen KM,et al;American Society of Health-System Pharmacists;Infectious Disease Society of America;Surgical Infection Society;Society for Healthcare Epidemiology of America. Clinical practice guidelines for antimicrobial prophylaxis in surgery. *Am J Health Syst Pharm*. 2013;70(3):195-283

著污染的手术切口。在一个原本清洁的操作,没有遇到感染,无菌操作也无失败的胃肠道、胆道、阑尾、阴道、口咽或急诊手术都包括在这一类中。预防性地使用抗生素仅限于预计手术过程中有大量污染的切口,清洁-污染切口总体感染风险在 3%~15%。基于成人的资料,儿童手术过程中预防性使用抗生素包括以下方面:①所有梗阻性胃肠道手术,当患者接受 H_2 受体拮抗剂或质子泵阻滞剂治疗时,或当患者体内存在一个永久的异物时;②部分胆道手术(如胆总管结石梗阻);③细菌性或梗阻性泌尿系疾病行泌尿道手术治疗或器械操作。

污染切口

污染切口是指原本无菌的组织有可能被细菌严重污染,包括开放、新的创伤;胃肠道内容物溢出、无菌操作失败的手术切口;先天性畸形导致内脏外露;4 小时内的穿透伤;急性非化脓性炎症切口。污染切口手术部位的感染率约为 15%。对于污染切口,预防性使用抗生素适合于某些急性非化脓性炎症,伴或不伴有内脏炎症(如急性非穿孔性阑尾炎或胆囊炎)。对于可能有炎症和持续感染的污染切口,应该治疗性使用抗菌药物,而非预防性使用。

污秽-感染切口

污秽-感染切口包括超过 4 小时的穿透伤(延长时间假定感染已经发生),切口存留坏死组织,以及已经有临床感染或内脏穿孔的切口。这意味着术后手术部位感染在手术前已经存在。抗菌药物使用的目的应为治疗而不是预防。污秽-感染切口外科手术部位的感染率约为 40%,如腹部的内脏穿孔(例如阑尾穿孔)、复合性骨折、动物或人咬伤超过 12 小时,以及无菌手术操作失败,应治疗性使用抗菌药物,而非预防性使用。

手术部位感染的标准

美国国家卫生保健安全网络(National Healthcare Safety Network,NHSN)已经制定了手术部位感染的分类标准并每年更新。

浅表切口手术部位感染

浅表切口手术部位感染是一种只限于切口的皮肤和皮下组织的感染,并且在手术后 30 天之内发生,患者有以下症状之一:①浅表切口流脓;②通过培养或分子生物学诊断方法从皮肤或皮下组织浅表切口获得致病微生物;③手术伤口探查(在没有实验室结果的情况下)时患者出现疼痛或压痛,局部肿胀,发红或疼痛;④由医师、护士或助理医师诊断的浅表切口手术部位感染。

深部切口手术部位感染

深部切口手术部位感染发生于术后 30 天或 90 天以内,取决于手术情况,如果体内没有植入或植入 1 年以内;仅累及筋膜或肌肉层并导致以下至少一种情况:①来自深部切口但非来自手术部位器官或体腔的脓性引流;②自发裂开的深部伤口或至少有下列一种迹象或症状,由医师、执业护士、助理医师切开的深部切口:发热(>38 ℃),局部疼痛或压痛;③脓肿或其他感染的证据,包括由直接探查、再次手术、组织病理学检查或放射学检查发现的深部切口感染。

器官或体腔手术部位感染

器官或体腔手术部位感染是手术过程中被打开和操作的特定感染部位(如心内膜炎、纵隔炎、骨髓炎),而不包括在手术过程中操作的表皮、皮下、筋膜或肌肉层。器官或体腔手术部位感染必须发生于术后 30 天或 90 天以内,或有植入史 1 年以内,并且患者至少存在以下一种情况:①器官或体腔内留置的引流管引流有脓液;②从器官或体腔液体或组织内培养出病原体;③脓肿或其他感染的证据,包括由直接探查、再次手术、组织病理学检查或放射学检查发现的器官或体腔手术部位感染。

抗菌药物预防性应用的使用时机

当术中发生细菌污染时,只有当合适的抗菌药物在局部组织中达到足够的药物浓度的条件下才能达到有效的预防效果。已有研究证实:术前 1~2 小时内使用抗菌药物可降低切口感染的风险。因此,为确保手术开始时组织中有足够的药物浓度,提倡在手术切开至少 60 分钟前使用预防性抗菌药物。但如糖肽类(如万古霉素)和氟喹诺酮类等抗菌药物需要延长给药时间,通常建议在术前 120 分钟使用。

抗菌药物的剂量及疗程

对于儿童患者,常规基于体重确定药物剂量,但术前的剂量不应该超过成人的常规剂量。

如能维持整个手术过程中的药物浓度,在大多数情况下,单次给予某种抗菌药物即可,任何手术的预防时间不应超过 24 小时。如果手术时间超过抗菌药物半衰期的 2 倍或者术中有过多失血(如成人 >1 500mL)则需要在术中给药。例如,因手术时间延长或者因大量失血,可每间隔 3~4 小时给予头孢唑林。一般不建议术后给予抗菌药物。

术前筛查

利用术前筛查来确定甲氧西林敏感的金黄色葡萄球菌或耐甲氧西林的金黄色葡萄球菌携带者在成人中已有探索。对于金黄色葡萄球菌携带者术前进行鼻腔莫匹罗星或醋酸洗必泰冲洗可能会降低深部手术部位感染的风险,并且已推荐用于成人心脏及骨科手术静脉预防的辅助预防。类似的研究在儿童中尚未开展。

推荐抗菌药物

根据特定操作期间及之后最有可能导致感染并发症的细菌病原体、这些病原体的抗生素敏感性模式、药物的安全性和有效性选择抗菌药物。预防性给予的抗菌药物不必对体外每一种潜在微生物均有效,因为这些潜在微生物实际上不可能都污染伤口。给药剂量以整个操作过程中达到血液和组织中的治疗浓度要求为基础。对大多数外科手术［包括胃、胆管、胸部（非心脏）、血管、神经外科及整形外科手术］而言,第一代头孢菌素（如头孢唑林）即可有效达到预防目的,但当 MRSA 感染风险高时,需要使用万古霉素。对于结直肠手术或阑尾切除术,需要应用对需氧及厌氧的肠道菌群有活性的抗菌药物以达到有效预防效果。接受外科手术或侵入性治疗的儿童建议药物见表 5.2。医师应当知晓预防性抗菌药物和患者可能接受的其他药物之间的潜在相互作用及副作用。一般不需要常规使用广谱药物（广谱头孢菌素、β-内酰胺酶/β-内酰胺酶组合和碳青霉烯类药物）进行手术前预防。应对医院系统进行定期评估,以确保提供、递送和维护适当的抗菌药物预防流程就位。没有数据支持在所有有创管路、引流管和留置导管拔除之前应继续使用抗生素预防。

不建议常规使用万古霉素预防。但对于接受心脏手术的先天性心脏病患者、接受某些骨科手术（例如脊柱手术、植入异物）的患者、已知存在 MRSA 定植或既往感染过 MRSA 的儿童或高 MRSA 感染率社区居住的儿童,可以考虑预防性应用万古霉素。在预防许多其他微生物引起的感染方面,万古霉素不如头孢唑林有效。

由于对青霉素过敏存在误解,可能会导致患者接受替代性和效果较差的抗生素进行手术预防。对于报告过敏患者,摘除标签的工作包括评估既往反应的确切性质、确定该反应是否为真正的免疫球蛋白 E（IgE）介导的反应,以及确定所谓的致病药物与建议围手术期抗生素发生交叉反应的可能性。β-内酰胺类的化学结构分析表明,由于化学侧链不同,青霉素类和头孢唑林类之间几乎没有交叉反应性（见图 4.1）。机构应制订计划（或至少是算法）用于管理并标记报告青霉素过敏的患者。

表 5.2　术前预防性应用抗生素的建议

手术	可能病原菌	建议药物	术前剂量
新生儿（≤72 小时）所有主要操作	B 族链球菌、肠道革兰阴性杆菌[a]、肠球菌、凝固酶阴性葡萄球菌	氨苄西林加庆大霉素	50mg/kg 4mg/kg
新生儿（>72 小时）所有主要操作	针对定植微生物、院内微生物及手术部位进行预防		
心脏（心脏外科手术、人工瓣膜或起搏器、心室辅助设备）	表皮葡萄球菌、金黄色葡萄球菌、棒状杆菌属、肠道革兰阴性杆菌[a]	头孢唑林 或 （如果 MRSA 或 MRSE 可能）万古霉素	30mg/kg（最多 2g；如果 ≥120kg,则 3g） 15mg/kg
胃肠道			
食管与胃十二指肠	肠道革兰阴性杆菌[a]、革兰阳性球菌	头孢唑林（仅高风险[b]）	30mg/kg（最多 2g；如果 ≥120kg,则 3g）
胆道	肠道革兰阴性杆菌[a]、肠球菌	头孢唑林[c]	30mg/kg（最多 2g；如果 ≥120kg,则 3g）
结直肠或阑尾切除术（无并发症、无穿孔）	肠道革兰阴性杆菌[a]、肠球菌、厌氧菌（拟杆菌属）[d]	头孢西丁或头孢替坦 或	40mg/kg（最多 2g）

续表

手术	可能病原菌	建议药物	术前剂量
结直肠或阑尾切除术(无并发症、无穿孔)	肠道革兰阴性杆菌[a]、肠球菌、厌氧菌(拟杆菌属)[d]	甲硝唑 加 庆大霉素 或 头孢唑林 加 甲硝唑	15mg/kg(最多 500mg) 2.5mg/kg 30mg/kg(最多 2g;如果≥120kg,则 3g) 15mg/kg(最多 500mg)
内脏破裂(视为治疗,而非预防)	肠道革兰阴性杆菌[a]、肠球菌、厌氧菌(拟杆菌属)[d]	头孢西丁 加或不加 庆大霉素 或 庆大霉素 加 甲硝唑 加 氨苄西林 或 厄他培南 或 复杂性阑尾炎的其他方案[e]	40mg/kg(最多 2g) 2.5mg/kg 2.5mg/kg 15mg/kg(最多 500mg) 50mg/kg(最多 2g) 15mg/kg(最多 1g)
泌尿生殖系统	肠道革兰阴性杆菌[a]、肠球菌	头孢唑林 或 甲氧苄啶-磺胺甲噁唑	30mg/kg(最多 2g 如果≥120kg,则 3g) 4mg/kg 甲氧苄啶(最多 160mg)、20mg/kg 磺胺甲噁唑(最多 400mg)
头部及颈部手术(经口腔或咽部黏膜切口)	厌氧菌、肠道革兰阴性杆菌[a]、金黄色葡萄球菌	头孢唑林 加 甲硝唑 或 克林霉素 加或不加 庆大霉素	30mg/kg(最多 2g 如果≥120kg,则 3g) 15mg/kg(最多 500mg) 10mg/kg(最多 900mg) 2.5mg/kg

续表

手术	可能病原菌	建议药物	术前剂量
头部及颈部手术(经口腔或咽部黏膜切口)	厌氧菌、肠道革兰阴性杆菌[a]、金黄色葡萄球菌	或	
		氨苄西林-舒巴坦	50mg/kg(最多 3g)
神经外科(开颅手术、鞘内巴氯芬分流术、脑室分流)	表皮葡萄球菌、金黄色葡萄球菌	头孢唑林	30mg/kg(最多 2g;如果≥120kg,则 3g)
		或	
		万古霉素(如果 MRSA 或 MRSE 可能)	15mg/kg
眼科	表皮葡萄球菌、金黄色葡萄球菌、链球菌、肠道革兰阴性杆菌[a]、假单胞菌属	庆大霉素、环丙沙星、氧氟沙星、莫西沙星、妥布霉素	术前 2~24 小时局部多次滴用
		或	
		新霉素-短杆菌肽-多黏菌素 B	术前 2~24 小时局部多次滴用
		或	
		头孢唑林	100mg 手术结束时结膜下给药
骨科(骨折内固定、植入材料,包括关节假体以及有或无器械的脊柱手术)	表皮葡萄球菌、金黄色葡萄球菌	头孢唑林	30mg/kg(最多 2g;如果≥120kg,则 3g)
		或	
		万古霉素(如果 MRSA 或 MRSE 可能)	15mg/kg
胸(非心脏)	表皮葡萄球菌、金黄色葡萄球菌、链球菌、革兰氏阴性肠杆菌[a]	头孢唑林	30mg/kg(最多 2g;如果≥120kg,则 3g)
		或	
		万古霉素(如果 MRSA 可能)	15mg/kg
创伤伤口(病原体千变万化,因创伤解剖部位和造成创伤的工具而异,穿透性创伤如机动车事故或农场创伤尤其如此)	皮肤:金黄色葡萄球菌、A 族链球菌、表皮葡萄球菌	头孢唑林	30mg/kg(最多 2g;如果≥120kg,则 3g)

续表

手术	可能病原菌	建议药物	术前剂量
创伤伤口(病原体千变万化,因创伤解剖部位和造成创伤的工具而异,穿透性创伤如机动车事故或农场创伤尤其如此)	内脏穿孔:革兰氏阴性肠杆菌,梭菌属	头孢西丁加或不加	40mg/kg(最多 2g)
		庆大霉素	2.5mg/kg
		或	
		庆大霉素加	2.5mg/kg
		甲硝唑加	10mg/kg(最多 500mg)
		氨苄西林	50mg/kg(最多 2g)
		或	
		厄他培南	15mg/kg(最多 1g)
		或	
		复杂性阑尾炎的其他方案[e]	

MRS,耐甲氧西林金黄色葡萄球菌;MRSE,耐甲氧西林表皮葡萄球菌。

[a] 应根据患者和机构分离株的敏感性模式选择抗生素。

[b] 食管梗阻、胃酸减少或肠胃蠕动减弱,其他高危因素请参见本文。

[c] 急性胆囊炎、无功能性胆囊、梗阻性黄疸、胆总管结石。

[d] 据报道,脆弱拟杆菌对克林霉素的耐药率很高(约 30%),对碳青霉烯类、氨苄西林/舒巴坦和哌拉西林/他唑巴坦的耐药率最低。对头孢西丁的耐药性为 3.5%~9.4%。(Snydman DR,Jacobus NV,McDermott LA,et al. Update on resistance of *Bacteroides fragilis* group and related species with special attention to carbapenems 2006-2009. *Anaerobe*. 2011;17〔4〕:147-151)

[e] Solomkin JS,Mazuski JE,Bradley JS,et al. Diagnosis and management of complicated intra-abdominal infection in adults and children:guidelines by the Surgical Infection Society and the Infectious Diseases Society of America(erratum in *Clin Infect Dis*. 2010;50(12):1695;dosage error in article text). *Clin Infect Dis*. 2010;50(2):133-164

(闫小莉　安彩霞　译　唐兰芳　校)

细菌性心内膜炎的预防

美国心脏协会风湿热、心内膜炎、川崎病委员会定期出版高风险人群细菌性心内膜炎预防基础理论、适应证及抗菌疗法的详细指南。在 2007 年发布的指南中[①],缺乏牙科手术后感

---

① Wilson W,Taubert KA,Gewitz M,et al. Prevention of Infective Endocarditis. Guidelines from the American Heart Association. A Guideline From the American Heart Association Rheumatic Fever,Endocarditis,and Kawasaki Diseases Committee, Council on Cardiovascular Disease in the Young,and the Council on Clinical Cardiology,Council on Cardiovascular Surgery and Anesthesia,and the Quality of Care and Outcomes Research Interdisciplinary Working Group. *Circulation*. 2007;116(15):1736-1754

染性心内膜炎抗生素预防有效的证据,因为大多数牙科手术相关的菌血症只占日常生活(如刷牙、咀嚼及其他口腔卫生措施)菌血症事件的一小部分。委员会限定该预防指南仅用于存在某些心脏异常的少数人群,且适用手术也较过去减少。尽管以往指南强调对接受最容易诱发菌血症手术的人群进行预防,但 2007 修订版仅强调了感染性心内膜炎发作导致不良后果风险很高的某些心脏疾病。此外,仅建议某些牙科手术时进行预防。对于涉及胃肠道和泌尿生殖系的手术,不再建议预防用药来预防心内膜炎。

美国心脏协会于 2015 年发布了有关小儿细菌性心内膜炎的流行病学、临床表现、发病机制、诊断和治疗的最新指南 ①,其中包括心内膜炎预防小节,重申了 2007 年发表的建议。2007年文件对细菌性心内膜炎的预防进行了更全面的讨论。

具体预防性治疗方案见表 5.3,医师可以参考已发布的建议以获取更多详细信息。

对于心内膜炎不良后果风险最高的**心脏状况**,牙科手术时进行预防是合理的,包括以下各项:

- 人工心脏瓣膜或用于修复瓣膜的假体材料。
- 有感染性心内膜炎病史。
- 先天性心脏疾病(CHD):
  - ◆ 未修复的发绀型 CHD,包括姑息性分流术和导管。
  - ◆ 利用修复材料或设备(开胸手术或经导管介入)完全修复的先天性心脏缺损,术后6 个月内。
  - ◆ 已修复的 CHD,在修补片或假体装置部位或邻近部位残留缺陷(抑制内皮化)。
- 心脏移植后发生的心脏瓣膜病。

对于上述心脏病患者,有必要进行心内膜炎预防的牙科手术包括:

- 涉及牙龈组织、牙齿根尖区或口腔黏膜穿孔的所有牙科手术,包括活检、拆线和正畸带放置等。
- 以下操作不需要预防:经非感染组织常规注射麻醉剂、牙科 X 线片、放置可移动假牙或正畸矫正器、调整正畸矫正器、放置正畸托架、乳牙脱落、口唇或口腔黏膜的创伤出血。

表 5.3　牙科手术预防性抗生素使用方案 a

情况	药物	方案:单剂给药,手术前 30~60 分钟	
		儿童	成人
口服	阿莫西林	50mg/kg	2g
无法口服药物	氨苄西林	50mg/kg,IM 或 IV	2g,IM 或 IV
对青霉素或口服氨苄西林过敏	头孢氨苄 b,c	50mg/kg	2g
	克林霉素	20mg/kg	600mg
	阿奇霉素或克拉霉素	15mg/kg	500mg

① Baltimore RS,Gewitz M,Baddour LM,et al;American Heart Association Rheumatic Fever,Endocarditis,and Kawasaki Disease Committee of the Council on Cardiovascular Disease in the Young and the Council on Cardiovascular and Stroke Nursing. Infective endocarditis in childhood:2015 update:a scientific statement from the American Heart Association. *Circulation*. 2015;132(15):1487-1515

续表

| 情况 | 药物 | 方案:单剂给药,手术前 30~60 分钟 | |
		儿童	成人
对青霉素或氨苄西林过敏且无法口服药物	头孢唑林或头孢曲松^c 或	50mg/kg,IM 或 IV(头孢唑林);50mg/kg,IM 或 IV(头孢曲松)	1g,IM 或 IV
	克林霉素	20mg/kg,IM 或 IV	600mg,IM 或 IV

IM,肌内注射;IV,静脉注射。

^a 儿童剂量不应超过建议的成人剂量。

^b 或其他儿科或成人等效剂量的第一代或第二代口服头孢菌素。

^c 头孢菌素类不应用于有青霉素或氨苄西林过敏反应、血管性水肿、荨麻疹病史的患者。

（张晓春 译　唐兰芳 校）

新生儿眼炎

新生儿眼炎为生后 4 周内发生的结膜炎。感染通常在经过产道时发生。新生儿眼炎的原因及临床表现见表 5.4。新生儿眼炎需要进行临床评价及完善适当的实验室检测,如果发现病因,于确诊后迅速开始治疗。

一级预防

目前预防新生儿眼炎的主要策略是产前识别和治疗孕产妇感染,防止新生儿接触。美国 CDC 建议所有 24 岁或更年轻的孕妇和年龄较大的高风险女性(有新性伙伴或多个性伙伴,性伙伴同时有多人保持性关系,性伙伴患有性传播疾病)常规于妊娠前三个月筛查。对孕妇进行淋病筛查的其他风险因素包括:没有相互一夫一妻制关系的人未保持使用避孕套、以前或共存的性传播感染、为金钱或毒品交换性行为、或生活在淋病奈瑟菌高发地区的人未保持使用避孕套。除了年龄因素,界定高危妊娠妇女比较困难,因此可以于初次妊娠产检时常规进行沙眼衣原体与淋病奈瑟菌筛查,特别是在这两种病原感染的高发地区。CDC 还建议以上类型高危妊娠妇女妊娠晚期仍需再次筛查衣原体以及淋病奈瑟菌感染,包括所有年龄小于 25 岁的女性。妊娠前 3 个月诊断为衣原体感染的妊娠妇女需在接受治疗后大约 4 周检测衣原是否体清除,并于治疗后 3 个月后再次检测。确诊淋病感染的妊娠妇女需要立即接受治疗,并且需要在治疗后 3 个月及妊娠晚期复查。如果生产前未接受沙眼衣原体或淋病奈瑟菌的检测,则应在产程中或产后立即进行前述两种病原感染检测。一旦任何一种病原感染确诊,婴儿应接受以下部分所述的治疗。

二级预防

接触后全身抗生素预防

为阻止感染传播,未经治疗或者治疗不足的淋球菌感染的妇女所生的健康婴儿应接受 1 剂量头孢曲松(25~50mg/kg,静脉注射或肌内注射,不得超过 125mg)。对于高胆红素血症婴儿,特别是早产儿,应谨慎使用头孢曲松。对于有使用头孢曲松禁忌的婴儿(例如,持续静脉注射钙,如肠外营养),可使用 1 剂量头孢噻肟(100mg/kg,静脉注射或肌内注射)或 1 剂量庆大霉素(2.5mg/kg,静脉注射或肌内注射)替代暴露后预防。其他广谱头孢菌素应该是有效的,尽管还没有进行研究。注意,庆大霉素不应用于治疗新生儿淋球菌性眼病,原因是穿透眼球不足。单独的局部抗菌治疗对于接触淋球菌或感染的婴儿是不够的,并且在实施全身抗菌治疗时也没有必要。

已知有衣原体感染未经治疗的母亲所生婴儿的感染风险很高;然而,不提示预防性抗菌素治疗,因为这种治疗的效果是未知的。应对婴儿进行临床监测,以确保在发生感染时得到适当治疗。如果不能保证足够的随访,应考虑采用预防性治疗。

新生儿常规局部眼部预防

如果淋病在该地区流行,无法确保产前治疗,或在法律要求的情况下,应向所有新生儿(包括剖腹产出生的婴儿)眼睛内滴注 0.5% 红霉素软膏预防剂,以防止危及视力的淋球菌性眼炎。为促进亲子关系,将预防措施推迟最长 1 小时不大可能影响疗效。没有对更长的延迟进行疗效研究。医院应建立程序,以确保适当地对婴儿进行预防。在进行局部预防前,应用无菌棉轻轻擦拭每个眼睑。然后在每个结膜下囊放置 1cm 长的 0.5% 红霉素软膏带。理想情况下,软膏应使用一次性管或安瓿,而不是多次应用管。然后轻轻按摩眼睑,使药膏散开。1 分钟后,可用无菌棉擦拭多余的药膏。药膏滴入后不要从眼内冲洗,因为冲洗会降低疗效。

近年来,红霉素软膏出现周期性短缺。如果没有红霉素软膏,建议 1% 阿奇霉素眼液作为可接受的替代品。在每个结膜囊中滴入一到两滴本品。因为它是溶液而不是药膏,所以必须小心确保滴剂放置正确。美国 CDC 建议,两个人提供预防措施,一人保持盖子打开,另一个人注入液滴。如无 1% 阿奇霉素眼液,可用 0.3% 的环丙沙星眼膏代替。在大多数情况下,高浓度的环丙沙星可克服淋病淋球菌对环丙沙星的潜在耐药性。

新生儿眼炎局部预防的法律规定

由于局部抗菌药物预防在预防淋球菌性新生儿眼炎致盲方面非常有效,因此在许多司法管辖区已得到法律授权。在过去几十年里,这些授权在许多国家已经被放弃,但在几乎整个美国仍然有效。该国强制眼部预防的必要性受到质疑,主要是因为产前筛查和孕产妇疾病治疗大大降低了分娩时接触淋病的比率。淋球菌分离株耐药性的增加使人对红霉素的持续疗效产生怀疑,红霉素对预防包括沙眼衣原体在内的其他病因的眼炎无效。当新生儿患上眼炎时,有效的治疗方法唾手可得,而后遗症(包括视力丧失)现在非常少见。拥有组织良好的产前护理系统的国家,包括加拿大,已建议消除眼部预防。未报告新生儿淋球菌性眼炎或由此引起的失明病例的死灰复燃。AAP 支持重新评估美国立法授权对新生儿普遍眼部预防的持续必要性,并倡导立法允许采用以下步骤为基础的替代策略来预防新生儿眼炎:

- 严格遵守 CDC 关于产前筛查和治疗淋球菌和沙眼衣原体的建议,以防止分娩暴露。
- 在分娩或产时对未经筛查的妇女进行淋球菌和沙眼衣原体感染检测,并对受感染的妇女及其婴儿进行治疗。
- 指导父母将结膜分泌物及时送医,以获得最佳的新生儿眼炎治疗。
- 对新生儿护理提供者进行教育,以确保认识到新生儿化脓性结膜炎需要彻底的诊断评估和及时的具体治疗。
- 继续强制报告新生儿淋球菌性眼炎病例,以确定初级预防措施失败的模式。

在淋病仍然流行、产前筛查和治疗不能常规实现的地区,新生儿局部预防仍然是适当的。

假单胞菌属眼炎

新生儿铜绿假单胞性眼炎虽不常见,但目前已与淋菌性眼炎发病率不相上下。此类眼炎多发于早产儿,表现为眼睑水肿、红斑、脓性分泌物、角膜翳形成。因为浅表感染可以迅速进展为角膜穿孔、眼内炎、失明、严重的全身感染(败血症、脑膜炎),甚至死亡。因单纯全身用药对于眼前房的穿透力差,因此治疗必须全身用药结合局部用药。当眼部渗出物革兰氏染色显示革兰氏阴性菌时应高度怀疑该病,确诊需依靠细菌培养结果。在排除假单胞菌感染之前,建议评估全身感染和局部及全身治疗。也建议进行眼科咨询。

其他非淋菌性、非衣原体眼炎

新生儿眼炎可以由多种不同细菌病原体造成(表 5.4)。一般来说,对这些感染进行局部治疗可以得到简单的解决。

新生儿出现结膜炎伴分泌物产生,尤其是细菌及衣原体检测结果呈阴性的情况下,应考虑单纯疱疹性角膜结膜炎的可能。如发现皮肤疱疹或者口腔溃疡则应高度怀疑,发现树枝状角膜炎(需结合眼科学会诊行荧光染色检查确诊)或病毒学检测(PCR 或培养)阳性可确诊。需要进行特殊治疗。其他病毒引起的结膜炎(见单纯疱疹章节),无需特殊治疗。

表 5.4　新生儿眼炎的主要和次要病因

病因	病例比例	潜伏期/d	结膜炎严重程度 [a]	相关问题
沙眼衣原体	2%~40%	5~14	+	肺炎 3 周至 3 个月(见衣原体感染章节)
淋病奈瑟菌	少于 1%	2~7	+++	播散性感染(见淋球菌感染章节)
铜绿假单胞菌	少于 1%	5~28	+++	败血症,脑膜炎
其他细菌 [b]	30%~50%	5~14	+	多变的

续表

病因	病例比例	潜伏期/d	结膜炎严重程度[a]	相关问题
单纯疱疹病毒	少于 1%	6~14	+	播散性感染,脑膜脑炎(见单纯疱疹章节),角膜炎及溃疡也有可能
化学药品	因硝酸银的使用而异	1	+	……

[a] + 表示轻度;+++ 表示严重。

[b] 包括皮肤、呼吸道、阴道和胃肠道致病菌,如金黄色葡萄球菌、肺炎球菌、流感嗜血杆菌、A 族和 B 族链球菌、棒状杆菌属、卡他莫拉菌、大肠埃希菌、肺炎克雷伯菌。

（李福海　译　唐兰芳　校）

附　　录

　　疫苗/类毒素和免疫球蛋白代码使用是通过遵循特定的疫苗现行程序术语(Current Procedural Terminology,CPT)代码来表明对患者使用了哪种免疫产品。可以在 AAP 网站上找到定期更新的常用小儿科疫苗产品 CPT 代码清单。

　　除了公布特殊疫苗及类毒素产品 CPT 代码外,还有疫苗管理代码。90460 和 90461 代码仅在医师或其他合格的医疗保健专业人员在对于 18 岁以下患者面诊时开具疫苗医嘱时应用。90460 代码应用于所有疫苗接种。对于具有多种成分的疫苗,应使用代码 90460 必须与给定疫苗每种额外成分的 90461 代码连用(例如 DTaP 接种应表述为 90460+90461×2)。针对单个生物体的多价抗原或抗原的多种血清型应属于单个疫苗的成分(例如,PCV13 疫苗接种应单使用 90460 代码)。在没有咨询医生或有资质的医疗专业人员情况下,90471-90474 代码的使用取决于使用疫苗的数量和途径。

　　ICD-10-CM 仅有一个用于报告疫苗的诊断代码,Z23。报告已接种的疫苗时,ICD-10 要求无论接种原因如何均使用 Z23。例如,如果疫苗是儿童预防医学随访的一部分,则除了 Z00.121(例行常规儿童健康检查)外,还应报告 Z23。

　　免疫球蛋白不被视为疫苗,其报告代码为 96372,肌内或皮下治疗注射时,应使用该代码。对于狂犬病免疫球蛋白和狂犬病疫苗管理,应将描述受伤的性质和患处周围的情况,包括涉及的动物类型(即,在 V-Y 类别中找到的代码)的 ICD-10-CM 代码以及 Z20.3 [接触和(疑似)暴露于狂犬病]一起上报。ICD-10 代码 Z29.14,遇到应用免疫球蛋白预防狂犬病时,也可使用。对于呼吸道合胞病毒(RSV)免疫球蛋白:帕利珠单抗,应采用适当的 ICD-10-CM 代码报告代表能支持帕利珠单抗有使用必要性的胎龄和/或其他病情诊断。

⋯⋯⋯⋯⋯⋯⋯⋯⋯⋯⋯⋯⋯⋯⋯⋯⋯⋯⋯⋯
附录II　美国国家法定报告传染病

　　国家法定报告传染病是指那些由美国各州、地方及属地公共卫生部门的公共卫生官员义务向 CDC 上报的疾病。国家法定传染病监测对公共卫生机构监测国内疾病的发病及传播,以及某种程度上评价预防与控制手段等提供了帮助。为确保在对数据进行分类和列举方面保持一致,对每种疾病均建立了国家监督病例定义制度。国家和属地流行病学家(Council of State and Territorial Epidemiologists,CSTE),结合 CDC 的建议,每年审查 1 次全国可通报的传

染病清单,并可能建议增加某种疾病或从列表中删除或修改病例定义。临时国家法定传染病
以周表或者最终数据年报表的形式发布,可以从国家法定传染病监测系统网站"数据和统计"
章节获得。大约 120 个国家法定传染病的数据,大部分感染性疾病,每天和每周从各州报告给
CDC,包括华盛顿地区、纽约和美属领土。依据 2015 年发布的《国际卫生条例》,一系列符合
国际关注的潜在卫生健康紧急事件案例,由 CDC 紧急行动中心,汇报给卫生与公共服务部秘
书运营中心,然后报给 WHO。WHO 作出是否启动国际关注的公共健康应急的最终决定。美
国国家法定报告感染性疾病见附表 2.1,如需更多现有疾病列表,访问美国 CDC 网站。

附表 2.1　美国国家级指定需要报告的传染病和状况——2020

传染病名称及包含的病种

- 炭疽病
- 虫媒病毒疾病,神经侵袭性和非神经侵袭性
  - 加州血清群病毒疾病
  - 基孔肯雅病毒病
  - 东部马脑炎病毒病
  - 波瓦桑病毒病
  - 圣路易脑炎病毒疾病
  - 西尼罗河病毒病
  - 西部马脑炎病毒病
- 巴贝西虫病
- 肉毒中毒
  - 肉毒中毒,食源性
  - 肉毒中毒,婴儿型
  - 肉毒中毒,其他
  - 肉毒中毒,外伤型
- 布鲁氏菌病
- 弯曲菌病
- 假丝酵母
- 产碳青霉烯酶的耐碳青霉烯肠杆菌科(CP-CRE)
  - CP-CRE,肠杆菌属
  - CP-CRE,大肠埃希菌(E coli)
  - CP-CRE,克雷白菌属
- 软下疳
- 沙眼衣原体感染
- 霍乱
- 球孢子菌病
- 先天性梅毒
  - 梅毒性死产
- 2019 冠状病毒(COVID-19)
- 隐孢子虫病
- 孢子虫病
- 登革热病毒感染
  - 登革热
  - 类登革热病
  - 重症登革热

续表

传染病名称及包含的病种

- 白喉
- 埃立克体病毒传染和无形体病
  - 嗜吞噬细胞无质体感染
  - 恰菲埃里希氏菌感染
  - 埃里希体感染
  - 未明确的人埃立克体病/无形体病
- 贾第虫病
- 淋病
- 流感嗜血杆菌,侵袭性疾病
- 汉森病
- 汉坦病毒感染,非汉坦病毒性肺综合征
- 汉坦病毒性肺综合征(HPS)
- 溶血尿毒综合征,腹泻后
- 甲型肝炎,急性
- 乙型肝炎,急性
- 乙型肝炎,慢性
- 乙型肝炎,围产期感染
- 丙型肝炎,急性
- 丙型肝炎,慢性
- 丙型肝炎,围产期感染
- HIV 感染(艾滋病已经重新归类为 HIV Ⅲ期)
- 流感相关的儿科死亡
- 侵袭性肺炎球菌病
- 军团菌病
- 钩端螺旋体病
- 李斯特菌病
- 莱姆病
- 疟疾
- 麻疹
- 脑膜炎球菌病
- 流行性腮腺炎
- 新型甲型流感病毒感染
- 百日咳
- 瘟疫
- 脊髓灰质炎,麻痹性
- 脊髓灰质炎病毒感染,非麻痹性
- 鹦鹉热
- Q 热,急性和慢性
- 狂犬病,动物源性
- 狂犬病,人源性
- 风疹
- 风疹,先天性综合征
- 副伤寒沙门菌感染[甲型、乙型伤寒沙门菌血清型(酒石酸盐阴性)和 C（S 副伤寒）]
- 沙门菌感染(伤寒沙门菌血清型)

传染病名称及包含的病种

- 沙门菌病
- 严重急性呼吸综合征相关冠状病毒病
- 产志贺毒素的大肠埃希菌
- 志贺菌病
- 天花
- 斑点热立克次体病
- 链球菌中毒性休克综合征
- 梅毒
  - 梅毒,原发性
  - 梅毒,继发性
  - 梅毒,早期非原发性非继发性
  - 梅毒,未知病程或晚发
- 破伤风
- 中毒性休克综合征(除外链球菌)
- 旋毛虫病
- 肺结核
- 兔热病
- 伤寒
- 万古霉素中等耐药金黄色葡萄球菌和耐万古霉素金黄色葡萄球菌(VISA/VRSA)
- 水痘
- 水痘性死亡
- 弧菌病
- 病毒性出血热
  - 克里米亚-刚果出血热病毒
  - 埃博拉病毒
  - 拉沙病毒
  - 卢霍病毒
  - 马尔堡病毒
  - 新大陆沙眼病毒-瓜那里托病毒
  - 新大陆沙眼病毒-胡宁病毒
  - 新大陆沙眼病毒-马丘波病毒
  - 新大陆沙眼病毒-萨比亚病毒
- 黄热病
- 寨卡病毒病和寨卡病毒感染
  - 寨卡病毒病,先天性的
  - 寨卡病毒病,非先天性的
  - 寨卡病毒感染,先天性的
  - 寨卡病毒感染,非先天性的

　　全国法定传染病报告基于地区、州及属地水平按法规划分管辖范围所收集的数据,需要医疗保健人员、临床实验室、医院和其他医疗实体向公共卫生部门提交有关法定传染病的医疗数据。向地区、州或属地的公共卫生官员汇报病例可为他们提供研究这些疾病需要的信息并在某些方面完善实施预防和控制策略,以及其他目的。因为法定传染病列表依据地区、州和属地的法律规定,并随法规不同而变化,故强烈建议医疗保健人员、临床实验室、医院和其他需要上报的人员了解相关公共卫生部门的具体报告要求，包括病例报告所需的时效性。

如果应报告病例符合全国法定传染病标准，地区、州或属地公共卫生部门将向 CDC 递交报告。此类报告的时效性因疾病而异，有些报告需要在 4 小时内完成。

附录Ⅲ　免疫禁忌和注意事项指南

免疫禁忌证是指患者出现严重不良反应的风险增加，且这种不良反应风险的增加超过了疫苗的好处。如果存在禁忌证，则不应接种疫苗。除非患者已经接受脱敏治疗，否则对先前的接种剂量或疫苗成分过敏是适用于所有疫苗的共同禁忌证。请参阅制造商包装说明书中每种疫苗成分的描述部分；在美国获准使用的疫苗的包装说明书，可以在线查阅。CDC 的粉红书（疫苗可预防疾病的流行病学和预防，也是有一个有用的资源）。

预防措施是指受者可能增加不良反应的风险或严重性，可能干扰疫苗效力，或可能由于可能的疫苗相关反应而使作出另一诊断复杂化的情况。接种疫苗者应在接种疫苗前对接种者进行禁忌证和预防措施筛查，并将这种筛查记录在案（如在电子健康记录中）。这一信息是根据美国儿科学会（AAP）传染病委员会和疾病预防控制中心（CDC）免疫实践咨询委员会（ACIP）的建议得出的。有时，这些建议与制造商包装说明书中的信息不同。常见疫苗的禁忌症和预防措施列表可在相应网站上找到。

附录Ⅳ　污染食物所致传染病的预防[①]

食源性疾病与所有年龄人群的发病率和死亡率密切相关。2017 年，美国 CDC 报告了841 起食源性疫情，导致约 1.5 万人患病，800 人住院，20 人死亡，14 种食品召回。儿童、孕妇、老年人和免疫功能低下的人尤其容易受到与食源性疾病有关的许多生物体引起的疾病和并发症的影响。诺如病毒是美国食源性疾病暴发的最常见原因。监测和报告诺如病毒暴发的系统被称为 CaliciNet。

CDC 新发感染项目的食源性疾病主动监测网络（FoodNet）在美国的 10 个地点进行积极的、以人群为基础的监测，对所有实验室诊断的通常通过食物传播的肠道病原体感染进行监测。FoodNet 项目对可归因于弯曲杆菌、卡耶坦环孢菌、单核增生李斯特菌、沙门菌、产志贺毒素大肠杆菌 O157 和非 O157 产志贺毒素大肠杆菌、志贺菌种、弧菌种和小肠结肠炎耶尔森菌的疾病进行监测。FoodNet 还对产志贺毒素大肠杆菌感染的一种并发症溶血性尿毒症综合征（HUS）进行监测。2019 年，与前三年相比，通常通过食物传播的病原体（弯曲杆菌、环孢菌、产

[①]　Centers for Disease Control and Prevention. Diagnosis and management of foodborne illnesses：a primer for physicians. *MMWR Recomm Rep.* 2004；53（RR-4）：1-33

志贺毒素大肠杆菌、弧菌、耶尔森菌)引起的感染发生率增加或保持不变(李斯特菌、沙门菌、志贺菌)[1]。

疫情暴发监测对食源性疾病起因、涉及食品的类型和食源性感染场所的进行深入了解。美国 CDC 收集所有州和属地提交的食源性疾病暴发的数据。公共卫生、监管和农业专业人员可以利用这些信息来建立有针对性的控制策略,支持食品工业员工和公众一起努力促进食品安全生产。了解食源性疾病暴发的相关数据可登录食源性暴发在线数据库。

维护食品安全应该遵循的四个一般原则:

1. 清洁:经常彻底地清洁手和身体。
2. 隔离:不要交叉污染。
3. 冷藏:及时冷藏食品。
4. 烹饪:适当的温度烹饪食物。

以上预防措施的实施可以降低特定食物引起感染的风险。

未经高温消毒的牛奶和奶制品

美国儿科学会赞同使用巴氏杀菌奶,建议父母充分了解饮用未经巴氏高温消毒奶有关的重要风险[2]。美国 FDA 禁止跨州销售未经高温消毒(生)的牛奶和奶制品(除了某些奶酪)。易感群体,例如孩子、妊娠妇女、老人和免疫功能低下的人不应进食未经高温消毒的任何物种(包括牛、绵羊和山羊)的奶和奶制品(比如乳酪、黄油、酸奶、布丁或冰淇淋等)。沙门菌、弯曲杆菌、牛结核分枝杆菌、单核细胞增生李斯特菌、布鲁氏菌、O157∶H7 大肠埃希菌和小肠结肠炎耶尔森菌引起的严重感染与饮用未经高温消毒的奶有关。虽然某些州允许某些达到特定标准(认证的生奶)的生奶流通,经认证的生奶也与食源性疾病暴发有关。特别是许多儿童群体中弯曲杆菌病的暴发与有奶源污染的农场游学有关。学校官员应采取预防措施阻止孩子游学期间饮用生奶。食用未经高温消毒的奶制成的奶酪也已证实与由布鲁氏菌、单核细胞增生李斯特菌、沙门菌、弯曲杆菌、志贺菌、分枝杆菌和大肠埃希菌引起的疾病有关。

生或未熟的蛋

高危人群,包括孩子,不应吃生的或未煮熟的蛋、生蛋粉或含生的或未煮熟蛋成分的食物。摄入生的或烹煮不恰当的蛋能导致严重的沙门菌相关疾病。可能含有生的和未煮熟的蛋类的食品包括一些家庭自制的蛋白糖霜和蛋黄酱、自制冰激凌、提拉米苏、荷包蛋、新鲜的凯撒沙拉酱、荷兰辣酱油、曲奇饼和蛋糕面糊。

生面团

儿童不应吃生面团,包括未烘焙的食物,如饼干、玉米饼、披萨、饼干或煎饼。孩子们不应该玩生面团,比如在家里或在餐馆做手工艺品。若干区域暴发与生面粉中存在的产志贺毒素

---

① Tack DM,Ray L,Griffin PM,et al. Preliminary incidence and trends of infections with pathogens transmitted commonly through food—Foodborne Diseases Active Surveillance Network,10 U.S. Sites,2016-2019. *MMWR Morb Mortal Wkly Rep.* 2020;69(17):509-514. DOI:http://dx.doi.org/10.15585/mmwr.mm6917a1

② American Academy of Pediatrics,Committee on Infectious Diseases and Committee on Nutrition. Consumption of raw or unpasteurized milk and milk products by pregnant women and children. *Pediatrics.* 2014;133(1):175-179

大肠杆菌有关。市面上出售的冰淇淋中的饼干面团已经过处理,以防止病原体的传播。

生或未熟的肉

儿童不应吃生的或未煮熟的肉和肉制品。各种各样的生的或未煮熟的肉制品与毁坏性细菌有关,包括沙门菌和弯曲杆菌。特定肉制品与特定细菌感染有关(病原-商品链):绞碎牛肉带有产志贺毒素大肠埃希菌、沙门菌;热狗肠带有李斯特菌;猪肉带有毛线虫;与布鲁氏菌、土拉弗朗西斯菌、产志气荚果菌、旋毛虫和弓形虫的野味。碎肉应煮到内部温度达到 160 华氏度(71.1℃),烤肉和牛排应烤到内部温度达到 145 华氏度(62.8℃),家禽应煮到内部温度达到 165 华氏度(73.9℃)。使用食物温度计是保证食物达到足以摧毁细菌的高温的唯一方法。颜色不是观察碎牛肉馅烹调温度高到足以杀死有害细菌的可靠指标。用于生肉的刀具、砧板、盘子和其他的餐具没正确清洗净之前不应用来加工新鲜水果和蔬菜。

未经高温消毒的果汁

孩子们应只喝经巴氏消毒或自洗净水果中直接榨取的新鲜果汁。饮用没有经过巴氏消毒或类似处理的包装果汁与 O157:H7 大肠埃希菌和沙门菌所致食源性疾病有关。鉴别没有经过巴氏消毒的或类似处理的包装果汁,消费者应找寻该产品没有经过消毒的警告说明。

种子芽菜

FDA 和 CDC 重申健康公告,存在严重食源性疾病高风险的人群,包括儿童、有免疫系统缺陷的人和老人,应避免生食芽菜(包括苜蓿芽)。芽菜与沙门菌、产志贺毒素大肠埃希菌以及单核细胞增生李斯特菌所致的疾病暴发有关,因为种子芽生长在温暖潮湿的环境中,有利于这些病原体的生长。

新鲜水果蔬菜和坚果

很多新鲜水果和蔬菜与隐孢子虫、圆孢子虫、诺如病毒、甲型肝炎病毒、鞭毛虫、产志贺毒素大肠埃希菌、沙门菌、单核细胞增生李斯特菌和志贺菌引起的疾病有关。生坚果仁、商业加工的蔬菜零食、菠菜、生菜、西红柿、黄瓜、瓜类、紫苏和香菜叶都与沙门菌病的暴发有关。烤或其他方法处理过的坚果可减少食源性疾病的风险。水洗可降低新鲜水果和蔬菜的细菌类污染。处理生肉用过的刀具、砧板、餐具和盘子只有在正确清洗后才能用于新鲜水果和蔬菜。

生贝壳类和鱼

儿童不应吃生贝壳类食物。生贝壳类动物,包括贻贝、蛤、牡蛎扇贝和其他软体动物,可能携带诺如病毒、弧菌属、甲型肝炎病毒等许多病原体,以及食源性毒素(见附录Ⅴ)。弧菌类污染生贝类可以导致有肝病和其他免疫功能下降者患严重疾病。由于海洋表面变暖,弧菌种类丰度似乎在增加,从而引起越来越多地关注这些感染。一些专家告诫儿童不要摄入生鱼,因其与寄生虫传播有关(如简单异尖线虫、阔节裂头绦虫)。

蜂蜜

不到 1 岁的孩子不应喂食蜂蜜。蜂蜜被证明含有肉毒梭状芽孢杆菌孢子。

婴幼儿配方奶粉

基于多方面原因,婴幼儿均应该尽可能母乳喂养而不是配方奶粉喂养。婴幼儿配方奶粉并不是无菌生产的,其与克罗诺杆菌和沙门菌引起的严重疾病有关。如果必须使用婴儿配方奶,可以通过选择无菌的液体配方产品而不是粉状产品来减少感染的风险。这对那些可能处于严重感染危险者,如新生儿和有免疫损害的婴幼儿尤其重要。此外,用来冲兑配方奶粉的水源也必须来自州或地区健康部门规定的安全来源。如果对于自来水、瓶装水或冷自来水的安全性有可疑或不确定,可将水煮沸 1 分钟后在半小时内晾至室温后再使用。

冲兑好的配方奶需在喂食婴儿后 1 小时内丢弃,未喂食的冲兑好的配方奶可以储存在冰箱 24 小时。

食品辐照

食品照射辐照可为控制食源性病原体的有效工具。辐照包括使食品短暂暴露在电离辐射下(如伽马射线,X 射线或高压电子)。全球包括美国在内的 40 多个国家已经批准各种类型的食品使用辐照。此外,每个进行了食物辐照效果和安全性评估的政府和专业机构都已经赞同使用。在美国可以出售进行过辐照的肉类、调料、带壳蛋、芽菜种子和某些农产品。儿童患食源性疾病的风险可因日常食用辐照肉类、家禽和农产品而大大降低。

附录Ⅴ　与食源性疾病相关的临床表现 [1][2]

由食用受污染的食物和饮料所致的食源性疾病可导致儿童和成人的发病和死亡。由于病原体众多且大不相同、临床表现的多样性、免疫低下儿童和成人患病率的增加、饮食习惯的变化,以及食品生产的集中化趋势和传播广泛性,食源性疾病流行病学是复杂和多变的。且饮食文化与饮食习惯的多样化可能也是另一个影响食源性疾病流行病学的因素。胃肠道疾病的多种分子诊断检测的广泛使用可能导致多种潜在病原体的共同识别,使腹泻的评估和治疗复杂化。

对任何有胃肠道症状或急性神经系统表现的患者,食源性疾病病因的考虑都很重要。有关发病时间、最近旅行或抗生素使用史,以及粪便里有血液或黏液等重要问题的详细病史非常宝贵。为了帮助诊断,食源性疾病根据疾病潜伏期、主要症状、病原体、通常与特定病原微生物有关的食物(附表 5.1)而分类。根据病原体的不同,可以通过实验室通过对粪便、呕吐物或血液病原体的确证进行疾病确诊。

---

[1]　Centers for Disease Control and Prevention. Surveillance for foodborne-disease outbreaks—United States,2008. *MMWR Morb Mortal Wkly Rep*. 2011;60(35):1197-1202

[2]　Centers for Disease Control and Prevention. Surveillance for foodborne disease outbreaks—United States,1998-2008. *MMWR Morb Mortal Wkly Rep*. 2013;62(SS-2):1-34

附表 5.1　与食源性疾病相关的临床表现

临床表现	潜伏期	病原体	常见相关食物[a]
恶心与呕吐	2~4 小时	金黄色葡萄球菌(预先形成的肠毒素,A 至 V,但不包括 F)	被感染的食品加工人员污染的,被未烹饪或未经正确烹饪和存储的食物,包括火腿、家禽、牛肉、奶油夹心糕点、土豆和鸡蛋沙拉、蘑菇、未经巴氏消毒的奶酪
	<1~6 小时	先前存在的蜡状芽孢杆菌(催吐毒素蜡状芽孢杆菌)	烹调后未正确储存的受污染食物,包括米饭
	小于 1 小时	重金属(铜、锡、镉、铁、锌)	酸性饮料、金属容器
	1 小时	呕吐毒素(脱氧雪腐酚)	由谷物、小麦、玉米、大麦等制成的食品
	12~48 小时	星状病毒	在污染水中生长的双壳软体动物,用污染水灌溉的新鲜农产品(绿叶蔬菜、浆果),已感染食品加工者污染的食物未经煮熟和/或烹饪不当或储存不当(即食沙拉/三明治)
潮红、头晕、口喉灼热、心悸、头痛、胃肠道症状、荨麻疹和全身瘙痒	小于 1 小时	组胺(鲭亚目毒素)	鱼(青鱼、狐鲣、鲭鱼、海豚鱼、马林鱼、枪鱼、鲣鱼和许多其他鱼类)
通常胃肠道症状之后是神经症状(包括面部和四肢感觉异常)和冷热感觉逆转(雪卡毒素的特征)	2~8 小时(可能到 48 小时)	雪卡毒素	居住在礁石中的大型食肉鱼(例如琥珀鱼、梭子鱼、石斑鱼、鲷鱼)
	长达 18 小时	神经毒性贝类毒素(短裸甲藻毒素)	贝类(如贻贝、牡蛎、蛤)
症状类似于雪卡毒和神经毒素贝类毒素,外加短期记忆丧失	1 天	软骨藻酸(失忆性贝类毒素)	贻贝、蛤
神经系统疾病,包括意识模糊、流涎、幻觉、胃肠道表现	0~2 小时	真菌毒素类	蘑菇
神经肌肉无力,对称性下行性麻痹,呼吸衰弱,神经系统症状可能早于胃肠道出现	12~48 小时	肉毒梭菌(预毒素)	家庭罐头蔬菜、水果和鱼、咸鱼、肉、瓶装大蒜、用铝箔烤制的土豆、奶酪酱

续表

临床表现	潜伏期	病原体	常见相关食物 [a]
神经性,1岁以下婴幼儿便秘	3~30天	肉毒梭菌	蜂蜜
神经系统、胃肠道	10~45分钟	河鲀毒素(上行性麻痹)	河鲀
	0.5~3小时	麻痹性贝类毒素(蛤蚌毒素等)	贝类(蛤、贻贝、牡蛎、扇贝、其他软体动物)
腹部绞痛、水样便、呕吐	6~24小时	蜡样芽孢杆菌(腹泻型肠毒素)	肉、炖菜、肉汁、香草酱
	6~24小时	产气荚膜梭菌	肉、禽、肉汁、干制或预煮食品
	12~48小时	诺如病毒	受粪便污染的贝类、沙拉、冰、饼干、水、三明治、水果、多叶蔬菜,由已感染食品加工者处理的即食食品
	1~3天	轮状病毒	受粪便污染的沙拉、水果,由已感染食品加工者处理的即食食品
腹部绞痛伴水样便	6~48小时	产肠毒素大肠埃希菌	受粪便污染的海鲜、药草、水果、蔬菜、水,通常是户外获得-"旅行者的腹泻"
	未知	单核细胞增多性李斯特菌	软质奶酪,生牛奶,热狗,卷心菜沙拉,即食熟食肉,农产品(如豆芽,哈密瓜)
	4~30小时	副溶血性弧菌	贝类,尤其是牡蛎
	12~72小时	创伤弧菌	贝类,特别是牡蛎
	1~5天	霍乱弧菌O1和O139	贝类(包括螃蟹和虾)、鱼、水
	1~5天	霍乱弧菌非O1	贝类,尤其是牡蛎
	1~14天	环孢菌种	覆盆子、蔬菜、新鲜香草、水
	2~28天	隐鞭胞子虫症	蔬菜、水果、牛奶、水,尤其是再生加工用水
	1~3周	肠贾第虫	水,已感染食品工人处理的即食食品
腹泻、发热、腹部绞痛、黏液血便、菌血症	6~48小时	沙门菌(非伤寒)	家禽,猪肉,牛肉,蛋,乳制品,包括冰淇淋;生蔬菜(例如苜蓿芽);水果,包括未经巴氏杀菌的果汁;花生酱
	2~4天	志贺菌种	受粪便污染的生菜沙拉、土豆和鸡蛋沙拉、辣番茄酱、蘸酱和牡蛎,已感染食品工人处理的即食食品
	7~14天	伤寒沙门菌	被已感染的食物处理者(急性病或慢性携带者)污染的食物
	2~4周	阿米巴病(溶组织内阿米巴)	粪便污染的食物或水
便血、腹部绞痛、溶血尿毒综合征(HUS)	1~10天	产志贺毒素的大肠埃希菌	未烹熟的牛肉(汉堡);生乳;烤牛肉;萨拉米;沙拉酱;生菜和其他绿叶蔬菜;野味肉;未经巴氏杀菌的果汁,包括苹果酒;豆芽;水

续表

临床表现	潜伏期	病原体	常见相关食物[a]
发热性腹泻,尤其是大一点的孩子,阑尾炎样腹痛	4~6 天	小肠结肠炎耶尔森菌	猪肉小肠、豆腐、牛奶
肝肾衰竭,水样便	6~48 小时	蕈类毒素	蘑菇(尤其是鹅膏属)
其他肠外表现	各异,可长达数月(多为30天以上)	布鲁氏菌属	山羊奶酪、鲜乳酪、生牛奶、肉
发热、寒战、头痛、咽炎、关节痛	1~4 天	A 族链球菌	鸡蛋和土豆沙拉
发热、不适、畏食、黄疸	15~50 天	甲型肝炎病毒	贝类、农产品(例如草莓、生菜、大葱)
脑膜脑炎、败血症、流产	2~6 周	李斯特菌	软奶酪、生牛奶、热狗、凉拌卷心菜、即食熟食肉、农产品(例如豆芽、哈密瓜)
肌肉酸痛	各异,可长达4周	旋毛虫	野味、猪肉、肉
发热、淋巴结肿大、脑炎、视网膜炎(后两种症状重新激活)	5~23 天	弓形虫	未煮熟的肉(尤其是猪肉、羊肉和野味)、水果、蔬菜、生贝类
败血症、脑膜炎	未知	坂崎肠杆菌	婴儿配方粉
	未知	沙门菌	婴儿配方粉
癫痫发作、行为障碍和其他神经系统症状和体征	数月	猪带绦虫(脑囊虫病)	成年猪肉绦虫的人类携带者的粪便污染的食物
上腹部不适、腹痛、胆管炎、阻塞性黄疸、胰腺炎	各异(数日到数月)	华支睾吸虫(肝吸虫)	吃生的或未煮熟的受感染的淡水鱼、螃蟹、小龙虾
		阿片睾吸虫(肝吸虫)	
吉兰-巴雷综合征(上行麻痹)	2~10 天	弯曲杆菌属	家禽、生奶、水
		志贺菌属	粪便污染的食物或水
		肠侵袭性大肠埃希菌	蔬菜、汉堡包、生奶
		小肠结肠炎耶尔森菌	猪小肠、豆腐、生奶
		副溶血性弧菌	鱼、贝类

续表

临床表现	潜伏期	病原体	常见相关食物 [a]
腹泻后 HUS (急性肾衰竭、 溶血性贫血、 血小板减少 症)	腹泻发病后 7 天到 2 周	产志贺毒素的大肠埃希 菌(尤其是 O157：H7 血清型)或非 O157 大 肠杆菌产生志贺毒素 2 的菌株	牛肉(汉堡);生乳;烤牛肉;萨拉米;沙拉酱;生菜 和其他绿叶蔬菜;未经巴氏杀菌的果汁,包括苹 果酒;苜蓿和萝卜芽;水
	腹泻发病后 1~5 天	痢疾志贺杆菌 1 型	水、牛奶和其他受污染的食物,在美国很少见
反应性关节炎	各异	弯曲杆菌属	家禽、生奶、水
	各异	沙门菌属	家禽、猪肉、牛肉、鸡蛋、乳制品,包括冰淇淋;蔬 菜(苜蓿芽和新鲜农产品);水果,包括未经巴氏 杀菌的果汁;花生酱
	各异	志贺菌属	粪便污染的食物或水
	各异	小肠结肠炎耶尔森菌属	猪小肠、豆腐、生奶

[a] 此食物分类并不详尽,因任何一种食物均可被污染,目前线上文献可有助于整理分类常见相关食物。

　　食源性疾病多为散发(即非暴发相关)病例。在地区性暴发时同食一种食物的感染患者可以有助推算潜伏期。在更加分散的暴发或散发病例中,潜伏期则不得而知。

　　当 2 个或更多的人摄入同一食品引发以恶心、呕吐、腹泻或神经症状体征为特征的急性病时,应该考虑食源性疾病暴发。如果怀疑暴发,应该立即通知当地或州公共卫生官员,启动流行病学调查,包括诊断与干预措施,从而控制疫情。

附录Ⅵ　动物传播性疾病

　　在美国,CDC 每年报告规定动物传播性疾病(人兽共患病)造成的死亡率(见"法定传染病的总结")。还可以通过美国新成立的人兽共患传染病中心(National Center for Emerging and Zoonotic Infectious Diseases)或通过 CDC 网站得到信息。

附表 6.1　动物传播性疾病

疾病和/或微生物	常见动物传染源/宿主	传播途径或者媒介物
细菌性疾病		
产气单胞菌属	水生动物,特别是贝类,药用水蛭;也 从马、猪、羊和牛的粪便中分离出来	伤口感染,摄入受污染的食物或水,直接接触 受感染的动物或其环境
炭疽(炭疽杆菌)	食草动物(牛、山羊、绵羊),与强降 雨、洪水或干旱有关的暴发;孢子在 土壤或动物产品(如羊毛或兽皮)中 可存活数十年	直接接触感染了的动物或它们的尸体,或接触 B 炭疽杆菌孢子污染的被感染动物的产品(如 肉、兽皮或毛发),摄入受污染的肉类,吸入受 污染的粉尘

续表

疾病和/或微生物	常见动物传染源/宿主	传播途径或者媒介物
巴尔通体病(巴尔通体)	猫、狗、反刍动物、啮齿动物、人体虱子	被人体虱子、沙蝇咬伤
布鲁菌病(布鲁菌)	牛、山羊、绵羊、猪、狗、麋鹿、野牛、鹿、骆驼、啮齿动物、海洋生物	直接或间接接触感染动物的胎畜、组织或体液,通过黏膜及皮肤切伤、擦伤接触,气溶胶吸入,摄入未煮熟的肉类和未消毒的奶制品
弯曲杆菌病(空肠弯曲杆菌)	家禽、狗(特别是小狗)、小猫、雪貂、仓鼠、牛、绵羊、鸟类	摄入被污染的食物、水,直接接触(特别接触腹泻动物),人与人之间(粪-口途径)污染物
犬咬二氧化碳嗜纤维菌	狗类、稀有猫类	咬伤、划痕和长时间与狗接触
猫抓病(汉赛巴尔通体)	猫类、很少其他动物(不足10%)	抓伤、咬伤,跳蚤在猫与猫之间传播中发挥作用(缺乏猫跳蚤传染给人的证据)
类丹毒(红斑丹毒丝菌)	猪类、绵羊、牛、鸟、鱼、贝壳类动物	直接接触动物、被污染的动物产品或水
溶血性尿毒症综合征(如产志贺毒素的大肠埃希菌)(STEC)	牛、绵羊、山羊、鹿、狗、猪和家禽	摄入污染的未煮熟的碎牛肉、未经高温消毒的牛奶或其他受污染的食物或水,接触感染动物或环境(农场或牧场),在公共场所接触动物,包括宠物动物园接触,乡村集会(粪-口途径)
细螺旋体病(钩端螺旋体属)	牛、绵羊、山羊、猪、马、狗、啮齿动物和所有其他哺乳动物,但在猫中很少见	接触或摄入感染动物的尿液或体液污染的水、食物、土壤或直接接触被感染动物,或直接接触受感染的动物或其器官
莱姆病(伯士疏螺旋体)	白足鼠、松鼠、鼩鼱和其他小型啮齿动物;负鼠、浣熊、鸟类;白尾鹿	蜱虫叮咬(美国黑脚蜱、鹿蜱、欧洲蓖麻蜱、蓖麻蜱)
海鱼分枝杆菌	产于咸水、淡水和咸水中的;鱼类(及清洁水族)	被污染的水源;皮肤损伤或现有伤口的污染
牛结核分枝杆菌和结核分枝杆菌	牛、大象、长颈鹿、犀牛、野牛、鹿、麋鹿、野猪、獾、非人灵长类	结核分枝杆菌在非人类物种中不常见,但当它被发现时,通常在非人类灵长类动物和大象中发现; 在包括牛在内的其他物种中也报告了结核分枝杆菌的散发病例; 传播途径是通过空气传播
巴斯德菌病(多杀巴斯德菌)	猫、狗、兔子、猪、鸟类、其他动物	咬、抓、舔、唾液、动物(主要是猫和狗)的呼吸道飞沫和被污染的肉
鼠疫(鼠疫耶尔森菌)	啮齿类动物(如,草原犬鼠,花栗鼠,松鼠,老鼠,田鼠,大鼠)猫,狗,兔子,野生食肉动物(如,山猫,郊狼)	被感染的啮齿动物蚤(特别是东方鼠蚤——印鼠客蚤)咬伤;在美国,最常见的媒介是蒙大拿蚤,一种在啮齿动物(包括草原犬鼠和松鼠)身上发现的跳蚤;直接接触感染肺鼠疫的其他人类或动物(如猫)的受感染动物组织
Q热病(贝纳柯克斯体)	绵羊、山羊、奶牛、猫、狗、兔子,啮齿动物,马,猪,水牛,骆驼,鸽子,鹅,其他野禽,蜱	接触排泄物(分娩产物、尿液、粪便、奶液),吸入病原污染的尘土,或摄入未经高温消毒的奶液,或媒介物传播(蜱虫的可能作用不明确);很少通过输血,人类的性接触,或从孕妇给她的胎儿

续表

疾病和/或微生物	常见动物传染源/宿主	传播途径或者媒介物
鼠咬热(念珠状链杆菌、小螺旋菌)	啮齿动物(尤其是大鼠,偶是松鼠)、沙鼠	咬伤、抓伤、接触分泌物、气溶胶传播、直接接触鼠类;被污染的食物或水;未经高温消毒的,受污染的牛奶
回归热(蜱传播的)(包柔螺旋体属)	野生啮齿动物	软蜱虫叮咬(鸟类);被黑脚蜱(肩胛骨蜱和太平洋蜱)叮咬会传播
沙门菌病(沙门菌属)	牛、家禽、乌龟、青蛙、蜥蜴、蛇、蝾螈、壁虎、美洲蜥蜴、狗、猫、仓鼠、刺猬、荷兰猪、鼠、小鼠和其他的啮齿动物、雪貂、其他野生和家养动物	粪口传播最为常见:摄入受污染的食物(人肉、家禽、奶制品、蛋、农产品、加工食品)、未经巴氏消毒的牛奶和其他生制奶制品,或污染的水;接触感染动物或它们的环境(包括健康的爬行动物);受污染的动物产品;包括干制的狗粮与猫粮与被粪便污染表面的宠物食品
海豚链球菌	来自世界许多地区的鱼	处理和准备感染的鱼时皮肤损伤
破伤风毒素	任何动物,通常是间接通过含有动物粪便的土壤	伤口感染,皮肤受伤或软组织损伤处接种细菌(如从污染的土壤或物体)
兔热病(弗朗西斯菌属)	绵羊、猫、野生兔子、野兔、田鼠、麝鼠、鼹鼠、仓鼠、狗、猪、马、松鼠、海狸,旅鼠、鸟类,爬行动物和鱼	蜱虫叮咬木蜱(安氏革蜱)、犬蜱(变异革蜱)、孤星蜱(美洲花蜱)、鹿虻叮咬,直接接触感染动物,摄入污染的水,爪子和牙齿的机械传播(猫),组织和排泄物的气溶胶
弧菌属	贝壳类动物	摄入受污染的食物或水,皮肤损伤或现有伤口的污染
耶尔森鼠疫杆菌肠道病(小肠结肠炎耶尔森菌、假结核耶尔森菌)	猪、鹿、麋鹿、马、山羊、绵羊、牛、啮齿动物、鸟、兔	摄入受污染的食物((特别是生的或未煮熟的猪肉产品)、生的或未经巴氏消毒的牛奶或其他乳制品、受污染的水;很少直接接触

真菌性疾病

隐球菌病(新型隐球菌)	鸟类排泄物,包括鸽子、金丝雀、长尾鹦鹉和鸡	吸入来自鸟粪堆的气溶胶:还可与水果蔬菜、室内灰尘、空调、空气、木屑等分离出;能通过皮肤以及吸入进入体内
组织胞浆菌病(荚膜组织胞浆菌)	蝙蝠、鸟类如鸽子和椋鸟的排泄物	吸入来自蝙蝠和鸟类粪便堆的气溶胶
癣、体癣(小孢子癣菌和毛癣菌属种)	猫、狗、家禽、猪、鼹鼠、马、啮齿动物、牛、猴子、山羊	直接接触;世界范围内发现的病原真菌;炎热和潮湿的气候通常会增加发病率

寄生虫病

广州管圆线虫(大鼠肺虫)	啮齿类和软体动物(如蛞蝓和蜗牛)	食入生或未煮熟的蜗牛、蛞蝓、淡水虾、陆蟹、青蛙或受污染的生农产品的幼虫
异尖线虫病(异尖线虫种)(鲱鱼虫病)	甲壳类动物吃海洋哺乳动物粪便中的感染性幼虫;鱼或鱿鱼吃受感染的甲壳类动物。	摄入生的或未煮熟的鱼(如寿司)中的幼虫

续表

疾病和/或微生物	常见动物传染源/宿主	传播途径或者媒介物
巴贝西虫病(几种巴贝西虫物种)	鼠、各种其他类啮齿动物、小型哺乳动物、野生动物	蜱虫叮咬(美国田鼠巴贝西虫主要是通过肩突硬蜱传播;欧洲分歧巴贝西虫主要通过蓖子硬蜱传播)
小袋虫病(结肠小袋纤毛虫)	猪	摄入被粪便污染的食物或水
浣熊贝利斯蛔虫(浣熊拜林蛔线虫)	浣熊	摄入浣熊粪便散发出的虫卵
隐孢子虫病(隐孢子虫种属)	家畜(包括牛、绵羊、山羊、马、猪、狗和猫),尤其是年幼动物	摄入被污染的水(尤其是地下水)或食物
支睾吸虫病/Opisthorchiasis(Clonorchis/Opisthorchis 物种)	鱼、螃蟹、小龙虾、蜗牛、猫、狗	从生的或未煮熟的鱼、蟹或小龙虾中摄取囊蚴
隐孢子虫病(隐孢子虫物种)	小隐孢子虫可感染所有哺乳动物:常见于小牛和其他幼小反刍动物:见于猪,很少见于猫、狗和马;其他隐孢子虫可以感染鸟类和爬行动物	粪口途径;摄入受污染的水(特别是地下水)或食物;吸入气溶胶也可能导致感染
幼虫移行症(钩虫属)	狗、猫	受动物粪便污染土壤里的生长的幼虫穿透皮肤
狗绦虫(犬复孔绦虫)	狗是最终的宿主;猫和其他动物(如狐狸)也可以是宿主	摄入感染囊尾蚴期的跳蚤
矮绦虫(膜壳绦虫属)以及鼠绦虫(缩小膜壳绦虫)	啮齿动物(人类是比啮齿动物更重要的感染宿主;啮齿动物为主要感染对象,人类感染较少):包括甲虫和跳蚤在内的节肢动物可以作为中间宿主	在受污染的食物或水中摄取鸡蛋;动物和人(接触);人与人接触(粪-口);感染可发生在摄入感染囊尾蚴的节肢动物后如果虫卵残留在肠道内,人也可能发生自身感染(nana H)
包虫病,棘球蚴病(棘球绦虫)	最终的宿主是犬科动物,包括狗、郊狼、狐狸、野狗、豺、鬣狗和狼。中间宿主包括许多家养和野生动物,包括食草动物,如绵羊、山羊、牛和鹿	摄入来自动物粪便的虫卵
肝片吸虫病(小束物种)	牛、羊	在受污染的水中、生豆瓣菜和其他受污染的水生植物中摄取幼虫,或吃生的或未煮熟的绵羊或山羊肝脏
鱼绦虫(阔节裂头绦虫)	咸水和淡水鱼类	摄入生的或未煮熟的鱼(如寿司)
贾第虫病(肠贾第鞭毛虫)	野生和家养动物,包括狗、猫、牛、猪、海狸、麝鼠、大鼠、宠物啮齿动物、兔、非人类灵长类	摄入受污染的水或食物,动物传入(粪-口)
蝇蛆病(皮肤蝇、耳蜗蝇、金蝇、毒蝇和蝇蛆病)	苍蝇	苍蝇接触破损或受伤的皮肤;蝇蛆接触到完整柔软的皮肤

疾病和/或微生物	常见动物传染源/宿主	传播途径或者媒介物
牛肉绦虫病(牛肉绦虫)	牛(中间宿主)	摄入未加工或未煮熟的牛肉中的幼虫;牛的囊尾蚴病是由摄食绦虫感染的人排出的胚卵引起的
绦虫病/猪肉绦虫(有钩绦虫)	猪(中间寄生)	摄入生的或未煮熟肉中的幼虫,猪的囊尾蚴病是由摄食绦虫感染的人排出的胚卵引起的,或自体摄入感染
弓形体病(刚地弓形虫)	猫科的成员(包括家猫)是明确的宿主;许多哺乳动物(如绵羊、山羊和猪)和鸟类可以作为中间宿主	传播可以通过食源性、人畜共患病、先天性或在罕见情况下通过器官移植进行。人兽共患病传播可通过清洁垃圾箱或园艺(土壤)后从手中摄入受感染的卵囊,或摄入蔬菜/生长较低的水果,或摄入任何已被猫粪便污染的东西;用生或未煮熟的肉类(如羊肉、猪肉、鹿肉)或贝类(蛤、贻贝、蚝)的包囊 饮用未经高温消毒的羊奶;饮用被污染的水
旋毛虫病(旋毛虫和其他旋毛虫物种)	猪、熊、海豹、马、海象、啮齿动物、狐狸、狼	摄入生的或未煮熟的肉类的幼虫,特别是猪肉或野味
眼或内脏弓蛔虫症(眼部或内脏幼虫移行症)	狗、猫;幼犬是环境污染的主要来源	摄入虫卵,通常来自动物粪便污染的土壤、脏手或被动物粪便污染的食物

衣原体和立克次体疾病

人埃立克体病(查菲埃立克体和埃里希体埃立克体)	鹿、狗、灰狐、山羊、狗、红狐、鹿、土狼、山羊和狐猴(E chaffeensis);狗可能是与狼和豺一样的宿主(犬埃利希氏菌和埃文吉氏菌)	蜱叮咬(美洲花蜱,黑脚硬蜱);在极少数情况下,埃立克氏菌通过输血和器官移植传播
人类无形体病(嗜吞噬细胞无形体)	小型哺乳动物,包括木鼠和鹿鼠;鹿也可能参与其中。	蜱叮咬:黑腿蜱虫(又称肩突硬蜱)和西方黑腿蜱虫(又称太平洋硬蜱)咬伤
鹦鹉热衣原体(鹦鹉热衣原体)	大多数鸟类(特别是鹦鹉、鹦鹉、金刚鹦鹉和凤头鹦鹉等鹦鹉)和家禽	吸入感染鸟类粪便的气溶胶颗粒
立克次体痘(小蛛立刻次体)	家鼠	螨虫叮咬(家鼠螨虫,血红家鼠螨)
落基山斑疹热(立克次氏体)	狗、野生啮齿动物、兔	蜱虫叮咬(美国狗蜱虫、变异革蜱、落基山木材蜱虫、安氏革蜱、棕色狗蜱虫、血红扇头蜱属)
立克次氏体传染病(斑点病,美国的南欧斑疹)	未知的,也许是牛、狗、小型野生啮齿动物	蜱虫咬伤[海湾沿岸蜱虫(黄斑钝蜱)]
斑疹伤寒,地方性斑疹伤寒、鼠型斑疹伤寒(伤寒立克次体)	大鼠、负鼠、猫、狗	含老鼠跳蚤粪便进入擦伤处;东方老鼠跳蚤和猫蚤是传播媒介

疾病和/或微生物	常见动物传染源/宿主	传播途径或者媒介物
斑疹伤寒,虱传播的,流行性斑疹伤寒(普氏立克次氏体)	飞鼠(森林型斑疹伤寒)	人与人之间通过体虱,接触飞鼠,它们的巢穴或皮外寄生虫(皮外寄生虫角色和物种不明确的)
病毒性疾病		
B病毒(以前称为B型疱疹,B型猴病毒,猴疱疹病毒或B型疱疹病毒)	猕猴	咬或接触分泌物或组织
科罗拉多壁虱热	野生啮齿动物(松鼠、金花鼠)	蜱虫叮咬(落基山木材蜱虫、安氏革蜱)
克里米亚-刚果出血热	许多野生和家养动物,包括牛、野兔、山羊、绵羊	屠宰动物的传染性血液和体液;硬蜱属(亚洲璃眼蜱)是宿主和媒介;通过与具有传染性的血液或体液的接触(飞沫、接触)人与人之间;消毒不当的医疗设备
东方马型脑炎	鸟类	蚊虫叮咬(轲蚊、伊蚊、库蚊和黄蚊属),很少通过器官移植进行
埃博拉病毒	蝙蝠;非人类灵长类动物可能被感染	通过破损的皮肤或黏膜(眼睛、鼻子、嘴巴)与血液或体液、受污染的针头直接接触,长期存在于感染者的精液中(可能是性传播)、受感染的果蝠或非人灵长类动物
汉坦病毒感染	野生和家养啮齿动物	吸入被感染的分泌物和排泄物的气溶胶;接触受感染的啮齿动物或受感染的粪便和尿液
亨德拉病毒	飞狐(翼蝠属)是天然的储藏库;马可能会被感染	接触被感染马的体液,亲密接触果蝠
新型流行性感冒(H5N1、H7N9、H9N2、H3N2变异体)	小鸡、鸟、猪	接触被感染的动物或气溶胶(市场、屠宰场)
詹姆士城峡谷病毒	鹿	蚊叮咬(家蚊属、伊蚊属、柯克列体属和库蚊属)
日本脑炎病毒	猪,鸟	蚊叮咬(家蚊属)
夸塞纳森林病/Alkhurma出血热	猴子、啮齿动物和鼩鼱是被感染的蜱虫叮咬后的常见宿主	主要是蜱虫叮咬(血红扇头蜱属)、接触受感染的动物
拉克罗斯病毒	啮齿动物(松鼠、金花鼠)	蚊虫叮咬(三列伊蚊)
拉沙热	多乳头鼠属(多乳鼠)	吸入或直接接触被感染分泌物或排泄物的气溶胶,摄入被啮齿类动物污染的食物
淋巴细胞脉络丛脑膜炎(LCMV)	啮齿动物,特别是家鼠和宠物仓鼠(包括用于喂养爬行动物的食鼠)、豚鼠	直接接触,吸入气溶胶,摄入啮齿动物排泄物污染的食品
马尔堡出血热	蝙蝠、已感染非人类灵长类	接触果蝠或它们的排泄物(比如进入蝙蝠寄居的洞穴或矿井),接触感染猴子的感染血液或组织

疾病和/或微生物	常见动物传染源/宿主	传播途径或者媒介物
中东呼吸综合征（MERS-CoV 冠状病毒）	不明确,数个国家的骆驼中找到病毒	感染者的呼吸道飞沫(在某些情况下可能通过空气传播),直接接触
猴天花	自然宿主未知;非洲啮齿动物在传播中起作用	动物与人类的直接接触、咬伤或抓伤;接触受感染的体液或被污染的被褥
尼帕病毒	蝙蝠;猪可能被感染	密切接触蝙蝠,食用被蝙蝠污染的水果/树液;直接接触被感染的猪
鄂木斯克出血热	被感染的啮齿动物包括麝鼠和田鼠	处理感染麝鼠(屠宰、卡夹、剥皮),以及受感染蜱(网状革蜱、全沟硬蜱、边缘革蜱)的叮咬
羊痘疮(羊痘病毒)	绵羊、山羊,偶尔还有其他反刍动物	接触感染的唾液,感染的污染物
波瓦森病毒	小型至中型啮齿动物(如土拨鼠、松鼠、老鼠)	蜱虫叮咬(土拨鼠蜱虫、马克斯硬蜱、肩凸硬蜱,很少输血引起)
狂犬病(狂犬病毒属)	在美国,主要是野生动物(蝙蝠、浣熊、臭鼬、狐狸、土狼、猫鼬),或者较不常见的,家养动物(狗、猫、牛、马、绵羊、山羊、雪貂)	咬,罕见于开放性伤口、擦伤(包括划痕),或黏膜接触被感染的唾液或感染性组织(如神经组织)、角膜和器官移植的接触很少
里夫特裂谷热	家畜(如牛、绵羊、山羊、水牛和骆驼)	接触受感染动物的血液、体液或组织。被感染的蚊子叮咬;很少被其他口器上有病毒的昆虫叮咬
严重急性呼吸道病毒(SARS-CoV,冠状病毒)	蝙蝠、麝猫、潜在的其他动物	可能是直接接触或飞沫(据信在某些病例中发生空气传播)、直接接触
严重急性呼吸道病毒 2(SARS-CoV-2)	未知	呼吸道飞沫和气溶胶
南美沙状病毒科（Junin 株、Machupo 株、Guanarito 株、Sabia 株、Chapare 株）	啮齿动物	吸入被感染分泌物或排泄物的气溶胶,接触被感染分泌物或排泄物的污染的食物或水,擦伤或破损皮肤直接接触啮齿类动物排泄物
圣路易斯(脑炎病毒)病毒	鸟类	蚊虫叮咬(库蚊属),很少由输血引起
蜱虫性脑炎病毒	小型啮齿动物是主要的储集层;大型动物如牛、山羊和绵羊会被感染,但不参与病毒维持	蜱虫叮咬(硬蜱种类);食用受感染的生奶制品,很少由输血或器官移植引起
委内瑞拉马脑炎病毒	森林啮齿动物,可能是鸟类;马是最终宿主	蚊虫叮咬(伊蚊种、按蚊种、库蚊种、德螨种、曼蚊种、补蟓种)
西尼罗河病毒	鸟类	蚊虫叮咬(库蚊种)以及罕见的输血、器官移植
西方马型脑炎病毒	鸟类	蚊虫叮咬(媒斑纹)
黄热病	非人类灵长类(丛林-森林循环)	蚊虫叮咬(趋血蚊属、趋蚊属、伊蚊属)

(李福海 译　唐兰芳 校)